中国近代中医药期刊汇编索引

主编 段逸山

上海辞书出版社

2

分类索引

（下）

11 校社教育

褒奖状/李济深等//中医杂志(广东).-3-4-718
北平国医学院前途悲观/光华医药杂志社//光华医药杂志.-4-41-234
北平国医学院之董事会/光华医药杂志社//光华医药杂志.-4-41-518.-5-18-602
北平国医学院之新猷/光华医药杂志社//光华医药杂志.-4-40-90
本会对于行政院令改国医学校为学社呈中央国医馆文/香港中华国医学会//国医杂志.-4-6-177
本会讲习部开学日勉词/刘向阳//沈阳医学杂志.-3-1-201
本会力争医校易名之通电/香港中华国医学会//国医杂志.-4-6-107
本会为教育部干涉医校之通电/香港中华国医学会//国医杂志.-4-7-565
本社讲习所各同学组织研究会(附照片)/中国针灸学研究社//针灸杂志.-4-31-139
别创一格的学校与升华的学生/徐道来//中西医药.-5-13-369
驳凉月君医学校男女同学之我见/李竞华//医界春秋.-3-5-131
部令国医馆将国医学院学校一律改为学社驳议/周镇//杏林医学月报.-3-19-546//医学杂志.-2-15-61
斥余云岫医校系统驳议/秦伯未//三三医报.-2-33-401//中西医药.-5-13-215
冲阳药业公会欢迎湖南医专第一届衡阳毕业同学大会记盛/光华医药杂志社//光华医药杂志.-4-41-235
筹辩医学堂说帖(附录张啸图书)/蒋履曾//中西医学报.-1-23-296
筹设国医学院之计书/医林一谔杂志社//医林一谔.-4-11-337
筹设长沙国医学院并附设医院宣言(连载)/三三医报社//三三医报.-2-36-244,266
储材试事/利济学堂报社//利济学堂报.-1-1-180
创办中医学校呈大总统文(连载)/绍兴医药学报社//绍兴医药学报.-1-10-410.-1-11-55
创建医药图书馆并附设医学传习所之刍议/杨孕灵//三三医报.-2-32-556//绍兴医药月报.-2-39-230
从湖北医校学生被捕说到医育前途/任天石//光华医药杂志.-4-35-232
从教部取缔上海两中医学院说起/华西医药杂志社//华西医药杂志.-5-36-291
从事中医教育以来之感想/钱今阳//复兴中医.-5-31-682
代恽先生作创办函授医学之意见/孙永祚//铁樵医学月刊.-4-44-57
第六师师长训词/佚名//中西医学报.-1-29-26
读故教育总长汤尔和批驳××国医学院文后/桐青//中国医药月刊.-5-32-515
读胡文虎先生上书请办中医药学校及中医院聊进刍言/赵一尘//国医杂志.-4-5-241
读教卫两部缕陈改定中医学校名称中医参用西械医院改为医室各案经过情形感言/郭鸿杰//医界春秋.-3-7-479
读了教育部处置中医学校的命令书后/陈无咎//医界春秋.-3-6-431
读论今日之中医教育书后/高鉴如//中国女医.-5-34-182
读上期读中医学校之愿望后的贡献/金少陵//新中医刊.-5-20-470

读周小农翁立医校须防流弊说书后/李斐如//三三医报.-2-31-586
对于本校第一届毕业同学之希望/张赞臣//复兴中医.-5-31-148
对于本校之希望/黄宝荣//复兴中医.-5-31-706
对于本校之希望/沈世恭//复兴中医.-5-31-706
对于本校之希望/汪幼人//复兴中医.-5-31-705
对于各地医校学社之展望/陈萍生//光华医药杂志.-4-39-197
对于行政院令改中医学校为学社之意见/黎琴石//国医杂志.-4-6-221
对于教部中医学校应改称传习所之质问/许勤勋//医界春秋.-3-7-73
对于上海中医学校停办感言/薛炎公//国医砥柱月刊.-5-18-280
对于提倡医校之我见/刘景川//沈阳医学杂志.-3-2-145
对于医学教育前途的希望/朱咏和//复兴中医.-5-31-217
对于中医加入教育系统的感想/张乃文//医界春秋.-3-14-411
对于中医设立学校列入教学系统案之商榷/温敬修//国医砥柱月刊.-5-18-551
对于中医组织研究会准备将来加入学系之我见/黄华//医界春秋.-3-6-30
对再论中国医药问题及上海中医学校停办作一检讨再进一言/薛仲猷//国医砥柱月刊.-5-18-295
对中医学校之愿望/钱今阳//新中医刊.-5-20-405
二九年级级史/朱佐才//复兴中医.-5-31-176
二十世纪之学校儿童健康十字军/钱泰基//中西医学报.-1-36-461
非常时期国医学生应有的动向/徐名山//苏州国医杂志.-5-2-554
福州医学教育之发展/光华医药杂志社//光华医药杂志.-4-36-294
附录上教育部公文/陆晋笙//绍兴医药月报.-2-39-521
附录运动大会公函/李济深等//中医杂志(广东).-3-4-718
复陈推广县医函授学校意见书/刘景川//沈阳医学杂志.-3-3-64
复冉雪峰君问创建医学校规则书/张锡纯//中医杂志.-2-21-171
复武昌医学研究会书/兰溪中医专校//三三医报.-2-29-73
复兴民族教育与提倡国医/秦伯未//中医世界.-3-33-9
复兴中医专校成立刍言/钱宝华//复兴中医.-5-31-681
改订部定医学科目私议/张汝伟//三三医报.-2-33-295
改进中医须取函授之途径/江静波//国医砥柱月刊.-5-18-327
改进中医学校之吾见/朱小南//新中医刊.-5-20-319
告两个中国医学院当局/王义新//光华医药杂志.-4-39-18
告学员研究医书之方法书/时逸人//复兴中医.-5-31-337
各地针灸医师纷纷加入科学针灸医学院/复兴中医杂志社//复兴中医.-5-31-660
各地中医学校当局公鉴/谢利恒//光华医药杂志.-4-39-279
各国医学教育之现状/宋国宾//中西医学报.-1-41-415
各省邑宜速设中医学校扩充科目议/周镇//三三医报.-2-29-9
各校校医职务规则/三三医报社//三三医报.-2-29-97
关于国医教育问题/现代医药月刊社//现代医药月刊.-4-27-317
关于加入学系案之请愿报告书/随翰英，徐究仁，秦伯未//广东医药月刊.-3-24-443
关于今后之中医教育/浩然//中国医药月刊.-5

-32-221
关于禁止函授医学的时论/陈震异等//铁樵医学月刊.-4-44-443
关于中医教育/叶劲秋//医学杂志.-2-15-602//中西医药.-5-13-327
关于中医教育的话/杏林医学月报社//杏林医学月报.-3-21-143
关于中医学校种种问题的探讨(连载)/陈河书//医林一谔.-4-9-223,268,316
光汉中医专门学校控告卫生局摧残中国医药/医林一谔杂志社//医林一谔.-4-8-474
光华医药杂志社社长唐吉父招收男女实习生/中医世界杂志社//中医世界.-3-37-62
广东保元医校近讯/光华医药杂志社//光华医药杂志.-4-41-330
广东筹设省立国医专校(汕头通讯)/光华医药杂志社//光华医药杂志.-4-35-586
广东光汉医专增设免费学额/光华医药杂志社//光华医药杂志.-4-41-330
广东光汉中医专校一瞥/光华医药杂志社//光华医药杂志.-4-35-62
广东国医学院代电/医学杂志社//医学杂志.-2-18-280
广东梅县新中医学社教学概况/现代医药月刊社//现代医药月刊.-4-27-350
广东三医校招生/光华医药杂志社//光华医药杂志.-4-41-110
广东省筹设省立国医学院及附设留医院/光华医药杂志社//光华医药杂志.-4-36-445
广东省立国医学院改组/光华医药杂志社//光华医药杂志.-4-41-235
广东省立国医学院来函/黄焯南//医界春秋.-3-14-262
广东省立国医学院新辟校门/光华医药杂志社//光华医药杂志.-4-41-83
广东新中医学会请教育部根据本国实情适应民生需要收回成命电文/广东新中医学会//广东医药月刊.-3-24-299
广东医专新任校长选出/光华医药杂志社//光华医药杂志.-4-41-609
广东中医药学校开会欢迎新校长冯林若/国医砥柱月刊社//国医砥柱月刊.-5-16-188
广东中医药专改换证章/光华医药杂志社//光华医药杂志.-4-41-331
广东中医药专科学校风潮平息/光华医药杂志社//光华医药杂志.-4-41-85
广东中医药专科学校两盛会/光华医药杂志社//光华医药杂志.-4-41-609
广东中医药专门学校出席代表报告经过情形/广东医药月刊社//广东医药月刊.-3-24-481
广东中医药专门学校对于改称传习所宣言/广东中医药专门学校//医学杂志.-2-11-370
广东中医药专门学校开学日卢校长训词/广东中医药专门学校//中医杂志(广东).-3-4-91
广东中医药专门学校请教育部收回成命/广东医药月刊社//广东医药月刊.-3-24-302
广东中医药专门学校宣言/广东中医药专门学校//广东医药月刊.-3-24-303//杏林医学月报.-3-16-213
广东中医药专门学校学会生致全国医药团体联合总会电/广东中医药专门学校//广东医药月刊.-3-24-306//杏林医学月报.-3-16-211
广东中医药专门学校学生会宣言/广东中医药专门学校//广东医药月刊.-3-24-306//医学杂志.-2-11-510
广东中医药专门学校学生会致国府蒋主席电/广东中医药专门学校//广东医药月刊.-3-24-306//杏林医学月报.-3-16-211
广东中医药专锐意整饬/光华医药杂志社//光华医药杂志.-4-41-330
广设医药学校案/樊清华//国医公报.-4-22-408
广州保元国医学校访问记/光华医药杂志社//光华医药杂志.-4-41-83
广州保元汉兴两医校生揭晓/光华医药杂志社//光华医药杂志.-4-41-330
广州光汉中医专校之最近主张/光华医药杂志

社//光华医药杂志.-4-41-186
广州广汉医学校关于制定国医条例之通电/国医杂志社//国医杂志.-4-6-355
广州国医校致祭黄花岗先烈/光华医药杂志社//光华医药杂志.-4-41-408
国立中山大学第一医院概况/中西医学报社//中西医学报.-1-41-373
国立中医专校积极计划进行/光华医药杂志社//光华医药杂志.-4-41-538
国立中正医学院消息一束/光华医药杂志社//光华医药杂志.-4-41-512
国立中正医学院已在兴工建筑/光华医药杂志社//光华医药杂志.-4-41-405
国医砥柱月刊社改名为中国国医专科函授学校通告/国医砥柱月刊社//国医砥柱月刊.-5-17-495
国医教育当局应有之认识/朱寿朋//医界春秋.-3-11-473
国医教育的现况与展望(连载)/徐名山//苏州国医杂志.-5-2-99,187
国医教育前途之悲观(一)至(三)/梁长荣//国医正言.-5-3-566,623.-5-4-73
国医节湖南国医专校三周年纪念志盛/光华医药杂志社//光华医药杂志.-4-41-326
国医唐吉父招收男女实习生简章/唐吉父//国医砥柱月刊.-5-18-669//中医世界.-3-36-467
国医学校函授章程/神州国医学报社//神州国医学报.-4-14-147
国医学校颂词/杨梦麒//苏州国医杂志.-5-1-447
国医与教育/杨开祥//文医半月刊.-5-14-128
函何佩瑜本馆如违抗院令颁布学校学院章程必引起行政院教育部卫生署三方面干涉使国医教育机关根本不能设立文/中央国医馆//国医公报.-4-24-146
函黄竹斋所请委派李阁宸为学校筹办委员及拟陕西国医学校改为西京国医学校应予照准文/中央国医馆//国医公报.-4-25-417
函上海市教育局请维持上海国医学院及上海中医专门学院取消禁止该两院登报招生前令俾予保全文/上海市教育局//国医公报.-4-19-85
函邵主席杨主席彭厅长周厅长王处长兹派汤有光黄竹斋两君为筹备陕西国医学校专员务恳予以赞助借策进行文/中央国医馆//国医公报.-4-25-417
函浙江省教育厅对于私立浙江中医专门学校及兰溪中医专门学校请暂缓取缔文/中央国医馆//国医公报.-4-19-83
行政院训令据呈送中央国医馆组织章程及各省市国医分馆组织大纲并呈报启用关防日期一案呈奉指令准予备案转行知照文/行政院//国医公报.-4-19-44
杭垣求是书院课程/利济学堂报社//利济学堂报.-1-2-417
杭州产科讲习所毕业纪/三三医报社//三三医报.-2-29-206
杭州求是书院章程/利济学堂报社//利济学堂报.-1-1-356
和旧医谈谈旧医一科入学制统系事/汪企张//中西医药.-5-13-228
胡文虎先生为请办中医学校及中医院事上蒋主席书/胡文虎//国医杂志.-4-5-198//医林一谔.-4-8-37
湖北国医学院成立经过/光华医药杂志社//光华医药杂志.-4-35-61
湖北国医专科学校第一届毕业生同学录序/孔庚//光华医药杂志.-4-39-533
湖北国医专科学校同学会通电/医界春秋社//医界春秋.-3-14-211
湖北国医专科学校校董会宣言/医界春秋社//医界春秋.-3-14-209
湖北国医专校反对学校改称学社电/医学杂志社//医学杂志.-2-17-388
湖北国医专校请政府明令颁布凡持有国医专校毕业证书可直接换领开业执照由/马少青//医学杂志.-2-18-348
湖北国医专校为教部非法强迫各国医专校一律

改校称社请愿大会议决取消由/马少青//医学杂志.-2-18-344
湖南国医药专校为国医改校称社快邮代电/医学杂志社//医学杂志.-2-17-54
湖南国医专科学校快邮代电/国医正言杂志社//国医正言.-5-4-60,162
湖南国医专科学校快邮代电/医学杂志社//医学杂志.-2-16-495
湖南国医专科学校来函/吴汉僊//医界春秋.-3-14-263
湖南国医专科学校消息汇志/国医砥柱月刊社//国医砥柱月刊.-5-16-188
湖南国医专校呈省府设置各县国医公费学额(长沙通讯)/光华医药杂志社//光华医药杂志.-4-37-540
湖南国医专校学生自治会为教育部阻止中医学校立案及卫生署擅拟条例摧残中医文/国医正言杂志社//国医正言.-5-5-357
湖南国医专校学生自治会宣言/医界春秋社//医界春秋.-3-14-212
湖南医专毕业生组织同学/光华医药杂志社//光华医药杂志.-4-41-326
湖南医专举行第二班毕业典礼第三班学生奉令集训/光华医药杂志社//光华医药杂志.-4-41-611
湖南医专举行战时防毒救护演习/光华医药杂志社//光华医药杂志.-4-41-514
湖南医专师生欢送宫怀素教授东渡/光华医药杂志社//光华医药杂志.-4-41-514
湖南医专师生欢送宫怀素教授东渡/国医砥柱月刊社//国医砥柱月刊.-5-16-126
湖医专同学会成立大会记盛/光华医药杂志社//光华医药杂志.-4-41-513
华北国医学院罢考(北平通讯)/光华医药杂志社//光华医药杂志.-4-38-578
华北国医学院及国医学会共组之救护队被挡折回/光华医药杂志社//光华医药杂志.-4-41-83
华北国医学院近讯(北平通讯)/光华医药杂志社//光华医药杂志.-4-35-125
华西大学制药系用科学方法制国药/光华医药杂志社//光华医药杂志.-4-41-184
欢送毕业同学辞/季雨苍//复兴中医.-5-31-217
黄溪校议/陈无咎//国医导报.-5-30-244
回顾与前瞻向毕业同学赠言/余无言//复兴中医.-5-31-149
积极筹备中之中央国专医校/光华医药杂志社//光华医药杂志.-4-35-61
急须振兴国医教育以期学术划一统系整齐力矫互相歧异之弊案/蔡承绪//国医公报.-4-22-402
记本校开学时之情形/朱永祥//复兴中医.-5-31-703
记某医校之内容/闵苍生//绍兴医药学报.-1-17-442
记中医校列入学系之失败及其善后/蒋文芳//医界春秋.-3-5-546
家庭教育浅言/张朱翰芬//中西医学报.-1-34-99
健全中医教育的几点中药问题/俞慎初//复兴中医.-5-31-680
江苏省立医政学院药物试植场分让药种/光华医药杂志社//光华医药杂志.-4-41-172
江西国医专修院一瞥(南昌通讯)/光华医药杂志社//光华医药杂志.-4-35-264
江西医专举行结束/光华医药杂志社//光华医药杂志.-4-41-405
江西医专校刊出版在即/光华医药杂志社//光华医药杂志.-4-41-86
江西医专学生救国工作之热烈/光华医药杂志社//光华医药杂志.-4-41-511
江西中医专门学校近况/光华医药杂志社//光华医药杂志.-4-41-325
蒋主席对于设立中医药管理委员会国立中医药学校批示/国民政府文官处//国医砥柱月刊.-5-18-289
焦易堂等提议责成教育部制定中医教育规程全文/焦易堂等//中西医药.-5-13-318
教部组成药学教育委会/光华医药杂志社//光

华医药杂志.-4-40-412
教学与考验/徐相任//神州国医学报.-4-18-417
教育部公布中医课程之经过/时逸人//中国医学.-5-34-6
教育部公布中医校课程之经过/时逸人//复兴中医.-5-31-71
教育改进社社员赵意空杨百城再剑虹上教育部函/赵意空,杨百城//医学杂志.-2-7-103
教育局与中国医学院斗法趣闻/洪兆箕//中西医药.-5-13-385
介绍国医函授学府/新中医刊杂志社//新中医刊.-5-20-496,550
介绍武进医专/杨医亚//国医砥柱月刊.-5-18-119
介绍现代中医函授学校/中国医药月刊社//中国医药月刊.-5-33-53
今日宜急开医学别科学校说/屠筠//中西医学报.-1-23-225
今日之中医教育/张赞臣//医界春秋.-3-9-223
旧医谋加入学校系统之近闻/胡定安//中西医药.-5-13-220
旧医学校系统案驳议/余云岫//三三医报.-2-33-489//中西医药.-5-13-210
旧医学校系统案驳议之驳议(连载)/孙育南//三三医报.-2-33-403,473
救护队之成绩/广东中医药专门学校//中医杂志(广东).-3-4-717
开办医校首宜保存国粹说/王士翘//医学报.-1-6-184
开封中医教育状况(开封通讯)/光华医药杂志社//光华医药杂志.-4-35-264
科学针灸医学院函授针灸确能成功之铁证/复兴中医杂志社//复兴中医.-5-31-670
兰溪中医专门学校同学录序/张山雷//三三医报.-2-32-23
兰溪中医专校第二次正科毕业告诸生/张山雷//三三医报.-2-33-566
兰溪中医专校第二届预科毕业校长训词/诸葛辅//三三医报.-2-32-63
兰溪中医专校第二届预科毕业学生答词/诸葛辅//三三医报.-2-32-63
厘定医药课程案/樊清华//国医公报.-4-22-409
力争中医加入学校系统函/时逸人//三三医报.-2-34-174//沈阳医学杂志.-3-2-243//中西医药.-5-13-218
力争中医加入学校系统又一电/周镇//三三医报.-2-33-527
力争中医加入学校系统之再起/彭天演等//三三医报.-2-33-527
力争中医学校列入教育学系案/张赞臣等//国医砥柱月刊.-5-15-482
立医校须防流弊说/周镇//三三医报.-2-31-106
砺精图治之女子中医专校/医界春秋记者//医界春秋.-3-5-172
两校同学护校宣言/国医砥柱月刊社//国医砥柱月刊.-5-18-166
陆渊雷先生讲演录(九月十一日苏州国医学校研究院所讲)/陆渊雷(述);徐名山(记录)//中医新生命.-5-8-224
陆渊雷续招遥从弟子/陆渊雷医室//中医新生命.-5-6-74
录教育参观团参观江苏上海无锡南通三县教育状况报告书关于学校卫生之设备者/陈守真//绍兴医药学报星期增刊.-1-21-271
论腐败的中医高考/平凡//国医砥柱月刊.-5-18-253
论函授之弊/周镇//绍兴医药学报.-1-13-244
论教育部取缔国医学院/梁长荣//杏林医学月报.-3-17-211
论今日急宜设中医函授学校/宋无我//神州医药学报.-1-46-15
论今日学校宜注意卫生学/缪素灵//中西医学报.-1-33-373
论今日之中医教育/张静霞//国医砥柱月刊.-5-16-487//中国女医.-5-34-163

论考试医生宜先论选考医之才/黎天佑//医学公报.-1-6-547
论三十五年度中医高考试题/董华农//国医砥柱月刊.-5-18-345
论伤寒函授学校/蔡星山//绍兴医药学报.-1-12-415
论卫生部亟宜注重医事补习教育/摄山//中西医学报.-1-40-253
论学校卫生/顾实//中西医学报.-1-25-261
论学校医/陈邦才//中西医学报.-1-31-93.-1-36-433
论医学公会课题之怪异/吴冠道//中西医学报.-1-23-242
论中国急宜谋进医学教育/伍连德//中西医学报.-1-31-89.-1-36-327
论中医有列入学校系统之必要并劝告国人之反对者/王显夫//三三医报.-2-33-546
略谈试题八股/巴夫//新中华医药月刊.-5-35-458
美协助我国充实六医学教育中心/华西医药杂志社//华西医药杂志.-5-37-291
民国医术教育问题/章遹骏//中西医学报.-1-30-243
模仿教育的错误/罗格//光华医药杂志.-4-35-9
某医校毕业考试记(来稿)/绍兴医药学报社//绍兴医药学报.-1-19-295
南京国医传习所复校一夕访问记/张德培//华西医药杂志.-5-37-232
南通医校学生参观宝隆医院纪/绍兴医药学报社//绍兴医药学报.-1-14-286
女子生育学校感言/梁绍浚//中西医学报.-1-35-43
培植中医新生命重庆市中医训练所续招插班生/新中华医药月刊社//新中华医药月刊.-5-35-187
气化与科学相合国医应列入教育论/罗振湘//医林一谔.-4-9-235
请立法院制定医校规程案/潘茂林//国医公报.-4-22-404
请明令废止旧学校案原文(余云岫私向国府教部运动之一斑)/余云岫//医界春秋.-3-6-337
请明令废止旧医学校/余云岫//中西医药.-5-13-257
请议开办医学别科学校案去年已登过医报惟未将办法附登兹补录/屠友梅//中西医学报.-1-25-54
请责成教育部明令制定中医教学规程编入教育学制系统以便兴办学校而符法令案(提案第十六号)/焦易堂等//国医砥柱月刊.-5-15-541//国医正言.-5-5-409
请制定中医教学规程编入教育学制系统案/焦易堂等//医学杂志.-2-18-289
全国宜多设养成实用医学人才之专校/上海市医师公会//德华医学杂志.-1-40-193
全国中西医药学校调查报告/中西医药杂志社//中西医药.-5-11-70
全国中医从业同志切勿漠视当前危机/国医砥柱月刊社//国医砥柱月刊.-5-18-166
全国中医药学校调查报告(连载)/中西医药杂志社//中西医药.-5-10-225,363
日本医学博士渡边熙提议各大学添设汉医讲请书/[日]渡边熙//医学杂志.-2-15-148
三民主义教育宗旨何在/子蕡//广东医药月刊.-3-24-287
三团体驳中医学校系统案的感言/胡协心//三三医报.-2-34-439
厦埠医学公会会长兼神州医报编辑主任吴锡璜上教育部总长请中医学加入教科书/吴锡璜//绍兴医药月报.-2-39-561
厦门国医专校概况/现代医药月刊社//现代医药月刊.-4-27-397
山东国医专校反对卫生署管理中医之宣言/山东国医专校//医学杂志.-2-18-278
山东莒县佛医工学院参观记/刘慧民//光华医药杂志.-4-36-58
山东医专全体师生响应湖北医专反对卫生署管理中医之宣言/光华医药杂志社//光华医药杂志.-4-41-155

山西中医改进研究会致上海中医专门学校缄/山西中医改进研究会//医学杂志.-2-2-114
上北京教育部力争国医加入学校系统快邮代电/徐相宸//三三医报.-2-34-274//绍兴医药月报.-2-40-149//沈阳医学杂志.-3-2-318
上海复兴中医专科学校开学纪念词/时逸人//复兴中医.-5-31-677
上海国医学院之回忆/陆渊雷//中医新生命.-5-8-50
上海两中医校之比较观/张子恒//医界春秋.-3-6-90
上海女子中医专校致山西中医改进研究会缄(附捐启)/上海女子中医专校//医学杂志.-2-9-238
上海七个中医学校的教程及兴亡(连载)/陇西布衣//医界春秋.-3-5-411,443
上海区中医师考试情形/华西医药杂志社//华西医药杂志.-5-36-335
上海区中医师考试情形/上海医药界春秋社//国医砥柱月刊.-5-18-208
上海区中医师考试情形/新中华医药月刊社//新中华医药月刊.-5-35-419
上海三团体驳诘中医学校系统案/许小士//三三医报.-2-34-563
上海市国医公会设立中国医学院概况/医界春秋社//医界春秋.-3-10-528
上海市国医公会设立中国医学院概况/医学杂志社//医学杂志.-2-15-393
上海市国医公会设立中国医学院概况招收男女新生/医界春秋社//医界春秋.-3-12-256
上海中国医学院举行日本汉医勃兴展览会/现代中医杂志社//现代中医.-4-43-96
上海中国医学院师生联合会响应各地国医团体呼吁不平宣言/中国医学院//国医正言.-5-5-317//医界春秋.-3-14-216//针灸杂志.-4-32-263
上海中国医学院学生抗日救国会来电/医界春秋社//医界春秋.-3-9-27
上海中医学校联合会议消息/新中医刊杂志社//新中医刊.-5-19-432
上海中医学校组联合会/光华医药杂志社//光华医药杂志.-4-41-22
上海中医学校组联合会/现代中医杂志社//现代中医.-4-43-392
上海中医学院概况/光华医药杂志社//光华医药杂志.-4-35-61
上海中医学院之设创/张赞臣(录)//绍兴医药月报.-2-40-269
上海中医学院之设创/张赞臣//三三医报.-2-34-525
上教育部恳乞准予国医学校立案请愿书/刘经湘//国医砥柱月刊.-5-16-83
上政府拟改组全国医学教育之条陈/伍连德//中西医学报.-1-29-441
上中华民国大学院书/费泽尧,王一仁//三三医报.-2-36-77//绍兴医药月报.-2-41-303//医学杂志.-2-9-577//中医杂志.-2-26-483
上中华民国大学院书:请予提倡国医教育造就国医基本人才/费泽尧,王一仁//中西医药.-5-13-370
上中央国医馆论国医教育机关分别厘定名称书/何佩瑜//国医杂志.-4-7-345
设立医学函授学校之商榷/郭慎东//光华医药杂志.-4-35-271
设立中医学校案/山西医药改进会//国医公报.-4-22-407
设女医校感言/泊公//三三医报.-2-29-321
省参议会请省府拨款设立国医学院及国医留医院/医林一谔杂志社//医林一谔.-4-11-235
石门国医学校校长妥纯嘏返石/国医砥柱月刊社//国医砥柱月刊.-5-16-451
时逸人君上教育部力争中医加入学校系统缄/时逸人//医学杂志.-2-7-369
时逸人医师招收遥从弟子/复兴中医社//复兴中医.-5-31-268,311,474,587,639
顺德设国医药学校(顺德通讯)/中医世界杂志

社//中医世界.－3－39－70
私立山东国医专校学生访扁鹊墓记/光华医药杂志社//光华医药杂志.－4－41－223
四川高等国医学校消息(成都讯)/光华医药杂志社//光华医药杂志.－4－37－75
四川中医学院宣言/医界春秋社//医界春秋.－3－6－269
送第四届毕业男女同学夏少泉蔡志铭等学成旋里序/澜平//针灸杂志.－4－33－61
苏省立医政学院概况/国医砥柱月刊社//国医砥柱月刊.－5－18－694
苏州国医学校编译馆之成立经过与工作概况/苏州国医学社//苏州国医杂志.－5－2－80
苏州国医学校参观记/李观明//医界春秋.－3－12－354
苏州国医学校教育方针/苏州国医杂志社//苏州国医杂志.－5－2－57
苏州国医学校迁移之经过/张又良//苏州国医杂志.－5－2－43
苏州国医学校十年来之回顾/苏州国医杂志社//苏州国医杂志.－5－2－52
苏州国医学校添设药物试植场之经过与现况/张又良//苏州国医杂志.－5－2－464
苏州国医学校图书馆概况/苏州国医杂志社//苏州国医杂志.－5－2－83
苏州国医学校鲜药展览会宣言/苏州国医杂志社//苏州国医杂志.－5－2－463
苏州国医学校学生实习概况/苏州国医杂志社//苏州国医杂志.－5－2－335
苏州国医学校研究院创办动机及筹备经过/王慎轩//苏州国医杂志.－5－2－437
苏州国医学校战地救护术之动机与实现/苏州国医杂志社//苏州国医杂志.－5－2－88
苏州国医学校诊疗所扩充范围之经过与现况/苏州国医杂志社//苏州国医杂志.－5－2－76
苏州国医专科学校近闻三则/未署名//国医砥柱月刊.－5－16－190 //针灸杂志.－4－33－256 //中医新生名.－5－8－664
苏州医专访问纪/李观明//国医公报.－4－23－361
太炎先生亲书苏州国医学校校训/章炳麟//苏州国医杂志.－5－2－340
谈论今日之中医教育书后/高鉴如//国医砥柱月刊.－5－17－29
谈谈办理中医学校/鼓手//医界春秋.－3－6－59
讨论国医宜加入学系征求意见书/周禹锡//三三医报.－2－36－329
提倡各小学防止肺痨病办法/三三医报社//三三医报.－2－36－379
提倡中医教育/费梦萼//医界春秋.－3－5－16
提议请奉天医士公会联络团体上书力争北京教育部将国医加入学校系统案/刘景川//沈阳医学杂志.－3－2－400
提议整理国医学院学校案/北平国医公会//国医公报.－4－22－409
提议中医一门请加入学校系统文/杨百城等//中西医药.－5－13－205
天将明之兰溪中医专校/光华医药杂志社//光华医药杂志.－4－35－62
天津东门内中医学传习所十周年纪念会宣言/陈泽东//国医正言.－5－5－513
天津国医函授学校/中国医药月刊社//中国医药月刊.－5－33－157,191,226,240,266,320,348,382
天津市署立案华北新中医学社/施今墨,薛润山//中国医药月刊.－5－32－304
为筹设上海中医学校呈大总统文/丁甘仁等//中西医药.－5－13－204
为创办中医学校之忠告/陈樾乔//绍兴医药学报.－1－12－207
为复兴中医专科学校实写/朱文明//复兴中医.－5－31－702
为国医学校改称学社对于教卫两部当道请问几句话/余不平//医界春秋.－3－7－517
为国医学院上陈总司令呈文/谭次仲//医林一谔.－4－11－100
为行政院准许中医师担任校医向同仁进一言/姜春华//新中华医药月刊.－5－35－467
为争教育部不准中医列入学校系统诸君进一解

/朱松//三三医报.-2-34-185
为中医列入教育系统辨正余云岫驳议/周逢儒//沈阳医学杂志.-3-2-209
为中医设学问题告从事中医教育者/陈郁//光华医药杂志.-4-41-550//中西医药.-5-13-344
为中医应列学校系统及诘余君云岫/王一仁//三三医报.-2-33-332
维持国医药必须成立一有系统之医学院/刘惠群//杏林医学月报.-3-21-324
卫生检查讲习所宣言(代论)/陈邦贤//中西医学报.-1-28-175
卫生讲习所同学录序/丁永铸//中西医学报.-1-23-381
我们切勿使教部爱莫能助/王宇高//医界春秋.-3-6-433
我所希望于第二届毕业同学者/承淡安//针灸杂志.-4-31-319
我与沪上中医教育界/张赞臣//复兴中医.-5-31-679
五卅以后教育界之大觉悟/费梦萼//三三医报.-2-33-149
西南政府筹设国医专门学校/国医杂志社//国医杂志.-4-7-89
西学开课/官话七日报社//利济学堂报.-1-1-528
先办学校乎先编教材乎/任应秋//华西医药杂志.-5-36-99
现行大学教员资格条例与医科/许半龙//医界春秋.-3-5-381
香港中医公会奉国府令设国医校(香港通讯)/中医世界杂志社//中医世界.-3-39-392
香港中医公会奉国府令组设国医校/光华医药杂志社//光华医药杂志.-4-41-609
香港中医公会奉国府令组设国医校/国医砥柱月刊社//国医砥柱月刊.-5-16-187
湘北医专学生会为教部不准医校立案之吁请/湘北医专学生会//光华医药杂志.-4-41-75
湘南医专学生自治会为教部阻止医校立案及卫生署擅拟条例摧残中医之宣言/湖南医专学生自治会//光华医药杂志.-4-41-72
湘雅医学院之新献/光华医药杂志社//光华医药杂志.-4-41-21
湘医专同学会推定筹备员/光华医药杂志社//光华医药杂志.-4-41-407
向毕业同学说几句话/时逸人//复兴中医.-5-31-138
向同学们建议/德馨//针灸杂志.-4-34-77
小学课程宜加卫生一课说(选)/中西医学报社//中西医学报.-1-23-461
校歌/杨梦麒(作歌);高天楼(制谱)//苏州国医杂志.-5-2-40
校训/章炳麟//苏州国医杂志.-5-2-39
校医宜中西并用说/张汝伟//三三医报.-2-31-182
校长唐慎坊先生答词/杨梦麒(记)//苏州国医杂志.-5-2-51
新的中国医学/上海国医学院//自强医学月刊.-3-41-51
新迁校舍纪念典礼志/苏州国医杂志社//苏州国医杂志.-5-2-46
新中国医学院近况/新中医刊杂志社//新中医刊.-5-20-190
新中国医学院学生自治会告全国中医界书/国医正言杂志社//国医正言.-5-5-305
新中国医学院学生自治会告全国中医界书/中国针灸学研究社//针灸杂志.-4-32-355
新中国医学院学生自治会响应一日运动援助绥远剿匪战士宣言/国医正言杂志社//国医正言.-5-5-317
新中医刊介绍国医函授学府/新中医刊杂志社//新中医刊.-5-20-469
新中医学院请本刊主编为院董函/新中医学院//复兴中医.-5-31-36
兴医学在创立医校说/余伯陶//神州医药学报.-1-43-291
徐相宸君上教育部力争国医加入学校系统电(乙丑年冬)/徐相宸//医学杂志.-2-7-363
勖毕业同学/杨彦和//复兴中医.-5-31-151

勖同学书/陈无咎//复兴中医.-5-31-147
削足适履之国医专科学社/张仲勋//医界春秋.-3-12-313
学部奏议复请分办中西医学堂/医学报社//医学报.-1-4-449
学生课外活动之组织概况/苏州国医杂志社//苏州国医杂志.-5-2-89
学生自治会成立经过/中国针灸学研究社//针灸杂志.-4-33-251
学校系统应加入中医学校之又一建议/江苏全省中医联合会正副会长//绍兴医药月报.-2-39-378
学员答辞/中西医学报社//中西医学报.-1-29-28
学员须备参读之书/章巨膺//铁樵医学月刊.-4-44-9
训育概况/苏州国医杂志社//苏州国医杂志.-5-2-63
医科学校拍卖陈货/周桂庭//医界春秋.-3-9-529
医校同志应有之认识/高鉴如//复兴中医.-5-31-685
医校医院医报宜宽筹永久经费议/周镇//医学杂志.-2-14-348
医学会反对中医列入系统/周镇//三三医报.-2-33-270
医学会反对中医列入学校系统/陈霭堂//三三医报.-2-34-273
医学院之使命/张赞臣//医界春秋.-3-10-275
医药互助社之进行/广东中医杂志社//中医杂志(广东).-3-4-719
医药教育机构全国四十二校分布二十七都市以上海最多/华西医药杂志社//华西医药杂志.-5-37-448
医药教育学研究之一得/张汝伟//三三医报.-2-30-257
医政学院院长陈果夫氏对卫生特别训练班学生训话/陈果夫//国医砥柱月刊.-5-18-688
瀛州观学记/方燕年//中西医学报.-1-23-112
瀛洲观学记三则/刘绍宽//中西医学报.-1-23-114
应设立医药学校及医院并应于普通学校请设医药常识一科/葛养民//医林一谔.-4-8-251
由国医学校改称学社联想到国立戏剧学校之感言/梁长荣//杏林医学月报.-3-22-321
与函授新医学讲习社社员书/丁福保//中西医学报.-1-23-363
与何廉臣论中医学校办法/王香岩,都敬斋//绍兴医药学报.-1-15-499
与中医学校当局商榷改良中医课程及加入学制系统事/赵公尚//医学杂志.-2-11-568
阅报载中医列入学校系统之感言/绍兴医药月报社//绍兴医药月报.-2-39-442
阅复兴中医两月刊加入科学针灸医学院函授班的四位先生/复兴中医社//复兴中医.-5-31-730
恽铁樵先生在上海国医学院演讲词(连载)/恽铁樵//广东医药月刊.-3-24-413,541
再论教育部之不准中医学校立案/任应秋//文医半月刊.-5-14-547
怎样改进我们中医的医学教育/江晦鸣//北平医药月刊.-5-9-439
赠第四届毕业同学(附倬云照片)/汪倬云//针灸杂志.-4-33-172
浙江陆军军医养成所第一期毕业都督训辞/佚名//中西医学报.-1-29-27
浙江陆军军医养成所开学都督训词/佚名//中西医学报.-1-29-25
浙江医专学生自治会不满卫生署所订审查中医规则告全国中医界(杭州通讯)/浙江医专学生自治会//光华医药杂志.-4-40-442
浙江中医学校毕业志盛/三三医报社//三三医报.-2-29-206
浙江中医学校简章(连载)/绍兴医药学报社//绍兴医药学报.-1-12-167,325
浙江中医专科学校举行廿周年纪念游艺大会/光华医药杂志社//光华医药杂志.-4-41-323

浙江中医专科学校学生自治会告全国中医界宣言/医界春秋社//医界春秋.-3-14-215
浙江中医专科学校学生自治会告全国中医界宣言/浙江中医专科学校学生自治会//针灸杂志.-4-32-353
浙江中医专门学校建议案/浙江中医专门学校//中西医药.-5-13-208
浙江中医专门学校学生自治会快邮代电/浙江中医专门学校学生自治会//杏林医学月报.-3-19-419//医学杂志.-2-15-315
浙江中医专门学校之希望(杭州通讯)/光华医药杂志社//光华医药杂志.-4-35-125
浙江中医专门学校致全国医药团体联合会电/浙江中医专门学校//广东医药月刊.-3-24-300
浙江中医专门学校致山西中医改进研究会缄/浙江中医专门学校//医学杂志.-2-6-532
浙江中医专校学生自治会告全国中医界宣言/医学杂志社//医学杂志.-2-18-277
振兴中医学校以培植人材论/查贡夫//神州医药学报.-1-46-24
镇江西医传习所缘起/陈邦贤//中西医学报.-1-26-295
镇江自新医学堂/中西医学报社//中西医学报.-1-24-224
争取中医教育问题/梁峥嵘//国医砥柱月刊.-5-18-254
整理改革中医学校课程之商榷(连载)/何云鹤//医学杂志.-2-12-71,529.-2-13-33
致北京中华教育改进社提议书/医学杂志社//医学杂志.-2-6-249
致全国各省教育会书/余云岫//中西医药.-5-13-221
致全省警务处为请饬沈阳县医士入函授医校公函附简章/奉天医士公会//沈阳医学杂志.-3-2-334
致恽铁樵讨论医学函授/朱勉仙//三三医报.-2-33-185
中国医学教育(代论)/格兰//中西医学报.-1-29-13
中国医学教育之前瞻后顾/江晦鸣//北平医药月刊.-5-9-470
中国医学院改组成立宣言书/医界春秋社//医界春秋.-3-13-93
中国医学院概况/光华医药杂志社//光华医药杂志.-4-36-62
中国医学院通告全国中医界/中国医学院//中医杂志.-2-27-156
中国医学院宣言/中国医学院//中医杂志.-2-27-154
中国医学院之新气象/光华医药杂志社//光华医药杂志.-4-40-89
中国针灸学研究社附设讲习所简章/承淡安//针灸杂志.-4-32-279
中国针灸医学专门学校开学上课/中国针灸学研究社//针灸杂志.-4-32-445
中日阴阳新说(新易教与医学教育)/邵餐芝//光华医药杂志.-4-40-68
中西医药研究社设立民众识字学校记/中西医药杂志社//中西医药.-5-10-73
中央国医馆明令废止医校改称学社案(光华医药杂志社特讯)/中央国医馆//光华医药杂志.-4-38-287//针灸杂志.-4-30-233
中央国医专校与医院之筹备经过/光华医药杂志社//光华医药杂志.-4-35-63
中医不加入学校系统之电争/周镇//三三医报.-2-33-526
中医加入学校系统问题/王一仁//中西医药.-5-13-218
中医加入学校系统之争电/徐相宸//中西医药.-5-13-217
中医教学规程由教部会同卫署中医委会拟定/王震//中医世界.-3-39-1
中医教学规程之拟定以后/董恪勤//光华医药杂志.-4-41-263
中医教育列入学校系统问题之商榷/畏仲//中西医药.-5-13-333
中医教育列入学制系统以后/今日生//中西医药.-5-13-339
中医教育如何可以列入学校系统中/花新人//

中西医药.-5-13-336
中医教育应有之趋向与改进/钱今阳//复兴中医.-5-31-157
中医教育之涵义与实施/蔡适季//国医导报.-5-30-265
中医教育之展望/宋大仁//华西医药杂志.-5-36-324
中医界呼吁维持中医学校/中西医学报社//中西医学报.-1-40-329
中医考试与检验/徐春霖//国医砥柱月刊.-5-18-282
中医列入学制问题/叶劲秋//医界春秋.-3-14-409
中医委员会建议创设国立中医专科学校(南京)/国医砥柱月刊记者//国医砥柱月刊.-5-18-592
中医委员会建议创设国立中医专科学校/中国针灸学研究社//针灸杂志.-4-33-255
中医校加入学校系统之问题/费梦萼//三三医报.-2-33-365
中医校立案问题/时逸人//复兴中医.-5-31-54
中医学上几个难解问题/陆渊雷//中医新生命.-5-8-428
中医学校当前之急务/朱小南//新中医刊.-5-20-5
中医学校改称学社/时逸人//医学杂志.-2-14-484
中医学校列入教育系/中国针灸学研究社//针灸杂志.-4-32-508
中医学校写真的一角/鼓手//医界春秋.-3-9-329
中医学院制之实际与检讨/马继兴//国医砥柱月刊.-5-18-200
中医训练所第一届毕业同学录序/刘诚愚//华西医药杂志.-5-36-555
中医宜设专校不宜附设西医校内/周镇//三三医报.-2-33-441
中医应列教科并辩正余岩驳议/周逢儒//三三医报.-2-33-437
中医之命脉学校学社问题/张仲勋//医界春秋.-3-13-1
中医专校兼收女生问题/奉志//医界春秋.-3-5-43
中医专校男女同学的我见/凉月//医界春秋.-3-5-54
中政会决议中医教程由教部会同卫署妥拟/医学杂志社//医学杂志.-2-18-361
中政会决议中医教学规程由教育部会同卫生署中医委员会拟定(南京通讯)/医界春秋社//医界春秋.-3-14-379
周师洛先生对苏州国医学校旅杭见习团讲辞/袁云瑞(记)//苏州国医杂志.-5-2-533
专科学生病了三分一/医林一谔杂志社//医林一谔.-4-11-65
自新医学校同学录序/陈邦贤//中西医学报.-1-27-188
组织学程编制委员会之动机(全国医药团体总联合会呈教育部文)/全国医药团体总联合会//广东医药月刊.-3-24-442

11.1 教材

北平华北国医学院教材大纲/华北国医学院//文医半月刊.-5-14-580
本会讲习部初等诊断学大义/刘景素//沈阳医学杂志.-3-1-348
编辑讲义取材之商榷/束天民//绍兴医药学报.-1-12-489
编辑药物学体裁之商榷/沈仲圭//杏林医学月报.-3-16-470
编辑中西生理学之研究及体例说(录课卷)/刘吉人//绍兴医药学报.-1-14-87
编辑中医课本之我见/沈仲圭//三三医报.-2-36-41//医界春秋.-3-5-186
病理学讲稿/叶橘泉//光华医药杂志.-4-40-233
病理学讲义/时逸人//医学杂志.-2-11-428
补录本会为征集国医教材呈复中央国医馆文/

香港中华国医学会//国医杂志.-4-6-464
岑仲冕与卢校长论药物学书/岑仲冕//中医杂志(广东).-3-4-202
程著金匮讲义(连载)/程门雪//现代中医.-4-43-20,120,170,229,284,355,409
筹办中医讲习所临时选授医书征求意见启/周禹锡//三三医报.-2-36-595
传染病一般/黑天先生(讲义);陈昌道(笔述)//中西医学报.-1-26-455
创立医校宜慎编教科书论/周镇//绍兴医药学报.-1-10-230
从全国医药团体总联合会公告第七号读到教材编委会之讲义样本感言/郭鸿杰//自强医学月刊.-3-40-165
从事实申论中医教材问题/谭次仲//华西医药杂志.-5-37-248
读全国医药总联合会教材编辑样本之感言/杨庆鸿//自强医学月刊.-3-40-243
对于绍兴医药分会编辑医药学讲义之意见/胡友梅//绍兴医药学报.-1-12-485
对于整顿中医希望编辑讲义暨恽氏学识优劣/许小士//三三医报.-2-35-149//绍兴医药月报.-2-40-448
儿科讲义(连载)/张退之//北平医药月刊.-5-9-213,321
儿科学讲义/秦伯未//中医世界.-3-26-358
方剂学讲义/余泽霓(编述)//苏州国医杂志.-5-1-200
妇科讲座/秦伯未//中医世界.-3-30-21
妇科学(连载)/杨子钧//中国医药月刊.-5-33-539,565,579
妇科学讲义(连载)/杨子钧//中国医药月刊.-5-32-451
妇科学讲义/秦伯未//中医世界.-3-26-361
妇人月经病讲义(连载)/秦伯未//中医世界.-3-27-351,465
公编医学讲义之商榷/何廉臣//绍兴医药学报.-1-9-401
关于中医教材编辑/朱松等//中西医药.-5-13-298
国药讲义(桔梗赤箭天麻)/翟冷仙//医学杂志.-2-14-148
国医补习科讲义(连载)/丁福保//国药新声.-5-22-37,131,213,283,375,479,553.-5-23-13,103,209,289,373,473,563.-5-24-24,154,241,585.-5-25-13,125
国医大学等级年限资格科目教材标准草案(连载)/黄竹斋//光华医药杂志.-4-39-69,238//国医公报.-4-24-331,455.-4-25-124
国医当以伤寒论为重要教材论/何佩瑜//国医公报.-4-25-172
国医馆编辑教材/翼藩//中医新生命.-5-7-529
国医伤寒课义(一)至(三十七)/陈泽东//国医正言.-5-3-19,75,119,174,230,288,330,377,432,483,524,575,631.-5-4-15,78,125,180,235,289,345,397,445,503,552,600.-5-5-21,69,116,165,221,272,326,378,423,474,526,581,622
函授新医学讲习社拟定选读书目/函授新医学讲习社//中西医学报.-1-24-71
函授新医学讲义第九期至第十一期目录/函授新医学讲习社//中西医学报.-1-25-80
函授新医学讲义第六期至第八期目录/函授新医学讲习社//中西医学报.-1-24-221
函授新医学讲义第十二期目录/函授新医学讲习社//中西医学报.-1-25-234
函授新医学讲义第一期至第五期目录/函授新医学讲习社//中西医学报.-1-23-451
函授新医学讲义序/李宗陶//中西医学报.-1-25-322
函授新医学讲义序二/江祖韩//中西医学报.-1-24-319
函授新医学讲义序一/陈邦贤//中西医学报.-1-24-316
湖北国医教材编撰委员会来函/谢汇东//医界春秋.-3-10-524
寄全国医会诸同志书征求日本汉医书籍医校讲义/周镇//三三医报.-2-31-25

简要救急法讲义/陈邦贤//中西医学报.-1-32-510
江苏省立第五师范第八中学第一次练习急救法图系/陈邦贤//中西医学报.-1-32-509
教材编委会与国医学院药物讲义之比较观(人参)/卢宗强,章次公//自强医学月刊.-3-40-211
教材编委会与上海国医学院伤寒论讲义之比较观/卢宗强,陆渊雷//自强医学月刊.-3-40-171
教材编委会与上海国医学院药物学讲义之比较观(黄芪)/卢朋著,章次公//自强医学月刊.-3-40-125
教材编委会与上海国医学院幼科讲义之比较观/卢宗强,徐衡之//自强医学月刊.-3-40-187
教材样张选录:方剂学样张/卢朋著//广东医药月刊.-3-24-478
教材样张选录:药物学之样张第二种/卢朋著//广东医药月刊.-3-24-477
教材样张选录:药物学之样张第一种/卢朋著//广东医药月刊.-3-24-473
解剖生理学讲记/张锡君//针灸杂志.-4-30-261
解剖生理学讲义(连载)/郭受天//国医公报.-4-21-416.-4-22-43,163,285,511.-4-23-59,165,418.-4-24-45,164,277,392.-4-25-61,181,295
解剖生理学讲义/张锡君//针灸杂志.-4-30-283
解剖学讲义杂议/丁福保//中西医学报.-1-24-393
介绍新撰虚痨讲义/协和报//中西医学报.-1-27-25
金匮讲义(连载)/凌九云(撰述);王志纯(校阅)//苏州国医杂志.-5-1-51,112,199.-5-2-154,247
经穴学讲义/罗兆琚//针灸杂志.-4-30-279
敬告各医报汇编讲义书/何廉臣//绍兴医药月报.-2-37-62
灸科学讲义/承淡安//针灸杂志.-4-30-277
考试医生应用之书目补赘/卢育和//医学杂志.-2-14-489
利济讲义/陈虬//利济学堂报.-1-1-129,217,308,401,501,603.-1-2-14
利济元经/陈虬//利济学堂报.-1-2-16
论选择教材宜不偏不倚/张菊人//北平医药月刊.-5-9-41
内经病理学讲义/廖孟培//国医杂志.-4-7-381
内经讲义/谢建明//针灸杂志.-4-30-285
内经讲义序(代论)/张世镳//中西医学报.-1-28-519
内经讲义绪言/谢建明//针灸杂志.-4-30-270
内经讲义一斑/时逸人//医学杂志.-2-15-327
内经生理学讲义(连载)/王慎轩(著);周禹锡(参);宋觉之(订)//苏州国医杂志.-5-1-59,129
内科学讲义/中医世界杂志社//中医世界.-3-26-356
拟编中医教科书籍与同志商榷书/包识生//神州医药学报.-1-47-177
请召集全国名流来馆先行编辑生理病理诊断药物四科讲义以统一教材案/刘岳崙//国医公报.-4-22-397
请中央国医馆令各省市分馆分别担任编辑学校课本以资学术划一案/湖北国医分馆//国医公报.-4-22-405
日本拓殖大学汉方医学讲义全部名贵讲义/存济医庐(译)//复兴中医.-5-31-295
伤寒论讲义(连载)/[日]奥田谦藏(著);魏萱(译)//国医公报.-4-23-185,309,433.-4-24-53,283,401.-4-25-69,187,299,453
伤寒论讲义(连载)/包识生(著);包德辉,包德彰,包桢孚(参订)//神州医药学报.-1-45-549.-1-47-49,153,243,335,439,537
伤寒论讲义(连载)/何佩瑜//国医杂志.-4-5-460,562.-4-6-45,143,239,333,435,493

.-4-7-69,191,287,375,525,582
伤寒论讲义(连载)/谭次仲(函授);国医学社(编)//国医砥柱月刊.-5-16-31,104,166
伤寒论为国医重要教材须全部讲读复香港何佩瑜先生并告同仁/宋爱人//国医杂志.-4-7-509
商讨教材编订为负责诸公进一言/谭次仲//华西医药杂志.-5-37-65
上海国医学院金匮玉函要略方论今释之片段/陆渊雷(撰述);祝味菊(校阅)//自强医学月刊.-3-40-179
上海国医学院温热讲义之一班/章巨膺(撰述)//自强医学月刊.-3-40-201
上海中医徐相任君等致各省中医暂拟国医科目系统书/徐相任等//杏林医学月报.-3-16-35
上中央国医馆焦馆长易堂书/王治华//国医砥柱月刊.-5-18-137
舌苔讲义(连载)/王志纯//苏州国医杂志.-5-1-122,281
审查各地医校所送教科讲义/中央国医馆//光华医药杂志.-4-37-553
审定国医教材备各省市国医学校遵照/中央国医馆//光华医药杂志.-4-36-296
生理卫生学讲义(连载)/吴克潜//光华医药杂志.-4-35-43,109,184,248.-4-36-398,482,563
生理学讲义/白依山//国医砥柱月刊.-5-17-54//中医世界.-3-26-360
生理学讲义序/孙祖烈//中西医学报.-1-33-155
时逸人先生新编中国急性传染病学序/沈仲圭,萧熙//医学杂志.-2-14-501
时逸人医师中国时令病学序/刘蔚楚//医学杂志.-2-14-623
实验脉学讲义(连载)/黄豁,陈无咎//国医公报.-4-23-64,179,295
实用混合外科学讲义(连载)/余无言//医界春秋.-3-8-387,419,457.-3-9-53,104,156,243,290,338,408,454,508,544.-3-10-20,63,153,212,248,358,449,503.-3-11-29,86,135,227,279,437,484.-3-12-55,109,165,285,343,440,494.-3-13-27,83,132.-3-14-366,430,479
实用小学校卫生讲义目次/陈邦贤//中西医学报.-1-34-195
实用小学校卫生讲义绪言/陈邦贤//中西医学报.-1-34-417
实用小学校卫生之讲义(连载)/陈邦贤//中西医学报.-1-34-137,197,255,321,407
书药物学讲义后/张锡君//中医指导录.-4-4-493
苏州国医学校药物讲义(连载)/王慎轩(著);王景贤(录)//苏州国医杂志.-5-1-55,125,208,286,368,378,449
素灵讲义凡例/医学公报社//医学公报.-1-7-137
素灵讲义目录/医学公报社//医学公报.-1-7-135
素灵讲义序/林大夔//医学报.-1-6-309
所望于全国医校教材编委会闭会后/张阶平//杏林医学月报.-3-16-229
太原医学馆课艺(连载)/陈观光//医学报.-1-6-223,261
谭次仲伤寒论讲义(一)至(五)/文医半月刊社//文医半月刊.-5-14-551,575,592,614,637
讨论编辑医学讲义之科目/王铁如//绍兴医药月报.-2-37-24
铁樵函授医学学员课艺选刊:读完本学期讲义后有何心得各抒所见言之(其二)/王雨皆//铁樵医学月刊.-4-44-164
铁樵函授医学学员课艺选刊:读完本学期讲义后有何心得各抒所见言之(其三)/乔鹤琴//铁樵医学月刊.-4-44-166
铁樵函授医学学员课艺选刊:读完本学期讲义后有何心得各抒所见言之(其一)/陈幼勤//铁樵医学月刊.-4-44-163
铁樵函授医学学员作品:读讲义所得/张云孙//铁樵医学月刊.-4-44-205

铁樵函授医学学员作品:读讲义一得(其二)/杨祖同//铁樵医学月刊.-4-44-302
铁樵函授医学学员作品:读讲义一得(其三)/钱梦楼//铁樵医学月刊.-4-44-303
铁樵函授医学学员作品:读讲义一得(其四)/陈文旭//铁樵医学月刊.-4-44-304
铁樵函授医学学员作品:读讲义一得(其五)/林述端//铁樵医学月刊.-4-44-306
铁樵函授医学学员作品:读讲义一得(其一)/邢传清//铁樵医学月刊.-4-44-300
铁樵函授医学学员作品:读恽氏讲义有感/许一叶//铁樵医学月刊.-4-44-207
铁樵函授医学学员作品:有实验的恽氏医学/任淑贞//铁樵医学月刊.-4-44-213
铁樵函授医学学员作品:恽氏讲义为实用之医学/钱双杲//铁樵医学月刊.-4-44-211
同济德文医学堂卫生演说择要录/中西医学报社//中西医学报.-1-25-254
外科心法要诀(节录三三医书第三集外科学讲义)/三三医报社(辑)//三三医报.-2-33-302
为编辑医学讲义之管见/史介生//绍兴医药月报.-2-38-186
为编辑中医教科书者进一言/陈无咎//医界春秋.-3-7-4
为国医教材应用参考书目再上一建议(连载)/周禹锡//国医公报.-4-25-243,377
卫生学讲义(一)至(八)/周雪樵//医学报.-1-5-81,113,145,177,219,251,377,409
西洋按摩术讲义/丁福保//中西医学报.-1-24-13
谢汇东先生为编纂国医教材函/谢汇东//医学杂志.-2-16-136
新编儿科讲义(摘录)(连载)/徐名山(主编)//苏州国医杂志.-5-2-160,328
新编方剂读本/唐慎坊//苏州国医杂志.-5-2-167
新编方剂讲义(摘录)/徐名山(主编)//苏州国医杂志.-5-2-149
新编讲义手续之商榷/时逸人//绍兴医药月报.-2-37-165
新编生理学讲义体例之商榷/何廉臣//绍兴医药学报.-1-12-275
新编药物读本/杨梦麒//苏州国医杂志.-5-2-165
新编药物讲义(摘录)(连载)/王慎轩(主编)//苏州国医杂志.-5-2-145,152,158,231
新编医案讲义(摘录)/潘国贤(主编)//苏州国医杂志.-5-2-151
新编杂病讲义/张又良(主编)//苏州国医杂志.-5-2-156
新撰虚痨讲义序/丁福保//中西医学报.-1-26-9
新撰虚痨讲义序/朱笏云//中西医学报.-1-26-3
疡科临床讲义(许氏原本)(连载)/许半新(著);邰家骊(录存)//医学杂志.-2-11-424,554.-2-12-49,179,347,514.-2-13-22,127,222,336.-2-14-69,156,319,400,449,511.-2-15-47
药物讲义之片段/章次公//中国医学月刊.-3-15-265
药物学纲要/秦伯未//中医世界.-3-26-365
药物学讲义序/宋仁甫//中医指导录.-4-1-310
药物学续编序/温敬修//现代医药月刊.-4-27-501
医校之教材问题/秦伯未//中西医药.-5-13-309
医学概论(连载)/医学报社//医学报.-1-5-57,62
医药调查课卷/李奇山//中医新生命.-5-6-14
医用物理学自序/温敬修//现代医药月刊.-4-27-720
余之编辑医药教科书观/张汝伟//绍兴医药学报.-1-12-345
与何廉臣先生论公编医学讲义书/蔡星山//绍兴医药学报.-1-10-380
与人论编制中医课本书/陆渊雷//医界春秋.-3

-6-102
运气讲义/时逸人//三三医报.-2-36-310
杂病讲义/张又良//苏州国医杂志.-5-1-117,203
杂病论讲义(连载)/包识生(著);包德辉,包德彰,包桢孚(参订)//神州医药学报.-1-47-57,161,251,339,443,545
张寿甫先生医学衷中参西录第四期药物讲义序/周兆熊//三三医报.-2-31-461
针灸教科讲义/黄眉孙//神州医药学报.-1-46-55
针灸消毒学讲义/罗兆琚//针灸杂志.-4-30-289
针灸学讲义/承淡安//针灸杂志.-4-30-275
针灸治疗学讲义/邱茂良//针灸杂志.-4-30-281
诊断学纲要/秦伯未//中医世界.-3-26-363
诊断学讲义/罗兆琚//针灸杂志.-4-30-287
整编中医病理学之体例及取材标准之私议/范国义//国医公报.-4-25-169
正科教授医书门经/沈阳医学杂志社//沈阳医学杂志.-3-3-364
制药学讲义序/汪殿华//新中华医药月刊.-5-35-481
中国急性传染病学序例/时逸人//医学杂志.-2-14-296
中国内科学讲义(连载)/陈无咎(讲述);张赞臣(校)//医界春秋.-3-5-344,365,392,424,455,483,510.-3-6-155,189,257,301,403,441,493,521.-3-7-13,48,87,126,167,205
中国生理教科书(连载)/包岩//沈阳医学杂志.-3-1-40,108,197,261,327,391//医学杂志.-2-2-299,432.-2-3-31,161,276,421,542
中国外科医学教科书序/沙亦恕//医界春秋.-3-14-157
中国医学会夏季课艺/林大夔,邵士杰,卢鑫//医学报.-1-6-392
中国医药教育社教材编纂标准/中国医药教育社//复兴中医.-5-31-55
中国针灸讲习所治疗学讲义绪言/邱茂良//针灸杂志.-4-30-268
中国针灸经穴学讲义序/罗兆琚//针灸杂志.-4-30-266
中国诊断学实用序/刘蔚楚//医学杂志.-2-14-357
中国诊断学实用序/张汝伟//医学杂志.-2-14-357
中华药学改良说(课卷选录)/徐石生//绍兴医药学报.-1-13-33
中华药学改良说(课卷选录)/张汝伟//绍兴医药学报.-1-13-34
中华药学改良说(课卷选录)/周镇//绍兴医药学报.-1-13-29
中西剖解带脉考(课卷选录)/罗端毅//绍兴医药学报.-1-13-55
中西剖解带脉考(课卷选录)/毅民//绍兴医药学报.-1-13-62
中西剖解三焦考(课卷选录)/罗端毅//绍兴医药学报.-1-13-57
中西剖解三焦考(课卷选录)/张汝伟//绍兴医药学报.-1-13-67
中西剖解三焦考(课卷选录)/周镇//绍兴医药学报.-1-13-65
中西剖解血室考(课卷选录)/罗端毅//绍兴医药学报.-1-13-56
中西剖解血室考(课卷选录)/毅民//绍兴医药学报.-1-13-59
中西剖解血室考(课卷选录)/周镇//绍兴医药学报.-1-13-64
中央国医馆拟定国医各科编辑教材应用参考书目/中央国医馆//现代医药月刊.-4-27-507
中医病理学序/周复生,任应秋//华西医药杂志.-5-37-502
中医讲习所初级参考书目录后/周禹锡//三三医报.-2-36-597
中医讲习所初级专修书目录后/周禹锡//三三医报.-2-36-596

中医讲习所高级参考书目录后/周禹锡//三三医报.-2-36-598
中医讲习所高级专修书目录后/周禹锡//三三医报.-2-36-596
中医考试参考书籍目录补遗/周镇//医学杂志.-2-14-124
中医外科医学教科书序/钱今阳//医界春秋.-3-14-475
中医学纲要/王一仁//医学杂志.-2-13-485
中医学校教材编辑会议开会情形/广东医药月刊社//广东医药月刊.-3-24-456
中医学校教材编辑委员会规程/中医学校教材编辑委员会//广东医药月刊.-3-24-449
周镇先生来函答编辑教科商兑书/周镇//医学杂志.-2-11-640

11.2 教务

北京国医讲习所讲习课程之规定草案/安干青//北京医药月刊.-5-21-420
北京卫生部主办中医进修学校招生简章/华西医药杂志社//华西医药杂志.-5-37-616
北京医学校之纪念会/神州医药学报社//神州医药学报.-1-45-581
北京医学专门学校校长汤尔和呈教育部请提出法案准予实行解剖文/汤尔和//中西医学报.-1-27-329
北平国医学院补行颁给毕业证书典礼(北平通讯)/光华医药杂志社//光华医药杂志.-4-39-444
北平国医学院定期开学(北平通讯)/光华医药杂志社//光华医药杂志.-4-39-71
北平国医学院发起友联国医学业研究会(北平通讯)/光华医药杂志社//光华医药杂志.-4-38-578
北平国医学院改组通函/北平国医学院全体董事会//国医正言.-5-5-543
北平国医学院积极扩充(北平通讯)/光华医药杂志社//光华医药杂志.-4-35-125
北平国医学院将办天津第一分院(北平通讯)/光华医药杂志社//光华医药杂志.-4-38-484
北平国医学院将迁新址(北平通讯)/光华医药杂志社//光华医药杂志.-4-38-148
北平国医学院将设附属医院(北平通讯)/光华医药杂志社//光华医药杂志.-4-35-587
北平国医学院将盛大举行毕业典礼(北平通讯)/光华医药杂志社//光华医药杂志.-4-39-444
北平国医学院近况(北平通讯)/光华医药杂志社//光华医药杂志.-4-35-507
北平国医学院救护训练班毕业/光华医药杂志社//光华医药杂志.-4-41-157
北平国医学院救护训练班定期结束/光华医药杂志社//光华医药杂志.-4-41-83
北平国医学院举行本届毕业典礼(北平通讯)/光华医药杂志社//光华医药杂志.-4-36-64
北平国医学院开学之盛况(北平通讯)/光华医药杂志社//光华医药杂志.-4-36-294
北平国医学院扩充图书标本/光华医药杂志社//光华医药杂志.-4-40-412
北平国医学院篮球队活动(北平通讯)/光华医药杂志社//光华医药杂志.-4-38-393
北平国医学院拟聘疡科教员(北平通讯)/光华医药杂志社//光华医药杂志.-4-36-428
北平国医学院体育会活跃(北平通讯)/光华医药杂志社//光华医药杂志.-4-38-239
北平国医学院天津分院呈向中馆备案(北平通讯)/光华医药杂志社//光华医药杂志.-4-38-578
北平国医学院新董事会成立/光华医药杂志社//光华医药杂志.-4-41-410
北平国医学院新院址定期接收(北平通讯)/光华医药杂志社//光华医药杂志.-4-38-238
北平国医学院增聘董事(北平通讯)/光华医药杂志社//光华医药杂志.-4-38-484
北平国医学院招考新生揭晓(北平通讯)/光华医药杂志社//光华医药杂志.-4-40-174

北平国医学院招考新生资格修定(北平通讯)/光华医药杂志社//国医砥柱月刊.-5-18-684
北平国医学院重订针灸教材(北平通讯)/光华医药杂志社//光华医药杂志.-4-36-504
北平国医院两院长先后辞职/光华医药杂志社//光华医药杂志.-4-41-157
北平国医中学开始筹备(北平专电)/光华医药杂志社//光华医药杂志.-4-36-225
北平华北两医学院招考新生定期开学(北平通讯)/光华医药杂志社//光华医药杂志.-4-38-67
北平华北医学院举行第三届学院毕业典礼/文医半月刊社//文医半月刊.-5-14-622
北平协和医学院开学/华西医药杂志社//华西医药杂志.-5-37-344
本科举行考试/针灸杂志社//针灸杂志.-4-33-342
本年中西医师考试典试委员会合组成立/国医砥柱月刊社//国医砥柱月刊.-5-18-371
本社第二届毕业证书已由中央国医馆加盖关防/中国针灸学研究社//针灸杂志.-4-32-255
本社讲习所第一届速成班学员毕业证书呈请中央国医馆加盖关防已批准发还/中国针灸学研究社//针灸杂志.-4-31-66
本社速成班毕业后之计划/中国针灸学研究社//针灸杂志.-4-30-329
本市组设国医专科学校/国医砥柱月刊社//国医砥柱月刊.-5-15-537
本校现任职教员一览表/复兴中医社//复兴中医.-5-31-218
毕业生的管理/吴青尘//新中医刊.-5-20-456
毕业学员考试成绩简录/针灸杂志社(辑)//针灸杂志.-4-31-351
编订中医教学规程之体例及注意事项/王合三//现代中医.-4-43-625
标本室之整理/广东中医药专门学校//中医杂志(广东).-3-4-208
丙班学生一览表/广东中医药专门学校//中医杂志(广东).-3-4-321
参加南京中医师考试记/陈世青//国医砥柱月刊.-5-18-222
呈中央国医馆衡选教材之建议书(连载)/周禹锡,萧尚之//医界春秋.-3-8-529.-3-9-28
筹备中医学校通告书/何廉臣//绍兴医药学报.-1-11-502
创办卢氏医院及新医学校缘起敬告国民/卢谦//中西医学报.-1-31-167
创办温州中医教员养成所缘起并简章/绍兴医药学报社//绍兴医药学报.-1-13-51
创办医校医报之原起/潘文藻//绍兴医药月报.-2-37-65
创办中医学校呈各部文/丁泽周等//绍兴医药学报.-1-11-56
春季会课名次揭晓/中西医学报社//中西医学报.-1-23-68
春季招生/针灸杂志社//针灸杂志.-4-32-351
催缴上年函授新医学讲习社学费及讲义费/中西医学研究会事务所//中西医学报.-1-24-222
第十号习题/宗佑民//中医新生命.-5-8-585
第四日国医学院之欢迎/广东医药月刊社//广东医药月刊.-3-24-250
东京同仁医药学校章程(一)、(二)/北京同仁医药学校//医学报.-1-4-117,149
董事会选举校长/广东中医药专门学校//中医杂志(广东).-3-4-606
奉天医士公会讲习班二次招生广告/奉天医士公会讲习班//沈阳医学杂志.-3-2-327
福建仙游医专第一届毕业/光华医药杂志社//光华医药杂志.-4-40-412
福州中医学社将改为三山国医专门学校/光华医药杂志社//光华医药杂志.-4-39-157
福州中医学社举行毕业典礼/光华医药杂志社//光华医药杂志.-4-39-85
福州中医专门学校筹设医院/光华医药杂志社

//光华医药杂志.-4-39-444
福州中医专校概况/光华医药杂志社//光华医药杂志.-4-35-586
附中医师范速成科简章/绍兴医药学报社//绍兴医药学报.-1-14-296
复兴中医院简章/复兴中医院//复兴中医.-5-31-449
复兴中医专科学校规程/时逸人//复兴中医.-5-31-443
复兴中医专科学校招生/复兴中医杂志社//复兴中医.-5-31-629
改造女生宿舍/中国针灸学研究社//针灸杂志.-4-33-425
各科课程纲要/陈惠言//中医杂志(广东).-3-4-445
关于编订中医教学规程之体例我见/陈伯涛//医界春秋.-3-14-460
光汉国医校之成绩/国医杂志社//国医杂志.-4-5-500
广东保元国医学校举行学艺比赛/光华医药杂志社//光华医药杂志.-4-41-518
广东省立国医学院招男女生简章/国医杂志社//国医杂志.-4-7-389
广东中医药专门学校第一届毕业典礼纪盛/杏林医学月报社//杏林医学月报.-3-16-271
广东中医药专门学校课程之支配/卢乃潼//中医杂志(广东).-3-4-93
广东中医药专门学校立案之文牍/广东中医药专门学校//中医杂志(广东).-3-4-89
广东中医药专门学校诊断学实习/广东中医药专门学校//中医杂志(广东).-3-4-95
广东中医专门学校致山西中医改进研究会缄/医学杂志社//医学杂志.-2-8-350
国立中山大学第一医院附属护士学校章程(附护士服务条例)/国立中山大学第一医院附属护士学校//中西医学报.-1-41-579
国医当以伤寒论为重要教材论/何佩瑜//国医杂志.-4-7-507
函上海中国医学院所请监试第六届学生毕业已函请谢理事利恒届时就近监试文/中央国医馆//国医公报.-4-23-269
函授讲义问答摘录/国医砥柱月刊社//国医砥柱月刊.-5-15-458
函授六便/中西医学报社//中西医学报.-1-23-21,75
函授问答/函授新医学讲习社//中西医学报.-1-23-22,76
函授新医学简章/丁福保//中西医学报.-1-23-18
函授新医学讲习社成绩报告/叶祖章//中西医学报.-1-24-423
函授新医学讲习社第一次试验名单/函授新医学讲习社//中西医学报.-1-27-225
函授新医学讲习社简章/丁福保//中西医学报.-1-23-72.-1-24-535
函授新医学讲习社谨启/函授新医学讲习社//中西医学报.-1-23-449
函授新医学讲习社社员/函授新医学讲习社//中西医学报.-1-23-365
函授新医学讲习社社员报告书/吴红銮等//中西医学报.-1-24-67
函授医药学校之研究办法/张汝伟//绍兴医药学报.-1-11-252
函谢利恒为请届时前往上海中国医学院监试第六届学生毕业试验文/中央国医馆//国医公报.-4-23-270
函浙江分馆董事会方董事亦元据浙江省国医分馆转据蓝姬中医专校第九次学生毕业请求派员监试希莅场考试文/中央国医馆//国医公报.-4-23-403
函周柳亭张简斋张栋梁刘仲迈杨伯雅陈逊斋郭受天邱啸天隋翰英各教授定于二月二十三日举行国医特别研究班考试希届时到馆监试文/中央国医馆//国医公报.-4-25-289
河南省国医讲习所附设函授学校简章/现代中医杂志社//现代中医.-4-43-104
胡文虎先生为请办中医药学校及中医院事上蒋主席书/胡文虎//医学杂志.-2-13-186
湖北国医专科学校快邮代电/湖北国医专科学校//国医正言.-5-4-214,532

湖北国医专科学校校董会来函之二/湖北国医专科学校校董会//医界春秋.-3-14-208
湖北国医专科学校校董会来函之一/湖北国医专科学校校董会//医界春秋.-3-14-207
湖南国医专科学校举行第一届毕业典礼(长沙通讯)/国医砥柱月刊社//国医砥柱月刊.-5-15-519
湖南国医专科学校举行第一届毕业典礼(长沙通讯)/中医世界杂志社//中医世界.-3-38-419
湖南国医专科学校消息一束(长沙通讯)/光华医药杂志社//光华医药杂志.-4-38-577
湖南国医专科学校增设旁听学额(长沙通讯)/光华医药杂志社//光华医药杂志.-4-39-71
湖南国医专科学校正副校长改选(湖南长沙通讯)/中医世界杂志社//中医世界.-3-38-628
湖南国医专校呈报成立/光华医药杂志社//光华医药杂志.-4-36-212
湖南国医专校筹设附属医院(湖南长沙通讯)/光华医药杂志社//光华医药杂志.-4-38-393
湖南国医专校改选吴汉僊罗振湘为正副校长/光华医药杂志社//光华医药杂志.-4-41-235
湖南国医专校举行成立三周年纪念(长沙通讯)/光华医药杂志社//光华医药杂志.-4-39-241
湖南国医专校举行第一届毕业典礼/光华医药杂志社//光华医药杂志.-4-41-154
湖南国医专校军训检阅荣获优奖(长沙通讯)/光华医药杂志社//光华医药杂志.-4-39-344
湖南国医专校开始临证实习(长沙通讯)/光华医药杂志社//光华医药杂志.-4-39-345
湖南国医专校派员参加长沙防空演习防毒工作(长沙通讯)/光华医药杂志社//光华医药杂志.-4-40-174
湖南国医专校新辟头门(长沙通讯)/光华医药杂志社//光华医药杂志.-4-40-554
湖南国医专校新增军训救护课程业经开始授课(长沙通讯)/光华医药杂志社//光华医药杂志.-4-39-157
湖南国医专校学生参加湘各省大学暑期集中军训(长沙通讯)/光华医药杂志社//光华医药杂志.-4-39-444
湖南医专筹备第一班毕业考试/光华医药杂志社//光华医药杂志.-4-40-553
湖南医专暑期军训学生定期开学(湖南通讯)/光华医药杂志社//光华医药杂志.-4-39-543
华北国医学校举行毕业典礼(北平通讯)/光华医药杂志社//光华医药杂志.-4-37-534
华北国医学院举行三届毕业典礼(北平通讯)/光华医药杂志社//国医砥柱月刊.-5-18-684
华北国医学院捐资慰劳绥远守土将士/文医半月刊社//文医半月刊.-5-14-355
华北国医学院聘函纠纷(北平通讯)/光华医药杂志社//光华医药杂志.-4-40-258
华北国医学院同学主办国医函授学社现已招生报名者甚踊跃/文医半月刊社//文医半月刊.-5-14-240
华北国医学院宿舍改办医院(北平快讯)/光华医药杂志社//光华医药杂志.-4-35-351
华北国医学院招考男女生简章/华北国医学院//文医半月刊.-5-14-219
华北国医学院招生/华北国医学院//国医砥柱月刊.-5-18-33
华北国医学院诊疗所开幕(北平通讯)/光华医药杂志社//光华医药杂志.-4-35-587
淮阴国医速成学社成立招生(淮阴通讯)/光华医药杂志社//光华医药杂志.-4-37-148
淮阴国医速成学社呈淮中央国医馆备案(淮阴通讯)/光华医药杂志社//光华医药杂志.-4-39-160
淮阴国医速成学社近况(江苏淮阴通讯)/光华医药杂志社//光华医药杂志.-4-38-238
淮阴国医学社近况(淮阴通讯)/中医世界杂志

社//中医世界.-3-38-85
加入针灸函授手续/国医砥柱月刊社//国医砥柱月刊.-5-17-438
加入中医函授手续/国医砥柱月刊社//国医砥柱月刊.-5-17-438
建造校舍加紧工作/中国针灸学研究社//针灸杂志.-4-33-424
江苏第五师范学校校友会卫生细则/陈邦贤//中西医学报.-1-32-303
江苏省教育会审查医学名词谈话会记录/中西医学报社//中西医学报.-1-31-75
江苏省立第五师范学校讲演卫生记事/陈邦贤//中西医学报.-1-32-227
江苏省立医政学院第二届卫生特别训练班举行毕业考试/国医砥柱月刊社//国医砥柱月刊.-5-16-190
江苏医政学院二届特训班毕业典礼详志/国医砥柱月刊社//国医砥柱月刊.-5-18-691
江西国医专校征求有效单方(杭州通讯)/光华医药杂志社//光华医药杂志.-4-35-340
江西国医专修院改名专修学校(江西通讯)/光华医药杂志社//光华医药杂志.-4-40-551
江西国医专修院建筑新校舍(南昌通讯)/光华医药杂志社//光华医药杂志.-4-36-583
江西国医专修院举办第一届毕业考试(南昌通讯)/光华医药杂志社//光华医药杂志.-4-39-242
江西国医专修院开办经过(南昌通讯)/光华医药杂志社//光华医药杂志.-4-35-340
江西国医专修院消息一束(通讯)/光华医药杂志社//光华医药杂志.-4-39-544
江左国医讲习所简章(连载)/时逸人//三三医报.-2-35-102 //沈阳医学杂志.-3-3-157,212,265
讲习所正式开学上课/中国针灸学研究社//针灸杂志.-4-30-87
教务概况/苏州国医杂志社//苏州国医杂志.-5-2-58
谨拟中医专科学校暂行通则及课目表请公决案/复兴中医社//复兴中医.-5-31-40
京都廷试留学医科毕业生之题目/绍兴医药学报社//绍兴医药学报.-1-9-41
经穴学试卷/潘尘//针灸杂志.-4-30-295
敬告函授新医学讲习社社员/丁福保//中西医学报.-1-24-302
灸科学试卷/陈士青等//针灸杂志.-4-30-293
军医学堂招收/中西医学报社//中西医学报.-1-24-57
开学期近报名踊跃/中国针灸学研究社//针灸杂志.-4-33-425
考试竞赛/中国针灸学研究社//针灸杂志.-4-31-386,413,481
考试题目/绍兴医药学报社//绍兴医药学报.-1-13-553
科学针灸医学院招生/科学针灸医学院//复兴中医.-5-31-701
课卷/蒋柏梁//中医新生命.-5-6-526,527.-5-7-168
课卷/谢良毅//中医新生命.-5-8-334
课卷/罗韵龕//中医新生命.-5-6-467.-5-7-404,454
课卷之二/苏任//中医新生命.-5-6-121
课卷之一/李在宽//中医新生命.-5-6-120,470
课卷/李荫禅//中医新生命.-5-6-471
课堂清洁论/奚若//中西医学报.-1-23-234
课艺(录旧课)/王退悟//神州医药学报.-1-45-35
兰溪公立中医专门学校第二次招生简章/兰溪公立中医专门学校//绍兴医药学报.-1-18-296
兰校学生之成绩/汤炳莲//针灸杂志.-4-28-188
利济医院学堂教条/利济学堂报社//利济学堂报.-1-1-307
令北平国医学院呈送学生毕业文凭请加盖馆印应予照准文/中央国医馆//国医公报.-4-25-513
令北平国医学院院长孔伯华据呈设立天津分院

准予存查文/中央国医馆//国医公报.-4-25-269
令北平华北国医学院据呈报研究班第一期学生修业期满举行毕业考试并赍送证书及成绩表应准备案证书加盖关防随令发还仰即转给文/中央国医馆//国医公报.-4-20-441
令福建分馆派员监考厦门专校毕业试验/中央国医馆//光华医药杂志.-4-37-553
令福建国医分馆据呈厦门国医专校赍送参加毕业试验学员名录恳准备案应予存查文/中央国医馆//国医公报.-4-24-138
令福建国医分馆据呈送厦门国医专门学校教职员表学生姓名表及章程等件请鉴核准予备案仰转饬知照文/中央国医馆//国医公报.-4-23-139
令福建国医分馆据呈送仙游国医专科学校各项表册请察核备案准予存查文/中央国医馆//国医公报.-4-26-274
令福建国医分馆据呈送仙游县国医学校章程表册请核准备案查与本馆规定之立案暂行标准大纲诸多未和令仰遵章修正再准备案文/中央国医馆//国医公报.-4-24-24
令福建国医分馆据呈送仙游县国医专科学社所拟章程第十条第十一条与大纲规定不合仰转饬修正文/中央国医馆//国医公报.-4-24-252
令福建国医分馆据呈转据仙游县支馆呈送药用植物学教材呈请汇付编审已悉文/中央国医馆//国医公报.-4-21-149
令福建国医分馆据呈转送仙游县国医专科学校学生成绩表册准予存查文/中央国医馆//国医公报.-4-26-472
令福建国医分馆据转呈厦门国医专门学校呈送毕业生成绩表即名册试题等件准予备查文/中央国医馆//国医公报.-4-24-250
令福建国医分馆为据思明国医研究所呈送第七八九等期讲义各科大旨尚属不差应准备查文/中央国医馆//国医公报.-4-23-262
令福建国医分馆为厦门国医专门学校研究班修业期满仰该分馆就近指派人员监试文/中央国医馆//国医公报.-4-23-383
令福建国医兹发立案标准大纲一份仰转饬该校遵照分班教授文/中央国医馆//国医公报.-4-24-136
令福建龙冈国医学校仰将章程及学生名册呈送再行核办文/中央国医馆//国医公报.-4-23-259
令福建浦城县国医支馆为开办国医训练班呈请立案应予存查文/中央国医馆//国医公报.-4-25-24
令福建省国医分馆据报建瓯县国医支馆呈送国医传习所教职员学生名表应予备案文/中央国医馆//国医公报.-4-25-154
令福建省国医分馆据呈仙游县支馆责送仙游国医学校教职员学生名册请祈鉴核准予暂行备案仰转令补报学校概况并饬严格办理以重教育/中央国医馆//国医公报.-4-23-135
令福建省国医分馆据呈准仙游县政府函转该县国医学社创办各表册准予存查文/中央国医馆//国医公报.-4-20-253
令福州中医学社陈报福州中医学社设立经过情形请暂准备案文/中央国医馆//国医公报.-4-19-58
令福州中医学社据补呈该学社课表准予存查文/中央国医馆//国医公报.-4-20-160
令福州中医学社据陈报添招第二第三第四各组学员附呈名册请鉴核一节仰将该学社章程及课程表呈候核办文/中央国医馆//国医公报.-4-20-41
令福州中医专校呈报二十四年秋季甲组学生成绩表准予存查文/中央国医馆//国医公报.-4-25-514
令福州中医专校绩报二十四年秋季乙组学生成绩表既二十五春节教职员表学生名册应予存查文/中央国医馆//国医公报.-4-25-514
令福州中医专校据呈报该校甲乙组学生成绩表及二十三年春季教职员表学生名册请鉴核准予存查仰将教学事项严格办理文/中央国医馆//国医公报.-4-23-35
令福州中医专校据呈送二十四年春秋两季甲乙

两组学生成绩表及学生名册并教职员表应予存查文/中央国医馆//国医公报.-4-25-156

令福州中医专校据呈送教职员学生表册应准存查文/中央国医馆//国医公报.-4-20-159

令甘肃国医分馆呈送分馆章程准备案惟第九条之学校前奉行政院令应改学社馆长已令派仰知照文/中央国医馆//国医公报.-4-19-172

令甘肃国医分馆筹备处呈送筹办国医学校大纲准备案惟院令学校应改称学社并仰知照文/中央国医馆//国医公报.-4-19-168

令各省分馆学校学社令发国医专科学社及国医研究所立案暂行标准大纲文/中央国医馆//国医公报.-4-23-27

令各省分馆转当地国医各学社学校招收学生或私家招收学徒须有高中或同等学校毕业方为各合格私家尤以招收大学毕业学生为宜文/中央国医馆//国医公报.-4-23-382

令各省市国医学校学社等一律购置药物图改并特予通融照预约价销售文/中央国医馆//国医公报.-4-24-131

令广东梅县中医学社据呈报第一届正科学生修业期满请鉴核等情准予存查仰再呈报广东国医分馆备案文/中央国医馆//国医公报.-4-23-136

令广东省国医分馆据陈请向内教两部力争国医学校列入学校系统应候汇案核办仰知照文/中央国医馆//国医公报.-4-20-258

令广东省国医分馆据代电请将国医学校编入学校系统与西医受同等待遇应候汇案核办仰知照文/中央国医馆//国医公报.-4-20-262

令广东省私立华夏中医学校筹备员江达等据拟创办广东私立华夏中医学校准予存查文/中央国医馆//国医公报.-4-25-23

令广东中医学校光汉中医学校为准西南政务委员会函准暂恢复学校名称令饬知照文/中央国医馆//国医公报.-4-25-494

令汉口医药学社据陈报筹办学社经过情形附呈简章及表等请核一节应候据情转饬湖北省国医分馆查复再凭核办文/中央国医馆//国医公报.-4-20-35

令汉口医药学社据陈报启用钤记日期已悉文/中央国医馆//国医公报.-4-19-263

令汉口医药学社校董会据陈报组织校董会并刊刻钤记启用日期准备案文/中央国医馆//国医公报.-4-19-267

令湖北国医分馆据呈为武昌国医讲习所所长黄稷丞呈报职教员履历学院名册准予暂行备案仰将该所组织章程教授科目及校舍平面图补呈备查文/中央国医馆//国医公报.-4-22-142

令湖北国医分馆据呈转据湖北国医专科学校呈报学生毕业呈请备案并将证书加印发还应予照准文/中央国医馆//国医公报.-4-26-28

令湖北国医分馆据武昌国医讲习所呈报立案经指令以该分馆为主管机关督促进行充实设备令仰知照文/中央国医馆//国医公报.-4-22-251

令湖北国医分馆据转呈湖北国医专门学校校董会名单及章程关防图记董事长小章式样请鉴核备案应准存查文/中央国医馆//国医公报.-4-24-363

令湖北国医分馆据转呈湖北国医专校第一班学生毕业名册准予备查所请派员监试一节仰该分馆就近派员监试文/中央国医馆//国医公报.-4-25-22

令湖北国医分馆为据呈报湖北国医专科学校办理情形恳请鉴核备案等情令知准予备查仰专令该校将教学事项允分筹备并将学生入学资格提高以重教育文/中央国医馆//国医公报.-4-23-34

令湖北国医支馆据呈转武昌国医讲习所学生名册及肄业经过请核示等情应将讲习所学程与专科学校衔接之处妥协规定文/中央国医馆//国医公报.-4-24-23

令湖北省国医分馆董事会据转国医专校校董会业经议决更换校长请鉴核备案应予存查文/中央国医馆//国医公报.-4-25-404

令湖北省国医分馆检发汉口市国医药学社简章

及各表等仰即切实查明详复合办文/中央国医馆//国医公报.-4-20-26
令湖北省国医分馆据呈报湖北国医专科学校校长杨小川就职情形请鉴核准予备案文/中央国医馆//国医公报.-4-21-226
令湖北省国医分馆据呈报湖北国医专科学校已筹备就绪即当招生开学请刊发钤记以资信守仰照指示各节办理文/中央国医馆//国医公报.-4-20-447
令湖北省国医分馆据呈报湖北国医专科学校遵令改称学社并刊发钤记积极进行等情暂准备案文/中央国医馆//国医公报.-4-21-27
令湖北省国医分馆据呈报湖北国医专校另聘李东明继任校长令准备案文/中央国医馆//国医公报.-4-21-312
令湖北省国医分馆据呈报聘会少达为湖北省国医专科学校副校长请核照准备案文/中央国医馆//国医公报.-4-21-228
令湖北省国医分馆据呈报暂设湖北国医专校筹备处及学术整理委员会尚无不合仰随时详报候核文/中央国医馆//国医公报.-4-20-259
令湖北省国医分馆据呈复办理朱东屏援案设立国医专校一案请鉴核等情处置得体深堪嘉许所有武汉国医教学机关仰即就近督促整理文/中央国医馆//国医公报.-4-23-134
令湖北省国医分馆据呈国医学校改称学社于前途发生障碍本馆已拟由根本办法应准留资参考文/中央国医馆//国医公报.-4-20-247
令湖北省国医分馆据呈湖北国医救护班呈送筹委会章程准予备案文/中央国医馆//国医公报.-4-26-366
令湖北省国医分馆据呈湖北国医专科学校董事会推举董事转报备案应予照准文/中央国医馆//国医公报.-4-25-505
令湖北省国医分馆据呈湖北国医专科学校改称学社发生困难情形准予暂用学校名称文/中央国医馆//国医公报.-4-21-31
令湖北省国医分馆据呈开办湖北国医救护训练班呈报开学日期准予存查文/中央国医馆//国医公报.-4-26-242
令湖北省国医分馆据呈送湖北国医专科学校校长李东明履历请鉴核备案等情令准存查文/中央国医馆//国医公报.-4-21-393
令湖北省国医分馆据转呈华中国医专科学校校董会成立经过并送呈简章及董事名册请鉴核等情准予暂行备案文/中央国医馆//国医公报.-4-22-254
令湖北省国医分馆转呈湖北国医专校第一班毕业生成绩表既证书请予备案并盖印证书发还应予照准文/中央国医馆//国医公报.-4-25-397
令湖南国医分馆据呈送名册章程履历各科讲义准予备案已迳令该校知照文/中央国医馆//国医公报.-4-22-259
令湖南国医分馆据呈送名册章程履历讲义准予备案文/中央国医馆//国医公报.-4-22-258
令湖南省国医分馆筹备处据呈报筹备湖南国医专科学校情形并请颁发钤记加委刘岳山仑吴汉僊为正副校长等情令准暂予备案毋庸加委仰转令知照文/中央国医馆//国医公报.-4-22-10
令湖南省国医分馆据转呈湖南国医专科学校校董会组织成立请鉴核等情令准暂予备案仰转令知照文/中央国医馆//国医公报.-4-22-12
令华北国医学校据呈送第一届毕业学生文凭请钤印照准文/中央国医馆//国医公报.-4-25-156
令华中国医专科学校据呈报增推副校长请祈鉴核等情指令准予暂行备案文/中央国医馆//国医公报.-4-22-261
令江苏省国医分馆据呈据潘玉藻呈为海门创办新中医学院准予存查文/中央国医馆//国医公报.-4-26-20
令江苏省国医分馆据呈溧水中医公会设立国医讲习所应予存查文/中央国医馆//国医公报.-4-25-502
令江苏省国医分馆据转呈武进国医学会设立国

医传习所恳请鉴核等情令准备案仰转令知照并饬妥为设备文/中央国医馆//国医公报.－4－22－260

令兰溪中医专门学校据呈送毕业试卷学生成绩表册及毕业证书等件已悉业将证书加盖本馆关防连同试卷随令发还仰分别存转文/中央国医馆//国医公报.－4－20－342

令南京国医传习所医士钱健民演讲推拿医术仰转知各学生全体来馆听讲文/中央国医馆//国医公报.－4－24－131

令南京市国医传习所据呈报补习班毕业证书请加盖馆印应予照准文/中央国医馆//国医公报.－4－26－473

令南京市国医公会国药同业公会据该公会代表隋翰英等呈请转函市政府拨还十庙口三皇庙地产先行筹办国医传习所一案已准市政府函复照办文/中央国医馆//国医公报.－4－19－259

令厦门市国医专校据报开办研究班以培植教授人材应准备案文/中央国医馆//国医公报.－4－25－22

令厦门市国医专校据报属校第一年级第二学期及第一学期均经试验合格请鉴核备案准予存查文/中央国医馆//国医公报.－4－25－20

令厦门市国医专校据呈送研究班毕业证书恳请加盖关防仍祈发还照准文/中央国医馆//国医公报.－4－25－21

令厦门市国医专校校长吴瑞甫据呈补习班期满考试请派员监考本馆无庸派员监试仰知照文/中央国医馆//国医公报.－4－25－399

令上海市国医分馆据呈转送中国医学院毕业生文凭仰祈察核盖印应予照准文/中央国医馆//国医公报.－4－26－19

令私立山东国医专校据报开学日期并简同教员学生名册应予存查文/中央国医馆//国医公报.－4－25－152

令四川高等国医学校呈报三班学生毕业证书准盖关防发还文/中央国医馆//国医公报.－4－23－385

令四川高等国医学校呈报招收八班新生暨补修插班生各一览表应准存查文/中央国医馆//国医公报.－4－25－25

令四川高等国医学校据报补呈立案准予存查文/中央国医馆//国医公报.－4－24－362

令四川高等国医学校据呈报添招秋季始业新生一班请鉴核备案等情令准存查文/中央国医馆//国医公报.－4－21－394

令四川高等国医学校据呈报添招新生一览表请鉴核准予存查仰知照文/中央国医馆//国医公报.－4－23－33

令四川高等国医学校据呈报新五班学生一览表准予备案文/中央国医馆//国医公报.－4－22－140

令四川高等国医学校据呈报学生侯仲篪等插入新七班肄业准予备案文/中央国医馆//国医公报.－4－23－387

令四川高等国医学校据呈送毕业学生考试成绩表暨核验毕业证书已悉应准备案所送证书业经加盖关防随令发还应再补贴印花五角盖章转给仰知照文/中央国医馆//国医公报.－4－22－139

令四川高等国医学校据呈送学生姓名履历表毕业考试成绩表及毕业证书应准备案证书加盖关防随令发还仰即补盖校印转给文/中央国医馆//国医公报.－4－20－444

令四川高等国医学校据呈特寄印就各书共十五册来书伤寒原旨等共十五册均收到准予汇付编审仰知照文/中央国医馆//国医公报.－4－21－393

令四川国医据分馆呈请设立国医学院应予存查文/中央国医馆//国医公报.－4－26－368

令苏州国医学社据呈请改苏州国医学社为国医学校或中医学校指令在四中全会提案未成立前暂缓置议文/中央国医馆//国医公报.－4－21－316

令厦门国医专门学校呈报补试完竣请将毕业证书钤印发还应予照准文/中央国医馆//国医公报.－4－25－515

令浙江国医分馆据转呈兰溪中医专门学校毕业生履历及成绩表准予存查文/中央国医馆//

国医公报.－4－24－257
令浙江兰溪药业司立中医专门学校据呈以本届毕业考试拟请派员监视并乞将毕业证书加盖关防应准如所请并派该省国医分馆副馆长范耀雯为监试委员文/中央国医馆//国医公报.－4－20－245
令浙江省国医分馆副馆长范耀雯令派为兰溪药业私立中医专门学校监试委员文/中央国医馆//国医公报.－4－20－241
令浙江省国医分馆据呈为兰溪中医专校第九次学生毕业请派员监考准派该馆董事方亦元莅场考试文/中央国医馆//国医公报.－4－23－390
令浙江省国医分馆据呈转兰溪中医专门学校呈送本届毕业学生名册成绩单请备案既毕业证书加盖关防应予照准文/中央国医馆//国医公报.－4－26－18
令浙江中医专科学校呈报第十六班学生举行毕业试验准予备案文/中央国医馆//国医公报.－4－25－512
令浙江中医专科学校呈报第十五班学生毕业名册请予备案姑准备案文/中央国医馆//国医公报.－4－23－385
令浙江中医专科学校据呈送毕业生成绩表暨毕业证书准予盖印发还颁给文/中央国医馆//国医公报.－4－22－254
令浙江中医专科学校据呈送毕业学生考试成绩表及毕业证书姑准备案所送证书加盖官防发还文/中央国医馆//国医公报.－4－23－255
令浙江中医专门学校据呈报第十三班学生毕业请备案应予照准备案文/中央国医馆//国医公报.－4－22－139
令浙江中医专校呈送毕业证书表册准予备案证书钤印发还文/中央国医馆//国医公报.－4－24－27
陆渊雷函授中医学/陆渊雷医室//中医新生命.－5－6－196,252,312,370
陆渊雷医室遥从消息/中医新生命杂志社//中医新生命.－5－7－296
梅县新中医养成所举行第一届学生毕业典礼盛况/现代医药月刊社//现代医药月刊.－4－27－350
南京国医传习所将补行开学典礼(南京快信)/光华医药杂志社//光华医药杂志.－4－36－428
南京国医传习所将开办(南京通信)/光华医药杂志社//光华医药杂志.－4－36－10
南京国医传习所将开办伤科班(南京通讯)/光华医药杂志社//光华医药杂志.－4－40－115
南京国医传习所开学典礼(附照片)(南京通讯)/光华医药杂志社//光华医药杂志.－4－36－502
南京国医传习所开学上课(南京通讯)/光华医药杂志社//光华医药杂志.－4－36－294
南京国医传习所续招新生(南京通讯)/光华医药杂志社//光华医药杂志.－4－38－67
南京市政府国医考试题目/中央国医馆//国医公报.－4－21－109
南京卫生训练班行开学礼/国医砥柱月刊社//国医砥柱月刊.－5－18－687
南通中医专科学校聘杨医亚王硕如钱今阳等为校董王并兼名誉校长/国医砥柱月刊社//国医砥柱月刊.－5－18－122
南洋医科试艺(一)至(三)/丁福保//医学报.－1－6－411,425,437
派员监考兰溪中医专校学生毕业/光华医药杂志社//光华医药杂志.－4－37－553
陪都国药公会新置巨厦并主办药剂生训练班第二期开学/华西医药杂志社//华西医药杂志.－5－36－144
批福州中医专校据呈第一组学生毕业检送证书请盖印发还应予照准文/中央国医馆//国医公报.－4－26－290
批广东私立华夏中医学校据呈送校董事会组织章程及呈报表钤模等件请备案准予存查文/中央国医馆//国医公报.－4－25－276
批广东私立华夏中医学校校长江松石据呈报就职日期既该校钤模请鉴核备案应予存查文/中央国医馆//国医公报.－4－25－411
批汉口国医高级研究所据呈报教职员履历及学

生考绩应予存查文/中央国医馆//国医公报.-4-26-164
批汉口华中国医学校据呈报组织校董事会创办华中国医专校启用钤记准予暂行备查该校未成立前所有呈报事项应由董事会转呈湖北分馆核转勿庸迳呈文/中央国医馆//国医公报.-4-22-266
批汉口华中新中医专校董事会据呈报汉口高级研究所与湖北养成所合并改组为华中新中医专科学校应予照准文/中央国医馆//国医公报.-4-26-379
批汉口朱东屏据呈为复请援案拟设医校祈鉴核等情所请任命一节碍难照准存款收据一纸发还仰即查收文/中央国医馆//国医公报.-4-23-263
批湖南国医专科学校据呈报毕业学生人数准予备案文/中央国医馆//国医公报.-4-26-475
批湖南国医专科学校据呈报举行毕业考试派湖南国医分馆馆长就近监试文/中央国医馆//国医公报.-4-26-475
批华北国医学院据呈第二届学生毕业准予备案文/中央国医馆//国医公报.-4-26-163
批华中国医专科学校据呈报该校长暨各职员任事情由准暂备案指示疏忽二点嗣后切加注意文/中央国医馆//国医公报.-4-22-268
批华中国医专科学校据呈报学校成立及开学日期准予暂行备案并指示呈报手续再仰知照文/中央国医馆//国医公报.-4-22-269
批淮阴国医速成学社仰照本馆国医专科学社及国医研究所标准大纲第七条之程序令案呈请文/中央国医馆//国医公报.-4-23-399
批淮阴国医学社据呈改订社名并启用图记应予存查文/中央国医馆//国医公报.-4-26-54
批济南国医学社筹备处为据呈报积极筹备校址及器具等项请鉴核施行等情准予备查并仰将教学事项及基金校址等充分筹备具实呈报文/中央国医馆//国医公报.-4-23-144
批江西国医专门学校据呈报举行毕业考试仰迳呈江西国医分馆派员监考文/中央国医馆//国医公报.-4-26-474
批刘正字据报旧有国医学社组织成立并送著述祈予审查备案应予存查文/中央国医馆//国医公报.-4-25-412
批龙冈国医专门学校呈报正式开课/中央国医馆//国医公报.-4-25-516
批梅县新中医学社据呈报毕业学生成绩准予存查文/中央国医馆//国医公报.-4-26-479
批宁波国医专门学校董事会据呈创办宁波国医专门学校准予备案文/中央国医馆//国医公报.-4-26-477
批山东国医专校据呈送齐河预科学校董事会章程学校章程恳请备案应予存查文/中央国医馆//国医公报.-4-26-291
批四川高等国医学校据呈报四班学生毕业检送证书请盖印发还应予照准文/中央国医馆//国医公报.-4-26-290
批四川高等国医学校据呈报招收新生准予存查文/中央国医馆//国医公报.-4-26-165
批四川射洪国医传习所呈报附设国医传习所办理情形恳祈鉴核准予存查文/中央国医馆//国医公报.-4-25-280
批苏州国医学校据呈添设国医研究社补具课程编制既经济状况呈请备案应予照准文/中央国医馆//国医公报.-4-26-49
批苏州国医学校据呈为组织校董事会改组为苏州国医学校检呈章程备先例案应予照准仰即知照文/中央国医馆//国医公报.-4-23-40
批武昌国医馆讲习所呈送国医讲习所第一届毕业学员像片姓名表准予存查文/中央国医馆//国医公报.-4-24-30
批武昌国医讲习所据呈报第二届学生毕业准予存查文/中央国医馆//国医公报.-4-26-382
聘请名誉教员条例/广东中医药专门学校//中医杂志(广东).-3-4-605
聘请孙晏如先生为副校长/针灸杂志社//针灸杂志.-4-33-341
聘约式/中西医学报社//中西医学报.-1-23-309

全国教育联会议决请教育部明定中医课程并列入医学校规程案/全国教育联会//医学杂志.-2-7-104,361
三益学社文学科中医科函授部招生/秦伯未//中医杂志.-2-23-387
三益学社中医科函授部紧要声明/三益学社//中医杂志.-2-23-552
厦门国医专门学校举行第一届毕业典礼(厦门通讯)/光华医药杂志社//光华医药杂志.-4-39-157
厦门国医专校概况(厦门通讯)/光华医药杂志社//光华医药杂志.-4-37-459
厦门国医专校举行第一届毕业典礼(厦门通讯)/光华医药杂志社//光华医药杂志.-4-39-344
山东医学院开学/胡莲伯//中西医学报.-1-24-510
上海国医学院招男女生/上海国医学院//自强医学月刊.-3-40-540
上海市国医公会设立中国医学院招生简章/上海市国医公会//国医砥柱月刊.-5-18-625
上海市中国医学院院务概况/中医世界杂志社//中医世界.-3-38-212
上海同济德文医学堂重订章程/绍兴医药学报社//绍兴医药学报.-1-9-275
上海中国医学院新阵容/上海中国医学院//国医文献.-5-15-191,405
上海中医学校/绍兴医药学报社//绍兴医药学报.-1-11-411
上海中医专门学校学生成绩录/中医杂志社//中医杂志.-2-24-133
上海中医专门学校学生成绩录目录/朱振声,虞舜臣,徐宝琛,施文德,陈宝康//中医杂志.-2-24-279
上海专门学校通告/中医杂志社//中医杂志.-2-24-278
上学期考试结束奖励成绩优良学生/苏州国医杂志社//苏州国医杂志.-5-2-314
上中华民国大学院书/费泽尧,王一仁//绍兴医药月报.-2-41-303
绍兴医学会第一期课题/绍兴医药学报社//绍兴医药学报.-1-9-197
神州医药学校开学/绍兴医药学报社//绍兴医药学报.-1-14-288
生理解剖学试卷/陈士青等//针灸杂志.-4-30-307
时逸人国医讲座招收高级研究班初级讲习班简章/时逸人//复兴中医.-5-31-59
时逸人国医讲座招收遥从弟子规约/时逸人//复兴中医.-5-31-60
实习生之考勤/广东中医药专门学校//中医杂志(广东).-3-4-719
试述编订中医教学规程之体例及注意之事项/王合三//医学杂志.-2-18-493
试述编订中医教学规程之体例及注意之事项/杨太龄//医学杂志.-2-18-494
暑假与开学/针灸杂志社//针灸杂志.-4-33-342
四川国医学院春季招生/华西医药杂志社//华西医药杂志.-5-37-398
四种病证课卷/樊天徒//中医新生命.-5-6-22
苏省医学院招生规则摘要(镇江通讯)/光华医药杂志社//光华医药杂志.-4-37-459
苏州国医学社(第三届)招男女生通告/唐慎坊,王慎轩//苏州国医杂志.-5-1-2
苏州国医学社第三届招男女生(中央国医馆备案吴县教育局备案)/唐慎坊,王慎轩//苏州国医杂志.-5-1-66
苏州国医学社购买租赁校舍启事/苏州国医学社//苏州国医杂志.-5-1-134,218
苏州国医学校二年级课余研究会记录/陈丹华(记)//苏州国医杂志.-5-1-365
苏州国医学校附设中医研究院业由中馆准予备案(南京通讯)/光华医药杂志社//光华医药杂志.-4-39-543
苏州国医学校行政组织大纲/苏州国医杂志社//苏州国医杂志.-5-2-53
苏州国医学校近讯(苏州通讯)/苏州国医学校//光华医药杂志.-4-37-534

苏州国医学校举行迁校纪念会(苏州通讯)/光华医药杂志社//光华医药杂志.-4-38-148
苏州国医学校迁移预告/苏州国医杂志社//苏州国医杂志.-5-1-300
苏州国医学校设立苏州国医研究院消息/苏州国医杂志社//苏州国医杂志.-5-2-318
苏州国医学校新迁校舍纪念会盛况/未署名//国医正言.-5-4-254 //医界春秋.-3-12-438 //针灸杂志.-4-30-87
苏州国医学校学生医学研究会记录/陈丹华(记)//苏州国医杂志.-5-2-130
苏州国医学校研究院招收学员简章/苏州国医学校//苏州国医杂志.-5-2-514
苏州国医学校招收男女生/苏州国医学校//苏州国医杂志.-5-1-218.-5-2-174
苏州国医学校最近消息(苏州通讯)/未署名//光华医药杂志.-4-39-444 //国医正言.-5-4-612 //中西医药.-5-11-175 //中医新生命.-5-7-576
苏州国医专科学校举行首届毕业典礼/国医砥柱月刊社//国医砥柱月刊.-5-18-684
谭次仲国医学社续招肺痨专科函授学员/谭次仲函授国医学社//华西医药杂志.-5-36-238,290,342
谭次仲国医学社招收肺痨专科函授学员/谭次仲函授国医学社//国医砥柱月刊.-5-18-128
谭次仲函授国医学社续招函授学员/谭次仲函授国医学社//华西医药杂志.-5-37-187,273,357,415,495,581
天年医社问题答案(连载)/周禹锡//三三医报.-2-34-604.-2-35-26,51
铁樵函授医学第一学期成绩揭晓/铁樵函授医学事务所//铁樵医学月刊.-4-44-405
铁樵函授医学事务所第一届征文/铁樵函授医学事务所//铁樵医学月刊.-4-44-369
铁樵函授医学事务所新址/铁樵函授医学事务所//铁樵医学月刊.-4-44-368
铁樵函授医学学员课艺选刊:试言人体腺体之种类(其二)/翁醉陶//铁樵医学月刊.-4-44-23
铁樵函授医学学员课艺选刊:试言人体腺体之种类(其三)/沈九畹//铁樵医学月刊.-4-44-24
铁樵函授医学学员课艺选刊:试言人体腺体之种类(其一)/刘伟通//铁樵医学月刊.-4-44-23
铁樵函授医学学员质疑答案(连载)/铁樵医学月刊社//铁樵医学月刊.-4-44-75,120,174,217,268,310,350,395
铁樵医学事务所质疑答案(连载)/庄时俊//铁樵医学月刊.-4-44-530,562,726
铁樵医药事务所成绩揭晓/铁樵函授医学事务所//铁樵医学月刊.-4-44-623,759
铁樵医药事务所第一届毕业学员四学期总平均分数/铁樵函授医学事务所//铁樵医学月刊.-4-44-763
铁樵医药事务所第一届征文揭晓/铁樵函授医学事务所//铁樵医学月刊.-4-44-566
铁樵医药事务所质疑答案(连载)/蒋可久//铁樵医学月刊.-4-44-434,478,501
同德医校与医院近事纪/绍兴医药学报社//绍兴医药学报星期增刊.-1-22-347
同文馆课程/利济学堂报社//利济学堂报.-1-2-331
武备学堂课程单/利济学堂报社//利济学堂报.-1-1-178
武进国医专科示招男女生/新中华医药月刊社//新中华医药月刊.-5-35-374
武进医专教职员一览表(武进快信)/国医砥柱月刊社//国医砥柱月刊.-5-18-120
武进医专校董一览表(武进快信)/国医砥柱月刊社//国医砥柱月刊.-5-18-120
武进医专学生自动尊师献金(武进快讯)/国医砥柱月刊社//国医砥柱月刊.-5-18-105
武进医专正式上课(武进通讯)/国医砥柱月刊社//国医砥柱月刊.-5-18-174
习题第九号/钟春帆//中医新生命.-5-8-655
习题第十二号/谢良毅//中医新生命.-5-8-199

习题第十三号/孔壮公//中医新生命.-5-8-465
习题第十三号/郎桂生//中医新生命.-5-8-465
习题第十三号/毛毅之//中医新生命.-5-8-410
习题第十三号/邱倩尹//中医新生命.-5-8-520
习题第十四号/郎桂生//中医新生命.-5-8-407
习题第十四号/毛毅之//中医新生命.-5-8-467
习题第十一号/谢良毅//中医新生命.-5-8-263
现代中医函授学校章程/现代中医函授学校//中国医药月刊.-5-33-122,354
湘赣国医专呈请中馆加盖学生毕业证书/光华医药杂志社//光华医药杂志.-4-41-235
消毒学试卷/许天由等//针灸杂志.-4-30-319
新中国医学院春季招生/新中医刊杂志社//新中医刊.-5-20-68
新中国医学院董事会改组成立/新中医刊杂志社//新中医刊.-5-20-407
新中国医学院举办暑期补习班/新中医刊杂志社//新中医刊.-5-19-378
新中国医学院举行三届毕业礼/新中医刊杂志社//新中医刊.-5-19-396
新中国医学院开学上课(本市特讯)/光华医药杂志社//光华医药杂志.-4-39-71
新中国医学院招生简章/新中国医学院//光华医药杂志.-4-40-5
学部考试留学生医学题(映溪草堂笔记)/周维翰//医学报.-1-4-285
学生身体检查暂行办法/裘吉生//绍兴医药学报.-1-16-283
学生实习规则/广东中医药专门学校//中医杂志(广东).-3-4-605
学生须知/万钧//中西医学报.-1-36-37
学堂招考/利济学堂报社//利济学堂报.-1-1-356
学校卫生应行注意事项/裘吉生//绍兴医药学报.-1-16-284
研究班毕业期将近注重实习/中国针灸学研究社//针灸杂志.-4-33-342
研究药物之我见(三年级课卷选录)/谢诵穆//苏州国医杂志.-5-2-592
医政学院附设农村医药服务训练班(镇江通讯)/光华医药杂志社//光华医药杂志.-4-37-360
医政学院建筑大规模实验馆(镇江快信)/光华医药杂志社//光华医药杂志.-4-37-158
医政学院农训班毕业典礼志盛陈兼院长亲临主持(镇江通讯)/光华医药杂志社//光华医药杂志.-4-39-440
医政学院卫生训练班延长修业期限(镇江通讯)/光华医药杂志社//光华医药杂志.-4-37-259
医政学院院友会扬州通讯处成立(扬州通讯)/光华医药杂志社//光华医药杂志.-4-39-75
粤西书院课程/利济学堂报社//利济学堂报.-1-2-418
招生通告/中国针灸学讲习所//针灸杂志.-4-31-316
浙江国医分馆呈报兰溪中医专门学校第八次学生毕业/浙江国医分馆//光华医药杂志.-4-36-132
浙江兰溪中医学校为更改学社名称呈兰溪实验县政府文/兰溪药业私立中医专门学校//医界春秋.-3-13-35
浙江兰溪中医专校(兰溪通讯)/光华医药杂志社//光华医药杂志.-4-35-507
浙江中医专门学校学期试验之文卷/沈仲圭//三三医报.-2-30-9
浙江中医专校呈报毕业生/浙江中医专科学校//光华医药杂志.-4-36-213
浙江中医专校代电/浙江中医专科学校//医学杂志.-2-11-239
浙兰医校呈复县政府缓改学社名称(兰溪通

讯)/光华医药杂志社//光华医药杂志.-4-38-393
浙省私立医院学校招生/医学报社//医学报.-1-5-234
针灸治疗学试卷/吴天尧等//针灸杂志.-4-30-300
针科学试卷/许天由等//针灸杂志.-4-30-291
诊断学试卷/陈士青等//针灸杂志.-4-30-317
中国国医函授学院真实免费续招各级学员/中国医药月刊社//中国医药月刊.-5-33-234
中国国医专科函授学校招生简章/中国国医专科学校//国医砥柱月刊.-5-17-529,555,575,597.-5-18-34,102,118,326
中国国医专科学校募捐基金启事/中国国医专科学校//国医砥柱月刊.-5-18-101,131,147,163
中国训练所第一届毕业同学录序/沈仲圭//华西医药杂志.-5-36-443
中国训练所第一届毕业同学录序/周复生//华西医药杂志.-5-36-447
中国医学会夏季课艺(撰录三艺一篇仿行之试各条举以答)/周服圣//医学报.-1-6-404
中国医学院本学期之展望/陈存仁//国医文献.-5-15-181
中国医学院第五届毕业/光华医药杂志社//光华医药杂志.-4-35-586
中国医学院定期招考新生/光华医药杂志社//光华医药杂志.-4-37-459
中国医学院将建新院舍(上海市特讯)/光华医药杂志社//光华医药杂志.-4-36-428
中国医学院教务方针及今后之改进/蒋文芳//国医文献.-5-15-182
中国医学院举行毕业典礼/光华医药杂志社//光华医药杂志.-4-39-443
中国医学院举行毕业试验/光华医药杂志社//光华医药杂志.-4-37-360
中国医学院开学/光华医药杂志社//光华医药杂志.-4-38-148
中国医学院添聘教职员/光华医药杂志社//光华医药杂志.-4-36-294
中国医学院添设春季班/光华医药杂志社//光华医药杂志.-4-35-202
中国医学院添设救护班/光华医药杂志社//光华医药杂志.-4-38-484
中国医学院新院董就职宣言/光华医药杂志社//光华医药杂志.-4-38-492
中国医学院药物研究会成立情形/光华医药杂志社//光华医药杂志.-4-39-241
中国医学院院务概况/光华医药杂志社//光华医药杂志.-4-41-13
中国针灸学术研究所函授招生/中国针灸学术研究所//国医砥柱月刊.-5-18-34
中国针灸医学专门学校秋季续招新生/中国针灸医学专门学校//针灸杂志.-4-33-189,265,355
中华国医科目暨各科系统表草案/徐相宸//医学杂志.-2-11-170
中西医学会课社第二次会课题/中西医学报社//中西医学报.-1-30-10
中西医学会课社第一次会课揭晓/中西医学报社//中西医学报.-1-30-9
中央国医馆加盖沪平浙省各国医学校毕业学生证书/光华医药杂志社//光华医药杂志.-4-40-90
中医考试必读/华西医药杂志社//华西医药杂志.-5-36-238
中医设学问题之检讨/时逸人//复兴中医.-5-31-445
中医通函教授专门学社简章/中医通函教授专门学社//三三医报.-2-32-385,394//医学杂志.-2-6-102
中医药专门学校赠医/广东医药月刊社//广东医药月刊.-3-24-546
中医专科学校暂行课目表草案/教育部//复兴中医.-5-31-43
中医专科学校暂行通则草案/教育部//复兴中医.-5-31-40

中医专校课目各学年及每周时数表/教育部//新中医刊.-5-19-471
重庆市立中医专科学校明年开设/华西医药杂志社//华西医药杂志.-5-36-340
重庆市中医学校筹备委员会昨正式成立/华西医药杂志社//华西医药杂志.-5-36-144
注意学校卫生之训令/绍兴医药学报社//绍兴医药学报.-1-14-287

12 医史资料

12.1 史论

屁物考/林大夔//中西医学报.－1－24－100
阿维森纳诞生一千周年纪念/吉培尔·乌伊//医史杂志.－5－39－268
阿维森纳的医典和他在世界医学上的影响/李涛//医史杂志.－5－39－275
阿维森纳与亚拉伯的医学/查达//医史杂志.－5－39－278
巴彬斯奇氏征候之史评/刘永纯//医史杂志.－5－38－318
白话演讲/徐相宸//神州医药学报.－1－42－62
白话演说/熊晋阁//神州医药学报.－1－42－239
报告一年来中馆任务经过之回顾/周柳亭//光华医药杂志.－4－38－314
本草史话/朱中德//新中医刊.－5－19－354
本草史略/庄时俊//铁樵医学月刊.－4－44－16
本草之发现到现在/新中医刊杂志社//新中医刊.－5－20－349
本会九年沿革史/贺芸生//国医杂志.－4－12－51
扁鹊的医术来自印度/卫聚贤//华西医药杂志.－5－37－21//新中医刊.－5－19－537
扁鹊毒熨考原/许公岩//现代中医.－4－42－453
扁鹊医术来自印度的答辩/卫聚贤//华西医药杂志.－5－37－465
扁鹊医术来自印度的质疑/卢觉非//华西医药杂志.－5－37－252
疒部文字历史观/卫聚贤//新中医刊.－5－19－511
疒部文字注释史/卫聚贤//新中医刊.－5－19－533,591.－5－20－10,59,111,168,219,272,323,361,411,458,502,549,584
不容忽视之华北痞症/杨彦和//光华医药杂志.－4－35－334
赤十字社之源流/冼吾//中西医学报.－1－27－262
答论中国医学史纲要/范行准//华西医药杂志.－5－37－393
东汉以来方士与医药/宋向元//医史杂志.－5－38－291
读中国医学史后的感想/江静波//复兴中医.－5－31－478
对于周代医药制度评论/高维祺//绍兴医药学报.－1－20－20
发明血炭粉者为数百年前之汉医/沈仲圭//医界春秋.－3－6－518//中西医学报.－1－40－414
非黄帝发明针灸的考证/胡尚仁//国医公报.－4－25－211
奉天医士公会开成立大会会长演说/张惠霖//沈阳医学杂志.－3－1－23
傅山医药论略/医学杂志社//医学杂志.－2－3－228
高维祺君论古人之食量/高维祺//医学杂志.－2－4－598
葛稚川之医学与炼丹术/宋大仁//中西医药.－5－13－454
古代医学与宗教之关系考(连载)/谢诵穆//国医杂志.－4－12－303,387
古代中西医药之关系(连载)/范行准//中西医药.－5－10－19,317,593,649.－5－11－21,479.－5－12－25,139
古方权量考证及折衷/陈中权//医界春秋.－3－

8－228
古今权量考/高柄寅//中国医药月刊.－5－32－331
古今医学源流论/江子卿//绍兴医药学报.－1－17－269
关于医药学术之最大贡献/文医半月刊社//文医半月刊.－5－14－648
贵人登天门时表/利济学堂报社//利济学堂报.－1－1－56
国朝名医考(连载)/焚寇余生//医学报.－1－4－233,249,265,283
国朝医法递变说/陆兆嵩//医学报.－1－4－296
国医界之流派/张禹九//光华医药杂志.－4－36－363
国医考异/刘民叔//国医砥柱月刊.－5－17－582
国医历代微菌学之发明考/罗燮元//现代中医.－4－42－313
国医文献研究的我见/叶橘泉//医界春秋.－3－14－179
国医之历史/陆士谔//现代医药月刊.－4－27－516
海外的国医(特载)/茱英//中医世界.－3－36－521
海外中医界/光华医药杂志社//光华医药杂志.－4－40－537
汉代分两考/陈伯豪//绍兴医药学报.－1－11－519 //神州医药学报.－1－46－544
汉代医学概说/高维祺//医学杂志.－2－5－45
汉唐以来外药输入的历史与外药之国药化(连载)/范天磬//国药新声.－5－22－86,164,243,333
汉魏南北朝外来的医术与药物的考证(连载)/陈竺同//中西医药.－5－11－115,203
汉魏南北朝外来的医术与药物的考证商榷/范行准//中西医药.－5－11－230
汉魏南北朝外来的医术与药物的考证商榷后记/范行准//中西医药.－5－11－289
汉医勃兴展览会观感/乔寿添//国医文献.－5－15－403
汉医术语解(连载)/陆伯辰(译述)//中国医学.－5－34－17,119
汉医药之在日本/现代医药月刊社//现代医药月刊.－4－27－437
胡医考/朱中德//国医导报.－5－30－372
华佗医术传自外国考/夏以煌//北平医药月刊.－5－9－499
华元化五禽舞法/顾继高//三三医报.－2－36－204 //医学杂志.－2－13－363
疾病之今昔观/徐效青//绍兴医药学报.－1－18－251
纪念发明种痘法的琴娜先生/徐莹//国药新声.－5－25－499
结核病在中国医学上之史的发展(连载)/萧叔轩//医史杂志.－5－38－367 .－5－39－33,89,147
解剖为中国固有之学考(连载)/任汉佩//绍兴医药学报.－1－8－139,229
金元四大家论/陈芝高//杏林医学月报.－3－22－418
金元四大家学说之研究(连载)/秦伯未//中医世界.－3－29－281 .－3－30－159,525 //中医指导录.－4－2－228,260,290,322,355,386
近年来疾病症状之变态(节译罗司顿医士之演讲稿)/丁锡康//中西医学报.－1－37－389
军队卫生之研究/陈霆锐//中西医学报.－1－35－357
历代心理疗法之解释/黄国材//医学杂志.－2－18－312
两年来之武进国医学会/钱今阳(述)//国医公报.－4－24－334
两宋官药局(连载)/范行准//医文.－5－34－315,379,437,491
淋病史话/曹鸣//国医导报.－5－30－312
流行性感冒之史的研究(一)至(三)/绿苔//杏林医学月报.－3－17－217,252,300
龙涎香之产史/卢万和//医林一谔.－4－8－118 //中医杂志(广东).－3－4－548
论二十世纪之医学/史介生//绍兴医药学报.－1－16－391

论古今医籍中病症病名之异同/徐世长//医学杂志. -2-5-448
论金元四大家之学说及其利弊/范雪庵//医界春秋. -3-5-294
论柯韵伯先生之医学/张破浪//三三医报. -2-30-545 //医学杂志. -2-14-427
论历代医学之流派/陈邦贤//绍兴医药月报. -2-40-487
论历代著作家之宗旨与得失/时逸人//绍兴医药学报. -1-16-462
论孟河费氏之治病(一)至(五)/医学报社//医学报. -1-4-276,291,307,323,341
论明代医术之变迁/杨百城//医学杂志. -2-9-514
论呕吐哕之源流/赵伟男//国医杂志. -4-7-516
论歧黄针法失传之原因/卢弓千//中医杂志. -2-27-330
论秦汉文时代化/谭次仲//华西医药杂志. -5-36-321
论清代之医派/杨焕文//医学杂志. -2-9-169
论日本解剖学之历史/卢谦//中西医学报. -1-28-421
论日本医学之发达(一)至(二)/孙文剑//医学报. -1-7-451,474
论研究中国医学史之必要/高思潜//绍兴医药学报. -1-20-473
论医家古三学之流/胡鑫//利济学堂报. -1-3-181
论医家古三学之原/胡鑫//利济学堂报. -1-2-189
论中国医学史纲要/陈永梁//华西医药杂志. -5-37-392
论仲景为言温病之祖/濮梧冈//医学公报. -1-7-41
略述中医条例公布之颠末并向国内外医药同仁进一言/周柳亭//国医公报. -4-24-521 //医界春秋. -3-13-290
麻风稽古/罗燮元//现代中医. -4-42-415
麻风史话/汤慕殷//国医导报. -5-29-428
梅毒东渐考/中西医学报社//中西医学报. -1-30-495
梅毒史话/曹鸣//国医导报. -5-30-109
美国重视本草纲目日本注重伤寒论旅华西医推崇千金外台中国医家崇拜叶派时方究竟中医之精髓何在试发挥之以彰国粹/田尔康//医学杂志. -2-13-311
民国以来卫生事业发展简史/金实善//医史杂志. -5-38-214
民间疗法调查之我见/圣之//中国医药月刊. -5-33-559
墨子论疾之由来/康维新//绍兴医药学报. -1-15-507
欧人发现中国植物史/[俄] 布雷特什奈得(著);李毓镛(节译)//医文. -5-34-607
脾病源流/袁锦旋//国医杂志. -4-7-180
千余年来中医在日发展纪事/赵树屏//北京医药月刊. -5-21-344
前清德宗请脉记/杜子良(遗著);秦柳江(录)//光华医药杂志. -4-40-230. -4-41-140
取缔药商章程之出现/绍兴医药学报社//绍兴医药学报. -1-10-200
热病症治之沿革考/黄炯匡//现代中医. -4-42-280
日本汉医药的复兴/医林一谔杂志社//医林一谔. -4-10-432
日本汉医源流概要/章以同//中医世界. -3-33-24
日本医事年表(一)至(三)/[日] 富士川游(著);耿汉萝(译)//医学报. -1-4-388,402,418
日本医学记/丁福保//医学报. -1-7-501 //中西医学报. -1-23-43
日本医学史略谱/[日] 矢数有道(著);张锡君(译)//中医世界. -3-36-369
日本医学之过去及将来/[日] 多佐芳久(著);宋大仁(译)//自强医学月刊. -3-41-445
日本中医复兴/寒士//广东医药月刊. -3-24-209
伤寒温热瘟疫三种病症传流之历史考/胡德茂

//医学杂志.-2-17-275
伤寒温热瘟疫三种病症传流之历史考/黄国材//医学杂志.-2-17-272
上海中西医学研究会略史/上海中西医学研究会//中西医学报.-1-36-405
上海中医的概况/金银花//中西医药.-5-13-364
神农尝百草略论/何伯贤//杏林医学月报.-3-22-536
神农生日辨/徐少楠//中医杂志.-2-19-263
神农氏考略/清癯//神州国医学报.-4-14-523
圣哲画像记(连载)/万钧//中西医学报.-1-36-217,281
十年来之中国药物学(英文)/[英]伊博恩//医史杂志.-5-38-78
十年中搜求经籍病名的经历/余云岫//医史杂志.-5-38-7
时逸人讲/时逸人//复兴中医.-5-31-57
实行解剖之发㓞/医学杂志社//医学杂志.-2-11-106
史屑/叶劲秋//中国医药月刊.-5-33-472
史学家之医学(连载)/钱缙甫//神州医药学报.-1-44-18,117,436.-1-45-232
世界大战内外科上之经验及进步序略(连载)/杨永超//医学杂志.-2-4-365,479,609
蜀医渊薮/任应秋//华西医药杂志.-5-36-200
水治法源流论/袁桂生//中西医学报.-1-23-257
四史中医师职业考/陈邦贤//医史杂志.-5-38-321
嵩厓尊生考/杨彦和//国医导报.-5-30-132
宋元明清名医类案缘起/国医杂志社//国医杂志.-4-13-272
孙中山科哲并重的老大证据/徐相任(讲);徐利民(记)//神州国医学报.-4-14-51
台湾与中西医/李天才//医界春秋.-3-5-43
谈中国最早第一种医药期刊西医新报/王吉民//医史杂志.-5-39-233
唐代医学之衍变/赵树屏//北京医药月刊.-5-21-40
天医与药王(连载)/董志仁(演讲);蒋拯青(速记)//光华医药杂志.-4-40-52,146
条陈医事清单/任伯和//三三医报.-2-29-291
条陈整顿医书医事清册/任伯和//三三医报.-2-29-546
文化与气化在中国医学史上之位置/陈无咎//医界春秋.-3-13-389
我国本草学之沿革/沈其震//光华医药杂志.-4-40-459
我国的治疗法/叶劲秋//中国医药月刊.-5-33-191
我国医药界在美国之进展/黄社经//光华医药杂志.-4-38-480
巫之起源及其在西陲之近况/鲁德馨//医史杂志.-5-38-175
吾国古代维他命疗法/耿鉴庭//国药新声.-5-28-437
吾国古代维他命疗法之线索(连载)/耿鉴庭//国医砥柱月刊.-5-17-563,583,603//中国医药月刊.-5-33-569,582,596
吾国医家学派自金元以后始分门户有主寒凉者有主温补者有主滋阴者有主攻伐者有信古者有趋时者前清医学家颇不乏人试详叙各医家学派之变迁及流弊/何梦//绍兴医药学报.-1-11-495
吾国医家学派自金元以后始分门户有主寒凉者有主温补者有主滋阴者有主攻伐者有信古者有趋时者前清医学家颇不乏人试详叙各医家学派之变迁及流弊/郁瑞//中西医学报.-1-30-23
西医外科进化考(连载)/杨永超//医学杂志.-2-1-278,377,498
细菌学发达小史/宋大仁//自强医学月刊.-3-41-360
现代著名中医期刊之巡礼/汪浩权//国医砥柱月刊.-5-18-79
心经源流/袁锦旋//国医杂志.-4-5-456

新医东渐史之研究(连载)/周济//中西医药.-5-10-640.-5-11-40,137
新纂中国医学史述略/张山雷//中医世界.-3-26-549
星洲地气论/田伯良//神州医药学报.-1-42-429
邢台县医俗四则/张锦灿//绍兴医药学报.-1-16-562
学理讲座/吴天愚//复兴中医.-5-31-403
鸦片史略/陈邦贤//中西医学报.-1-41-421
亚拉伯的医药和科学/黎士曼(著);李德慕(译)//医史杂志.-5-39-286
亚拉伯医学传入中国/廖温仁(原著);唐海平(编译)//医史杂志.-5-39-354
杨树勋博士在医药上之贡献/中华医史学会//医史杂志.-5-38-84
杨医亚社长放弃竞选报告/国医砥柱月刊社//国医砥柱月刊.-5-18-354
药王历史/郑肖岩//神州医药学报.-1-46-447
叶天士之研究(连载)/叶劲秋//中西医药.-5-13-487,500,521
一九三四年中国医术之新发明/姚心源//医林一谔.-4-10-586,625.-4-11-25,67,119,163
一九三五年医药科学上之新发现/一鸣//光华医药杂志.-4-39-422
一年来之中医/钱江//中医新生命.-5-8-351
医案之变迁与体裁及其作法/许半龙(作);钱今阳(撰按)//中国医药月刊.-5-32-267
医道传流(连载)/王有声//沈阳医学杂志.-3-2-72,144,216,276,341,401.-3-3-12,116,170,278,331
医道搜原(连载)/王有声//沈阳医学杂志.-3-1-238,304,370,434.-3-2-8
医家五行说始于邹衍(连载)/余云岫//医史杂志.-5-39-77,135
医林述古/胡润之//现代中医.-4-42-137
医剩吸毒石考(连载)/医学杂志社//医学杂志.-2-8-105,229
医史丛话/陈邦贤//中西医学报.-1-40-463
医史碎锦/赖斗岩//医史杂志.-5-38-303
医史学与医学前途之关系/余云岫//中西医药.-5-11-439
医史卮言(连载)/核堂//医史杂志.-5-38-173,249
医学当宗叶派辩/沈仲圭//三三医报.-2-29-250
医学当宗叶派论/杨又生//绍兴医药学报.-1-20-487
医学的演进/M. Fishbein //新中医刊.-5-19-83
医学进化之推测(巳未年旧稿)/时逸人//医学杂志.-2-11-577
医学流派论/袁桂生//神州医药学报.-1-44-13
医学流派略论/顾鸣盛//医学报.-1-7-314
医学史分类之研究/陈邦贤//中西医学报.-1-40-305
医学史之目的/高思潜//绍兴医药学报.-1-20-476
医学源流考(一)至(十)/医学报社//医学报.-1-5-433,467,499.-1-6-19,54,115,147,161,182,198
医学之发明/缪俊德//铁樵医学月刊.-4-44-200
医学之起源/陈伯涛//现代中医.-4-42-420
医学之源起/李青霞//沈阳医学杂志.-3-2-400
医药史话/王吉民//中西医药.-5-12-282
印度的医史和卡尔提阿及波斯的医史/赖斗岩,朱席儒//医史杂志.-5-39-219
有三千年历史的中医/秦伯未//医界春秋.-3-5-337
与高思潜论医史书/张汝伟//绍兴医药学报.-1-19-219
与余云岫先生论医史学书/范行准//中西医药.-5-11-431
与袁君桂生讨论医学流派书/陈邦贤//中西医学报.-1-30-167

原始社会的医学/李涛//医史杂志.-5-39-5
越医传派/医学报社//医学报.-1-4-43
杂病大法各家偏主评论/田先平//中国医学月刊.-3-15-577
在中国历史上出现的眼角睑缘结膜炎/余云岫//医史杂志.-5-38-357
张机考/秦伯未//中医指导录.-4-3-456
张仲景郡望生卒之推测/洪贯之//国医文献.-5-15-21
张仲景姓名事迹考/郭象升//国医文献.-5-15-18
针灸源流论/江士瑜//针灸杂志.-4-32-223
针灸源流论/龙种芝//针灸杂志.-4-32-244
针灸源流论/彭祖寿//针灸杂志.-4-32-202
致张汝伟君商榷医史/高思潜//绍兴医药学报.-1-19-139
中东医圣阿维森纳/胡宣明//医史杂志.-5-39-262
中俄医学交流史略/吴云瑞//医史杂志.-5-38-27
中国本草图谱史略/章次公//中西医药.-5-10-170
中国产科学史略/徐平章//中西医药.-5-13-516
中国的眼科学史/李涛//医学杂志.-2-16-446
中国发明脑髓作用之先声/于仲仙//中国医药月刊.-5-32-399
中国法医学史/陈康颐//医史杂志.-5-39-207
中国方药学源流记(连载)/未署名//医学报.-1-5-123,287
中国古代本草著述史略/洪贯之//医史杂志.-5-38-209
中国古代的心理卫生学/董华农//华西医药杂志.-5-37-376
中国古代公医制度/孔繁煜//华西医药杂志.-5-37-195
中国古代汗吐下利小便外疗法整理之研究/严祖庇//医学杂志.-2-15-256
中国古代迷信的药物(连载)/范天磬//国药新声.-5-22-430,507,597
中国古代人体寄生虫病史/宋大仁//医史杂志.-5-38-306
中国古代生理卫生学说(连载)/袁善征//中国医药月刊.-5-33-113,144,173
中国古代所受西方医学的暗流/朱中德//新中医刊.-5-19-620
中国古圣发明药效与剖视的历史略述/赵岑梅//光华医药杂志.-4-35-461
中国古哲学医学之辨诬(连载)/林贤聪//中医世界.-3-26-186,269
中国加入红十字会之原考/陈宪镕//中西医学报.-1-27-186
中国脚气病流行史/陈邦贤//中西医学报.-1-36-345
中国解剖学史料/陈垣//中西医学报.-1-26-447
中国解剖学源流论/李赋京//光华医药杂志.-4-40-49
中国近代精神病学发展概况/王吉民//医史杂志.-5-39-347
中国历代淋病的流行和微毒侵入中国的考证/陈邦贤//中西医学报.-1-36-417
中国历代伤寒书沿革略史/曹炳章//国医文献.-5-15-35
中国历代心理疗法/朱中德//新中医刊.-5-19-571
中国历代医政概况/何骏德//华西医药杂志.-5-36-249
中国美容史话/朱中德//新中医刊.-5-19-454
中国女医考/谢瑜//光华医药杂志.-4-35-422
中国上古医药史初步试探/董华农//华西医药杂志.-5-37-32
中国食疗底史的观察/朱中德//新中医刊.-5-20-275
中国兽医学史/朱中德//新中医刊.-5-19-494

中国卫生会之发起/绍兴医药学报社//绍兴医药学报星期增刊.-1-22-338
中国卫生会之进行/绍兴医药学报社//绍兴医药学报星期增刊.-1-22-363
中国卫生制度沿革略史/史道生//中国医药月刊.-5-32-255
中国文化史上之张仲景观/徐衡之//中医新生命.-5-6-558
中国眼镜史/聂崇侯//医史杂志.-5-39-215
中国药医源流和沿革及研究之途径(连载)/周筱斋//国医公报.-4-22-211,557.-4-23-100
中国医学(连载)/周镕清(译)//中医世界.-3-25-367,432
中国医学的演进(连载)/朱中德//国医导报.-5-29-274,327
中国医学结核病观念变迁史(连载)/余云岫//医界春秋.-3-5-285,319
中国医学结核病观念变迁史/余云岫//绍兴医药月报.-2-41-271
中国医学史分类法/中西医药研究社;医史学委员会//中西医药.-5-13-541
中国医学史上之肺病治迹/陆奎生//国医导报.-5-30-154
中国医学文字事业/鲁德馨(演讲)//中西医药.-5-11-111
中国医学沿革概论(连载)/杨焕文//医学杂志.-2-8-31,155,278,415,540.-2-9-37,168,295,412,519.-2-10-26,128,232,340,456,571.-2-11-47,169,467
中国医学演进史/朱中德//新中医刊.-5-20-325
中国医学源流论(连载)/谢利恒//国医公报.-4-20-483.-4-21-164,355.-4-22-175,297,539.-4-23-71
中国医学源流与改进谈/何佩瑜//国医杂志.-4-5-55
中国医学之民间文献/徐兆祺//现代中医.-4-42-10
中国医药慈善邮票史话/王子鸿//医史杂志.-5-39-421
中国预防医学思想史(连载)/范行准//医史杂志.-5-39-13,101,157,362,431
中华本草历代变迁史(连载)/曹炳章//国医公报.-4-24-313,425.-4-25-97,217
中华医学盛衰历史评论/黎伯概//针灸杂志.-4-28-315
中华医学史(连载)/范行准//医史杂志.-5-38-41,107,153
中华医药学术发明于三皇说/黄竹斋//国医公报.-4-25-293//文医半月刊.-5-18-561//医界春秋.-3-13-448
中西医学报沿革史/丁名全//德华医学杂志.-1-38-375
中医变迁之史的鸟瞰(连载)/杨则民//国医公报.-4-20-384,461//中国医药月刊.-5-33-421,445
中医奋斗史观/薛公善//中医世界.-3-38-278
中医灌肠法考(连载)/叶劲秋//光华医药杂志.-4-35-163,242,313
中医历代分科考/高柄寅//中国医药月刊.-5-32-402
中医三十年来之变迁及今后之立场/费通甫//国医砥柱月刊.-5-18-121
中医外科在历史上进步之沿革考/范国义//医学杂志.-2-15-413
中医外科在历史上进步之沿革考/赵岩泉//医学杂志.-2-16-432
中医学入日本源流考/林仲昆//中国医学月刊.-3-15-367
中医学总评/陈方之//华西医药杂志.-5-37-16
中医之过去与未来观/张志桥//中医世界.-3-32-535
中医之沿革略考/高柄寅//中国医药月刊.-5-33-327
祝由科/医学杂志社//医学杂志.-2-9-102
祝由科浅说/何少瑜//国医杂志.-4-6-482
祝由科为道教所伪托考/郑肖岩//神州医药学

报.-1-42-33
邹海滨先生演讲医学救国(连载)/邹海滨//医林一谔.-4-9-388,429

12.2 史料

安顺痧疹流行经过记/封宗煌//中医世界.-3-37-348
宝隆医院之病理药理研究院/中西医学报社//中西医学报.-1-37-535
宝隆医院之新建筑/中西医学报社//中西医学报.-1-37-467
保护动物会为马呼吁/中国保护动物会//神州国医学报.-4-15-505
报告本会合组考试医士之经过/三三医报社//三三医报.-2-29-46
北方唯一中医医院养浩庐院长杨浩如先生访问记/革癡//北平医药月刊.-5-9-243
北京医药月刊编辑审查人员名表/北京医药月刊社//北京医药月刊.-5-21-261
北京医药月刊各组股长干事名单/北京医药月刊社//北京医药月刊.-5-21-262
北京医药月刊会员介绍/北京医药月刊社//北京医药月刊.-5-21-93
北京中医学社社员芳名录/北京中医学社//中国医药月刊.-5-33-416
北京中医学社十一月份新社员/北京中医学社//中国医药月刊.-5-33-325
北京中医学社新社员芳名录/北京中医学社//中国医药月刊.-5-33-320,462
北京中医学社新社员著名录/中国医药月刊社//中国医药月刊.-5-33-438
北平分社长王辑光介绍一部国医史料/光华医药杂志社//光华医药杂志.-4-41-86
北平国医砥柱社各地分社筹备主任一览/国医砥柱月刊社//国医砥柱月刊.-5-18-382
北平国医药界大小团体之概况调查/王缉光//光华医药杂志.-4-35-501
北平同济堂药铺视察记/王缉光//光华医药杂志.-4-35-578
本报介绍国医师/医林一谔编者//医林一谔.-4-9-265,355,445.-4-10-5,46,86,174,256,296,348,400,446,488,528,570
本草述预定者题名录/中医世界杂志社//中医世界.-3-30-361
本分会评议员递补姓氏/绍兴医药学报社//绍兴医药学报.-1-11-418
本分会组织之报社社友录(连载)/绍兴医药学报社//绍兴医药学报.-1-10-73,427,507
本分会组织之报社社员录/绍兴医药学报社//绍兴医药学报.-1-13-223
本会发起人补遗/中西医学研究会//中西医学报.-1-23-146
本会发起人芳名/香港中华国医学会//国医杂志.-4-5-80
本会职员/国医杂志社//国医杂志.-4-12-9
本会职员履历姓名表/香港中华国医学会//国医杂志.-4-5-493
本届毕业生一览表/复兴中医社//复兴中医.-5-31-219
本届全国教联会议决案之一/费梦萼//三三医报.-2-33-531
本年六月份中外灾异略志/吴去疾//神州国医学报.-4-18-444
本社董事暨教职员名录/中国针灸学研究社//针灸杂志.-4-31-389
本社各地分社长台衔/华西医药杂志社//华西医药杂志.-5-36-456
本社顾问/文医半月刊社//文医半月刊.-5-14-288,304,320,336,368
本社会员一览表/绍兴医药学报社//绍兴医药学报.-1-8-487
本社特约记者/文医半月刊社//文医半月刊.-5-14-256,304
本社特约著者/文医半月刊社//文医半月刊.-5-14-320,336,368
本志考试竞赛第一名彭祖寿君履历(附照片)/中国针灸学研究社//针灸杂志.-4-32-507
毕业学员通讯录/中国针灸学研究社//针灸杂

志. -4-31-395
伯驾利用医药侵华史实/王吉民//医史杂志. -5-39-71
补收社费姓氏录/医学公报社//医学公报. -1-7-143
参观东吴大学科学展览会记/黄献甫//苏州国医杂志. -5-1-448
参观肺痨病研究会记(代论)/陈邦贤//中西医学报. -1-31-349
参观国史文献拾零/神州国医学报社//神州国医学报. -4-18-363
参观上海国药展览会记/吴翟龙//光华医药杂志. -4-39-433
参观西鹤年堂制药记/安干青//北京医药月刊. -5-21-619
常熟沙洲农村医况素描(连载)/杨则徐//光华医药杂志. -4-35-58,120
常熟西医/绍兴医药学报社//绍兴医药学报星期增刊. -1-22-294
常熟药房/绍兴医药学报社//绍兴医药学报星期增刊. -1-22-294
常熟医院/绍兴医药学报社//绍兴医药学报星期增刊. -1-22-294
常熟中医/绍兴医药学报社//绍兴医药学报星期增刊. -1-22-294
常熟中医店/绍兴医药学报社//绍兴医药学报星期增刊. -1-22-294
陈伯赐案定今日开审/杏林医学月报社//杏林医学月报. -3-19-544
陈伯赐案经派员审理/杏林医学月报社//杏林医学月报. -3-19-544
陈伯赐伤害案初审纪/杏林医学月报社//杏林医学月报. -3-19-545
陈伯赐伤害程鸿轩案之昨讯/杏林医学月报社//杏林医学月报. -3-19-541
成立大会开会记/王鞠仁//中医杂志. -2-19-144
崇明外沙之医药界/刁质明//三三医报. -2-31-276
筹备首都国医院第一期收款报告书/焦易堂//光华医药杂志. -4-41-492
创设防疫实地研究会缘起/包识生//神州医药学报. -1-43-148
粹华制药厂内部组织之概况/绍兴医药学报社//绍兴医药学报星期增刊. -1-22-315
粹华制药股东会记/绍兴医药学报社//绍兴医药学报星期增刊. -1-22-339
大英大药房/绍兴医药学报社//绍兴医药学报星期增刊. -1-22-412
大众医药服务社缘起/上海大众医药服务社//国医砥柱月刊. -5-16-554
代电/国民政府总务部//光华医药杂志. -4-41-542
德医学会第三届大会记/绍兴医药学报社//绍兴医药学报. -1-14-284
第二期会员题名录/中医杂志社//中医杂志. -2-19-367
第二期特别捐露布/中医杂志社//中医杂志. -2-19-282
第二日主席团姓名/广东医药月刊社//广东医药月刊. -3-24-246
第六届职员题名录/中医杂志社//中医杂志. -2-25-476
第六期会员提名录/中医杂志社//中医杂志. -2-20-515
第十六次会员题名录/中医杂志社//中医杂志. -2-24-131
第十三次会员题名录/中医杂志社//中医杂志. -2-23-177
第四次会员题名录/中医杂志社//中医杂志. -2-20-149
第四届职员题名录/中医杂志社//中医杂志. -2-23-178
第五次会员题名录/中医杂志社//中医杂志. -2-20-329
第一次执监委员开会记/中医杂志社//中医杂志. -2-27-150
第一届执行监察委员名录/中医杂志社//中医杂志. -2-27-153
第一日到会之代表/广东医药月刊社//广东医

药月刊. -3-24-239
第一日主席团姓名/广东医药月刊社//广东医药月刊. -3-24-243
丁女医学博士演讲记/中医杂志社//中医杂志. -2-19-515
丁巳冬本分会奉本县警务所函查城乡各医生履历如下/绍兴医药学报社//绍兴医药学报. -1-13-323
定报单/神州医药学报社//神州医药学报. -1-47-22
定单样表/中西医学报社//中西医学报. -1-31-10
东来医院创办之缘起/陈兴忠//中西医学报. -1-26-435
东洋医道会记闻/中医杂志社//中医杂志. -2-27-309
东瀛汉医之近况/王沿津//医界春秋. -3-10-291 //中医指导录. -4-3-304
董事一览表/中国针灸学研究社//针灸杂志. -4-32-257
对于中西医药研究社英译社名之审查经过/宋大仁//中西医药. -5-10-150
恶疟流行丹阳北部写实/光华医药杂志社//光华医药杂志. -4-40-399
二年级同学通信录/复兴中医社//复兴中医. -5-31-220
二十二年份山西中医改进研究会工作之大概/时逸人(报告)//医学杂志. -2-14-620
二十一年份山西中医改进研究会工作制大概(连载)/时逸人(报告)//医学杂志. -2-14-472,524
访问高德明先生畅谈中医师考试情形/田田//国医砥柱月刊. -5-18-219
菲律宾医会(映溪草堂笔记)/周维翰//医学报. -1-4-375
菲律宾中医代表回国呼吁/医林一谔杂志社//医林一谔. -4-11-339
废娼善后办法之商榷/三三医报社//三三医报. -2-30-177
分社职员一览表/中国针灸学研究社//针灸杂志. -4-32-258
奉天城西医院及西药店调查表/李少峰//三三医报. -2-31-277
奉天除疫大会之速记(工部局医员史君谈礼稿)/朗译//中西医学报. -1-25-184
奉天全城药店调查表/李春芝//三三医报. -2-31-381
奉天医士公会春季全体大会会议速记录/李春芝//沈阳医学杂志. -3-1-277
奉天医士公会讲习班第一期毕业同学录序/奉天医士公会讲习班//沈阳医学杂志. -3-2-376
伏罗诺夫谈青春腺成绩/中西医学报社//中西医学报. -1-41-548
福建分会职员一览表/神州医药总会//神州医药学报. -1-45-324
福建晋江国医生活素描/王洪涛//光华医药杂志. -4-39-336
福建仙游国医专门学校第一届毕业学员姓名录/文医半月刊社//文医半月刊. -5-14-320
福清县国医公会成立大会记/现代医药月刊社//现代医药月刊. -4-27-434
福州中医专校来电/福州中医专校//医学杂志. -2-18-281
附告新中医刊社之事业/新中医刊杂志社//新中医刊. -5-20-488
附录名医西归/绍兴医药学报社//绍兴医药学报. -1-8-210
附录沈耀祖律师论宗祧继承原文/国医杂志社//国医杂志. -4-7-340
附录西医条例/中医改进研究会附设医院//杏林医学月报. -3-22-366
附设医院九十月份中西医诊治人数及比较表/中医改进研究会附设医院//医学杂志. -2-4-139
附设医院九十月中西医诊治人数表/中医改进研究会附设医院//医学杂志. -2-3-11
附设医院六月至八月戒烟人数表/中医改进研究会附设医院//医学杂志. -2-2-403
附设医院七八月份中西医诊治人数表/中医改

进研究会附设医院//医学杂志.-2-2-397
附设医院七八月份中西医逐日诊治人数及比较表/中医改进研究会附设医院//医学杂志.-2-4-7
附设医院三四月份中西医诊治人数及比较表/中医改进研究会附设医院//医学杂志.-2-3-397
附设医院三月四月份中西医逐日诊治人数比较表/中医改进研究会附设医院//医学杂志.-2-12-333
附设医院十八年七八九十月中西医诊治人数表/中医改进研究会附设医院//医学杂志.-2-11-407
附设医院十八年三四月中西医诊治表人数/中医改进研究会附设医院//医学杂志.-2-11-139
附设医院十八年十一十二月中西医诊治人数表/医学杂志社//医学杂志.-2-11-541
附设医院十八年十一月十二月中西医诊治人数比较表/中医改进研究会附设医院//医学杂志.-2-12-7
附设医院十八年五六月中西医诊治人数表/中医改进研究会附设医院//医学杂志.-2-11-269
附设医院十八年一二月中西医诊治人数表/中医改进研究会附设医院//医学杂志.-2-11-7
附设医院十九年九十月中西医诊治人数表/中医改进研究会附设医院//医学杂志.-2-13-109
附设医院十九年七八月中西医诊治人数表/中医改进研究会附设医院//医学杂志.-2-13-7
附设医院十九年十一十二月中西医诊治人数表/中医改进研究会附设医院//医学杂志.-2-13-207
附设医院十九年一月二月份中西医诊治人数比较表/中医改进研究会附设医院//医学杂志.-2-12-163
附设医院十六年九十月中西医诊治人数及比较表/中医改进研究会附设医院//医学杂志.-2-9-392
附设医院十六年七八月中西医诊治人数及比较表/中医改进研究会附设医院//医学杂志.-2-9-273
附设医院十六年三四月中西医诊治人数比较表/中医改进研究会附设医院//医学杂志.-2-9-23
附设医院十六年十一二月分中西医诊治人数表/中医改进研究会附设医院//医学杂志.-2-9-500
附设医院十六年五六月中西医诊治人数及比较表/中医改进研究会附设医院//医学杂志.-2-9-144
附设医院十七年九十月中医诊治人数表/中医改进研究会附设医院//医学杂志.-2-10-427
附设医院十七年七八月中医诊治人数表/中医改进研究会附设医院//医学杂志.-2-10-311
附设医院十七年三四月中医诊治人数表/中医改进研究会附设医院//医学杂志.-2-10-101
附设医院十七年十一十二月中西医诊治人数及比较表/中医改进研究会附设医院//医学杂志.-2-10-538
附设医院十七年五六月中医诊治人数表(西医因承办后方医院停诊)/中医改进研究会附设医院//医学杂志.-2-10-209
附设医院十七年一二月中医诊治人数表/中医改进研究会附设医院//医学杂志.-2-10-5
附设医院十三年九月十月中西医诊治人数及比较表/医学杂志社//医学杂志.-2-5-273
附设医院十三年七月八月中西医诊治人数及比较表/医学杂志社//医学杂志.-2-5-143
附设医院十三年三四月中西医诊治人数及比较表/中医改进研究会附设医院//医学杂志.-2-4-515
附设医院十三年十一月十二月中西医诊治人数及比较表/医学杂志社//医学杂志.-2-5

-421
附设医院十三年五月六月中西医诊治人数及比较表/医学杂志社//医学杂志.-2-5-7
附设医院十三年一二月中西医诊治人数及比较表/中医改进研究会附设医院//医学杂志.-2-4-391
附设医院十四年九月十月中西医诊治人数及比较表/中医改进研究会附设医院//医学杂志.-2-7-7
附设医院十四年七八月中西医诊治人数及比较表/中医改进研究会附设医院//医学杂志.-2-6-437
附设医院十四年三四月中西医诊治人数及比较表/中医改进研究会附设医院//医学杂志.-2-6-151
附设医院十四年十一月十二月中西医诊治人数及比较表/中医改进研究会附设医院//医学杂志.-2-7-145
附设医院十四年五六月中医诊治人数及比较表/中医改进研究会附设医院//医学杂志.-2-6-307
附设医院十四年一二月中西医诊治人数及比较表/中医改进研究会附设医院//医学杂志.-2-6-7
附设医院十五年九十月中医诊治人数表/中医改进研究会附设医院//医学杂志.-2-8-264
附设医院十五年七八月中医诊治人数表(此两月西医改为兵站医院)/中医改进研究会附设医院//医学杂志.-2-8-139
附设医院十五年三月四月中西医诊治人数及比较表/中医改进研究会附设医院//医学杂志.-2-7-411
附设医院十五年十一十二月中医诊治人数表/中医改进研究会附设医院//医学杂志.-2-8-395
附设医院十五年五六月中西医诊治人数及比较表/中医改进研究会附设医院//医学杂志.-2-8-7
附设医院十五年一月二月中西医诊治人数及比较表/中医改进研究会附设医院//医学杂志.-2-7-283
附设医院十一二月中西医诊治人数表/中医改进研究会附设医院//医学杂志.-2-3-135
附设医院十一十二月份中西医诊治人数及比较表/中医改进研究会附设医院//医学杂志.-2-4-269
附设医院五六月分中西医诊治人数表/中医改进研究会附设医院//医学杂志.-2-2-265
附设医院五六月份中西医诊治人数及比较表/中医改进研究会附设医院//医学杂志.-2-3-517
附设医院五月六月份中西医诊治人数比较表/中医改进研究会附设医院//医学杂志.-2-12-479
附种痘证书式/骆保安//绍兴医药学报.-1-8-479
阜宁全县医药卫生概况/陈维侬//医界春秋.-3-11-502
复兴中医专科学校现任职教员一览表/时逸人//复兴中医.-5-31-725
甘肃省出产药物调查表(连载)/国医公报社//国医公报.-4-24-457.-4-25-384
甘肃省出产药物调查表中华民国二十四年三月/国医公报社//国医公报.-4-24-225
甘肃省文县中医师公会聘书/甘肃省文县中医师公会//国医砥柱月刊.-5-18-258
赣城医药卫生事业调查记/繁见//中医世界.-3-37-573
戈公振的遗体解剖的报告/中西医药杂志社//中西医药.-5-10-235
戈公振的遗体解剖事件/水隼//中西医药.-5-10-166
各埠爱读中医世界诸君提名录/中医世界杂志社//中医世界.-3-25-152
各国医师法律/周颂声//中西医学报.-1-27-307
各省市国医调查表(二)江苏省/中央国医馆//国医公报.-4-19-331

各省市国医调查表(三)江西省/中央国医馆//国医公报.-4-19-335
各省市国医调查表(四)山西省/中央国医馆//国医公报.-4-19-343
各省市国医调查表(五)北平市/中央国医馆//国医公报.-4-19-461
各省市国医调查表(一)南京市/中央国医馆//国医公报.-4-19-223
各省市理事候圈人名单/医学杂志社//医学杂志.-2-13-118
各省市医士调查表(八)新加坡/中央国医馆//国医公报.-4-20-214
各省市医士调查表(江苏省医士调查表增补)/中央国医馆//国医公报.-4-21-197
各省市医士调查表(九)浙江省/中央国医馆//国医公报.-4-21-85
各省市医士调查表(六)天津市/中央国医馆//国医公报.-4-20-113
各省市医士调查表(七)河南省/中央国医馆//国医公报.-4-20-122
各省市医士调查表(十)福建省/中央国医馆//国医公报.-4-21-98
各省市医士调查表(十一)安徽省/中央国医馆//国医公报.-4-21-105
各省市已成立之国医分馆统计/陈石夫//光华医药杂志.-4-35-55
各属会友姓名住址表/医学报社//医学报.-1-6-497
庚申疫症之经过/时逸人//医学杂志.-2-2-292
庚戌年运气表/绍兴医药学报社//绍兴医药学报.-1-9-273
更选职员姓氏/绍兴医药学报社//绍兴医药学报.-1-11-62
工部局卫生清册/医学报社//医学报.-1-4-7
公共卫生会常会记/三三医报社//三三医报.-2-29-241
公函照录/医学报社//医学报.-1-6-306
公函照录/张筱村,蒋雨塘,蓝月恒//医学公报.-1-6-519
古度考/赵意空//医学杂志.-2-6-42
瓜州医药界情况/江静波//国医砥柱月刊.-5-18-330
关于病人药单贴印花之种种/医林一谔杂志社(辑)//医林一谔.-4-8-32
光华医药杂志社广州分社董事题名册黄院长序/黄焯南//光华医药杂志.-4-41-491
光华医院记/叶天任//中西医学报.-1-26-445
广德县中医协进会缘起/广德县中医协进会//三三医报.-2-36-167
广德医药学会常年大会记/钱存济//三三医报.-2-31-321
广德医药学会缘起/广德医药学会//三三医报.-2-31-245
广东二神丸之救国运动/巢甫//光华医药杂志.-4-35-188
广东克明医刊/杏林医学月报社//杏林医学月报.-3-20-303
广东省代表报告出席中央国医馆筹备处经过情形/卢朋著//医林一谔.-4-8-285
广东医师一览表/广东医药月刊社//广东医药月刊.-3-24-4,55,122,203,286,352,428,500,560
广东中医药专门学校调查各省药物之真相/广东中医药专门学校//中医杂志(广东).-3-4-94
广东中医药专门学校校员一览表/广东中医药专门学校//中医杂志(广东).-3-4-96
广东中医药专门学校学生一览表/广东中医药专门学校//中医杂志(广东).-3-4-99
广东中医院内容/光华医药杂志社//光华医药杂志.-4-35-206
广济医科大学记事(录广济医报)/天听//中西医学报.-1-32-147
广州市卫生局举行中医考试详情/杏林医学月报社//杏林医学月报.-3-20-323
广州市卫生局实验中医生成绩(连载)/广东中医杂志社//中医杂志(广东).-3-4-309,432,590,703

广州中医公会十三周年纪念大会记事/国医杂志社//国医杂志.-4-6-92
广州中医生考试情形/国医杂志社//国医杂志.-4-7-303
国际医史界动态/中华医史学会//医史杂志.-5-39-251
国民大会医药界代表(战前选出)/中西医药杂志社//中西医药.-5-13-398
国民拒毒运动两年来之回顾/钟可托,黄惠嘉//中西医学报.-1-37-43
国药市场/光华医药杂志社//光华医药杂志.-4-37-456
国医处方新衡旧秤折合对照表/医林一谔杂志社//医林一谔.-4-10-477
国医砥柱社各地分社一览表/国医砥柱月刊社//国医砥柱月刊.-5-18-179,195
国医砥柱社入社志愿书/国医砥柱月刊社//国医砥柱月刊.-5-18-83
国医砥柱月刊/复兴中医杂志社//复兴中医.-5-31-230
国医砥柱月刊编辑委员/国医砥柱月刊社//国医砥柱月刊.-5-18-131,147
国医砥柱月刊社顾问台衔(以姓氏笔画为序)/国医砥柱月刊社//国医砥柱月刊.-5-16-60,130,198
国医砥柱月刊社撰述主任台衔(以姓氏笔画为序)/国医砥柱月刊社//国医砥柱月刊.-5-16-60,130,198
国医砥柱总社董事会全体董事台衔/国医砥柱总社董事会//国医砥柱月刊.-5-17-494
国医名录/医林一谔杂志社//医林一谔.-4-8-7.-4-9-9,53,95
国医乡村协作团/许半龙//医界春秋.-3-13-115
国医学术邮通研究(陈家鸿发起)/现代中医杂志社//现代中医.-4-42-150
国医职业分会成立之历略/汪逢春//北京医药月刊.-5-21-29
海外生药调查日本全国出产生药一览表/光华医药杂志社//光华医药杂志.-4-39-60
骇人听闻之秘鲁政府严禁华医华药案/医林一谔杂志社//医林一谔.-4-8-298
汉和医学研究之种种/[日]南拜山(著);中医世界编者(译)//中医世界.-3-38-67
杭市医药事业统计/光华医药杂志社//光华医药杂志.-4-37-11
杭州国医界大冲突详情(杭州快信)/光华医药杂志社//光华医药杂志.-4-35-222
杭州国医界大冲突补记(杭州快信)/光华医药杂志社//光华医药杂志.-4-35-290
杭州国医界风潮又起(杭州快信)/光华医药杂志社//光华医药杂志.-4-36-11
杭州西医/绍兴医药学报社//绍兴医药学报星期增刊.-1-22-278
杭州药房/绍兴医药学报社//绍兴医药学报星期增刊.-1-22-279
杭州医学公会入会审查之文卷/沈仲圭//三三医报.-2-30-8
杭州医院/绍兴医药学报社//绍兴医药学报星期增刊.-1-22-279
杭州中国医药学社之答案/现代中医杂志社//现代中医.-4-42-258
杭州中药店/绍兴医药学报社//绍兴医药学报星期增刊.-1-22-279
杭州中医/绍兴医药学报社//绍兴医药学报星期增刊.-1-22-279
和县城厢医药界一览/高思潜//三三医报.-2-31-463
和县姥镇医药界一览/高思潜//三三医报.-2-31-463
和县西埠镇医药界一览/高思潜//三三医报.-2-31-462
河北定县医药状况调查/陈景汉//光华医药杂志.-4-35-57
河北武清县医药状况一瞥/乐山//光华医药杂志.-4-35-189
河南确山县中医师公会聘书/河南确山县中医师公会//国医砥柱月刊.-5-18-191
菏泽实验县整理国医药业大纲草案/岳美中//光华医药杂志.-4-41-219

红会时疫医院诊务统计/中西医学报社//中西医学报.-1-36-399
湖北国医专科学校风潮纪(汉口通讯)/光华医药杂志社//光华医药杂志.-4-35-263
湖北石膏产量调查/光华医药杂志社//光华医药杂志.-4-35-503
湖北宜昌医药事业调查/黄仲彬//光华医药杂志.-4-37-139
华西医药杂志顾问/华西医药杂志社//华西医药杂志.-5-36-4
华西医药杂志社编辑委员/华西医药杂志社//华西医药杂志.-5-37-59,117,241,297,349,401
华西医药杂志社顾问撰述台衔/华西医药杂志社//华西医药杂志.-5-36-394
华西医药杂志社介绍/华西医药杂志社//华西医药杂志.-5-37-404
华西医药杂志社聘书/华中医药报社//国医砥柱月刊.-5-18-259
华西医药杂志特约撰述/华西医药杂志社//华西医药杂志.-5-36-4
华中医药报社聘书/华中医药报社//国医砥柱月刊.-5-18-160,192
会友题名/医学公报社//医学公报.-1-6-515,535,576.-1-7-8,23,40,58,91,111
会友题名/中国医学会//医学公报.-1-6-552
会友题名录(此系中国医会非上海医会)/余采臣//医学报.-1-4-339
会友题名录/蒋桂芬//医学报.-1-5-17
会友题名录/医学报社//医学报.-1-4-83,99,130,146,163,179,211,226,275,431,527.-1-5-49,209,497,549.-1-6-5,37,69,101,133,179,197,215,231,249,267,285,295,307,319,331,355,367,387,423,435,447,459,503
会员介绍/北京医药月刊社//北京医药月刊.-5-21-181,466
会员录/神州医药总会//神州医药学报.-1-47-113,209,598
会员题名录/绍兴医药学报社//绍兴医药学报.-1-9-262
会员题名录/神州医药总会//神州医药学报.-1-42-8,127,137,197,251
会员题名录/中医杂志社//中医杂志.-2-19-136
会员一览表/绍兴医药学报社//绍兴医药学报.-1-9-5,49,107,163,223
惠赠中西医药研究社期刊一览表/中西医药杂志社//中西医药.-5-10-699
吉林采人参记/晓钟//华西医药杂志.-5-36-274
急救时疫医院第六周报告/绍兴医药月报社//绍兴医药月报.-2-40-369
己酉年运气表/骆保安//绍兴医药学报.-1-8-345
记前大总统项城之病情并书后/韩溥//中西医学报.-1-33-241
记日本皇汉医学之勃兴/胡书城//新中华医药月刊.-5-35-277
纪述常州医家病家之习惯/兰陵梦痴//绍兴医药月报.-2-37-393
寄款项者鉴/中西医学报社//中西医学报.-1-23-145
寄赠照片诸君惠鉴/中西医学报社//中西医学报.-1-23-69,215
家庭药库价目表/中西医学报社//中西医学报.-1-28-249
嘉善医生调查一览表/叶劲秋//绍兴医药学报星期增刊.-1-21-384
检定医生之反响/绍兴医药月报社//绍兴医药月报.-2-41-246
建晋江农村医药状况素描/王洪涛//光华医药杂志.-4-36-277
江北医学研究会缘起/中西医学报社//中西医学报.-1-27-551
江督考试医生记/医学报社//医学报.-1-6-296
江苏出产国药调查(连载)/陆世益//光华医药杂志.-4-38-57,134,230,385.-4-39-236

江苏阜宁医药卫生述略/陶陶//光华医药杂志.-4-37-64
江苏全省中医联合会筹备会记/中医杂志社//中医杂志.-2-19-554
江苏全省中医联合会议案(致中华教育改进社)/广东中医杂志社//中医杂志(广东).-3-4-77
江苏省医士调查增补/中央国医馆//国医公报.-4-21-106
江苏药材运销杭州市况/蒋拯青//光华医药杂志.-4-38-244
江苏医药团体会会员统计/光华医药杂志社//光华医药杂志.-4-40-201
江苏医药团体联席会议记/中医杂志社//中医杂志.-2-19-553
江苏中医联合会开会情形/三三医报社//三三医报.-2-31-35
江西安远正式成立分社的写真/陈惠民//国医砥柱月刊.-5-18-442
江西分会来函及职员姓氏录/绍兴医药学报社//绍兴医药学报.-1-11-221
江西国医之素描/杜再思//光华医药杂志.-4-39-503
教会医院的矛盾/朱殿//光华医药杂志.-4-35-79
教卫部焚坑国医国药之痛史录/医学杂志社//医学杂志.-2-15-311
节录刘蔚楚先生函告侨美中医当今实状/周镇//三三医报.-2-34-382
介绍柏林万国医师练习所/德华医学杂志社//德华医学杂志.-1-39-493
介绍北方医院戒烟/齐志学//国医正言.-5-3-588
介绍各报/绍兴医药月报社//绍兴医药月报.-2-39-52.-2-41-102,154,206,258,310,362
介绍各报/中医杂志社//中医杂志.-2-21-364,546
介绍各医报/绍兴医药月报社//绍兴医药月报.-2-41-368,468,520,572
介绍广东医药杂志/绍兴医药月报社//绍兴医药月报.-2-41-370
介绍广东医药杂志/绍兴医药月报社//绍兴医药月报.-2-41-470,522,574
介绍广东医药杂志/沈仲圭//三三医报.-2-35-384
介绍恒星医报/中医杂志社//中医杂志.-2-21-349
介绍逍遥小报/广东医药月刊社//广东医药月刊.-3-24-34,123
介绍一封有价值的来函/国医正言杂志社//国医正言.-5-4-37
介绍医界刊物一览表/杏林医学月报社//杏林医学月报.-3-17-77
介绍浙江绍兴与医药月报/医学杂志社//医学杂志.-2-6-125
介绍中西医师一览表/杏林医学月报社//杏林医学月报.-3-16-339
介绍中医常识报/三三医报社//三三医报.-2-36-142,178
今春喉痧之报告/胡宝书(口述);胡思范(记录)//绍兴医药月报.-2-37-265
今秋疟痢治法记/竹余祥//绍兴医药学报.-1-19-132
金山中西医学分会开会记/中西医学报社//中西医学报.-1-24-512
金山中西医学研究会缘起/蒋可均(拟);徐倜奴(录登)//中西医学报.-1-24-428
津市中医调查录/江静波//复兴中医.-5-31-643
晋省鼠疫汇纪/绍兴医药学报社//绍兴医药学报.-1-13-295
警察局之通告/杨子育(抄)//绍兴医药学报星期增刊.-1-21-243
九江国医统计/光华医药杂志社//光华医药杂志.-4-35-113
九月会场记事/绍兴医药学报社//绍兴医药学报.-1-8-203
开封医俗/李调之//绍兴医药学报.-1-14-215

抗战期间全国医药期刊调查录/汪浩权//华西医药杂志.－5－36－29

考察日本医学记/丁福保,俞鼎熏//医学报.－1－6－491

考取医生姓名/绍兴医药学报社//绍兴医药学报星期增刊.－1－22－239

兰州市中医师公会聘状/兰州市中医师公会//国医砥柱月刊.－5－18－258

蓝田国药出产及近来市价概况/吕少函//光华医药杂志.－4－39－339

痨虫战争记叙/丁福保//中西医学报.－1－25－463

李氏急性腹膜炎会诊纪实评议/李榻山//华西医药杂志.－5－37－171

利济医院学堂报夏季办事姓氏/利济学堂报社//利济学堂报.－1－1－679

利济医院学堂春季办事姓氏/利济学堂报社//利济学堂报.－1－1－105

梁任公先生在北京协和医院割症记略/朱阜山//三三医报.－2－34－583

梁实辉割喉毙命案/杏林医学月报社//杏林医学月报.－3－21－260

梁实辉割喉毙命案风波(九月七日)/杏林医学月报社//杏林医学月报.－3－21－212

梁实辉尸体剖验报告(九月十四日)/杏林医学月报社//杏林医学月报.－3－21－214

临县防疫纪/医学杂志社//医学杂志.－2－5－359

刘瑞恒案检察官起诉书(一)至(三)/国医正言杂志社//国医正言.－5－5－85,131,177

刘泗桥惨死始末记/自强医学月刊社//自强医学月刊.－3－40－476

流通医药学书有限公司进行事略/裘吉生,张汝伟//绍兴医药学报.－1－10－374,447,514.－1－11－3,72,151,227.－1－12－119,405.－1－13－11,237,516.－1－15－125

六合分会姓名录/神州医药学报社//神州医药学报.－1－45－419

卢氏报原文/绍兴医药学报社//绍兴医药学报星期增刊.－1－22－401

录录县知事告示/绍兴医药学报社//绍兴医药学报.－1－9－393

鹿氏合族控张景岳状词/余愚//医界春秋.－3－5－508

露布二期续缴会费诸君/中医杂志社//中医杂志.－2－20－314

吕巷施医局志盛/中西医学报社//中西医学报.－1－23－342

美国侵略者细菌战史料/陈邦贤//医史杂志.－5－39－331

民国二十三年太仓流行性疫疟之可怖/孙韬//光华医药杂志.－4－37－34

民国廿三年全年西药进口统计/光华医药杂志社//光华医药杂志.－4－37－94

名誉会员题名录/中医杂志社//中医杂志.－2－19－364

名誉赞成员/神州医药总会//神州医药学报.－1－42－7,137

明代挂名医籍之进士题名录/章次公//医史杂志.－5－38－201

某学生病床日记一则(录痨虫战争记)/丁福保//中西医学报.－1－26－15

南昌患肺痨病者统计/蕙//光华医药杂志.－4－35－568

南京筹办防疫之先声/绍兴医药学报社//绍兴医药学报星期增刊.－1－21－495

南京筹办防疫之续文/王湖//绍兴医药学报星期增刊.－1－21－502

南京医药研究会职会员一览表(民国七年)/绍兴医药学报社//绍兴医药学报星期增刊.－1－21－392

南通之医生药店/绍兴医药学报社//绍兴医药学报星期增刊.－1－22－412

南洋槟城中国药材业调查/光华医药杂志社//光华医药杂志.－4－35－577

南洋马来西亚地方病之特殊情形/谭活水//光华医药杂志.－4－35－331

南洋劝业会审查医药得奖表/中西医学报社//中西医学报.－1－24－203

宁波城内外医药调查录/陈和相//三三医报.－2

-31-275
宁垣考试医生记/医学报社//医学报.-1-5-529
农村给药时惨痛印象/钱雄//光华医药杂志.-4-35-15
欧洲各国医生统计/陆汝贤//光华医药杂志.-4-35-56
盘肠产治疗记实/韦贯三//铁樵医学月刊.-4-44-419
炮伤炸伤专门人才调查表/神州国医学报社//神州国医学报.-4-14-286
聘函一束/国医杂志社//国医杂志.-4-7-350
平民医药周报社聘书/平民医药周报社//国医砥柱月刊.-5-18-259
评议部评议员之姓氏/绍兴医药学报社//绍兴医药学报.-1-9-525
强圉伦噩光绪二十三年医历表/利济学堂报社//利济学堂报.-1-1-9
清叶薛二名医交恶之由/严巍//光华医药杂志.-4-39-430
秋季会课题揭晓/医学报社//医学报.-1-6-505
取缔医生之公函/绍兴医药学报社//绍兴医药学报.-1-18-445
去年因疾病自杀之男女统计/王惠群//光华医药杂志.-4-35-115
全国各港疫病统计/光华医药杂志社//光华医药杂志.-4-41-319
全国医校教材编委会会议纪/杏林医学月报社//杏林医学月报.-3-16-272
全国医学会记事/神州医药学报社//神州医药学报.-1-43-534
全国医药期刊调查记(连载)/宋大仁,沈警凡//中西医药.-5-9-544.-5-10-133
全世界注意中国医药记/陈存仁//中医世界.-3-31-95
全体会议纪事/王一仁//中医杂志.-2-19-377
泉州公立中医院概况/王洪涛//光华医药杂志.-4-36-57
热带病学会之中国会员/中西医学报社//中西医学报.-1-25-498
壬申之季医学校第四班同学录序/时逸人//医学杂志.-2-14-203
日本的医学博士/燕尾生//中西医药.-5-10-191
日本汉医勃兴展览会展览品要目/中医世界杂志社//中医世界.-3-36-415
日本汉医之复兴运动/医林一谔杂志社//医林一谔.-4-11-77
日本侵略中国年表/医林一谔杂志社//医林一谔.-4-8-508
日本要求在中国内地设立医院之研究及其对付之法/袁桂生//神州医药学报.-1-45-223
日本宇和川义瑞先生讲记/杨克容//国医公报.-4-25-344//针灸杂志.-4-31-109
日记选录(连载)/丁福保//中西医学报.-1-30-209,299,369,453
日记之一斑(民国二年)/丁福保//中西医学报.-1-28-15
日人收买医书/秦又安//中医世界.-3-34-582
日医博士来苏访谒汉医记/翼庐//现代中医.-4-42-421
日医博士莅苏访谒国医记/翼庐//杏林医学月报.-3-22-82//医界春秋.-3-12-173//医林一谔.-4-11-532
入社研究针灸学术志愿书/中国针灸学研究社//针灸杂志.-4-30-355.-4-33-94
入实习研究班志愿书/中国针灸学研究社//针灸杂志.-4-33-94
阮云台制府化州橘记/刘筱云//医学杂志.-2-6-90
瑞安创建利济医院乙酉丙戌丁亥戊子已丑助资姓氏/利济学堂报社//利济学堂报.-1-1-201
闰二月初一日评议会记事/绍兴医药学报社//绍兴医药学报.-1-12-331
三百六十行之一农村的走方郎中/董彭//华西医药杂志.-5-37-113

三十六年度中医师考试及格人员名单公布/国医砥柱月刊社//国医砥柱月刊.-5-18-462
三月初一日评议会记事/绍兴医药学报社//绍兴医药学报.-1-12-332
厦门国医界本季出版之四大刊物/现代医药月刊社//现代医药月刊.-4-27-349
山东东阿特产阿胶之调查/李慎五//光华医药杂志.-4-36-402
山西中医改进研究会第一百四十八至一百六十二次征文得奖人名/山西中医改进研究会//医学杂志.-2-16-314,403,506,603.-2-17-79,191,308,399,496.-2-18-93,173,263,369,467,566
山西中医改进研究会第一百四十八至一百六十二次征文题/山西中医改进研究会//医学杂志.-2-18-467
山西中医改进研究会第一百四十九至一百六十三次征文题/山西中医改进研究会//医学杂志.-2-16-315,402,506,602.-2-17-79,191,308,398,496.-2-18-92,172,263,369,566
山西中医改进研究会附设传习所一二期毕业同学录/山西中医改进研究会//医学杂志.-2-1-261
山西中医改进研究会附设医学专门学校第一班毕业同学录/杨兆泰//医学杂志.-2-5-13
山西中医改进研究会改组后现届理事表/医学杂志社//医学杂志.-2-14-115
山西中医改进研究会合格会员姓名录/山西中医改进研究会//医学杂志.-2-1-17
山西中医改进研究会会员一览表/山西中医改进研究会//医学杂志.-2-3-394
山西中医改进研究会暨附设医(院校)同人一览表/山西中医改进研究会//医学杂志.-2-9-8
山西中医改进研究会另行编审同人录/山西中医改进研究会//医学杂志.-2-9-7
山西中医改进研究会名誉会员一览表/山西中医改进研究会//医学杂志.-2-3-392.-2-9-20
山西中医改进研究会名誉理事一览表/山西中医改进研究会//医学杂志.-2-3-386.-2-9-13
山西中医改进研究会添聘名誉理事/山西中医改进研究会//医学杂志.-2-13-438
山西中医改进研究会现届理事表(民国二十年二月一日改订)/山西中医改进研究会//医学杂志.-2-13-209
山西中医改进研究会已故理事/山西中医改进研究会//医学杂志.-2-9-13
山西中医改进研究会增聘名医理事(时逸人介绍)/山西中医改进研究会//医学杂志.-2-12-6
山西中医改进研究会增聘名誉会员/山西中医改进研究会//医学杂志.-2-3-523
山西中医改进研究会增聘名誉理事表/山西中医改进研究会//医学杂志.-2-1-135,482
山西中医改进研究会职员表/山西中医改进研究会//医学杂志.-2-1-11
山西中医改进研究会专函聘请名誉理事/山西中医改进研究会//医学杂志.-2-3-7
伤寒大家包君桃初/神州医药总会//神州医药学报.-1-43-171
伤寒杂病新释预约券/国医公报社//国医公报.-4-23-117
上海本市花柳病患者统计/上海市卫生局卫生试验所//神州国医学报.-4-15-511
上海产科医院的黑幕/顾寿椿//光华医药杂志.-4-35-256
上海法租界全体国药号为反抗法当局无故截断水电罢市宣言/神州国医学报社//神州国医学报.-4-18-219
上海近月来之药材市况(连载)/徐淡然//光华医药杂志.-4-38-72,153,242
上海龙华生药采集记(连载)/马云翔//光华医药杂志.-4-35-121,198,260,336
上海神州国医学会代募中国航空救国基金姓名数目表/神州国医学报社//神州国医学报.-4-14-408
上海神州国医学会第二届当选执监委员姓名一

览表/神州国医学报社//神州国医学报.-4-14-187
上海神州国医学会第二届职员姓名一览表/上海神州国医学会//神州国医学报.-4-14-192
上海神州国医学会第二批认缴每月补助金姓名数目清单/神州国医学报社//神州国医学报.-4-14-402
上海神州国医学会第六届大会选举揭晓票数名单/神州国医学报社//神州国医学报.-4-18-172
上海神州国医学会第三届当选执监委员会姓名票数一览表/神州国医学报社//神州国医学报.-4-15-186
上海神州国医学会会员录/上海神州国医学会//神州国医学报.-4-14-291,347,415
上海神州国医学会经募捐助慰劳前敌卫国将士会慰劳金姓名数目一览表/神州国医学报社//神州国医学报.-4-14-79
上海神州国医学会聘任常年法律顾问证书/神州国医学报社//神州国医学报.-4-15-280
上海神州国医学会认缴每月补助金姓名数目清单/神州国医学报社//神州国医学报.-4-14-344
上海神州医药总会第十四届大会议案/张赞臣//三三医报.-2-34-58
上海神州医药总会十四周大会记/张赞臣//三三医报.-2-34-57
上海市登记医事人员统计(三十五年九月调查)/中西医药杂志社//中西医药.-5-13-397
上海市国医公会第六届会员大会记/医界春秋社//医界春秋.-3-13-100
上海市国医公会第七届会员大会中之两个重要的提案/朱寿朋,张赞臣//医界春秋.-3-14-217 //针灸杂志.-4-32-451
上海市国医公会第五届会员大会记/医界春秋社//医界春秋.-3-11-504
上海市国医公会第五届执监委员就职纪闻/医界春秋社//医界春秋.-3-11-505
上海市国医公会执监联席会议纪/医界春秋社//医界春秋.-3-12-66
上海市国医团体联合会议记要/光华医药杂志社//光华医药杂志.-4-39-554
上海市国医学会第十五届会员大会记/医界春秋社//医界春秋.-3-14-219
上海市国医学会会员大会记/中医世界杂志社//中医世界.-3-38-219
上海市国医学会讨论委员会第一次问题(连载)/国医杂志社//国医杂志.-4-12-119,311,389
上海市国医药等团体合办国药展览会闭幕之盛况/中央国医馆//国医公报.-4-25-246
上海市人口/中西医药杂志社//中西医药.-5-13-397
上海市卫生局登记中医历届年月表/吴去疾//神州国医学报.-4-18-443
上海市卫生局中医试验委员会已聘定计秦伯未陈存仁等七人/国医砥柱月刊社//国医砥柱月刊.-5-16-50
上海市医药界参议员(三十五年四月)/中西医药杂志社//中西医药.-5-13-398
上海市中医友声社聘书/上海市中医友声社//国医砥柱月刊.-5-18-258
上海药商反对领照之呈文/三三医报社//三三医报.-2-29-151
上海医会职员录(映溪草堂笔记)/周维翰//医学报.-1-4-284
上海医学会夏季施诊所记事/上海医学会//中医杂志.-2-22-398
上海医学会夏令施诊所结束记/上海医学会//中医杂志.-2-22-568
上海总会大会记/绍兴医药学报社//绍兴医药学报.-1-11-415
绍郡医药学研究社社员题名录/绍兴医药学报社//绍兴医药学报.-1-8-33
绍兴时疫之经过/绍兴医药学报社//绍兴医药学报.-1-11-412
绍兴县城乡医院医生诊病日报表/绍兴医药学报社//绍兴医药学报.-1-14-411

绍兴医药报社友通讯/陆锦燧//三三医报.－2－29－328
绍兴医药会记事/杜海生//三三医报.－2－32－379
绍兴医药会记事/张锡纯//沈阳医学杂志.－3－1－274
绍兴支会建议案/葛养民//医林一谔.－4－8－252
绍兴朱华乡医药界写真片/蒲仙舟//绍兴医药学报.－1－19－380
社友题名/医学公报社//医学公报.－1－7－146,180,197,251,287
社友题名/中医指导录杂志社//中医指导录.－4－1－26,60,91,119,155,183,216,251,283,314,352,377
社友题名录/医学报社//医学报.－1－4－259
社友通讯录/中国针灸学研究社//针灸杂志.－4－29－447,557,659.－4－30－93,165,241,441.－4－34－82
社员通讯录/中国针灸学研究社//针灸杂志.－4－34－239
神州国医学会第四届当选执监委员姓名票数一览表/神州国医学报社//神州国医学报.－4－16－220
神州国医学会第五届当选执监委员姓名票数一览表/神州国医学报社//神州国医学报.－4－17－212
神州国医学会第五届会员大会记闻/医界春秋社//医界春秋.－3－13－100
神州模范制药社缘起/包识生//神州医药学报.－1－45－505
神州医学总会记事/神州医药学报社//神州医药学报.－1－43－343
神州医药会会员大会记/三三医报社//三三医报.－2－29－527
神州医药会绍兴分会第四次大会记事/绍兴医药学报社//绍兴医药学报.－1－14－57
神州医药会温州分会各职员姓名录/神州医药学报社//神州医药学报.－1－45－417
神州医药学报定单/神州国医学报社//神州医药学报.－1－47－358,462
神州医药学会绍兴分会第五次大会记事/绍兴医药学报社//绍兴医药学报.－1－18－451
神州医药总会成立纪事/神州医药学报社//神州医药学报.－1－42－369
神州医药总会第二年职员一览表/神州医药总会//神州医药学报.－1－45－321
神州医药总会记事(连载)/神州医药学报社//神州医药学报.－1－43－123,433,533.－1－44－71,159,271,395.－1－45－287,391,495,557.－1－46－99,189,331,535.－1－47－85,187,387,463
神州医药总会绍兴分会会员一览表/徐秋生//绍兴医药月报.－2－37－133
神州医药总会绍兴分会甲子年第一期常会记事/绍兴医药月报社//绍兴医药月报.－2－37－133
神州医药总会药品陈列所纪事/神州医药总会//神州医药学报.－1－42－373
神州医药总会职员表/神州医药总会//神州医药学报.－1－42－349
神州医药总会职员录/神州医药学报社//神州医药学报.－1－47－112
十九年七月山西医学专门学校第三班毕业同学录/山西专门学校//医学杂志.－2－13－210
十六年一二月中西医诊治人数及比较表/医学杂志社//医学杂志.－2－8－523
十年来本会工作报告/王吉民//医史杂志.－5－38－11
十年来本会图书馆的概况/范行准//医史杂志.－5－38－18
十三年分每星期讲演到会次数最多之会员录/医学杂志社//医学杂志.－2－6－282
十一月初一日评议会/绍兴医药学报社//绍兴医药学报.－1－13－228
十月初一日评议会记事/绍兴医药学报社//绍兴医药学报.－1－13－117
时贵时禄到方表/利济学堂报社//利济学堂报.－1－1－55
时逸人先生来沪访问记/俞慎初//复兴中医.－5

-31-396
史识/安干青//北平医药月刊.-5-9-35
世界各国之医生统计/钱深山//中医世界.-3-25-190
世界医史动态/中华医史学会//医史杂志.-5-39-199,385
收缴会费姓氏录/医学公报社//医学公报.-1-6-534,549,573
收缴社费姓氏录/医学公报社//医学公报.-1-7-287
书报简介/夷质//医史杂志.-5-38-180
书汉张太守仲景碑阴(鹤泉文钞续选)/医学杂志社//医学杂志.-2-16-382
书汉长沙太守仲景碑阴(鹤泉文钞续选)/未署名//国医文献.-5-15-178
蔬食养生会缘起/万钧//中西医学报.-1-36-139
属马山医约界之写真/陈守真//绍兴医药学报.-1-19-59
思明地方法院检察处不起诉处分书/神州国医学报社//神州国医学报.-4-16-166
四川省医药学术研究会聘书/四川省医药学术研究会//国医砥柱月刊.-5-18-159
四川药材之产销概况/江昌绪//光华医药杂志.-4-40-55
四川重庆最近之药材市况/周复生//光华医药杂志.-4-38-246
四库全书驳义/陈安波//绍兴医药学报.-1-8-296
四月初一日评议会记事/绍兴医药学报社//绍兴医药学报.-1-12-397
松江女西医/绍兴医药学报社//绍兴医药学报星期增刊.-1-22-332
松江西医/绍兴医药学报社//绍兴医药学报星期增刊.-1-22-331
松江药房/绍兴医药学报社//绍兴医药学报星期增刊.-1-22-331
松江医院/绍兴医药学报社//绍兴医药学报星期增刊.-1-22-331
松江中药店/绍兴医药学报社//绍兴医药学报星期增刊.-1-22-332
松江中医/绍兴医药学报社//绍兴医药学报星期增刊.-1-22-332
苏北黑热病防治已有办法/医界春秋社//医界春秋.-3-12-289
苏北黑热病调查(连载)/神州国医学报社//神州国医学报.-4-16-249,253
苏北黑热病调查/医林一谔杂志社//医林一谔.-4-11-505
苏北黑热病调查团报告书(一)至(五)/国医正言杂志社//国医正言.-5-4-405,457,513,563,615
苏北黑热病之证状/医界春秋社//医界春秋.-3-12-67
苏北黑热病最近调查报告/医界春秋社//医界春秋.-3-12-129
苏省陈主席患病经过/光华医药杂志社//光华医药杂志.-4-35-268
苏州国医学社概况/光华医药杂志社//光华医药杂志.-4-35-202
苏州国医学校研究院讲师一览/苏州国医学校//苏州国医杂志.-5-2-513
苏州国医学校研究院实习导师一览/苏州国医学校//苏州国医杂志.-5-2-514
苏州国医学校研究院重要职员一览/苏州国医学校//苏州国医杂志.-5-2-511
苏州国医院/复兴中医杂志社//复兴中医.-5-31-64
孙中山先生遗嘱/孙中山//医界春秋.-3-5-158
孙总理遗嘱/孙中山//国医正言.-5-3-60,108,156,208,262,314,360,410,458,506,554,608
台湾皇汉医报/医林一谔杂志社//医林一谔.-4-10-117
苔岑录(第二年社友题名)(连载)/中医指导录杂志社//中医指导录.-4-1-409,439,475,507,537.-4-2-21,51,113,211
太仓薄荷记载(连载)/盛养真//光华医药杂志.-4-36-403,485

太医院/中西医学报社//中西医学报.-1-23-130
太原市公安局登记中医一览表/医学杂志社//医学杂志.-2-17-417
太原市中医一览表/医学杂志社//医学杂志.-2-16-404
太原中医改进会详记/国医正言杂志社//国医正言.-5-4-141
泰县中医公会编制会员录/国医公会//国医砥柱月刊.-5-16-191
泰县中医公会姜堰办事处大会记/国医砥柱月刊社//国医砥柱月刊.-5-16-191
讨论会意见书/筱呆生//沈阳医学杂志.-3-3-368
特别会员题名录/中医杂志社//中医杂志.-2-19-366.-2-20-149
特别介绍醒华报/三三医报社//三三医报.-2-30-220,312.-2-33-26,60.-2-36-34
特捐会记事/吕叔平//中医杂志.-2-19-148
提案二则/罗兆琚//针灸杂志.-4-29-654
提案七条/吴功仁//针灸杂志.-4-28-267
提案选录/广东医药月刊社//广东医药月刊.-3-24-465
提案一条/陈子光//针灸杂志.-4-28-595
提议书(附表三纸)/杨百城,赵意空,冉剑虹//绍兴医药月报.-2-39-301
天津市中医师公会成立大会记录写真/华西医药杂志社//华西医药杂志.-5-36-496
挑沙刮沙来历之考据/招知生//神州医药学报.-1-47-135
调查事件/庞载彤//三三医报.-2-31-276
调查事件:绍兴之医俗(连载)/裘吉生//绍兴医药学报.-1-9-319,377,437,567
铁樵函授医学学员通讯录/铁樵医学月刊社//铁樵医学月刊.-4-44-400,480,507,534
铁樵函授医学同门录(连载)/铁樵医学月刊社//铁樵医学月刊.-4-44-35,85,138,179,223,275,318,357,403,439,483,510,538,730,764
铁樵医学月刊通信录/铁樵医学月刊社//铁樵医学月刊.-4-44-437
铁血周刊/医林一谔杂志社//医林一谔.-4-10-118
同济德文医工大学校之小史/郑翀霄//中西医学报.-1-36-23
同济医院考取卷/黄眉孙//绍兴医药学报.-1-15-504
同学通信录/中医新生命杂志社//中医新生命.-5-6-65
投资绍兴医药学报社诸君题名/绍兴医药学报社//绍兴医药学报.-1-9-326.-1-10-290
屠苏酒/鲁阳子//医史杂志.-5-38-376
推荐宋大仁中医师为立法委员请/施今墨等//华西医药杂志.-5-37-345
推举卫生局试验委员记/中医杂志社//中医杂志.-2-26-481
推选第二届试验委员记/中医杂志社//中医杂志.-2-27-306
外界介绍会员录/医学杂志社//医学杂志.-2-1-483
外界介绍阅报医士/医学杂志社//医学杂志.-2-3-8
万国鼠疫研究会始末记/中西医学报社//中西医学报.-1-24-431,513.-1-25-65,223,439,502.-1-26-57,131
汪院长与孙院长论国医条例函/吴去疾(辑)//神州国医学报.-4-17-161
王镜泉先生读金子久轶事一则书后/王镜泉//医学杂志.-2-4-101
王宇高复卫生部呈文(连载)/王宇高//医学杂志.-2-11-636.-2-12-314
卫生试验所近事纪/三三医报社//三三医报.-2-36-498
卫生署陪都中医院门诊部/新中华医药月刊社//新中华医药月刊.-5-35-40
卫生署中医委员会第一次会议记要/光华医药杂志社//光华医药杂志.-4-41-255
温州医士一览表/薛立夫//绍兴医药学报星期增刊.-1-21-79,88

温州仲景国医专修社概况/光华医药杂志社//光华医药杂志.-4-35-507
文件撮录/国医杂志社//国医杂志.-4-12-256
文医半月刊社第二届毕业学员姓名录/文医半月刊社//文医半月刊.-5-14-192
文医半月刊社法律顾问/文医半月刊社//文医半月刊.-5-14-80
文医半月刊社顾问(连载)/文医半月刊社//文医半月刊.-5-14-272,433,451,469,540
文医半月刊社社员证(连载)/文医半月刊社//文医半月刊.-5-14-487,505,543
文医半月刊社特约著者/文医半月刊社//文医半月刊.-5-14-64,80,272,415,433,451,469,540
文医半月刊社特约撰稿员/文医半月刊社//文医半月刊.-5-14-64
文医半月刊社医学顾问/文医半月刊社//文医半月刊.-5-14-80
文医半月刊社医药顾问/文医半月刊社//文医半月刊.-5-14-64
我国医药界在美国之进展/黄社经//国医公报.-4-24-149
无锡县立隔离病院旨趣书/孙祖烈//国药新声.-5-28-477
无锡中医学会开会记事/绍兴医药学报社//绍兴医药学报星期增刊.-1-22-248
吴江县中医公会改进大会记/光华医药杂志社//光华医药杂志.-4-41-320
五洲固本皂药厂事略/医界春秋社//医界春秋.-3-7-180
武进近月来之药材市况/张静霞//光华医药杂志.-4-38-155
夏季会课题揭晓(己酉六月三十日核定)/医学报社//医学报.-1-6-369
香港中医一览表/国医杂志社//国医杂志.-4-5-114.-4-7-123,245,321,409,471,539,589
香港最近之药材市况/张维仁//光华医药杂志.-4-38-76
新会员题名/绍兴医药学报社//绍兴医药学报.-1-12-398.-1-13-117,228,572.-1-14-59
新会员题名录/中西医学报社//中西医学报.-1-35-425,495.-1-36-71,143,223
新加坡同济医院情形/黄楣孙(著);裘吉生(校)//绍兴医药学报.-1-15-481
新社员名誉社员题名录/医界春秋社//医界春秋.-3-5-92
新社员题名录/医界春秋社//医界春秋.-3-5-33,56,64,76,172,200,224,248,298,326,350,374,404,436,493,520.-3-6-138,225,242,307,426,454,465,535.-3-7-26,79,185,222,258,291,323,340,453,501,545.-3-8-4,72,82,161,207,260,299,333,397,440,486,534.-3-9-31,77,122,135,186,228,274,325,403,444,547.-3-10-34,80,120,165,176,322,373,473,529.-3-11-55,99,151,195,249,299,306,366,420,507.-3-12-131,179,302,511.-3-14-62,295
新胜医药界纪事/濮键明,李裴如//三三医报.-2-31-577
新亚化学制药股份有限公司/国药新声杂志社//国药新声.-5-27-514
新亚化学制药股份有限公司国药新声国医调查表/国药新声杂志社//国药新声.-5-22-112,267,359,459,537,619.-5-24-111.-5-27-119,239,337,443,595,671
新中国医学院第四届毕业同学通讯录/新中国医学院//新中医刊.-5-20-306
新中华医学会出版事业委员会聘书/新中华医学会出版事业委员会//国医砥柱月刊.-5-18-159
新中华医药月刊社聘书/新中华医药月刊社//国医砥柱月刊.-5-18-192
新中医刊社之事业/新中医刊杂志社//新中医刊.-5-20-568
信谊药厂出品长命牌内服良药一览/国医导报杂志社//国医导报.-5-29-263

信谊药厂良药名录/信谊药厂//国医导报.-5-29-114
信谊药厂长命牌注射药一览/国医导报杂志社//国医导报.-5-29-266
醒华报/三三医报社//三三医报.-2-31-83
续交会费姓氏录/医学报社//医学报.-1-4-399
续缴二期会费诸君/中医杂志社//中医杂志.-2-20-437
续神州医药总会绍兴分会会员一览表/绍兴医药月报社//绍兴医药月报.-2-37-425
研究中外医药关系史的日本文献目录抄(连载)/周济//中西医药.-5-10-101,188,332
扬州医俗/徐石生//绍兴医药学报.-1-14-169
药材进出口总数/光华医药杂志社//光华医药杂志.-4-36-145
药行商会奉祀先贤调查记/刘一峰//北京医药月刊.-5-21-455
药学起源/丁济民//光华医药杂志.-4-40-445
要件撮录/国医杂志社//国医杂志.-4-12-326
业务上过失之刑事责任/蒋文芳//光华医药杂志.-4-35-114
谒先贤喻嘉言墓记(附墓景二影)/杨卓寅//光华医药杂志.-4-38-387
一九二七至一九二八年研究肺痨病成绩之报告/丁名全//德华医学杂志.-1-39-527
一九三六年上海肝癌专家的检讨/郑邦达//中西医药.-5-12-252
一年级同学通信录/复兴中医社//复兴中医.-5-31-221
一年来收到社员之针灸治效报告统计表/中国针灸学研究社//针灸杂志.-4-34-464
一年来中央医院庸医杀人总结算/周琴舫//光华医药杂志.-4-36-400
一星期之中华医学会/绍兴医药学报社//绍兴医药学报.-1-10-365
一月中之要人谈话/秦又安//中医世界.-3-33-11
医界春秋社改组委员制会议记/医界春秋记者//医界春秋.-3-5-240
医界春秋社秋季大会记/医界春秋记者//医界春秋.-3-5-56
医界春秋社人员名录/医界春秋社//医界春秋.-3-5-1
医界春秋社社员录/医界春秋社//医界春秋.-3-7-421
医界春秋社职员一览表/医界春秋社//医界春秋.-3-5-56
医界春秋社组织中国制药社缘起/医界春秋社//医界春秋.-3-10-115
医界春秋一周年之回顾/致逸//医界春秋.-3-5-178
医界春秋撰述者名录/医界春秋社//医界春秋.-3-5-205
医界春秋撰述者之台衔/医界春秋社//医界春秋.-3-6-2
医界名录/杏林医学月报社//杏林医学月报.-3-17-4.-3-18-3.-3-19-5
医界同乐会记事/吕叔平//中医杂志.-2-19-149
医界一览表/医学报社//医学报.-1-5-361
医界一览表/医学公报社//医学报.-1-5-298,329,393,425,457,489,521,553.-1-6-10,42,74,106,138,177,195
医生受屈之辩诉/沈镛//光华医药杂志.-4-35-254
医生调查表/绍兴医药学报社//绍兴医药学报星期增刊.-1-22-412
医史研究会会员题名录/中西医学报社//中西医学报.-1-30-231
医史在瑞士/[瑞士]斯格里//医史杂志.-5-39-450
医事人员考试放榜揭晓/华西医药杂志社//华西医药杂志.-5-37-400
医事小统计/现代中医杂志社//现代中医.-4-42-22
医学报目录/医学报社//医学报.-1-4-196

医学报赞助诸员题名录/医学报社//医学报.-1-5-195,233,266,297,328,357,389,421,457,489,521,553.-1-6-9,41,73,105,137
医学传习所毕业学生会员代表薛复初徐存性苏晋等请求保障资格行医免考建议书/薛复初,徐存性,苏晋//医学杂志.-2-14-522
医学传习所第六期同学录叙/医学杂志社//医学杂志.-2-8-265
医学公报愆期之原因/医学公报社//医学公报.-1-6-518
医学公会开会集议情形/医学公报社//医学公报.-1-7-107
医学世界复现/中西医学报社//中西医学报.-1-26-415
医学书报小记(连载)/吴去疾//神州国医学报.-4-16-573.-4-17-25,25,26,27
医学杂志(现出至七十一期)/杏林医学月报社//杏林医学月报.-3-20-215
医药动态/中西医药杂志社//中西医药.-5-13-414,444
医药界招待国联会代表参观纪详/医界春秋社//医界春秋.-3-8-30
医药刊物介绍/华西医药杂志社//华西医药杂志.-5-36-290
医药期刊一览/中西医药杂志社//中西医药.-5-13-398
医药团体总联会执常两会记/三三医报社//三三医报.-2-36-454
医药执业界之调查/张忍庵//国医公报.-4-26-545
医院三四月分中西医诊治人数表/医学杂志社//医学杂志.-2-2-145
已寄治效验案之社友芳名/中国针灸学研究社//针灸杂志.-4-34-256
议决变更联祭会友仙游案/国医杂志社//国医杂志.-4-6-266
引种牛痘浅说通告/刘毓麟//医学杂志.-2-1-565
英国博物馆所收藏中文医书目录/王吉民//医史杂志.-5-39-424
游波士敦记/俞凤宾//中西医学报.-1-30-109
余姚中医公会第七次理监联席会议之决案/国医砥柱月刊社//国医砥柱月刊.-5-16-451
禹州药市鸟瞰/路登云//光华医药杂志.-4-35-201
元大都回回药物院的遗物/中华医史学会//医史杂志.-5-39-327
远东热带医学会记要/中西医药杂志社//中西医药.-5-10-34
远东热带医学会议/何约明//三三医报.-2-33-527
远东卫生会议纪事/三三医报社//三三医报.-2-32-277
远东卫生会议续闻/何约明//三三医报.-2-32-457
越华报甘作异族经济浸略先锋队之铁证(连载)/羽公//医林一谔.-4-8-452,488
云南分会职员一览表/神州医药学报社//神州医药学报.-1-45-326
暂行简要死因分类表(乙种)/神州国医学报社//神州国医学报.-4-17-247
摘录广州地方法院刑庭判决书/广东中医杂志社//中医杂志(广东).-3-4-717
战时卫生人员征调任用办法/新中医刊杂志社//新中医刊.-5-20-65
长江沿岸医生秘密组织/史俊卿//光华医药杂志.-4-35-53
浙江民国学院聘函/陆清洁//国医砥柱月刊.-5-15-465
浙江省出产之药材杭州市况/蒋拯青//光华医药杂志.-4-38-74
浙江省教育会议案/广东中医杂志社//中医杂志(广东).-3-4-71
浙省国医分管内部组织概况/光华医药杂志社//光华医药杂志.-4-38-185
针灸杂志/中国针灸学研究社//医学杂志.-2-16-606
真脏一瞥记(参观同济大学解剖学展览会记实)/吴凝轩//现代中医.-4-43-209

镇江医俗/袁绿野//绍兴医药学报.-1-16-490
镇江医学公会会员一览表(民国九年)/杨燧熙//绍兴医药学报星期增刊.-1-21-431
征收水灾赈款十月份报告/国医杂志社//国医杂志.-4-12-63
职员会议纪事/刘佐同//中医杂志.-2-19-147
职员一览表/中医杂志社//中医杂志.-2-19-145
中国工程师考察团调查川产药材状况/光华医药杂志社//光华医药杂志.-4-36-297
中国公立医院成立记/中西医学报社//中西医学报.-1-24-135
中国国民卫生会叙文(日本留学生来稿)/医学公报社//医学报.-1-4-495
中国历史最久之药号西鹤年堂访问记/刘贻仁//光华医药杂志.-4-35-117
中国名医姓氏住址录/三三医报社//三三医报.-2-35-351
中国女医华北版缘起/张静霞//中国医药月刊.-5-32-369
中国医史文物展览会记/丁济民//医史杂志.-5-38-177
中国医史研究大事年表(英文)/王吉民//医史杂志.-5-38-70
中国医史研究社征求医史材料条例/中国医史研究社//绍兴医药学报.-1-18-289//绍兴医药学报星期增刊.-1-22-192,200
中国医学会报告/中国医学会//医学报.-1-6-51
中国医学会会员题名录/中国医学会//医学报.-1-7-401
中国医学会会员续题名录/医学报社//医学报.-1-7-425,449
中国医学院院董台衔/中国医学院//中医杂志.-2-27-156
中国医药教育社呈准许可备案文件/中国医药教育社//复兴中医.-5-31-56
中国医药教育社第一届职员名录/复兴中医杂志社//复兴中医.-5-31-53
中国医药图书社股东芳名续录/华西医药杂志社//华西医药杂志.-5-37-2
中国医药研究月报社聘书/中国医药研究月报社//国医砥柱月刊.-5-18-259
中国医药月刊之第三年/董德懋//中国医药月刊.-5-33-353
中国医药在世界各国近讯汇报/秦伯未//中医指导录.-3-38-223
中国与亚拉伯医学的交流史实/范行准//医史杂志.-5-39-297
中国针灸学社入社志愿书/国医砥柱月刊社//国医砥柱月刊.-5-18-82
中国针灸学研究社(附设)讲习所简章纳费表入学报名单保证书志愿书/中国针灸学研究社//针灸杂志.-4-30-356
中国针灸学研究社第一次考试竞赛揭晓/中国针灸学研究社//针灸杂志.-4-32-189
中国针灸学研究社会议录(连载)/中国针灸学研究社//针灸杂志.-4-29-442,551
中华国医各种统系表/徐相宸//医学杂志.-2-9-470
中华教育改进社第四届年会乙丑秋石太原开会会议案/周镇//沈阳医学杂志.-3-2-118
中华教育改进社第四届年会议决案汇录/胡家健//三三医报.-2-33-270
中华民国全国中医师公会联合会上海办事处聘书/中华民国全国中医师公会联合会上海办事处//国医砥柱月刊.-5-18-257
中华全国医药卫生协会会员录(一)至(十五)/绍兴医药学报社//绍兴医药学报.-1-17-499,561.-1-18-57,129,221,300,349,447,526.-1-19-54,205,300,363,535
中华全国医药卫生协会新近会员题名/绍兴医药学报社//绍兴医药学报星期增刊.-1-22-8
中华医史学会第二届大会记略/鉴光//医史杂志.-5-38-123
中华医史学会第三届大会记要/王吉民//医史杂志.-5-38-397

中华医史学会历届大会年表/中华医史学会//医史杂志.-5-39-254
中华医学会医史学会二年来工作总结/中华医史学会//医史杂志.-5-39-454
中华医药业唯一的评论刊物医界春秋/三三医报社//三三医报.-2-36-34
中华医药支会常会记事二/绍兴医药学报社//绍兴医药学报.-1-13-218
中华医药支会常会记事一/绍兴医药学报社//绍兴医药学报.-1-13-217
中山先生与中西医药/泽//中西医药.-5-10-200
中外医事年表(一)至(三)/陈邦贤//中西医学报.-1-37-3,169.-1-40-467
中西药物调查表/医学报社//医学报.-1-5-294,326,358,391,423,455
中西药物调查表启/医学报社//医学报.-1-5-233
中西医学报义务编辑员/中西医学报社//中西医学报.-1-24-217
中西医学研究会会员题名录/中西医学报社//中西医学报.-1-34-275,347
中西医学研究会会员题名录/中西医学研究会//中西医学报.-1-23-77,207,275,447.-1-24-143,291,453.-1-25-75,149,447.-1-26-67,495.-1-27-67,149,233.-1-28-329,405.-1-29-251.-1-32-149
中西医学研究会名誉赞成员发起人/中西医学研究会//中西医学报.-1-23-9
中西医研究会会员题名录/中西医学研究会//中西医学报.-1-23-355,525.-1-27-389
中西医药第三卷第一期广告引得/中西医药杂志社//中西医药.-5-12-210
中西医药图书社股东芳名/中西医药杂志社//华西医药杂志.-5-36-284
中西医药研究社成立大会记/现代医药月刊社//现代医药月刊.-4-27-433
中西医药研究社第二届理事会记要/现代医药月刊社//现代医药月刊.-4-27-504
中西医药研究社概况/中西医药杂志社//中西医药.-5-13-380
中西医药研究社基本社员芳名如左/医学杂志社//医学杂志.-2-15-630
中西医药研究社基本社员录/中西医药杂志社//中西医药.-5-9-574
中西医药研究社理事会记要/上海中西医药研究社理事会//国医正言.-5-3-508//现代医药月刊.-4-27-474//医界春秋.-3-12-129
中西医药研究社理事会记要并近讯/国医公报社//国医公报.-4-22-572
中西医药研究社理事会议汇报/中西医药杂志社//中西医药.-5-10-489
中西医药研究社理事及职员表/中西医药研究社//中西医药.-5-10-157,407,505,625,715
中西医药研究社理事及职员录/中西医药杂志社//中西医药.-5-9-573
中西医药研究社职员表/中西医药研究社//中西医药.-5-13-285
中西医药研究社中国药讼案鉴定委员会缘起/中医药讼案鉴定委员会//中西医药.-5-13-413
中央国医公报凡例/时逸人//医学杂志.-2-14-414
中央国医馆编审委员黄谦周柳亭等建议募捐重建南阳医圣祠并详订董事会章程呈请本馆备案文/黄竹斋等//杏林医学月报.-3-21-302
中央国医馆圈定理事题名/中央国医馆//医林一谔.-4-8-197
中央国医馆驻美国分馆记详/中央国医馆//国医公报.-4-26-234
中医改进研究会附设医学传习所第三期同学录序/医学杂志社//医学杂志.-2-2-405
中医革命团大纲草案/三三医报社//三三医报.-2-36-122
中医讲座同学录/复兴中医杂志社//复兴中医.-5-31-658
中医生汤士彦谨向杭市卫生主管当轴抗议(连

载)/汤士彦//国医砥柱月刊.-5-18-75,92
中医世界特约撰述者姓氏/中医世界杂志社//中医世界.-3-25-79,167,261,421,505.-3-26-131,239,369,527,627,711.-3-27-111,227,343,457,563,673.-3-28-107,253,411.-3-29-149,273,413.-3-30-355.-3-31-371.-3-32-331,635
中医书局发行古今名医著作注释伤寒书籍(一)至(二)/中医世界杂志社//中医世界.-3-25-154,155
中医新生命/神州国医学报社//神州国医学报.-4-16-574
中医医学会成立会记事/绍兴医药学报社//绍兴医药学报星期增刊.-1-21-232
中医杂志本会第一施诊所进行记/中医杂志社//中医杂志.-2-21-181
中医杂志第八次会员题名录/中医杂志社//中医杂志.-2-21-347
中医杂志第二十次会员题名录/中医杂志社//中医杂志.-2-25-308
中医杂志第二十二次会员题名录/中医杂志社//中医杂志.-2-26-151
中医杂志第二十六次会员题名录/中医杂志社//中医杂志.-2-27-301
中医杂志第二十七次会员题名录/中医杂志社//中医杂志.-2-27-439
中医杂志第二十三次会员题名录/中医杂志社//中医杂志.-2-26-315
中医杂志第二十四次会员题名录/中医杂志社//中医杂志.-2-26-479
中医杂志第二十五次会员题名录/中医杂志社//中医杂志.-2-27-145
中医杂志第九次会员题名录/中医杂志社//中医杂志.-2-21-539
中医杂志第七期会员题名录/中医杂志社//中医杂志.-2-21-179
中医杂志第三届职员题名录/中医杂志社//中医杂志.-2-21-542.-2-22-185
中医杂志第十八次会员题名录/中医杂志社//中医杂志.-2-24-445
中医杂志第十次会员题名录/中医杂志社//中医杂志.-2-22-183
中医杂志第十二期会员题名录/中医杂志社//中医杂志.-2-22-567
中医杂志第十九次会员题名录/中医杂志社//中医杂志.-2-25-157
中医杂志第十七次会员题名录/中医杂志社//中医杂志.-2-24-275
中医杂志第十四次会员题名录/中医杂志社//中医杂志.-2-23-373
中医杂志第十五次会员题名录/中医杂志社//中医杂志.-2-23-503
中医杂志第十一期会员题名录/中医杂志社//中医杂志.-2-22-395
中医杂志第五届职员题名录/中医杂志社//中医杂志.-2-24-276
中医杂志附:三届续交会费者/中医杂志社//中医杂志.-2-21-537
中医杂志附:诸会员续交会费/中医杂志社//中医杂志.-2-21-538
中医杂志检定委员会题名录/中医杂志社//中医杂志.-2-21-181
中医杂志名誉会员题名录/中医杂志社//中医杂志.-2-21-179
中医杂志三次会员题名录/中医杂志社//中医杂志.-2-19-543
中医杂志社三届会员缴会费诸君/中医杂志社//中医杂志.-2-22-354
中医杂志特别会员上海中医学会第二十一次会员题名录/中医杂志社//中医杂志.-2-25-461
中医杂志特别会员题名录/中医杂志社//中医杂志.-2-19-543.-2-22-395
中医指导社入社书/中医指导录杂志社//中医指导录.-3-39-82.-4-1-35
中医指导社一览/中医指导录杂志社//中医指导录.-3-39-79
中医治鼠疫奇验记/张犹景//神州国医学报.-4-15-57
中医组设医院医室之标准/中西医学报社//中

西医学报.-1-41-516
重庆国医业调查/周复生//光华医药杂志.-4-36-566
重庆市医务工作者协会成立前后实况/华西医药杂志社//华西医药杂志.-5-37-608
重庆市中医师公会会员医师捐款如下/华西医药杂志社//华西医药杂志.-5-37-112
重庆市中医训练所第一届毕业同学录序/李复光//华西医药杂志.-5-37-234
诸城县西药房/绍兴医药学报社//绍兴医药学报星期增刊.-1-22-303
诸城县西医院/绍兴医药学报社//绍兴医药学报星期增刊.-1-22-303
诸城县中医/绍兴医药学报社//绍兴医药学报星期增刊.-1-22-303
诸城县中医店/绍兴医药学报社//绍兴医药学报星期增刊.-1-22-303
诸城中医讨论会改选纪事/王蓬一//三三医报.-2-31-38
诸暨医药界之调查/绍兴医药学报社//绍兴医药学报星期增刊.-1-22-396
总工程局上瑞道宪禀稿/医学公报社//医学公报.-1-4-501
总联合后常执两会关于组织规划编委会之历次议案选录/广东医药月刊社//广东医药月刊.-3-24-446
总联合会关于此事之历次公告/广东医药月刊社//广东医药月刊.-3-24-450
奏请裁撤邮政局折/谭钟麟//利济学堂报.-1-2-265
组织中国脉学研究会缘起/张子英//国医砥柱月刊.-5-15-630
最近药价调查录:补益药/顾子安//中医指导录.-4-2-241
最近药价调查录:发散药(连载)/顾子安//中医指导录.-4-2-269,301
最近药价调查录:化痰药/顾子安//中医指导录.-4-3-89
最近药价调查录:理气药/顾子安//中医指导录.-4-2-434
最近药价调查录:理血药/顾子安//中医指导录.-4-2-468
最近药价调查录:利尿药/顾子安//中医指导录.-4-2-334
最近药价调查录:清热药(连载)/中医指导录杂志社//中医指导录.-4-3-21,53
最近药价调查录:收敛药/顾子安//中医指导录.-4-2-397
最近药价调查录:泻下药/顾子安//中医指导录.-4-2-369

12.3 书信

白熊之讨论/李石丹//中医指导录.-4-3-398
包伯寅先生致山西中医改进研究会缄(连载)/包伯寅//医学杂志.-2-1-325,433
包农辅先生致会长书/包农辅//医学杂志.-2-2-99
报告医界同人书/张锡纯//三三医报.-2-34-387 //绍兴医药月报.-2-40-148 //医学杂志.-2-8-116
抱一道人致山西改进研究会书/抱一道人//医学杂志.-2-4-469
北京中医进修学校来鸿/北京中医进修学校//华西医药杂志.-5-37-616
北京中医学会政治学习资料/北京中医学会//华西医药杂志.-5-37-596
北平文医半月社来函聘请本社张主编为顾问/文医半月刊社//医界春秋.-3-13-523
北平袁华先生复天津市中医公会陈泽东函讨论卫生署不能管理中医之理由/袁华//国医正言.-5-4-477
蔡维望君致张寿甫书/蔡维望//医学杂志.-2-7-488
蔡星山君致神州医药会绍兴分会书/蔡星山//绍兴医药学报.-1-12-457
柴也愚先生致山西中医改进研究会书/柴也愚//医学杂志.-2-2-232
陈兰圃先生致山西中医改进研究会书/陈兰圃

//医学杂志.-2-1-578
陈莲峰君致山西中医改进研究会书/陈莲峰//医学杂志.-2-6-100
陈匋厂先生致山西中医改进研究会第二书/陈匋厂//医学杂志.-2-2-97
陈匋厂先生致山西中医改进研究会书附/陈匋厂//医学杂志.-2-1-450
陈也愚来书/陈邦贤//中西医学报.-1-23-19,73
陈冶愚先生复会长书(十年十月)/陈邦贤//医学杂志.-2-1-583
呈复高思潜先生书/黄煋哉//三三医报.-2-30-18
呈缪东麟太史/马瘦吟//沈阳医学杂志.-3-1-221
呈张夫子书/李慰农//三三医报.-2-30-52
呈张寿甫夫子书/董仁清//中医杂志.-2-21-172
呈张寿甫先生书/萧介青//三三医报.-2-35-119 //沈阳医学杂志.-3-3-209
呈诸道长书/杨孕灵//三三医报.-2-36-31
呈诸同人书/张锡纯//三三医报.-2-29-25
崇汉青君致卢育和君函/崇汉青//医学杂志.-2-15-65
答陈和相君问医学门径/沈仲圭//绍兴医药学报星期增刊.-1-21-516
答复包君识生驳中华医学白话报书/沈少卿//神州医药学报.-1-42-393
答复周君下问/闵苍生//绍兴医药学报.-1-18-373
答高思潜函/陈守真//绍兴医药学报.-1-19-231
答函/何廉臣//绍兴医药月报.-2-37-132
答杭县沈仲圭君问学医入法门/刘吉人//绍兴医药学报星期增刊.-1-21-148
答何芾书/孙秉公//三三医报.-2-33-89
答黄君书/袁复初//三三医报.-2-31-562
答开封李调之君问红十字会/卢育和//绍兴医药学报星期增刊.-1-21-20
答李天球先生函/杨孕灵//三三医报.-2-32-374
答刘华封先生书/周禹锡//三三医报.-2-35-313
答刘筱云函/周镇//绍兴医药学报.-1-18-365
答陆晋笙君函/周镇//绍兴医药学报.-1-20-430
答南京医家著述/姚伯藩//三三医报.-2-31-375
答山左李寿轩先生论医学书附原函/齐志学,李寿轩//国医正言.-5-5-398
答陕西程春波君函/俞濬//三三医报.-2-35-210
答沈君少卿书/包识生//神州医药学报.-1-42-394,486
答沈君医药小说之商榷/王肖舫//三三医报.-2-30-57
答沈仲圭君书/费泽尧//三三医报.-2-30-445
答沈仲圭君书/高思潜//三三医报.-2-32-599
答沈仲圭君问医书/时逸人//绍兴医药学报星期增刊.-1-21-149
答调查各报以便作医报史者采择/周镇//三三医报.-2-30-268
答汪景文书/孙秉公//三三医报.-2-33-88
答魏善忱君书/陆渊雷//中医新生命.-5-6-230
答吴玉纯君书/张锡纯//三三医报.-2-32-17
答萧介青君书/张锡纯//三三医报.-2-33-57.-2-35-120
答徐韵英君书/张锡纯//三三医报.-2-31-238
答叶劲秋书/胡天宗//三三医报.-2-29-467
答叶劲秋先生书/周禹锡//三三医报.-2-35-126
答余姚康维恂君函/方肇元//绍兴医药学报星期增刊.-1-22-64
答虞哲夫先生书/张锡纯//三三医报.-2-31-239

答张寿甫先生函/张汝伟//三三医报.-2-30-19
答张寿甫先生书/徐召南//三三医报.-2-34-25
答张书函/凌永言//三三医报.-2-31-596
答张相臣君书/张锡纯//三三医报.-2-29-507//绍兴医药学报.-1-18-118
答张相臣君哲嗣毅武书/张锡纯//绍兴医药学报星期增刊.-1-22-31
答张赞臣书/宋大仁//中西医药.-5-12-415
答周禹锡先生函/俞濬//三三医报.-2-35-210
答周禹锡先生书/邹趾痕//三三医报.-2-35-306
答总会徐相宸君书/何廉臣//绍兴医药学报.-1-12-322
代裴君慎思复姜君鑫吴君德明函/李铄铧//针灸杂志.-4-33-404
丁仲祜君复何廉臣君函/丁福保//绍兴医药学报.-1-8-433
丁仲祜先生复阎督军书/丁福保//医学杂志.-2-1-112
二月二十五日复正会长蔡公小香禀/王桢//医学公报.-1-7-3
范斯年君致绍兴医学会书/范斯年//绍兴医药学报.-1-9-203
方仲宣君致骆保安君函/方仲宣//绍兴医药学报.-1-8-387
费泽尧先生致山西改进研究会缄/费泽尧//医学杂志.-2-4-226
冯振民先生致山西中医改进研究会书/冯振民//医学杂志.-2-3-220
奉张寿甫先生书/刁继冲//三三医报.-2-33-563
辅仁学社陈鼓阳先生来函/陈鼓阳//医学杂志.-2-15-631
附张赞臣与宋大仁书/中西医药杂志社//中西医药.-5-12-418
附致神州日报社书/绍兴医药学报社//绍兴医药学报.-1-13-565
附致张先生书/宋霖若//绍兴医药学报星期增刊.-1-22-444
附周岐隐先生来函/周岐隐//医学杂志.-2-16-297
附诸会员公鉴/中医杂志社//中医杂志.-2-21-78
复包农辅/周镇//三三医报.-2-30-485
复宾启荣君书/张锡纯//绍兴医药学报星期增刊.-1-22-467
复常熟医学会函/周镇//三三医报.-2-29-230
复陈也愚书/丁福保//中西医学报.-1-23-20,74
复丁甘仁钱庠元两君函/神州医药学报社//神州医药学报.-1-42-99
复二位李慰农君书/张锡纯//三三医报.-2-30-189
复傅鹤皋君书/张锡纯//三三医报.-2-30-59
复高思潜君函/蒋璧山//绍兴医药学报.-1-20-219
复高思潜君书/曹炳章//三三医报.-2-31-564
复高思潜君书/何廉臣//三三医报.-2-31-561
复高思潜君书/张锡纯//绍兴医药学报.-1-19-308
复顾保初/周镇//三三医报.-2-29-79
复广州杏林医学月报社缄/医学杂志社//医学杂志.-2-10-613
复海门分社长刘景辉函/时逸人//复兴中医.-5-31-657
复函/秦伯未//中医指导录.-4-4-27
复杭县沈仲圭君/守真//绍兴医药学报星期增刊.-1-22-24
复何家谋先生书/宋大仁//中西医药.-5-10-685
复何廉臣/周镇//三三医报.-2-30-515
复胡剑华君函/璧山//三三医报.-2-32-525
复胡剑华君书/高思潜//三三医报.-2-33-87.-2-34-498,534,569

复胡剑华君书/张锡纯//绍兴医药学报星期增刊.-1-22-468
复湖南曾觉叟先生书/张赞臣//国医正言.-5-4-213,376//医界春秋.-3-12-455.-3-13-95
复湖南国医公会委员余君华龛函/谢汇东//医界春秋.-3-8-437
复湖南刘君叔莼/叶劲秋//绍兴医药学报.-1-20-433
复湖南刘叔纯先生书/竹余祥//绍兴医药学报.-1-19-310
复湖南刘希宪书/胡天宗//三三医报.-2-30-185
复黄惺斋君/高思潜//绍兴医药学报.-1-20-426
复会董翁学官书/骆保安//绍兴医药学报.-1-9-33
复惠答延颈诸君书/张汝伟//三三医报.-2-30-226
复吉生君函/时逸人//绍兴医药学报.-1-16-224
复寄周小农/刘蔚楚//三三医报.-2-30-267
复江苏全省中医联合会/松江医药卫生协会//三三医报.-2-30-188
复介休县中医改进研究分会缄/医学杂志社//医学杂志.-2-2-237
复李君鹤访凌君志云李君啸云卲君质人/医学公报社//医学报.-1-7-339
复李慰农君/刘蔚楚//三三医报.-2-30-413
复李慰农君书/三三医报社//三三医报.-2-30-130
复李慰农君书/张锡纯//绍兴医药学报.-1-20-222
复李重人先生书/陈无咎//医界春秋.-3-14-98
复李祝华君书/张锡纯//三三医报.-2-30-334
复林沧叔先生书/邹趾痕//三三医报.-2-34-238
复刘纯熙君书/张锡纯//绍兴医药学报星期增刊.-1-22-118
复刘君蔚楚论医书/时逸人//三三医报.-2-36-224
复刘冕堂/周镇//三三医报.-2-30-58.-2-32-125
复刘叔纯论刊医书书/张汝伟//绍兴医药学报.-1-19-222
复刘伟通君函/恽铁樵//铁樵医学月刊.-4-44-77,627
复刘蔚楚/周镇//三三医报.-2-30-131
复刘蔚楚君/李慰农//三三医报.-2-30-413
复刘蔚楚先生书/张锡纯//三三医报.-2-32-413
复刘慰楚君/周镇//绍兴医药学报.-1-20-429
复刘希宪君书/张锡纯//三三医报.-2-29-75
复刘小云/周镇//三三医报.-2-31-348
复刘筱云信/周镇//绍兴医药学报.-1-19-212
复刘子霞函/陈泽东//国医正言.-5-3-198
复龙伯超函/刘吉人//绍兴医药学报星期增刊.-1-21-480
复卢佩馨先生书(附原书)/高思潜//三三医报.-2-30-84
复卢仪征/康维恂//三三医报.-2-30-412
复卢育和/周镇//绍兴医药学报.-1-20-436
复陆公晋笙函/周镇//绍兴医药学报星期增刊.-1-22-524
复陆晋笙君/周镇//三三医报.-2-29-328//绍兴医药学报.-1-20-442
复陆渊雷书(连载)/曾觉叟//医界春秋.-3-10-457,519//医学杂志.-2-15-373
复南京评议员濮君凤笙函(二月二十七日)/医学公报社//医学公报.-1-7-7
复南通石念祖/徐相宸//绍兴医药学报.-1-13-436
复邱明扬君(四川梁山县县立初级中学)/医学杂志社//医学杂志.-2-10-614
复任伯和君书/沈仲圭//三三医报.-2-29-511

复日本丰桥市大手通行松山安洛俊先生问中国医学情形/时逸人//三三医报.-2-35-212
复如皋陈霭堂先生书/时逸人//三三医报.-2-35-61 //沈阳医学杂志.-3-3-94
复如皋李慰农君书/张锡纯//三三医报.-2-30-295
复如皋李慰农书/李春芝//三三医报.-2-30-409
复山西中医改进会函/张惠臣//绍兴医药学报.-1-19-145
复汕头何约明书/徐相宸//绍兴医药学报.-1-14-149
复上海浦东中医研究会书/张锡纯//三三医报.-2-29-440
复上海医界春秋书/吴汉僊//国医正言.-5-4-267
复邵餐芝先生书/徐相任//神州国医学报.-4-17-127
复沈仲芳/徐相任//神州国医学报.-4-14-412
复沈仲圭君/凌永言//三三医报.-2-31-24
复沈仲圭君书/张锡纯//绍兴医药学报.-1-20-356 //绍兴医药学报星期增刊.-1-22-468
复沈仲圭先生书/高思潜//三三医报.-2-33-55
复沈仲圭先生书/杨孕灵//三三医报.-2-33-487
复嵊县竹芷熙君书/章寿芝//绍兴医药学报.-1-13-175
复时君书/周源//绍兴医药学报.-1-15-131
复时逸人君函/徐相宸//三三医报.-2-35-212 //绍兴医药学报.-1-15-295 //沈阳医学杂志.-3-3-96
复时逸人先生书/张锡纯//三三医报.-2-33-563.-2-34-572
复寿甫先生书/竹余祥//绍兴医药学报.-1-19-310
复书/范行准//中西医药.-5-12-421
复舒啸同学一封公开信/连硕庭//针灸杂志.-4-33-403
复束子嘉君/包识生//神州医药学报.-1-46-320
复束子嘉书/袁桂生//神州医药学报.-1-46-534
复苏州国医研究院总务主任王慎轩先生书/文医半月刊社//文医半月刊.-5-14-559
复陶梦英函/陈守真//绍兴医药学报星期增刊.-1-22-128
复天津陈曾源先生书/张赞臣//医界春秋.-3-13-144
复万县政军警教学道医各界先生书/张锡纯//三三医报.-2-33-343
复汪景文君书/张锡纯//三三医报.-2-33-57
复王兰远君书/袁桂生//三三医报.-2-29-579
复王秋崧君/陆锦燧//绍兴医药学报.-1-20-431
复王润霖先生书/陈稔秋//绍兴医药学报.-1-14-155
复王肖舫君书/张锡纯//三三医报.-2-32-413.-2-36-7 //绍兴医药学报星期增刊.-1-22-467
复王祖德君/周镇//三三医报.-2-29-403
复席文介君书/张锡纯//三三医报.-2-29-607
复萧退庵先生书/张山雷//神州国医学报.-4-17-61
复孝义县吕知事/医学杂志社//医学杂志.-2-1-591
复新加坡黎北海先生书/袁桂生//神州医药学报.-1-46-526
复徐相宸书/周镇//三三医报.-2-29-175
复徐韵英君/张锡纯//三三医报.-2-32-529.-2-34-387
复徐召南君/高思潜//绍兴医药学报.-1-20-423
复严仲琳/周镇//三三医报.-2-29-366
复杨如侯君/周镇//三三医报.-2-29-404
复杨如侯君书/胡天宗//三三医报.-2-30

-190
复杨燧熙君书/张汝伟//三三医报.-2-30-226
复姚斗山先生书/时逸人//三三医报.-2-35-67//医学杂志.-2-14-353
复姚斗山先生书/周禹锡//三三医报.-2-33-485
复叶健生君函/时逸人//三三医报.-2-34-26
复叶劲秋书/胡天宗//三三医报.-2-29-442
复叶橘园君/时逸人//三三医报.-2-35-531
复叶培根书/张谔//三三医报.-2-31-593
复游埠童芳圃君/祝一山//针灸杂志.-4-28-379
复余姚康维恂君/徐召南//绍兴医药学报星期增刊.-1-22-456
复余云岫论脉书/王一仁//中医杂志.-2-26-149
复郁济娸/周镇//绍兴医药学报.-1-19-374
复曾君觉叟书/陈无咎//医界春秋.-3-13-316
复张夫子寿甫函/黄雨岩//三三医报.-2-33-167
复张龙耕先生函/周禹锡//三三医报.-2-33-165
复张生甫先生书/张锡纯//三三医报.-2-34-572
复张寿甫先生函/时逸人//三三医报.-2-35-486
复张寿甫先生书/高思潜//绍兴医药学报.-1-20-424
复张寿甫先生书/张汝伟//三三医报.-2-30-225
复张寿甫先生书/邹趾痕//三三医报.-2-34-357
复张燕杰书/张锡纯//三三医报.-2-29-439
复张植蕃先生书/邹趾痕//三三医报.-2-34-239
复镇江杨燧熙先生函/李春芝//绍兴医药学报星期增刊.-1-22-288
复周君小农论医者宜辨类病之异同/刘蔚楚//绍兴医药月报.-2-39-383
复周小农/刘蔚楚//三三医报.-2-30-377//三三医报.-2-31-418.-2-34-91
复周小农/柳剑南//三三医报.-2-30-447
复周小农君书/张锡纯//三三医报.-2-31-213//绍兴医药学报.-1-20-223
复周禹锡先生书/许小士//三三医报.-2-35-317
复周禹锡先生书/叶劲秋//三三医报.-2-35-101
复周禹锡先生书/邹趾痕//三三医报.-2-33-486
复朱清泉先生函/李春芝//沈阳医学杂志.-3-2-440
复竹余祥君/张锡纯//三三医报.-2-29-438.-2-30-91
复邹趾痕夫子缄/周禹锡//三三医报.-2-35-65
复邹趾痕先生书/时逸人//三三医报.-2-36-313
复邹趾痕先生书/徐相任//神州国医学报.-4-17-288
傅再希先生致山西中医改进研究会书(续)/傅再希//医学杂志.-2-3-343
傅再希先生致山西中医改进研究会书/傅再希//医学杂志.-2-3-217
甘霖律师来函/神州国医学报社//神州国医学报.-4-18-408
感谢张锡纯先生书/徐庄//绍兴医药学报星期增刊.-1-22-264
高思潜先生来函/高思潜//绍兴医药月报.-2-38-373
高思潜先生致山西改进研究会书/高思潜//医学杂志.-2-4-100
告陆渊雷/祝敬铭//医界春秋.-3-10-211
葛廉夫君致山西中医改进研究会缄/葛荫春//医学杂志.-2-1-438.-2-4-470.-2-7-97.-2-8-604
公安局常函/太原市公安局//医学杂志.-2-14-523

公牍/神州国医学报社//神州国医学报.-4-17-493
公函/绍兴医药学报社//绍兴医药学报.-1-12-328
公函撮录/国医杂志社//国医杂志.-4-12-115
沽源孟崇致邹趾痕书/周禹锡//医界春秋.-3-10-462
顾保初致周小农/顾保初//三三医报.-2-29-79
光汉中医专科学校广州市医学卫生社光汉医院等联合来函/赖际熙,潘茂林,黄焯南//医界春秋.-3-14-262
光华医药社无锡二分社来电/陈一清//国医公报.-4-22-452
郭镕甫先生致山西中医改进研究会缄/郭镕甫//医学杂志.-2-10-502
郭受天先生来函/郭受天//医学杂志.-2-15-625
国医砥柱月刊社山西太古范村镇分社开全体大会来函/国医砥柱月刊社//国医砥柱月刊.-5-16-193
函牍留痕/中医指导录杂志社//中医指导录.-4-1-88,117,152,179,209,277,348
函致何廉臣君/俞濬//绍兴医药月报.-2-40-203,255
涵江国医研究社来函/李雄侯,关惠民//医界春秋.-3-9-177
汉口特别市中医工会来函/汉口特别市中医工会//医学杂志.-2-11-520
汉口医药学刊社来函/谢汇东//医学杂志.-2-13-643
杭米县菊坡致余姚沈孝荣君书/绍兴医药学报社//绍兴医药学报星期增刊.-1-21-408
郝植梅先生致山西中医改进研究会书/郝植梅//医学杂志.-2-1-336
何君诗遗来函之一/何诗遗//中医新生命.-5-6-175
何君致彭先生承祖书/何玉书//文医半月刊.-5-14-294
何廉臣答恽铁樵先生书/何廉臣//绍兴医药月报.-2-37-428
何诗遗君来函之二/何诗遗//中医新生命.-5-6-177
和县高思潜先生来函/姚旭光//绍兴医药月报.-2-37-278
河南国医改进研究会成立大会来函/国医砥柱月刊社//国医砥柱月刊.-5-16-54
河源县国医支馆陈希范先生来函/陈希范//杏林医学月报.-3-21-342
胡天宗先生致山西中医改进研究会书/胡天宗//医学杂志.-2-1-592
湖北省国医馆筹备处来函/湖北省国医馆筹备处//医学杂志.-2-13-93
湖南曾觉叟先生来书/医界春秋社//医界春秋.-3-13-94
湖南吴汉僊先生来函/吴汉僊//医学杂志.-2-17-61
湖南长沙卫生报社来函一/医学杂志社//医学杂志.-2-15-534
湖南长沙卫生报社吴汉僊先生来函/吴汉僊//医学杂志.-2-15-535
华觉民君来书/华觉民//中医新生命.-5-6-535
黄百川君来函/黄百川//中医新生命.-5-6-232,361.-5-7-407
黄君仲贤来函/黄仲贤//中医新生命.-5-6-175
黄润书君来函/黄润书//新中医刊.-5-20-525
黄一尘君来函/黄一尘//中医新生命.-5-6-231
黄一尘君来书/黄一尘//中医新生命.-5-6-360.-5-8-341
会长复张季直先生书(八年七月)/医学杂志社//医学杂志.-2-1-578
会长阎督军致丁仲祜先生书/阎锡山//医学杂志.-2-1-110
会长阎督军致张季直先生书/阎锡山//医学杂志.-2-1-114

惠函节录/医学公报社//医学公报.-1-6-586
惠书节录/陈樾乔//医学报.-1-6-365
几封公开的信/陈无咎//医界春秋.-3-9-421
寄东洋医道会书/周镇//医学杂志.-2-12-590
寄高思潜先生书/胡剑华//三三医报.-2-32-553
寄高思潜先生书/沈仲圭//三三医报.-2-32-553
寄国医馆馆长书/周镇//杏林医学月报.-3-20-513
寄胡天宗书/刘希宪//三三医报.-2-30-185
寄黄雨岩君书/张锡纯//三三医报.-2-32-529
寄刘冕堂先生书/张锡纯//沈阳医学杂志.-3-3-154
寄裘吉生社长先生书/杨孕灵//三三医报.-2-33-25
寄裘吉生先生/高思潜//三三医报.-2-33-23
寄全国医药团体代表大会书/周镇//医学杂志.-2-12-586
寄山西中医改进研究会/周镇//三三医报.-2-30-485
寄上海中医学会江苏中医联合会/周镇//三三医报.-2-31-23
寄寿甫张君/周镇//三三医报.-2-31-65
寄松江医会黄君肯堂并寄苏医联合会诸君/周镇//三三医报.-2-30-481
寄无锡周小农/周禹锡//医学杂志.-2-15-623
寄向本刊同志一封公函/戴少洲//国医砥柱月刊.-5-16-553
寄徐相宸君/周镇//三三医报.-2-33-344
寄永定黄雨岩书/王肖舫//三三医报.-2-29-609
寄于右任院长书/梁筱彦//北平医药月刊.-5-9-372
寄张山雷君书/张锡纯//三三医报.-2-32-530
寄张寿甫先生(介绍中华教会公报)/三三医报社//三三医报.-2-33-59
寄张寿甫先生书/安凤轩//沈阳医学杂志.-3-1-403
寄张寿甫先生书/张鸿钧//沈阳医学杂志.-3-2-50
寄张寿甫先生书/张让轩//沈阳医学杂志.-3-2-118
寄张寿甫先生书/章洪均//三三医报.-2-33-239
寄周小农/包农辅//三三医报.-2-30-484
寄周小农/陈秋孙//三三医报.-2-32-159
寄周小农/何廉臣//三三医报.-2-30-514.-2-32-18
寄周小农/刘冕堂//三三医报.-2-30-58
寄周小农/刘蔚楚//三三医报.-2-30-411,482.-2-31-21,214,349,563,594,596.-2-32-20,237,525.-2-33-56.-2-34-24
寄周小农/柳剑南//三三医报.-2-31-487,375
寄周小农/卢则钟//绍兴医药学报.-1-20-435
寄周小农/陆晋笙//三三医报.-2-29-329//绍兴医药学报星期增刊.-1-22-523
寄周小农/裘吉生//三三医报.-2-31-23
寄周小农/三三医报社//三三医报.-2-33-53
寄周小农/上海神州医药总会//绍兴医药学报星期增刊.-1-22-521
寄周小农/严痴孙//三三医报.-2-30-586
寄周小农/章叔和//三三医报.-2-29-262
寄周小农报告新本草/刘蔚楚//三三医报.-2-30-130
寄周小农君/刘冕堂//三三医报.-2-32-125
寄周小农君/王祖德//三三医报.-2-29-403
寄周小农君/杨百城//三三医报.-2-29-403
寄周小农君/郁济煐//绍兴医药学报.-1-19-373
寄周小农论医药书/刘蔚楚//三三医报.-2-30-186
寄周小农商辑古今医书节要/陆晋笙//绍兴医药学报.-1-20-439

寄周小农书/刘筱云//三三医报.-2-31-347
寄周小农先生书/陆晋笙//沈阳医学杂志.-3-2-242
寄周禹锡君书/张锡纯//三三医报.-2-35-122
谏陈无咎先生书/陈曾源//国医正言.-5-5-12
江西赣州魏世贵君来函/魏世贵//医界春秋.-3-9-424
江西吉安萧九皋来函/萧九皋//医学杂志.-2-16-381
焦易堂致陕西省政府祝主席函/焦易堂//华西医药杂志.-5-37-112
节录杨燧熙君复时逸人函/折背叟//绍兴医药学报星期增刊.-1-21-231
金葆卿先生致山西中医改进研究会书/金葆卿//医学杂志.-2-2-231
敬答任伯和君/裘吉生//三三医报.-2-29-369
敬答王君润民书/裘吉生//三三医报.-2-35-529
敬答徐菊人先生书/杨孕灵//三三医报.-2-32-373
敬答俞鉴泉先生/沈仲圭//三三医报.-2-31-316
敬答张寿甫先生书(附邹君趾痕书)/杨孕灵//三三医报.-2-31-526//绍兴医药月报.-2-38-301
敬复各省中医学会暨刘蔚楚君/周镇//三三医报.-2-34-28,168
敬复裘君下问/周镇//三三医报.-2-29-267
敬致济阳陆晋笙先生书/角直中医学会//三三医报.-2-29-576
敬致蒋逢春先生/沈独善//三三医报.-2-31-375
敬致陆成一先生书/角直中医学会//三三医报.-2-29-577
敬致袁桂生先生书/沈仲圭//三三医报.-2-32-96
敬致张破浪先生书/沈仲圭//三三医报.-2-30-340
敬致张寿甫夫子函/席文介//三三医报.-2-29-467
敬致张寿甫夫子函/张燕杰//三三医报.-2-29-325
敬致张寿甫夫子书/张燕杰//三三医报.-2-29-508
靖江调查员蓝月恒先生来书/蓝月恒//医学报.-1-6-173
九江李海钦君来函渊雷复函/李海钦,陆渊雷//中医新生命.-5-6-172
康维恂先生书/柴也愚//绍兴医药学报星期增刊.-1-22-16
克明医学会来函/克明医学会//医学杂志.-2-15-631
孔肃然君来书/孔肃然//中医新生命.-5-8-468
兰溪县中医药团体来电/兰溪县中医药团体//医学杂志.-2-18-280
兰溪医校教务张寿颐先生来函/张山雷//绍兴医药月报.-2-38-139
兰溪公立中医学校教务主人张寿颐先生来函/张山雷//绍兴医药月报.-2-37-355
兰溪中医学校教务长张山雷先生致山西改进研究会理事长书(连载)/张山雷//医学杂志.-2-4-465,594
黎灵生先生致广东新中医学会函/黎灵生//广东医药月刊.-3-24-341
梁兆南君致朱庆澜论中医药书/梁兆南//杏林医学月报.-3-17-197
凌永言先生致山西中医改进研究会编辑处书/凌永言//医学杂志.-2-3-597
凌永言先生致山西中医改进研究会书(八年六月)/凌永言//医学杂志.-2-1-447
刘济人君致绍兴医学会书/刘济人//绍兴医药学报.-1-9-93
刘峻致周镇书/国医杂志社//国医杂志.-4-12-108
刘蔚楚君答周君小农屡问何以罕言西药/刘蔚楚//医学杂志.-2-7-106

刘筱云先生致山西中医改进研究会书/刘筱云//医学杂志.-2-2-353
留日学生张效宗上会长书(连载)/张效宗//医学杂志.-2-6-243,388.-2-8-99,219,345
陆晋笙君致山西中医改进研究会缄/陆晋笙//医学杂志.-2-7-94
论血压致庄百俞先生书/恽铁樵//铁樵医学月刊.-4-44-547
论中西医学书(连载)/余择明//医界春秋.-3-5-271,296
论中医剥复案与吴检斋书/章炳麟//苏州国医杂志.-5-2-399
论中医处方之讹字答伍君师谦/秦伯未//中医杂志.-2-21-175
骆保安致无锡丁仲祜君函/骆保安//绍兴医药学报.-1-9-270
吕巷梅咏仙上正会长蔡公书/梅詠仙//医学公报.-1-7-53
缪俊德来函论江苏管理中医条例之误/缪俊德//医学杂志.-2-16-127
南洋槟城医药之声主编张见初君与本社研究主任钱今阳君函:聘为撰述主任/张见初//国医砥柱月刊.-5-16-638
旁观者言/陆渊雷(录)//自强医学月刊.-3-40-541
辟陈运动中江苏如皋医会黄星楼先生致吴汉僊先生函/国医正言杂志社//国医正言.-5-5-101
平陆县知事彭子益君致理事长缄/彭子益//医学杂志.-2-36-4
期挽利权/蔡文森,叶秉衡//神州医药学报.-1-45-299
全国医药总会上五院长书/杨太和//医界春秋.-3-8-253
三复长沙吴汉僊书/张赞臣//医界春秋.-3-13-40
厦门梁长荣致长沙卫生报吴社长函/梁长荣//国医正言.-5-5-57
厦门林振南君致山西中医改进研究会函/林振南//医学杂志.-2-11-100
山西洪洞佛礼研究报社聘本社社长为医药顾问书/宋干丞//国医砥柱月刊.-5-16-181
山西中医专校教授费泽尧先生来函/费泽尧//绍兴医药月报.-2-37-427
汕头林君卓群致天年医社书/三三医报社//三三医报.-2-36-88
汕头沈锡军先生来函/沈锡军//医学杂志.-2-17-392
上报社社友书/时逸人//绍兴医药学报.-1-16-223
上高思潜先生书/鄞南病夫//三三医报.-2-30-382
上海全国医药代表大会致山西中医改进研究会电/医学杂志社//医学杂志.-2-11-13
上海神州医药专门学校来函/上海神州医药专门学校//绍兴医药学报.-1-14-295
上海神州中医大学致山西中医改进研究会缄/包识生,叶伯良,张赞臣//医学杂志.-2-8-102
上海市神州国医学会为夏梅亭函请评判沈仲芳儿科医士处方案/神州国医学报社//神州国医学报.-4-15-548
上海医界春秋社致本刊主编俞慎初函/上海医界春秋社//现代医药月刊.-4-27-638
上海医界春秋社致山西中医改进研究会缄/医界春秋社//医学杂志.-2-8-101
上海医界春秋致山西中医改进研究会缄/医界春秋社//医学杂志.-2-10-499
上海中医学会为药业罢市致东路前敌总指挥部函/上海中医学会//中医杂志.-2-26-152
上何印岩先生书/沈仲圭//三三医报.-2-31-455
上江西黄国材道长书/刘纯熙//绍兴医药学报星期增刊.-1-22-280
上军医处顾处长少波书/余无言//医界春秋.-3-6-534
上凌永言夫子书/沈仲圭//三三医报.-2-30-557
上裘吉生先生书/倪汝奂//三三医报.-2-30

-297
上裘吉生先生书/周禹锡//三三医报.-2-36-536
上裘社长书/沈仲圭//三三医报.-2-31-25
上全国种痘先生书/束子嘉//绍兴医药学报星期增刊.-1-22-377
上山西医会第二书/高思潜//三三医报.-2-29-264
上盛宫保书(代论)/蒋履曾//中西医学报.-1-23-294
上时逸人先生函/沈仲圭//三三医报.-2-30-17
上司庆轩县长书/梁筱彦//北平医药月刊.-5-9-375
上卫生署中医委员会书/汤士彦//国医砥柱月刊.-5-16-15//国医正言.-5-5-563//文医半月刊.-5-14-538//医学杂志.-2-18-449
上杨燧熙先生书/徐炳和//三三医报.-2-30-51
上余云岫先生/李慰农//三三医报.-2-30-267
上张师寿甫书/周禹锡//三三医报.-2-33-168
上张寿甫夫子书/万沛霖//绍兴医药学报.-1-19-307//绍兴医药学报星期增刊.-1-22-175
上张寿甫夫子书/竹余祥//三三医报.-2-29-330,575
上张寿甫夫子意见书/万县军政学界//三三医报.-2-33-166
上张寿甫先生书/李启沅//绍兴医药学报.-1-20-355
上张寿甫先生书/李祝华//三三医报.-2-30-188
上张寿甫先生书/刘纯熙//绍兴医药学报星期增刊.-1-22-264
上张寿甫先生书/杨孕灵//三三医报.-2-31-239
上中国医学会蔡小香会长书/绍兴医学会全体会员//绍兴医药学报.-1-9-269
上周君书/严鸿慈//三三医报.-2-31-212
上周小农书/刘峻//三三医报.-2-31-211
上诸同志书/李慰农//三三医报.-2-32-20
上宗人太炎先生论王朴庄所说古方两数书(附太炎先生按语)/成之,章次公//中国医学月刊.-3-15-177
上邹君回函/王润民//三三医报.-2-34-321
绍兴裘吉生医师鉴/周镇//复兴中医.-5-31-99
神州中医大学寄李春芝书/神州中医大学//沈阳医学杂志.-3-2-441
沈葆三先生致山西中医改进研究会书/沈葆三//医学杂志.-2-2-228
沈仲圭君致陈宾卿君缄/沈仲圭//医学杂志.-2-11-246
盛宫保致日本钦差胡公使书/盛宣怀//医学报.-1-6-319
时逸人复函/时逸人//医学杂志.-2-17-391
时逸人先生致山西中医改进研究会书/时逸人//医学杂志.-2-2-366
寿守型致施今墨氏书/寿守型//文医半月刊.-5-14-633
四川重庆蹇家桥张劲秋与天年医社书/张健隆//三三医报.-2-36-62
四川重庆天年医社主任邹趾痕先生与江苏泰县娄庄竞存医社主任杨孕灵书/邹趾痕//三三医报.-2-32-595
宋从甫君致山西中医改进研究会书/宋从甫//医学杂志.-2-3-102
遂安姚华青致张腾蛟函/姚华清//医界春秋.-3-10-320
太谷县东山底村村长石中砺函/医学杂志社//医学杂志.-2-3-95
讨论医药的一封信/徐仙槎(稿);张寿甫(寄)//沈阳医学杂志.-3-1-206
提倡交换医书上武棟臣先生书/徐召南//三三医报.-2-30-409
提倡医药之一函/河南医药研究所//三三医报.-2-35-154

天年医社复齐有成先生介绍学生二三人书/邹趾痕//三三医报.-2-36-456
天年医社复叶劲秋先生书/邹趾痕//三三医报.-2-36-62,90,94
天年医社往来函件/邹趾痕//三三医报.-2-36-27
田庄台商曾长来函/沈阳医学杂志社//沈阳医学杂志.-3-1-402
铁道部金正恩君来函/金正恩//中医新生命.-5-6-168
通信/布秀雯//神州医药学报.-1-46-97
通信/钱存济//神州医药学报.-1-44-167
通信二/颜伯卿//神州医药学报.-1-45-282
通信三/金人玉//神州医药学报.-1-45-283
通信四/朱楷君//神州医药学报.-1-45-284
通信一/何廉臣//神州医药学报.-1-45-281
王驾雄君来函(致裘吉生君函)/王驾雄//绍兴医药学报.-1-8-79
王镜泉君致李会缄/王镜泉//医学杂志.-2-6-400
王立才与夏昕蕖书/清华学校//中西医学报.-1-24-260
韦廉士医生药局来函/韦廉士医生药局//医界春秋.-3-11-409
为陈无咎曾觉叟两先生笔战与张赞臣先生书/张治河//医界春秋.-3-14-152
为国医砥柱社告同人书/楼普惠//国医砥柱月刊.-5-18-104
为国医药之发明谨告立法院委员书/李克蕙//国医砥柱月刊.-5-15-421
为检定医生疑问(复周小农)/陆晋笙//三三医报.-2-30-377
为联络努力方向各分社长进一忠言/马绩熙//光华医药杂志.-4-40-318
为募款筹建首都国医院告全国医药同仁热心人士书/中央国医馆平湖县支馆//国医砥柱月刊.-5-15-482
为派会员宣讲致本医会书/顾实//中西医学报.-1-24-479
无锡周镇氏送诊赠药办法通告书/绍兴医药学报社//绍兴医药学报.-1-12-259
芜城憨生致宜春王国材先生书/绍兴医药学报社(录)//绍兴医药学报星期增刊.-1-21-376
吴鞠通/贾鉴//医学公报.-1-7-101
吴锡璜先生致山西中医改进研究会第二书/吴锡璜//医学杂志.-2-6-391
香港李小靖李家仁黄畹馨致太原市公安局缄(附药方)/李小靖//医学杂志.-2-10-500
香港调查员陈赓飏致南京濮君凤笙函/陈赓飏//医学公报.-1-7-4
萧北丞先生致山西中医改进研究会理事长缄/萧北丞//医学杂志.-2-5-373
徐仙槎君答复杜海生君/徐仙槎//三三医报.-2-32-123//绍兴医药月报.-2-39-45
徐相宸君致绍兴医药学报社主任裘吉生君函/徐相宸//绍兴医药学报.-1-15-116
徐相宸先生致山西中医改进研究会书(附议案)/徐相宸//医学杂志.-2-1-215
徐相任先生交件/神州国医学报社//神州国医学报.-4-15-414,466
徐韵英先生致山西中医改进研究会书/徐韵英//医学杂志.-2-3-215
徐召南君复高思潜君缄/徐召南//医学杂志.-2-3-603
许宗微先生致山西中医改进研究会书/许宗微//医学杂志.-2-3-212
学员袁铁僧来信/袁铁僧//铁樵医学月刊.-4-44-627
严痴孙先生致山西中医改进研究会书/严痴孙//医学杂志.-2-1-586
杨厚斋君致胡会长书/杨厚斋//绍兴医药学报.-1-15-115
杨志一君致山西中医改进研究会/杨志一//医学杂志.-2-7-98
叶劲秋君致山西中医改进研究会缄/叶劲秋//医学杂志.-2-7-241
一封愤慨的信/冯雯波//三三医报.-2-36-157
一封预备寄给曹炳章的信/天哀//中医新生命

.-5-8-62
医界春秋社张主席复长沙吴汉僊先生函/张赞臣//医界春秋.-3-12-409
医药图书馆捐募医书致周小农书/上海医药图书馆//三三医报.-2-31-419
尹天民先生致山西中医改进研究会书(连载)/尹天民//医学杂志.-2-1-587.-2-2-109
尤列先生关于复职之来函/国医杂志社//国医杂志.-4-7-460
又复卢仪征讯/康维恂//三三医报.-2-31-65
又寄张寿甫先生函/时逸人//三三医报.-2-35-487
又致日本医学博士青山胤通书/盛宣怀//医学报.-1-6-320
又致谢校长缄/山西太原中医改进研究会//医学杂志.-2-2-114
余愚与阮其煜杨志一两先生论中西医学书/何幼廉//绍兴医药月报.-2-41-5
俞鉴泉君致山西中医改进研究会缄/俞鉴泉//医学杂志.-2-7-107
与本刊主编张君书/陈无咎//医界春秋.-3-13-424
与本社社长先生书/高维祺//三三医报.-2-32-411
与曹炳章君书/郑肖岩//绍兴医药学报.-1-12-179
与陈守真君书/高思潜//三三医报.-2-33-416
与刁质明杨燧熙二君书/张锦灿//三三医报.-2-32-126
与高思潜先生书/曹炳章//三三医报.-2-33-54
与高思潜先生书/胡剑华//三三医报.-2-34-497,497,533,533,533
与高思潜先生书/沈仲圭//三三医报.-2-31-561 //三三医报.-2-34-496
与何九龄君书/观潮//绍兴医药学报.-1-13-178
与胡朴安书/许半龙//医界春秋.-3-7-420
与黄眉孙先生论病书/袁桂生//神州医药学报.-1-44-259
与金君未多句之商榷/徐镇治//三三医报.-2-29-178
与康余姚书/卢育和//三三医报.-2-30-300
与刘叔莼先生书/沈仲圭//三三医报.-2-31-313
与南通张季直书/张汝伟//绍兴医药学报.-1-19-229
与裘吉生君函/何梦//绍兴医药学报.-1-13-177
与裘吉生社长书/高思潜//三三医报.-2-31-597
与裘吉生先生书/张谔//三三医报.-2-31-593
与山西中医改进会会长阎百川书/张汝伟//绍兴医药学报.-1-19-146
与上海粹华制药厂书/张汝伟//绍兴医药学报.-1-19-221
与绍兴报社社友书/张汝伟//绍兴医药学报.-1-12-177
与社友何廉臣君书/袁桂生//绍兴医药学报.-1-12-455
与社友裘吉生君书/束天民//绍兴医药学报.-1-12-454
与社中主任书/薛立夫//绍兴医药学报.-1-12-180
与神州医药会绍兴分会书/白仲英//绍兴医药学报.-1-12-261
与神州医药总会讨论进行方针书/张汝伟//绍兴医药学报.-1-11-361
与沈阳同志刘君景素感谢锡我良箴之情话/邹趾痕//三三医报.-2-36-476
与沈仲圭君并诸道友书/俞鉴泉//三三医报.-2-30-585
与时逸人先生论医学参考应用数目商榷/周禹锡//医学杂志.-2-14-177
与宋大仁书/张赞臣//医界春秋.-3-14-151
与谭次仲君论医商榷书/何佩瑜//国医杂志.-4-5-435
与谭君韵笙/陆渊雷//中医新生命.-5-6-475

与田桐书/章炳麟//苏州国医杂志.-5-2-396
与同志论医学书/黎伯概//神州医药学报.-1-43-473
与新闻报快活林严独鹤君/陆渊雷//中国医学月刊.-3-15-356
与盐山张锡纯先生函/徐炳和//三三医报.-2-30-52
与余无言先生书/陈无咎//医界春秋.-3-9-120
与余云岫论脾脏书/章炳麟//苏州国医杂志.-5-2-404
与俞鉴泉先生书/孙秉公//三三医报.-2-35-63
与俞某书(一)至(二)/王士翘//医学报.-1-4-551,583
与袁君桂生函/张汝伟//绍兴医药学报.-1-13-439
与袁君桂生书/黎伯概//神州医药学报.-1-46-399
与恽铁樵书二/章炳麟//苏州国医杂志.-5-2-402
与恽铁樵书一/章炳麟//苏州国医杂志.-5-2-401
与张拱端先生书/邹趾痕//国医正言.-5-3-471
与张生甫先生书/张锡纯//三三医报.-2-32-161
与张锡纯先生论卫生书/傅鹤皐//三三医报.-2-29-575
与镇江张寿芝君书/竹芷熙//绍兴医药学报.-1-12-453
与周岐隐先生书/邹趾痕//国医正言.-5-3-474
与周小农君商榷刊印眼科医铎及药石战史并答鼻渊治法/王肖舫//绍兴医药学报.-1-17-108
与朱湘君书(附回书)/高思潜//三三医报.-2-30-82
与诸暨杨又生书/壶隐居士//三三医报.-2-29-446
与祝君味菊/陆渊雷//中医新生命.-5-6-537
袁慰苍致张委员允中函/袁慰苍//国医公报.-4-23-229
袁咏复萧介青函/袁咏//三三医报.-2-33-90
恽铁樵先生致严独鹤书/恽铁樵//广东医药月刊.-3-24-333
再复张君赞臣书/曾觉叟//国医正言.-5-4-373,425//医界春秋.-3-13-144
再复长沙吴汉僊书(附长沙吴汉僊二次来函)/张赞臣//医界春秋.-3-12-505
再复周君/闵苍生//绍兴医药学报.-1-20-224
再复周小农/陆晋笙//三三医报.-2-30-414
再告全国中医同志书/陈无咎//医界春秋.-3-13-38
再寄高思潜先生书/胡剑华//三三医报.-2-33-53
再寄张寿甫君/周镇//三三医报.-2-31-114
再与康余姚书/卢育和//三三医报.-2-30-593
再与刘叔纯论医学书/张汝伟//绍兴医药学报.-1-19-225
责问包君识生书/沈少卿//神州医药学报.-1-42-485
张春水君致山西中医改进研究会缄/张春水//医学杂志.-2-7-108
张季直先生致会长书(八年七月)/张季直//医学杂志.-2-1-577
张山雷君致杨达夫君缄/张山雷//医学杂志.-2-9-237
张寿甫先生致同会尹天民君书/张锡纯//医学杂志.-2-3-480
张寿甫君致杨如侯君缄/张锡纯//医学杂志.-2-4-607
张寿甫先生致杨如侯书并序/张锡纯//医学杂志.-2-4-226
张叔彭先生致山西中医改进研究会书/张叔彭//医学杂志.-2-2-371
张叔鹏先生复山西中医改进会会长阎督军书/张叔鹏//三三医报.-2-32-447

张委员允中答袁慰苍论数理书/国医公报社//国医公报.-4-23-231
张允中函陈医事设计文/张允中//国医公报.-4-21-362
章太炎先生答张破浪论医书/章炳麟//绍兴医药月报.-2-37-93
浙绍何君廉臣致山西改进研究会杨君如侯书/何廉臣//医学杂志.-2-4-471
值得注目的一封书/程迪仁//神州国医学报.-4-14-17
趾痕复门人某书/邹趾痕//医学杂志.-2-15-527
致本社张主席书/李徽韶//医界春秋.-3-13-426
致本社主任裘吉生君书/李调之//绍兴医药学报.-1-16-61
致宾启荣先生书/张锡纯//绍兴医药学报.-1-20-278
致曹赤电先生函/沈熊璋//绍兴医药学报星期增刊.-1-22-24
致查贡甫先生函/孙宗周//绍兴医药学报星期增刊.-1-22-88
致柴也愚君书/沈炫明//绍兴医药学报星期增刊.-1-22-348
致陈龙池先生函/守真//绍兴医药学报星期增刊.-1-21-344
致陈守真函/陶梦英//绍兴医药学报星期增刊.-1-22-128
致陈守真君函/高思潜//绍兴医药学报.-1-19-213 //绍兴医药学报星期增刊.-1-22-280
致陈守真君函/张锡纯//绍兴医药学报星期增刊.-1-22-508
致陈守真君书/徐召南//三三医报.-2-30-89,450
致陈守真先生函/沈仲圭//三三医报.-2-30-339 //绍兴医药学报星期增刊.-1-21-480
致陈无咎书/曾觉叟//国医正言.-5-4-317,371 //医界春秋.-3-13-96
致陈无咎先生书/陈曾源//国医正言.-5-4-215
致陈无咎先生书/李重人//医界春秋.-3-13-522
致陈佑帅书/张之洞//利济学堂报.-1-2-359
致丹徒陈邦贤先生函/方肇元//绍兴医药学报.-1-19-148
致杜海生先生函/田康济//三三医报.-2-32-239
致杜海生先生函/汪竹安,田康济//绍兴医药月报.-2-38-445
致杜山次君函/杜子极//绍兴医药月报.-2-40-307
致二届同学书/陆善仲//针灸杂志.-4-34-81
致奉天李春芝先生函/李慰农//三三医报.-2-30-411
致奉天姚斗山先生书/周禹锡//三三医报.-2-35-440
致奉天张宜春黄常熟张三先生函/贡三//绍兴医药学报星期增刊.-1-22-47
致高思潜君/徐召南//三三医报.-2-34-24
致高思潜君复函/周镇//绍兴医药学报星期增刊.-1-22-224
致高思潜君函/陈守真//绍兴医药学报.-1-19-375
致各位社友书/吴守铭//针灸杂志.-4-28-299
致古杭柴君书/康维恂//绍兴医药学报星期增刊.-1-22-296
致国内同志公鉴/张锡纯//绍兴医药学报星期增刊.-1-22-428
致海内外医豪/刘景素//沈阳医学杂志.-3-3-372
致何廉臣君函/高思潜//绍兴医药月报.-2-39-523
致何廉臣先生函/沈熊璋//绍兴医药学报星期增刊.-1-22-24
致何廉臣先生讨论同善社静坐之设并商榷编订讲义之手续/时逸人//三三医报.-2-30-367
致胡君天宗先生函/李树宝//绍兴医药学报星

期增刊.-1-22-272
致胡天宗君书/张锡纯//绍兴医药学报星期增刊.-1-22-183,303
致胡土杨刘史裘诸先生函/菱青玉//绍兴医药学报星期增刊.-1-22-296
致湖南湘乡县刘希宪函/张世宏//绍兴医药学报星期增刊.-1-22-152
致黄眉孙先生中气症治质疑说/卢育和//绍兴医药学报.-1-16-229
致黄雨岩先生书/张锡纯//三三医报.-2-30-59
致吉生道长先生尊鉴/柴也愚//绍兴医药学报星期增刊.-1-22-412
致吉生先生书/周禹锡//三三医报.-2-32-528
致江苏省政府主席函/陈曾源//国医正言.-5-4-325
致蒋璧山君函/高思潜//绍兴医药学报.-1-19-234
致蒋璧山君书/侃如//绍兴医药学报.-1-19-372
致蒋君函/胡剑华//三三医报.-2-32-376
致竟陵傅鹤皋先生函/周禹锡//三三医报.-2-33-60
致康维恂君函/史介生//绍兴医药学报星期增刊.-1-22-72
致康维恂君书/高思潜//绍兴医药学报星期增刊.-1-22-176
致兰溪方肇元君书/康维恂//绍兴医药学报星期增刊.-1-22-264
致李启元君书/张锡纯//绍兴医药学报.-1-20-221
致李启沅先生/叶培根//三三医报.-2-31-211
致李慰农书/恽铁樵//三三医报.-2-32-481
致李慰农先生书/沈仲圭//三三医报.-2-30-449
致凌永言先生书/张树筠//三三医报.-2-31-420
致凌永言诸君/康维恂//绍兴医药学报星期增刊.-1-22-24
致刘吉人书/高思潜//绍兴医药学报星期增刊.-1-21-440
致刘吉人先生函/沈仲圭//绍兴医药学报星期增刊.-1-21-296
致刘冕堂先生书/张锡纯//三三医报.-2-31-564
致刘蔚楚君函/时逸人//三三医报.-2-34-571
致刘蔚楚先生书/王胤昌(寄)//沈阳医学杂志.-3-3-42
致陆晋笙君函/柴也愚//绍兴医药学报星期增刊.-1-22-160
致陆晋笙君书/张锡纯//绍兴医药学报.-1-20-353
致陆晋笙先生书/张锡纯//中医杂志.-2-20-323
致陆渊雷书/曾觉叟//医界春秋.-3-10-74//医学杂志.-2-15-152
致马叔循先生函/陈守真//绍兴医药学报星期增刊.-1-22-168
致倪贯卿先生函/守真//绍兴医药学报星期增刊.-1-22-168
致青霞君书/张锡纯//绍兴医药学报星期增刊.-1-22-284
致裘吉生函/张山雷//绍兴医药学报.-1-18-120
致裘吉生函/张锡纯//绍兴医药学报.-1-17-441
致裘吉生君函/刘华封//三三医报.-2-32-527
致裘吉生君函/王俊林//绍兴医药学报.-1-19-142
致裘吉生君函/周镇//绍兴医药学报.-1-18-125
致裘吉生君书/康维恂//绍兴医药学报.-1-19-369
致裘吉生先生/时逸人//三三医报.-2-30-265
致裘吉生先生函/凌詠//绍兴医药学报.-1-19

-371
致裘社长书/周禹锡//三三医报.-2-33-90,415
致蘧隐人闲书/俞鉴泉//三三医报.-2-33-563
致全国各同志道友书/周镇//三三医报.-2-31-81
致全国医药团体代表大会/时逸人//医学杂志.-2-11-310
致冉雪峰缄/杨百城,赵意空//医学杂志.-2-6-524
致山东王肖舫君函/包超//三三医报.-2-29-445
致山东王肖舫兄函/方肇元//绍兴医药学报星期增刊.-1-22-312
致山西中医改进会意见书/周镇//绍兴医药学报.-1-15-314
致山西中医改进研究会书/张锡纯//三三医报.-2-29-331
致汕头黄雨岩先生函/周禹锡//三三医报.-2-33-89
致上海市志馆长书/许半龙//医界春秋.-3-9-424
致上海医药团体总联会查询国民会议选举法书/国医杂志社//国医杂志.-4-5-177
致邵君餐芝函/徐相任//神州国医学报.-4-15-543
致绍兴胡宝书先生函/许勤勋//中医杂志.-2-28-247
致绍兴医药学会正副会长先生诸同志先生公鉴/刘剑华//绍兴医药学报星期增刊.-1-22-191
致社长裘吉生君书/张锡纯//三三医报.-2-30-190.-2-31-214.-2-32-161//绍兴医药学报星期增刊.-1-22-240,264
致神州医药会绍兴分会何廉臣君书/徐相宸//绍兴医药学报.-1-12-319
致沈仲芳/徐相任//神州国医学报.-4-15-50
致沈仲圭君函/陈守真//绍兴医药学报.-1-18-367//绍兴医药学报星期增刊.-1-22-128,184
致时逸人君函/叶健生//三三医报.-2-34-25
致时逸人先生/傅仙坊//医学杂志.-2-15-308
致时逸人先生书(问道学)/姚斗山//三三医报.-2-35-66
致寿甫永言二先生书/萧介青//三三医报.-2-32-529
致书谢仲圭沈君赠白喉忌表抉微兼附有救急方一卷因论及白喉治法/张锡纯//绍兴医药学报星期增刊.-1-21-368
致淞沪卫生局书/中医杂志社//中医杂志.-2-25-308
致天津大公报馆书(连载)/曾觉叟//国医正言.-5-3-211,269
致同社函/胡剑华//三三医报.-2-32-375
致同社书/陈守真//三三医报.-2-30-160
致同学书/梁凤池//针灸杂志.-4-28-518
致万泽东君书/张锡纯//绍兴医药学报星期增刊.-1-22-183
致王镜泉君书/张锡纯//绍兴医药学报星期增刊.-1-22-264,444
致王肖舫君书/张锡纯//绍兴医药月报.-2-38-439
致文辉先生函/张玉玶//三三医报.-2-33-197
致无锡中医学会/周镇//绍兴医药学报星期增刊.-1-22-505
致无锡周小农君函/高思潜//绍兴医药学报.-1-18-361
致歙县胡天宗君书/徐平//绍兴医药学报星期增刊.-1-22-482
致萧介青先生书/邹趾痕//三三医报.-2-32-598
致徐仙槎先生函/杜海生//绍兴医药月报.-2-38-449
致徐相宸先生函/逸人//三三医报.-2-34-606//绍兴医药学报.-1-15-136//沈阳医学杂志.-3-3-95
致徐相任先生函/邵餐芝//神州国医学报.-4-

16－122,225.－4－17－126
致严痴孙函/周镇//绍兴医药学报.－1－18－362//绍兴医药学报星期增刊.－1－22－184
致杨先橘君函/高思潜//绍兴医药学报.－1－19－215
致叶奂彬书/章太炎(遗嘱);任应秋(藏稿)//华西医药杂志.－5－36－329
致医界春秋社张主席赞臣先生函/王日新//医界春秋.－3－9－120
致医界春秋社主席张赞臣先生讨论抵制日药书/罗瓒//医界春秋.－3－9－75
致医界同人介绍书/周禹锡//三三医报.－2－34－388
致黟县王兰远君函/胡天中//绍兴医药学报.－1－18－127
致有道诸君请益性命之学/朱松//三三医报.－2－34－237
致余姚康维恂君函/陈振//绍兴医药学报星期增刊.－1－22－96
致余姚康维恂先生书/柴德新//绍兴医药学报星期增刊.－1－21－480
致俞鉴泉君书(连载)/张锡纯//三三医报.－2－31－239.－2－32－17,59,162
致俞鉴泉先生鉴阅/聂欲方//绍兴医药学报星期增刊.－1－22－304
致俞鉴泉先生书/程春波//三三医报.－2－34－571
致俞鉴泉先生书/汪景文//三三医报.－2－30－559
致俞鉴泉先生书/周禹锡//三三医报.－2－35－65
致俞君函/胡剑华//三三医报.－2－31－243
致袁桂生君函/周镇//绍兴医药学报.－1－18－122
致袁桂生君书/沈仲圭//三三医报.－2－32－412
致袁君函/黄树荣//三三医报.－2－31－455
致袁陆二公函/祝绍钧//三三医报.－2－33－344
致张君汉东书/李春芝//绍兴医药学报星期增刊.－1－22－288
致张君汝伟函/王祖彪//绍兴医药学报.－1－16－500
致张汝伟君/时逸人//三三医报.－2－33－53
致张汝伟君书/张锡纯//绍兴医药学报星期增刊.－1－22－248
致张汝伟先生/叶培根//三三医报.－2－31－211
致张山雷君书/汤仲明//三三医报.－2－31－596
致张寿甫君函/王绍声//绍兴医药学报星期增刊.－1－22－168
致张寿甫先生/时逸人//三三医报.－2－33－26
致张寿甫先生函/郭炳垣//绍兴医药学报星期增刊.－1－22－296
致张寿甫先生书/宾启荣//绍兴医药学报.－1－20－277
致张寿甫先生书/高思潜//绍兴医药学报.－1－19－137
致张寿甫先生书/卢保圻//绍兴医药学报星期增刊.－1－22－39
致张寿甫先生书/杨尚诚//三三医报.－2－29－607
致张寿甫先生书/虞哲夫//三三医报.－2－30－486
致张锡纯先生及朱菊坡先生同鉴/刘剑华//绍兴医药学报星期增刊.－1－22－200
致张杨胡朱诸先生函/青霞//绍兴医药学报星期增刊.－1－22－208
致张赞臣书/曾觉叟//国医正言.－5－4－109,323.－5－5－5
致章太炎书/曾觉叟//医界春秋.－3－10－112//医学杂志.－2－15－150
致浙江医校赵为范先生书/陈美贞//绍兴医药学报星期增刊.－1－22－340
致浙江中医专校学监赵为范先生书/孙德厚//绍兴医药学报星期增刊.－1－22－272
致针灸学研究社众位社员书/魏复乾//针灸杂志.－4－28－201
致镇江杨燧熙君转达章寿芝君提议恢复江苏全

省中医联合会征求同意书/时逸人//三三医报.-2-36-258
致直隶张寿甫及歙县胡天中二君函/张树筠//绍兴医药学报星期增刊.-1-21-504
致中医改进研究会第一书/高思潜//三三医报.-2-29-264
致周伯华先生函/沈仲圭//绍兴医药学报星期增刊.-1-21-360
致周小农/严仲琳//三三医报.-2-29-330
致周小农函/刘峻//绍兴医药学报.-1-18-364
致周小农函/陆锦燧//绍兴医药学报.-1-20-429
致周小农函/张树筠//绍兴医药学报.-1-16-499
致周小农君/刘蔚楚//绍兴医药学报.-1-20-428
致周小农君/王鞠仁//绍兴医药学报.-1-19-377
致周小农君/杨燧熙//三三医报.-2-29-80
致周小农君函/高思潜//绍兴医药学报星期增刊.-1-22-256
致周小农君函/刘峻//绍兴医药学报.-1-18-123
致周小农君书/萧介青//三三医报.-2-32-529
致周小农君书/张锡纯//三三医报.-2-29-332.-2-31-65,113//绍兴医药学报.-1-17-440
致周小农书/徐相宸//三三医报.-2-29-26
致周小农书/杨书培//绍兴医药学报星期增刊.-1-22-272
致周小农先生/杨燧熙//绍兴医药学报星期增刊.-1-22-364
致周小农先生书/俞鉴泉//三三医报.-2-33-54
致周小农信/刘峻//绍兴医药学报.-1-19-211
致周禹锡先生/时逸人//三三医报.-2-34-571
致周禹锡先生函/姚维昭//三三医报.-2-33-485
致周禹锡先生书/刘华封//三三医报.-2-35-310
致诸道长函/竹余祥//绍兴医药学报.-1-20-443
致竹余祥君书/张锡纯//绍兴医药学报星期增刊.-1-22-296,444
致竹余翔先生大鉴/张黼章//绍兴医药学报星期增刊.-1-22-524
致竹芷熙君书/张锡纯//绍兴医药学报.-1-20-279
致子丹先生书/杨燧熙//绍兴医药学报星期增刊.-1-22-280
致自雄先生函/徐冰//三三医报.-2-32-554
致总会书/胡瀛峤,何廉臣,裘吉生//绍兴医药学报.-1-12-260
中药之科学原理著者朱鼒教授来鸿/华西医药杂志社//华西医药杂志.-5-37-578
中医御敌团通讯函件/中医御敌团事务所//三三医报.-2-36-15
重庆邹趾痕复孟崇书/周禹锡//医界春秋.-3-10-463
周小农君答全国中医学会暨刘蔚楚君/周镇//医学杂志.-2-7-370
周小农致本会研究部长书/周镇//沈阳医学杂志.-3-1-139
周禹锡复书/邹趾痕//国医正言.-5-3-473
周禹锡复邹趾痕缄/周禹锡//绍兴医药月报.-2-40-421
周禹锡君致山西中医改进研究会缄/周禹锡//医学杂志.-2-7-99
周镇君致上海中医大会书/周镇//医学杂志.-2-11-102
周镇书后/三三医报社//三三医报.-2-31-213
周镇先生致山西中医改进研究会书/周镇//医学杂志.-2-1-338.-2-2-362.-2-3-98,212
朱竹荪致本会函(附复书)/朱竹荪//沈阳医学

杂志. -3-1-474
嘱印三版医学折衷参西录/张锡纯//绍兴医药学报. -1-17-43
驻日胡公使致青山博士书/胡惟德//医学报. -1-6-355
邹趾痕君来函述将发刊治验录事/邹趾痕//医学杂志. -2-15-373
邹趾痕君致杨尚诚君书/邹趾痕//医学杂志. -2-6-397

12.4 传记

巴甫洛夫年谱/陈邦贤//医史杂志. -5-39-380
巴斯德传/郦凤钧(选录)//绍兴医药学报. -1-9-89
被结核病断送的一代完人:怀念我医学上的老师胡写卿公/夏侯长风//新中华医药月刊. -5-35-663
本社社员一览表/绍兴医药学报社//绍兴医药学报. -1-8-223,267,311,355,399,443
病理学大家麦几尼夸甫/医学杂志社//医学杂志. -2-6-271
病理学大家威氏别传/丁福保//中西医学报. -1-28-55
曹炳章自传/曹炳章//华西医药杂志. -5-37-50
常熟羊尖分社长席润之先生小史/光华医药杂志社//光华医药杂志. -4-41-64
陈勉亭/吴去疾//神州国医学报. -4-16-199
陈勉亭先生传/薛炳//绍兴医药学报. -1-11-556
陈修园(连载)/谢诵穆//中医新生命. -5-7-609 . -5-8-19
陈修园/医学报社//医学报. -1-6-480
陈修园别传/吴去疾//神州国医学报. -4-15-179
陈修园传(长乐县志)/神州医药学报社(辑)//神州国医学报. -4-16-73
承淡安先生略传/黄秉章//华西医药杂志. -5-36-326
程陆生/竹芷熙//绍兴医药学报. -1-13-365
达尔文之幼时/丁福保//中西医学报. -1-32-135
佃人某(明斋小识)/神州医药学报社(辑)//神州国医学报. -4-18-106
丁会长略史/中医杂志社//中医杂志. -2-25-172
丁济万先生略历/现代中医杂志社//现代中医. -4-43-516
丁济万与章次公两先生面面比较/张明权//华西医药杂志. -5-37-569
丁仲英先生略历/光华医药杂志社//光华医药杂志. -4-41-532
东台姜守安先生小传/张锡君//光华医药杂志. -4-37-348
范一壶先生轶事/汪汝瀛//国医杂志. -4-12-306
菲拉托夫院士传略/陈邦贤//医史杂志. -5-39-109
菲律宾分社长吕丽屏先生小史/光华医药杂志社//光华医药杂志. -4-40-535
费绳甫先生事略/神州国医学报社//神州国医学报. -4-15-545
阜宁高年医生余奉仙/光华医药杂志社//光华医药杂志. -4-36-582
复兴中医社社员一览表(连载)/时逸人//复兴中医. -5-31-131,259,336,410,484,544,603,656
副会长葛君吉卿/神州医药总会//神州医药学报. -1-43-171
副会长沈君葆联/神州医药总会//神州医药学报. -1-43-171
副会长颜君伯卿/神州医药总会//神州医药学报. -1-43-172
副会长朱君尧臣/神州医药总会//神州医药学报. -1-43-172
傅青主先生/江静波//华西医药杂志. -5-37-49

高鉴如女医士序/王硕如//中国女医.-5-34-250
高年服务社会之医生方乾九/姚世琛//光华医药杂志.-4-36-210
高年服务社会之医生阙占霖/鲁秀山//光华医药杂志.-4-37-147
高年服务社会之医生汤浣香/孙晏如//光华医药杂志.-4-35-580
高年服务社会之医生谢利恒/盛心如//光华医药杂志.-4-36-62
高年服务社会之医生薛文元/盛心如//光华医药杂志.-4-36-293
高年服务社会之医生叶育之/鲁秀山//光华医药杂志.-4-37-72
高年服务社会之医生张颂元/潘载士//光华医药杂志.-4-36-129
高玉泉/竹芷熙//绍兴医药学报.-1-13-367
葛仙翁(录包氏研究录)/包岩//医学杂志.-2-5-525
耿氏父子名医小传/未署名//华西医药杂志.-5-36-185
恭颂名医陈亦毅先生神术/医林一谔杂志社//医林一谔.-4-10-286
古弗先生(近人或译为阁氏)/陈垣//中西医学报.-1-27-53
固医士之荣也/绍兴医药学报社//绍兴医药学报.-1-10-39
顾尚之别传/张文虎//神州国医学报.-4-15-359
广东省立国医学院院长黄焯南先生/光华医药杂志社//光华医药杂志.-4-41-313
广东中医药专科学校校长陈任枚先生/任难//光华医药杂志.-4-41-497
广州光汉中医学校校长赖际熙逝世/光华医药杂志社//光华医药杂志.-4-41-408
广州光汉中医学校校长赖际熙逝世/国医砥柱月刊社//国医砥柱月刊.-5-16-125
郭骏声(明斋小识)/神州医药学报社(辑)//神州国医学报.-4-18-105
国朝名医拾遗/赖植卿//医学报.-1-4-439
国代候选人介绍:邢熙平/国医公报社//国医公报.-4-26-63
海门张始生先生事略/张梅庵//医林一谔.-4-8-393
汉张仲景四十三世裔张隐庵先生评传/张主和//光华医药杂志.-4-40-238.-4-41-52
何廉臣先生事略/周镇//医学杂志.-2-12-455.-2-18-180
何书田(冷庐医话)/神州医药学报社(辑)//神州国医学报.-4-16-326
何元长(陈学山附)/神州国医学报社//神州国医学报.-4-16-325
胡瀛峤先生小传/陈仪臣//绍兴医药月报.-2-41-250
华陀传略/罗燕南//针灸杂志.-4-29-465
华西医药杂志社分社长王治华先生小史/蒋乐庵//华西医药杂志.-5-37-181
华西医约杂志社故董事张茂芹先生事略/任应秋//华西医药杂志.-5-36-242
滑伯仁先生传后叙/张锡君//针灸杂志.-4-30-461
黄玉楸/医学公报社//医学公报.-1-7-86
黄元御别传/吴去疾//神州国医学报.-4-15-241
徽征医程正通轶事/汪觉籧//三三医报.-2-36-101
机联会医药顾问录/秦伯未//中医指导录.-4-2-144
记广州名医何宇熡先生/王传华//中医世界.-3-34-189
记郝希允先生/江静波//华西医药杂志.-5-36-283
记侯春林/俞世球//医学报.-1-5-441
记名医李士材/顾秀成//医学杂志.-2-5-241
记女铃医/未署名//绍兴医药学报.-1-9-566
记恽铁樵先生/程小青//铁樵医学月刊.-4-44-656
纪念巴士德/朱中德//新中医刊.-5-19-4
纪念曹先生/王慎轩,丁济万//新中医刊.-5-20-324

纪越南一奇医/马鲁义//杏林医学月报.-3-21-307
嘉定葛养民先生传/陆壮游(撰);张梅访(录)//国医砥柱月刊.-5-17-33
鉴真和尚考/耿鉴庭//华西医药杂志.-5-37-46
江岭铨先生逝世志略/张阶平//杏林医学月报.-3-18-316
江苏省名医传泰县江丽春传/江一豪//光华医药杂志.-4-38-388
江西分会职员姓氏录(续)/绍兴医药学报社//绍兴医药学报.-1-11-351
江西进贤分社长易九如先生小史/光华医药杂志社//光华医药杂志.-4-41-63
江西南康唐江分社长黎美孚先生小史/光华医药杂志社//光华医药杂志.-4-40-394
江阴曹颖甫先生小传/姜佐景//光华医药杂志.-4-39-532
介绍陈无咎的医学学说/三三医报社//三三医报.-2-35-462
介绍内外科兼长之西医/丁福保//中西医学报.-1-30-478
介绍牙科高长顺医生/丁福保//中西医学报.-1-23-283
介绍益友/葛寿彭//绍兴医药学报.-1-20-51
介绍阅报医士/医学杂志社//医学杂志.-2-3-252
金子久轶事(一则)/费泽尧//医学杂志.-2-3-85
晋江郑燕汀先生传/黄中坤,王洪涛(同笔述)//光华医药杂志.-4-39-67
净因居士传/商佩苏//沈阳医学杂志.-3-3-375
开封分社长石稚梅先生小史/光华医药杂志社//光华医药杂志.-4-40-394
看护妇佛连色那丁盖 FlorenceNightingale 传/潘女士//中西医学报.-1-26-99
科学针灸医学院函授生眼光中的曾天治医生/复兴中医杂志社//复兴中医.-5-31-609
兰坪先生事迹/卫鹤俦//神州医药学报.-1-43-68
李炳勋(普宁县志)/神州医药学报社(辑)//神州国医学报.-4-16-146
李克蕙先生小传/杨志一//华西医药杂志.-5-36-444
李仁山/神州国医学报社//神州国医学报.-4-16-146
李仕材佚事(墨余录)/神州医药学报社(辑)//神州国医学报.-4-15-495
李治生君传/徐瀛芳//中医新生命.-5-7-574
历代名医传略卷六(连载)/许昭//绍兴医药学报.-1-15-105,225,273
历代名医列传/医学报社//医学报.-1-7-442
历代名医列传序/丁福保//医学报.-1-7-380
梁溪沈奉江先生事述/张文藻//三三医报.-2-31-391
林梓分社长陈士仁先生小史/光华医药杂志社//光华医药杂志.-4-40-534
临川社长杜再思先生小史/光华医药杂志社//光华医药杂志.-4-40-536
刘完素/陈邦贤//中西医学报.-1-23-439
刘云山外传/吴去疾//神州国医学报.-4-15-307
六十自述/郑显庭//华西医药杂志.-5-37-235
卢梓川先生事略/廖景曾(述)//中医杂志(广东).-3-4-16
鲁毓麟/骆季和//绍兴医药学报.-1-13-370
陆以湉小传(附陆氏与松生书)(昭代名人尺牍续集)/神州国医学报社(辑)//神州国医学报.-4-17-146
陆渊雷先生小传/华西医药杂志社//华西医药杂志.-5-36-38
论中医历代著作家之宗旨与得失/时逸人//医学杂志.-2-2-425
罗炜彤履历/罗炜彤//三三医报.-2-36-162
麻风杆菌发见家韩生医师传/海深德//医史杂志.-5-39-247
曼公事迹考/章次公//医史杂志.-5-38-377
毛祥麟自述(墨余录)/神州国医学报社(辑)//

神州国医学报.-4-15-404
名医黄春圃先生事略/张在新//中西医学报.-1-27-51
名医李声远先生别传/汪宗沂//中西医学报.-1-24-270
名医马培之轶事/杨道南//中医世界.-3-27-251
名医小传丁福保/中国医药月刊社//中国医药月刊.-5-33-533
名医小传丁仲英/中国医药月刊社//中国医药月刊.-5-33-293
名医小传樊天徒/中国医药月刊社//中国医药月刊.-5-33-489
名医小传孔伯华/中国医药月刊社//中国医药月刊.-5-33-293
名医小传刘星垣/中国医药月刊社//中国医药月刊.-5-33-351
名医小传陆渊雷/中国医药月刊社//中国医药月刊.-5-33-263
名医小传施今墨/中国医药月刊社//中国医药月刊.-5-33-197
名医小传宋大仁/中国医药月刊社//中国医药月刊.-5-33-389
名医小传汪逢春/中国医药月刊社//中国医药月刊.-5-33-351
名医小传萧龙友/中国医药月刊社//中国医药月刊.-5-33-231
名医小传余无言/中国医药月刊社//中国医药月刊.-5-33-441
名医小传章次公/中国医药月刊社//中国医药月刊.-5-33-323
名医小传章巨膺/中国医药月刊社//中国医药月刊.-5-33-419
名医小传赵树屏/中国医药月刊社//中国医药月刊.-5-33-323
名医小传朱小南/中国医药月刊社//中国医药月刊.-5-33-465
名医徐鹿平传/曹家达//中国医学月刊.-3-15-447
名医轶事/王友亮,袁大枚,王芑孙//中医杂志(广东).-3-4-315
南昌第二分社长许寿仁社长先生小史/光华医药杂志社//光华医药杂志.-4-40-394
南京杨伯雅先生事略/时逸人//复兴中医.-5-31-296
南通喜海珊先生小传/周学庠//光华医药杂志.-4-37-348
内妇幼科国医时逸人/复兴中医杂志社//复兴中医.-5-31-70
倪咸初/毛达可(遗著)//神州国医学报.-4-16-272
宁波范文甫轶事/周岐隐//国医砥柱月刊.-5-17-594
女医志/季寅//中医世界.-3-25-320
女医志/秦伯未//中医世界.-3-27-409
彭伴渔先生传略/医学报社//医学报.-1-6-367
浦沛霖父子/神州国医学报社//神州国医学报.-4-16-147
千金方著者孙真人故事及其遗迹摄影/国医公报社//国医公报.-4-26-120
前清医学大家之概论/乔尚谦//医学杂志.-2-7-181
钱大经王槐庭包识生传略/神州医药总会//神州医药学报.-1-43-391
钱牧斋与喻嘉言/范行准//医文.-5-34-549
钱乙传/(宋)刘跂//医学杂志.-2-2-242
钱仲阳传/刘跂//绍兴医药月报.-2-39-132
清故乡进士内阁中书刘公墓志铭/陈无咎//神州医药学报.-1-47-394
清故资政大夫二品封典凌公晓五行状/李毓璠//三三医报.-2-30-451
清名医张暖村先生小传/张体元//杏林医学月报.-3-18-271
清医学案述略(王清任　黄元御)/秦又安(辑)//中医指导录.-4-3-204
清医学案述略(薛雪　徐大椿)/秦又安(辑)//中医指导录.-4-3-169
清医学案述略(叶桂)/秦又安(辑)//中医指导录.-4-3-140

瞿振飞(明斋小识)/神州医药学报社(辑)//神州国医学报.-4-18-107
热心读者曲近省先生小史/光华医药杂志社//光华医药杂志.-4-40-534
儒医黄眉谷先生传/黄眉孙(录)//绍兴医药学报.-1-13-78
厦门新社长陈影鹤先生小史/光华医药杂志社//光华医药杂志.-4-40-535
山西中医改进研究会编辑主任杨如侯先生事略/中医杂志社//中医杂志.-2-27-307
上海名医趣闻/顾俊源//光华医药杂志.-4-36-206
上海医会各董事姓氏表/医学报社//医学报.-1-5-265,297
社友包蘅村先生热心提倡医学生平著述颇多此次因公积劳以致不起同社多哀挽之兹觅得哲嗣所撰行状谨录于左/包开善,包仁善,包锡善//绍兴医药学报.-1-14-235
神针(即金针专家黄石屏轶事)/向恺然//针灸杂志.-4-33-85
神州医药总会正会长余君伯陶/神州医药总会//神州医药学报.-1-43-172
沈君仲圭经过三十年之传略/时逸人//医学杂志.-2-14-190
时社长小史/复兴中医杂志社//复兴中医.-5-31-3
世界历代名医传略(连载)/许昭//神州医药学报.-1-42-43
世医李君传/汪宗沂//中西医学报.-1-24-268
世医朱玉峰先生家传/丁永铸//中西医学报.-1-25-132
书湖南伤科詹善丞/郭若定//医学杂志.-2-15-66
书明末医林奇士高斗魁事/章次公//医史杂志.-5-39-244
四川巴县分社长周复生先生小史/龚霖霏,钟世荣//光华医药杂志.-4-41-65
四壶先生传/秦伯未//中医指导录.-4-4-311
送吕献之先生序/刘哲苍//沈阳医学杂志.-3-2-448
孙思邈佚事/神州国医学报社//神州国医学报.-4-18-357
孙真人思邈传(连载)/黄竹斋//光华医药杂志.-4-39-528.-4-40-161.-4-41-143//文医半月刊.-5-14-226,241,257,289,305
孙真人思邈传/黄竹斋//医界春秋.-3-14-40
谭次仲先生小传/姜春华//华西医药杂志.-5-36-138
汤浣香毛玉书卫鹤俦传略/神州医药总会//神州医药学报.-1-43-283
汤君逸生传略/神州医药学报社//神州医药学报.-1-45-2
汤荣光佚事(归砚录)/神州国医学报社(辑)//神州国医学报.-4-16-145
唐容川/医学报社//医学报.-1-6-479
题名录/中医世界杂志社//中医世界.-3-32-323
童槐青滇南姚静仙李杏坛传略/神州医药总会//神州医药学报.-1-44-305
头品顶戴陆军部尚书两江总督部堂端/绍兴医药学报社//绍兴医药学报.-1-9-39
外舅曾诚斋先生传/韩家晟//中医指导录.-4-4-540
外治之宗吴尚先/叶劲秋,耿鉴庭//医史杂志.-5-38-35
万德华传/陈澧//神州国医学报.-4-16-110
汪宗沂世医李君传/胡蕴珊//三三医报.-2-34-459
王进观轶事/陈影鹤//现代医药月刊.-4-27-343
王肯堂传/王重民//医史杂志.-5-39-45
王履之医学与画艺/海煦//医文.-5-34-497
王履之医学与画艺/宋大仁//中西医药.-5-13-389
王孟英别传/吴去疾//神州国医学报.-4-15-620
王孟英传/周镇//绍兴医药学报.-1-10-281
王孟英先生略传/罗锡有//北平医药月刊.-5-9-376

王清任/戴祖培//医学公报.-1-7-100
王清任先生事迹琐探/宋向元//医史杂志.-5-39-10
王叔和考/章炳麟//苏州国医杂志.-5-2-411
王硕如先生传/钱今阳//国医砥柱月刊.-5-16-359//中医世界.-3-39-473
王漾酣君传/许承尧//中西医学报.-1-25-52
王徵君九峰传/张锡君//医界春秋.-3-13-365
卫生部中医委员宋大仁医师传略/姜春华//华西医药杂志.-5-37-180
吾国最早留学海外之二医师/王吉民//医文.-5-34-433
伍连德自传/伍连德//中西医学报.-1-41-71
武进钱宝华先生序/朱鹤皋//复兴中医.-5-31-647//国医砥柱月刊.-5-16-513//中国女医.-5-34-221
武进张赞臣先生小史/钱今阳//复兴中医.-5-31-727
西安高年名医李晓峰先生传(附照片)/赵和庭//光华医药杂志.-4-36-501
仙游分社长岳开煤先生小史/光华医药杂志社//光华医药杂志.-4-41-148
先大父映亭公医略/何约明//绍兴医药学报.-1-17-145
先府君嘉六公行状/凌詠//三三医报.-2-30-497
先业师任养和先生行述与追悼/卢育和//医学杂志.-2-17-169
暹罗分社长林瑾庵先生小史/光华医药杂志社//光华医药杂志.-4-41-65
校长卢梓川先生事略/广东中医杂志社//中医杂志(广东).-3-4-609
兴化赵氏(映溪草堂笔记)/周维翰//医学报.-1-4-549
徐秉楠何书田佚事/吴去疾//神州国医学报.-4-15-139
徐君宝卿/神州医药学报社//神州医药学报.-1-43-468
徐灵胎评传(连载)/谢诵穆//现代中医.-4-42-18,64,111,140
徐灵胎轶事/贾端甫//中西医学报.-1-24-264
许(辛木)先生家传/谭献//神州国医学报.-4-17-22
许菊泉先生传略/医学报社//医学报.-1-6-250
续交会费姓氏录/医学报社//医学报.-1-4-447
宣统二年中国医学会新会员题名录/医学报社//医学报.-1-7-306,342
牙科博士高长顺/中西医学报社//中西医学报.-1-26-501
眼科李菊荪/复兴中医杂志社//复兴中医.-5-31-230,402,451
眼科专家李菊荪/复兴中医杂志社//复兴中医.-5-31-123
杨百城先生遗像及事略/医学杂志社//医学杂志.-2-9-231
杨复初医士治绩/国医公报社//国医公报.-4-21-77
杨寄清先生小传/袁桂生//神州医药学报.-1-46-446
业师钱存济先生传略/曹性存//三三医报.-2-31-388
业师张聿青先生行述/周镇//神州医药学报.-1-43-87
叶天士略传/叶劲秋//华西医药杂志.-5-36-139
叶天士轶事/林紫宸//复兴中医.-5-31-401
叶天士轶事/俞慎初//复兴中医.-5-31-120
叶天士之研究(连载)/叶劲秋//中西医药.-5-13-462,469
叶香岩遗事/张俨若//复兴中医.-5-31-34//医学杂志.-2-4-488
叶香岩轶事二则/时逸人//复兴中医.-5-31-33
一夕话(连载)/祜(丁福保)//医学报.-1-6-449,464,471
医生缪铭泽先生小传/缪廼强//中国医药月刊

.-5-33-587

医圣张仲景传/黄竹斋//国医公报.-4-21-409//国医文献.-5-15-14

医学士吉益东洞君小传/鱼洲//中西医学报.-1-25-51

医学士青木藤五郎君小传/李祥麟//中西医学报.-1-25-131

医药前贤纪事/徐召南//三三医报.-2-31-278

阴疸治验名医马培之轶事/巢亚丰//复兴中医.-5-31-339

殷聋子(新子不语)/神州国医学报社(辑)//神州国医学报.-4-18-107

尹端模传略/王吉民//医史杂志.-5-38-391

印度医圣耆域传/医学杂志社//医学杂志.-2-7-250

尤列先生遗嘱/尤列//国医杂志.-4-7-584

余伯陶颜伯卿朱尧臣葛吉卿沈葆联包桃初传略/神州医药总会//神州医药学报.-1-43-173

余岩与许修五/铁钉//医林一谔.-4-8-107

俞汝权轶事/包渝//现代医药月刊.-4-27-393

俞星阶先生传略/绍兴医药学报记者//绍兴医药学报.-1-9-565

喻嘉言佚事/吴去疾//神州国医学报.-4-17-201

元滑伯仁先生传/张锡君//光华医药杂志.-4-39-341//国医公报.-4-25-361//针灸杂志.-4-30-455

袁桂生徐宝卿凌永言传略/神州医药总会//神州医药学报.-1-44-3

越医传记/何幼廉//绍兴医药学报.-1-9-145

恽氏医学观/陈挚樵//铁樵医学月刊.-4-44-553

恽铁樵先生论/黄培元//杏林医学月报.-3-23-11

恽铁樵先生年谱/章巨膺//铁樵医学月刊.-4-44-649

恽铁樵先生轶事/栋//铁樵医学月刊.-4-44-669

恽铁樵与大说/烟桥//铁樵医学月刊.-4-44-658

恽先生传/孙世扬//铁樵医学月刊.-4-44-639

赠哈锐川医士序/李仲翔//文医半月刊.-5-14-253

赠刘哲苍先生序/吕文//沈阳医学杂志.-3-2-449

赠时君逸人序/张汝伟//复兴中医.-5-31-72

张景岳传/黄宗羲(遗著)//神州国医学报.-4-17-477

张静霞女医士序/张赞臣//国医砥柱月刊.-5-16-599//中国女医.-5-34-232

张士芳传/倜奴子//中西医学报.-1-23-180

张仲景(连载)/黄竹斋//光华医药杂志.-4-36-50,121

张仲景传/陆九芝//国医文献.-5-15-9

张仲景郡望生卒之推测/洪贯之//中西医药.-5-10-106

张仲景事状考/章炳麟//国医文献.-5-15-11//苏州国医杂志.-5-2-407

张仲景事状考/章太炎//中医新生命.-5-6-552

张仲景姓名事迹考(连载)/郭象升//医学杂志.-2-7-173,304

张仲景姓名事迹考/郭象升(著);谢安之(录)//中医世界.-3-26-384

张仲景之伟大贡献/秦伯未//国医文献.-5-15-101

章次公先生/姜春华//华西医药杂志.-5-36-85

章巨膺先生小传/华西医药杂志社//华西医药杂志.-5-36-229

章太炎逝世记(佚事附)/吴去疾//神州国医学报.-4-17-483

赵旌孝海仙传/王值庭//光华医药杂志.-4-38-63

赵藜村小传/吴去疾//神州国医学报.-4-15-309

赵学敏传/王重民//医史杂志. - 5 - 39 - 113
浙江杭州中医国代候选竞选人履历/光华医药杂志社//光华医药杂志. - 4 - 40 - 200
浙江江山诸葛辑甫先生小传/杨青之//光华医药杂志. - 4 - 37 - 444
浙江平湖分社长奚可阶先生小史/光华医药杂志社//光华医药杂志. - 4 - 40 - 393
浙江余姚胡瀛峤先生小传/陈壬一//三三医报. - 2 - 31 - 567
郑君湘溪传/吕思勉//中西医学报. - 1 - 34 - 245
郑湘溪家传/屠寄//中西医学报. - 1 - 34 - 243
志傅青主先生医术遗闻/杨百城,赵意空(辑)//医学杂志. - 2 - 1 - 121
中医著作家月旦/张明庵//中医世界. - 3 - 25 - 197
钟亚光/中医世界杂志社//中医世界. - 3 - 35 - 6
仲氏世医记/章炳麟//苏州国医杂志. - 5 - 2 - 417
朱肱(录包氏研究录)/包岩//医学杂志. - 2 - 5 - 524
朱雅南先生传略/严国政//中西医学报. - 1 - 24 - 190
追悼卢校长大会记事/广东中医药专门学校//中医杂志(广东). - 3 - 4 - 607

12.5 图片

阿维森纳像/中华医史学会//医史杂志. - 5 - 39 - 259
阿维森纳之墓/中华医史学会//医史杂志. - 5 - 39 - 260
爱读医界春秋者肖像/医界春秋社//医界春秋. - 3 - 6 - 116
安徽舒城分社宋仁甫先生归绥市分社长乔佐臣先生本社社员江苏吴江陈梦舟四川新都分社长范伯奢先生/国医砥柱月刊社//国医砥柱月刊. - 5 - 18 - 199
包识生照片/国医砥柱月刊社//国医砥柱月刊. - 5 - 18 - 522
宝应县热心读者田仲益先生/光华医药杂志社//光华医药杂志. - 4 - 40 - 188
北京国医砥柱分社社长及社员玉照第一版至第九版/国医砥柱月刊社//国医砥柱月刊. - 5 - 17 - 2,7,8,9,10,11,12,13,14
北京国医砥柱分社社长及新社员玉照第一版至第九版/国医砥柱月刊社//国医砥柱月刊. - 5 - 17 - 256,259,260,261,262,263,264,265,266
北京国医砥柱社察哈尔柴沟堡分社筹备主任社长马卿云先生/国医砥柱月刊社//国医砥柱月刊. - 5 - 16 - 372
北京国医砥柱社察哈尔柴沟堡分社顾问王继儒先生/国医砥柱月刊社//国医砥柱月刊. - 5 - 16 - 372
北京国医砥柱社察哈尔柴沟堡分社社长任文惠先生/国医砥柱月刊社//国医砥柱月刊. - 5 - 16 - 368
北京国医砥柱社察哈尔柴沟堡分社研究主任李作棠先生/国医砥柱月刊社//国医砥柱月刊. - 5 - 16 - 372
北京国医砥柱社察哈尔柴沟堡分社指导主任阎尊篪先生/国医砥柱月刊社//国医砥柱月刊. - 5 - 16 - 372
北京国医砥柱社察哈尔宣化分社筹备主任王尔忱先生/国医砥柱月刊社//国医砥柱月刊. - 5 - 16 - 308
北京国医砥柱社察哈尔张北分社筹备主任赵友琴先生/国医砥柱月刊社//国医砥柱月刊. - 5 - 16 - 308
北京国医砥柱社察省新保安分社宣传主任马源亭先生/国医砥柱月刊社//国医砥柱月刊. - 5 - 16 - 308
北京国医砥柱社察省新保安分社研究主任李裕身先生/国医砥柱月刊社//国医砥柱月刊. - 5 - 16 - 308
北京国医砥柱社察省新保安分社指导主任闫文轩先生/国医砥柱月刊社//国医砥柱月刊. - 5

-16-308
北京国医砥柱社河北安平分社社董李士廉先生/国医砥柱月刊社//国医砥柱月刊.-5-16-372
北京国医砥柱社河北安平分社宣传主任张鸿飞先生/国医砥柱月刊社//国医砥柱月刊.-5-16-372
北京国医砥柱社河北安平分社研究主任武守一先生/国医砥柱月刊社//国医砥柱月刊.-5-16-372
北京国医砥柱社河北成安分社筹备主任吉清源先生/国医砥柱月刊社//国医砥柱月刊.-5-16-368
北京国医砥柱社河北东鹿分社社长许钦章先生/国医砥柱月刊社//国医砥柱月刊.-5-16-368
北京国医砥柱社河北东鹿分社研究主任张廪盈先生/国医砥柱月刊社//国医砥柱月刊.-5-16-371
北京国医砥柱社河北东鹿分社指导主任郑敬科先生/国医砥柱月刊社//国医砥柱月刊.-5-16-371
北京国医砥柱社河北东桑村分社筹备主任李怀德先生/国医砥柱月刊社//国医砥柱月刊.-5-16-371
北京国医砥柱社河北分社筹备主任李占鳌先生/国医砥柱月刊社//国医砥柱月刊.-5-16-371
北京国医砥柱社河北河西坞分社筹备主任韩镜湖先生/国医砥柱月刊社//国医砥柱月刊.-5-16-308
北京国医砥柱社河北河西坞分社顾问王慕韩先生/国医砥柱月刊社//国医砥柱月刊.-5-16-371
北京国医砥柱社河北河西坞分社社长韩镜湖先生/国医砥柱月刊社//国医砥柱月刊.-5-16-368
北京国医砥柱社河北河西坞分社研究主任胡效彭先生/国医砥柱月刊社//国医砥柱月刊.-5-16-371
北京国医砥柱社河北石家庄分社筹备主任杨润芳先生/国医砥柱月刊社//国医砥柱月刊.-5-16-368
北京国医砥柱社河北胥河两镇分社社长么睿三先生/国医砥柱月刊社//国医砥柱月刊.-5-16-368
北京国医砥柱社河北胥河两镇分社宣传干事李瑞芝先生/国医砥柱月刊社//国医砥柱月刊.-5-16-371
北京国医砥柱社河北胥河两镇分社研究主任李向阳先生/国医砥柱月刊社//国医砥柱月刊.-5-16-371
北京国医砥柱社河北胥河两镇分社指导主任王兴周先生/国医砥柱月刊社//国医砥柱月刊.-5-16-371
北京国医砥柱社河北杨各庄分社社长李秉钧先生/国医砥柱月刊社//国医砥柱月刊.-5-16-308
北京国医砥柱社河北玉田分社筹备主任王体清先生/国医砥柱月刊社//国医砥柱月刊.-5-16-368
北京国医砥柱社河北涿鹿分社筹备主任戴少洲先生/国医砥柱月刊社//国医砥柱月刊.-5-16-372
北京国医砥柱社河南武安分社筹备主任黄耀先先生/国医砥柱月刊社//国医砥柱月刊.-5-16-368
北京国医砥柱社湖北河家集分社筹备主任张健臣先生/国医砥柱月刊社//国医砥柱月刊.-5-16-308
北京国医砥柱社湖北沙洋分社指导主任何南章先生/国医砥柱月刊社//国医砥柱月刊.-5-16-371
北京国医砥柱社锦州兴城分社社长耿明宇先生/国医砥柱月刊社//国医砥柱月刊.-5-16-568
北京国医砥柱社滦县八区分社社长高云鸿先生/国医砥柱月刊社//国医砥柱月刊.-5-16-568
北京国医砥柱社滦县八区分社宣传主任董蓝田

先生/国医砥柱月刊社//国医砥柱月刊.-5-16-568
北京国医砥柱社滦县八区分社研究主任高驱臣先生/国医砥柱月刊社//国医砥柱月刊.-5-16-568
北京国医砥柱社滦县八区分社指导主任高辅卿先生/国医砥柱月刊社//国医砥柱月刊.-5-16-568
北京国医砥柱社山东肥城分社指导主任鲍国宸先生/国医砥柱月刊社//国医砥柱月刊.-5-16-371
北京国医砥柱社山东荣城分社筹备主任胡佩华先生/国医砥柱月刊社//国医砥柱月刊.-5-16-308
北京国医砥柱社山西大同分社筹备主任贺宗海先生/国医砥柱月刊社//国医砥柱月刊.-5-16-368
北京国医砥柱社胥各庄分社社董么守正先生/国医砥柱月刊社//国医砥柱月刊.-5-16-568
北京国医砥柱社胥各庄分社宣传主任/国医砥柱月刊社//国医砥柱月刊.-5-16-568
北京国医砥柱月刊社察哈尔新保安分社长李韵岫先生/国医砥柱月刊社//国医砥柱月刊.-5-16-200
北京国医砥柱月刊社察省沙岭子分社成立纪念/国医砥柱月刊社//国医砥柱月刊.-5-16-200
北京国医砥柱月刊社大连市分社长武维扬先生/国医砥柱月刊社//国医砥柱月刊.-5-16-200
北京国医砥柱月刊社分社筹备主任林瑞堂先生/国医砥柱月刊社//国医砥柱月刊.-5-16-203
北京国医砥柱月刊社分社长及新社员玉照第一版至第十三版/国医砥柱月刊社//国医砥柱月刊.-5-17-312,313,314,315,316,317,318,319,320,321,322,323,324
北京国医砥柱月刊社广东茶山分社长陈渔洲先生/国医砥柱月刊社//国医砥柱月刊.-5-16-200
北京国医砥柱月刊社河北换马店分社宣传干事刘群雁先生/国医砥柱月刊社//国医砥柱月刊.-5-16-204
北京国医砥柱月刊社河北换马店分社研究主任刘瀛洲先生/国医砥柱月刊社//国医砥柱月刊.-5-16-204
北京国医砥柱月刊社河北换马店分社长聂恩发先生/国医砥柱月刊社//国医砥柱月刊.-5-16-203
北京国医砥柱月刊社河北新乐分社长史奉璋先生/国医砥柱月刊社//国医砥柱月刊.-5-16-200
北京国医砥柱月刊社李砚田先生贾仲芳先生等/国医砥柱月刊社//国医砥柱月刊.-5-16-205
北京国医砥柱月刊社南洋滨城分社长陈文光先生/国医砥柱月刊社//国医砥柱月刊.-5-16-200
北京国医砥柱月刊社山东武城分社筹备主任王如瀛先生/国医砥柱月刊社//国医砥柱月刊.-5-16-204
北京国医砥柱月刊社山西清源分社长潘振玉先生/国医砥柱月刊社//国医砥柱月刊.-5-16-200
北京国医砥柱月刊社山西榆次太谷合组成立摄影/国医砥柱月刊社//国医砥柱月刊.-5-16-203
北京国医砥柱月刊社四川分社筹备主任张荣天先生/国医砥柱月刊社//国医砥柱月刊.-5-16-204
北京国医砥柱月刊社唐山分社筹备主任于仕绅先生/国医砥柱月刊社//国医砥柱月刊.-5-16-204
北京国医砥柱月刊社新社员玉照第一版至第九版/国医砥柱月刊社//国医砥柱月刊.-5-17-90,95,96,97,98,99,100,101,102
北京国医总社照片第一版至第三版/北京国医总社//国医砥柱月刊.-5-17-174,175,176
北京华北国医学院第六届同学毕业纪念合影/

北京华北国医学院//中国医药月刊.-5-32-2
北京中医学社八月新社员玉照/北京中医学社社员//中国医药月刊.-5-33-260
北京中医学社七月新社员玉照/北京中医学社社员//中国医药月刊.-5-33-226
北京中医学社社员玉照/北京中医学社社员//中国医药月刊.-5-33-4,52,158
北平高年医生周价人先生近影/光华医药杂志社//光华医药杂志.-4-38-181
北平各国医药团体欢迎司法行政部部长中央国医馆理事王用宾氏摄影/光华医药杂志社//光华医药杂志.-4-38-99
北平国医砥柱社各地分社社员及分社长近影/国医砥柱月刊社//国医砥柱月刊.-5-18-414
北平国医砥柱社良乡县分社成立纪念摄影/国医砥柱月刊社//国医砥柱月刊.-5-18-414
北平国医砥柱社张掖县分社成立纪念摄影/国医砥柱月刊社//国医砥柱月刊.-5-18-430
北平国医砥柱月刊社察省万全分社筹备主任魏胪卿先生/国医砥柱月刊社//国医砥柱月刊.-5-16-136
北平国医砥柱月刊社奉天盖平分社成立纪念摄影/国医砥柱月刊社//国医砥柱月刊.-5-17-173
北平国医砥柱月刊社福建莆田分社筹备主任吴德尊先生/国医砥柱月刊社//国医砥柱月刊.-5-16-137
北平国医砥柱月刊社广西贵县分社筹备主任刘仲良先生/国医砥柱月刊社//国医砥柱月刊.-5-16-136
北平国医砥柱月刊社河北宝坻分社筹备主任王则先先生/国医砥柱月刊社//国医砥柱月刊.-5-16-137
北平国医砥柱月刊社河北大尹分社社董薛慕韩先生/国医砥柱月刊社//国医砥柱月刊.-5-16-136
北平国医砥柱月刊社河北东丰台分社筹备主任薛良弼先生/国医砥柱月刊社//国医砥柱月刊.-5-16-137
北平国医砥柱月刊社河南洛阳行都分社成立纪念/国医砥柱月刊社//国医砥柱月刊.-5-16-67
北平国医砥柱月刊社湖北京山分社筹备主任张达先生/国医砥柱月刊社//国医砥柱月刊.-5-16-136
北平国医砥柱月刊社江苏岔河分社筹备主任曹惕安先生/国医砥柱月刊社//国医砥柱月刊.-5-16-137
北平国医砥柱月刊社江苏吕四分社筹备主任张宝仁先生/国医砥柱月刊社//国医砥柱月刊.-5-16-137
北平国医砥柱月刊社洛阳分社成立纪念/国医砥柱月刊社//国医砥柱月刊.-5-16-135
北平国医砥柱月刊社饶阳大尹镇分社成立/国医砥柱月刊社//国医砥柱月刊.-5-16-132
北平国医砥柱月刊社山西太谷榆次合组分社摄影/国医砥柱月刊社//国医砥柱月刊.-5-16-62
北平国医砥柱月刊社山西长治分社筹备处摄影/国医砥柱月刊社//国医砥柱月刊.-5-16-136
北平国医砥柱月刊社石门社成立纪念摄影/国医砥柱月刊社//国医砥柱月刊.-5-18-339
北平国医砥柱月刊社绥远县分社成立纪念/国医砥柱月刊社//国医砥柱月刊.-5-18-183
北平国医砥柱月刊社浙江宁海分社筹备主任王启明先生/国医砥柱月刊社//国医砥柱月刊.-5-16-136
北平国医砥柱月刊总社天台县分社成立大会既中医师公会医药改进会药业公会联合摄影/国医砥柱月刊社//国医砥柱月刊.-5-18-375
北平国医砥柱总社湖安分社成立摄影留念/国医砥柱月刊社//国医砥柱月刊.-5-18-395
北平国医学院灵通体育会摄影/光华医药杂志社//光华医药杂志.-4-38-182
北平药学讲习所祭胡展堂先生摄影纪念/国医公报社//国医公报.-4-25-395

北平医药改进分会会长就职典礼/光华医药杂志社//光华医药杂志.-4-39-2
北平医药月刊社同人摄影/北平医药月刊社//北平医药月刊.-5-9-21
北平医药月刊杂志社设在养浩庐中医院既药庄之门前摄影/北平医药月刊社//北平医药月刊.-5-9-22
北平医药月刊杂志社社长杨浩如近影/北平医药月刊社//北平医药月刊.-5-9-20
本社各地分社社员近影/国医砥柱月刊社//国医砥柱月刊.-5-18-87
本社讲习所添聘名讲师(附照片)/中国针灸学研究社//针灸杂志.-4-30-435
本社理事及本会正会长胡瀛峤君之肖像/绍兴医药学报社//绍兴医药学报.-1-9-283
本校教授曹纶香先生近影/针灸杂志社//针灸杂志.-4-33-73
编辑部主任徐名山先生/苏州国医杂志社//苏州国医杂志.-5-2-33
编辑委员会委员/神州国医学报社//神州国医学报.-4-15-582
编辑长王一仁君影/中医杂志社//中医杂志.-2-21-7
编辑专员梁心先生小影/中西医药杂志社//中西医药.-5-10-416
扁鹊碑/光华医药杂志社//光华医药杂志.-4-41-172
扁鹊墓前/光华医药杂志社//光华医药杂志.-4-41-172
扁鹊墓右侧/光华医药杂志社//光华医药杂志.-4-41-172
扁鹊墓左侧/光华医药杂志社//光华医药杂志.-4-41-172
蔡济平照片/国医砥柱月刊社//国医砥柱月刊.-5-18-520
蔡香荪照片/国医砥柱月刊社//国医砥柱月刊.-5-18-522
参加欢迎光华医药杂志社社董陈爱棠及阚舜卿之光华医药杂志社分社社长陈瘦菊/光华医药杂志社//光华医药杂志.-4-38-11
曹炳章君肖像/绍兴医药学报社//绍兴医药学报.-1-12-129
曹燮阳先生小影/国医砥柱月刊社//国医砥柱月刊.-5-18-69
曹颖甫先生遗像/复兴中医杂志社//复兴中医.-5-31-142,347,422,486,496
曹拙巢先生玉照/光华医药杂志社//光华医药杂志.-4-39-462
插画/倪寿常//医界春秋.-3-6-18
插图二/自强医学月刊社//自强医学月刊.-3-41-376
插图一/自强医学月刊社//自强医学月刊.-3-41-375
察哈尔沙岭子分社社董赵秀升/国医砥柱月刊社//国医砥柱月刊.-5-16-135
常德医界欢迎长沙卫生报吴社长汉仙莅常纪念/光华医药杂志社//光华医药杂志.-4-41-97
常年法律顾问证书之缩影/复兴中医杂志社//复兴中医.-5-31-4
巢雨春照片/国医砥柱月刊社//国医砥柱月刊.-5-18-523
陈理事长立夫肖像/国医公报社//国医公报.-4-22-381
陈仁山先生玉照/杏林医学月报社//杏林医学月报.-3-18-171
陈瘦菊近作四体书之缩影/中国针灸学研究社//针灸杂志.-4-31-74
陈郁照片/国医砥柱月刊社//国医砥柱月刊.-5-18-518
陈振奋照片/国医砥柱月刊社//国医砥柱月刊.-5-18-521
成都二分社张华盖先生/光华医药杂志社//光华医药杂志.-4-40-185
成立大会全体合影/中医杂志社//中医杂志.-2-19-10
创办广东中医专门学校前校长卢梓川先生近影/广东中医杂志社//中医杂志(广东).-3-4-15
担任光华医药杂志社驻日记者最近回国创办中

国针灸学讲习所之承淡安氏/光华医药杂志社//光华医药杂志.-4-38-99
党部核准上海神州国医学会组设之许可证书/神州国医学报社//神州国医学报.-4-14-48
道光八年江南云峰居士劝种痘花招帖/中华医史学会//医史杂志.-5-39-391
地球五带之图/利济学堂报社//利济学堂报.-1-1-10
第一日会场之景象/广东医药月刊社//广东医药月刊.-3-24-239
丁福宝先生小影/中西医药杂志社//中西医药.-5-10-299
东汉张仲景先师像/绍兴医药学报社//绍兴医药学报.-1-9-217
董事长及各董事玉照(董事长焦易堂董事彭养光陈文虎周柳亭谢利恒王硕如张忍庵王慎轩张赞臣唐吉父)/中国针灸学研究社//针灸杂志.-4-31-321
董事长焦易堂先生肖像/光华医药杂志社//光华医药杂志.-4-40-283
董事长施今墨先生近影/复兴中医杂志社//复兴中医.-5-31-673
董事长施今墨先生题字/施今墨//复兴中医.-5-31-673
独立禅师像/中华医史学会//医史杂志.-5-38-342
读者奖状缩影/光华医药杂志社//光华医药杂志.-4-40-422
读者指导部主任秦伯未先生肖像/光华医药杂志社//光华医药杂志.-4-40-283
敦煌卷子本五藏论残卷/中华医史学会//医史杂志.-5-38-341
儿科主任叶伯良先生/苏州国医杂志社//苏州国医杂志.-5-2-33
法律顾问沈镛大律师/光华医药杂志社//光华医药杂志.-4-40-283
范行准先生小影/中西医药杂志社//中西医药.-5-10-302
范守渊先生小影/中西医药杂志社//中西医药.-5-10-304
方公溥照片/国医砥柱月刊社//国医砥柱月刊.-5-18-522
菲律宾中华医药会欢送王馆长泉笙回国摄影/光华医药杂志社//光华医药杂志.-4-41-241
分社长聘书缩影/光华医药杂志社//光华医药杂志.-4-40-422
分社长玉照/中国医药月刊社//中国医药月刊.-5-32-480
奉天医士公会会长张志良肖像/沈阳医学杂志社//沈阳医学杂志.-3-1-3
奉天医学杂志调查部干事李大本肖像及介绍/沈阳医学杂志社//沈阳医学杂志.-3-1-426
奉天医学杂志调查部长李新德先生肖像及介绍/沈阳医学杂志社//沈阳医学杂志.-3-1-426
佛慈大药厂内部摄影/中医世界杂志社//中医世界.-3-33-6
福建安溪县中医师公会庆祝国医节暨北平国医砥柱月刊社安溪分社成立纪念摄影/国医砥柱月刊社//国医砥柱月刊.-5-18-167
福建分会成立会摄影/神州医药学报社//神州医药学报.-1-45-219
福建省仙游国医专校球队摄影/光华医药杂志社//光华医药杂志.-4-39-368
福建仙游县国医专校院外后面/光华医药杂志社//光华医药杂志.-4-41-421
福建仙游县国医专校院外正面/光华医药杂志社//光华医药杂志.-4-41-421
福建中医专校/光华医药杂志社//光华医药杂志.-4-39-368
福州分社之规模一斑/中国针灸学研究社//针灸杂志.-4-31-212
福州已成立分社/中国针灸学研究社//针灸杂志.-4-30-436
福州中医学社举行第四组毕业学员授证典礼/光华医药杂志社//光华医药杂志.-4-39-89

复兴中医社聘书之缩影/复兴中医社//复兴中医.-5-31-548
复兴中医社社员证书之缩影/复兴中医社//复兴中医.-5-31-548
复兴中医社外埠已成立分社之分社长玉照/复兴中医社//复兴中医.-5-31-423,489
副校长兼总务主任王慎轩先生/苏州国医杂志社//苏州国医杂志.-5-2-31
改进国医学会第三届理监事宣誓就职典礼摄影/光华医药杂志社//光华医药杂志.-4-38-509
甘草原形缩影/中医世界杂志社//中医世界.-3-28-12
甘肃省国医分馆成立纪念会摄影/国医公报社//国医公报.-4-19-363
高元先生小影/国医砥柱月刊社//国医砥柱月刊.-5-18-69
葛仙翁炼丹台摄影/中医世界杂志社//中医世界.-3-29-280
各地爱读医界春秋者肖像/医界春秋社//医界春秋.-3-7-394
顾渭川照片/国医砥柱月刊社//国医砥柱月刊.-5-18-520
光华医药杂志本期儿科特辑作者近影/光华医药杂志社//光华医药杂志.-4-39-365
光华医药杂志第二卷第八期画报/光华医药杂志社//光华医药杂志.-4-37-389
光华医药杂志第二卷第七期画报/光华医药杂志社//光华医药杂志.-4-37-281
光华医药杂志和汉医学研究栏特约撰述魏萱君与曾宪芳女士结婚摄影/光华医药杂志社//光华医药杂志.-4-38-11
光华医药杂志如皋角斜热心读者王河清先生/光华医药杂志社//光华医药杂志.-4-38-510
光华医药杂志如皋热心读者冒正清先生/光华医药杂志社//光华医药杂志.-4-38-510
光华医药杂志社编辑部云翔近影/光华医药杂志社//光华医药杂志.-4-40-105
光华医药杂志社察哈尔分社宣传主任高榴清/光华医药杂志社//光华医药杂志.-4-41-244
光华医药杂志社察哈尔分社总务主任许德贵先生/光华医药杂志社//光华医药杂志.-4-41-346
光华医药杂志社常年法律顾问沈镛大律师/光华医药杂志社//光华医药杂志.-4-38-275
光华医药杂志社常熟鹿苑分社陆善仲先生/光华医药杂志社//光华医药杂志.-4-41-424
光华医药杂志社东唐市分社推销主任毛士英/光华医药杂志社//光华医药杂志.-4-41-241
光华医药杂志社东唐市分社宣传主任王湘帆/光华医药杂志社//光华医药杂志.-4-41-241
光华医药杂志社东唐市分社研究主任何启明/光华医药杂志社//光华医药杂志.-4-41-241
光华医药杂志社东唐市分社长金达庵/光华医药杂志社//光华医药杂志.-4-41-241
光华医药杂志社东唐市分社指导主任姚振宇/光华医药杂志社//光华医药杂志.-4-41-241
光华医药杂志社分社社长近影/光华医药杂志社//光华医药杂志.-4-38-278
光华医药杂志社丰利分社长王笃勤/光华医药杂志社//光华医药杂志.-4-41-527
光华医药杂志社福建惠安崇武热心读者蔡俊明/光华医药杂志社//光华医药杂志.-4-41-169
光华医药杂志社各分社长肖像/光华医药杂志社//光华医药杂志.-4-40-286
光华医药杂志社各分社长照片/光华医药杂志社//光华医药杂志.-4-36-322
光华医药杂志社各社董肖像/光华医药杂志社//光华医药杂志.-4-36-320.-4-40-284
光华医药杂志社广东揭阳新成立分社社长江伟民先生/光华医药杂志社//光华医药杂志.-4-41-343
光华医药杂志社湖南平江分社长刘远先生/光

华医药杂志社//光华医药杂志. -4-40-
光华医药杂志社江西景德镇分社长姜赞文先生/光华医药杂志社//光华医药杂志. -4-39-173
光华医药杂志社江西南康热心读者曾广渊先生/光华医药杂志社//光华医药杂志. -4-39-92
光华医药杂志社江西永新分社长周扬锦先生/光华医药杂志社//光华医药杂志. -4-39-173
光华医药杂志社金沙分社社董卜锡霖先生/光华医药杂志社//光华医药杂志. -4-38-510
光华医药杂志社溧阳分社长邓伯英先生/光华医药杂志社//光华医药杂志. -4-41-424
光华医药杂志社梅县分社宣传主任李燮荣/光华医药杂志社//光华医药杂志. -4-41-527
光华医药杂志社南靖分社长吴朝元/光华医药杂志社//光华医药杂志. -4-41-527,527
光华医药杂志社南通分社提倡国术参加江苏省立南通民众教育馆国术班开学典礼摄影/光华医药杂志社//光华医药杂志. -4-38-413
光华医药杂志社南通热心读者周学庠先生/光华医药杂志社//光华医药杂志. -4-38-100
光华医药杂志社热心读者梅县中医公会主席萧龙初/光华医药杂志社//光华医药杂志. -4-41-527
光华医药杂志社热心读者孙伯芹/光华医药杂志社//光华医药杂志. -4-41-527
光华医药杂志社热心读者叶瑞阶先生/光华医药杂志社//光华医药杂志. -4-38-99
光华医药杂志社山东东平新成立分社社长孔海东先生/光华医药杂志社//光华医药杂志. -4-41-343
光华医药杂志社山西平遥分社长裴绍棠先生/光华医药杂志社//光华医药杂志. -4-39-462
光华医药杂志社汕头分社社董许小士先生/光华医药杂志社//光华医药杂志. -4-41-421
光华医药杂志社汕头分社社长黄子灵先生/光华医药杂志社//光华医药杂志. -4-41-346
光华医药杂志社汕头分社宣传主任郑忠/光华医药杂志社//光华医药杂志. -4-41-527
光华医药杂志社汕头分社研究部主任曾秉铎先生/光华医药杂志社//光华医药杂志. -4-41-346
光华医药杂志社汕头分社指导部主任郑古俦先生/光华医药杂志社//光华医药杂志. -4-41-346
光华医药杂志社汕头总务主任马希周/光华医药杂志社//光华医药杂志. -4-41-527
光华医药杂志社社董近影/光华医药杂志社//光华医药杂志. -4-38-276
光华医药杂志社社长丁仲英先生玉照/光华医药杂志社//光华医药杂志. -4-41-531
光华医药杂志社社长及各主任照片/光华医药杂志社//光华医药杂志. -4-36-319
光华医药杂志社社长主任近影/光华医药杂志社//光华医药杂志. -4-38-275
光华医药杂志社诗山分社长叶瑞阶先生/光华医药杂志社//光华医药杂志. -4-39-92
光华医药杂志社四川犍厂新成立分社社长何威如先生/光华医药杂志社//光华医药杂志. -4-41-343
光华医药杂志社四川什邡分社长赵鉴燊/光华医药杂志社//光华医药杂志. -4-41-527
光华医药杂志社四川五通桥分社成立摄影/光华医药杂志社//光华医药杂志. -4-41-530
光华医药杂志社四川武胜热心读者彭达生先生/光华医药杂志社//光华医药杂志. -4-38-182
光华医药杂志社四川荥经分社成立全体同人摄影/光华医药杂志社//光华医药杂志. -4-40-424
光华医药杂志社松江分社长韩君铸先生/光华医药杂志社//光华医药杂志. -4-41-424
光华医药杂志社泰县分社社长王玉玲先生/光华医药杂志社//光华医药杂志. -4-38-100
光华医药杂志社无锡新安分社社长惠蕴明先生/光华医药杂志社//光华医药杂志. -4-41-346

光华医药杂志社无锡新安分社推行主任周德馨先生/光华医药杂志社//光华医药杂志.-4-41-346
光华医药杂志社西康康定分社成立全体同仁摄影/光华医药杂志社//光华医药杂志.-4-40-
光华医药杂志社西康康定分社长龚达三先生/光华医药杂志社//光华医药杂志.-4-40-188
光华医药杂志社新成立永川分社社长宋宅揆/光华医药杂志社//光华医药杂志.-4-41-530
光华医药杂志社新社长新聘书缩影/光华医药杂志社//光华医药杂志.-4-40-105
光华医药杂志社宜春分社宣传主任林异山先生/光华医药杂志社//光华医药杂志.-4-41-244
光华医药杂志社宜春分社研究主任黄国材先生/光华医药杂志社//光华医药杂志.-4-41-244
光华医药杂志社宜春分社长刘道美先生/光华医药杂志社//光华医药杂志.-4-41-244
光华医药杂志社宜春分社总务主任傅志行先生/光华医药杂志社//光华医药杂志.-4-41-244
光华医药杂志社永川十庙镇新成立分社社长张庆云/光华医药杂志社//光华医药杂志.-4-41-530
光华医药杂志社樟树分社筹备主任鄢惟德/光华医药杂志社//光华医药杂志.-4-41-169
光华医药杂志社浙江余姚分社社长倪士英先生/光华医药杂志社//光华医药杂志.-4-41-421
光华医药杂志社镇江等分社欢迎陈爱棠社董及阚舜卿摄影/光华医药杂志社//光华医药杂志.-4-38-11
光华医药杂志社作者秦柳江先生/光华医药杂志社//光华医药杂志.-4-41-343
广东保元国医学校校长王道先先生/光华医药杂志社//光华医药杂志.-4-41-97
广东保元国医学校之大门/光华医药杂志社//光华医药杂志.-4-41-97
广东保元国医学校之礼堂/光华医药杂志社//光华医药杂志.-4-41-97
广东保元国医学校之药物标本室/光华医药杂志社//光华医药杂志.-4-41-97
广东茶山分社主任三人照片/国医砥柱月刊社//国医砥柱月刊.-5-16-207
广东炮台分社长张镜豪先生/光华医药杂志社//光华医药杂志.-4-40-185
广东省民政厅长兼国医分馆长王应榆先生近影/光华医药杂志社//光华医药杂志.-4-41-97
广东中医专门学校标本室/广东中医杂志社//中医杂志(广东).-3-4-10
广东中医专门学校教室/广东中医杂志社//中医杂志(广东).-3-4-9
广东中医专门学校礼堂/广东中医杂志社//中医杂志(广东).-3-4-8
广东中医专门学校平面图(一)至(二)/广东中医杂志社//中医杂志(广东).-3-4-13,14
广东中医专门学校头门/广东中医杂志社//中医杂志(广东).-3-4-7
广东中医专门学校头门侧面/广东中医杂志社//中医杂志(广东).-3-4-12
广东中医专门学校正座/广东中医杂志社//中医杂志(广东).-3-4-11
广西都安县中医师公会会员大会/国医砥柱月刊社//国医砥柱月刊.-5-18-252
郭琦元小影/中西医药杂志社//中西医药.-5-10-299
郭受天照片/国医砥柱月刊社//国医砥柱月刊.-5-18-522
国民大会中医界代表候选人各地医团热烈欢迎呼声最高之光华医药杂志社社长丁仲英先生玉照/光华医药杂志社//光华医药杂志.-4-40-188
国民代表大会中医界代表候选人邢熙平先生/光华医药杂志社//光华医药杂志.-4-40-
国民革命军陆军五三师一五七旅三一八团军医

官光华医药杂志社特派宣传员毛青全先生/光华医药杂志社//光华医药杂志.－4－38－11
国民政府林主席肖像/国医公报社//国医公报.－4－24－469
国民政府内政部登记证之缩影/医界春秋社//医界春秋.－3－9－386
国医砥柱社社员浙江金华胡锦标四川新都李介康四川安江彭绍荣江苏无锡钱涵春等照片/国医砥柱月刊社//国医砥柱月刊.－5－18－215
国医砥柱月刊社董事长兼总务主任钱今阳近影/国医砥柱月刊社//国医砥柱月刊.－5－17－534
国医砥柱月刊社分社长玉照第一版至第八版/国医砥柱月刊社//国医砥柱月刊.－5－17－372,374,375,376,377,378,379,380
国医砥柱月刊社各分社同仁玉照/国医砥柱月刊社//国医砥柱月刊.－5－17－436
国医砥柱月刊社河南洛阳分社长李紫东先生/国医砥柱月刊社//国医砥柱月刊.－5－16－2
国医砥柱月刊社热心读者兼驻湖南南县记者/国医砥柱月刊社//国医砥柱月刊.－5－16－137
国医砥柱月刊社山西太谷范村分社社董阎恩鸿先生/国医砥柱月刊社//国医砥柱月刊.－5－16－2
国医砥柱月刊社山西太谷范村分社长萧汉杰先生/国医砥柱月刊社//国医砥柱月刊.－5－16－2
国医砥柱月刊社社员及各地分社长近影/国医砥柱月刊社//国医砥柱月刊.－5－18－430
国医砥柱月刊社社员证书/国医砥柱月刊社//国医砥柱月刊.－5－16－2
国医砥柱月刊社社长兼总编辑杨医亚近影/国医砥柱月刊社//国医砥柱月刊.－5－17－534
国医砥柱月刊社天津二分社成立纪念摄影/国医砥柱月刊社//国医砥柱月刊.－5－17－431
国医砥柱月刊社新社员玉照/国医砥柱月刊社//国医砥柱月刊.－5－15－410,473,533,588,645.－5－16－2,3,59,68,132,132,135,136,137,138,139,140,141,142,203,204,205,206,207,208,209,210,211,212,311,312,313,314,315,316,372,373,374,375,376,377,378,470,471,472,473,474,569,570,571,572,573,574
国医砥柱月刊社宣传干事兼四川重庆分社筹备主任周复生先生/国医砥柱月刊社//国医砥柱月刊.－5－16－67
国医砥柱月刊社宣化沙岭子分社长梁祥云先生/国医砥柱月刊社//国医砥柱月刊.－5－16－2
国医砥柱月刊社撰述主任(补遗)/国医砥柱月刊社//国医砥柱月刊.－5－16－567
国医砥柱月刊杂志社分社长之证章/国医砥柱月刊社//国医砥柱月刊.－5－18－621
国医砥柱月刊杂志社社员及各地分社长近影/国医砥柱月刊社//国医砥柱月刊.－5－18－251,252,307,323,395
国医砥柱月刊杂志社社员近影/国医砥柱月刊社//国医砥柱月刊.－5－18－103,339,375
国医砥柱月刊杂志社社长唐吉父/国医砥柱月刊社//国医砥柱月刊.－5－18－622
国医砥柱月刊杂志社特约撰述张梦痕指书及画/国医砥柱月刊社//国医砥柱月刊.－5－18－621
国医砥柱月刊杂志社新任理事余伯陶/国医砥柱月刊社//国医砥柱月刊.－5－18－621
国医砥柱总社董事玉照/国医砥柱月刊社//国医砥柱月刊.－5－17－537,538
国医钱建民演讲推拿医术于中央国医馆摄影留念/国医公报社//国医公报.－4－23－377
行将东渡游学之自强医学月刊前任主干徐庚和君/自强医学月刊社//自强医学月刊.－3－40－415
行政院蒋院长肖像/国医公报社//国医公报.－4－24－471
杭州女国医何兢英先生/光华医药杂志社//光华医药杂志.－4－38－99
郝云杉照片/国医砥柱月刊社//国医砥柱月刊

.-5-18-521
何廉臣君肖影/绍兴医药学报社//绍兴医药学报.-1-12-203
河北昌黎滨海分社长李灵华先生/国医砥柱月刊社//国医砥柱月刊.-5-16-67
河北平谷分社长席凤卿先生/国医砥柱月刊社//国医砥柱月刊.-5-16-62
河北饶阳大尹镇分社长孙鸣第先生/国医砥柱月刊社//国医砥柱月刊.-5-16-67
河北三河峪口分社长董振东先生/国医砥柱月刊社//国医砥柱月刊.-5-16-62
河北香河县分社长王馨山先生/国医砥柱月刊社//国医砥柱月刊.-5-16-135
河南行都国医公会主席兼本社行都分社长张少云先生/国医砥柱月刊社//国医砥柱月刊.-5-16-62
河南南阳县南阳医圣祠及仲圣之墓/国医文献社//国医文献.-5-15-4
湖北黄冈分社长但秉恒先生/复兴中医杂志社//复兴中医.-5-31-621
湖北省国医分馆国医专科学校全体师生摄影/国医公报社//国医公报.-4-23-131
湖南国医学会全体职员摄影/光华医药杂志社//光华医药杂志.-4-38-413
湖南衡阳敬一堂国药号各部摄影/光华医药杂志社//光华医药杂志.-4-41-623
湖南麓园医学研究社全体摄影/光华医药杂志社//光华医药杂志.-4-39-173
湖南医专集训生活之一片断/国医砥柱月刊社//国医砥柱月刊.-5-15-589
湖南医专游泳老将湘潭陈君康雅/陈雄(摄)//国医砥柱月刊.-5-16-2
湖南长沙分社宣传主任董伯侯先生/国医砥柱月刊社//国医砥柱月刊.-5-16-132
湖南长沙分社研究主任杨克明先生/国医砥柱月刊社//国医砥柱月刊.-5-16-132
湖南长沙分社指导主任刘药桥先生/国医砥柱月刊社//国医砥柱月刊.-5-16-132
淮安医药同人欢迎疫痞专家骆筱峰淮阴医声主编沙亦恕摄影/光华医药杂志社//光华医药杂志.-4-38-182
淮阴高年服务社会医生李耀庭先生/光华医药杂志社//光华医药杂志.-4-39-92
淮阴高年医生骆秀峰/光华医药杂志社//光华医药杂志.-4-38-413
淮阴国医公会欢迎淮安医药考查团摄影/光华医药杂志社//光华医药杂志.-4-40-2
淮阴国医学社董事会摄影/光华医药杂志社//光华医药杂志.-4-40-
淮阴国医药界欢迎赞助国医之慈善家章仲宽摄影/光华医药杂志社//光华医药杂志.-4-38-181
淮阴国医药界庆祝中医条例公布纪念摄影/光华医药杂志社//光华医药杂志.-4-39-92
淮阴国医药界庆祝中医药条例公布纪念摄影/国医公报社//国医公报.-4-24-481
淮阴剿匪指挥部国医同志摄影/光华医药杂志社//光华医药杂志.-4-38-414
淮阴针灸治疗所驻宿迁分所诊疗部/光华医药杂志社//光华医药杂志.-4-39-271
欢迎国际联盟会代表费尔柏氏摄影/中医世界杂志社//中医世界.-3-26-382
欢迎焦院长兼中央国医馆馆长莅澳摄影/国医公报社//国医公报.-4-26-361
黄培生照片/国医砥柱月刊社//国医砥柱月刊.-5-18-523
黄雯先生小影/中西医药杂志社//中西医药.-5-10-300
会长丁甘仁先生像/中医杂志社//中医杂志.-2-19-9.-2-25-171
会长阎督军像/阎锡山//医学杂志.-2-1-7
浑天九重之图/利济学堂报社//利济学堂报.-1-1-10
获得光华医药杂志社奖状热心读者曲近性先生近影/光华医药杂志社//光华医药杂志.-4-40-567
吉安华光中医院职工摄影/光华医药杂志社//光华医药杂志.-4-40-567
吉生最近之小影/绍兴医药学报社//绍兴医药学报.-1-13-235

己酉绍兴医学会摄影/绍兴医药学报社//绍兴医药学报.-1-9-103
江都县国医学社研究会会员大会摄影/国医公报社//国医公报.-4-24-241
江晦鸣先生小影/中西医药杂志社//中西医药.-5-10-303
江苏省国医分馆全体摄影/国医公报社//国医公报.-4-24-239
江苏省立医政学院院长陈果夫氏在该院大礼堂发给毕业证书/国医砥柱月刊社//国医砥柱月刊.-5-18-620
江苏省省立医政学校礼堂外景之雄姿/国医砥柱月刊社//国医砥柱月刊.-5-18-620
江苏省武进县国医支馆全体摄影/国医公报社//国医公报.-4-22-129
江苏省医政学院药物试植场鸟瞰/光华医药杂志社//光华医药杂志.-4-39-176
江苏省主席陈果夫/国医砥柱月刊社//国医砥柱月刊.-5-18-517
江西国医专修院大礼堂及诊疗室外景之全影/光华医药杂志社//光华医药杂志.-4-38-11
江西省国医分馆馆长吴琢之先生及其孙与门人合影/光华医药杂志社//光华医药杂志.-4-40-185
讲习所第二届毕业学员纪念照/中国针灸学研究社//针灸杂志.-4-31-341
讲习所之宿舍外景/中国针灸学研究社//针灸杂志.-4-31-395
焦馆长参如皋中医公会诸常委摄影于雨香庵六朝松下/国医公报社//国医公报.-4-22-473
焦馆长肖像/国医公报社//国医公报.-4-19-17.-4-22-385
焦易堂钱今阳合影/国医砥柱月刊社//国医砥柱月刊.-5-18-354
教室之一/中国针灸学研究社//针灸杂志.-4-31-389
教务主任王志纯先生/苏州国医杂志社//苏州国医杂志.-5-2-31
教职员照片/中国针灸学研究社//针灸杂志.-4-30-337
介绍名书家陈瘦菊/中国针灸学研究社//针灸杂志.-4-32-2,106
金花龙草之形态/中医世界杂志社//中医世界.-3-30-372
津浦县女国医邵毓瑛/光华医药杂志社//光华医药杂志.-4-39-89
近代画家沈镜芙先生画吕祖像/秦氏医室//中医世界.-3-33-252
近自日本携归之古本十四经发挥/锡君//光华医药杂志.-4-39-173
晋江高年医生郑燕汀先生/光华医药杂志社//光华医药杂志.-4-38-509
晋京请愿之中国医学院学生待于北站平厢内/光华医药杂志社//光华医药杂志.-4-38-509
经济主任丁仲英君影/中医杂志社//中医杂志.-2-21-7
井疽治验后之摄影/光华医药杂志社//光华医药杂志.-4-39-89
景德镇中医公会成立大会摄影/光华医药杂志社//光华医药杂志.-4-41-421
景芸芳女士照片/中医世界杂志社//中医世界.-3-25-88
举行开幕典礼全体馆员及中西代表摄影纪念/国医公报社//国医公报.-4-26-235
开封国医改进社成立大会摄影/光华医药杂志社//光华医药杂志.-4-38-100
来社路由图/中国针灸学研究社//针灸杂志.-4-30-369.-4-31-388
兰州市国医药界庆祝中医条例公布大会摄影/国医公报社//国医公报.-4-25-13
乐山三皇庙/光华医药杂志社//光华医药杂志.-4-41-172
乐山最高峰/光华医药杂志社//光华医药杂志.-4-41-172
理化实习指导主任余显亮先生/苏州国医杂志社//苏州国医杂志.-5-2-32
理事合照/医学杂志社//医学杂志.-2-1-10

理事长陈立夫/国医砥柱月刊社//国医砥柱月刊.－5－18－515,619
理事长丁仲英君影/中医杂志社//中医杂志.－2－19－159
理事长杨政务厅长像/医学杂志社//医学杂志.－2－1－9
理事长恽铁樵君影/中医杂志社//中医杂志.－2－21－7
疗养院之病房一幕/中国针灸学研究社//针灸杂志.－4－31－327
疗养院之二等病房/中国针灸学研究社//针灸杂志.－4－31－311
疗养院之普通病房/中国针灸学研究社//针灸杂志.－4－31－311
林椿年先生小影/中西医药杂志社//中西医药.－5－10－301
林琴南秋室研经图/神州国医学报社//神州国医学报.－4－14－200
刘国祥先生小影/中西医药杂志社//中西医药.－5－10－303
浏河老名医郁佩瑛先生近墨/中医世界杂志社//中医世界.－3－27－570
鲁德馨先生小影/中西医药杂志社//中西医药.－5－10－302
陆士谔照片/国医砥柱月刊社//国医砥柱月刊.－5－18－521
逻京华侨国医吴子东先生/光华医药杂志社//光华医药杂志.－4－39－271
吕留良先生遗方手迹/中华医史学会//医史杂志.－5－38－86
旅美侨胞热心赞助本社陈天一先生/国医砥柱月刊社//国医砥柱月刊.－5－16－203
旅美侨胞热心赞助本社陈雁声先生/国医砥柱月刊社//国医砥柱月刊.－5－16－204
梅县中医公会救护队荣领奖状摄影纪念/光华医药杂志社//光华医药杂志.－4－40－567
民国二十三年苏州国医学社秋季开学全体摄影纪念/苏州国医学社//苏州国医杂志.－5－1－135
民国二十四年九月三日苏州国医学校新迁校舍纪念摄影/苏州国医杂志社//苏州国医杂志.－5－2－34
民国三年神州医药总会大会摄影/神州医药总会//神州医药学报.－1－45－5
民国三十五年十二月十二日本会举行特别展览会留影/中华医史学会//医史杂志.－5－38－3
民国政府内政部登记证之缩影附上海市政府之批示/医界春秋社//医界春秋.－3－10－408.－3－12－22
民国政府内政部发给本刊登记证之缩影/医界春秋社//医界春秋.－3－9－44,88,180
名医施今墨在京收门人郝际云纪念留影/中国医药月刊社//中国医药月刊.－5－32－2
名医施今墨在天津其弟子合影/国医砥柱月刊社//国医砥柱月刊.－5－16－567
名誉理事长赵旅长像/医学杂志社//医学杂志.－2－1－8
名誉社长王仲哲先生玉照/国医砥柱月刊社//国医砥柱月刊.－5－16－464
名誉校长谢利恒/苏州国医杂志社//苏州国医杂志.－5－2－31
名誉校长章太炎先生/苏州国医杂志社//苏州国医杂志.－5－2－31
明金陵刊本本草纲目书影四桢/中华医史学会//医史杂志.－5－38－262
明王肯堂墨迹/中华医史学会//医史杂志.－5－39－69
南昌高年医生孙馥棠先生/光华医药杂志社//光华医药杂志.－4－38－12
南汇县中医公会第三届全体会员大会摄影/光华医药杂志社//光华医药杂志.－4－40－108
南京国医传习所举行开学典礼来宾及全体学生摄影二帧/国医公报社//国医公报.－4－21－381
南京市国医公会第三届理监事宣誓就职典礼摄影/国医公报社//国医公报.－4－26－461
南通国术专家兼针灸医师李天雄/光华医药杂志社//光华医药杂志.－4－38－413
南通国医专修院学生站队整齐之情形/光华医

药杂志社//光华医药杂志.-4-38-413
南通县医药界庆祝中医条例公布大会摄影/光华医药杂志社//光华医药杂志.-4-39-92
南洋高渊医药研究社发起人摄影/光华医药杂志社//光华医药杂志.-4-39-368
南洋中医中药联合会欢迎名誉会长胡文虎先生摄影/光华医药杂志社//光华医药杂志.-4-40-188
内科实习指导主任颜星斋先生/苏州国医杂志社//苏州国医杂志.-5-2-32
内科主任孙永祚先生/苏州国医杂志社//苏州国医杂志.-5-2-33
内政部颁给中国医药月刊登记证书缩影/中国医药月刊社//中国医药月刊.-5-32-36
农林部中央林业实验所常山种植实验场周年纪念全体员战警摄影/新中华医药月刊社//新中华医药月刊.-5-35-497
女生部舍务主任朱彩霞先生/苏州国医杂志社//苏州国医杂志.-5-2-33
潘公展照片/国医砥柱月刊社//国医砥柱月刊.-5-18-518
彭副理事长养光题词/国医公报社//国医公报.-4-24-480
彭副理事长养光肖像/国医公报社//国医公报.-4-22-383
彭理事长肖像/国医公报社//国医公报.-4-19-15
彭养光照片/国医砥柱月刊社//国医砥柱月刊.-5-18-519
评议长余继鸿君影/中医杂志社//中医杂志.-2-19-159.-2-21-7
浦城高年医生祝辉廷先生/光华医药杂志社//光华医药杂志.-4-38-99
浦城国医支馆筹委合影/浦城记者//光华医药杂志.-4-36-214
前任常务委员/神州国医学报社//神州国医学报.-4-15-582
钱大经君王槐庭君包识生君玉照/神州医药学报社//神州医药学报.-1-43-389
钱季寅遗影/中医世界杂志社//中医世界.-3-31-12
秦伯未先生山水立轴/中医世界杂志社//中医世界.-3-26-248
秦伯未照片/国医砥柱月刊社//国医砥柱月刊.-5-18-523
秦氏同门送别许林二君悬壶暹京摄影/中医世界杂志社//中医世界.-3-34-8
青浦县中医公会第二次会员大会摄影/国医公报社//国医公报.-4-23-379
清代名医何鸿舫氏墨迹/中医世界杂志社//中医世界.-3-32-8
清代名医秦又词先生遗墨之一/中医世界杂志社//中医世界.-3-26-634
清代名医赵海仙氏之方案及日记真迹/中医世界杂志社//中医世界.-3-25-430
秋室研经图跋(二)/蔡元培//神州国医学报.-4-14-222
秋室研经图跋(三)/黄右昌//神州国医学报.-4-14-222
秋室研经图跋(四)/张人杰//神州国医学报.-4-14-222
秋室研经图跋(五)/谭延闿//神州国医学报.-4-14-223
秋室研经图跋(一)/胡适//神州国医学报.-4-14-221
秋室研经图记/林琴南//神州国医学报.-4-14-220
全国医药团体代表大会开会全景/医界春秋社//医界春秋.-3-6-367
全国医药总联会委派进京请愿之三代表摄影/中医世界杂志社//中医世界.-3-25-10
全体会员摄影/国医杂志社//国医杂志.-4-12-7
全体执监委员就职典礼摄影/国医杂志社//国医杂志.-4-12-8
鹊山全影/光华医药杂志社//光华医药杂志.-4-41-172
热心读者奖状缩影/光华医药杂志社//光华医药杂志.-4-40-105
热心读者照片/光华医药杂志社//光华医药杂

志.-4-36-328
日本大阪汉方医学院长今井氏演讲摄影/光华医药杂志社//光华医药杂志.-4-39-368
日本汉医名著聿修堂医学丛书原刻本缩影/中医世界杂志社//中医世界.-3-35-304
日本医学士吉益东洞肖像/中西医学报社//中西医学报.-1-25-3
日本之译本十四经发挥封面及内容一斑/中国针灸学研究社//针灸杂志.-4-30-448
如皋高年医生马玉卿先生/光华医药杂志社//光华医药杂志.-4-38-100
如皋国医药界欢迎中央国医馆焦馆长大会摄影/中央国医馆//国医公报.-4-26-359
如皋李堡熟心续书梅少林先生/光华医药杂志社//光华医药杂志.-4-39-271
如皋女国医吴志贤近影/光华医药杂志社//光华医药杂志.-4-39-92
如皋县国医药界欢迎焦馆长大会摄影/国医公报社//国医公报.-4-22-471
如皋县育德所施医组全体医士摄影/光华医药杂志社//光华医药杂志.-4-40-2
汝伟二十三岁之第二我/绍兴医药学报社//绍兴医药学报.-1-12-271
厦门国医专门学校全体摄影/国医公报社//国医公报.-4-23-251
山东国医专校全体师生往长清县谒扁鹊墓摄影/光华医药杂志社//光华医药杂志.-4-41-172
山东沂水高年医生陈吉甫先生/光华医药杂志社//光华医药杂志.-4-39-173
山西中医改进研究会会长阎伯川先生肖像/医学杂志社//医学杂志.-2-16-78.-2-17-95
上海粹华制药厂制造厂全图/绍兴医药学报社//绍兴医药学报星期增刊.-1-22-313
上海复兴中医专科学校成立师生合影/复兴中医杂志社//复兴中医.-5-31-673
上海国药展览会会场摄形/光华医药杂志社//光华医药杂志.-4-39-274
上海国医学院院景/自强医学月刊社//自强医学月刊.-3-40-484
上海神州国医学会呈准立案之执照/神州国医学报社//神州国医学报.-4-14-49
上海神州国医学会会员证书及徽章之式样/神州国医学报社//神州国医学报.-4-14-49
上海神州国医学会组织健全之党部证明书/神州国医学报社//神州国医学报.-4-14-48
上海市党部证明本社组织健全/中西医药研究社//中西医药.-5-9-392.-5-10-2,286,417,511,633.-5-11-5,103,195,279,367,469.-5-12-7,121,212,327,439.-5-13-194
上海市国医分馆补行庆祝中医条例公布纪念摄影/国医公报社//国医公报.-4-25-11
上海市国医分馆馆长宣誓典礼摄影/国医公报社//国医公报.-4-24-353
上海市教育局转知中西医药研究社经奉教育局核准备案/中西医药杂志社//中西医药.-5-10-2
上海市卫生局注册证书/医界春秋社//医界春秋.-3-9-385
上海市卫生局注册证书附上海市卫生局批示/医界春秋社//医界春秋.-3-10-406.-3-12-20
上海市医药界五团体合办国药展览会会场内景摄影/国医公报社//国医公报.-4-25-145
上海特别市卫生局第四届中医试验委员全体摄影/中医世界杂志社//中医世界.-3-26-138
上海铁樵函授医学事务所办公室摄影/铁樵医学月刊社//铁樵医学月刊.-4-44-4
上海医界春秋社二周纪念摄影/医界春秋社//医界春秋.-3-5-216.-3-6-20
上海中医学会会员正式新证书图影/上海神州国医学会//中医杂志.-2-25-319
上海中医学校联合会筹备会摄影/光华医药杂志社//光华医药杂志.-4-41-97
上海中医学校联合会中国医学院出席代表/光华医药杂志社//光华医药杂志.-4-41-97
上海中医专科学校教职员照片/复兴中医杂志

社//复兴中医.-5-31-143
社友蔡星山君玉照/绍兴医药学报社//绍兴医药学报.-1-12-409
社友陈秋孙君玉照/绍兴医药学报社//绍兴医药学报.-1-12-481
社友潘壶隐君玉照/绍兴医药学报社//绍兴医药学报.-1-13-395
社友杨燧熙君玉照/绍兴医药学报社//绍兴医药学报.-1-13-9
社友张相臣君玉照题辞/曾广善,唐作霖//绍兴医药学报.-1-14-354
社友张野逸先生玉照/张若霞//绍兴医药学报.-1-13-457
社友周小农君玉照/绍兴医药学报社//绍兴医药学报.-1-12-341
社友朱阜山君玉照/绍兴医药学报社//绍兴医药学报.-1-13-127
社员证书缩影银质奖屏之缩影/医界春秋社//医界春秋.-3-7-332,382,438,478
社长丁仲英先生肖像/光华医药杂志社//光华医药杂志.-4-40-283
社长时逸人医师小影/复兴中医杂志社//复兴中医.-5-31-3
社长唐吉父照片/国医砥柱月刊社//国医砥柱月刊.-5-18-524
社长杨医亚近影/国医砥柱月刊社//国医砥柱月刊.-5-16-463
深山读书图之一/中医世界杂志社//中医世界.-3-28-114
神农氏尝百草图/光华医药杂志社//光华医药杂志.-4-40-105
神州国医学报编辑/神州国医学报社//神州国医学报.-4-15-582
神州医药总会记事/神州医药学报社//神州医药学报.-1-46-453
沈衡甫照片/国医砥柱月刊社//国医砥柱月刊.-5-18-523
沈警凡先生小影/中西医药杂志社//中西医药.-5-10-301
沈乾一先生小影/中西医药杂志社//中西医药.-5-10-302
沈阳医学杂志编辑部长马英麟肖像及介绍/沈阳医学杂志社//沈阳医学杂志.-3-1-161
沈阳医学杂志编辑部长沈文魁肖像及介绍/沈阳医学杂志社//沈阳医学杂志.-3-1-161
沈阳医学杂志编辑李世忠肖像及介绍/沈阳医学杂志社//沈阳医学杂志.-3-1-236
沈阳医学杂志讲习部管理员兼编辑李春芝肖像及介绍/沈阳医学杂志社//沈阳医学杂志.-3-1-162
沈阳医学杂志讲习部长刘庆春肖像及介绍/沈阳医学杂志社//沈阳医学杂志.-3-1-160
沈阳医学杂志讲习部长张振远肖像及介绍/沈阳医学杂志社//沈阳医学杂志.-3-1-160
沈阳医学杂志评议部长韩庆德肖像及介绍/沈阳医学杂志社//沈阳医学杂志.-3-1-235
沈阳医学杂志评议部长李纯璞肖像及介绍/沈阳医学杂志社//沈阳医学杂志.-3-1-235
沈阳医学杂志审查部长孙廷弼肖像及介绍/沈阳医学杂志社//沈阳医学杂志.-3-1-158
沈阳医学杂志审查部长王有声肖像及介绍/沈阳医学杂志社//沈阳医学杂志.-3-1-158
沈阳医学杂志调查部长李国栋肖像及介绍/沈阳医学杂志社//沈阳医学杂志.-3-1-159
沈阳医学杂志文书部长刘哲苍肖像及介绍/沈阳医学杂志社//沈阳医学杂志.-3-1-162
沈阳医学杂志研究部长刘景素肖像及介绍/沈阳医学杂志社//沈阳医学杂志.-3-1-157
沈阳医学杂志眼科研究长岳灵秀肖像及介绍/沈阳医学杂志社//沈阳医学杂志.-3-1-159
沈阳医学杂志总务部长高振铎肖像及介绍/沈阳医学杂志社//沈阳医学杂志.-3-1-157
沈阳医学杂志总务部长李文博肖像及介绍/沈阳医学杂志社//沈阳医学杂志.-3-1-236
沈仲芳照片/国医砥柱月刊社//国医砥柱月刊.-5-18-520
生理实习主任施毅轩先生/苏州国医杂志社//苏州国医杂志.-5-2-32
盛心如照片/国医砥柱月刊社//国医砥柱月刊

.-5-18-523
师让小筑摄影/中医世界杂志社//中医世界.-3-25-358
施今墨先生在津收门人薛泽珊纪念摄影/中国医药月刊社//中国医药月刊.-5-32-36
施今墨照片/国医砥柱月刊社//国医砥柱月刊.-5-18-520
施药室主任黄忠汉先生/苏州国医杂志社//苏州国医杂志.-5-2-33
时逸人医师主办中医讲座毕业证书之缩影/复兴中医杂志社//复兴中医.-5-31-548
时逸人照片/国医砥柱月刊社//国医砥柱月刊.-5-18-522
事务主任张又良先生/苏州国医杂志社//苏州国医杂志.-5-2-31
寿县城乡就医人民欢送义务针灸妙手袁文轩同志留影纪念/中国针灸学研究社//针灸杂志. 4-34-431
双十节之背景/倪寿常//医界春秋.-3-6-115
四川巴县分社热心读者周钰基先生/光华医药杂志社//光华医药杂志.-4-41-343
四川江津热心读者刘甲先先生/光华医药杂志社//光华医药杂志.-4-40-108
四川内江高年医生熊其言先生/光华医药杂志社//光华医药杂志.-4-38-100
四川重庆市国医研究会成立纪念/光华医药杂志社//光华医药杂志.-4-41-169
淞沪卫生局医士登记执照图影/中医杂志社//中医杂志.-2-25-320
宋大仁先生小影/中西医药杂志社//中西医药.-5-10-299
宋明刻本之医林宝笈/中医世界杂志社//中医世界.-3-27-118
苏州国医学校标本室/苏州国医杂志社//苏州国医杂志.-5-2-36
苏州国医学校教室/苏州国医杂志社//苏州国医杂志.-5-2-35,36
苏州国医学校教室外景/苏州国医杂志社//苏州国医杂志.-5-2-38
苏州国医学校乒乓球室/苏州国医杂志社//苏州国医杂志.-5-2-38
苏州国医学校前校长章太炎遗像/苏州国医杂志社//苏州国医杂志.-5-2-339
苏州国医学校膳堂室/苏州国医杂志社//苏州国医杂志.-5-2-37
苏州国医学校图书馆/苏州国医杂志社//苏州国医杂志.-5-2-35
苏州国医学校新建校舍纪念摄影/国医公报社//国医公报.-4-24-127
苏州国医学校新校景/光华医药杂志社//光华医药杂志.-4-38-12
苏州国医学校园景/苏州国医杂志社//苏州国医杂志.-5-2-36
苏州国医学校诊疗室/苏州国医杂志社//苏州国医杂志.-5-2-37
苏州国医学校自修室/苏州国医杂志社//苏州国医杂志.-5-2-38
苏州国医研究院旅杭见习团与浙江省国医分馆同人合影留念/苏州国医杂志社//苏州国医杂志.-5-2-436
速成班第一届毕业学员纪念照/中国针灸学研究社//针灸杂志.-4-30-253
绥远包头筹备处田蔚文先生/光华医药杂志社//光华医药杂志.-4-40-108
随翰英照片/国医砥柱月刊社//国医砥柱月刊.-5-18-520
孙总理遗像/国医正言杂志社//国医正言.-5-3-60,108,156,208,262,314,360,410,458,506,554,608
台州分社门景/中国针灸学研究社//针灸杂志.-4-32-353
太玄洞前之正殿/光华医药杂志社//光华医药杂志.-4-39-462
太玄洞下之洗药池傍作者黄竹斋/光华医药杂志社//光华医药杂志.-4-39-462
汤君浣香毛君玉书卫君鹤俦玉照/神州医药学报社//神州医药学报.-1-43-282
唐孙思邈隐居处太原洞之摄影/医界春秋社//医界春秋.-3-14-3
特聘研究专员王吉民先生小影/中西医药杂志

社//中西医药.-5-10-416
提倡中医最热心者陈立夫先生/光华医药杂志社//光华医药杂志.-4-39-2
提倡中医最热心者焦易堂先生/光华医药杂志社//光华医药杂志.-4-39-2
体育主任马文福先生/苏州国医杂志社//苏州国医杂志.-5-2-32
通函社员张佩尧获得匾额之荣誉/中国针灸学研究社//针灸杂志.-4-31-211
童君槐青姚君静仙李君杏坛玉照/神州医药学报社//神州医药学报.-1-44-304
图书馆馆长胡萧梧先生/苏州国医杂志社//苏州国医杂志.-5-2-32
外科实习指导主任丁友竹先生/苏州国医杂志社//苏州国医杂志.-5-2-32
外科主任刘涤新先生/苏州国医杂志社//苏州国医杂志.-5-2-33
万友竹先生小影/中西医药杂志社//中西医药.-5-10-303
王吉民医师六十岁造像/中华医史学会//医史杂志.-5-38-195
王清任遗像/中华医史学会//医史杂志.-5-39-3
王硕如照片/国医砥柱月刊社//国医砥柱月刊.-5-18-520
王一亭照片/国医砥柱月刊社//国医砥柱月刊.-5-18-519
王子玗先生小影/中西医药杂志社//中西医药.-5-10-300
文医半月刊编辑照片/文医半月刊社//文医半月刊.-5-14-386
文医半月刊社徽章/文医半月刊社//文医半月刊.-5-14-490,509,632
文医半月刊社全体同人摄影/文医半月刊社//文医半月刊.-5-14-32
文医半月刊社社员证/文医半月刊社//文医半月刊.-5-14-649
文医半月刊社实业部奖状/文医半月刊社//文医半月刊.-5-14-542,562
文医半月刊社新社员照片/文医半月刊社//文医半月刊.-5-14-436,454,472,490,509,546,568,588,610,632
文医半月刊主编施今墨照片/文医半月刊社//文医半月刊.-5-14-385
无锡港下惠黎医局全体摄影/光华医药杂志社//光华医药杂志.-4-38-182
无锡国医支馆全体职员就职典礼摄影/光华医药杂志社//光华医药杂志.-4-39-173
无锡女国医张士彦先生/光华医药杂志社//光华医药杂志.-4-38-100
无锡医药改进支会成立大会摄影/光华医药杂志社//光华医药杂志.-4-39-89
无锡医药界同仁赴扬游览团/光华医药杂志社//光华医药杂志.-4-39-2
无锡中医研究社成立摄影/国医公报社//国医公报.-4-24-11
无锡中医研究社第一分社成立纪念/光华医药杂志社//光华医药杂志.-4-40-567
吴汉僊照片/国医砥柱月刊社//国医砥柱月刊.-5-18-520
吴尚先先生之遗墨及遗像/中华医史学会//医史杂志.-5-38-4
吴祥凰先生小影/中西医药杂志社//中西医药.-5-10-300
吴琢之照片/国医砥柱月刊社//国医砥柱月刊.-5-18-520
伍连德博士七十岁造像/中华医史学会//医史杂志.-5-38-131
武进高年医生沈廷荃先生/光华医药杂志社//光华医药杂志.-4-38-99
武进国医会第二届理监事宣誓就职典礼摄影/国医公报社//国医公报.-4-24-9
武进国医学会第三届会员大会摄影/国医公报社//国医公报.-4-24-353
武进国医学会第四届会员大会全体摄影/光华医药杂志社//光华医药杂志.-4-41-169
西安高年医生糜仲章先生/光华医药杂志社//光华医药杂志.-4-38-12
西京国医公会成立大会全体摄影纪念/国医公报社//国医公报.-4-24-125

西京国医公会筹备处同人欢迎黄竹斋先生摄影/国医公报社//国医公报.-4-22-247
西京药业同业公会执监委员欢迎黄竹斋先生纪念摄影/国医公报社//国医公报.-4-22-249
西医新报/中华医史学会//医史杂志.-5-39-205
喜财贵三神图/利济学堂报社//利济学堂报.-1-1-11
夏苍霖先生小影/中西医药杂志社//中西医药.-5-10-302
夏理彬照片/国医砥柱月刊社//国医砥柱月刊.-5-18-523
先哲傅青主先生手写诗稿墨迹/中医世界杂志社//中医世界.-3-27-350
现代中医社社长丁济万先生近影/现代中医杂志社//现代中医.-4-43-515
现代中医社主编陈惠民先生近影/现代中医杂志社//现代中医.-4-43-517
现任常务委员/神州国医学报社//神州国医学报.-4-15-582
萧叔轩先生小影/中西医药杂志社//中西医药.-5-10-304
校长唐慎坊先生/苏州国医杂志社//苏州国医杂志.-5-2-31
谢斐予女士照片/中医世界杂志社//中医世界.-3-25-88
谢利恒照片/国医砥柱月刊社//国医砥柱月刊.-5-18-521
新任本社盐城分社长王玉卿先生/光华医药杂志社//光华医药杂志.-4-41-97
新任本社长沙分社长吴亚先先生/光华医药杂志社//光华医药杂志.-4-41-97
新任本社周墩分社长萧希山先生/光华医药杂志社//光华医药杂志.-4-41-97
新任光华医药杂志社北婆罗州分社全体同志摄影/光华医药杂志社//光华医药杂志.-4-38-414
新任光华医药杂志社北婆罗州分社社长李友梅先生/光华医药杂志社//光华医药杂志.-4-38-414
新任光华医药杂志社察哈尔省张家口分社长许子和先生/光华医药杂志社//光华医药杂志.-4-41-241
新任光华医药杂志社川沙分社社长顾绍名先生/光华医药杂志社//光华医药杂志.-4-38-509
新任光华医药杂志社菲律宾分社社长吕丽萍先生/光华医药杂志社//光华医药杂志.-4-38-181
新任光华医药杂志社福建南平分社长曾少参/光华医药杂志社//光华医药杂志.-4-41-169
新任光华医药杂志社灌云分社社长马荫墀先生/光华医药杂志社//光华医药杂志.-4-38-414
新任光华医药杂志社灌云分社社长章玉如先生/光华医药杂志社//光华医药杂志.-4-38-99
新任光华医药杂志社贵州贵阳分社长和涟波先生/光华医药杂志社//光华医药杂志.-4-39-271
新任光华医药杂志社江西赣县第二分社社长孙心任先生/光华医药杂志社//光华医药杂志.-4-38-12
新任光华医药杂志社江西进贤分社长易九如先生/光华医药杂志社//光华医药杂志.-4-39-271
新任光华医药杂志社江西玉山分社社长肖继志先生/光华医药杂志社//光华医药杂志.-4-38-11
新任光华医药杂志社临潼分社社长刘炳文先生/光华医药杂志社//光华医药杂志.-4-38-414
新任光华医药杂志社梅县分社长李少南先生/光华医药杂志社//光华医药杂志.-4-41-241
新任光华医药杂志社闽江分社社长林禹陶先生/光华医药杂志社//光华医药杂志.-4-38-182

新任光华医药杂志社南安金淘区分社长黄健亚/光华医药杂志社//光华医药杂志.-4-39-271
新任光华医药杂志社南通四安分社长陈禹九/光华医药杂志社//光华医药杂志.-4-41-169
新任光华医药杂志社如皋李堡分社社长何政武先生/光华医药杂志社//光华医药杂志.-4-38-99
新任光华医药杂志社山西太原分社社长王逸庵先生/光华医药杂志社//光华医药杂志.-4-38-181
新任光华医药杂志社社董邢熙平先生近影/光华医药杂志社//光华医药杂志.-4-40-567
新任光华医药杂志社四川江津分社社长任应秋先生/光华医药杂志社//光华医药杂志.-4-39-462
新任光华医药杂志社宿迁分社社长郝霞飞先生/光华医药杂志社//光华医药杂志.-4-38-12
兴废继绝/周佛海//针灸杂志.-4-32-4
邢熙平照片/国医砥柱月刊社//国医砥柱月刊.-5-18-521
宿迁国医工会成立大会摄影/光华医药杂志社//光华医药杂志.-4-38-100
徐相仁照片/国医砥柱月刊社//国医砥柱月刊.-5-18-521
玄元殿前右之拜真台左立者耀县孔教会长张木生右立者黄竹斋/光华医药杂志社//光华医药杂志.-4-39-462
玄元殿前之转纹柏前立者西京针灸社国医曹钜/光华医药杂志社//光华医药杂志.-4-39-462
训育主任潘国贤先生/苏州国医杂志社//苏州国医杂志.-5-2-31
研究主任钱今阳先生玉照/国医砥柱月刊社//国医砥柱月刊.-5-16-464
杨医亚照片/国医砥柱月刊社//国医砥柱月刊.-5-18-522
药师佛造像/中医世界杂志社//中医世界.-3-34-404
药物插图其二(山茱萸)/自强医学月刊社//自强医学月刊.-3-41-294
药物插图其一(乌头)/自强医学月刊社//自强医学月刊.-3-41-293
耀县药王山静应观全景/光华医药杂志社//光华医药杂志.-4-39-462
一点白之形态/中医世界杂志社//中医世界.-3-30-10
医界春秋八周纪念题赠赞臣主席(本社张主席之近影)/朱寿朋//医界春秋.-3-10-407
医界春秋编辑委员图/医界春秋社//医界春秋.-3-13-182
医界春秋顾问图/医界春秋社//医界春秋.-3-13-181
医界春秋社吉林省之社员合影/医界春秋社//医界春秋.-3-8-218
医界春秋社特约撰稿人肖像/医界春秋社//医界春秋.-3-6-474
医界春秋社同仁肖像/医界春秋社//医界春秋.-3-5-10
医界春秋社员证书缩影银质奖屏之缩影/医界春秋社//医界春秋.-3-8-5,48
医界春秋社张主席之近影附盛心如先生题词泰安高宗岳先生聊语/医界春秋社//医界春秋.-3-9-387
医界春秋社张主席之近影及小序/周谨//医界春秋.-3-8-364
医界春秋社主席介绍/姚公鹤//医界春秋.-3-5-217.-3-6-21
医界春秋社主席张赞臣君肖像/医界春秋社//医界春秋.-3-6-473.-3-7-393
医界春秋特约撰述员肖像/医界春秋社//医界春秋.-3-6-22.-3-5-218
医界春秋赞助者肖像/医界春秋社//医界春秋.-3-5-215.-3-6-19
医药团体注册执照/医界春秋社//医界春秋.-3-5-474.-3-6-472
译述部主任王南山先生/苏州国医杂志社//苏州国医杂志.-5-2-33

殷震一照片/国医砥柱月刊社//国医砥柱月刊.-5-18-523
荥经分社读者指导部主任萧宝衡/光华医药杂志社//光华医药杂志.-4-40-424
荥经分社推广部主任张铨芳/光华医药杂志社//光华医药杂志.-4-40-424
荥经分社宣传部主任章海龙/光华医药杂志社//光华医药杂志.-4-40-424
荥经分社研究部主任江渭臣/光华医药杂志社//光华医药杂志.-4-40-424
荥经分社长孙待之/光华医药杂志社//光华医药杂志.-4-40-424
永川分社推销部主任左绍唐/光华医药杂志社//光华医药杂志.-4-41-530
永川分社宣传部主任吴竹笙/光华医药杂志社//光华医药杂志.-4-41-530
永川分社研究部主任罗灿然/光华医药杂志社//光华医药杂志.-4-41-530
永川十庙镇宣传部主任向宪章/光华医药杂志社//光华医药杂志.-4-41-530
余觐光为秦伯未作读难经图/中医世界杂志社//中医世界.-3-32-338
余云岫医师七十岁造像/中华医史学会//医史杂志.-5-38-261
俞大同照片/国医砥柱月刊社//国医砥柱月刊.-5-18-523
俞岐山照片/国医砥柱月刊社//国医砥柱月刊.-5-18-521
元刊经史证类大观本草书影/中华医史学会//医史杂志.-5-38-196
袁君桂生徐君宝卿凌君永言玉照/神州医药学报社//神州医药学报.-1-44-2
云南河口热心读者莫信华先生/光华医药杂志社//光华医药杂志.-4-40-108
恽铁樵先生近影/铁樵医学月刊社//铁樵医学月刊.-4-44-3
恽铁樵先生遗像/铁樵医学月刊社//铁樵医学月刊.-4-44-635
恽先生设奠灵堂摄影/铁樵医学月刊社//铁樵医学月刊.-4-44-682
恽先生遗沈二/恽铁樵//铁樵医学月刊.-4-44-684
恽先生遗沈一/恽铁樵//铁樵医学月刊.-4-44-683
赞助光华医药杂志分社社董照片/光华医药杂志社//光华医药杂志.-4-36-328
张捷三同志实业救国运动伟大贡献展览奖状/国医正言杂志社//国医正言.-5-5-2
张忍庵先生逝世专页/国医砥柱月刊社//国医砥柱月刊.-5-16-469
张相臣君玉照/绍兴医药学报社//绍兴医药学报.-1-16-5
张幼安先生小影/中西医药杂志社//中西医药.-5-10-301
张禹九照片/国医砥柱月刊社//国医砥柱月刊.-5-18-522
章太炎氏近墨/中医世界杂志社//中医世界.-3-29-8
赵桐荫秦伯未两君合作扇面摄影/中医世界杂志社//中医世界.-3-29-156
浙江常山高年医生聂子因先生/光华医药杂志社//光华医药杂志.-4-39-2
浙江杭县国医公会成立大会摄影/光华医药杂志社//光华医药杂志.-4-38-11
浙江平湖国医支馆欢迎浙省分馆秘书杨钵和摄影/光华医药杂志社//光华医药杂志.-4-38-12
浙江平湖县国医支馆宣誓典礼摄影/光华医药杂志社//光华医药杂志.-4-38-181
浙江省国医分馆附设浙江省医务人员训练班开学典礼摄影/国医公报社//国医公报.-4-25-491
浙江吴兴县第六届国医检定考取国医授证典礼/光华医药杂志社//光华医药杂志.-4-38-510
浙江新昌县立南明中心小学举行春季种痘摄影/光华医药杂志社//光华医药杂志.-4-39-271
浙江新昌一位真实慈善主义的国医张世良/光华医药杂志社//光华医药杂志.-4-39-2

针灸疗养院院董玉照/中国针灸学研究社//针灸杂志.-4-31-329
针灸杂志社办公室之一角/中国针灸学研究社//针灸杂志.-4-31-333
针灸杂志社附设之针灸疗养院/中国针灸学研究社//针灸杂志.-4-31-228
针灸杂志社平面图/中国针灸学研究社//针灸杂志.-4-30-370
针灸杂志社社董焦易堂先生/中国针灸学研究社//针灸杂志.-4-31-2
针灸杂志社社董彭养光先生/中国针灸学研究社//针灸杂志.-4-31-2
针灸杂志社社长承淡安监制之电灸器/中国针灸学研究社//针灸杂志.-4-31-412
针灸杂志社之编辑室本社之女部宿舍本社之阅报室/中国针灸学研究社//针灸杂志.-4-31-350
针灸杂志社之鸟瞰全图/中国针灸学研究社//针灸杂志.-4-31-321
针灸杂志社之院门风景/中国针灸学研究社//针灸杂志.-4-31-339
针灸杂志社重要教职员近影(承淡安张锡君罗兆琚谢建明邱茂良赵尔康沈頳庭承士奎张茂甫侯敬舆王有声华宗海)/中国针灸学研究社//针灸杂志.-4-31-333
诊疗所所长祝曜卿先生/苏州国医杂志社//苏州国医杂志.-5-2-32
镇江县中医学术研究会记念国医节摄影/光华医药杂志社//光华医药杂志.-4-41-343
郑琴隐照片/国医砥柱月刊社//国医砥柱月刊.-5-18-520
指导主任朱壶山先生玉照/国医砥柱月刊社//国医砥柱月刊.-5-16-464
治疗股主任李春熙生理教授顾子静/中国针灸学研究社//针灸杂志.-4-33-180
中国医学院台湾同学会欢迎杜聪明留影/中医世界杂志社//中医世界.-3-25-174
中国医学院图书馆正门之摄影中国医学院第一进前门之摄影中国医学院之国医医院门诊部之外观/中医世界杂志社//中医世界.-3-38-154
中国医学院新近落成之大厦摄影/光华医药杂志社//光华医药杂志.-4-41-2
中国医药月刊分社长及社员玉照/中国医药月刊社//中国医药月刊.-5-32-259
中国医药月刊社社员玉照/中国医药月刊社//中国医药月刊.-5-32-104,142,178,262,316,348,382,416,450,480,514,546
中国医药月刊社特约撰述玉照/中国医药月刊社//中国医药月刊.-5-32-216,259
中国医药月刊社撰述主任玉照/中国医药月刊社//中国医药月刊.-5-32-215
中国针灸学讲习所第三届同学研究会摄影/中国针灸学研究社//针灸杂志.-4-32-352
中国针灸学研究社(讲习所)第三次研究会会后摄影/中国针灸学研究社//针灸杂志.-4-30-14
中国针灸学研究社讲习所内外景/中国针灸学研究社//针灸杂志.-4-30-11,335
中国针灸学研究所社长承淡盦教务主任张锡君训育主任罗兆琚编辑股主任谢建明研究股主任邱茂良治疗股主任赵尔康发行股主任沈頳庭事务员张茂甫课务员陈士青照片/中国针灸学研究社//针灸杂志.-4-30-13
中国针灸医学专门学校全体师生春节摄影纪念/中国针灸学研究社//针灸杂志.-4-33-5
中华医史学会第二届大会留影/中华医史学会//医史杂志.-5-38-85
中西医药研究社立案证书/中西医药杂志社//中西医药.-5-12-212,439.-5-9-393.-5-10-3,286,417,511,633.-5-11-5,103,195,279,367,469.-5-12-7,121,327.-5-13-8,98,194,289
中西医药研究社设立民众识字学校全体师生摄影/中西医药杂志社//中西医药.-5-10-4
中央国医馆编审委员周柳亭谢建明二氏合影/中国针灸学研究社//针灸杂志.-4-32-95
中央国医馆陈理事长立夫肖像/国医公报社//国医公报.-4-24-473
中央国医馆筹备成立大会谒陵留影/中医世界

杂志社//中医世界. -3-27-6
中央国医馆筹备大会全体会员摄影/国医公报社//国医公报. -4-19-19
中央国医馆筹备大会全体会员谒陵撮影/医林一谔杂志社//医林一谔. -4-8-139
中央国医馆筹备大会全体会员谒陵摄影/国医公报社//国医公报. -4-19-251
中央国医馆第二届代表大会会场门首摄影/国医公报社//国医公报. -4-22-369
中央国医馆第二届代表大会会场摄影/国医公报社//国医公报. -4-22-371
中央国医馆第二届代表大会议决案及理事会办理情形/国医公报社//国医公报. -4-22-475
中央国医馆第二届第二次理事会会议摄影纪念/中央国医馆//光华医药杂志. -4-41-424
中央国医馆第二届全国代表大会招待本京新闻记者摄影/国医公报社//国医公报. -4-23-7
中央国医馆第二届全国国医药界代表大会全体理事摄影/国医公报社//国医公报. -4-22-377
中央国医馆第二届全国国医药界代表大会摄影/国医公报社//国医公报. -4-22-373
中央国医馆第二届全国国医药界代表大会谒陵摄影/国医公报社//国医公报. -4-22-375
中央国医馆第三次全体理事会开会摄影/国医公报社//国医公报. -4-21-297
中央国医馆福建省分馆建瓯县支馆全体职员摄影/国医公报社//国医公报. -4-25-143
中央国医馆附设国医特训班毕业典礼摄影/国医公报社//国医公报. -4-26-7
中央国医馆附设国医特训班同学会全体理监事合影/国医公报社//国医公报. -4-26-9
中央国医馆附设国医特训班同学会全体同学会全体理监事合影/光华医药杂志社//光华医药杂志. -4-40-2
中央国医馆附设特训班全体职员摄影/国医公报社//国医公报. -4-26-10
中央国医馆广东省番禺县支馆补行庆祝国民政府一月二十二日公布中医条例摄影/国医公报社//国医公报. -4-25-140
中央国医馆湖北省分馆成立及正副馆长就职典礼摄影/国医公报社//国医公报. -4-23-249
中央国医馆欢迎菲律宾华侨国医药代表来京请愿摄影/国医公报社//国医公报. -4-22-7
中央国医馆欢迎驻菲律宾国医分馆董事会董事来京摄影纪念/国医公报社//国医公报. -4-25-261
中央国医馆及各学术团体代表监考上海中国医学院第六届毕业试验留影/国医公报社//国医公报. -4-23-129
中央国医馆暨首都国医药界纪念三一七国医节摄影/国医公报社//国医公报. -4-25-9
中央国医馆暨首都国医药界庆祝中医药条例公布纪念大会摄影/国医公报社//国医公报. -4-24-467,468
中央国医馆焦馆长易堂肖像/未署名//国医砥柱月刊. -5-18-517 //国医公报. -4-24-477
中央国医馆理事会成立摄影/国医公报社//国医公报. -4-19-139
中央国医馆理事会摄影/国医公报社//国医公报. -4-20-145
中央国医馆彭副理事长养光肖像/国医公报社//国医公报. -4-24-475
中央国医馆平湖县国医支馆医药改进会成立大会摄影/中央国医馆平湖县支馆//光华医药杂志. -4-38-414
中央国医馆图书室图/国医公报社//国医公报. -4-21-299
中央国医馆学术整理委员会张允中生理解剖图表展览会摄影纪念/国医公报社//国医公报. -4-23-9
中央国医馆医药改进会成立摄影/国医公报社//国医公报. -4-22-379
中央国医馆医药改进会江苏省分会成立大会摄影/国医公报社//国医公报. -4-25-263
中央国医馆医药改进会江苏省分会成立摄影/

光华医药杂志社//光华医药杂志.-4-38-509
中央国医馆医药改进会平湖县支会职员就职典礼/光华医药杂志社//光华医药杂志.-4-38-510
中央国医馆驻菲律宾分馆举行成立典礼摄影/光华医药杂志社//光华医药杂志.-4-40-
中央国医馆驻荷属分馆筹备委员会就职摄影/国医公报社//国医公报.-4-26-118
中央国医馆驻美分馆筹备专员兼光华医药杂志社驻美分社筹备主任黄社经先生/光华医药杂志社//光华医药杂志.-4-39-2
中央国医馆驻美分馆开幕公宴大会全体馆员及中西代表摄影纪念/国医公报社//国医公报.-4-26-237
中央国医馆驻美分馆礼堂摄影/国医公报社//国医公报.-4-26-240
中央国医馆驻美分馆外观摄影/国医公报社//国医公报.-4-26-239
中央国医馆驻美国分馆第一届全体职员摄影/国医公报社//国医公报.-4-26-459
中医改进研究会附设医校医院平面图/医学杂志社//医学杂志.-2-1-133
中医世界画报第二版(一)担架之行进(二)救护队吴真女士近影(三)手旗通讯之演习/中医世界杂志社//中医世界.-3-38-264
中医世界画报第二版(一)淮阴国医学社董事会全体摄影(二)本社编辑玉照三帧/中医世界杂志社//中医世界.-3-38-8
中医世界画报第二版(一)囊肿生痈摄影(二)中医世界特约撰述玉照二帧/陈存仁//中医世界.-3-39-8
中医世界画报第二版(一)中国医学院教室摄影(二)中国医学院第二院及国医医院(三)中国医学院第一院门口摄影/中医世界杂志社//中医世界.-3-38-148
中医世界画报第一版(瘰疬摄影二帧)/陈存仁//中医世界.-3-38-560
中医世界画报第一版(一)骨痨摄影/陈存仁//中医世界.-3-38-370
中医世界画报第一版(一)人形何首乌之摄影(二)本社编辑玉照二帧/陈存仁//中医世界.-3-38-7
中医世界画报第一版(一)上海新中国医学院学生救护演习(二)担架队各组准备出发之动作(三)担架上列车之演习(四)伤兵担上轮船之演习/中医世界杂志社//中医世界.-3-38-263
中医世界画报第一版(一)中国医学院礼堂外观(二)小型药房(三)新院浴室等摄影/中医世界杂志社//中医世界.-3-38-147
中医世界画报第一版(一)中央国医馆馆长焦易堂氏近影(二)中医世界特约撰述玉照二帧/中医世界杂志社//中医世界.-3-39-7
中医世界画报第一版(又一骨痨摄影)/陈存仁//中医世界.-3-38-472
中医世界画报骨痨摄影之一/陈存仁//中医世界.-3-39-116
中医世界画报夏应堂先生遗墨/中医世界杂志社//中医世界.-3-39-427
中医世界画报仙桃草摄影/秦氏同门会//中医世界.-3-39-218
中医世界画报中医世界杂志社编辑委员秦伯未邱治中特约撰述吴梦徵肖像照上海名医夏应堂先生遗墨/中医世界杂志社//中医世界.-3-39-319
中医世界社社友曹仲安君读画思亲图之一系江阴张小楼君作欢迎本社社友惠赐题咏/中医世界杂志社//中医世界.-3-27-234
中医世界主编秦伯未先生暨谢利恒方公溥先生摄影/中医世界杂志社//中医世界.-3-31-376
中医杂志第二届职员合影/中医杂志社//中医杂志.-2-21-8
中医杂志第一届职员合影/中医杂志社//中医杂志.-2-19-160
钟之英先生小影/中西医药杂志社//中西医药.-5-10-303
仲圣书刊/国医文献社//国医文献.-5-15-3
重庆市国医学术研究会成立摄影/光华医药杂志社//光华医药杂志.-4-39-368

重庆市国医学术研究会全体摄影/光华医药杂志社//光华医药杂志. -4-41-241

周复生先生小影/国医砥柱月刊社//国医砥柱月刊. -5-18-69

周济先生小影/中西医药杂志社//中西医药. -5-10-304

周柳亭照片/国医砥柱月刊社//国医砥柱月刊. -5-18-521

周莎先生小影/中西医药杂志社//中西医药. -5-10-304

周师洛先生小影/中西医药杂志社//中西医药. -5-10-301

朱恒璧先生小影/中西医药杂志社//中西医药. -5-10-299

朱南山照片/国医砥柱月刊社//国医砥柱月刊. -5-18-521

朱子云照片/国医砥柱月刊社//国医砥柱月刊. -5-18-522

祝画/倪寿常//医界春秋. -3-7-387

撰述主任玉照/国医砥柱月刊社//国医砥柱月刊. -5-16-465

追踪草圣者陈无咎书法/医界春秋社//医界春秋. -3-10-216,224

自强医学月报馆办事处/自强医学月刊社//自强医学月刊. -3-40-8

自强医学月报馆职员/自强医学月刊社//自强医学月刊. -3-40-7

自强医学月刊研究部主任章太炎先生/自强医学月刊社//自强医学月刊. -3-40-483

自强医学月刊主编刘泗桥/自强医学月刊社//自强医学月刊. -3-40-6

自强医学月刊主编陆渊雷/自强医学月刊社//自强医学月刊. -3-40-5

自强医学月刊主编徐衡之/自强医学月刊社//自强医学月刊. -3-40-6

自强医学月刊主编祝味菊/自强医学月刊社//自强医学月刊. -3-40-5

自强医学月刊总务徐衡之君之公子康康(未病前剧病后)/自强医学月刊社//自强医学月刊. -3-40-416

总理遗像(附总理遗嘱)/孙中山//国医公报. -4-19-13,137,249,361 . -4-20-11,143,233,325,429 . -4-21-9,127,213,295 //国医杂志. -4-12-5 //苏州国医杂志. -5-2-2 //现代中医. -4-43-511 //医界春秋. -3-8-83

总务主任盛心如先生肖像/光华医药杂志社//光华医药杂志. -4-40-283

13　医 学 论 著

爱庐笔记(连载)/胡莲伯//中西医学报.-1-27-303,553.-1-28-71,147.-1-30-151,229,307
按摩学序言/王省吾//北平医药月刊.-5-9-82
八代诗精华录笺注序/丁福保//中西医学报.-1-31-225
跋明金陵刊本本草纲目/丁济民//医史杂志.-5-38-301
白喉条辨自叙(连载)/陈葆善//利济学堂报.-1-3-7,94
白喉一得序/邱在元//绍兴医药学报.-1-20-502
白喉治法忌表抉微书后/詹瑶光//医林一谔.-4-8-68
白疹秘钥(一)至(二)/陈渔洲//国医砥柱月刊.-5-15-555.-5-16-96,159
白疹秘钥(一)至(十五)/陈渔洲(著);陈芝高(参校)//杏林医学月报.-3-22-288,334,373,456,500.-3-23-18,57,97,136,177,217,260,302,423,506
白疹秘钥序/杨医亚//国医砥柱月刊.-5-15-579
半济堂医案选辑自序/但秉恒//华西医药杂志.-5-37-235
伴竹书屋临症笔记卷二/李焕卿//国医砥柱月刊.-5-17-73
保赤新书序/章炳麟//苏州国医杂志.-5-2-414
本草必用(连载)/何幼廉//绍兴医药学报.-1-8-197,243,287,331,375,419,463,503.-1-9-25,189,253
本草必用之绪言/顾靖远(原著);何拯华(重订)//绍兴医药学报.-1-8-67
本草从新之研究/张百塘//北京医药月刊.-5-21-456
本草纲目拾遗引书编目/章次公//医史杂志.-5-38-282
本草纲目指南序/时逸人//医学杂志.-2-14-364
本草歌诀(连载)/吴秉璋//中医世界.-3-29-89,213,335
本草和名校勘记初稿/周济//中西医药.-5-10-30
本草集注序录残卷校注(连载)/范行准//中西医药.-5-12-470.-5-13-28
本草经眼录(连载)/王重民//医史杂志.-5-39-237,377
本草经药物产地表释/李鼎//医史杂志.-5-39-393
本草问答今按/路登云//现代中医.-4-42-162
本草学(连载)/黄劳逸//国药新声.-5-24-273,390.-5-25-47,157,276,434,560.-5-26-93,221,359,472,602.-5-28-40,123//国医新声.-5-27-67,196,302,398,482,560,644
本草摘序/周镇//绍兴医药学报.-1-16-407
碧荫书屋藏稿(一)至(二)/翟冷仙//中医杂志.-2-26-23,356
编辑古今医书节要体例之商榷/陆晋笙//三三医报.-2-29-216
编辑中国医学研究一书之管见/杨影庐//三三医报.-2-29-251
辨舌指南周序/周越铭//绍兴医药学报.-1-18-160
辨正萃香精舍徐批疡科选粹之讹误/曹炳章//绍兴医药学报.-1-10-81

辨正医林改错之错/蔡百星//国医砥柱月刊.-5-16-34

辩症译编/僧洞天//医学报.-1-5-501

辩症译编叙例/僧洞天//医学报.-1-5-209

标准中国药用植物图谱弁言/宋大仁//中西医药.-5-13-394

病机气宜保命集/谢诵穆//神州国医学报.-4-15-447

病机提要(连载)/张延仁(述)//中医指导录.-3-37-89,197,401,515,597.-3-38-125,235,355,457,653.-3-39-101.-4-4-167,199,231,263,295,327,359,393,423,459,503,521,553

病机提要目次/张延仁(述)//中医指导录.-4-4-165

病家医家之常识(一)至(三)/张礼耕(医案);张仁述(编按)//国医砥柱月刊.-5-17-363,421,485

病理讲座(连载)/秦伯未//中医指导录.-4-4-347,379,405,439

病理讲座序/秦伯未//中医指导录.-4-4-345

病理学(连载)/时逸人//医学杂志.-2-11-562.-2-12-56,186,357,506.-2-13-17,129,341,511.-2-14-33,142

病理学稿裁(一)至(三)/姚心源//国医砥柱月刊.-5-15-498,554,608

病理学会通(连载)/裘吉生(撰);朱祖瑞,陈尚达(校)//绍兴医药学报.-1-12-225,297

病理学浅说(一)至(二)/朱阜山//杏林医学月报.-3-16-138,180

病理学问答(连载)/陈邦贤//中西医学报.-1-28-33,107,189,275,393.-1-29-41,397.-1-30-53,411.-1-31-273,273

病理学问答例言(代论)/陈邦贤//中西医学报.-1-29-361

病理学问答序(代论)/孙祖烈//中西医学报.-1-29-439

病理学问答序(代论)/万钧//中西医学报.-1-29-357

病原细菌学绪言(代论)/丁福保//中西医学报.-1-28-353

病症辨异叙/陆垢初//绍兴医药学报.-1-16-166

病症辨异叙/陆锦燧//绍兴医药学报.-1-16-165

驳杂病新论首书/医学杂志社//医学杂志.-2-6-394

卜雨雷博士著中国医学读后感/罗济//新中华医药月刊.-5-35-332

补刻真本吴批医门棒喝叙/何廉臣//绍兴医药学报星期增刊.-1-21-383

不居集/光华医药杂志社//光华医药杂志.-4-39-110

不妊症之科学论据/[日]柏原长弘(著);胡九功(译述)//现代中医.-4-43-537

彩图辨舌指南绪言/曹炳章//绍兴医药学报.-1-18-162

苍盦文稿(连载)/钱今阳//中国医药月刊.-5-32-343,508

曹仁伯医案第三十二种校勘表/周镇//三三医报.-2-33-463

曹氏集古阁藏类目序/曹炳章//国医砥柱月刊.-5-15-630

曹氏医藏类目序/黄竹斋//光华医药杂志.-4-41-391//医界春秋.-3-14-420

草拟左季云先生病理学序/杨浩如//北平医药月刊.-5-9-379

草药图考(连载)/裘吉生//绍兴医药学报.-1-10-553.-1-11-37,95,291,379.-1-12-61.-1-13-25,141,249,351

草药图考目录/裘吉生//绍兴医药学报.-1-10-479

草药图考序/裘吉生//绍兴医药学报.-1-10-477

察舌辨症新法目录/刘恒瑞//绍兴医药学报.-1-12-425

察舌辨症新法序/刘恒瑞//绍兴医药学报.-1-12-423

察舌辨症新法序/刘吉人//医学杂志.-2-13-526

产孕集(连载)/张曜孙//中医杂志(广东).-3-4-130,237,364,510,634
陈观光脉话出版/杏林医学月报社//杏林医学月报.-3-20-438
陈氏幼科秘诀二十六种校勘表/周镇//三三医报.-2-33-459
陈无咎先生所著医垒丛书/陈无咎//神州医药学报.-1-47-359
陈修园医医偶录质疑/吴去疾//神州国医学报.-4-17-398
成方便读序/谢观//医学杂志.-2-15-514
成方歌括序/谢利恒//国医杂志.-4-7-111//医界春秋.-3-10-443
程君可均读灵素生理新论书/程可均//医学杂志.-2-5-102
赤痢实验谈序/中西医学报社//中西医学报.-1-23-91
虫学大纲/中西医药杂志社//中西医药.-5-11-177
重订得心集医案序/何梦//绍兴医药学报.-1-13-207
重订电兰要览校勘表/周镇//三三医报.-2-32-501
重订广温热论序/戚扬//绍兴医药学报.-1-10-526
重订例言/漱石生//三三医报.-2-29-271
重订囊忠喉书序/张汝伟//绍兴医药学报.-1-10-119
重订囊秘喉书凡例/张谔//绍兴医药学报.-1-10-121
重订验方新编(连载)/田尔康//中国医药月刊.-5-32-125,165,201,247,298,335,374,409,435,467
重刊妇科秘方发明序/曹炳章//绍兴医药学报.-1-12-316
重刊古本十四经发挥跋/谢建明//针灸杂志.-4-30-549
重刊古本十四经发挥序/承淡安//针灸杂志.-4-30-449
重刊古本十四经发挥序/张锡君//针灸杂志.-4-30-451//国医公报.-4-25-239
重刊归砚录序/曹炳章//绍兴医药学报.-1-14-81
重刊霍乱论摘要序/曹炳章//绍兴医药学报.-1-14-543
重刊陆地仙经序/叶培根(著);刘哲苍(辑)//沈阳医学杂志.-3-2-99
重刊陆氏三世医验序/曹炳章//绍兴医药学报.-1-10-462
重刊慎斋遗书序/曹炳章//绍兴医药学报.-1-15-575
重刊四科简效方序/曹炳章//绍兴医药学报.-1-14-77
重刊王氏医案三编序/曹炳章//绍兴医药学报.-1-14-78
重刊研经言序/袁桂生//绍兴医药学报.-1-11-90
重刊仲景伤寒补亡论缘起/施锡麟,潘承钧//中医杂志.-2-23-195
重刻存存斋医话稿序/何廉臣//绍兴医药学报.-1-10-309
重刻人参考序/裘吉生//绍兴医药学报.-1-11-277
重刻张仲景金匮玉函经序/陈世杰//中医新生命.-5-6-557
重楼玉钥续论序/章洪均//三三医报.-2-33-567
重录医源序/卢育和//绍兴医药学报.-1-16-168
重庆堂随笔抄本(陈冠六大夫藏)/王秉衡//国医导报.-5-29-219
重校明钱国宾经历奇证骨雷/张方舆//中国医药月刊.-5-32-152
重校明钱国宾经历奇证序/张方舆//中国医药月刊.-5-32-77
重校小儿卫生总微论方记/萧介青//三三医报.-2-32-493
初等诊断学大义/刘景素//三三医报.-2-32-587
初等诊断学自序/刘景素//沈阳医学杂志.-3-

3-426
初月楼古文绪论(连载)/吕璜(录);万钧(注)//中西医学报.-1-33-353,423
处方与方剂(一)至(九)/叶劲秋(编);张赞臣(校订)//医界春秋.-3-10-443,497.-3-11-22,80,129,178,221,273,324,383
揣摩有得集序/刘鼎新//神州国医学报.-4-17-290
传染病预防法序/时逸人//医学杂志.-2-17-428
创伤疗法序/[日]吉益东洞//中西医学报.-1-25-99
春温新绎(一)至(十一)/宋爱人(著);张赞臣(校订)//医界春秋.-3-9-449,504,540.-3-10-16,59,102,149,210,244,295,346
慈溪魏氏验案类编初集序/曹炳章//医学杂志.-2-18-356
慈溪张生甫先生性道实学序/杨百城//三三医报.-2-32-203
慈溪张生甫先生医学达变序/张锡纯//三三医报.-2-31-600
慈禧请脉记(连载)/薛宝田(著);秦伯未(录)//中医指导录.-3-39-181,277,395,513
刺疗直诀序/余道惟//新中医刊.-5-19-206
丛桂草堂医草后序/袁桂生//神州医药学报.-1-45-95
瘖疹实验诊断学卷一/楼普惠//国医砥柱月刊.-5-18-314
崔紫虚脉诀四言举要订正(一)至(五)/蔡百星//国医砥柱月刊.-5-15-437,495,555,610.-5-16-28
催刊本社各名著函/黄肯堂//绍兴医药学报.-1-17-47
存本草堂医学一知(一)至(二十)/李秋铭//杏林医学月报.-3-22-57,102,147,192,239,280,324,367,412,451,495,537.-3-23-14,54,176,215,301,340,383,422
打诊与听诊(连载)/[日]八田善,芦田光二(著);锐之(译)//中西医药.-5-10-201,349.-5-11-58,153,326,522.-5-12-65,482.-5-13-66
代表的汉方医书的解说及其概览(连载)/张锡君(译)//光华医药杂志.-4-38-43,123,220
丹波元简书出版/光华医药杂志社//光华医药杂志.-4-38-398
单方集验选录/王帙青//神州医药学报.-1-46-392
单方奇验录按/费梦荨//三三医报.-2-33-207
德国柏林大学最新处方录(一)至(四)/丁惠康//德华医学杂志.-1-39-189,355,471,519
第一集三三医书评/张锡纯//三三医报.-2-32-163
第一集三三医书之评论/俞鉴泉//三三医报.-2-31-599
癫狂五痫证治全书(连载)/李思柏//杏林医学月报.-3-16-399,445,508.-3-17-10
丁福保医生制家庭药库说明书/中西医学报社//中西医学报.-1-28-291
丁福保医生制家庭药库说明书凡例/中西医学报社//中西医学报.-1-28-179
丁氏藏书目录序言/丁福保//中西医学报.-1-33-287
丁氏医学丛书序/吴葆真//中西医学报.-1-26-151
丁氏医学业书总序/医学公报社//医学报.-1-5-273
订正湿温大论/胡安邦(述)//中国医学.-5-34-83
痘疮汇参(一)至(五)/李健颐//医界春秋.-3-9-102,153,246,294,342
痘疮新编/李健颐//中医杂志.-2-28-280
痘科金镜赋集解(连载)/丁叔廉//医林一谔.-4-9-68,186,416
痘科浅略(连载)/李秋铭//医林一谔.-4-11-117,162,251,368
痘科学(连载)/陈博儒,林德仁//广东医药月刊.-3-24-23,68,310,371,516,568
痘疹述要(连载)/蒋颂南//中国医药月刊.-5-

33 - 397,450,495,526,536,554,583
痘症发挥(连载)/黄海阳(著);徐伯琴,徐克人(录)//光华医药杂志.-4-38-366,463.-4-39-54,226
痘症略述(儿科学)(一)至(三)/骆保安//绍兴医药学报.-1-8-105,151,371
毒海慈航自序/刘吉人//绍兴医药学报.-1-19-24
读曹炳章先生最新医书有感而作/醒生//绍兴医药学报.-1-16-266
读傅氏女科石室秘录书后/俞鉴泉//绍兴医药学报.-1-11-157
读何廉臣君序医学心源书后/刘蔚楚//三三医报.-2-31-251
读河间六书伤寒医鉴书后(连载)/陈惠言//医林一谔.-4-8-20,64,108,410
读黄竹斋宁波访求仲景遗书记书后/周柳亭//医界春秋.-3-11-492
读景岳质疑录书后/高思潜//绍兴医药学报.-1-18-284
读科学针灸治疗学后/中国医药月刊社//中国医药月刊.-5-32-584
读了威廉哈维氏心血运动论以后/汪昌山//现代中医.-4-43-482
读颅囟经札记/谢诵穆//神州国医学报.-4-15-306
读儒门事亲书后/管吉余//国医杂志.-4-13-99
读摄生篇后/黄彝鼎//医界春秋.-3-5-389
读神经衰弱疗养法书后/沈仲圭//三三医报.-2-31-117
读时令病学书后/黄国材//医学杂志.-2-17-329
读时令病学书后/张照鳞//医学杂志.-2-18-81
读世补斋医书书后/齐志学//国医正言.-5-4-120
读世补斋医书书后/张汝伟//绍兴医药学报.-1-11-363
读四库提要医家类札记/谢诵穆//神州国医学报.-4-15-177
读胎产病之研究书后/张治河//医学杂志.-2-16-190
读卫生学问答/陈奂璠//中西医学报.-1-25-134
读温病条辨/贾芬//医界春秋.-3-11-430
读乡党篇卫生小记/马德基//医学杂志.-2-3-552
读徐灵胎热药误人最烈论书后/杨子钧//自强医学月刊.-3-41-118
读徐灵胎医略六书序文并书名之质疑/俞鉴泉//三三医报.-2-29-41
读薛生白医经原旨札记(连载)/王宇高//神州国医学报.-4-14-441,489,537
读医报第二年第八期沈君少卿驳陈修园伤寒论浅注/陈伯豪//神州医药学报.-1-46-210
读医醇剩义(连载)/卢朋著//杏林医学月报.-3-16-15,59
读医俗拾遗/卢育和//绍兴医药学报.-1-16-209
读喻氏秋燥论书后/徐世长//医学杂志.-2-6-482
读恽氏医书札记(其二)/周云樵//铁樵医学月刊.-4-44-499
读恽氏医书札记(其二)伤寒论/孙师韩//铁樵医学月刊.-4-44-424
读恽氏医书札记(其三)温病明理/孙世杰//铁樵医学月刊.-4-44-430
读恽氏医书札记(其四)脉学/李宝琦//铁樵医学月刊.-4-44-432
读恽氏医书札记(其一)/汪梦飞//铁樵医学月刊.-4-44-497
读恽氏医书札记(其一)医学入门/葛竣卿//铁樵医学月刊.-4-44-422
读诊余集书后/张汝伟//绍兴医药学报.-1-15-399
读知医必辨略论/陈健侯//绍兴医药学报.-1-11-265
读中国妇科学书后/黄国材//医学杂志.-2-18-16

读中国时令病学书后/安良文//医学杂志.-2-18-384
敦煌石室古本草巡礼/谢诵穆//现代中医.-4-43-31
敦煌石室六朝写本本草集注序录残卷校注/范行准//中西医药.-5-12-299
钝安医学业录(连载)/詹瑞云//中医杂志(广东).-3-4-19,111,224,356,498
顿死论(连载)/丁福保//中西医学报.-1-34-231,309,399
顿死论后序/丁福保//中西医学报.-1-34-405
遁庐医学论文丛稿序/陈葆怀//中西医学报.-1-25-13
儿科诊断学序/张锡纯//三三医报.-2-35-122
儿科诊断学序言/吴锡璜//绍兴医药月报.-2-40-381
儿科诊断学之绪论/杜同甲//绍兴医药月报.-2-40-163
儿科诊断学之绪论/张锡纯//绍兴医药月报.-2-40-265
二十世纪新内经序/丁福保//医学报.-1-5-402
二十四种本草衍句校勘表(连载)/周镇//三三医报.-2-33-309,353
二十五种先哲医话校勘表/周镇//三三医报.-2-33-427
二十种内经辩言校勘表(辩字误排辨)/周镇//三三医报.-2-33-391
发热(临床证候学之一章)/王药雨//华西医药杂志.-5-36-298
发疹全书序/孙祖烈//中西医学报.-1-34-431
法医学与洗冤录/王合三//现代中医.-4-42-561
范氏本草便读序/冉雪峰//医学杂志.-2-7-34
方论集腋编辑例言/神州医药学报社//神州医药学报.-1-47-289
方论集腋小引/谢清舫//神州医药学报.-1-47-289
仿寓意草(一)至(三)/李冠仙(遗著);吕叔平(录)//中医杂志.-2-19-187,412.-2-20-15
肺病临床实验录序/沈仲圭//华西医药杂志.-5-36-282
肺病临床实验录再版序/马元放//新中华医药月刊.-5-35-481
肺疾丛谈序/胡慎庵//光华医药杂志.-4-41-145
肺结核疗法序言/许德晖//中西医学报.-1-25-37
肺痨病救护法序/朱笏云//中西医学报.-1-24-389
肺痨病学(连载)/沈乾一(译)//中西医学报.-1-41-291,387,459,523
肺痨病学(一)至(七)/俞鼎熏(编);王桢(校)//医学报.-1-5-445,477,509.-1-6-31,63,125,157
肺痨病学一夕谈后序/顾大治//中西医学报.-1-26-78
肺痨病自疗法代序/谭次仲//华西医药杂志.-5-36-228
风痨臌膈论(一)至(十)/姜天叙(辑)//中医杂志.-2-21-25,213,394.-2-22-27,233,428.-2-23-33,208,398.-2-24-13
奉送金针疗病奇书/中国针灸学研究社//杏林医学月报.-3-20-144
鲟溪医述十五种总叙/陆锦燧//绍兴医药学报.-1-16-163
鲟溪医论选跋/陆晋笙//绍兴医药学报.-1-20-55
鲟溪医论选序/周镇//绍兴医药学报.-1-20-493
妇科病学跋语/李生墀//医学杂志.-2-18-394
妇科病学书后/张照鳞//医学杂志.-2-18-395
妇科集要(一)至(六)/张兰亭//国医正言.-5-

5-383,431,482,531,582,625
妇科经症指迷序/康济民//沈阳医学杂志.-3-1-182
妇科略说(连载)/周越铭//绍兴医药学报.-1-8-281,325,369,413.-1-9-125,247
妇科易知录序/钱今阳//光华医药杂志.-4-40-391//文医半月刊.-5-14-253//医学杂志.-2-18-180
妇科指南(连载)/汪浩权(评注)//国医砥柱月刊.-5-17-466,639
妇女健康指南(一)至(十六)/李健颐//杏林医学月报.-3-21-327,373,413.-3-22-105,149,195,283,327,413,452,496,539.-3-23-15,56,95,135
妇幼广义序/梦婕//三三医报.-2-30-312
妇幼广意附家庭实验方序/杨燧熙//三三医报.-2-30-138
妇幼广意附家庭实验序/康维恂//三三医报.-2-30-22
附录医科分刊十全寿世学第一期目录/三三医报社//三三医报.-2-34-415
附录中国医学概要/国医正言杂志社//国医正言.-5-4-271
复刻何本金匮玉函经题辞/章炳麟//苏州国医杂志.-5-2-423
复时君逸人论医学书/刘蔚楚//三三医报.-2-35-94
傅著女科补遗/吴青尘//新中医刊.-5-20-598
覆瓿集序/吴耕孙//三三医报.-2-31-565
改良三三医书之商権/沈仲圭//三三医报.-2-33-385
改良印行三三医书条陈/任信甫//三三医报.-2-33-305
改正丁氏医学丛书总序/丁福保//中西医学报.-1-25-465
改正中西合璧实用生理学序/萧梓材//杏林医学月报.-3-22-196
肝病论叙/萧龙友//北京医药月刊.-5-21-69
格致后言叙/陈虬//利济学堂报.-1-3-91
各科书籍略述/王祥瑞//现代中医.-4-43-59
各科研究法(连载)/秦伯未(述)//中医指导录.-4-1-391,423,455,487,519.-4-2-5,35,67,95,127,159,193
根六草堂医案能疗痼疾/广东中医药专门学校//中医杂志(广东).-3-4-327
工业卫生学/常步衢//中西医学报.-1-41-237
孤松轩产后医案序/邹伯严(撰);李慰农(录)//三三医报.-2-30-229
古本伤寒杂病论(连载)/北京医药月刊社//北京医药月刊.-5-21-509,558,623
古方借箸录(连载)/周岐隐//神州国医学报.-4-14-534.-4-15-56
古方药议(连载)/[日]木村长久(著);魏萱(译)//光华医药杂志.-4-37-233,330.-4-38-47,125,225,474,569.-4-39-63,519
古方药议(一)至(六)/[日]木村长久(著);魏萱(译)//文医半月刊.-5-14-92,120,139,153,172,188
古今药物别名考序/焦易堂//文医半月刊.-5-14-285
古今药物别名考序/施今墨//文医半月刊.-5-14-285
古今医案撰按(一)至(三)/章次公//中国医药月刊.-5-32-485,519,555
古今医方集成序/秦伯未//中医指导录.-4-4-500
顾氏医镜跋/王香岩//三三医报.-2-29-84
关于三三医书之函件(连载)/三三医报社//三三医报.-2-30-341,415,488.-2-31-114,378.-2-32-335
关于三三医书之函件(致裘吉生先生书)/徐伯英//三三医报.-2-30-383
管氏外科十三方(连载)/管先登(原著);王肖舫(增按)//绍兴医药学报.-1-17-51.-1-18-109,193.-1-19-35
管氏外科十三方序/王肖舫//绍兴医药学报.-1-17-49
广东中山大学所藏国医书目摘录/神州国医学

报社//神州国医学报.-4-14-570
广益良方序言/曹炳章//绍兴医药学报.-1-12-527
规定药品之商榷(连载)/曹炳章//绍兴医药学报.-1-9-301,365,429,547.-1-10-23
鬼僦术(陆晋笙遗著)/徐相任//神州国医学报.-4-18-117
国药新典序/时逸人//医学杂志.-2-15-632
国药新典自序/叶橘泉//医学杂志.-2-15-633
国药新声解/刘述庭//国药新声.-5-22-193
国药之历史观与改进论(连载)/谢诵穆//神州国医学报.-4-15-478,523,607.-4-16-21,47,138,190,320,380,410,448,506,549.-4-17-10,49,93,138,190,254,281,301,352,387,431,462.-4-18-13,50,99,136,194,344,385,438
国医百家第八种简明眼科学勘误/康维恂//三三医报.-2-32-377
国医的科学(药理篇)/李克蕙(编);叶橘泉(校正)//光华医药杂志.-4-41-190//文医半月刊.-5-14-292
国医生理新论序/陈亦卢//中医指导录.-4-4-541
国医学用最低限度书目/徐相任//神州国医学报.-4-16-544
国医药物学(连载)/黄劳逸(编);朱仁康(增意)//国医导报.-5-29-190,243
国医药学术应用何种书籍可为现代的读本/沈愚如//中医世界.-3-37-332
国医知新篇(连载)/待时//国医导报.-5-30-271,341
汉法医典序/丁福保//中西医学报.-1-33-299
汉法医典绪言/[日] 野津猛男(著);丁福保(译)//中西医学报.-1-33-229
汉法医学的合理性(连载)/[日] 森田之皓(著);叶橘泉(译)//华西医药杂志.-5-36-203,252,358,407,460
汉方标准(一)至(五)/王润民//医界春秋.-3-14-198,251,306,434,481
汉方疗法义解(连载)/[日] 清水藤太郎(著);邓名世(译)//中医世界.-3-38-487,596.-3-39-43,149,371
汉方疗法义解(一)至(二)/[日] 清水藤太郎(著);张敬武(译)//文医半月刊.-5-14-188,221
汉方医学之新研究(连载)/[日] 中山忠直(著);承淡安(译)//光华医药杂志.-4-37-227,318,420.-4-38-49,127,223,569.-4-39-59,152,232
汉方医学之新研究/[日] 中山忠直(著);徐观涛(译)//苏州国医杂志.-5-1-313
汉方医学总论/叶橘泉//中国医药月刊.-5-32-173
汉魏六朝名家集初编/中西医学报社//中西医学报.-1-26-362
汉魏六朝名家集一百十种目录/中西医学报社//中西医学报.-1-24-381
汉洋病名对照考选译/张锡君//中医世界.-3-36-403
汉药神效方序/[日] 石原保秀(述);沈乾一(译)//中西医学报.-1-41-121
汉药实验谈绪言(代论)/陈邦贤//中西医学报.-1-28-503
汉药新觉序/王药雨//医学杂志.-2-15-463
汉医全书(连载)/[日] 栗原广三(著);唐慎坊(译)//苏州国医杂志.-5-2-257,525
汉医神效方原序/[日] 石原保秀//国医公报.-4-20-213
汉医心典片断(一)至(二)/李超甫//国医砥柱月刊.-5-17-342,457
汉医心典片断/李超甫//文医半月刊.-5-14-375
汉医要诀(连载)/[日] 大塚敬节(著);唐慎坊(译)//苏州国医杂志.-5-1-69,139,221,303,387
汉译临床医典例言/丁福保//中西医学报.-1-

26－159
汉译临床医典序/曾科进//中西医学报.－1－26－157
汉译临床医典样本/中西医学报社//中西医学报.－1－26－163
何氏虚劳心传为伪书考/沈仲圭//神州国医学报.－4－18－390
和汉药述序/孙秉公//光华医药杂志.－4－41－393
和汉药效便览（一）至（二）/［日］川端勇男（著）；陆伯辰（译）//国医导报.－5－30－238,386
和汉医案新评（连载）/侯敬舆//光华医药杂志.－4－40－155,244.－4－41－486,596
和汉医学真髓（连载）/［日］渡松园（著）；沈石顽（译）//光华医药杂志.－4－35－564,568.－4－36－46,194
和汉医药之科学研究与其治疗之应用/［日］长尾藻城（著）；薛泽珊（译）//中国医药月刊.－5－32－284
黑烧之研究（一）至（九）/陆湘生//文医半月刊.－5－14－409,429,446,463,482,500,558,618,641
红杏山房医案序/周镇//医学杂志.－2－15－537
喉痧新论序/丁福保//医学报.－1－6－321
壶山意准（连载）/林作建//三三医报.－2－29－308,341,380,416,453,481,561,625.－2－30－26,61,99,139,169,199
湖南湘雅医科大学所著结核常识以细胞包围细菌为治肺劳良法之奇谈/曾觉叟//国医正言.－5－3－467
花柳病救护法序/陈邦贤//中西医学报.－1－35－3
花柳病疗法之绪论/丁福保//绍兴医药学报.－1－9－11
皇汉医学（连载）/［日］汤本求真（著）；刘泗桥（译述）//自强医学月刊.－3－40－69,151,229,283,339,397
皇汉医学丛书续集序/徐荣斋//医界春秋.－3－14－427//中医新生命.－5－8－557
皇汉医学歌括（连载）/张治河//国医公报.－4－21－177,425.－4－22－526.－4－23－325,445.－4－24－71,186.－4－25－87,205,333
皇汉医学自序（即医方新诠）/周子叙（译）//三三医报.－2－36－454
黄海旸先生痘症发挥（连载）/光华医药杂志社//光华医药杂志.－4－41－389,588
黄谦氏编著之伤寒新释/现代医药月刊社//现代医药月刊.－5－27－535
黄墙朱氏医校评正张洁古藏府寒热标本虚实用药式/俞鉴泉//三三医报.－2－31－520
黄升阶先生医案序/柳剑南//三三医报.－2－35－439
黄溪校议（连载）/陈无咎//杏林医学月报.－3－16－319,354,401,506.－3－17－21,62,127,166,250,497
黄竹斋先生针灸经穴图考序/周禹锡//光华医药杂志.－4－37－345//国医公报.－4－23－111
黄纂医学要诀四种（连载）/黄雨岩//三三医报.－2－29－591,619.－2－30－95
黄纂医学要诀四种跋/黄春岩//三三医报.－2－31－566
黄纂医学要诀四种刊误表/黄润光//三三医报.－2－30－96
黄纂医学要诀四种序/黄春岩//三三医报.－2－31－565
黄纂医学要诀四种序/张锡纯//三三医报.－2－31－388
回回药方（连载）/北京医药月刊社//北京医药月刊.－5－21－459
回回药方人镜经（连载）/北京医药月刊社//北京医药月刊.－5－21－97,175,255
洄溪语录按（连载）/吉链康//现代中医.－4－43－87,203
汇述中西霍乱论/刘景素//沈阳医学杂志.－3－3－82
汇验治痢草药学（连载）/陈振翼（编辑）；温敬修（校正）//国医砥柱月刊.－5－16－296,545

汇验治痢草药学(连载)/陈振翼(编辑);温荣修(校正)//国医砥柱月刊.-5-17-68
婚姻指导序/俞凤宾//中西医学报.-1-36-478
混合外科学序/张赞臣//国医公报.-4-21-370
混合外科学自序/余无言//医界春秋.-3-11-191
霍乱论摘要/王士雄(原本);陆懋修(摘抄);张炳翔(校刊)//绍兴医药学报.-1-14-545
霍乱通论序/张赞臣//医界春秋.-3-14-43
霍乱新论脱稿感赋/恽铁樵//铁樵医学月刊.-4-44-289
霍乱证治之商榷(连载)/黄雨岩//医林一谔.-4-8-327,373,528,578.-4-9-64,99,144,189,237,277
霍乱治验录(连载)/杨浩如//北京医药月刊.-5-21-145,227,300,369,437,494,540,602
急救疗疮全集/陈实功(著);叶种骥(录)//中医杂志.-2-21-20
集古阁重刊潜斋医学丛书十四种序/曹炳章//绍兴医药学报.-1-14-43
集验方续编自序/周莘农//绍兴医药学报.-1-15-395
记石室秘录/陈邦贤//中西医学报.-1-23-439
寄刊医粹精言记/张树筠//绍兴医药学报.-1-17-153
绩学庐医话序/王肖舫//三三医报.-2-32-313
绩学庐随笔(连载)/俞鉴泉//三三医报.-2-29-87
绩学庐医话自序/俞鉴泉//三三医报.-2-35-189
家庭卫生谈序(代论)/叶祖章(仲华)//中西医学报.-1-31-429
家庭医学须知绪言/杨百城//医学杂志.-2-1-125
家庭诊断学(连载)/万宝书//中西医学报.-1-30-281,433,525.-1-31-61,145,213,299
甲乙经八卷/医学报社//医学报.-1-7-421
简明国药新编(连载)/汪慎之//国医砥柱月刊.-5-17-408,471
简明调剂学(连载)/[日] 铃木梅藏(编纂);张介侯(译)//中西医学报.-1-30-133,197,261,335,445,509.-1-31-37,129,203
简明外科学序(代论)/陈邦贤//中西医学报.-1-28-350
简明眼科学序例/康维新//绍兴医药学报.-1-16-537
简明药学汇讲(连载)/何筱廉//绍兴医药月报.-2-37-117,257
简明药学汇讲目录/何筱廉//绍兴医药月报.-2-37-185
简要医药书籍介绍/廖浚泉//现代中医.-4-43-58
见闻近录叙/陈明//利济学堂报.-1-2-193
江都袁氏医案序/魏文耀//文医半月刊.-5-14-269
鹧鹕集医学揭要(一)至(二)/翁振基(著);王如恪(订正);裘吉生(校刊)//绍兴医药学报.-1-16-233.-1-18-50
鹧鹕集医学揭要绪言/王如恪//绍兴医药学报.-1-16-182
教经答问(连载)/陈虬//利济学堂报.-1-1-159,237,331,425,519,619.-1-2-31,121,207,307,397,501,595.-1-3-31,199,373
教经答问弁言/陈虬//利济学堂报.-1-1-157
教经序/陈虬//利济学堂报.-1-1-61
节补达生编绪言/徐瀛芳//中医新生命.-5-6-256
节读孔子家语有感(连载)/钱能//国药新声.-5-25-478,616.-5-26-129
节读孔子家语札记(连载)/钱能//国药新声.-5-26-263,512//国医新声.-5-27-231
节育的实施/中西医药杂志社//中西医药.-5-10-694
结膜炎之诊断与治疗序/时逸人//复兴中医.-5-31-397
解墨明医论/陈无咎//医界春秋.-3-12-32

解墨明医论书后/李征轺//医界春秋.－3－12－268

解剖学全部名词汇编序/俞凤宾//中西医学报.－1－36－411

介绍江宁图书馆医学书目/高维祺//三三医报.－2－31－247

介绍名医医书/周小农//绍兴医药月报.－2－41－368,468,520,572

介绍名著/沈仲圭//绍兴医药学报星期增刊.－1－21－416

介绍名著/杨燧熙医室//三三医报.－2－34－64

介绍名著医学衷中参西录/周镇//绍兴医药学报星期增刊.－1－22－388

介绍南通徐卓先生名著子午流注/中国针灸学研究社//针灸杂志.－4－31－405

介绍实用之医书/上海千顷堂书局//复兴中医.－5－31－81

介绍寿康宝鉴/绍兴医药月报社//绍兴医药月报.－2－41－154,206,258,310,362

介绍推拿新书/现代中医杂志社//现代中医.－4－42－92

介绍吴氏中西脉学讲义/绍兴医药月报社//绍兴医药月报.－2－39－215,324

介绍新书/医界春秋社//医界春秋.－3－11－456

介绍新书/中西医药杂志社//中西医药.－5－12－192

介绍学道新书金丹真传/医学杂志社//医学杂志.－2－5－410

介绍医书/陈伯诚//文医半月刊.－5－14－141,241

介绍余听鸿编外证医案汇编(上)至(下)/余鸿仁//现代中医.－4－43－133,179

介绍张氏中风斠诠/绍兴医药月报社//绍兴医药月报.－2－38－328.－2－41－3,55,107,159,212,263,315

介绍衷中参西录微言/王兰远//绍兴医药学报星期增刊.－1－21－488

介绍诸名医医药书籍(连载)/绍兴医药月报社//绍兴医药月报.－2－38－409.－2－39－51

介绍诸名医医药书籍/绍兴医药月报社//绍兴医药月报.－2－41－101,153,205,257,309,361

介绍最新出版影印古本医学名著两种/复兴中医杂志社//复兴中医.－5－31－266

今邨亮医事启源评/周镇//绍兴医药学报.－1－18－104

今古庐文稿/耿鉴庭//中国医药月刊.－5－33－381

金氏医案辑按/金子久(著);凌树人(辑)//国医砥柱月刊.－5－18－679

近世催眠术绪言/丁福保//中西医学报.－1－25－165

近世儿科学第一章:传染病/王介人//国医砥柱月刊.－5－18－333

近世法医学序/林翼//中西医学报.－1－25－171

近世妇人科全书绪言/丁福保//中西医学报.－1－25－457

近世内科国药处方集(连载)/叶橘泉//复兴中医.－5－31－228,354,490//光华医药杂志.－4－38－329.－4－39－126,486//国医公报.－4－21－458.－4－22－89,329.－4－24－435//神州国医学报.－4－16－18,99//医学杂志.－2－16－298

近世内科国药处方集(一)至(二)/叶橘泉//现代中医.－4－42－190,236

近世内科国药处方集/上海千顷堂书局//复兴中医.－5－31－129

近世内科国药处方集/叶橘泉//苏州国医杂志.－5－1－419//中西医药.－5－10－690

近世内科国药处方集传染病篇(连载)/叶橘泉//中医新生命.－5－6－107,276

近世内科国药处方集第二集消化系统病篇(连载)/叶橘泉//国医公报.－4－24－95,214,318

近世内科国药处方集第二集消化系统病篇/叶橘泉//医学杂志.－2－17－347//中医新生命.－5－7－541

近世内科国药处方集呼吸病篇(连载)/叶橘泉

//中医新生命.-5-8-101,364,441
近世内科国药处方集酿脓性病/叶橘泉//苏州国医杂志.-5-1-336
近世内科国药处方集消化系统病(连载)/叶橘泉//文医半月刊.-5-14-114,131
近世内科国药处方集消化系统病/叶橘泉//光华医药杂志.-4-40-30//国医公报.-4-25-473
近世内科国药处方集序/陆渊雷//中医新生命.-5-7-251
近世内科国药处方集序/徐瀛芳//中医新生命.-5-7-307
近世内科国药处方集自序/叶橘泉//神州国医学报.-4-16-263
近世内科国药处方集瘈咬病/叶橘泉//苏州国医杂志.-5-1-240
近世内科全书序(代论)/陆炳琓//中西医学报.-1-28-425
近世内科全书序(代论)/朱笏云//中西医学报.-1-28-167
近世内科学坏死性口内炎走马牙疳/钟春帆//华西医药杂志.-5-37-201
近世内科学急性传染病篇(连载)/钟春帆//国医砥柱月刊.-5-18-92,139,156,205,221,241
近世内科学消化器病篇(一)至(四)/钟春帆//华西医药杂志.-5-36-113,207,257,463
近世牛痘学(连载)/黄本然(述);刘泌子(校)//中医世界.-3-28-179,335
近世针灸学全书第六集经穴学(一)至(二)/杨医亚//国医砥柱月刊.-5-17-161,305
近世针灸学全书第一集解剖学/杨医亚//国医砥柱月刊.-5-17-159
近世中医药物学(连载)/杨医亚//国医砥柱月刊.-5-16-352,435
近政备考/利济学堂报社//利济学堂报.-1-2-355.-1-3-245,641
近政备考叙/陈虬//利济学堂报.-1-2-373
经方实验(验方)录序/张治河//医界春秋.-3-14-358
经方实验录(连载)/曹颖甫(撰述);姜佐景(编)//光华医药杂志.-4-39-318
经方实验录(连载)/曹颖甫(撰述);姜佐景(编按)//光华医药杂志.-4-39-124,218,392,495.-4-40-208//国医正言.-5-4-501,549,597.-5-5-18,63,111,160,214,267,322,373,435,466,522,576,616//神州国医学报.-4-17-257,320,356//文医半月刊.-5-14-229,245,310,358,373//现代中医.-4-43-29,126,173,291,361,413,475//杏林医学月报.-3-22-430,470,551.-3-23-32,74//医界春秋.-3-13-363,468.-3-14-33//医学杂志.-2-17-295,395.-2-18-152//中医世界.-3-37-40,145
经方实验录(续)/曹颖甫(撰述);姜佐景(编按)//中国医药月刊.-5-32-429
经方实验录/曹颖甫(撰述);姜佐景(编按)//苏州国医杂志.-5-2-220
经方实验录序(连载)/姚世琛//光华医药杂志.-4-41-392,603//医界春秋.-3-14-296,356
经方实验录序/曹颖甫//光华医药杂志.-4-40-162
经方实验录序/邵碧英//现代中医.-4-43-363
经方实验录序/邵餐芝//神州国医学报.-4-18-213
经方实验录序/吴凝轩//神州国医学报.-4-18-259
经方实验录序/熊世琳//光华医药杂志.-4-40-79
经方实验录序/姚世琛//中医新生命.-5-8-491
经方实验录序/叶橘泉//光华医药杂志.-4-41-308
经方实验录序/殷子正//现代中医.-4-43-416
经方药性辨序/张赞臣//医界春秋.-3-14-469
经方药性辨序/周禹锡//光华医药杂志.-4-40

-163
经文辨异/张锡纯//绍兴医药学报星期增刊.-1-21-471
精神病广义序/王宇高//医学杂志.-2-15-62
精神病广义自序/周岐隐//医学杂志.-2-15-63
痉病与脑膜炎跋/汪康白//国医砥柱月刊.-5-16-184
痉病与脑膜炎全书自序(一)至(二)/刘裁吾//国医正言.-5-4-299,337
痉病与脑膜炎全书自序/刘裁吾//医学杂志.-2-17-290
纠正温病条辨论之蠡测/陈鼎昌//光华医药杂志.-4-40-344
灸科学(连载)/[日] 板本贡(著);承淡安(译)//针灸杂志.-4-29-413,527.-4-30-67,145,213,393
灸之穴道/[法] 苏列德摩郎(原著);刘郁周(译)//针灸杂志.-4-33-97
旧德堂医案校正表/周镇//三三医报.-2-32-535
旧德堂医案序/田元恺//三三医报.-2-31-325
旧德堂医草(一)至(三)/王雪楼//中医杂志.-2-19-417.-2-20-22,179
救急便览/兰叟手//三三医报.-2-31-169
救急针灸教科序/黄眉孙//神州医药学报.-1-45-375
救解燐毒法辨证(连载)/康维恂//沈阳医学杂志.-3-1-398,462.-3-2-41
救解燐毒法序/康维恂//沈阳医学杂志.-3-1-398
救痨新说序(代论)/张世镳//中西医学报.-1-30-321
刊行退思集医方歌注跋/张济众//三三医报.-2-29-304
刊误表(连载)/姚祖光//三三医报.-2-34-535,573
柯韵伯伤寒来苏集书后/张山雷//三三医报.-2-31-301
课余杂著(连载)/万钧//中西医学报.-1-35-535.-1-36-57,121
口齿集成(一)至(三)/[日] 顾赞仰氏(原稿);叶拯民(校刊)//国医砥柱月刊.-5-16-622.-5-17-57,150
旷置疗法/新中医刊杂志社//新中医刊.-5-19-306
浪迹丛谈(连载)/梁章钜//三三医报.-2-32-605.-2-33-27
浪迹丛谈/徐燕庭//三三医报.-2-33-248
痨病证治全书(连载)/冯玉麟//中医世界.-3-28-313.-3-29-48,200,318.-3-30-141
痨损新诠绪言/何廉臣//绍兴医药学报.-1-8-279
老名医何廉臣先生重订广温热论/绍兴医药月报社//绍兴医药月报.-2-41-4,56,160,264,316,367,468,520,572
老人性尿闭症(一)至(八)/丁福保//文医半月刊.-5-14-399,443,458,476,495,552,574,592
老人延年术(一)至(十六)/丁福保//文医半月刊.-5-14-292,309,324,340,357,372,403,423,442,457,475,493,549,591,613,636
类证释惑(连载)/秦伯未//中医指导录.-4-4-11,43
类证新辨(连载)/秦伯未//中医指导录.-4-4-75,106,137,169,205,241,273,299,334,365
厘订医药学书刍义/周逢儒//绍兴医药学报.-1-19-170
厘正医学三字经卷一(连载)/陈念祖(著);张骥(辑);刘复(参校)//中国医学.-5-34-11,76
理虚元鉴补正初草(连载)/[日] 绮石(原本);谢昌(补正)//神州国医学报.-4-14-22,61
历代本草书目考/周复生//华西医药杂志.-5-37-376
历验再寿编序/王理堂//三三医报.-2-31-604
利济丛书总序/陈虬//利济学堂报.-1-1-207

利济汇编总序/陈虬//利济学堂报.-1-1-393
利济教经/陈虬//利济学堂报.-1-1-63
利济外乘叙/陈虬//利济学堂报.-1-1-489
利济卫生经/陈虬//利济学堂报.-1-1-319
利济元经(连载)/陈虬//利济学堂报.-1-1-219,311,403.-1-2-195,287,383,483,577.-1-3-17,105,189
利济元经卷一至三/陈虬//利济学堂报.-1-1-137,503.-1-2-107
例言/约民//绍兴医药学报.-1-13-269
疬科全书序二/张衡皋//三三医报.-2-30-499
疬科全书序一/侯家憩//三三医报.-2-30-495
痢疾棒喝补注/陈安波//绍兴医药学报.-1-8-249
痢疾明辨序/吴玉纯//三三医报.-2-31-604
痢疾述/陈远志//国医文献.-5-15-197
痢症指南(连载)/康济民//沈阳医学杂志.-3-2-356,417.-3-3-25,74,130,176
痢症指南并序/康济民//沈阳医学杂志.-3-2-298
梁氏辨舌要略序/何印岩//绍兴医药月报.-2-40-241
梁氏温热类编之绪论/何廉臣//绍兴医药月报.-2-40-5
两迟脉属两肾(录几暇格物编)/岳文台//沈阳医学杂志.-3-2-297
临产须知评正目录/瞿绍衡//国药新声.-5-24-607
临床病理学绪言/丁福保//中西医学报.-1-27-171
临床须知评正/闫诚斋(原著);瞿绍衡(评正);余云岫(参校)//国药新声.-5-24-613
临床须知评正凡例/瞿绍衡//国药新声.-5-24-609
临床须知评正序/国药新声杂志社//国药新声.-5-24-611
临床一得录序/吴去疾//神州国医学报.-4-16-133
临床应用汉方医学解说(连载)/[日] 汤本求真(著);华宝孚(译述);唐景韩(参校)//自强医学月刊.-3-40-467,525,602,669.-3-41-47,119,203,365,421,471,525,567
临床应用汉方医学解说(连载)/[日] 汤本求真(著);刘泗桥(译述)//自强医学月刊.-3-40-63,143,219,275,333,389
临床应用汉方医学解说补白/自强医学月刊社//自强医学月刊.-3-40-464
临床应用汉方医学解说序/田桐//国医公报.-4-20-205
临床应用汉方医学解说绪言/自强医学月刊社//自强医学月刊.-3-40-465
临证指南序/丁福保//中西医学报.-1-34-79
临症指南选按(叶天士医案;华岫云原辑)(连载)/唐思义,倪本青(选按)//中医指导录.-3-37-81,189,393,509,591.-3-38-117,347,449,549,649.-3-39-93,203,297,411,529.-4-4-389,419,451,483,515,547
临症指南选按序/秦伯未//中医指导录.-4-4-387
凌临灵方二辑序/沈仲圭//三三医报.-2-31-566
凌临灵方二辑缘起/三三医报社//三三医报.-2-31-495
凌临灵方二辑缘起/沈仲圭//杏林医学月报.-3-17-195
凌临灵方序/李慰农//三三医报.-2-31-499
凌临灵方序/沈仲圭//三三医报.-2-30-561
凌氏外方奇方弁言/凌詠//三三医报.-2-30-496
凌氏医案跋/凌永言//绍兴医药学报.-1-16-333
刘公蔚楚证治丛录序/关蔚煌//三三医报.-2-33-275//沈阳医学杂志.-3-2-56
刘君景川先生书序/沈宗之//沈阳医学杂志.-3-3-206
刘君泗桥译述之皇汉医学叙/时逸人//医学杂志.-2-14-492
刘君蔚楚证治丛录书序/胡天宗//沈阳医学杂

志.-3-1-419
刘君蔚楚证治丛录书序/唐绍仪//沈阳医学杂志.-3-1-353
刘君蔚楚证治丛录序/周镇//三三医报.-2-30-563
刘蔚楚君证治丛录序/唐绍仪(稿);周小农(寄)//沈阳医学杂志.-3-1-352
刘蔚楚君证治丛录序/唐绍仪//三三医报.-2-32-451
刘蔚楚先生新本草吕宋芒果疏证/刘筱云//三三医报.-2-31-603
刘蔚楚先生遇安斋证治丛录序/刘峻//三三医报.-2-32-559
刘蔚楚遇安斋证治丛录序/刘筱云//杏林医学月报.-3-20-213
琉球百问跋/张汝伟//绍兴医药学报.-1-13-197
琉球百问补遗/刘哲明//三三医报.-2-31-426
琉球百问序/张汝伟//绍兴医药学报.-1-13-196
柳宝贻遗著论伏气发温与暴感风温病原不同治法各异/柳宝贻//三三医报.-2-30-261
柳宝贻遗著论温病与伤寒病情不同治法各异/柳宝贻//三三医报.-2-30-261
陆地仙经(连载)/冯氏(纂辑);张汝伟(按);徐丞甫(校注);刘哲苍(录)//沈阳医学杂志.-3-2-99,171,237,365,431.-3-3-30,78,137,195,248,296
陆地仙经冯氏原序/刘哲苍//沈阳医学杂志.-3-1-455
陆地仙经序/张汝伟//绍兴医药学报.-1-13-205//沈阳医学杂志.-3-1-394
陆地仙经序/张志良//沈阳医学杂志.-3-2-124
陆晋笙先生鲟溪医论选跋/陆晋笙//医学杂志.-2-2-509
陆九芝呃逆篇书后/张山雷//三三医报.-2-31-307
陆九芝厥阴热利寒利辨书后/张山雷//绍兴医药学报.-1-17-361
陆九芝论黄坤载贵阳贱阴篇书后/张山雷//三三医报.-2-31-308
陆九芝论老年治法篇书后/张山雷//绍兴医药学报.-1-17-494
陆九芝论临症指南内闭外脱四字之误书后/张山雷//绍兴医药学报.-1-17-363
陆九芝论小儿惊风篇书后/张山雷//绍兴医药学报.-1-17-545
陆九芝世补斋医语申义/张山雷//三三医报.-2-31-479
陆氏论医集摘要/中国医药月刊社//中国医药月刊.-5-33-265
陆渊雷为珍本医书集成声明/陆渊雷//中医新生命.-5-8-208
论国医应读之书/刘华封//医学杂志.-2-14-487
论历代医书各有所偏/时逸人//绍兴医药学报.-1-14-435
论麻黄大黄书孙傅舟君大作后/陶适盦//医界春秋.-3-8-469
论群经见智录/袁复初//医学杂志.-2-14-392
论石室秘箓之三不可读/张汝伟//绍兴医药学报.-1-12-13
论王洪绪全生集/马叔循//绍兴医药学报.-1-17-558
论王清任医林改错/赵子琴//杏林医学月报.-3-21-22
论王叔和伤寒序例时行之气一节/朱秉权//中医杂志.-2-27-61
论吴鞠通温病条辨/曹颖甫//中医杂志.-2-21-48
论吴鞠通温病条辨脱离伤寒圈套错/陈秩平//杏林医学月报.-3-19-182
论医学书/刘哲明//三三医报.-2-31-417
论张镕经君手术治验喉中梅核症书后/濮凤笙//神州医药学报.-1-47-229
论中医界提倡读书之必要及其书目/陈组光//现代中医.-4-43-41

论衷中参西录为医家必读之书/王镜泉//绍兴医药学报.-1-19-175
罗谦甫治验案序/裘吉生//绍兴医药学报.-1-11-278
略述近代善本医书/沈仲圭//国医导报.-5-29-309
麻痘蠡言(一)至(八)/陈伯坛//杏林医学月报.-3-20-498.-3-21-58,103,146,188,236,281
麻风病之伟大贡献中国麻风病学出版(俞慎初编著)/上海千顷堂书局//复兴中医.-5-31-566
麻科活人全书补遗/余仲华//中医世界.-3-27-259
麻科明镜(一)至(五)/狄仁菴(著);宫竹轩(录)//中医杂志.-2-22-450.-2-23-47,219,408.-2-24-21
麻症集成(连载)/朱丹山(著);刘景素(梓)//沈阳医学杂志.-3-2-174//沈阳医学杂志.-3-2-432.-3-3-31,79,196,250
麻症集成/朱丹山(著);刘景素(梓)//沈阳医学杂志.-3-2-239
麻症集成再版序/刘景素//沈阳医学杂志.-3-2-188
马培之医案校勘表第三十种/周镇//三三医报.-2-33-533
马佩菜医案(漪园业书第三集)/马廷澇(著);王子政,刘伯昂(全校)//国医砥柱月刊.-5-17-423,486
马氏临床学诠证(一)至(二十四)/马元仪(著);宋爱人(评注)//医界春秋.-3-12-49,103,159,279,337,393,434,488.-3-13-21,77,126,354,412,459,505.-3-14-24,86,135,192,245,300,360,424,473
马氏医论/马培之(著);马叔循(校勘)//绍兴医药学报.-1-10-135
马氏医论跋/马进善//绍兴医药学报.-1-10-187
马元仪印机草注/顾渭川//神州国医学报.-4-14-66
脉法古义(连载)/刘民叔//医界春秋.-3-6-64,127,153,187,297,399,437
脉话序/时逸人//医学杂志.-2-14-498
脉理求真(一)至(八)/王宗喆(仲哲)//国医砥柱月刊.-5-15-431,492,549.-5-16-24,91,154,329,389
脉学辑要(一)至(五)/[日]丹波元简(著);沈仲圭(录)//中医杂志.-2-24-172,318.-2-25-20,186,334
脉学寻源自序/吕乃文//复兴中医.-5-31-552
脉学指南索微序/张右长//三三医报.-2-36-261
孟河费氏医学之解剖/徐相任//神州国医学报.-4-15-537
免痨神方叙/中西医学报社//中西医学报.-1-23-469
勉斋医话序/王治华//国医砥柱月刊.-5-16-359
灭痢菌汁(临床报告)/杨毓珊//国医导报.-5-29-411
民间疗法四百种(一)至(五)/日本主妇之友社(编);叶庭芝(译)//中国女医.-5-34-188,212,231,245,259
民政部防疫局记略序/王善荃//中西医学报.-1-24-475
民众医学(一)至(二)/顾雨时//铁樵医学月刊.-4-44-61,152
名医传的探索及其流变/范行准//医史杂志.-5-38-223
名医张寿甫先生遗著衷中参西录第七期出版预告/杏林医学月报社//杏林医学月报.-3-20-481
明遗民医征略序/章次公//医史杂志.-5-38-39
莫枚士研经言肠覃解篇书后/张山雷//绍兴医药月报.-2-39-605
莫枚士研经言古方用法论书后/张山雷//三三医报.-2-33-554//绍兴医药月报.-2-40-130//医学杂志.-2-7-226

莫枚士研经言桂枝加芍药生姜人参新加汤解书后/张山雷//绍兴医药月报.-2-40-295//医学杂志.-2-7-356
莫枚士研经言论疟篇书后/张山雷//三三医报.-2-32-51
莫枚士研经言释代脉篇书后/张山雷//绍兴医药月报.-2-39-603//医学杂志.-2-7-201
莫枚士研经言释癫篇申义/张山雷(遗稿)//医界春秋.-3-12-379
莫枚士研经言释癫篇书后/张山雷//三三医报.-2-32-80
莫枚士研经言释膈篇书后/张山雷//绍兴医药月报.-2-39-606//医学杂志.-2-8-288
莫枚士研经言释淋篇书后/张山雷//三三医报.-2-32-89
莫枚士研经言释疝篇书后/张山雷//三三医报.-2-32-89
莫枚士研经言释痰篇书后/张山雷//三三医报.-2-32-91
莫枚士研经言汤液论书后/张山雷//三三医报.-2-32-77
莫枚士研经言天雄散解书后/张山雷//三三医报.-2-34-21//绍兴医药月报.-2-40-294
莫枚士研经言药验论书后/张山雷//三三医报.-2-33-551//绍兴医药月报.-2-40-80
莫枚士研经言隐指解书后/张山雷//三三医报.-2-33-553//绍兴医药月报.-2-40-129
莫枚士研经言用药论第二篇书后/张山雷//三三医报.-2-32-55
莫枚士研经言用药论第一篇书后/张山雷//三三医报.-2-32-54
莫枚士研经言玉屏风散方义解书后/张山雷//医学杂志.-2-7-227
莫枚士研经言原胎篇书后/张山雷//三三医报.-2-32-49
莫枚士研经言制药论书后/张山雷//三三医报.-2-32-78
莫枚士研经言仲景法非北学辨篇书后/张山雷//三三医报.-2-34-45
目科救弊(弁言)(连载)/刘松岩(原著);罗敏之(摘要辑录)//沈阳医学杂志.-3-2-282.-3-3-346
南病别鉴校勘表/周镇//三三医报.-2-33-393
难治不治症述古(连载)/夏雨苍//中国医药月刊.-5-32-231,275,321,357,397,425,459,604.-5-33-116,255,278,314
难治不治症述古跋/夏雨苍//中国医药月刊.-5-33-468
囊毖喉书目录/绍兴医药学报社//绍兴医药学报.-1-10-122
囊秘喉书/杨龙九(著);王景华(编订);张谔(评点增录)//绍兴医药学报.-1-10-267
囊秘喉书卷上/杨龙九(著);王景华(编订);张谔(评点增录)//绍兴医药学报.-1-10-123
蛲瘕/周英士(藏稿)//中国医药月刊.-5-32-281
脑出血之中医病名及疗法之研究近世内科学神经系病篇(连载)/钟春帆//华西医药杂志.-5-36-160,367.-5-37-137
内分泌病学(连载)/丁福保//国药新声.-5-23-623.-5-24-79,181,263,381.-5-25-192,411,543.-5-26-69,195,329,452,579.-5-28-34,113,200,300,459,534//国医新声.-5-27-162,288,380,635
内科辨证学肌肤系统证/欧阳锜//国医砥柱月刊.-5-18-369
内科病概论(一)至(十二)/樊子文//现代中医.-4-42-373,402,433,455,504,536,562,620.-4-43-251,313,391,438
内科病之临床诊断(连载)/佘蔚南//新中医刊.-5-19-562,604.-5-20-40,82
内科时症全书中西汇参/何廉臣//绍兴医药学报.-1-8-389,409
内科学讲义(连载)/包识生(编辑)//神州医药学报.-1-47-31,149
内科学讲义(连载)/陆渊雷//中国医药月刊.-5-33-357,395,423,447,493,515,535,590

内科学一夕谈序/顾鸣盛//中西医学报.-1-26-77
拟删补医学三字经议/李迺羹(调之)//绍兴医药学报.-1-15-7
拟张聿青先生书后/徐石生//绍兴医药学报.-1-14-221
拟重刻古医书目/冯一梅//中医新生命.-5-6-260
拟重刻古医书目序/章炳麟//苏州国医杂志.-5-2-413
拟重刻古医书目序/章太炎//中医新生命.-5-6-259
尿液分泌论(连载)/廖孟培//国医杂志.-4-5-265,378
疟疾疗法之研究近世内科学急性传染病篇(连载)/钟春帆//华西医药杂志.-5-36-511.-5-37-83
疟疾论序/陈渔洲//文医半月刊.-5-14-484
女科初阶上编(连载)/觉非//绍兴医药月报.-2-41-140,191,231
女科初阶序言/觉非//绍兴医药月报.-2-41-139
女科学笺疏(连载)/张山雷//绍兴医药月报.-2-37-331,401.-2-38-35,117,193,275,345,411.-2-39-23,77,127,183,235,285,341,391,445,495,539,594.-2-40-37,71,121,176,231,281,403,459,503,561,603.-2-41-19,71,123,167,219,581
女科医籍考(连载)/张又良//苏州国医杂志.-5-1-341,431.-5-2-198
女科折衷纂要弁言/凌永言//绍兴医药学报.-1-16-401
女科折衷纂要序/沈仲圭//三三医报.-2-31-498
女性之将来/W. A. Norland(著);石君(译)//中西医学报.-1-37-73
培橘斋笔记/丁叔廉//医林一谔.-4-8-389
培橘斋临证笔记(连载)/戴橘圃//中医杂志.-2-22-488.-2-23-263.-2-24-90,243,366.-2-25-229.-2-27-225
培橘斋临证笔记/戴橘圃//国医杂志.-4-12-167
培橘斋内科良方录验/戴橘圃//国医杂志.-4-12-175
培橘斋外科良方录验(连载)/戴橘圃//中医杂志.-2-21-521.-2-22-167,367,557.-2-23-351.-2-27-295,427
皮肤病学序/丁福保//中西医学报.-1-26-153
平民医药周报社丛书目录/华西医药杂志社//华西医药杂志.-5-37-404
评痘科学/余鸿仁//现代中医.-4-43-297
评胡美著勇敢的医生/王吉民//医史杂志.-5-39-249
评皇汉医学/金寿山//新中华医药月刊.-5-35-194
评徐批外科正宗序/马叔循(遗稿)//绍兴医药学报.-1-19-355
评注本经疏证/陆清洁//中国医药月刊.-5-32-612
评注本经疏证第一卷/陆清洁//中国医药月刊.-5-32-566
评注邵兰荪医案序/史介生//国医砥柱月刊.-5-15-517
评最近出版的国药书籍/黄劳逸//中西医药.-5-12-503
蒲氏医案自序/蒲凯平//三三医报.-2-32-338
普济方序/陈宜诚//光华医药杂志.-4-41-488//国医砥柱月刊.-5-16-182
普济方序/文医半月刊社//文医半月刊.-5-14-647
普通卫生救急治疗法(连载)/卢谦//中西医学报.-1-23-421,507.-1-24-115,191.-1-26-331,471.-1-27-119,297,383
期望医药辞源之速刊/周逢源//绍兴医药学报.-1-15-13
棲隐楼医话序/张若霞//绍兴医药学报.-1-13-202
奇疾方注释(连载)/崇肖葵//神州医药学报.-1

-45-255,380,465.-1-46-67,187,389
奇经八脉解(连载)/刘药桥//国医砥柱月刊.-5-15-438,496,552.-5-16-27,94,158,332.-5-17-280
奇针列传书后/谢建明//针灸杂志.-4-29-463
脐风悟源/王瘦梅(遗著);何约明(校订)//绍兴医药学报.-1-13-271
脐风悟源序言/何光瀹//绍兴医药学报.-1-13-267
千金方科学整理/朱华谷,黎年社//光华医药杂志.-4-35-305
千金集要浅歌自叙/周禹锡//三三医报.-2-33-170
千金外台研究法概论/祝怀萱//苏州国医杂志.-5-2-498
前贤医案自序/张菊景(抄)//神州医药学报.-1-47-395
钱氏产科验方(连载)/钱少楠(编);钱寿祺(校录)//绍兴医药月报.-2-37-173,251,333,405.-2-38-43,121,199,279,349,415.-2-39-27,87,137,193,245,295,351,401,455,505,553,611.-2-40-45,83,131,185,245,471,517,623.-2-41-35
钱氏产科验方序/何廉臣//绍兴医药月报.-2-37-37
钱氏小儿药证直诀(总目)/钱乙//绍兴医药月报.-2-39-191
钱氏小儿药证直诀义疏(连载)/钱乙(原著);张山雷(注疏)//绍兴医药月报.-2-39-85,131,239,289,345,395,451,499,543,597.-2-40-41,75,125,179,235,287,361,409,463,509,567,611.-2-41-26,77,128,173,223
钱氏小儿药证直诀义疏(连载)/钱仲阳(原著);张山雷(疏)//沈阳医学杂志.-3-1-33,99,195,260,326,390,454.-3-2-32,96,168,234,300,360,426.-3-3-28,76,134,194,246,294
钱氏小儿药证直诀义疏序/何幼廉//绍兴医药月报.-2-39-81
钱氏药证直诀义疏总目(四库全书目录提要)/何廉臣//绍兴医药月报.-2-39-187
且休馆医案弁言/周镇//绍兴医药学报.-1-11-27
钦定四库全书提要医家类/蔡锺骏//医学报.-1-7-373
秦景明幼科医案(连载)/陈绍闻//中医世界.-3-31-115,570.-3-32-87,443.-3-33-89,317.-3-34-21,152
秦氏同门集:医书序跋集/秦伯未//中医世界.-3-32-227
青年期的疾病(连载)/[美]路易司泰(著);陈守真(译)//三三医报.-2-36-80,114,152,190
清代吏治丛谈/中西医药杂志社//中西医药.-5-12-102
清代名医医案菁华/秦伯未//医学杂志.-2-10-405
清洁之标准(一)至(九)/丁寿康//文医半月刊.-5-14-299,314,330,342,363,377,408,425,449
邱氏神农本草经浅说卷一(连载)/邱宗山//北京医药月刊.-5-21-134,214,293,358,427,482,531,593
秋疟指南弁言(连载)/何约明//绍兴医药学报.-1-16-50,406
秋疟指南校勘表第二十七种/周镇//三三医报.-2-33-460
秋疟指南序/三三医报社//三三医报.-2-31-353
秋疟指南自叙/三三医报社//三三医报.-2-31-353
秋燥论/李调之(辑录);裘吉生(校刊)//绍兴医药学报.-1-16-273
秋燥论自序/李调之//绍兴医药学报.-1-16-272
驱蛊燃犀录勘误/王镜泉//三三医报.-2-32-105
全汉三国晋南北朝诗序言(连载)/丁福保//中

西医学报.-1-31-227,313
全体阐微(连载)/医学报社//医学报.-1-5-343,371
全体论(自述)(连载)/时逸人//三三医报.-2-34-227,257,303,333,365,399
全体论绪例/时逸人//绍兴医药学报.-1-15-407
全体总论/何廉臣//绍兴医药学报.-1-9-233
全体总论目录(连载)/何廉臣//绍兴医药学报.-1-8-187,233
全体总论绪言/何廉臣//绍兴医药学报.-1-8-53
群经大旨金匮要略(连载)/秦伯未(述)//中医指导录.-4-2-87,115,147,179,213,249,279,307,339,373
群经大旨内经(连载)/秦伯未(述)//中医指导录.-4-3-153,181,215,247,281,311
群经大旨伤寒论(连载)/秦伯未(述)//中医指导录.-4-2-405,439,473.-4-3-27,57,91,121
热病诊法选(一)至(八)/缪俊德//现代中医.-4-43-191,245,306,386,431,496,604,659
人间福利之阶级(从日本谷口吉太郎之病理问答译出)/[美]威尔林//医学报.-1-7-521//中西医学报.-1-23-63
人身说概底本之发见/核堂//医史杂志.-5-38-320
人体寄生虫病编序/丁福保//医学报.-1-7-565
人体解剖实习法序/孙祖烈//中西医学报.-1-32-21
人之谜(连载)/[法]卡勒(原著);杨明光(译)//医文.-5-34-325,387,445,502,559
任氏医学心源/任凤波//绍兴医药月报.-2-37-123
任氏医学心源序/何廉臣//绍兴医药月报.-2-37-53
妊娠生理篇后序(代论)/顾大治//中西医学报.-1-28-270
妊娠谈(连载)/[日]三本松(著);毕任庸(译)//三三医报.-2-32-230,259,298,545,586
日本汉医著作述略/朱寿朋//中医世界.-3-36-412
日本井上香彦翁经验方诠按(连载)/秦伯未//中医世界.-3-36-43,161,243,339,445,525.-3-37-55,163,271,371
日本最近研究汉医文献之旨趣(连载)/周济//中西医药.-5-9-562.-5-10-69
儒门事亲考/单培根//国医砥柱月刊.-5-18-507
三三医书初集廿一种诊脉三十二辨勘校表/周镇//三三医报.-2-32-607
三三医书第二集第二十四种和缓遗风校误表/周逢儒//三三医报.-2-34-499
三三医书第二集第四种医学课儿策勘误表/周逢儒//三三医报.-2-34-137
三三医书第二种医事启源序/三三医报社//三三医报.-2-30-348
三三医书第三集第三种瘍科纲要之纂辑大旨/张山雷//三三医报.-2-33-259
三三医书第三集第四种医验随笔勘误表/周逢儒//三三医报.-2-34-65
三三医书第三集总目/三三医报社//三三医报.-2-33-258.-2-34-22,309,415
三三医书第一集刊误表/王镜泉//三三医报.-2-31-431,456
三三医书第一集刊误表/徐少楠//三三医报.-2-31-351,378.-2-34-97
三三医书第一集勘误表/张锡纯//三三医报.-2-32-349
三三医书第一集勘误表/周镇//三三医报.-2-32-317
三三医书第一集廿二种专治麻痧初编校勘表/周镇//三三医报.-2-32-561
三三医书评(连载)/时逸人//三三医报.-2-34-173,601.-2-35-99
三三医书销数纪实(三批)至(九批)/三三医报社//三三医报.-2-30-383,400,438,472,518,544,580
三三医书一集二十三种产科心法校勘表/周镇

//三三医报.-2-32-610
三三医书医经秘旨勘误记/张叔彭//三三医报.-2-33-277
色脉口诀详解序/张方舆//国医砥柱月刊.-5-15-631
山西中医改进研究会序葛廉夫先生肺病论/山西中医改进研究会//医学杂志.-2-5-505
伤寒备参卷之一/施源晖(编集);沈国章等(校注)//中医杂志.-2-28-36
伤寒刺灸集义考释序/许公岩//现代中医.-4-42-393
伤寒温病时病方歌合录/华西医药杂志社//华西医药杂志.-5-37-455
伤科捷径(连载)/俞星楷(遗著);张拯滋(若霞)(校勘)//绍兴医药学报.-1-10-47,127
伤科秘本(连载)/郑明泰(编辑);温敬修(校正)//国医砥柱月刊.-5-15-571,624.-5-16-48.-5-17-61,157
伤科秘本(一)至(六)/郑明泰(编);温敬修(校)//文医半月刊.-5-14-465,480,499,557,599,642
伤科秘录(连载)/吴启坤(遗编);吴去疾(校刊)//神州国医学报.-4-15-236,301
商刊先贤遗稿函/张元瑞//三三医报.-2-31-489
商务编译医药书籍之感言/何廉臣//绍兴医药学报.-1-12-279
商务丛谈叙/陈明//利济学堂报.-1-1-395
上海千顷堂书局书目提要(连载)/复兴中医杂志社//复兴中医.-5-31-263,300,348,415,487,611
上海中医书局简明目录/复兴中医杂志社//复兴中医.-5-31-619
上海中医书局书目提要/中医世界杂志社//中医世界.-3-26-505
绍兴何氏校补通俗伤寒论序/张山雷//神州国医学报.-4-15-474
神农本草经的历史批判/陶礼雍//新中华医药月刊.-5-35-151
神农本草经疾病之分析/谢诵穆//神州国医学报.-4-14-552
神农本草经考证/丁济民//光华医药杂志.-4-40-454
神农本草经论/张锡纯//绍兴医药学报.-1-16-517
神农本经释例/莫枚士(遗著);黄绍珦(录存)//三三医报.-2-34-175
神农本经校注序/茗川迂叟//三三医报.-2-34-56
沈奉江君治验录序/周镇//三三医报.-2-31-355
沈君仲圭养生琐言小序/刘蔚楚//三三医报.-2-36-426
沈石顽医士编译之中西医书/现代医药月刊记者//现代医药月刊.-4-27-343
沈水庆云阁救时浅说(连载)/康济民//沈阳医学杂志.-3-1-382,443.-3-2-78
沈鲐翁医验随笔序/张树铭//三三医报.-2-32-314
沈著医学常识序/吴去疾//神州国医学报.-4-15-90
审查征集验方/复兴中医杂志社//复兴中医.-5-31-81,495
审查征集验方第二集序/时逸人//医学杂志.-2-17-206
审查征集验方第三集序/时逸人//医学杂志.-2-17-209
审查征集验方第三集阎会长序/阎锡山//医学杂志.-2-17-204
审查征集验方第五集序/时逸人//医学杂志.-2-17-210
审查征集验方第一集序/时逸人//医界春秋.-3-11-440 //医学杂志.-2-17-205
审定验方新编之我见/张治河//医学杂志.-2-16-189
生草药物学(连载)/郑立珊,王名藩(合编)//国医砥柱月刊.-5-16-44,117,175,355,442
生理卫生学要义(连载)/H. W. Conn(著);潘文源(译)//绍兴医药学报.-1-18-41,89,177,254,329,411,489.-1-19-275,359

生理卫生学要义目录/H. W. Conn(著);潘文源(译)//绍兴医药学报.-1-18-37
生理新诠(一)至(四)/李健颐//杏林医学月报.-3-20-113,152,196,244
生育论序/沈仲圭//华西医药杂志.-5-36-226
生殖器新书(一)至(十六)/周雪樵//医学报.-1-4-342,357,370,385,401,416,434,451,469,482,497,513,529,541,573.-1-5-18
圣方治验录卷之一(连载)/邹趾痕//国医正言.-5-3-71,117,171,227,287,327,373,431,481,519,572,629.-5-4-13,76,123,178,233,287,343,395,443,499,547,595.-5-5-17,61,109,159,213,265,321,419,465,521,575,615
盛心如氏编著之实用方剂学/现代医药月刊社//现代医药月刊.-4-27-503
盛心如先生方剂学序/谢利恒//光华医药杂志.-4-37-344
盛心如先生实用方剂学序/许半龙//光华医药杂志.-4-37-441
施今墨题签内政部审定最新伤寒杂病论精义折中/朱壶山//文医半月刊.-5-14-460,477,504,540
十八种推蓬寤语校勘表/周镇//三三医报.-2-34-142
十七种凌临灵方校勘表/周镇//三三医报.-2-34-141
十全寿世学分刊大意/郭金堂(著);周禹锡(录寄)//三三医报.-2-33-152
十四经发挥/滑寿(著);承淡安(重校)//针灸杂志.-4-30-477
十四经发挥序/吕复养//针灸杂志.-4-30-473
十四经发挥序/宋濂//针灸杂志.-4-30-471
十四经发挥自序/滑寿//针灸杂志.-4-30-475
十四种沈氏经验方校勘表/周镇//三三医报.-2-32-609
十五种重订痧疫指迷校勘表(连载)/周镇//三三医报.-2-32-500.-2-33-391
十药神书考/谢诵穆//苏州国医杂志.-5-2-303
时病新论(连载)/章太炎(著);张破浪(录)//绍兴医药月报.-2-37-241,327,399.-2-38-115,273,339
时令病序/石岂愚//医学杂志.-2-15-462
时令病学序/医学杂志社//医学杂志.-2-16-67
时令病学序例/时逸人//医学杂志.-2-16-83
时氏处方学(连载)/时逸人//复兴中医.-5-31-369,462,513
时氏处方学/复兴中医杂志社//复兴中医.-5-31-546
时氏麻痘学/复兴中医杂志社//复兴中医.-5-31-546
时氏内经学(连载)/时逸人//复兴中医.-5-31-161,237,278,321,364
时氏内经学/复兴中医杂志社//复兴中医.-5-31-546
时氏内科学/复兴中医杂志社//复兴中医.-5-31-546
时氏内科学/时逸人//复兴中医.-5-31-455
时氏伤寒学/复兴中医杂志社//复兴中医.-5-31-622
时氏医书序/张汝伟//医学杂志.-2-17-431
时氏医学丛书出版预告/上海复兴中医社//复兴中医.-5-31-160
时氏诊断学/时逸人//复兴中医.-5-31-313
时氏诊断学跋/张汝伟//复兴中医.-5-31-397
时氏诊断学自序/时逸人//复兴中医.-5-31-312
时事鉴要叙/王复//利济学堂报.-1-1-113
时逸人先生中国诊断学实用序/刘蔚楚//三三医报.-2-34-312
时著医书序/徐相宸//医学杂志.-2-18-15
实验儿科外治法(连载)/陈邦贤//中西医学报.-1-32-425.-1-33-47
实验儿科外治法例言/陈邦贤//中西医学报.-1

-32-419
实用本草(连载)/陈以时//北平医药月刊.-5-9-59,177,291
实用处方学(连载)/[日]栗原爱塔(著);张俊卿,徐学礼(合译)//光华医药杂志.-4-39-412.-4-40-72
实用方剂学(连载)/盛心如(著);任天石(校)//光华医药杂志.-4-35-108,180,245,324,563.-4-36-193,274,397,480,562
实用方剂学序言/张赞臣//医界春秋.-3-12-397
实用妇科学(连载)/盛心如(著);钱今阳(校)//国医砥柱月刊.-5-17-549,573,594
实用混合外科学序/张赞臣//国医杂志.-4-7-112//现代医药月刊.-4-27-259//医界春秋.-3-11-192//医学杂志.-2-15-512
实用解剖学(连载)/医学报社//医学报.-1-4-37,70,153
实用经验良方(连载)/李祥麟//中西医学报.-1-26-261,343
实用经验良方例言/李祥麟//中西医学报.-1-26-259
实用经验良方详解(连载)/中西医学报社//中西医学报.-1-26-417,475.-1-27-129
实用内科学(连载)/盛心如(著);徐恺(校)//光华医药杂志.-4-39-148,229.-4-40-150,237.-4-41-133
实用外科学(连载)/李汝鹏//新中华医药月刊.-5-35-31,75,110,145,190,235,274,363,560
实用针灸学(连载)/[日]加藤浩及(著);锌绎//绍兴医药学报.-1-8-21,63
实用针灸指要(连载)/罗兆琚//针灸杂志.-4-29-159,261,369,397,479
实用针灸指要序/罗兆琚//针灸杂志.-4-29-41
实用针灸中西医学精华/袁栋材//国药新声.-5-28-88
实用诊断学(连载)/张恭文//医林一谔.-4-8-329,411,582.-4-9-70,105,137,230,280
实用中医学序/李竹溪//中医指导录.-4-1-312
食物卫生学(连载)/冯长楷//国医公报.-4-24-439.-4-25-111,231,353,449
食养疗法新编(连载)/包增益(编);黄庭钧(校)//中国医药月刊.-5-33-189,375
士礼居藏书题跋记续编序/孙祖烈//中西医学报.-1-35-277
世界历代名医传略(连载)/许昭//神州医药学报.-1-42-101,175,221,321
世界医学百科全书序/丁福保//国药新声.-5-24-130
寿石居诊余释疑出版预告/复兴中医杂志社//复兴中医.-5-31-629
寿石居诊余释疑序/时逸人//复兴中医.-5-31-475
书鲍先生三焦论后/胡复春//中医杂志.-2-26-387
书论补后(为饵补品者进一解)/沈仲圭//三三医报.-2-31-17
书莫枚士研经言玉屏风散方义解后/张山雷//三三医报.-2-34-48,124
书莫枚士研经言诊诀说后/张山雷//三三医报.-2-34-49
书日本和田启十郎医界之铁锥后/张汝伟//绍兴医药学报.-1-12-313
书四气调神论四季应养法后/张汝伟//医学杂志.-2-9-54
书唐容川血症论后/王以钧//绍兴医药学报.-1-11-254
书吴又可瘟疫论后/刘文浦//自强医学月刊.-3-40-116
书严痴孙女科医药选粹后/陆锦燧//绍兴医药学报.-1-20-413
书杨如侯灵素生理新论后/陆锦燧//三三医报.-2-29-588
书叶氏医按存真后/谭意园//神州医药学报.-1-45-13
书叶子雨批温热经纬后/袁桂生//神州医药学报.-1-44-317

书喻嘉言三因白散方解后/时逸人//绍兴医药学报.-1-15-398
书喻嘉言寓意草篇后/钱祖翰//中西医学报.-1-23-325
书中医指掌后/高思潜//绍兴医药学报.-1-19-349
鼠疫汇编(一)至(九)/姚季英//文医半月刊.-5-14-133,147,163,178,230,261,591,613,636
鼠疫新编/李健颐//中医杂志.-2-28-298
鼠疫治疗全书跋/耿耀庭//光华医药杂志.-4-40-79//文医半月刊.-5-14-484
鼠疫治疗全书出版预告/现代医药月刊社//现代医药月刊.-4-27-397
鼠疫治疗全书序/王一仁//现代医药月刊.-4-27-431
鼠疫治疗全书序/俞慎初//现代医药月刊.-4-27-393
述华氏中藏经/张越公//三三医报.-2-29-474
述王节斋先生胎产医案始末/徐莲塘//绍兴医药学报.-1-16-534
衰老之原因及其预防(连载)/[德] 罗兰(著);丁福保(译)//国药新声.-5-25-249,511.-5-26-36,171,308,434,560.-5-28-25,94,187,282,376//国医新声.-5-27-43,266,373,469,625
水毒/李芃园(著);周禹锡(校)//三三医报.-2-33-171
说文解字病疏上(连载)/余云岫//医文.-5-34-347,409,477,529,597
说疫摘要(连载)/刘松峰(著);李笑云(笔录);王胤昌(转载)//沈阳医学杂志.-3-3-143,198,305
四库全书医家类医籍鸟瞰/任应秋//华西医药杂志.-5-37-6
四库未收书目提要医家类/谢诵穆//中国医药月刊.-5-33-256
四明宋博川先生产科全书(连载)/冯绍蘧//国医杂志.-4-12-203,272.-4-13-15//中医杂志.-2-28-5,133,303
四时病症全书/陆廷珍(遗著);陈锡康(校刊)//医学杂志.-2-14-53
四嚣斋罗氏医学丛书序/沈仲圭//华西医药杂志.-5-36-90
四友斋医话稿自序/时逸人//三三医报.-2-33-61//沈阳医学杂志.-3-2-125
松风水月楼降丹方选(连载)/胡运生//三三医报.-2-30-197,349.-2-31-69
松风水月楼外科升降论选(连载)/胡运生//三三医报.-2-30-529,566.-2-31-123.-2-33-205
松风水月楼医门杂录(连载)/胡运生//三三医报.-2-30-198,313,425,528,601.-2-31-125
松阴秘传喉科合抄秘传(连载)/陈亮衡(藏)//中国医学月刊.-3-15-499,562,604
宋本备急灸法二十八种校勘表/周镇//三三医报.-2-33-462
宋君心谷读费泽尧君天癸原义书后/宋心谷//医学杂志.-2-5-101
宋译华人病症篇序文/中西医药杂志社//中西医药.-5-10-243
宋元明清名医类案八大特色/上海国医印书馆//中医新生命.-5-6-4
宋元明清名医类案缘起/上海国医印书馆//中医新生命.-5-6-3
宋元明清名医类案正误/陈渔洲//杏林医学月报.-3-22-297
送赠医学书目提要/丁寓//中西医学报.-1-23-370
送赠医学书目提要/中西医学报社//中西医学报.-1-23-454
苏沈良方义/方伯屏//北平医药月刊.-5-9-58
苏州国医学校前校长章太炎先生医学遗著特辑出版预告/苏州国医杂志社//苏州国医杂志.-5-2-254
素人药物学选译(连载)/[日] 系左近(著);顾子静(译)//光华医药杂志.-4-37-234,327

素人药物学选译/[日] 系左近(著);顾子静(译)//光华医药杂志.-4-37-126
素轩医话序/徐相任//神州国医学报.-4-15-543
素轩医语续编序/吴去疾//神州国医学报.-4-17-365
算纬前编(连载)/陈虬(主讲);陈侠(编)//利济学堂报.-1-1-411,509,609.-1-2-21,113,199,299,389,493,587.-1-3-23,109,197,353
算纬前编序/陈侠//利济学堂报.-1-1-303
孙中山先生译赤十字会救伤第一法序/章太炎//神州国医学报.-4-14-114
胎产指南序/徐莲塘//绍兴医药学报.-1-15-135
胎生学按语一则(代论)/丁福保//中西医学报.-1-28-343
胎生学序(代论)/张世镳//中西医学报.-1-28-163
太炎先生论医集序/陆渊雷//中医新生命.-5-8-164
太乙神针序/时逸人//绍兴医药学报.-1-16-343
泰西本草(一)/杨燧熙//绍兴医药学报星期增刊.-1-21-367
泰西本草序/康维恂//绍兴医药学报.-1-19-25
谈温病条辨/江静波//华西医药杂志.-5-37-310
谈新纂药物学及著者/王念兹//中医新生命.-5-6-269
谈医一得集自序/张山雷//神州国医学报.-4-15-413
谈章虚谷治痘篇书后/张汝伟//绍兴医药学报.-1-10-316
汤本求真医谈(连载)/[日] 汤本一雄(记);董德懋(译)//光华医药杂志.-4-38-46,382.-4-39-153
汤头歌诀范氏增批本序/时逸人//复兴中医.-5-31-399
汤头歌括正误之探讨(二)/王锡光//医界春秋.-3-14-142
汤头歌括正误之探讨(三)/肖波//医界春秋.-3-14-142
汤头歌括正误之探讨(四)/杨彦和//医界春秋.-3-14-200
汤头歌括正误之探讨(一)/杨彦和//医界春秋.-3-14-141
唐杜广成先生玉函经(连载)/崔嘉彦(加注);程云来(校订);徐树荣(重订)//绍兴医药学报.-1-10-497,571
陶胜力注本草/范行准//中西医药.-5-10-344
特售预约券/杨燧熙,萧介青//绍兴医药月报.-2-37-350
题文明书局影印兰亭十二种/陆渊雷//中医新生命.-5-8-470
题竹氏产婆学/医学报社//医学报.-1-5-435
天年社丛稿序/邹趾痕//三三医报.-2-33-272
天年医社拟编辑医圣标本全书宗旨说明/三三医报社//三三医报.-2-36-185
挑疔秘法(连载)/顾斌//针灸杂志.-4-30-426.-4-31-43,117,194,285,467
通俗妇科学(连载)/周越铭//绍兴医药学报.-1-10-107,241.-1-13-469.-1-14-7,193,313,373,439
通俗内科学(连载)/张若霞//绍兴医药学报.-1-9-305,357,417,539.-1-10-17
通俗咽喉科学(连载)/张若霞//绍兴医药学报.-1-11-111,167
通俗咽喉科学例言/张拯滋//绍兴医药学报.-1-11-109
通俗咽喉科学目次/张拯滋//绍兴医药学报.-1-11-110
通俗咽喉科学序/张拯滋//绍兴医药学报.-1-11-107
桐影书屋遗稿(一)至(四)/张敬敷(著);孙振声(录)//中医杂志.-2-19-426.-2-20-28,213,371

铜人经穴图考编辑后记/谢建明//针灸杂志.-4-32-393
铜人经穴图考序/承淡安//针灸杂志.-4-32-289
铜人经穴图考总目/中国针灸学研究社//针灸杂志.-4-33-158
吐血肺痨指南序/沈仲圭//神州国医学报.-4-16-5
推篷寤语自叙/三三医报社//三三医报.-2-31-324
退庐医案序/季陈夔//绍兴医药学报.-1-11-279
退思庐医书四种合刻序/严修//绍兴医药学报.-1-18-159
外感病治疗学(一)至(十三)/张恭文//杏林医学月报.-3-20-500.-3-21-19,59,105,148,190,237,283,326,372,411,457,499
外候答问叙/陆锦燧//绍兴医药学报.-1-16-164
外科大法(一)至(二)/敏田(学耕)(著);博敷(校订)//文医半月刊.-5-14-599,642
外科方外奇方序/沈仲圭//三三医报.-2-30-455
外科十三方考(连载)/张觉人//华西医药杂志.-5-36-220,276,318,382,435,541
外科十三方考序/任应秋,周复生//华西医药杂志.-5-37-442
外科新论(连载)/梁溪医隐//国医导报.-5-29-126,173,223,280,331,388.-5-30-27,86,210,298
外科宣秘录补遗/陈默斋(辑);陈锡周(录)//中医杂志.-2-27-173
外科学大纲(连载)/丁惠康//中西医学报.-1-37-297,419,503.-1-38-33,115,193,313
外科学一夕谈绪言/丁福保//中西医学报.-1-24-11
外科诊疗要诀(连载)/郭云霄//中西医学报.-1-32-195,269,369,437,501.-1-33-55,201,271,327,407,459,479.-1-34-51
外科诊疗要诀序言/季杰//中西医学报.-1-32-195
外台赍犹方之研究(连载)/祝为先//中国医药月刊.-5-32-491,525
外台临产趋吉避凶方向图表/利济学堂报社//利济学堂报.-1-1-57
丸散真方汇录序/张锡纯//医学杂志.-2-13-643
万国卫生会之中国医书/中西医学报社//中西医学报.-1-26-413
王九峰医案序/王硕如//光华医药杂志.-4-38-61
王孟英医案选序/袁桂生//神州医药学报.-1-44-249
王孟英用犀角之标准/陆清洁//医林一谔.-4-10-553
王氏实验医铎序/李觉先//三三医报.-2-31-320
王氏实验医铎序/王坦//三三医报.-2-31-321
王氏黍谷春医学薪传/王雪均(辑);陈仪臣(录)//绍兴医药月报.-2-41-183
王氏医学体用弁言/凌詠//三三医报.-2-31-119
王旭高退思集类方歌注序/陆晋笙//三三医报.-2-31-499
王旭高先生退思集类方歌注跋/周源//三三医报.-2-30-137
王治华医案序/黄劳逸,沈仲圭//华西医药杂志.-5-37-179
王治华诊断学序/杨则民//新中华医药月刊.-5-35-448
为廖孟培撰新药物学纲要序/何佩瑜//国医杂志.-4-6-274
为卢觉非痔科概论书成撰序/何佩瑜//国医杂志.-4-7-238
为针灸秘笈纲要与赵尔康先生作初步之商榷/何文德//针灸杂志.-4-34-133
为中国妇科学介绍/周缉熙//医学杂志.-2-18-393
惟吾医室证治类歌(连载)/胡天宗//沈阳医学

杂志.-3-1-446.-3-2-154,295,350.-3-3-182,236,282
伪药条辨刊误表/绍兴医药月报社//绍兴医药月报.-2-41-561
伪药条辨例言/郑肖岩//绍兴医药月报.-2-41-335
卫生必读序(连载)/杨燧熙//三三医报.-2-30-273,311
卫生丛录书后/骆保安//绍兴医药学报.-1-8-299
卫生经(连载)/张煜卿//利济学堂报.-1-2-204,393,497.-1-3-27,113,357
卫生易简方序/金乃基//绍兴医药学报.-1-10-461
胃病指南序/吴去疾//神州国医学报.-4-16-547
魏氏验案类编初集/复兴中医杂志社//复兴中医.-5-31-63
魏氏验案类编初集序/曹炳章//光华医药杂志.-4-39-530//国医砥柱月刊.-5-15-578
温病赋(一)至(三)/余驾山//医界春秋.-3-6-42,72,98
温病赋考/杨彦和//医界春秋.-3-12-380
温病全书序/医学杂志社//医学杂志.-2-15-535
温病条辨辨(连载)/张炳昌//绍兴医药月报.-2-40-469,515
温病条辨辨/竹梅医隐//绍兴医药学报.-1-14-39
温病条辨辨序/张蕴石//绍兴医药月报.-2-40-359
温病条辨方歌/余氏(著);植林医社(录)//现代医药月刊.-4-27-159,206,246
温病条辨方瘟疫明辨方歌括序言/时逸人//绍兴医药学报.-1-15-405
温病条辨分三焦立论议/秦伯未//中医杂志.-2-21-440
温病条辨节要绪言/杨叔澄//北京医药月刊.-5-21-70
温病条辨评议/罗燮元//光华医药杂志.-4-41-567
温病条辨温疫明辨方歌抉序言/卢育和//三三医报.-2-34-212
温病条辨意见/吴琢之//医学杂志.-2-18-147
温病条辨原病篇第一节蠡测/刘景素//沈阳医学杂志.-3-2-91//医学杂志.-2-11-330
温病新论序/张赞臣//复兴中医.-5-31-646
温病新诠上编(连载)/罗燮元//华西医药杂志.-5-37-432,555
温病正宗序/曾觉叟//国医正言.-5-4-439
温热病问答序/医学杂志社//医学杂志.-2-2-235
温热逢源校雠/邹云翔//光华医药杂志.-4-41-210
温热逢源选(连载)/赵致中//中医杂志.-2-24-329.-2-25-30
温热逢源自序/柳谷孙//三三医报.-2-31-498
温热抉微(连载)/江丽春(著)//光华医药杂志.-4-38-370,465.-4-39-56,227
温热类编费序/沈仲圭//三三医报.-2-32-279
温热类编序/时逸人//三三医报.-2-32-531
温知录/黎肃军//三三医报.-2-29-195
瘟痧证治要略序/黄寿衮//绍兴医药学报.-1-13-109
瘟痧证治要略序/裘吉生//绍兴医药学报.-1-13-203
瘟痧证治要略自序/曹炳章//绍兴医药学报.-1-15-415
文献研究之意义与方法/叶橘泉(讲)//苏州国医杂志.-5-2-495
问王肖舫先生眼科外科书/刁质明//三三医报.-2-30-486
问浙省胡在兹先生方书/王兰远//三三医报.-2-29-511
无锡医学书目考/周镇//三三医报.-2-29-42
吴鞠通之章氏棒喝谵语评/黄师岐//绍兴医药学报.-1-18-108

吴氏温病条辨上焦篇之评议/谢安之//医界春秋.-3-10-67
吴氏医案序/高德僧//绍兴医药学报.-1-11-163
武进钱氏医津序/过镜涵//现代医药月刊.-4-27-685
武进钱氏医津序/沈保宜//现代医药月刊.-4-27-685
武进钱氏医津序/薛念祖//现代医药月刊.-4-27-662
武进钱氏医津序/姚浚//现代医药月刊.-4-27-637
武进钱氏医津序/恽彦彬//现代医药月刊.-4-27-612
武进张伯熙先生序/谢利恒//医学杂志.-2-18-357
武进张伯熙先生医案序/时逸人//医学杂志.-2-16-417
西班牙外感症防患未然之学术研究/万叶//中医世界.-3-38-189
西川小识(连载)/王铁如//绍兴医药月报.-2-37-337.-2-38-359
西川小识目录/王铁如//绍兴医药月报.-2-37-259
西川小识序/王铁如//绍兴医药月报.-2-37-189
西洋解剖学源流论(连载)/李赋京//光华医药杂志.-4-40-143,226.-4-41-137
西洋医学史绪言(代论)/丁福保//中西医学报.-1-28-89
西药录要(连载)/中西医学报社//中西医学报.-1-27-27,101,527.-1-28-47,205,309
西医要书(连载)/中医杂志社//中医杂志.-2-20-174,348.-2-21-10,202,374
希望流通医药书籍之孟晋/周镇//绍兴医药学报.-1-13-134
昔贤医述/朱瑞轩//三三医报.-2-33-241
昔贤医述载本报第三卷第七期专著内勘误表/三三医报社//三三医报.-2-33-314
惜分阴轩医案后序/章洪均//三三医报.-2-29-273
惜分阴轩医案卷三达恉/周镇//绍兴医药学报.-1-15-396
惜分阴轩医案卷四例言/周镇//绍兴医药学报.-1-20-499
惜分阴轩医案卷四序/陆晋笙//三三医报.-2-29-139
惜分阴轩医案卷四序/张济众//绍兴医药学报.-1-20-497
惜分阴轩医案序/董天吉//绍兴医药学报.-1-15-393
惜分阴轩医案序/张锡君//光华医药杂志.-4-41-308
惜分阴轩医案序/周镇//绍兴医药学报.-1-11-87
习医日记自序/孔伯毅//中医新生命.-5-7-85
现代本草(连载)/张锡君(译述)//光华医药杂志.-4-38-373,470,567.-4-39-151
现代本草纂要(连载)/本草学委员会//中西医药.-5-13-395,430
现代实用国产药物提纲凡例/高德明//新中华医药月刊.-5-35-240
现代实用国产药物提纲序/周禹锡//华西医药杂志.-5-36-140
现代医学论文选辑序/沈仲圭//华西医药杂志.-5-36-490
现代中医百科常识小辞典(一)至(二)/朱承汉//中国医药月刊.-5-33-190,254
现代中医妇科学(连载)/陈郁//新中华医药月刊.-5-35-74,108,143,188,229,269,312
腺体之研究(连载)/孔伯毅//中医新生命.-5-7-45,102,166,230,291,354,403,452,521,572,638
消极防空要领(一)至(十)/温敬修//文医半月刊.-5-14-356,371,400,423,442,457,476,493,552,573
校订伤寒杂病论序/黄竹斋//国医公报.-4-25-118
校订伤寒杂病论序/周岐隐//国医公报.-4-24

-451
校刊叶氏重订伤暑全书序/裘吉生//绍兴医药学报.-1-13-105
校正医源序/时逸人//绍兴医药学报.-1-16-170
写在中国药学大辞典章序及自序之间/雪翔//中医新生命.-5-8-497
新本草(连载)/包识生(鉴定);赵晋翰(撰著)//神州医药学报.-1-47-65,169,259,347,453,553
新本草纲目序例/晋陵下工//中西医学报.-1-41-125
新本草教本序/顾祖瑛//中西医学报.-1-41-515
新编方剂学之妥议/缪俊德//医学杂志.-2-18-265
新编温病条辨歌括上焦篇/夏宝善//神州医药学报.-1-46-491
新编温病条辨汤方歌(一)至(八)/罗燮元//现代中医.-4-43-67,146,194,250,311,389,436,498
新道德丛谈序/孙祖烈//中西医学报.-1-36-215
新的国药调剂与处方(连载)/戴尔第(原著);朱良春(编按)//国医砥柱月刊.-5-17-660.-5-18-13,45,98,114
新汉药觉(连载)/郭若定//医林一谔.-4-10-68,104,160,196,240,368,425,465,508,547,593,636.-4-11-40,126,155,205,238,291,331,374,414,461,499,554,591//中医世界.-3-31-19,459.-3-32-129,381
新解儿难(连载)/何幼廉//绍兴医药月报.-2-37-107,181,255,335,407.-2-38-45,123,204,283,351,417.-2-39-29,89,139,195,247,297,353,403,509,555,613.-2-40-87,134,187,247.-2-41-143
新解儿难序/何幼廉//绍兴医药月报.-2-37-45
新刊十四经络发挥序/盛应阳//针灸杂志.-4-30-469
新考正经脉俞穴记诵编(连载)/张山雷//医学杂志.-2-4-473,532.-2-5-27,155,281,431.-2-6-17,162,318,448.-2-7-19,158,295,422.-2-8-20,148,274,404,534
新刻孙先生内经浅注序/萧龙友//北平医药月刊.-5-9-238
新难经十条/丁福保//中西医学报.-1-23-47
新医病理学(连载)/赵任斋//北京医药月刊.-5-21-565,637
新医学入门(连载)/丁福保//医学报.-1-6-21,56,85,117,149
新医学三字经(一)至(六)/谭活水//杏林医学月报.-3-23-138,179,221,262,304,341
新增时病论序/何筱廉//绍兴医药月报.-2-41-64
新制药目仿单序/张汝伟//绍兴医药学报.-1-12-391
新中医妇科学/叶拯民//国医砥柱月刊.-5-17-123
新著中国针灸外科治疗学序/承淡安//针灸杂志.-4-32-459
新撰病理学讲义(丁氏医学丛书)/丁福保//医学报.-1-7-553
新纂儿科学绪言/医学报社//医学报.-1-7-525
新纂内科大全(连载)/黄仲贤//国医砥柱月刊.-5-15-497,553
猩红热新论(连载)/邓立铭,陈天枢(编译)//中西医学报.-1-34-249,329
猩红热新论目次/邓立铭,陈天枢//中西医学报.-1-34-346
猩红热新论序/邓立铭,陈天枢//中西医学报.-1-34-345
杏林逸叟医案序/刘野樵//光华医药杂志.-4-41-603
修正达生篇序/孙祖烈//中西医学报.-1-41-123
虚劳要旨自序/张生甫//沈阳医学杂志.-3-2-188

徐春沂奇效良方辩惑论/何时希(藏)//中国医学.-5-34-115
徐灵胎论学医必读之书/宋紫波//现代中医.-4-43-55
许名斋历代名医传略序/张汝伟//绍兴医药学报.-1-11-274
序范注汤头歌诀/黄劳逸//国药新声.-5-24-565
序黄帝内经太素补注/陈立夫//光华医药杂志.-4-40-77
序黄劳逸编最新营养素/范凤源//新中医刊.-5-20-481
序清代名医医话精华/顾惕生//中医世界.-3-25-133
序赵树屏著中国医学史纲要/萧龙友//北京医药月刊.-5-21-311
续解儿难(连载)/周肇岐//绍兴医药学报.-1-17-369,419
宣秘录(连载)/陈默斋(遗著);陈锡周(录)//中医杂志.-2-21-32,225,405.-2-26-340.-2-27-7
薛案辨疏序/徐莲塘//绍兴医药学报.-1-13-210
薛案辨疏序/严鸿基//绍兴医药学报.-1-13-493
薛雪医经原旨之商榷/茅行先//针灸杂志.-4-33-340
学蔀新录序/王复//利济学堂报.-1-1-301
学理的强壮剂/顾祖瑛(译)//中西医学报.-1-26-17
学校健康之保护绪言/丁福保//中西医学报.-1-25-247
学校卫生法(连载)/[日] 高田九郎(著);许昭(译著)//中西医学报.-1-32-249,351
学医便读序/陆晋笙//绍兴医药学报.-1-15-573
雪雅堂医案序/周镇//绍兴医药学报.-1-16-266
训练为中医之先务书后/张治河//医界春秋.-3-13-493
咽喉特刊序/时逸人//医学杂志.-2-14-496
延寿新法(续)/伍廷芳//中西医学报.-1-30-171
延寿新法序(代论)/瞿鸿机//中西医学报.-1-30-15
延寿新法序(代论)/伍廷芳//中西医学报.-1-30-13
严氏金匮广义序/何廉臣//绍兴医药月报.-2-38-39
研经言(连载)/莫枚士(原本);杨宝善(钞存)//神州医药学报.-1-45-75,175,247,371,468.-1-46-51
研究古医书的方法/赵贤齐//绍兴医药月报.-2-40-170
研究外科书籍/周虬//中医世界.-3-39-167
研究中医者必读之书/谢诵穆//中医新生命.-5-6-206
眼科辑要(连载)/刘琴仙//杏林医学月报.-3-18-96,139,173,210,249,289,332
眼科简易补编序/秦伯未//中医指导录.-3-37-187
眼科释义(连载)/梁朝浦//国医杂志.-4-6-441,499.-4-7-87,187,285,371,528,581
眼科心矩(一)至(二十四)/程汝明(著);程书田(参注);周禹锡(参校)//医界春秋.-3-12-45,99,155,275,333,389,430,484.-3-13-17,73,122,350,408,455,501.-3-14-20,82,131,188,241,296,356,420,469
验方别录序/何廉臣//绍兴医药学报.-1-13-72
验方丛话(一)至(六)/孔伯毅//现代中医.-4-43-92,206,260,324,448,614
验方辑录序(附咳嗽验方)/康济民//沈阳医学杂志.-3-1-464
验方新编序/时逸人//复兴中医.-5-31-296
验方选序/沈仲圭//三三医报.-2-32-485
验舌辨证歌括(一)至(五)/陆廷琦(著);沙亦恕(录)//医界春秋.-3-8-389,422,460,507.-3-9-14
杨百城先生遗著脑病新篇目次/杨百城//医学

杂志.-2-10-80
杨百城先生遗著序/赵意空//医学杂志.-2-13-96
杨君如侯遗著四种序/周镇//国医杂志.-4-12-107
杨如侯灵素生理新论序/周镇//三三医报.-2-29-587
杨如侯先生灵素生理新论出版广告/杨百城//医学杂志.-2-4-121
杨如侯先生灵素生理新论序/张锡纯//三三医报.-2-29-477 //医学杂志.-2-4-227
杨如侯著灵素生理新论各序(序二)/杨阶三//医学杂志.-2-4-14
杨如侯著灵素生理新论各序(序三)/邱圣征//医学杂志.-2-4-16
杨如侯著灵素生理新论各序(序一)/赵次龙//医学杂志.-2-4-13
疡科纲要之论阴证阳证/灵芝考//三三医报.-2-33-261
洋务掇闻叙/陈明//利济学堂报.-1-1-211
养生琐言序/秦伯未//三三医报.-2-36-261
腰痛痹厥答案卷上(连载)/宋爱人//国医砥柱月刊.-5-16-327
腰痛痺厥答案卷上(连载)/宋爱人//国医砥柱月刊.-5-16-387,501,583.-5-17-21,109
腰痛痺厥答案卷下(连载)/宋爱人//国医砥柱月刊.-5-17-22,278,353,406,469
腰痛论(上)、(下)/张永霖(译)//华西医药杂志.-5-37-474,516
药盦居士医案序/谢利恒//中医指导录.-3-37-391
药汇新编(连载)/顽铁//神州医药学报.-1-43-521.-1-44-257,387
药库叙言/陈邦贤//中西医学报.-1-28-177
药笼本草卷一至六/[日] 香月启益(著);[日] 香月玄洞(参订);[日] 绫部玄岫(参订)//中医世界.-3-27-309,419,523,633.-3-28-65,215
药石战史序/王肖舫//绍兴医药学报.-1-17-152
药物方剂学(连载)/黄仲贤//国医砥柱月刊.-5-16-175,354.-5-18-578,656 //现代中医.-4-43-606,661
药物汇辑(连载)/医林一谔杂志社//医林一谔.-4-10-120,168,208,393,439,481,521,530,573,617.-4-11-56,135,231,269,309,349,395,433,479
药物考证集(连载)/李培生//国医砥柱月刊.-5-18-579,660
药物图考序/焦易堂//光华医药杂志.-4-38-138 //国医公报.-4-23-357
药物图考序/周柳亭//光华医药杂志.-4-38-236
药物图考序二/周柳亭//国医公报.-4-23-358 //医界春秋.-3-12-434
药物图考序一/焦易堂//医界春秋.-3-12-432
药物图考自序/杨华亭//国医公报.-4-23-487
药物学大成序/顾实//中西医学报.-1-23-151
药物学纲要(连载)/廖孟培//国医杂志.-4-6-55,149,249
药物学纲要序/廖孟培//国医杂志.-4-5-473
药物学集说卷一/曹炳章//绍兴医药学报.-1-12-143
药物学述记序/张汝伟//沈阳医学杂志.-3-1-143
药物学续篇自序/温敬修//国医砥柱月刊.-5-15-457
药物学游记录展缓出版/李春芝//三三医报.-2-34-496
药性赋新解/周师洛//中医新生命.-5-7-135
药性歌诀卷一卷二/方锦文(著);方肇元(校刊)//绍兴医药学报.-1-16-421.-1-17-101
药学会志编辑大纲/中国药学会//中西医学报.-1-25-227
药学指南(原名叶天士家抄本草)(连载)/叶香岩(原著);何廉臣(校增)//神州医药学报.-1

-45-185//神州医药学报.-1-45-261
药学指南(总纲)/叶香岩(原著);何廉臣(校增)//神州医药学报.-1-45-191
药用草木栽培法绪言/张若霞//绍兴医药学报.-1-13-72
药用矿物学/温敬修//现代医药月刊.-4-27-548
药用植物学(连载)/温敬修//现代医药月刊.-4-27-370,414,445,489,519,571
药治通义(连载)/[日] 丹波元简(撰);张功全(节录)//中医世界.-3-32-495.-3-33-129
药治通义按序/何佩瑜//国医杂志.-4-7-397
药治通义秦序/中医世界杂志社//中医世界.-3-32-493
药治通义原序/中医世界杂志社//中医世界.-3-32-491
叶案疏证/复兴中医杂志社//复兴中医.-5-31-68
叶橘泉医师著临证实用药物学/复兴中医杂志社//复兴中医.-5-31-68
一集十三种临症验舌法校勘表/周镇//三三医报.-2-32-609
一语千金录(连载)/丁福保//中西医学报.-1-23-205,273,353,445,523.-1-24-63.-1-29-421,511.-1-30-77,149,225
医道之三大原则系统轮解图自序/陈一仁//光华医药杂志.-4-40-390
医铎序(连载)/王镜泉//绍兴医药学报.-1-16-265,331
医铎序/周镇//绍兴医药学报.-1-16-42
医铎自序/张汝伟//绍兴医药学报.-1-16-40
医方汇编自序/沈寿昔//新中华医药月刊.-5-35-40
医方经验汇编(一)至(二十一)/余奉仙(著);陈叔屏(录)//医界春秋.-3-6-39,68,96,129,156,189,257,303,404,442,493,523.-3-7-14,50,88,127,168,206,243,277,312
医方诗要序/卢育和//绍兴医药学报.-1-15-410
医方诗要序/时逸人//绍兴医药学报.-1-15-411
医方新诠序/周子叙//三三医报.-2-36-365
医海一勺序/杨燧熙,沈仲圭//沈阳医学杂志.-3-3-427
医话丛存序/中西医学报社//中西医学报.-1-24-16
医籍解题/朱聘三//国医杂志.-4-12-297
医籍考解题/[日] 富士川游//北平医药月刊.-5-9-498
医家伦理纲要序/俞凤宾//德华医学杂志.-1-38-411
医家训蒙书:五藏论的研究/范行准//医史杂志.-5-38-393
医阶辩证刊误/三三医报社//三三医报.-2-31-380
医界之警铎序/时逸人//医学杂志.-2-18-456
医界之铁椎绪言/丁福保//中西医学报.-1-25-243
医经读本自序/顾允若//光华医药杂志.-4-41-309
医经秘旨校言/高思潜//三三医报.-2-32-565
医经秘旨之治病必求其本说/刘景素//沈阳医学杂志.-3-3-344
医经原旨非薛氏书论(映溪草堂笔记)/冯箴若,周维翰(录)//医学报.-1-4-316
医镜(连载)/江岷犤//三三医报.-2-36-401,444
医镜(连载)/汪岷犤//三三医报.-2-36-315,385
医科大学病院经验方序(代论)/万钧//中西医学报.-1-30-323
医科分刊十全寿世学(连载)/郭金堂(编纂);周禹锡(录)//三三医报.-2-33-159,189,509
医科名学概论/朱阜山//杏林医学月报.-3-16-244
医垒丛书总叙/陈无咎//神州医药学报.-1-47-491

医理精参秘妙论/张若霞(校勘)//绍兴医药学报.-1-11-523
医历答问(连载)/陈虬//利济学堂报.-1-1-155,235,329,423,517,617.-1-2-29
医历答问弁言/陈虬//利济学堂报.-1-1-153
医林稗录(连载)/张汝伟//绍兴医药学报.-1-11-581.-1-12-93
医林稗录目录/寿石居//绍兴医药学报.-1-11-217
医林稗录目录/张汝伟//绍兴医药学报.-1-11-579
医林稗录序/张汝伟//绍兴医药学报.-1-11-215
医林稗录续集/张汝伟//三三医报.-2-30-316
医林初集(连载)/秦伯未//中医世界.-3-32-535.-3-33-161
医林改错述评上篇(一)/程荣梁//新中华医药月刊.-5-35-115
医林改错在中国医学上之价值其中有无错误之处应采取何种方法补充纠正之/单生文//医学杂志.-2-15-620
医林改错之改错/程祖培//中西医学报.-1-36-187
医论选序二/陆循一//绍兴医药学报.-1-20-60
医论选序三/陆平一//绍兴医药学报.-1-20-61
医圣标本大全叙/天年医社//三三医报.-2-36-221
医圣曙光(一)至(八)/邹趾痕(著);周禹锡(校)//医界春秋.-3-8-504.-3-9-13,55,107,159,249,299,345
医师之十德(录丁氏医学丛书)(连载)/医学杂志社//医学杂志.-2-10-189,288
医士道出版/绍兴医药学报社//绍兴医药学报.-1-12-475
医士道序/王以钧//绍兴医药学报.-1-11-506
医士道序/宣铁吾//绍兴医药学报.-1-11-372
医士道序/袁桂生//绍兴医药学报.-1-11-369
医士道序/张汝伟//绍兴医药学报.-1-11-367
医士道序/周镇//绍兴医药学报.-1-11-370
医士道叙/黄寿衮//绍兴医药学报.-1-12-21
医事导游(连载)/秦伯未//中医指导录.-4-1-3, 39, 71, 103, 135, 167, 199, 231, 263, 297,327
医事导游目次/秦伯未//中医指导录.-4-1-360
医事导游绪言/秦伯未//中医指导录.-4-1-359
医书流行病/许文麓//中医世界.-3-37-220
医书略评/郑霨昴//现代中医.-4-43-40
医说及续医说后序/顾大治//中西医学报.-1-26-79
医谈自序/何蠖叟//三三医报.-2-32-343
医学参考书目/沈仲圭//杏林医学月报.-3-19-461
医学参考应用书录/时逸人//医学杂志.-2-11-452
医学策问(连载)/高上池(著);袁长庆(录)//中医杂志.-2-25-196,340.-2-26-198
医学常识序/李翰芬//国医杂志.-4-5-92
医学从正录序/广铁生//沈阳医学杂志.-3-1-328
医学从正论自序(连载)/景仰山//沈阳医学杂志.-3-1-330,414
医学丛编序/骆保安//绍兴医药学报.-1-9-117
医学丛书(初集二集)/杏林医学月报社//杏林医学月报.-3-20-327
医学丛书初试集(连载)/杏林医学月报社//杏林医学月报.-3-20-144,215
医学丛书第二集序/袁桂生//绍兴医药学报.-1-14-480
医学丛书三集序/张锡纯//绍兴医药学报.-1-19-21

医学撮录(连载)/孙祖烈//中西医学报.-1-35-439,515.-1-36-41,195
医学达变序/周镇//三三医报.-2-31-497
医学达变自序/张生甫//三三医报.-2-31-500
医学达变自叙/张国华//医学杂志.-2-5-515
医学大辞典考正(连载)/杨华亭//医林一谔.-4-8-459,565.-4-9-31.-4-10-357
医学大辞典考正/杨华亭//自强医学月刊.-3-41-411
医学大辞典益智之考证/杨华亭//杏林医学月报.-3-18-187
医学大辞典中手少阴与手厥阴条下之更正/赵树蕃//杏林医学月报.-3-21-23
医学读书录/谢诵穆//中国医药月刊.-5-32-617
医学读书志跋/王重民//医史杂志.-5-39-47
医学分刊十全寿世学(连载)/郭金堂(编纂);周禹锡(录寄)//三三医报.-2-33-445,475
医学分科纲要之讨论/郭金堂//绍兴医药月报.-2-39-491
医学分科之商榷/何廉臣//绍兴医药学报.-1-12-210
医学概论/丁惠康//中西医学报.-1-37-211
医学概论/何云皋//绍兴医药学报.-1-19-483
医学古籍序目纂要(连载)/裘吉生//三三医报.-2-35-412,511,556.-2-36-118
医学观之疗法种类及药质疗法问题/时逸人//绍兴医药学报.-1-15-373
医学集要之内容并缘起/李迺羹//绍兴医药学报.-1-15-492
医学家的人生观(一)至(二十四)/宋大仁(译述);张赞臣(校订)//医界春秋.-3-9-404,445,500,536.-3-10-12,55,98,145,206,240,291,342,439,493.-3-11-18,76,125,174,217,269,320,379,433,479
医学举要(一)至(八)/徐玉台(辑);费泽尧(校)//中医杂志.-2-21-411.-2-22-44,249,466.-2-23-54,227,411.-2-24-33,305
医学抉微(连载)/张汝伟//绍兴医药学报.-1-10-473,547
医学抉微卷一目录/寿石//绍兴医药学报.-1-10-397
医学抉微序/梅琳醒侠氏//绍兴医药学报.-1-10-391
医学抉微序/裘吉生//绍兴医药学报.-1-11-509
医学抉微序/徐友丞//绍兴医药学报.-1-13-76
医学抉微引/张汝伟//绍兴医药学报.-1-10-395
医学课儿策温热条辨歌诀序/周镇//绍兴医药学报.-1-16-268
医学求是/吴东阳(著);昌慧仙(参校)//中医杂志.-2-27-321
医学实录(一)至(十二)/陈应期//杏林医学月报.-3-17-189,225,272,308,354,397,431,473,522.-3-18-26,71,113
医学史(连载)/卢朋著//医林一谔.-4-8-19,61,110,325,371.-4-9-273,319,367,409,455.-4-10-14,52,92
医学史疾病史编纂之体例试举例以说明之/黄国材//医学杂志.-2-18-129
医学碎金录(连载)/中西医学报社//中西医学报.-1-37-263,489.-1-38-105,283
医学琐谈(漪园业书第五集选录)/马廷涝(著);秉钧(校阅)//国医砥柱月刊.-5-17-417
医学体用(一)至(五)/桂馨医庐同人(著);沈仲圭(校录)//中医杂志.-2-22-38,246,440.-2-23-42,233
医学体用序/沈仲圭//三三医报.-2-31-31//沈阳医学杂志.-3-3-389
医学通论之绪论(一)至(三)/医学报社//医学报.-1-4-463,479,511
医学心源/任沨波//绍兴医药学报.-1-9-119
医学新名词解释序/万钧//中西医学报.-1-35-433
医学薪传(连载)/凌奂//绍兴医药学报.-1-11-141,345.-1-12-183//神州国医学报.-4

-14-325,386,505,549.-4-15-25
医学薪传弁言/奂晓五//绍兴医药学报.-1-11-139
医学演义/时逸人//三三医报.-2-34-197
医学演义宣言/时逸人//绍兴医药学报.-1-16-154
医学易诵随笔(连载)/张山雷//三三医报.-2-32-25,65
医学语冰(一)至(五)/意意生(著);叶劲秋(录)//医界春秋.-3-12-61,112,167,289,348
医学源流考/廖仲航(著);李春芝(录)//沈阳医学杂志.-3-3-10
医学衷中参西录三期版序/张树筠//绍兴医药学报.-1-18-157
医学衷中参西录四期版序/李慰农//三三医报.-2-30-386
医学衷中参西录四期版序/虞哲夫//三三医报.-2-30-457
医学衷中参西录医方歌括例言/李启沅//绍兴医药学报.-1-20-58
医验录/吴天士(著);汪味锄(投)//中医杂志.-2-23-418
医药丛书第三集序/时逸人//绍兴医药学报.-1-15-403
医药丛书第一集序/张汝伟//绍兴医药学报.-1-12-19
医药论说集/倪梦若//医林一谔.-4-9-239
医药论文四集(续)/绍兴医药学报社//绍兴医药学报.-1-14-495
医药论文序/张汝伟//绍兴医药学报.-1-11-91
医药提要(卷一)至(卷四)/张忍叟(辑);秦又安(校正)//中医世界.-3-33-379.-3-34-67,205,347,463,585,687,695.-3-35-59,163
医药杂著(连载)/绍兴医药学报社//绍兴医药学报.-1-13-179.-1-15-17
医医病书(连载)/吴鞠通(著);何廉臣(校勘)//绍兴医药学报.-1-9-335,461
医医病书目录/吴鞠通(著);何廉臣(校勘)//绍兴医药学报.-1-9-389
医医医病集/三三医报社//三三医报.-2-31-83
医医医病集序言/周镇//三三医报.-2-30-421
医原(一)至(十二)/石寿棠(著);朱子余(录)//中医杂志.-2-20-357.-2-21-13,205,381.-2-22-11,207,419.-2-23-15,201,393.-2-24-9,161
医源校勘表(第二十九种)/周镇//三三医报.-2-33-391
医院临证服务指南(连载)/泽(译)//中西医药.-5-10-195,356,677.-5-11-251
医宗必读之批评/奚可阶//光华医药杂志.-4-40-345
壹得录/文琢之//华西医药杂志.-5-36-136
仪征医俗弁言/时逸人//绍兴医药学报.-1-15-161
艺事稗乘叙/陈虬//利济学堂报.-1-3-5
译青年期之病书序/陈守真//绍兴医药学报星期增刊.-1-21-471
译作专号之前奏/钱今阳//国医砥柱月刊.-5-18-21
益人堂医药业书第一集序/卢育和//绍兴医药学报.-1-16-151
益人堂医药业书第一集自序/时逸人//绍兴医药学报.-1-16-153
益人医话自序/时逸人//绍兴医药学报.-1-16-54
饮食顾问自序/毛青全//华西医药杂志.-5-36-447
印行古医书余谈/吴去疾//神州国医学报.-4-17-419
婴儿保育法(连载)/俞凤宾//中西医学报.-1-26-301,385
婴儿之养育及保护/陈雨亭(译)//德华医学杂志.-1-40-155
婴科证治概要(连载)/徐仙槎,徐秋生(编)//绍兴医药月报.-2-37-113,177,253
婴科证治概要序/杜同甲//绍兴医药月报.-2-

37－41
颍川医案跋/徐春霖//中国医药月刊.－5－33－570
影印医籍考缘起/中西医药杂志社//中西医药.－5－9－565
应时逸人先生征求全国学者共同讨论伤寒温病定义/陈伯范//光华医药杂志.－4－40－405
应用诊断学序(代论)/万钧//中西医学报.－1－28－346
永嘉南宗景著中医内科全书(连载)/复兴中医杂志社//复兴中医.－5－31－729
永嘉南宗景著中医内科全书(连载)/南宗景//复兴中医.－5－31－610
永年西药房发明各种灵药题名册序/刘景素//沈阳医学杂志.－3－2－190
用药大纲(连载)/张益谦//国医杂志.－4－13－141,211,284,421
用药禁忌书(连载)/陆循一(著);刘哲苍(辑)//沈阳医学杂志.－3－1－415,455.－3－2－29,95,170,302,363,429.－3－3－29,78,136
用药禁忌书后叙/陆培良//绍兴医药学报.－1－17－150
用药禁忌书叙/刘哲苍//沈阳医学杂志.－3－1－354
用药禁忌书叙/陆锦燧//绍兴医药学报.－1－17－148
用药须知(连载)/杨叔澄//北平医药月刊.－5－9－62,180,293
用药须知(一)至(二十二)/杨叔澄//文医半月刊.－5－14－184,219,236,250,266,283,298,315,331,347,364,379,410,429,446,463,482,501,558,598,618,641
用药要诀(一)至(二)/严绍岐//绍兴医药学报.－1－8－109,153
幼科大全(卷上)(连载)/许陈龙(编辑)//神州医药学报.－1－47－239,437
幼科金针补遗/瞿澹庵//中医世界.－3－28－167
幼科金针补遗/中医书局//中医世界.－3－27－627
幼科学自序/王治华//国医砥柱月刊.－5－17－78
幼科折衷(卷上)至(卷下)/秦景明(著);张伯良(校订)//中医世界.－3－30－319,635.－3－31－307,419
俞曲园内经辨言序/俞鉴泉//三三医报.－2－29－271
俞养浩原序/俞钟銮//绍兴医药学报.－1－10－119
俞著中国麻风病学序/邬志坚//中国医药月刊.－5－32－580
玉函经卷上/杜光庭(撰);崔嘉彦(注);程云来(校正重订);徐树荣(重录较点)//绍兴医药学报.－1－10－419
玉函经序:程氏重订序/程林//绍兴医药学报.－1－10－414
玉函经序:玉函经重录自记/徐石生//绍兴医药学报.－1－10－413
玉函经序:玉函经自序/杜光庭//绍兴医药学报.－1－10－418
玉函经序:原序/程应旄//绍兴医药学报.－1－10－415
育儿之模范序/孙祖烈//中西医学报.－1－34－77
育和诗集序言/时逸人//三三医报.－2－33－62
遇安斋医案摘录自序/刘蔚楚//三三医报.－2－30－308
遇安斋证治丛录二编序/王肖舫//三三医报.－2－34－384
遇安斋证治丛录序/顾培玺//三三医报.－2－32－558
遇安斋证治丛录序/胡天宗//三三医报.－2－33－96
遇安斋证治丛录序/李慰农//三三医报.－2－31－355
遇安斋证治丛录序/刘景素//沈阳医学杂志.－3－1－420
遇安斋证治丛录序/秦之济//三三医报.－2－32－454
遇安斋证治丛录序/孙少培//三三医报.－2－32

-417
遇安斋证治丛录序/王镜泉//三三医报.-2-33-93
遇安斋证治丛录序/王念恒//三三医报.-2-31-601
遇安斋证治丛录序/徐相任//三三医报.-2-32-453
遇安斋证治丛录序/严鸿基//三三医报.-2-32-312
遇安斋证治丛录序/俞鉴泉//三三医报.-2-33-94
遇安斋证治丛录序/张锡纯//三三医报.-2-32-281
遇安斋证治丛录再版跋意/时逸人//三三医报.-2-33-92
遇安斋证治丛录再版书跋/时逸人//三三医报.-2-32-560
遇安斋证治丛录再版序/刘蔚楚//三三医报.-2-32-127
御医曹沧洲医案预告/中医世界杂志社//中医世界.-3-38-590
渊雷书后/陆渊雷//中医新生命.-5-8-660,622
元椠经史证类大观本草跋/丁济民//医史杂志.-5-38-222
原养生之教(录三三医书一集十八种)/三三医报社//三三医报.-2-31-225
允周小农君追录杨公治案导言/刘蔚楚//三三医报.-2-30-225
运动应用救治法序/陈邦贤//中西医学报.-1-35-219
恽铁樵先生论医遗札/恽铁樵//现代中医.-4-42-566
恽铁樵先生遗著/恽铁樵//复兴中医.-5-31-659
杂病论新诠(一)至(十二)/邢锡波//国医正言.-5-5-67,113,164,218,270,324,375,420,471,523,578,619
杂病论治/姜天叙(辑)//中医杂志.-2-24-163
杂病新论(二)论十二经与针术/章炳麟//苏州国医杂志.-5-2-358
杂病新论(三)论十二经开阖之理/章炳麟//苏州国医杂志.-5-2-359
杂病新论(四)论伤寒传经之非/章炳麟//苏州国医杂志.-5-2-360
杂病新论(一)论诊脉有详略之法/章炳麟//苏州国医杂志.-5-2-357
在医言医自序/徐相任//神州国医学报.-4-15-50
脏腑标本药式序/梁翰芬//中医杂志(广东).-3-4-672
脏器治疗法之新评价(连载)/程绍典//新中医刊.-5-19-155,186,217,243,300,492,569.-5-20-42,98
增批本草从新序/史介生//国医砥柱月刊.-5-16-448
增编中国时令病学处方目次录/安艮文//医学杂志.-2-18-386
增补校正徐少男先生温热逢源刊误表/吴玉纯//三三医报.-2-32-33
增订鲟溪要药选说明用法/陆晋笙//绍兴医药学报.-1-20-245
增订脚气刍言(连载)/曾心壶(著);周小农(增订)//绍兴医药学报.-1-17-566
增订脚气刍言(连载)/曾心壶(著);周小农(增订);裘吉生(校刊)//绍兴医药学报.-1-16-243,301.-1-17-501.-1-18-51
增订脚气刍言叙/周镇//国医杂志.-4-12-81//绍兴医药学报.-1-16-172//神州国医学报.-4-14-491//医学杂志.-2-14-76
增订伪药条辨卷一至卷四/郑肖岩(著);曹炳章(注)//绍兴医药月报.-2-41-341,377,397,475,491,527
增订伪药条辨目录/绍兴医药月报社//绍兴医药月报.-2-41-557
增订伪药条辨序/余祥池//绍兴医药月报.-2-41-553
增订伪药条辨绪言/曹炳章//绍兴医药月报.-2-41-325

增订伪药条辨绪言陈序二/陈赞图//绍兴医药月报.-2-41-331
增订伪药条辨绪言自序三/郑肖岩//绍兴医药月报.-2-41-333
增订验方别录跋意/时逸人//绍兴医药学报.-1-16-269
增订医医病书序/曹炳章//绍兴医药学报.-1-9-534
增订医医病书序/黄寿衮//绍兴医药学报.-1-9-533
增订中国针灸治疗学跋/谢建明//针灸杂志.-4-31-87
增纂国药新辞典编辑凡例/医学杂志社//医学杂志.-2-15-633
增纂国药新辞典序/沈仲圭//神州国医学报.-4-15-438
增纂国药新辞典序/谢诵穆//神州国医学报.-4-14-604
张景岳标本中气图书后/彭承中//医界春秋.-3-12-429
张栗庵先生存书(连载)/张栗庵//医学杂志.-2-7-191,323,446.-2-8-44,170,292,427,558.-2-9-55,181,302,420,530.-2-10-32,132
张梦庐医案校勘记/张山雷//三三医报.-2-32-383
张千里医案(连载)/吴梦征//国医砥柱月刊.-5-18-590,677
张山雷先生中风斠诠序文/张锡纯//三三医报.-2-32-201
张氏(山雷)女科辑要笺正序文/张山雷//医学杂志.-2-14-362
张氏医案跋/凌永言//绍兴医药学报.-1-16-343
张氏医学达变之绪论/何廉臣//绍兴医药月报.-2-39-8
张养济制药闲谈序/张叔鹏//神州医药学报.-1-46-107
张聿青先生医案行述序/卫鹤俦//绍兴医药学报.-1-13-432
张聿青医案跋/张汝伟//三三医报.-2-29-340
章编药物学(连载)/章次公//现代中医.-4-42-577,604.-4-43-18,124
章师太炎杂病新论(一)至(五)/张破浪//三三医报.-2-30-423,423,423,424,525
章师太炎著猝病新论之一段/张破浪//三三医报.-2-30-50
章太炎先生医学遗著特辑序/陆渊雷//苏州国医杂志.-5-2-343
章太炎先生医学遗著特辑序/唐慎坊//苏州国医杂志.-5-2-345
章太炎先生医学遗著特辑序/王慎轩//苏州国医杂志.-5-2-346
帐中遗稿考/谢诵穆//中医新生命.-5-8-614
照录明王节斋先生胎产医案原序/绍兴医药学报社//绍兴医药学报.-1-16-536
折背叟通函论症丛编/时逸人//三三医报.-2-35-488
折背叟药学漫笔/时逸人//三三医报.-2-29-598
折背叟医学漫笔(连载)/时逸人//三三医报.-2-30-23,97,235,275,346
折背叟诊余漫录/时逸人//三三医报.-2-35-484
蛰庐诊录(连载)/陈虬//利济学堂报.-1-2-293,387,487,583.-1-3-305
蛰庐诊录序/陈虬//利济学堂报.-1-2-5
针灸经穴图考序/焦易堂//医界春秋.-3-11-409//医学杂志.-2-16-202//现代医药月刊.-4-27-559
针灸经穴图考序/叶橘泉//国医公报.-4-23-111
针灸经穴图考序/赵玉玺//光华医药杂志.-4-36-209
针灸经穴图考序/周柳亭//医界春秋.-3-11-501//医学杂志.-2-16-204//现代医药月刊.-4-27-533
针灸经穴图考序二/陈逊斋//国医公报.-4-21-470

针灸经穴图考序二/周柳亭//光华医药杂志.-4-36-493
针灸经穴图考序三/陈无咎//国医公报.-4-21-470
针灸经穴图考序四/周柳亭//国医公报.-4-21-471
针灸经穴图考序一/焦易堂//光华医药杂志.-4-36-493//国医公报.-4-21-469
针灸三字经(连载)/邵元恺//针灸杂志.-4-32-35,125,305,407,471.-4-33-25
针灸图考序/杨华亭//国医公报.-4-22-555
针灸问答(连载)/汪石山(原著);谢建明(校正)//针灸杂志.-4-32-67,149,327,427,489.-4-33-41,133,299,415
针灸薪传(连载)/程朋五(著);殷鉴昭(录)//针灸杂志.-4-31-153,245,427.-4-32-27,117,297,399,463.-4-33-17,105,199,279
针灸薪传集出版/中国针灸学研究社//针灸杂志.-4-33-252
针灸穴腧治疗歌(连载)/罗兆琚//针灸杂志.-4-30-45,123,189,389.-4-31-17,91,157,249,431.-4-32-31,121,301,403,467.-4-33-21,109
针灸医学大纲序/谭次仲//文医半月刊.-5-14-330
针灸治疗秘笈跋/黄翰//针灸杂志.-4-30-111
针灸治疗秘笈出版预告/中国针灸学研究社//针灸杂志.-4-29-458,565
针灸治疗秘笈序/李健颐//现代医药月刊.-4-27-612
针灸治疗秘笈序/时逸人//医学杂志.-2-18-455
针灸治疗秘笈序/周镇//医学杂志.-2-17-289//现代医药月刊.-4-27-559
针灸治疗秘笈自序/承淡安//针灸杂志.-4-30-181
针治/[法] 苏列德摩郎(原著);刘郁周(译)//铁樵医学月刊.-4-44-332
珍本医书集成序/陆渊雷//中医新生命.-5-7-474
珍本医书集成序/沈仲圭//光华医药杂志.-4-39-429
珍本医书集成序/张赞臣//医界春秋.-3-14-82
珍本医书集成序文之公案/陆渊雷//中医新生命.-5-8-266
珍本医书集成续编序/徐荣斋//光华医药杂志.-4-41-391//国医砥柱月刊.-5-16-183//医界春秋.-3-14-424
珍本医书集成续集序/宋爱人//国医砥柱月刊.-5-15-578
珍本医书集成序/沈仲圭,谢诵穆//国医公报.-4-25-374
珍本医书集成序/时逸人//医学杂志.-2-18-452
真本吴批医门棒喝序/何廉臣//绍兴医药学报.-1-15-401
真意斋遗著自叙/许辛木//神州国医学报.-4-17-62
诊断学(连载)/安干青//北京医药月刊.-5-21-569,641
诊断学(连载)/孙吉态(译)//医学报.-1-4-54,101,246,262,280,293,309,325,345,359,517,533,577.-1-5-22
诊断学/孙梦兰(译)//医学报.-1-4-22
诊断学大成(丁氏医学丛书)/丁福保//医学报.-1-7-529
诊断学大成序/顾实//中西医学报.-1-24-3
诊断学大纲(连载)/俞慎初//复兴中医.-5-31-116,254,293,326,375,454,510,554,630
诊断学之片段(连载)/樊天徒//中国医药月刊.-5-33-452,473
诊断要略(连载)/钟明远//现代医药月刊.-4-27-382,424
诊脉三十二辩序/三三医报社//三三医报.-2-31-326
诊余札精弁言/张汝伟//绍兴医药学报.-1-20-496
整顿医书说/任伯和//三三医报.-2-29-360

整理中国医籍刍议/黄其琮//医林一谔.-4-10-493//医学杂志.-2-14-553//中医世界.-3-29-28
正骨红伤发微(连载)/顾渭臣//北京医药月刊.-5-21-221,361,431,485,533,597
正骨红伤发微序言/顾渭臣//北京医药月刊.-5-21-139
证治丛录序/陆晋笙//三三医报.-2-32-377
证治丛录再版序/三三医报社//三三医报.-2-33-525
证治丛谈序/时逸人//绍兴医药学报.-1-15-413
证治心传/班体庵(著);曹克任(投)//中医杂志.-2-24-187
证治用药法例(连载)/朱阜山//杏林医学月报.-3-16-52,91
郑福兰堂丸药全集序/徐相任//神州国医学报.-4-18-214
郑连山先生著女科临床效方/郑连山//光华医药杂志.-4-41-605
症状通论(连载)/杨则民//中国医药月刊.-5-33-520,537,567,573
植用药物学/温敬修//现代医药月刊.-4-27-322
制药学(连载)/杨叔澄//北京医药月刊.-5-21-57,142,225,299,367,436,489,537,601
治病序例(连载)/杨百城,赵意空//医学杂志.-2-7-341,464.-2-8-64,192,319,451,579.-2-9-74,204,326,449,554.-2-10-54,149,247,369,472,586.-2-11-60,204,342,484,602.-2-12-108,237,396,556.-2-13-56
治华医案序/沈仲圭,黄劳逸//医学杂志.-2-18-452
治疗述异初编序/康维恂//绍兴医药月报.-2-37-347
治温提要/曹华峰(著);臧吟蕉(增订)//北京医药月刊.-5-21-322
治疹全书/宋心谷//医学杂志.-2-4-537
中风斠诠序/杨百城//医学杂志.-2-6-245
中风斠诠张序/张洛钧//绍兴医药学报.-1-16-521
中风斠诠自序/张山雷//绍兴医药学报.-1-16-526
中风之原因及治法序/陈邦贤//中西医学报.-1-28-347
中国百日咳治疗法(二)/陈滋全(编著);杨医亚(鉴定)//国医砥柱月刊.-5-18-367
中国病理学(连载)/时逸人//医学杂志.-2-13-225.-2-14-302
中国病理学序/丁叔廉//医学杂志.-2-17-286
中国传染病略史(连载)/岳中谦//北京医药月刊.-5-21-440,496,539
中国传染病序/邓曰仁//医学杂志.-2-15-144
中国传染病学/杏林医学月报社//杏林医学月报.-3-20-282
中国传染病学跋/医学杂志社//医学杂志.-2-15-623
中国传染病学序/周禹锡//医学杂志.-2-14-128
中国的麻醉药(连载)/郑轩渠(著);王洪涛(校)//光华医药杂志.-4-38-358,468.-4-39-57
中国发明之科学药方(连载)/李克蕙//国医砥柱月刊.-5-17-295,357,412,476,547,571,592,612,625,644,662.-5-18-14
中国妇科病学/中西医药杂志社//中西医药.-5-10-694
中国妇科病学跋语/李生墀//医学杂志.-2-17-285
中国妇科病学序/邓子厚//医学杂志.-2-18-17
中国妇科学序/时逸人//医学杂志.-2-17-211
中国国医集成序/周柳亭//国医公报.-4-24-327
中国急性传染病学序(连载)/郭受天//医学杂志.-2-15-461//医学杂志.-2-17

-323
中国急性传染病学序(连载)/缪俊德//医学杂志.-2-15-462.-2-17-324
中国急性传染病学序/沈仰慈//医学杂志.-2-17-327
中国急性传染病学序/田尔康//医学杂志.-2-18-20
中国急性传染病学序/张文元//医学杂志.-2-18-18
中国急性传染病学序/赵意空//医学杂志.-2-17-325
中国麻风病学序/时逸人//复兴中医.-5-31-476
中国麻风病学序/邬志坚//复兴中医.-5-31-543
中国麻风病学自序/俞慎初//复兴中医.-5-31-478
中国内科自疗学序/叶劲秋//新中医刊.-5-19-434
中国前期生物学的起源与发展(连载)/李毓镛//医文.-5-34-465,537
中国生理学补正序/张汝伟//绍兴医药学报.-1-13-75
中国生理学自序/徐相宸//神州医药学报.-1-46-109
中国时令病学/时逸人//医学杂志.-2-13-375
中国时令病学跋/李生墀//医学杂志.-2-15-623
中国时令病学后序/周镇//医学杂志.-2-14-126
中国时令病学提要/复兴中医杂志社//复兴中医.-5-31-724
中国时令病学序(连载)/邹趾痕//医学杂志.-2-14-127,433
中国时令病学序/邓子厚//医学杂志.-2-17-436
中国时令病学序/石岂愚//医学杂志.-2-17-435
中国时令病学序/薛一斋//医学杂志.-2-17-433
中国时令病学序/袁复初//医学杂志.-2-14-128
中国时令病学序/周镇//医学杂志.-2-17-432
中国食物营养学(连载)/沈炎南//新中华医药月刊.-5-35-232,271,403,437,476,589,628
中国树木志自叙/岑铭恕//中医杂志(广东).-3-4-262
中国胎生学(连载)/高思潜//绍兴医药学报.-1-18-337,497.-1-19-29
中国胎生学目次/高思潜//绍兴医药学报.-1-18-335
中国外科医学教科书序/钱今阳//光华医药杂志.-4-40-391//文医半月刊.-5-14-285//医学杂志.-2-18-181
中国外科医学教科书序/沙亦恕//文医半月刊.-5-14-285
中国药物学大辞典序/张锡君//华西医药杂志.-5-36-186
中国药物学新编(连载)/忍盦//国医导报.-5-30-113,167,232,379
中国药学大辞典序/陈郁//新中华医药月刊.-5-35-275
中国药学大辞典序/高德明//新中华医药月刊.-5-35-410
中国药学大辞典序/章炳麟//苏州国医杂志.-5-2-425
中国医事年鉴/秦伯未//中医世界.-3-33-258
中国医学丛书总序/曹炳章//国医公报.-4-22-337
中国医学大成发售选本预约后之我见/吴去疾//神州国医学报.-4-18-41
中国医学大成发售预约/现代中医杂志社//现代中医.-4-43-208
中国医学大成序(四)/宋爱人//医界春秋.-3-13-472
中国医学大辞典有补正之必要/杨彦和//医界

春秋.-3-10-361
中国医学集成序(二)(连载)/周柳亭//医界春秋.-3-13-80,148
中国医学集成序(三)/周禹锡//医界春秋.-3-13-426
中国医学集成序(一)/张赞臣//医界春秋.-3-13-77
中国医学集成序/梁长荣//国医正言.-5-4-390 //医学杂志.-2-17-288
中国医学集成序/时逸人//医学杂志.-2-18-453
中国医学集成序/宋爱人//光华医药杂志.-4-39-427 //国医公报.-4-25-370
中国医学集成序/宋大仁//中西医药.-5-10-79
中国医学集成序/杨志一//国医公报.-4-25-241
中国医学集成序/张赞臣//国医公报.-4-25-117
中国医学集成序/周柳亭//光华医药杂志.-4-38-482 //医学杂志.-2-17-287
中国医学精华序/沈炎南//新中华医药月刊.-5-35-594
中国医学论文选全书目录/华西医药杂志社//华西医药杂志.-5-37-302
中国医学史(连载)/陈邦贤//中西医学报.-1-30-69,141,205,289,543 .-1-31-69,221,307,379,457,541
中国医学史(连载)/杨叔澄(编述)//北京医药月刊.-5-21-141,224,297,364,434,487,535,599 //国医砥柱月刊.-5-15-435,494,551,607 .-5-16-26,93
中国医学史(连载)/杨叔澄//北京医药月刊.-5-21-51
中国医学史(一)/杨叔澄//文医半月刊.-5-14-635
中国医学史纲要(连载)/赵树屏//北平医药月刊.-5-9-75,199,309
中国医学史例言/陈邦贤//绍兴医药学报.-1-16-339
中国医学史略谱(连载)/[日]矢数有道(作);张锡君(译)//光华医药杂志.-4-37-57,133
中国医学史序/伍连德//绍兴医药学报.-1-16-337 //中西医学报.-1-37-195
中国医学伪书考/谢仲墨//新中华医药月刊.-5-35-482 //医史杂志.-5-38-57 //中国医药月刊.-5-33-393
中国医学丛书总序/曹炳章//医界春秋.-3-12-155
中国医学源流论(一)至(二十二)/谢利恒(述);王林芳(录);姚兆培(校)//医界春秋.-3-5-230,253,289,312,343,364,391,422,453,482,509,544 .-3-6-41,71,97,130,154,188,256,300,402,440
中国医学源流略述(连载)/卢朋著//杏林医学月报.-3-16-232,296,387
中国医学约编序/黄星楼//光华医药杂志.-4-41-602
中国医学约编序/黄竹斋//医界春秋.-3-14-422 //国医砥柱月刊.-5-16-183
中国医学约编序/时逸人//医学杂志.-2-18-557
中国医学约编序/张赞臣//医界春秋.-3-14-471
中国医药大成叙/陈爱棠//文医半月刊.-5-14-468
中国医药论文选序/陆渊雷//华西医药杂志.-5-37-337
中国医药问题序/章炳麟//苏州国医杂志.-5-2-418
中国医药月刊社附设中医书局目录单/中国医药月刊社//中国医药月刊.-5-33-227
中国医药指南自序/李复光//新中华医药月刊.-5-35-242
中国幼科学(一)至(九)/许敬舆//中医世界.-3-34-278,411,521,637 .-3-35-15,127,229,319,421,521
中国杂病学大纲(连载)/袁秀岳//光华医药杂志.-4-35-181,246,325,492 .-4-36

-45
中国针灸学研究社附设中国医药书籍杂志代办部书目/中国针灸学研究社//针灸杂志.-4-32-367
中国针灸治疗学叙言/周镇//国医杂志.-4-12-108
中国诊断学纲要(一)至(二十一)/张赞臣//医界春秋.-3-6-492,520.-3-7-11,46,84,123,165,203,241,276,311,349,410,451,488,530.-3-8-58,128,185,230
中国诊断学实用序/张汝伟//三三医报.-2-33-238
中国制药学(连载)/张恭文//现代医药月刊.-4-27-597,625,649,676,725
中国中世医学史(连载)/廖温仁(著);沈石顽(译)//光华医药杂志.-4-35-493,571.-4-36-127
中华药物学(连载)/叶橘泉//光华医药杂志.-4-36-186,387//神州国医学报.-4-15-443,603
中华医药材料公司药目序(代论)/张世镳(织孙)//中西医学报.-1-29-183
中外医事年表补遗/陈邦贤//中西医学报.-1-41-113
中外医事年表自叙/陈邦贤//德华医学杂志.-1-40-159
中西病名对照考(连载)/[日]矢数道明(著);魏萱(译)//光华医药杂志.-4-36-252,376,468,549.-4-37-55,131,237,325,429.-4-38-51,130,229,574.-4-39-66,156,235
中西合璧实用生理学(一)至(十九)/张恭文//杏林医学月报.-3-17-388,418,453,507.-3-18-10,51,92,131,247,285,329,370,407,455,486.-3-19-9,52,88,129
中西会通医学初集/黎肃军//绍兴医药学报.-1-11-383
中西会通育儿粹言/陈邦贤//中西医学报.-1-29-189
中西会通育儿粹言序(代论)/陈邦贤//中西医学报.-1-29-187
中西医方会通(丁氏医学丛书)/丁福保//医学报.-1-7-541
中西医方会通序(代论)/何炳元//中西医学报.-1-23-155
中西医琐谈(一)至(三)/张赞臣//医界春秋.-3-5-74,89,109
中西医学比观第二集自序/张公让//华西医药杂志.-5-36-91
中西医学会通:神经系统疾病/黎肃军//绍兴医药学报.-1-12-356
中西医学会通:消化器疾病(连载)/黎肃军//绍兴医药学报.-1-12-53,355
中西医学三十种序/孙祖烈//中西医学报.-1-34-435
中西医学研究会出版医书目录/中西医学研究会//中西医学报.-1-23-15
中西医之比观(一)至(六)/许半龙//医界春秋.-3-6-511.-3-7-3,35,77,157,197
中星图略(连载)/陈虬(主讲);林獬(编)//利济学堂报.-1-1-325,419,613.-1-2-117,303,591.-1-3-369
中星图略弁言/陈虬//利济学堂报.-1-3-369
中药新典序/中西医药杂志社//中西医药.-5-13-442
中药新典序/周复生//华西医药杂志.-5-36-330.-5-18-210
中医病理学向无专书巢氏病源单以症候为主如参合西医病理通论而变通之其体例及取材之标准试各举所知以资研究/黄国材//医学杂志.-2-17-267
中医病名之研究(连载)/中医新生命杂志社//中医新生命.-5-7-143,200,272,333,388,439,508,561,624.-5-8-25,109,183,241,315,380,453,510
中医儿科学(连载)/袁平//中国医药月刊.-5-32-158,193,558,599
中医儿科学目录/袁平//中国医药月刊.-5-32-523
中医改进研究会本年份之大贡献审订良方汇出

版/杏林医学月报社//杏林医学月报.-3-20-282
中医基本学说(一)至(十六)/秦伯未//中医指导录.-4-3-323,375,405,437,473,503.-4-4-29,57,87,123,155,189,219,253,285,313
中医基本学说序/秦伯未//中医指导录.-4-3-321
中医基础学(阴阳篇)/叶劲秋//医学杂志.-2-14-17
中医解剖说(连载)/高振铎//沈阳医学杂志.-3-1-174,254,313,385,450.-3-2-26,93,160,227,294
中医经验谈自序/汤铭新//光华医药杂志.-4-38-61
中医内科常识序/王澍田//北平医药月刊.-5-9-72
中医内科全书序/陆渊雷//中医新生命.-5-7-534
中医浅说之批评/谢诵穆//中医新生命.-5-6-112
中医实用处方学(一)至(六)/张恭文//杏林医学月报.-3-22-417,457,503,543.-3-23-99,218
中医外科医学教科书序/萧梓材//文医半月刊.-5-14-484
中医伪书考(连载)/卫原//中医新生命.-5-7-15,82,137,191,258,312,367,427,480,535,598.-5-8-15,93,169,236
中医伪书考(连载)/谢诵穆//中医新生命.-5-8-312,374
中医系统学(连载)/赵树屏//北京医药月刊.-5-21-579,635
中医系统学/彭子益(讲);唐国藩(记)//光华医药杂志.-4-41-49
中医系统学伤寒论六经原文读法篇(序)/焦易堂//国医砥柱月刊.-5-15-429
中医系统学伤寒论六经原文读法篇(一)至(十五)/彭子益(编)//国医砥柱月刊.-5-15-491,548,605.-5-16-23,90,153,326,385,499,581.-5-17-19,107,276,352
中医系统学生命宇宙篇(一)至(十一)/彭承祖//文医半月刊.-5-14-129,145,161,177,211,227,244,259,276,291,308
中医系统学生命宇宙篇之疑问与批评(连载)/陆渊雷//中医新生命.-5-8-76,156
中医系统学序/焦易堂//文医半月刊.-5-14-323
中医系统学原理上篇(一)至(二)/彭子益//文医半月刊.-5-14-323,340
中医系统学原理下篇(一)至(二十六)/彭承祖//文医半月刊.-5-14-81,96,113,130,145,162,178,212,230,245,276,291,308,324,341,357,374,402,441,458,475,494,550,571
中医学原理自序/牟允方//华西医药杂志.-5-37-180
中医药重要书籍及读书之方法(中医界提倡读书之必要征文一)/王传华//现代中医.-4-43-35
中医要书(连载)/中医杂志社//中医杂志.-2-20-174,348.-2-21-10,202,374
中医与科学序/周复生//华西医药杂志.-5-36-491
中医与自然化学(连载)/蒋定英//中医世界.-3-33-333.-3-34-115,245,379,491,611,719.-3-35-91,199,263,355,369,457,563
中医诊断学纲要跋/程觉先//华西医药杂志.-5-36-553
中医证候疗法发凡(连载)/姜春华//国医导报.-5-30-16,82,149,205,291,357
中医症候疗法发凡(总论篇)(连载)/姜春华//中国医药月刊.-5-33-269,315,336,359,431,517,561,575,591
中医指导社丛书(连载)/中医指导录杂志社//中医指导录.-3-37-312,411,521,609.-3-38-133,252,361,434,551,663.-3-39-107,209
仲圭医论汇选出版/中西医药杂志社//中西医药.-5-10-695

仲圭医论汇选序/任应秋//华西医药杂志.-5-36-552
仲圭医论汇选序/吴去疾//神州国医学报.-4-17-128
周礼医师篇阐注/郑元(注);陈丹华(阐注)//苏州国医杂志.-5-2-200
周莘农集验良方序/张汝伟//绍兴医药学报.-1-11-25
周氏易简方集验方合刊序/裘吉生//绍兴医药学报.-1-12-24
朱壶山先生医案/国医砥柱月刊社//国医砥柱月刊.-5-15-454
主证与兼证(连载)/贺宗培(译)//中国医药月刊.-5-32-181,225
主证治疗学/[日]渡边熙(著);沈石顽(译)//自强医学月刊.-3-40-657
祝氏医学丛书自序/祝味菊//自强医学月刊.-3-41-362
祝味菊先生名著/上海千顷堂书局//复兴中医.-5-31-129
专著/陆渊雷//中国医学月刊.-3-15-144
庄在田遂生福幼编书后/张山雷//绍兴医药学报.-1-20-411
拙纂医学要诀四种出版之商榷/黄雨岩//三三医报.-2-29-407
子午流注跋/孙晏如//光华医药杂志.-4-40-387
自然科学研究本草学序/时逸人//国药新声.-5-28-174//医学杂志.-2-18-451
自然科学研究本草学序/赵燏黄//国药新声.-5-28-171
自然医疗(连载)/叶橘泉//华西医药杂志.-5-36-10,116
邹先生大作跋/徐相任//神州国医学报.-4-17-289
邹趾痕圣方治验录引言/周镇//神州国医学报.-4-15-114//现代医药月刊.-4-27-174//杏林医学月报.-3-20-214//医学杂志.-2-15-310
组织学序/俞凤宾//德华医学杂志.-1-38-450
组织学总论序(代论)/张世镳//中西医学报.-1-28-499
最完善之新诊治书/徐相宸//医学杂志.-2-13-642
最新出版/中医世界杂志社//中医世界.-3-37-63,173,277,375,489,576.-3-38-102
最新和汉医药宝典(连载)/[日]冈本一郎(著);顾子静(译);张锡君(校)//光华医药杂志.-4-37-418.-4-38-53,132,226,384,477,572.-4-39-64,154,233,329,415.-4-40-76,159,249.-4-41-62
最新经穴学(连载)/苏锦全//国医砥柱月刊.-5-16-533.-5-17-59
最新实验药物学自序/温敬修//光华医药杂志.-4-40-164
最新杂病论精义折中卷上(一)至(二十一)/朱壶山//文医半月刊.-5-14-228,244,259,277,293,309,325,341,358,374,401,425,441,459,477,494,549,572,593,614,637
最新杂病论精义折中叙/朱壶山//文医半月刊.-5-14-468

14 医学知识

阿司必林治疗成绩之报告/胡莲伯//中西医学报.-1-24-272
阿斯匹灵治病之疑问/医林一谔杂志社//医林一谔.-4-9-248
阿特林之治疗的效用/丁福保//中西医学报.-1-28-443
艾利氏以化学制梅毒药考(录德国协和报)/中西医学报社//中西医学报.-1-25-265
爱克司光之发源及其功用/薛韵琴//医林一谔.-4-11-321
安眠法/丁福保//中西医学报.-1-29-297
安眠法/秋梦//德华医学杂志.-1-39-155
八十六岁翁之卫生法/王理堂//三三医报.-2-31-167
白璧有瑕(一)至(二)/王舜畊(译著)//华西医药杂志.-5-36-19,130
白米中有毒素/奇//光华医药杂志.-4-38-391
白血球和抵抗作用/茅玥//新中医刊.-5-19-161
白血球之数/医学报社//医学报.-1-4-191
百日咳/张彭年//中西医学报.-1-33-465
百岁法新发明(映溪草堂笔记)/周维翰//医学报.-1-4-156
百岁翁之卫生法/王理堂//三三医报.-2-31-165
包茎的弊害/石良//光华医药杂志.-4-37-438
包氏研究录论卫生四则/包岩//医学杂志.-2-5-182
饱啖荔枝消解法两则/杏林医学月报社//杏林医学月报.-3-21-120
保持体温及增高法/馥廉//光华医药杂志.-4-36-570
保存国民健康论/天翼//中西医学报.-1-28-255
保存健康之浅言/天翼//中西医学报.-1-40-315
保护睾丸/医学杂志社//医学杂志.-2-6-408
保目戒食品/中医杂志社//中医杂志.-2-20-126
保身善法(益闻录)/陈容生(译)//中西医学报.-1-25-276
保瞳简易法/中医杂志社//中医杂志.-2-20-126
褓育与饲养/许公岩//现代中医.-4-42-452
报告孕妇热病暂食品/周镇//绍兴医药学报星期增刊.-1-22-170
本年冬季卫生谈(附种痘须知)/廖孟培//国医杂志.-4-5-169
绷带学概论/路登云//现代中医.-4-43-111
鼻加答儿(Rhinitiscatarrhalis)/丁福保//中西医学报.-1-32-41
鼻血与发灰/尤学周//新中医刊.-5-19-206
鼻与生殖器之关系/张傅霖//中西医学报.-1-27-209
鼻与消化器之关系/张傅霖//中西医学报.-1-27-208
蓖麻油之服法/吉//中西医学报.-1-36-494
蓖麻子油与急性盲肠炎/丁锡康//中西医学报.-1-37-483
蓖麻子油之成绩/韩溥//中西医学报.-1-25-294
痺的研究合法化/王贤儒//国医砥柱月刊.-5-17-50
避妊术/陈惠民//现代中医.-4-42-105//中医世界.-3-33-296
避暑要录/唐均良(订正);张汝伟(抄传)//绍兴

医药学报.-1-11-208
避瓦斯毒气与瘟疫/唐冀阶//针灸杂志.-4-33-317
辨正石膏化学分子式之误会/许济弘//医界春秋.-3-11-331
标本中与科学/佛雏//医学杂志.-2-15-407
冰之研究/丁锡康//中西医学报.-1-38-159
病儿特别看护法/沈沁芳//中医世界.-3-37-150
病后调理诸则/同寿//中国医学月刊.-3-15-338
病家忌口常识/黄花//现代医药月刊.-4-27-387
病菌传染与本能抵抗/柯与参//医林一谔.-4-11-314
病菌概言/潘劲夫//广东医药月刊.-3-24-533
病理上之热/万钧//中西医学报.-1-34-121
病理学浅说/陈昌道//中西医学报.-1-26-461
病人疗养中的卫生常识/黄花//现代医药月刊.-4-27-97
病人适当的进食法/志远//中医世界.-3-39-341
病人与水果/何廷槐//华西医药杂志.-5-37-220
病人之卫生/丁叔廉//杏林医学月报.-3-19-198
病时卫生/鲍东藩//医学杂志.-2-13-593
病室之卫生/丁锡康//中西医学报.-1-37-473
病胃新谈/廷扬//中西医学报.-1-37-92
病温期内服食牛乳之切戒/安干青//北京医药月刊.-5-21-236
病原微生物出入人体之危害/邱治中//中医世界.-3-37-533
病原微生物之发现年份/现代中医杂志社//现代中医.-4-43-100
病者之环境为医者诊断上最应注重之一点/张蔀//文医半月刊.-5-14-119
病者之自疗/良//中西医学报.-1-37-96
病症知识/刘国辅//华西医药杂志.-5-36-169
病中及病后之调养/严活世//国医砥柱月刊.-5-18-654
病中吸食鸦片之危险/徐元谟//中西医学报.-1-40-472
波而静/未署名//国医导报.-5-29-39
勃罗西当(Brosesdan)在溴素制剂治疗上之作用/中西医药杂志社//中西医药.-5-12-191
补/裘吉生//绍兴医药学报星期增刊.-1-21-10
补脑特效药/李健颐//光华医药杂志.-4-36-115
哺儿须知(一)至(三)/陈伯诚//文医半月刊.-5-14-234,248,264
哺乳儿急性胃肠加答儿/孙祖烈//中西医学报.-1-33-457
不敢吃蟹的研究/史久华//绍兴医药学报星期增刊.-1-21-251
不合卫生逻辑之琐习/冰蟾//光华医药杂志.-4-36-488
不可同吃的食品/李慎五//光华医药杂志.-4-36-284
不可同食的食物/郑轩渠//医界春秋.-3-14-192
不良少年体格检查上之注意点/张介侯//中西医学报.-1-29-231
不良食物之检查法/梁总鼎//神州医药学报.-1-42-35
不眠症 INSOMNIA/季士京(译)//中西医学报.-1-25-435
不眠症之无药疗法(自己催眠之心理疗法)/苏天锡//中西医学报.-1-25-477
不眠之理及速眠法/杨韶阳//医学杂志.-2-8-179
不能施手术的胃肝恶性瘤尚有治疗的希望否/丁名全(译)//德华医学杂志.-1-39-81
不能食盐/钱荫五//光华医药杂志.-4-40

-558
不卫生之服装/沈仲圭//三三医报.-2-29-535
不卫生之习惯/陈和和//绍兴医药学报星期增刊.-1-21-434
不消化之原因/丁锡康//中西医学报.-1-38-71
布制之窗牖(中西商务报)/中西医学报社(录)//中西医学报.-1-33-167
擦牙剂/沈仲圭//国医导报.-5-30-122
菜蔬疗病之力(美国体育杂志)/甘永龙(译)//中西医学报.-1-25-26
茶话/沈仲圭//神州国医学报.-4-14-582
茶能杀菌/公//国医杂志.-4-13-456
茶叶能杀灭虎烈拉菌/黄花//现代医药月刊.-4-27-428//医林一谔.-4-11-484
茶叶中之咖啡因/陈子俊//国医新声.-5-27-34
茶与卫生之研究/贾黻卿//国医砥柱月刊.-5-16-446
产妇常识/马寿民//现代医药月刊.-4-27-461
产妇的卫生/龙文//中国医药月刊.-5-32-83
产后惯习之贻害/陈心田//绍兴医药学报.-1-9-32
产后摄生论/吴成章//现代中医.-4-42-166
产后用药要法/计寿乔//现代中医.-4-42-442
产后之卫生/孙家骥//医林一谔.-4-8-551
产科手术之适应症/瞿兑贞//光华医药杂志.-4-35-32
产期预测法/李慎五//光华医药杂志.-4-36-489
产褥热及其疗法/郭云霄//中西医学报.-1-34-27
产褥之病理及疗法(连载)/刘云青(译)//中西医学报.-1-41-39,95,173,323,429,487
肠加答儿浅说/孙祖烈//中西医学报.-1-33-521
肠热病溃疡/新中医刊杂志社//新中医刊.-5-19-9
肠胃之卫生/马健华//国医砥柱月刊.-5-17-222
肠窒扶斯灌肠疗法/郭云霄//中西医学报.-1-33-336
肠窒扶斯菌的传染和进入人体的途径/戚肖波//铁樵医学月刊.-4-44-298
常人对于却病健身之误解/孱夫//中西医学报.-1-25-415
常识(二)男女勿早婚嫁论/赵子蕃//沈阳医学杂志.-3-1-47
常识(一)难产七因/欧香岩//沈阳医学杂志.-3-1-46
常习性便秘的简便疗法/唐月华//中国女医.-5-34-218
常饮开水之功效/冬华//中西医学报.-1-36-493
成孕时之现状及不育之救济法/丁名全//德华医学杂志.-1-39-361
城市卫生(映溪草堂笔记)/周维翰//医学报.-1-4-187
城市自来水清洁问题/舒伯炎//德华医学杂志.-1-39-399
吃的问题/王德隽//新中华医药月刊.-5-35-83
吃豆腐/永明//新中医刊.-5-19-84
吃饭/裘吉生//绍兴医药学报星期增刊.-1-21-2
吃素不好如能定期饥饿寿命可以延长/华西医药杂志社//华西医药杂志.-5-37-507
吃蟹须知/斌//新中医刊.-5-19-87
弛身适性之清眠/小可//中医世界.-3-38-200
齿病之研究/祝贺三//光华医药杂志.-4-36-554
齿苔与齿石/韩法周//德华医学杂志.-1-38-464
齿牙的功业与卫生/杨锡琴//光华医药杂志.-4-36-488
齿牙卫生法/吴笑山//现代医药月刊.-4-27

-388
齿之卫生/樵夫//中西医学报.-1-24-425
斥包办卫生运动者/杨志一//医界春秋.-3-5-503
痓痉说/陈无咎//医界春秋.-3-7-43
虫啮之新疗法/丁锡康//中西医学报.-1-38-83
臭虫毒虫蚊虫之解毒剂疗法/三昌//中西医学报.-1-41-518
初乳之功用/白云//中西医学报.-1-38-242
初生儿之救急疗法/郭云霄//中西医学报.-1-33-387
初生一岁至三岁小儿看护卫生之管见/周慕新//北京医药月刊.-5-21-380
除菜虫法/神州国医学报社//神州国医学报.-4-15-153
除虫菊/黄英//国药新声.-5-25-310
除虫菊对于人类的贡献/祝伯权//北京医药月刊.-5-21-609
厨房内之清洁法/栋//中西医学报.-1-37-384
处女们健美的问题/王宏绶//医林一谔.-4-11-192
处女膜与贞操/曾惠民//中医世界.-3-37-565
触电急救法/谭友岑//神州国医学报.-4-16-33
触电解救法/仲晓秋//现代中医.-4-43-205
船晕及治疗/夏苍霖//中西医学报.-1-40-557
船晕之原因及疗法/郭云霄//中西医学报.-1-35-511
春蔬养生谈(见医药新闻)/医学杂志社//医学杂志.-2-2-178
从发明听诊器的赖奈克 Laennec 说起/江静波//华西医药杂志.-5-36-510
从肺结核治疗上之见地论到宿主与寄生菌之战斗行为/[日]渡边熙(著);张毅(译)//中医世界.-3-36-497
从芦苇提取维他命/大王//光华医药杂志.-4-38-140
从血液循环之生理述其病理/李征韶//医界春秋.-3-13-203
从血之生理病理上研究失血症/秦绍先//医界春秋.-3-13-205
猝倒之急救处置/曾立群//中西医学报.-1-38-186
催眠剂之研究/马梦樵//中西医学报.-1-30-269
催眠简法/高维祺//三三医报.-2-36-243
催眠术之研究/陈丹华//苏州国医杂志.-5-1-275
催眠药之于失眠症/周立诚//国药新声.-5-25-36
村政卫生感言/陈邦贤//德华医学杂志.-1-40-61
打吗啡针治法(附征求新单方)/吴去疾//神州国医学报.-4-14-146
打胎与节欲/梁峥嵘//国医砥柱月刊.-5-17-149
打胎之结果/醒生//三三医报.-2-30-593
大便不通/任相兰//医学杂志.-2-18-273
大便秘结之预防/丁锡康//中西医学报.-1-37-381
大马邦之镇静功用/陈文灿//德华医学杂志.-1-39-43
大麦之滋养力/钟风//中西医学报.-1-38-161
大谬之卫生/丁福保//中西医学报.-1-31-407
大脑之责务/季士京(译)//中西医学报.-1-26-37
大哲学家康德之卫生/强魄//中西医学报.-1-23-34
淡食养生之研究/王炽//医学杂志.-2-5-63
盗汗之治疗法/丁名全//德华医学杂志.-1-38-545
德国之慈善卫生/中西医学报社//中西医学报.-1-26-289
敌痢菌汁/国药新声杂志社//国药新声.-5-23

-254
地质学与卫生治病之关系/张汝伟//医界春秋.-3-5-425
第三期梅毒之最新治疗法(梅毒神经系疾患之麻拉利亚菌疗法)/丁名全//德华医学杂志.-1-38-503
碘剂之研究与国产含碘药物之治疗观/俞慎初//国医砥柱月刊.-5-17-409
电学发明及电气疗病之源流/时际虞//中西医学报.-1-25-290
丁医士却病法/沈独善//绍兴医药学报星期增刊.-1-21-411
冬季的呼吸卫生/钱又蝶//光华医药杂志.-4-36-573
冬季使用暖炉之注意/秋生//中西医学报.-1-36-493
冬令补剂利弊论/张汝伟//医学杂志.-2-4-301
冬令补品谈/吴去疾//神州国医学报.-4-16-134
冬令卫生要点/李明//光华医药杂志.-4-36-572
冬令之补品/齐志学//国医正言.-5-5-393
冬令之食补品/沈仲圭//苏州国医杂志.-5-1-272
冬日卫生(连载)/丁新华//光华医药杂志.-4-36-408,489
冬日卫生谈/沈仲圭//三三医报.-2-29-586//医学杂志.-2-7-52
冬日之饮食卫生/陈伯涛//现代中医.-4-43-91
冬日濯足的益处/王仁森//光华医药杂志.-4-36-573
冬天在房内燃烧煤炉何以能窒死人呢/傅联璋//三三医报.-2-34-133
冬月炉火过热之弊害/安干青//北京医药月刊.-5-21-66
动物试验之疑问与食物相克/孔伯毅//现代中医.-4-43-110
豆腐略说/啸月//中西医学报.-1-36-492
痘疹明镜/陈奇生(原著);许其瑞(增订);陈锡三(抄录)//中医杂志.-2-27-188
毒气防御及治疗法/贺闿//国医杂志.-4-5-591.-4-6-259
毒瓦斯应如何辨识与防救/唐冀阶//针灸杂志.-4-33-315
读文之姿势/吴云彪//德华医学杂志.-1-39-157
对于爆炸弹的一般防护方法/太原防空会//医学杂志.-2-18-219
对于疹子应有的一点知识/赵树屏//北京医药月刊.-5-21-308
多食瓜果可能化病的/史介生//绍兴医药学报星期增刊.-1-21-227
鹅蛋壳含强壮剂/真//光华医药杂志.-4-38-391
恶寒发热的病理/吉链康//现代中医.-4-42-413
恶性贫血症之食肝疗法/丁锡康//德华医学杂志.-1-38-517
儿童胎生青记研究/新中医刊杂志社//新中医刊.-5-19-116
儿童体格之研究/陈邦贤,陆韵//德华医学杂志.-1-39-53
儿童饮食品之研究/陈庭悦//中西医学报.-1-36-175
儿童之卫生/天德//中西医学报.-1-41-277
耳鸣之原因/杨和庆(讲);朱益民(速记)//苏州国医杂志.-5-2-509
耳之梅毒(Die Syphilis Ohres)/都//文医半月刊.-5-14-149
二菌亚论/何奎垣//杏林医学月报.-3-21-382
发明伏暑湿温代食品/周镇//绍兴医药学报星期增刊.-1-21-367
发热与体温之关系/张汝伟//复兴中医.-5-31-122
发疹窒扶斯/张彭年//中西医学报.-1-32-113
发疹窒扶斯病原之发见/马弘道//中西医学报

.-1-35-51
伐爱尔 Weil 氏病(传染性黄疸)/蔡适存//中西医学报.-1-36-421
法医学上之处女膜/罗荣勋//医林一谔.-4-10-153 //中西医学报.-1-41-109
防毒应有之常识/太原防空会//医学杂志.-2-18-206
房屋冬暖夏凉法/中西医学报社//中西医学报.-1-23-36
放鹞子/陈守真//绍兴医药学报星期增刊.-1-21-481
非特性之伐克辛丹毒疗法/丁锡康//德华医学杂志.-1-39-297
肥胖病/行//文医半月刊.-5-14-20
肥胖病论/汪士瀛//现代医药月刊.-4-27-733,735
肥胖病之研究/潜龙//中医世界.-3-39-243
肥胖病之研究/杨梦麒//苏州国医杂志.-5-1-88
肥胖之治疗法/清华//三三医报.-2-33-213
肥人卫生论(录进步杂志)/[美] 柯生原//三三医报.-2-29-70,121
肥壮法/丁惠康//德华医学杂志.-1-38-531
肺病患者之饮食问题/沈仲圭//中医新生命.-5-7-9
肺病谈/中西医学报社(录)//中西医学报.-1-23-26
肺病新疗法学习不呼吸/[美] 巴拉枢//国医砥柱月刊.-5-18-110
肺病用格罗可文之经验谈/倍度(著);陈文灿(译)//德华医学杂志.-1-38-454
肺病与麻黄(连载)/卢觉愚//医界春秋.-3-7-401,445
肺病约言/花兰德//中西医学报.-1-23-23
肺出血/钟志和//中西医药.-5-10-347
肺结核/岳强//文医半月刊.-5-14-518
肺结核概论/来作城//国药新声.-5-26-191
肺结核与 Potossium-Sulpho-Guaiacol 制剂/[奥] 罗臣司登(著);楷(译)//中西医药.-5-12-501
肺结核与维孛耳疗法/丁锡康//德华医学杂志.-1-38-400
肺结核之血清疗治法/徐德晖//中西医学报.-1-23-393
肺结核之诊断及疗治/傅仙坊//医学杂志.-2-17-73
肺痨病菌的新仇敌是海带海藻昆布(连载)/毛仁仁//中国医学月刊.-3-15-19,76
肺痨病浅说/丁福保//中西医学报.-1-25-105
肺痨病之人工气胸术疗法/梁伯强//德华医学杂志.-1-38-423
肺痨病之特殊疗养法简称气功疗法/董志仁//医学杂志.-2-15-416
肺痨病之研究(连载)/杨志一//医界春秋.-3-5-284,317
肺痨病之注意(连载)/梁慎余//中西医学报.-1-23-247,311
肺痨病中之运动与静养/张伯玉//中西医学报.-1-38-353
肺痨病最新治疗之进步/丁惠康//德华医学杂志.-1-39-281
肺痨概论/茅济棠//新中医刊.-5-19-6
肺痨咯血者可运动乎/沈仲圭//自强医学月刊.-3-41-343
肺痨小言/孙道明//现代中医.-4-42-400
肺炎之疗法/中西医学报社//中西医学报.-1-33-336
肺炎之樟脑疗法/王畿道//中西医学报.-1-36-415
肺脏的解剖与构造/计德千//文医半月刊.-5-14-517
肺脏梅毒症谈/丁锡康//德华医学杂志.-1-38-513
分娩后之调养法/叶蕙如//中西医学报.-1-35-37
服药法与煎药法/李焕卿//华西医药杂志.-5-36-548
服药与忌口/胡恩旗//中国医学.-5-34-155
服用磺胺类药物之知识/A. L. Herschensohn

(著);汪殿华(译)//新中华医药月刊.-5-35-113
福建红曲之治法/林景亮//光华医药杂志.-4-40-44
妇女白浊与生育之关系(连载)/朱惜民//中国医学月刊.-3-15-385,439
妇女不产之原因/叶慰萱//中医世界.-3-36-512
妇女难产之预防/石子勤//中医世界.-3-36-515
妇女生理浅说(连载)/萧建中//国医砥柱月刊.-5-18-586,675
妇女卫生之研究/厄公//中西医学报.-1-36-208
妇女须注意妊娠之卫生说/徐镇江//文医半月刊.-5-14-85
妇女宜具有看护常识谈/于朝之//文医半月刊.-5-14-7
妇女应注意的卫生/康衢//文医半月刊.-5-14-20
妇女职业病的预防/志远//中医世界.-3-37-49
妇人科学/卢谦//中西医学报.-1-27-367.-1-29-123
妇人临产重要常识/徐星亮//光华医药杂志.-4-38-21
腹式呼吸/[日]二木博士(著);侯敬舆(述意)//光华医药杂志.-4-41-61
改进 Sulfapqridin 治疗肺炎肺统膜炎用药技术/林绍庭//新中华医药月刊.-5-35-389
改良米食之问题/吴寅//中西医学报.-1-36-485
改良食米之研究/吕鹏搏(译);蒋仲彦,朱蓉镜(注)//中西医学报.-1-41-409
改颜奇术/杨百城,赵意空//医学杂志.-2-1-345
肝脏的功能/胡润兹//自强医学月刊.-3-40-357
肝脏之解剖与生理/时逸人//医学杂志.-2-3-167
肝之服食价值/袁坤仪//苏州国医杂志.-5-2-228
疳眼与维他命 A 浅说及好力生之功效/顾宗孝//国医导报.-5-30-165
感冒解/许公岩//现代中医.-4-42-414
感冒与伤风的常识/刘福民//中国医药月刊.-5-32-242
感冒之食养疗法/张赞臣//中国医学.-5-34-39
感冒之危害及其疗治/Rupert Blue(著);邑成(译)//中西医学报.-1-37-63
高峰氏弟阿司打西之简易制法/[日]井上正贺(原稿);顾任伊(译)//中西医学报.-1-28-445
睾丸之生理及卫生/李仁轩//中西医学报.-1-24-329
膏药招牌/裘吉生//绍兴医药学报星期增刊.-1-21-2
咯痰中结核菌检查法(附弹力纤维检查法)/中西医学报社//中西医学报.-1-26-171
个人卫生常识/王庚//中西医学报.-1-41-253
个人卫生简规/王完白//中西医学报.-1-40-417
个人卫生十二要/医学杂志社//医学杂志.-2-11-319
各种解剖生理图/医学报社//医学报.-1-5-570.-1-6-26,58,86,122,154
哥啰噸十滴水功效处方谈/王纪伦//绍兴医药学报.-1-17-235
给与诸暨枫桥人看看/史介生//绍兴医药学报星期增刊.-1-21-115
工厂卫生十二要/杨焕文//医学杂志.-2-11-473
公共面巾之注意/云台//中西医学报.-1-40-563
公共卫生事业之要旨/倜奴//中西医学报.-1-23-260
公共卫生之大意/陈宜臣//绍兴医药学报.-1-8-75

公众卫生/丁惠康//中西医学报.-1-38-291
公众卫生事业之计划(论进步)/天翼//中西医学报.-1-28-476
古人卫生粹言/谢馨谷//绍兴医药月报.-2-41-461
固精法/杨星垣//医学杂志.-2-4-168
雇用乳母之选择/苏玉崑//国医杂志.-4-6-197
瓜果上市了/高思潜//绍兴医药学报星期增刊.-1-22-130
乖鱼毒/医学公报社//医学公报.-1-7-196
关于儿童生理的常识/张雷声//中西医学报.-1-40-592
关于发热的话/孙继之//国药新声.-5-23-501
关于改进 SulfaPyridine 治疗肺炎肺统膜炎用药技术的我见/滕达//新中华医药月刊.-5-35-563
关于救治触电者/山东省会公安局//医学杂志.-2-15-519
关于脑膜炎书后/龙毓莹//国医正言.-5-4-9
关于妊妇后半期疾病原理及卫生之研究/曹棣轩//光华医药杂志.-4-39-217
关于食物及消化作用的解剖/周斯泳//国医砥柱月刊.-5-18-647
关于卫生上数的常识/钟凤//中西医学报.-1-40-591
关于相克食物/王绍川//复兴中医.-5-31-334
关于婴儿的拉杂话/朱良春//新中医刊.-5-19-112
关于运动之卫生录要/陈邦贤//中西医学报.-1-33-487
灌肠及肠洗涤法(连载)/沈乾一(译)//中西医学报.-1-41-9,83,157
罐头食物卫生上之研究/丁锡康//德华医学杂志.-1-38-463
光色治病(映溪草堂笔记)/周维翰//医学报.-1-4-188
广微生虫说/蔡济平//神州医药学报.-1-47-324
广张汝伟君论卫生首在节欲/张述祖//医界春秋.-3-5-484
规尼涅与蓖麻子油成绩之研究/张禹门//中西医学报.-1-29-145
贵林说/中西医学报社//中西医学报.-1-25-419
国粹的卫生谈/叶橘泉//杏林医学月报.-3-19-35
国民防空/渔隐//光华医药杂志.-4-39-521
国民健康问题之研讨/陈伯涛//现代中医.-4-42-463
国民卫生宜重饮食论/杨质安//绍兴医药学报.-1-9-15
国民卫生议(连载)/林大夔//医学公报.-1-7-274,288
国医界对于戒烟治疗应加研究/王绍英//光华医药杂志.-4-37-338
国医所不注意的卫生法(连载)/邱治中//中医世界.-3-38-479,579
国医外科的优点/王铁铮//国医砥柱月刊.-5-16-492
国医之内分泌学(连载)/王南山//苏州国医杂志.-5-1-11,85,169
国医治疗烟瘾法之我见/李冠雄//苏州国医杂志.-5-2-141
海水浴(映溪草堂笔记)/周维翰//医学报.-1-4-29
汗液分泌论(连载)/廖孟培//国医杂志.-4-5-47,157
行静脉注射时药液泄出之处置/三昌//中西医学报.-1-41-517
杭州董志仁先生演讲录:急性肺炎/王云芳(录)//苏州国医杂志.-5-1-315
好吸香烟之害/李翰芬//国医杂志.-4-5-513
合理化的婴儿哺养法/钱一苇//中医世界.-3-37-264
何谓健康/沈仲圭//中西医学报.-1-38-238
何谓神经衰弱/天德//中西医学报.-1-40-489

和平茶的商榷/张怀霖//现代中医.-4-43-666
和田启十郎之细菌论/秦又安//中医指导录.-4-2-261
河豚鱼中毒之新研究/朱荣锦//中西医学报.-1-32-347
核疫注射之研究/林荫祥//绍兴医药学报星期增刊.-1-22-4
黑洛氏之无病长生法十则/丁福保//中西医学报.-1-23-414
黑特氏带图/承淡安//针灸杂志.-4-28-459
红血轮中之新发明/黄国材//医学杂志.-2-6-189
喉科病手术之成绩/袁桂生//神州医药学报.-1-43-517
后生殖细胞上再论阴阳之动静态/李佩珍,郑炽华//杏林医学月报.-3-20-34
呼吸器疾病之预防法/丁惠康//德华医学杂志.-1-39-441
呼吸器疾患之药物疗法/丁惠康//德华医学杂志.-1-39-453
呼吸器与循环器之关系/于福生//医学杂志.-2-1-493
呼吸诠释(连载)/陈生白//神州国医学报.-4-15-595.-4-16-6
呼吸说/沈仲圭//中西医学报.-1-38-254
呼吸卫生论/钱泰基//中西医学报.-1-36-79
呼吸攸关人体之肤见/徐炳和//三三医报.-2-30-7
呼吸知识/刘国辅//华西医药杂志.-5-36-307
湖北陆军夏时卫生稿/李鹤访//医学报.-1-6-359
虎列拉菌自述/林洁之//中西医学报.-1-37-474
虎列拉血清疑问/王兰远//绍兴医药学报星期增刊.-1-21-269
虎列拉血清治疗注射/武林下工//绍兴医药学报.-1-17-211
化学与保健之关系/胡鸿基//德华医学杂志.-1-39-539
化验洋绿及救治法/医学杂志社//医学杂志.-2-6-237
欢笑为人之长寿品/秦国桢//医学杂志.-2-6-193
患病期中之食饵/锦//中国医药月刊.-5-32-292
会场要则(为戒吸卷烟以重生命事)/骆保安//绍兴医药学报.-1-8-298
秽浊与霉湿之症治新义/赵敦篪//国医砥柱月刊.-5-18-72
婚姻卫生之重要/谨//现代医药月刊.-4-27-747
婚姻之卫生/赵子琴//现代医药月刊.-4-27-529
火伤(一名烫伤 Dieverbrennungcombnstio)/陈拯民//中西医学报.-1-34-185
火伤/谦//文医半月刊.-5-14-70
火伤烫伤之急救与预防/曾立群//中西医学报.-1-38-185
肌肉/欧阳慧漗//中西医学报.-1-38-353
肌肉之卫生/医学报社//医学报.-1-4-192
鸡蛋与牛乳之比较/顾任伊//中西医学报.-1-28-319
鸡头有毒之申论/卢育和//医学杂志.-2-15-59
鸡汁之功效/五魁//三三医报.-2-33-174
鸡子之研究/如愚//中西医学报.-1-33-35
急救法纲要/蔡适存//中西医学报.-1-37-23
急救解砒霜毒/未署名//三三医报.-2-32-533
急救十滴痧药水配制法/陆仁权//光华医药杂志.-4-39-502
急救误吞燐毒法(即自来火)/郭志道//中医杂志.-2-24-436
急食/张德馨//绍兴医药学报星期增刊.-1-21-10
疾病的个体特性/牟允方//新中华医药月刊.-5-35-619
疾病是什么(节译健康之修养)/元道//中西医

学报.－1－37－495
疾病新疗法丛谈/丁锡康//中西医学报.－1－38－5
疾病与脊柱之关系/谢剑新//中医世界.－3－34－30
疾病与体质年龄职业居处之关系/高鉴如//国医砥柱月刊.－5－17－32
疾病与卫生/行//文医半月刊.－5－14－8
疾病与遗传/钟凤//中西医学报.－1－38－351
疾病原因简述/陈惠民//现代中医.－4－42－500
疾病之原因/郭芬亭//医学杂志.－2－12－390
疾病之原因/卢济民//广东医药月刊.－3－24－110
疾病治疗与体质(连载)/[日]稻田龙吉(著);泽(译)//中西医药.－5－10－124,209
几种常见的生理现象且可避免几种疾病之发生/王恩云//医学杂志.－2－17－361
记寿媪/彭崧毓//中西医学报.－1－27－301
寄巢拉杂卫生谈(连载)/守真//绍兴医药学报星期增刊.－1－21－203,211,219,227,235,243,252,259,267,292,299,308,316,355,363,370,380,459,491.－1－22－11,92,146,154
寄生虫疾患/徐廷章//国医新声.－5－27－535
寄生虫之来源及其病变/沈宗吴//中医世界.－3－30－44
加非/医学报社//医学报.－1－5－223
家畜传染病之预防法/王承烈//中西医学报.－1－38－93
家居卫生举要/钱泰基//中西医学报.－1－36－151
家具改良说/天翼//中西医学报.－1－27－270
家庭常识/孔伯华//北平医药月刊.－5－9－69
家庭常识/沈仲圭//三三医报.－2－31－464//医学杂志.－2－11－591
家庭处置传染病实用法/上海市卫生局//中西医学报.－1－40－503
家庭简易疗病法/柳剑南//医学杂志.－2－17－248
家庭看护法概要(一)至(二)/李云溥//医林一谔.－4－10－504,542
家庭看护法概要/李仲守//现代中医.－4－42－588
家庭看护浅识(连载)/费泽尧//医学杂志.－2－3－286,427
家庭疗病法/顾祖瑛//中西医学报.－1－26－319
家庭普通看护法述略(连载)/杨百城,赵意空//医学杂志.－2－1－69,192
家庭实验谈/致远//中西医学报.－1－35－161
家庭侍疾法/丁福保//中西医学报.－1－23－83
家庭卫生(连载)/沈慎斋//绍兴医药学报星期增刊.－1－21－59,67,75,83,92,157,179,283
家庭卫生十二要/医学杂志社//医学杂志.－2－11－324
家庭消毒法/王德隽//新中华医药月刊.－5－35－120
家庭医学须知(连载)/杨百城//医学杂志.－2－1－247,347,463
家庭医药/袁正刚//中国医学.－5－34－36
家庭应用(食物疗病常识)/医界春秋社//医界春秋.－3－14－248
家庭与卫生/卫生教育会//中西医学报.－1－37－67
家庭中牛乳之准备及贮藏/蒋承菊//中医世界.－3－37－368
甲状腺肿中名瘿俗名气瘰或称瘿瘩/任瑞雯//国医砥柱月刊.－5－18－409
假如我是个孕妇/方白//新中华医药月刊.－5－35－161
间接之卫生/梁德文//中西医学报.－1－33－23
煎药常识/潘树仁//中国医药月刊.－5－32－334
检查乳媪有无梅毒之必要/林洁之//中西医学报.－1－38－355
检温表之用法/王祥瑞//现代中医.－4－42－365
检验大便抉微/章诗宾//国药新声.－5－26

-407
减少肺痨传染之方法/星宝//中西医学报.-1-38-76
剪发禁用毛刷/杨燧熙//绍兴医药学报星期增刊.-1-21-347
简单生活的必要/元道(译)//中西医学报.-1-41-259
简单生理的研究/潘树仁//中国医药月刊.-5-32-578
简捷急救法数则/唐湘清//中医世界.-3-37-551
简谈妇婴卫生(连载)/陈兆祥//文医半月刊.-5-14-41,55,86,101
简妥之戒烟法/周宅京//光华医药杂志.-4-37-340
简易催眠术/刘前英//医学杂志.-2-6-477
简易宁睡术/张德威//中西医学报.-1-25-434
简易却病术/严临深//光华医药杂志.-4-36-406
健康教育/陈粹吾//中西医药.-5-10-673
健康教育应有之常识/陈粹吾//中西医药.-5-11-426,533
健康上之胜利术/任夫//中西医学报.-1-33-25
健康生活之目标/高维祺//三三医报.-2-36-99
健康谈/刘述庭//国药新声.-5-22-264
健康学/自强医学月刊社//自强医学月刊.-3-41-545
健康长寿法/丁福保//华西医药杂志.-5-36-81
健康之测验/岚光//中西医学报.-1-41-155
健康之要素/导农//国药新声.-5-23-77
健身长命之捷径/健心//中西医学报.-1-27-429
健眼与沙眼预防法/蒋鸿声//神州国医学报.-4-14-24
将养与劳复/许公岩//现代中医.-4-42-577
讲卫生可以除疾病论/杨星垣//医学杂志.-2-10-578
交肠病病理之研讨/曾惠民//光华医药杂志.-4-40-370
交后乳儿之变化/拆西氏//光华医药杂志.-4-40-559
蕉芋同食并无毒质/蕉岑山人//神州国医学报.-4-17-30
蕉芋同食证明无毒/神州国医学报社//神州国医学报.-4-17-31
脚气与维他命/周伯勤//光华医药杂志.-4-36-553
教室之卫生/医学报社//医学报.-1-4-192
酵母菌/叶橘泉//医学杂志.-2-18-79
酵素之与肠胃病/陈国熊//国医导报.-5-30-259
街市卫生琐谈/独清//中西医学报.-1-27-276
街树与市民之卫生/卓君//德华医学杂志.-1-38-459
节录家庭卫生书序/医学报社//医学报.-1-4-420
节食说赘言/卢育和//绍兴医药学报.-1-17-98
节食养生法/强魄//中西医学报.-1-23-31
节欲集说/沈仲圭//三三医报.-2-33-249
节欲延年多子论/胡天宗//沈阳医学杂志.-3-2-8
结婚之利害观/丁福保//中西医学报.-1-31-115
结膜炎之诊断与治疗/复兴中医杂志社//复兴中医.-5-31-68
解毒瓦斯气方/唐冀阶//针灸杂志.-4-33-317
解煤熏及毒秽(蠲秽散)/唐冀阶//针灸杂志.-4-33-318
解剖学的动物试验/丁福保//医学报.-1-7-515//中西医学报.-1-23-57
解释二病/李蔚南//光华医药杂志.-4-36-513
介绍西医/中西医学报社//中西医学报.-1-25

-79
戒鸦片心法(录英国医报)/中西医学报社(录)//中西医学报.-1-23-66
戒烟经验谈/黄仲彬//光华医药杂志.-4-37-340
戒烟浅说/医学报社//医学报.-1-6-252
戒烟琐谈(连载)/吴去疾//神州国医学报.-4-18-192,246,296,343
戒烟先去渍/中国女医学社//中国医学.-5-34-87
戒烟指南(连载)/徐相任//神州国医学报.-4-17-318,427,461
戒烟指南/许子振(原稿);孙继之(校阅)//国药新声.-5-28-351
疥癣痔疮之治法/杨憗园//医学杂志.-2-17-185
谨告婴儿弥月不宜剃去胎发/康维新//绍兴医药学报.-1-13-466
近世内分泌学之研究(连载)/宋大仁//自强医学月刊.-3-40-379,440.-3-41-99,184
近世外科医术之进步/李慕文//中西医学报.-1-27-261
近世医术/张汝舟//中西医学报.-1-27-267
近世长寿法(连载)/丁福保//中西医学报.-1-29-363,461
近视眼与远视眼/章诗宾//国医新声.-5-27-263
近视眼之预防研究/任致远//中西医学报.-1-34-461
近视眼自疗法/何子祥//神州国医学报.-4-17-200
禁烟声中之戒烟法/赵公尚//中国医学月刊.-3-15-82
经济饮食法/宋大仁(演辞);馥初(记)//中国医药月刊.-5-33-594
经期摄生法/杨锡琴//光华医药杂志.-4-36-285
经水之卫生/孙家骥//医林一谔.-4-9-81
经验急救吞洋火头/王理堂//三三医报.-2-31-602
惊蛰节应参与环境卫生学说/刘之光//华西医药杂志.-5-37-442
精神薄弱之预防(教育杂志)/中西医学报社(录)//中西医学报.-1-24-106
精神病谈/万钧//中西医学报.-1-34-113
精神病者之窃盗行为/丁福保//中西医学报.-1-24-336
精神病之原因/潘澄濂//新中医刊.-5-19-257
精神焕发须要讲求卫生/何奎垣//杏林医学月报.-3-22-494
精神疗法在医学上之价值/黄国材//医学杂志.-2-18-533
精神疗法在医学上之价值/李为彭//医学杂志.-2-18-531
精神疗法在医学上之价值/缪铭泽//医学杂志.-2-18-527
精神上之卫生/清//中西医学报.-1-41-287
精神衰弱之原因(教育杂志)/中西医学报社(录)//中西医学报.-1-24-103
精神卫生的研究/邱治中//中医世界.-3-38-275
精神卫生的研究/谈宴过//光华医药杂志.-4-36-572
精神卫生之原理及其促进人体健康之功效/黄国材//医学杂志.-2-17-166
精神卫生之原理及其促进人体健康之功效/李生墀//医学杂志.-2-17-167
精神作用与疾病/丁福保//中西医学报.-1-32-81
精子种子/李克蕙//文医半月刊.-5-14-282
警告病家切要卫生论/何廉臣//绍兴医药月报.-2-40-225
警告同胞速种牛痘/余春轩//绍兴医药学报星期增刊.-1-21-475
警告有眼疾的同胞/陈志庄//三三医报.-2-31-168
敬告病家四大关键/张汝伟//三三医报.-2-36-149//医学杂志.-2-12-228
敬告多吃僵蚕的利害并叩求戒救的方法/景贻

孙//三三医报.-2-29-181
敬告患白喉者/宋伯猷//绍兴医药学报星期增刊.-1-21-324
敬告青年力戒手淫书/张鸿生//杏林医学月报.-3-23-522
敬告同志议灾后卫生书/王尉伯//神州医药学报.-1-47-468
敬告用静坐法可愈难治之症/俞鉴泉//绍兴医药学报.-1-20-268
敬告痔疾患者一些预防摄生和治疗的方法/叶橘泉//现代医药月刊.-4-27-679
静坐内外功/张笨云//中医指导录.-4-2-81
静坐时所用息念方法的优劣/罗鸿涛//三三医报.-2-33-174
静坐卫生说/卢育和//三三医报.-2-30-157
静坐悟道之平议(连载)/俞鉴泉//三三医报.-2-30-329,365
灸科常识问题/承淡安//针灸杂志.-4-34-365
酒/医学报社//医学报.-1-5-224
酒/医学公报社//医学公报.-1-7-249
酒精与肺病之关系/中西医学报社//中西医学报.-1-32-145
酒类之危险/丁锡康//中西医学报.-1-38-159
酒伤成病论/胡天宗//沈阳医学杂志.-3-3-229
酒于治疗上之价值/俞慎初//复兴中医.-5-31-697
酒与生育之关系/李健颐//医学杂志.-2-13-51
酒醉欲死疗法/李遂良//光华医药杂志.-4-36-202
旧说心与小肠相为表里试以生理确据证实之/刘琴影//三三医报.-2-36-306
救护须知/太原防空会//医学杂志.-2-18-210
救急护病法/谭斌宜//中西医学报.-1-26-408
救急施治/唐蓂阶//针灸杂志.-4-33-316
救生油能预防百病/杏林医学月报社//杏林医学月报.-3-20-347
救自缢死法/李翰芬//国医杂志.-4-5-185
居处卫生法/杨百城//医学杂志.-2-1-291
居住卫生之要件(连载)/慎庐逸叟//现代医药月刊.-4-27-13,39
局部卫生谈/杨孕灵//三三医报.-2-31-161
拒毒与卫生(中华国民拒毒会嘱撰)/俞凤宾//中西医学报.-1-37-207
蠲释悲感和增进幸福的卫生谈/邱治中//中医世界.-3-37-107
军队卫生之研究(录大中华)/陈霆锐//中西医学报.-1-31-415
开化直引/傅鹤皋//三三医报.-2-30-417
看护病人要诀四则/江鸿之//中医世界.-3-39-58
看护病人应注意之事实/选//中西医学报.-1-37-93
看护病者之常识/孙祖宏//中西医学报.-1-35-123
看护传染病应有的顾虑/丽冰//中医世界.-3-38-622
看护妇座右箴/新光//中西医学报.-1-40-560
看护婴儿之方针(录女子世界)/常觉,觉迷(译)//中西医学报.-1-31-195
康健简规/沈仲圭//中西医学报.-1-38-162
康健须知/治中//光华医药杂志.-4-36-203
康健要诀/刘子文//中医世界.-3-37-47
康健与寿考/袁端平//中医世界.-3-34-338
康乐座谈会丁福保先生现身说法演讲健康长寿法/白苧//华西医药杂志.-5-37-233
糠之新用途/忆碧//中西医学报.-1-37-382
抗毒素之研究/李健颐//医界春秋.-3-5-512
考论脑质/利济学堂报社//利济学堂报.-1-2-542
科学已能起死回生/三三医报社//三三医报.-2-36-460
可怖之磷毒/王完白//中西医学报.-1-29-107

可怕的煤气中毒/中国医药月刊社//中国医药月刊.-5-32-244
可怕的沙眼(连载)/储雨田//中西医药.-5-11-66,148
空气与疾病关系/马伯孙//中国医学月刊.-3-15-389
口渴科学解释/黄国材//医学杂志.-2-18-329
口腔加答儿/万钧//中西医学报.-1-32-125
口腔卫生谈/丁福保//中西医学报.-1-30-191
狂犬病(恐水病)毒素之探讨/曾惠民//光华医药杂志.-4-38-328
溃烂性口腔炎/万钧//中西医学报.-1-32-127
困难时期的防战知识(连载)/沈仲理//医界春秋.-3-13-495.-3-14-14,77
剌地谟(Badium)略说/[日]吉益东洞//中西医学报.-1-25-481
滥服用西药的弊害/王凤翔//国医正言.-5-4-255
劳动的时间与卫生/尚彬//中西医学报.-1-41-283
劳倦与疾病之关系/丁锡康//中西医学报.-1-37-473
痨病之最新治疗法/丁名全//德华医学杂志.-1-38-487
老南瓜蒂能医烂脚/恩斋//光华医药杂志.-4-36-114
老年人摄生要旨/啸埃//三三医报.-2-33-176
老年卫生之提倡/邱治中//中医世界.-3-36-459
老寿之理一至二(映溪草堂笔记)/周维翰//医学报.-1-4-74,89
乐天为成功之母/丁福保//医学报.-1-7-509//中西医学报.-1-23-51
肋膜炎的检讨/王贤儒//国医砥柱月刊.-5-17-362
冷热浴说/丁锡康//中西医学报.-1-37-381
冷水摩擦法/丁福保//中西医学报.-1-29-385
冷水洗面/张体元//国医杂志.-4-12-230
冷水浴之大效/畏寒//中西医学报.-1-25-405
冷浴习惯之宜养成/醒我//中西医学报.-1-27-425
李光医生论酒之祸害/医林一谔杂志社//医林一谔.-4-9-391
李鸿章之卫生谈/叶劲秋//中医世界.-3-37-471
李笠翁颐养法/医学公报社//医学公报.-1-7-247
历次解剖学记/杨声显//医学报.-1-5-277
历与卫生医道关系之略说/俞鉴泉//三三医报.-2-30-41
练习深呼吸法/刘蔚楚//医学杂志.-2-3-173
练习深呼吸法经验撮要/刘蔚楚//绍兴医药学报.-1-20-327
良言慈幼/赫子真//北京医药月刊.-5-21-381
两性教育的几条原理/静盦//中西医学报.-1-36-357
量人身温度法/丁锡康//中西医学报.-1-37-473
疗疾原理之浅见/卓//文医半月刊.-5-14-37
疗治败血症所用各种化学药品经验丛录/陈光桦//中西医学报.-1-41-317
疗治冻疮特效药芡实和莲子可治遗精病淡盐开水能治喉痛/执中馆主//光华医药杂志.-4-36-489
临产常识(连载)/俞鉴泉//三三医报.-2-34-507.-2-35-190
临产之卫生/孙家骥//医林一谔.-4-8-505
临床试验记事(腺病疗法)/[日]吉益东洞//中西医学报.-1-25-101
淋巴略说/未署名//医学杂志.-2-12-544
淋巴系之生理及病理/胡默然//自强医学月刊.-3-41-321
淋巴腺结核国医之疗法/国医砥柱月刊社//国

医砥柱月刊. -5-18-74
淋菌淮科钦对于淋病之疗法(节译日本医学中央杂志)/孙祖烈(译)//中西医学报. -1-28-328
淋菌淮科钦疗法(连载)/陈锡桓//中西医学报. -1-27-35,109
留学日本爱知医学专门学校学生杨焕周为请设立医学以重卫生事上巡按使禀/杨焕周//中西医学报. -1-31-151
留园喉症良方集/刘宗恒//北京医药月刊. -5-21-616
流产的原因及其预防法/席治平//中医世界. -3-39-237
流行性脑脊髓膜炎的原因和预防法/高思潜//绍兴医药学报星期增刊. -1-21-442
硫苦静脉注射之功用(节译美国罗色实验室报告书)/丁锡康(译)//中西医学报. -1-37-293
硫酸麻黄素/国药新声杂志社//国药新声. -5-22-353
柳回春谈四川银耳在医药上之效用/光华医药杂志社//光华医药杂志. -4-41-152
六〇六 Salvarsan 之危机/王畿道//中西医学报. -1-36-429
六〇六命名释义/沈仲圭//三三医报. -2-30-461
六零六之关系(日本医学士篠本慎一)/[日] 篠本慎一//医学杂志. -2-2-241
六零六中毒之原因及疗法/谢其安//中西医学报. -1-37-475
六十八龄老人之卫生谈/沈仲圭//医学杂志. -2-8-177
偻麻质斯及其治疗法/卢谦//中西医学报. -1-29-135
卢朋著医哮喘宣言/杏林医学月报社//杏林医学月报. -3-17-439
录刘蔚楚先生去年说及糖精之吉/沈阳医学杂志社//沈阳医学杂志. -3-1-485
录裕后须知二则/三三医报社//三三医报. -2-33-141
录裕后须知三则/三三医报社//三三医报. -2-33-211
鹿茸的研究/一叶//神州国医学报. -4-15-572
卵巢之效能及所以有月经之原因/施汝新//新中医刊. -5-19-205
伦脱根放射线(俗称爱克斯光线)之通俗谈(连载)/哈//绍兴医药月报. -2-39-19,73,123,339
论氨基酸疗法/华光//国医砥柱月刊. -5-18-259
论保养身体不必服药/杨星垣//医学杂志. -2-13-148
论濒死时之情景/丁福保//中西医学报. -1-31-253
论病菌传染/耿鉴庭//光华医药杂志. -4-40-367
论茶/杨绍祥//国药新声. -5-25-121
论出诊须备紧要药/刘申之//三三医报. -2-31-515
论毒物输入之道路/万青选//中西医学报. -1-30-399
论多饮冷水之有益(译纽约独立周报、录青年)/王菩生//中西医学报. -1-31-111
论肺/张汝伟//医学杂志. -2-5-177
论肺痨病与精神之关系/侯光迪//中西医学报. -1-24-183
论睾丸大细胞瘤/吴匡//德华医学杂志. -1-39-467
论个人卫生与公共卫生/赵意空//医学杂志. -2-10-577
论个人之卫生/钟应期//广东医药月刊. -3-24-38
论宫廷对于布种牛痘之文告/裘吉生//绍兴医药学报. -1-16-329
论呼吸器官之卫生及引导法/杨百城,赵意空//医学杂志. -2-1-187
论患病之原因/侯光迪//中西医学报. -1-31-333
论疾病之本性/卢谦//中西医学报. -1-29-29

论几种清血与补血之良品/道一//绍兴医药月报.-2-40-559
论健全之价值/奚伯绶//中西医学报.-1-31-338
论交接之度数及禁忌/丁福保//中西医学报.-1-25-489
论精气神修养之道/胡天宗//绍兴医药月报.-2-39-68
论精液之可贵/丁福保//中西医学报.-1-25-486
论酒之毒害/陈和和//绍兴医药学报星期增刊.-1-21-360
论空气/商筌//绍兴医药学报.-1-20-250
论硫化水素中毒/万青选//中西医学报.-1-30-493
论裸体之害及改良法/沈仲圭//三三医报.-2-31-143
论目光视物倒置之原因/杨星垣//医学杂志.-2-9-544
论沐浴之原理/沈仲圭//绍兴医药月报.-2-39-486//医学杂志.-2-7-55
论男子纵欲之害/丁福保//中西医学报.-1-25-485
论脑神经衰弱歇斯的里及奔豚症/张永霖(译)//医界春秋.-3-7-160
论内生中毒为化学之原因/陈邦贤//中西医学报.-1-28-550
论内外形脏各部之作用(续外形内景通释)/杨百城//医学杂志.-2-1-503
论牛乳(映溪草堂笔记)/周维翰//医学报.-1-4-458
论女子纵欲之害/丁福保//中西医学报.-1-25-487
论气流水流日光之作用/卫生教育联合会(译)//绍兴医药学报.-1-12-51
论勤惰与血脉之关系(录格致丛书)/医学杂志社(辑)//医学杂志.-2-4-44
论人巧免疫之理/陈援菴//中西医学报.-1-23-330
论人群健康当自不治已病治未病作起/瞿文楼//北京医药月刊.-5-21-38
论日光疗法/杨焕文//医学杂志.-2-10-125
论日光之有益于卫生/张若霞//中西医学报.-1-26-257
论神经即先天元精(附魂魄心脏)/戴谷孙//医学报.-1-6-336
论生活机能之发端/卢谦//中西医学报.-1-27-503
论失眠证与血液之关系/萧俊逸//医界春秋.-3-13-348
论食物消化之原理/张蕴石//医学杂志.-2-9-419
论手淫之害/丁福保//中西医学报.-1-25-490
论手淫之诱因及治法/丁福保//中西医学报.-1-25-491
论受胎之原理/张永霖//中医世界.-3-25-310
论所谓补血针/寿守型//国医公报.-4-21-337
论糖尿症/朱壶山//文医半月刊.-5-14-165
论体育之功效/万青选//中西医学报.-1-30-17
论天然疗病法/逸人//绍兴医药学报.-1-15-170
论同善社之静坐法/竹余祥//绍兴医药学报.-1-20-480
论痛/林仙耕//中西医学报.-1-31-99
论头痛之诊断/郭云霄//中西医学报.-1-31-21
论推广医药学识之商榷/张汝伟//医界春秋.-3-5-72
论微胞/戴祖培//医学公报.-1-7-151
论微生虫/杜子良//神州医药学报.-1-42-265
论微生虫/高思潜//医学杂志.-2-3-142
论微生虫之原理与人之关系/张汝伟//医学杂志.-2-8-444
论微生物/江保传//医界春秋.-3-5-29
论微生物/杨百城,赵意空//医学杂志.-2-1

-177
论微细血管之功用/医学报社//医学报.-1-4-571
论卫生静坐法/张锡纯//绍兴医药学报.-1-20-317//医学杂志.-2-3-170
论卫生莫先于养心/杨百城,赵意空//医学杂志.-2-4-417
论卫生宜先注意于衣食住/杨星垣//医学杂志.-2-14-396
论卫生之真旨/张汝伟//医界春秋.-3-5-133
论卫生坐静法/张锡纯//中医杂志.-2-20-390
论温度表不可靠/陈雅愉//文医半月刊.-5-14-118
论无医学卫生智识之害/缪素灵//中西医学报.-1-35-505
论吾乡妇女当注重卫生/乔尚谦//医学杂志.-2-5-461
论西医细菌说是舍本求末/董修直//国医正言.-5-4-333
论吸烟之人不宜多服辛温之药/方冠群//中医指导录.-4-3-266
论细胞/杨百城,赵意空//医学杂志.-2-8-169
论细嚼缓咽之有益/沈仲圭//医学杂志.-2-6-337
论细嚼缓咽之原理/沈仲圭//绍兴医药月报.-2-39-386
论细菌/戴祖培//医学公报.-1-7-198
论细菌对于人身疾病之关系/陈邦才//中西医学报.-1-26-297
论细菌滋生于热并答客难/李克蕙//国医公报.-4-26-194
论夏令避暑方法/虞芸芳//国药新声.-5-26-303
论夏令卫生之要点/杨百城,赵意空//医学杂志.-2-2-303
论夏令卫生之一得/张汝伟//绍兴医药月报.-2-38-33
论消化器官之卫生及调摄引导法/杨百城,赵意空//医学杂志.-2-1-387
论小吕宋勾虫病/陈援菴//神州医药学报.-1-45-142
论笑之益/丁福保//医学报.-1-7-507//中西医学报.-1-23-49
论猩红热瘢痧疹白喉各症及预防法/徐子玉//北京医药月刊.-5-21-152
论血内铁质功用(录格致丛书)/医学杂志社(辑)//医学杂志.-2-4-415
论血压/孙永祚//铁樵医学月刊.-4-44-607
论血液之循环/杨百城,赵意空//医学杂志.-2-1-495
论养脑之方法/汪希文//中西医学报.-1-33-17
论养神为卫生之要诀/杨燧熙//三三医报.-2-29-10
论药水鱼之妨碍卫生/朱诒彬//中西医学报.-1-24-99
论医道与声学光学之关系/陈樾乔//绍兴医药学报.-1-8-451
论医士宜知齿牙之卫生并宜告人以齿牙之卫生/刘筱云//神州医药学报.-1-43-410
论宜辟除沐浴伤气之谬谈(卫生忠告之一)/程国祥//中西医学报.-1-24-266
论益世须究卫生养神/杨燧熙//三三医报.-2-30-5
论饮酒能伤害人之肢体/李翰芬//国医杂志.-4-7-83
论印度先民发明精虫之学说/杨百城,赵意空//医学杂志.-2-1-381
论由精成胎之因(连载)/[美]霍力克//医学报.-1-4-226,244,261,278,294,311,327
论运动适当之效果/杨星垣//医学杂志.-2-6-476
论运动之功效/黄海平//中西医学报.-1-30-405
论早婚贻害儿女/胡天宗//沈阳医学杂志.-3-1-180
论早婚之害/胡天宗//医学杂志.-2-6-190
论中毒/万青选//中西医学报.-1-30-21

论中国当筹防病之方实行卫生之法/伍连德//中西医学报.-1-31-173
论中国解剖生理学之缺点/卢谦//中西医学报.-1-29-37
论中国卫生之近况及促进改良方法/吴葆光//中西医学报.-1-35-105
论中医之系统与科学/黎琴石//国医杂志.-4-5-347
论组织消瘦 Atrophy/王桂森//中西医学报.-1-26-254
裸体运动之益/倜奴//中西医学报.-1-24-482
落夜/裘吉生//绍兴医药学报星期增刊.-1-21-51
吕医净身粉说/曹锡畴//医学报.-1-4-19
滤水器之灭水毒/萧少军//中西医学报.-1-33-455
麻刺里亚寄生虫/张介侯(译)//中西医学报.-1-30-129
麻黄素与 Ephedrin/夏苍霖//北平医药月刊.-5-9-516
麻黄素治喘之灵效/黄星石//国医导报.-5-30-321
麻拉利亚果为痢疾病源也/沈仲圭//医界春秋.-3-6-400
麻疹的早期觉察与家庭疗法/徐名山(译)//苏州国医杂志.-5-2-262
麻醉术 anaesthesie(连载)/杨永超(译)//医学杂志.-2-2-238,374,513.-2-3-108,224,356,486,609.-2-4-238
吗啡试验法/来仪//中西医学报.-1-23-467
麦芒鲠喉治法/高思潜//三三医报.-2-31-464
鳗鲡有毒/邵质人//医学报.-1-6-353
曼松的蚊疟学说/胡宣明//医史杂志.-5-39-415
漫谈菌虫/潘树仁//中国医药月刊.-5-32-283
慢性气管枝加答儿及其疗法/锡龄(述)//中西医学报.-1-31-359
慢性胃加答儿/万钧//中西医学报.-1-33-111
盲肠炎/李焕卿//国医砥柱月刊.-5-17-447
梅毒与家庭/丁福保//中西医学报.-1-31-329
梅毒者之家庭及其子孙/万钧//中西医学报.-1-33-169
煤气中毒谈/张文元//医林一谔.-4-11-422//医学杂志.-2-16-111
煤油是可治疗肺病么/杨郁生//医学杂志.-2-15-624
霉毒与淋病新疗法(连载)/李祥麟//中西医学报.-1-29-147,201
霉菌的危害/陈守真//绍兴医药学报星期增刊.-1-21-171
美国人之中国人体质观(连载)/高思潜//医学杂志.-2-3-352.-2-4-104
美国医学界之新流派/谢洪赉//医学报.-1-7-497//中西医学报.-1-23-39
美国医之卫生法/王理堂//三三医报.-2-31-166
美国最近的抗癌工作/查企锡(译)//新中华医药月刊.-5-35-192
美国最近之卫生问题(录进步杂志)/寓公//中西医学报.-1-26-221
美人之中国医学评论/李奉藻(述)//中西医学报.-1-31-251
美容术/余葆珍//中西医学报.-1-38-233
美容之根本法/沈仲圭//中西医学报.-1-37-385
蒙古医用牛腹牛皮治伤之灵异/张越公//三三医报.-2-29-515
猛虎与苍蝇利害之比较表/林洁之//中西医学报.-1-37-474
梦话/周自强//苏州国医杂志.-5-1-334
梦遗外治法/冯克明//光华医药杂志.-4-37-437
梦遗之原因/陆自量//苏州国医杂志.-5-1-90
米糠疗病/曹健安//光华医药杂志.-4-36

-201
米食乎肉食乎(录青年进步译美国健康杂志HealthCultural)/任夫//中西医学报.-1-36-231
免病法/中西医学报社(录)//中西医学报.-1-28-401
免咳良方/丁福保//中西医学报.-1-25-35
免疫论/宋紫波//现代中医.-4-42-560
免疫说/郭云霄//中西医学报.-1-31-425
免疫学简说/秦树藩//现代中医.-4-42-557
免疫原理与血清疫苗疗法/兆荣//国药新声.-5-24-174
灭绝臭虫之方法/T. M. Peng. M. D., W. W. Yung. M. D.(著);宋大仁(译)//中西医药.-5-10-45
灭菌法/陈昌道//中西医学报.-1-28-437
灭头虱法/汤哲铭//华西医药杂志.-5-37-337
民间惯用的食物治疗(连载)/孙吉禄//光华医药杂志.-4-36-286,408.-4-37-243
民间疗法异闻(连载)/张锡君//光华医药杂志.-4-37-315,424
民众皆应有医药常识/白鹿//文医半月刊.-5-14-570
民众食物选择表(连载)/陈邦贤//华西医药杂志.-5-36-82,181
明赛X光镜/杏林医学月报社//杏林医学月报.-3-17-298
母亲可代乳儿服药吗/贺芸生//现代医药月刊.-4-27-579
牡蛎肉富含铁质/周树芬//国医导报.-5-29-67
目感光之迟速/林世伟//中西医学报.-1-24-46
沐浴/张德馨//绍兴医药学报星期增刊.-1-21-91
沐浴的我见/沈仲圭//三三医报.-2-29-119
男女生理变化的原因与治疗/陆士雄//光华医药杂志.-4-40-251
南洋群岛之疾病观/谢衡卿//中医世界.-3-35-158
脑部位置和睡眠的研究/李克蕙//医界春秋.-3-11-171
脑力衰弱之调度法/杨畴//中西医学报.-1-33-301
脑力之休养/康乐//现代医药月刊.-4-27-745,747
脑力之休养法/顾康乐//中西医学报.-1-36-489
脑膜炎中医之病名/魏文耀//文医半月刊.-5-14-375
脑神经衰弱症/米荣惠//医学杂志.-2-17-70
脑与神经阐义/费梦萼//中医杂志.-2-26-210
内分泌管窥/应石麟//铁樵医学月刊.-4-44-248
内分泌说略(连载)/鲁平//广东医药月刊.-3-24-35,75,315
内分泌腺制剂联想及的民间治疗/冯万里//广东医药月刊.-3-24-317
内分泌与荷尔蒙说/兆荣//国药新声.-5-25-327
内分泌之今昔观/张启文//国医导报.-5-29-48
内科学中西对照表/叶橘泉//医界春秋.-3-10-238
你知道伤寒是人造的么你愿意免疫么/沈伯超//华西医药杂志.-5-37-321
尿及粪便中结核菌检查法/中西医学报社//中西医学报.-1-26-177
尿之病理/邹森源//苏州国医杂志.-5-1-22
尿之生理与病理的观察/高思潜//医学杂志.-2-2-438
尿之物理的考验法/张启贤(译)//中西医学报.-1-26-251
牛奶良否检查法/中西医学报社//中西医学报.-1-33-188
牛乳检查简法及其原理/天徒//中西医学报.-1-37-383
牛乳琐谈/沈仲圭//医学杂志.-2-16-187//

中医世界.-3-34-422
牛乳与人乳之异点/胡半农//现代中医.-4-43-446
牛乳注射之潜伏梅毒诱发试验/薄桂堂//医学杂志.-2-4-107
脓漏眼预防法/陈滋//中西医学报.-1-28-451
疟疾治疗良方/李逵//光华医药杂志.-4-36-114
女性致命伤的白带/邱治中//中医世界.-3-38-619
女学生之卫生谈/陈邦才//中西医学报.-1-32-470
女子经期中注意卫生/黛//中国医药月刊.-5-32-244
女子膀胱无力症之疗法/江周海//中西医学报.-1-29-321
女子生殖器内腺之研究/丁名全//德华医学杂志.-1-39-105
女子受胎的时期/国医杂志社//国医杂志.-4-13-62
女子束胸问题/张清河//中西医学报.-1-40-392
衄血种种/项寅珍//中国女医.-5-34-245
呕吐及其疗法/郭云霄//中西医学报.-1-33-537
盘尼西林的故事(连载)/祝维章//华西医药杂志.-5-36-59,125
盘尼西林对各类细菌暨病症之作用/何骏德//华西医药杂志.-5-36-127
佩雄神确能得男之奇验(转载科学常识)/医学杂志社(辑)//医学杂志.-2-11-524
盆荡浴身的效果及害处/席文介//三三医报.-2-29-515
烹饪之目的及其效用/陈万成//德华医学杂志.-1-39-154
砒及燐中毒/王冈//中西医学报.-1-38-99
皮肤病常识/高思潜//三三医报.-2-33-373
皮肤美丽法/陈咏香//中西医学报.-1-36-181
皮肤卫生说/大可//中西医学报.-1-32-33
皮肤之感觉/医学报社//医学报.-1-4-191
皮肤之卫生/沈乾一(译)//中西医学报.-1-40-345
皮肤之作用及其保养法/汪治//中西医学报.-1-34-451
皮下注射与皮下组织之吸收作用杀菌作用/刘云青//中西医学报.-1-40-287
疲劳与睡眠/唐景韩//自强医学月刊.-3-41-172
疲药杀人论/周缵先(著);李斐如(录)//绍兴医药月报.-2-39-337
屁之生理/翟冷仙//中医指导录.-4-1-376
辟伪造鸡卵子鹤顶子之邪说/奚可阶//光华医药杂志.-4-37-247
偏枯症看护法/王名藩//国医砥柱月刊.-5-15-623
贫血症肝疗法及摄养/行健//国医导报.-5-29-28
平产助产术/施毅轩(讲)//苏州国医杂志.-5-2-546
平人用鸦片为药品之害事(连载)/安干青//北京医药月刊.-5-21-378,501
平人之屎量/医学报社//医学报.-1-4-191
破伤风之直肠性镁疗法/医学杂志社//医学杂志.-2-3-488
剖腹手术后肠管麻痹之最新疗法(译自德国医学周报)/张书铭,杨永超(译)//医学杂志.-2-6-403
葡萄糖之医疗的应用/夏苍霖//中西医学报.-1-41-49
普通摄生法/黄孟箐//中西医学报.-1-23-433
普通摄生法/张德威//中西医学报.-1-26-381
普通诊查共分几种于病机之关系若何/费志清//医学杂志.-2-12-553
奇怪的脑髓/茅玥//新中医刊.-5-19-191
气管枝喘息之季节的变动/王畿道//中西医学报.-1-38-87

气管枝加答儿/丁福保//中西医学报.-1-32-49
气管枝扩张症之缩合疗法/包尔(著);丁惠康(译)//德华医学杂志.-1-39-21
气候与疾病之关系/林仙耕//中西医学报.-1-31-19
气化生菌气化杀菌之原理/吴汉僊//现代医药月刊.-4-27-325//医界春秋.-3-11-314
气化与细菌/赖良蒲//国医砥柱月刊.-5-16-530
气之研究/唐景韩//自强医学月刊.-3-40-487
气质谈/丁福保//中西医学报.-1-24-409
千虑一得(连载)/沈仲圭//中医新生命.-5-6-571.-5-7-75,129,186
前段撷要/自强医学月刊社//自强医学月刊.-3-41-151,165
强肺术/丁福保//中西医学报.-1-29-109
强心剂的药理作用/永明//新中医刊.-5-19-113
强心剂之效率及其缺点并计划中药代用之方法/岳嵩山//医学杂志.-2-14-567
切开排脓/汤哲铭//华西医药杂志.-5-36-163
青鼻窠与薄肠胃及甲状腺之关系/庄时俊//中医新生命.-5-8-625
青霉菌在中国民间的用法/王于一//新中华医药月刊.-5-35-100
青年病漫谈/邱治中//光华医药杂志.-4-36-490
青年病之简易自疗法(连载)/叶朗清//光华医药杂志.-4-36-111,198,283
青年色欲的危险与救济/徐庆誉//中西医学报.-1-40-389
青年体育之仇敌/青年//中西医学报.-1-23-162
青年应注意的摄生/祖安//光华医药杂志.-4-36-569
青年之两危险时期/渐//中西医学报.-1-37-91
青绳与卫生(论进步)/天翼//中西医学报.-1-28-470
青蔗汁能愈瘅疟/戴慈惠//光华医药杂志.-4-39-44
清肠运动与素食养生/杨志一//华西医药杂志.-5-37-175
清洁会/高思潜//绍兴医药学报星期增刊.-1-22-178
清洁街道关系公众卫生之我见/冷目//绍兴医药月报.-2-40-397
情绪周期/江静波//华西医药杂志.-5-36-309
求孕方法/王治权//中医世界.-3-39-478
驱蚊尘谈/裴德//中西医学报.-1-31-366
驱蝇/李春芝(选录)//三三医报.-2-31-145
取暖者注意/高思潜//绍兴医药学报星期增刊.-1-22-323
取枪弹方/唐賁阶//针灸杂志.-4-33-318
劝改糊浆说/三三医报社//三三医报.-2-31-282
劝戒刍言/郑肖岩//绍兴医药月报.-2-41-337
劝戒酒论/陈和相//三三医报.-2-31-422
却病琐言(一)至(二)/潘纬亮(遗著);许盥孚(录)//中医杂志.-2-20-127,315
却病条件廿二条/丁福保//中西医学报.-1-24-161
却病延年说/杨燧熙//医学杂志.-2-4-548
却病要诀/杨星垣//医学杂志.-2-4-167
热病之冷水疗法/姜春华//新中医刊.-5-20-558
热带气候及于人类劳动力之影响/丁福保//中西医学报.-1-32-145
热水瓶/钱公玄//新中医刊.-5-19-107
人当如何可享百岁寿命/丁荫荪//医界春秋.-3-5-369
人的呼吸器是肺植物呼吸器是叶:肺叶/李克蕙//文医半月刊.-5-14-265
人的寿命不止可活一四零年/医林一谔杂志社//医林一谔.-4-11-531

人的寿命可活一百四十年/医林一谔杂志社//医林一谔.-4-11-446
人工太阳灯/姚霭园//中医指导录.-3-37-182
人工造男术/姚霭园//中医世界.-3-33-107
人记性在脑/铸园老人(遗著)//文医半月刊.-5-14-264
人类怎样征服疾病/朱沫//新中医刊.-5-19-76
人脑重量之参考/曹洁卿(译)//中西医学报.-1-26-256
人身抵抗力之研/中西医学报社//中西医学报.-1-38-77
人身血压升降之研究及其疗法/吴旭初(译)//德华医学杂志.-1-40-133
人生的两个先天:男女智愚问题/黄一举//华西医药杂志.-5-37-443
人生健康之论究/大同月报//中西医学报.-1-36-114
人体防御装置之概论/张文元//医学杂志.-2-13-590
人体概论(连载)/吴文尧//现代中医.-4-42-376,403,429,485,506
人体各部分类表/中西医学报社//中西医学报.-1-40-388
人体机械观之新说/王承烈//德华医学杂志.-1-39-561
人体寄生虫及霉菌之图解(连载)/医学报社//医学报.-1-4-207,213,229
人体解剖生理图/医学报社//医学报.-1-5-274,342,370,410,442,474,507
人体解剖生理学初步(连载)/朱松//神州医药学报.-1-47-343,451
人体内的寄生虫/李养和//绍兴医药学报星期增刊.-1-21-423 //绍兴医药月报.-2-37-197
人体循环系与神精系发生变化之疾病/沈仰慈//医学杂志.-2-13-47 //中国医学月刊.-3-15-197
人体珍话/陈惠民//现代中医.-4-42-138
人体之奥妙/陈霆锐//中西医学报.-1-36-479
人体之生理状态(一)至(三)/包识生//医界春秋.-3-5-144,165,190
人体中磷量考/卢育和//绍兴医药学报星期增刊.-1-21-391
人造光线与人体健康/阎雨龙//中西医学报.-1-41-545
人造肉说/[日]土歧章(作);寒士(译)//广东医药月刊.-3-24-313
人之神灵在脑论/无为子//绍兴医药学报.-1-13-100
人种改良问题之大呼声/佩我(著);[美]Herbert E. Walter(原著)//中西医学报.-1-32-169
日本农学士井上正贺自然疗治法(连载)/[日]井上正贺//医学杂志.-2-3-579 .-2-4-81
日本桥本学士诊病一夕话/李祥麟//中西医学报.-1-26-205
日常卫生法十则/王理堂//三三医报.-2-31-167
日光/公//国医杂志.-4-12-466
日光及空气浴对于人体之影响/万钧//中西医学报.-1-33-511
日光可以强身治病/卢万和//中医杂志(广东).-3-4-550
日光疗法在国医治疗上之价值/姚世琛//光华医药杂志.-4-40-338
日光消肿之研究/卢育和//绍兴医药学报星期增刊.-1-21-303
日光与清气/王菩生(译述)//中西医学报.-1-31-118
日光浴一夕谈(连载)/晋陵下工//国药新声.-5-22-572 .-5-23-34
日来疫势之可畏/绍兴医药学报社//绍兴医药学报星期增刊.-1-22-190
日射病之症状及治法/万钧//中西医学报.-1-29-501
肉瘤原来乃病菌作祟/医林一谔杂志社//医林

一谔.－4－11－336
肉食中之牛马鉴别法/刘超林//中西医学报.－1－35－48
乳儿抱寝之害/徐健民//中医杂志.－2－19－108
乳儿法/苏若由//中西医学报.－1－27－209
乳儿废乳之条件/焕长//三三医报.－2－33－213
乳儿乳腺炎症 Mastiti/韩法周//德华医学杂志.－1－38－464
乳儿卫生谈/丁福保//中西医学报.－1－34－213
乳儿卫生谈/丁惠康//中西医学报.－1－38－239
乳儿之急性气管枝炎肺及肋膜炎之疗法/郭云霄//中西医学报.－1－34－179
乳母食品之宜忌/钧大//中西医学报.－1－38－104
乳母与乳儿之关系/陆永江//中医世界.－3－37－473
乳腺与乳汁/卢铮//中西医学报.－1－40－473
入房饮酒之利害/暴振华//中医杂志.－2－19－345
软性下疳传染症之静脉注射疗法/丁锡康//中西医学报.－1－37－484
三种疾患之病理及治疗/王憬愚//医学杂志.－2－17－402
三种杂病/黄雨铭//光华医药杂志.－4－39－82
三子养亲汤治验/新中医刊杂志社//新中医刊.－5－19－249
色彩与修饰/絜庐//中西医学报.－1－37－93
色盲浅说/唐湘清//中医世界.－3－37－565
杀伤来收口者(慎勿受风及沾水)/唐莫阶//针灸杂志.－4－33－318
痧眼/杨兴祖//新中医刊.－5－19－32
痧眼 Tracham/凌少波//医界春秋.－3－7－527
痧眼预防法/孙祖烈//德华医学杂志.－1－38－451
痧眼之可怕及预防/苏曾强//中西医学报.－1－38－162
痧眼治防法/惠民//中医世界.－3－39－358
伤风之预防法/杨敖//中西医学报.－1－40－595
伤寒病的看护常识/叶朗清//中医世界.－3－39－57
伤寒饮水和失血/新中医刊杂志社//新中医刊.－5－19－276
伤后急救法/沈克非//国医杂志.－4－5－593.－4－6－261
伤生条件廿二条/丁福保//中西医学报.－1－24－165
上海哈佛医学(译美国科学世界)/严枚//中西医学报.－1－36－159
少量饮水之消毒法/中西医学报社//中西医学报.－1－38－247
少女的难言之隐/江伟民//中医世界.－3－39－264
摄生格言/杨星垣//医学杂志.－2－13－49
摄生新义/[美] 顾立克//中西医学报.－1－23－118
摄生要言/周镇//神州医药学报.－1－42－290
摄生与疾病/Pi//德华医学杂志.－1－39－411
摄生珍言/陈永礽//光华医药杂志.－4－36－488
摄生珍言/晚成//中西医学报.－1－38－355
申辨石膏化学分子式及其反应误会之辨正/张抚之//医界春秋.－3－12－121
申解石膏之化学分子式及其反应/张抚之//医界春秋.－3－11－239
申论泌尿道路/张锡纯//绍兴医药学报星期增刊.－1－21－507
身体检查法(连载)/吴羽白//中西医学报.－1－41－187,355
身体之研究/孔伯毅//中医新生命.－5－6－591
身心健全之原理/马尔腾//中西医学报.－1－31－257
深呼吸与健康之关系(教育杂志)/中西医学报社//中西医学报.－1－24－112
什么叫科学化的食物/忻//中医世界.－3－38－614

什么叫血压高/去疾//中国医药月刊.-5-32-82
神经过敏症/路登云//现代中医.-4-43-597
神经浅说/倜奴//中西医学报.-1-24-332
神经衰弱/高元进//医学杂志.-2-18-85
神经衰弱影响一生幸福/祖烈//现代医药月刊.-4-27-751
神经衰弱症/祝华昌//医学杂志.-2-18-463
神经衰弱之症状与疗法/沈仲圭//三三医报.-2-36-524
神经系疾病之治疗/蔡适存//德华医学杂志.-1-38-519
神经系之卫生/阎彝铭//中西医学报.-1-38-267
神经性病症及妊娠呕吐之治疗/未署名//中西医药.-5-13-271
神经性胃痛/张彭年//中西医学报.-1-34-23
神经质脞谈/胡九功//现代中医.-4-43-587
神秘不可思议的心跳/杨子钧//自强医学月刊.-3-41-18
肾囊上缩/光华医药杂志社//光华医药杂志.-4-35-516
肾脏与生命/真我//中西医学报.-1-31-351
肾主泌尿说/高思潜//中医杂志.-2-21-236
生产前应有的顾虑(连载)/杨锡琴//中医世界.-3-37-53,262
生产应备各物/天德//中西医学报.-1-40-401
生化篇/蒋镜寰//三三医报.-2-29-501
生活与卫生/胡定安//中医世界.-3-36-269
生活之条件/沈乾一//中西医学报.-1-41-229
生理补证之错误/[日]端木栋如(问);陆渊雷(答)//中医新生命.-5-6-157
生理的食盐水之静脉内注射已成过去的疗法/薄桂堂//医学杂志.-2-3-607
生理的战争/李克蕙//文医半月刊.-5-14-404
生理解剖常识(连载)/承为奋//针灸杂志.-4-34-52,141,299
生理模型(映溪草堂笔记)/周维翰//医学报.-1-4-350
生理上胡须之研究/季雨苍//复兴中医.-5-31-407
生理上之戒烟问题/许公岩//现代医药月刊.-4-27-723//现代中医.-4-43-164
生理卫生谈荟(连载)/张傅霖//中西医学报.-1-26-335,395
生理卫生学问答(连载)/吕子厚//医学杂志.-2-12-371,541.-2-13-43,143,245,358,499.-2-14-30//中西医学报.-1-41-501,553
生理小统计/志坚//光华医药杂志.-4-35-567
生理学述要(连载)/朱鸿寿//国医公报.-4-24-159,273,387.-4-25-57
生理学述要/朱阜山//现代中医.-4-42-524
生理杂忆/耿鉴庭//光华医药杂志.-4-40-369
生命的摧残者/丁惠康//中西医学报.-1-38-160
生命危机的警告高血压/爱维(IrvineB. Alice)(著);谢立(译)//德华医学杂志.-1-39-393
生命之原理/谢利恒//复兴中医.-5-31-153
生物学概论/廖孟培//国医杂志.-4-5-469
生物亦有天然自疗能力说/陈亮节//杏林医学月报.-3-21-384
生育问题/王治华(撰)//国医砥柱月刊.-5-17-139
生育学校/中西医学报社(录)//中西医学报.-1-30-103
生殖器发育不健全的治疗/金述之//光华医药杂志.-4-37-436
生殖器之卫生/KH//中西医学报.-1-40-507
声浪高低与肾脏之关系/杨健华//中医指导录.-4-1-243
失眠论治(连载)/杨彦和//医界春秋.-3-10-138,234,287,339
失眠论治/朱殿//中医世界.-3-30-67

失眠症之研究(连载)/顾小田//医界春秋.-3-5-316,341
失眠之心理疗法/沈仲圭//绍兴医药月报.-2-40-558
虱之驱除法(摘译日本卫生新报皮肤病篇)/丁永铸(译)//中西医学报.-1-24-101
施打防疫针之学理/王世伟//中西医学报.-1-40-502
湿被卷法(映溪草堂笔记)/周维翰//医学报.-1-5-27
十八伤之注意/薛葆忱(辑)//医学杂志.-2-8-50
十二指肠溃疡之诊断及疗法/江周海//中西医学报.-1-29-246
十种最优秀之冬令补品/沈仲圭//神州国医学报.-4-15-223
石女病之手术治疗与应当注意/李焕卿//杏林医学月报.-3-23-272,313
时代常识/唐冀阶//针灸杂志.-4-33-315
识别菌类有无毒质之方法/星实//德华医学杂志.-1-39-152
实扶的里之血清疗法/郭云霄//中西医学报.-1-33-393
实效戒烟丸方/李庆坪//光华医药杂志.-4-37-341
实验生理学上疑谜之解释(连载)/杨焕文//医学杂志.-2-9-417,528
实验遗精摄生法/张德威//中西医学报.-1-25-431
实验症/吴香圃//国医正言.-5-4-353
食鳖略症/张体元//国医杂志.-4-12-229
食粗粮之当勉/云台//中西医学报.-1-41-286
食蛋致死/张体元//国医杂志.-4-12-229
食毒(肠性自家中毒)/张永霖(译)//华西医药杂志.-5-37-135
食饵于医疗之上功用/庸才//现代医药月刊.-4-27-248
食鲑常识/程和仁//医林一谔.-4-11-32
食麦/石孙//中西医学报.-1-37-383
食品疗治法/高回春//光华医药杂志.-4-36-113
食肉十不宜说/中西医学报社//中西医学报.-1-36-247
食生冷之利害/林世伟//中西医学报.-1-24-45
食时须知/梅影//现代医药月刊.-4-27-749
食死畜毙命的原因/李云溥//医林一谔.-4-11-188
食物的克忌/独鹤//神州国医学报.-4-17-29
食物的卫生/徐炳和//三三医报.-2-29-289
食物疗法故事(连载)/章巨膺//新中医刊.-5-20-372,415,460,551
食物谈片/费谷祥(译述)//中西医学报.-1-30-501.-1-31-29
食物卫生略说/莫振魁//中西医学报.-1-24-261
食物相犯与宜忌之认识(一)至(四)/孔宣礼//杏林医学月报.-3-17-481,529.-3-18-29,75
食物相克问题/叶劲秋//光华医药杂志.-4-41-474
食物消化之时间/神州国医学报社//神州国医学报.-4-14-238
食物消化之原理/苏玉崑//国医杂志.-4-6-134
食物新论/帕孙兹(原著);伍况甫(译)//德华医学杂志.-1-39-303
食物养生法/杜亚泉(译)//中西医学报.-1-25-20
食物养生说/何少瑜//国医杂志.-4-7-458
食物与早老(连载)/丁福保//国药新声.-5-23-410,506//新中医刊.-5-19-612.-5-20-25
食物与早老/梅轩//国药新声.-5-23-325
食物杂说/丁锡康//中西医学报.-1-37-472
食物之功用/薛葆忱(辑)//医学杂志.-2-8-51
食物之相克/一才//神州国医学报.-4-17-31
食物之质与量的研究/吉链康//现代中医.-4-

42－441
食物中毒琐谈/章钦言//国药新声.－5－28－165
食物中毒之原因及预防法/徐莹//国药新声.－5－26－22
食蟹须知/张延仁//中医指导录.－3－38－105
食盐漫谈/张嘉因//中国女医.－5－34－187
食盐水注射法/丁福保(译)//中西医学报.－1－25－325
食盐宜少用说/陈言//中西医学报.－1－36－486
食盐与人生之关系/陈衍芬//中西医学报.－1－24－411.－1－27－205
食盐在家庭治疗上之重要/晏霖//中国医药月刊.－5－32－164
食盐之使用方法/一五//中西医学报.－1－34－460
食盐之研究/逸人//绍兴医药学报.－1－15－35
食养一束/景飞//中国女医.－5－34－173
史氏医药问答/史介生(撰)//国医砥柱月刊.－5－17－365,486
世人须备医学常识说/喻万邦//绍兴医药学报.－1－18－406
试述月经之生理/严襄平//苏州国医杂志.－5－1－13
柿蟹共食中毒记/潘树仁//中国医药月刊.－5－32－173
是否用药错误/陈渭滨//光华医药杂志.－4－35－595
释彩蛋/康维新//绍兴医药学报.－1－14－99
释毒/许公岩//现代医药月刊.－4－27－378//现代中医.－4－42－610
释牛乳不能疗养肠热症之原理/汪士瀛//医林一谔.－4－11－320
释痰/许公岩//现代中医.－4－42－610
释医院/陈援菴//中西医学报.－1－24－178
嗜好饮食物之利害(连载)/守真//绍兴医药学报星期增刊.－1－21－139,158
手颤之原因/钱公玄//光华医药杂志.－4－35－239
手淫之实地疗法/[德] H. Rohlerder 偌乃德(著);张士琦(译)//德华医学杂志.－1－39－477
受胎之研究/黄养真//中医指导录.－3－37－295
受孕征象之确定/孙丽冰//中医世界.－3－39－235
书斋的布置/许晚成//中西医学报.－1－37－95
蔬菜及果实对于人体的营养/徐莹//国药新声.－5－25－377
蔬菜与人生/凤//中国医药月刊.－5－32－292
蔬食与肉食之比较(连载)/徐相任//神州国医学报.－4－14－106,172
蔬食与肉食之比较/六乙居士//三三医报.－2－29－286
述和田氏谈西医之卫生法/梁子和//医学杂志.－2－6－478
述静坐卫生之说/李养和//三三医报.－2－30－273
述欧洲帝王之病尸解剖/丁福保//中西医学报.－1－23－375
述医疗器械/丁福保//中西医学报.－1－23－109
述重要之症状及其病名为医学生临症之一助/陈辉//中西医学报.－1－24－327
数种病症之食养问题/常绩和//新中华医药月刊.－5－35－183
数种不能混合之食物/石言//文医半月刊.－5－14－18
双十节以后应注意的病/祝味菊//医界春秋.－3－6－126
水井之消毒法/中西医学报社//中西医学报.－1－38－248
水与人体之关系及利尿药之效果/鹤//文医半月刊.－5－14－34
水与长寿/沈仲圭//医学杂志.－2－7－451
水之清洁法/赵意空//医学杂志.－2－11－55
水之消毒方法/陈无咎//绍兴医药学报.－1－14－87
水之研究/沈仲圭//中西医学报.－1－38－349

水之研究/叶太昂//三三医报.-2-29-540
水之研究与卫生/沈仲圭//医学杂志.-2-14-441
水治法分类术式/医学报社//医学报.-1-7-465
水治法介达的应用/医学报社//医学报.-1-7-482
水治法效用/医学报社//医学报.-1-7-463
水治法之研究(一)至(二)/僧达理//医学报.-1-7-462,480
水族生理学(映溪草堂笔记)/周维翰//医学报.-1-4-158
睡/公//国医杂志.-4-12-428
睡病/中西医学报社//中西医学报.-1-23-246
睡寐零话/郭芬亭//医学杂志.-2-12-544
睡眠的卫生常识/现代医药月刊社//现代医药月刊.-4-27-251
睡眠和休息/杨锡琴//光华医药杂志.-4-36-203
睡眠养生论/刘汝能//华西医药杂志.-5-37-497
睡眠之研究/刘恩康//中西医学报.-1-32-333
睡眠之原理/钟凤//中西医学报.-1-37-95
吮笔/裘吉生//绍兴医药学报星期增刊.-1-21-19
说茶/沈仲圭//医学杂志.-2-13-367
说古时养生可贵及今人衰弱之故/周逢儒//绍兴医药学报.-1-19-169
说汗/毕寅谷//中西医学报.-1-25-15
说汗/丁福保//中西医学报.-1-24-326
说饥/谢洪赉//中西医学报.-1-32-328
说解剖学/丁福保//医学报.-1-7-342
说酒/高维祺//三三医报.-2-36-53
说菌/颜伯卿//神州医药学报.-1-42-31
说梦/丁福保//中西医学报.-1-23-65
说明白丸子之内容/王肖舫//三三医报.-2-30-379
说沐浴/叶蔚文//中西医学报.-1-33-447
说膀胱/费泽尧//中医杂志.-2-21-429
说脾/陈邦贤//中西医学报.-1-28-549
说脐/丁福保//中西医学报.-1-24-241
说热/陈邦才//中西医学报.-1-30-329
说肉/丁锡康//中西医学报.-1-37-474
说肉食/陈豪//中西医学报.-1-26-400
说深呼吸为卫生之要领/韩溥(圯良)//中西医学报.-1-25-18
说深呼吸之利弊/周逢儒//绍兴医药学报.-1-17-469
说肾/陈援菴//中西医学报.-1-24-321
说暑令卫生之宜慎/周逢儒//绍兴医药学报.-1-18-320
说刷牙与牙刷/卫生教育会//中西医学报.-1-38-153
说水/沈仲圭//三三医报.-2-29-431
说睡眠/丁福保//中西医学报.-1-23-244
说铁/陈邦贤//中西医学报.-1-24-51
说微生虫/张三省//神州医药学报.-1-47-145
说胃/季士京(译)//中西医学报.-1-26-33
说胃/殷骏生//神州医药学报.-1-47-145
说蚊/丁锡康//中西医学报.-1-37-380
说蚊之害/李博文//中西医学报.-1-34-11
说无药疗病法/秦国桢//医学杂志.-2-11-593
说胸腺/薄桂堂//医学杂志.-2-4-234
说雪与茶之功用(附雪肉)/周镇//绍兴医药学报.-1-16-299
说遗传/中西医学报社//中西医学报.-1-32-210
说预防感冒之要件/杨蕴芳//医学杂志.-2-13-149
说窒息/高思潜//医学杂志.-2-3-40
四年中治疗猩红热之经验/曹芳涛//德华医学杂志.-1-38-385
四时调摄法/杨百城,赵意空//医学杂志.-2-1-64
松果腺主肥脑垂体主长考/韦贯三//铁樵医学月刊.-4-44-523

溲勃居科学涂说/陈小无(辑)//神州医药学报.-1-47-373
素食有关于进化说/缪素灵//中西医学报.-1-35-507
素食与卫生密切的关系/郁九龄//三三医报.-2-29-429
素食主义与卫生/裘吉生//绍兴医药学报.-1-10-464
琐习与卫生窒碍说/谢洪赉//中西医学报.-1-24-174
他种饮水消毒法/中西医学报社//中西医学报.-1-38-248
胎儿男女性别法/唐月华//中国女医.-5-34-232
胎教与遗传/钱今阳//新中医刊.-5-20-345
胎前之卫生/孙家骥//医林一谔.-4-8-390
太阳光治疗软骨病之功用/丁锡康//德华医学杂志.-1-39-143
谈冬季滋补品/李济人//光华医药杂志.-4-40-458
谈黑烧/周燕麟//中国医药月刊.-5-32-115
谈人类的寿命/医学杂志社//医学杂志.-2-14-352
谈谈爱克司光镜的功用/何佩瑜//国医公报.-4-19-423//国医杂志.-4-6-313
谈谈白喉菌和它的假膜的关系/戚肖波//铁樵医学月刊.-4-44-203
谈谈齿牙卫生/沈仲圭//杏林医学月报.-3-17-277
谈谈疥癣虫/路登云//现代医药月刊.-4-27-427
谈谈妊娠的原理/郑却疾//医界春秋.-3-13-498
谈谈体温/徐莹//国药新声.-5-26-421
谈谈微生虫/姚子让//中医世界.-3-39-31
谈谈夏令卫生/张怀霖//现代中医.-4-43-669
谈物性相忌/顾汝骏//现代中医.-4-43-445
谈枕/成之//三三医报.-2-36-484
炭气生化释义(一)至(二)/冯箴若//医学报.-1-4-404,422
炭素化学说/蔡禹门//国药新声.-5-23-283
探望病人须知/丽冰//光华医药杂志.-4-36-570
唐仁缙博士医学演讲录(实扶的里的病理及治疗)(连载)/唐仁缙(讲);陈硕人(笔记)//苏州国医杂志.-5-2-269,482
绦虫病/周通骏//医学杂志.-2-18-89
特敏症漫谈/周筱斋//国医砥柱月刊.-5-16-347.-5-18-569
特效经济戒烟法/金天石//光华医药杂志.-4-36-115
提倡解剖说/洪贯之//苏州国医杂志.-5-1-9
体工调和血液之自然良能/李克蕙//苏州国医杂志.-5-1-407
体内结合糖元之性质与机能/蔡翘//中西医药.-5-13-271
体温概论/张照鳞//医学杂志.-2-18-259
体温之调节与其变化(连载)/卢觉愚//自强医学月刊.-3-41-25,75,165
体温之研究/戚华昌//中医指导录.-4-1-176
体温之研究/秦伯未//中医世界.-3-32-480
体育原理(连载)/陆佩暄//国医杂志.-4-12-181,244
体质之研究(映溪草堂笔记)/周维翰//医学报.-1-4-139
体壮力强如何可得/三三医报社//三三医报.-2-30-40
天然呼吸法/刘善尹//中西医学报.-1-35-297
天演物界生殖之原理/曾光宇//中西医学报.-1-32-491
调剂指针/中华药报//中西医学报.-1-35-373
调息法/淡厂//三三医报.-2-33-317
铁针入肉治法/李翰芬//国医杂志.-4-5-185
听器之解剖要领/郭云霄//中西医学报.-1-32-97
通俗简便疗法/何幼廉//绍兴医药学报.-1-8-32

铜布劳氏丸/中西医药杂志社//中西医药.-5-10-693
头发脱落/李超凡//医学杂志.-2-16-498
头发之卫生/丁锡康//中西医学报.-1-38-72
吐血忌盐之理由/程吉亭//医学杂志.-2-16-398
兔阴期变论/诸民谊(讲演);吴敬恒(笔述)//神州医药学报.-1-47-371
退耳品汀 Terpentin 疗法/刘云青(译)//中西医学报.-1-40-369
脱落派林之与胃肠痉挛/陈文灿//德华医学杂志.-1-39-144
唾液/高思潜//绍兴医药学报.-1-20-71
唾液的神秘/茹十眉//复兴中医.-5-31-154
唾液之研究/郭荫昌//现代中医.-4-42-59
瓦斯侵入之判断/唐冀阶//针灸杂志.-4-33-315
外形通释/杨百城//医学杂志.-2-1-181
晚餐后的家庭娱乐/碧光//中西医学报.-1-37-97
晚近内分泌学进步之概况与实际的应用/冯湘汕//中西医学报.-1-40-573
万国卫生学论/杨燧熙//绍兴医药学报.-1-11-272
万能的百灵机/淳斋//神州医药学报.-1-47-308
王纯伯君绝灭苍蝇法/王纯伯//医学杂志.-2-3-106
微生物发生之盛衰/时霖溥//中西医学报.-1-23-433
微细血管功用说(一)至(三)/医学报社//医学报.-1-4-431,447,539
维他命 B 与脚气病的关系/冯湘汕//中西医学报.-1-41-65
维他命简说/周志逵//国药新声.-5-28-336
维他命浅说/叶回春//国医导报.-5-29-51
维他命问答/庄旭人//国药新声.-5-22-295
维他命在人体中之重要/罗柏林//华西医药杂志.-5-36-427
伟大的科学爱克斯光镜/钱子青//光华医药杂志.-4-35-493
卫气与体温/顾子安//神州国医学报.-4-14-271
卫生宝鉴(青年报)/中西医学报社(录)//中西医学报.-1-32-194
卫生比较记/刘蜕如//三三医报.-2-31-165
卫生常识(连载)/吴子祯//北京医药月刊.-5-21-503,547
卫生刍言/鲍东藩//医学杂志.-2-13-502
卫生刍言/谷僧(译)//中西医学报.-1-41-249
卫生刍言/李雨苍//中医杂志.-2-20-133
卫生刍言/戚有三//绍兴医药学报.-1-16-213
卫生刍言/杨星垣//绍兴医药月报.-2-41-459
卫生丛谈(连载)/沈仲圭//三三医报.-2-33-174,317.-2-35-245,385,408,444,492,528,566.-2-36-25,458,483
卫生丛谈/顾型//中西医学报.-1-24-186
卫生脞录/丁锡康//中西医学报.-1-37-79
卫生概论(连载)/刘景素//沈阳医学杂志.-3-1-255,312
卫生格言/丁福保//中西医学报.-1-33-89
卫生格言/沈仲圭//中医杂志.-2-25-268
卫生格言/醒生//绍兴医药学报星期增刊.-1-21-392
卫生管见一席谈/刘向阳//沈阳医学杂志.-3-1-128
卫生集说/杨星垣//医学杂志.-2-6-45
卫生集义/徐相宸//医学杂志.-2-13-507
卫生集义/徐相任//中西医学报.-1-41-275
卫生家宜注重任督二脉/杨星垣//医学杂志.-2-10-358
卫生简规/王完白//中西医学报.-1-34-471
卫生论/张破浪//三三医报.-2-31-137 //医学杂志.-2-14-308
卫生略言/蒋有孚//医学杂志.-2-12-88
卫生漫录/医学报社//医学报.-1-4-423
卫生七要/杜厚之//中医杂志.-2-19-105

卫生浅说/王旭斋//北京医药月刊.-5-21-451
卫生衫与娠妇之关系/颜伯卿//神州医药学报.-1-44-444
卫生首在节欲/张汝伟//医界春秋.-3-5-396
卫生首在节欲论/中西医学报社(录)//中西医学报.-1-34-7
卫生说(包氏研究录)/包岩//医学杂志.-2-5-302
卫生说/王寄鸥//神州医药学报.-1-42-157
卫生说/杨燧熙//绍兴医药月报.-2-38-137
卫生琐谈(连载)/丁福保//中西医学报.-1-28-563.-1-29-73,323
卫生琐谈/利济学堂报社//利济学堂报.-1-1-671
卫生谈(不卫生之习惯)/陈和和//绍兴医药学报星期增刊.-1-21-499
卫生谈/刘蔚楚//三三医报.-2-34-382
卫生谈/吴志奇//中西医学报.-1-29-497
卫生谈/杨燧熙//三三医报.-2-29-589
卫生谈话/苏若由//中西医学报.-1-26-397
卫生问答/内政部//中西医学报.-1-41-267
卫生新法撮要/伍廷芳//中西医学报.-1-24-137
卫生延寿说/奈业哥//中西医学报.-1-36-109
卫生演说速记稿/中西医学报社//中西医学报.-1-25-188
卫生药检十六条/朱筠云//中西医学报.-1-31-371
卫生要诀/齐志学//国医正言.-5-4-515.-5-5-546
卫生要则/靳国英//医学杂志.-2-2-445
卫生宜劳动说/张汝伟//三三医报.-2-29-285
卫生以心理为重说/聂云台//中西医学报.-1-40-309
卫生饮料/沈仲圭//神州国医学报.-4-16-545
卫生与家常积习之关系说(录广济医报)/丁茂水//神州医药学报.-1-46-253
卫生与健康/薛定华//现代中医.-4-42-552
卫生原理论/田焜//神州医药学报.-1-42-309
卫生杂记/顾继高//三三医报.-2-34-600
卫生之今昔观/王培槐//国医砥柱月刊.-5-18-576
卫生之十要/赵伯奎//绍兴医药月报.-2-41-462
卫生之我见/冀孔德//医学杂志.-2-15-612
卫生之研究(连载)/康健//国医新声.-5-27-509,587
卫生之阅历谈(录广济医报)/陈志庄(译)//中西医学报.-1-31-515
卫生之真相/梅湛//中西医学报.-1-28-465
卫生总要/虞哲夫//三三医报.-2-31-164
未病时之却病十法/康维恂//绍兴医药学报.-1-16-553
胃病疗养法/陈寿亚,陈世金//医界春秋.-3-12-228
胃病养生论/陈伯涛//医界春秋.-3-12-227
胃病之预防术/裘振寰//中西医学报.-1-31-435
胃肠病与吃米问题/俞慎初//国医砥柱月刊.-5-17-220
胃肠养生法序/丁福保//医学报.-1-7-457
胃脉与内分泌/佛雏//国医公报.-4-20-299
胃盐酸减却症之疗法/郭云霄//中西医学报.-1-33-557
胃液缺乏症(Achylia gartrica)/张绍修(译)//中西医学报.-1-25-270
胃之摄生法/金曾洵//中西医学报.-1-33-377
胃之摄生法/沈乾一(译)//中西医学报.-1-40-457
温度不能以探口为据说/章太炎(著);张破浪(录)//苏州国医杂志.-5-2-361//中医杂志.-2-22-257
温热与永动机/佛雏//国医公报.-4-20-297
问骨骼的数目/高思潜//绍兴医药学报星期增

刊.-1-21-388
问生理卫生之学西医讲之特详中医独略然乎/米昀//医学杂志.-2-10-620
问水之成分/沈仲圭//三三医报.-2-30-340
问烟/高思潜//绍兴医药学报星期增刊.-1-22-415
我国古代之吸着剂及其应用/姚兆骥//国医砥柱月刊.-5-18-41
我在遗精生活中的设法/仲瑜//中医世界.-3-39-473
我之冬日御寒法/张一鸣//光华医药杂志.-4-36-571
我之反对迟婚的理由/马景行//中西医学报.-1-36-471
我之肺病摄生谈/宁宗麟//中西医学报.-1-33-39
我之五不五必/义//三三医报.-2-33-175
我族饮食烹调冠于欧西论/王兰远//绍兴医药学报.-1-17-77
沃度丁几对于耳科之应用(连载)/[日]细谷雄太(述);伍崇隽(译)//中西医学报.-1-26-101,179
卧位与疾病之关系/孙祖烈//中西医学报.-1-28-370
握姆纳丁之经验谈/丁名全//德华医学杂志.-1-38-543
无锡农村之特殊病:桑叶黄/许济弘//光华医药杂志.-4-35-193
无锡之长寿者/中西医学报社//中西医学报.-1-23-35
无药治疗法/黄劳逸//国药新声.-5-24-45
吾人对于消化器系应有之认识/李征轺//医界春秋.-3-13-399
五分时之体操/斯培尔丁(著);潘知本(译)//中西医学报.-1-34-377
五行生克与营养生理/许半龙//医界春秋.-3-5-418
午后睡眠之利益/静真//光华医药杂志.-4-35-571
伍廷芳之养生术/中西医学报社//中西医学报.-1-23-30
误犯手淫/王森林//光华医药杂志.-4-38-254
西药之种类及其举例/路登云//现代中医.-4-42-201
西医产科之接生确有长处/僧清华//三三医报.-2-36-413
西医论舌/利济学堂报社//利济学堂报.-1-2-159
西医日精/利济学堂报社//利济学堂报.-1-3-595
西医无生理学说/曾觉叟//国医正言.-5-3-273
西医易文士夏日饮食要言/易文士//中西医学报.-1-32-343
西医之所谓炎之我见/苏宗朴//光华医药杂志.-4-38-249
吸烟成瘾的原因与戒除/张治河//光华医药杂志.-4-36-487
吸烟与生理之关系说/梅舒萼//医学公报.-1-7-257
吸烟致病和断瘾变症之原因/刘鸣山//国医砥柱月刊.-5-18-643
吸着剂治淋病/新中医刊杂志社//新中医刊.-5-19-306
吸纸卷烟的害/史介生//绍兴医药学报星期增刊.-1-21-99
习惯的养成和克制/邱治中//中医世界.-3-38-381
细胞核中的小体谈/天倪//现代医药月刊.-4-27-154
细菌补编/陆渊雷//中医新生命.-5-6-47
细菌非病原/[日]鲇川静(著);陈震异(译)//光华医药杂志.-4-41-211
细菌非绝对的病原/沈济苍//自强医学月刊.-3-40-60
细菌类与人生/刘培坤//广东医药月刊.-3-24-589
细菌侵入人体之机会/王亦民//中西医学报.-1-36-490

细菌说/陈伯涛//现代中医.-4-42-305
细菌学一夕谈/陈邦贤//中西医学报.-1-27-415
细菌学原理/金博仁//国医砥柱月刊.-5-18-123
细菌与疾病/顾子安//神州国医学报.-4-14-112
细菌与六气之我见/郜定扬//国医导报.-5-30-108
细菌在病理上之研讨(连载)/王润民//光华医药杂志.-4-36-367,465
细菌在培养质内和在人体内力量相等么/徐瀛芳//国医公报.-4-22-68
细菌之研究/顾汝骏//中医世界.-3-37-460
狭义生理学(连载)/耿旻众//国医砥柱月刊.-5-17-282,356
下意识/江静波//华西医药杂志.-5-37-198
夏季卫生方法之谈话/中西医学报社//中西医学报.-1-31-375
夏季眼之卫生(映溪草堂笔记)/周维翰//医学报.-1-4-505
夏季宜食素的理由/张忍庵//国医公报.-4-20-77
夏季之卫生/吴德亮//中西医学报.-1-36-240
夏令卫生/高维祺//三三医报.-2-36-100
夏令卫生的方法/严苍山//新中医刊.-5-19-231
夏令卫生浅谈/许宗微//医学杂志.-2-4-46
夏令卫生谈/杨志一//华西医药杂志.-5-36-224
夏令卫生与药品展览/秦伯未//中医指导录.-3-39-83
夏令卫生与衣食住行/钱今阳(述);高鉴如(录)//国医砥柱月刊.-5-17-130
夏令卫生之要点/黄花//现代医药月刊.-4-27-499
夏令卫生治疗法/谢利恒//中医指导录.-3-39-526
夏令卫生注意事项/未署名//三三医报.-2-29-85
夏令饮食之卫生/周逢儒//绍兴医药学报.-1-14-218
夏令之卫生/沈仲圭//三三医报.-2-33-101
夏秋却病要术/林大夔//医学公报.-1-7-114
夏秋卫生谈/周镇//三三医报.-2-31-162
夏日卫生谈/病夫//中西医学报.-1-23-328
夏日卫生谈/任伯和//三三医报.-2-31-165
夏日之卫生谈/中西医学报社//中西医学报.-1-30-29
夏天却目病法/陈达三//三三医报.-2-33-104
夏天卫生琐言/王兰远//绍兴医药学报.-1-16-551
夏天应注意的卫生事项/薛笃弼//广东医药月刊.-3-24-329
夏天之热疮/俞瑞昶//现代中医.-4-42-466
夏天中暑要怎样处置/去疾//中国医药月刊.-5-32-46
先天不足/曙光//新中医刊.-5-20-304
纤维质与运动系/李克蕙//文医半月刊.-5-14-181
闲话免疫/章诗宾//国医新声.-5-27-453
闲谈贫血症/济生//国药新声.-5-26-116
痫症患者日常生活之卫生法/傅仙坊//医学杂志.-2-18-72
痫症患者日常生活之卫生法/黄国材//医学杂志.-2-18-67
痫症患者日常生活之卫生法/邵文豪//医学杂志.-2-18-73
痫症患者日常生活之卫生法/孙心泽//医学杂志.-2-18-68
痫症患者日常生活之卫生法/张案铨//医学杂志.-2-18-69
痫症患者日常生活之卫生法/张斗耀//医学杂志.-2-18-71
痫症患者日常生活之卫生法/张琇//医学杂志.-2-18-68
痫症患者日常生活之卫生法/张泽霖//医学杂志.-2-18-69

痫症患者日常生活之卫生法/张照鳞//医学杂志.-2-18-71
痫症患者在卫生上应行注意之事项/胡德茂//医学杂志.-2-16-581
痫症患者在卫生上应行注意之事项/米吉庆//医学杂志.-2-16-580
痫症患者在卫生上应行注意之事项/沈伯超//医学杂志.-2-16-582
痫症患者在卫生上应行注意之事项/王海瑞//医学杂志.-2-16-582
痫症患者在卫生上应行注意之事项/王养林//医学杂志.-2-16-581
痫症患者在卫生上应行注意之事项/张莳园//医学杂志.-2-16-581
痫症疗法/黄国材//三三医报.-2-31-281
显微镜使用时之注意/丁惠康//中西医学报.-1-37-57
现代小儿科智识/陈惠民//现代中医.-4-42-58
现代医疗与民间药(连载)/叶橘泉//新中华医药月刊.-5-35-579,623
献给你/中国医药月刊社//中国医药月刊.-5-32-41
香港脚/丁惠康//中西医学报.-1-38-250
香蕉及香蕉粉治疗儿童腹泻之价值/I. J. Wolman, R. L. Roddy(著);宋大仁(译)//中西医药.-5-13-519
香烟能促进肾上腺素分泌/一得//光华医药杂志.-4-35-567
消毒的意义/姚霭园//中医世界.-3-33-104
消毒及消毒药品/卫生教育会//中西医学报.-1-38-247
消毒善后/唐冀阶//针灸杂志.-4-33-316
消毒卫生常识(连载)/承为奋//针灸杂志.-4-34-50,139,297
消肥谈/吴匡//德华医学杂志.-1-39-543
消化不良的自然疗法/齐志学//国医正言.-5-4-93
消化不良者之卫生常识/钱今阳//国医导报.-5-29-27//国医砥柱月刊.-5-17-208
消化不良之饮食疗法/沈仲圭//杏林医学月报.-3-17-114
消化器对于食物的工作/蔡适存//中西医学报.-1-36-487
消化器之作用所以使消费补充常得平均然后能保其康健试言其大略/张大明//国医杂志.-4-5-191
消化腺与排泄腺之作用/丁福保//医林一谔.-4-10-629//医学杂志.-2-13-361
消化知识/刘国辅//华西医药杂志.-5-37-142
消灭传染病菌之方法/仲朴//中西医学报.-1-40-414
萧山姜片虫病研究/朱寿朋//光华医药杂志.-4-35-116
小便不利/李仁修//医学杂志.-2-18-461
小肠疝/米荣惠//医学杂志.-2-17-407
小肠吸营之功用/丁福保//国医杂志.-4-12-155
小肠亦主消化/沈仲圭//中医杂志.-2-26-50
小常识/一官//光华医药杂志.-4-39-431
小儿发生真牙时注意的/高思潜//绍兴医药学报星期增刊.-1-22-186
小儿及老人药量比较表/中西医学报社//中西医学报.-1-26-203
小儿疾病之一般预防法/焕长//中西医学报.-1-38-24
小儿看护法/孙祖基//中西医学报.-1-35-53
小儿慢性传染病后之发育不全/王畿道//德华医学杂志.-1-38-509
小儿脑膜炎/周德昭//医学杂志.-2-18-463
小儿脐风之预防/王二仁//光华医药杂志.-4-37-246
小儿胎风脐风之预防/王肖舫//三三医报.-2-29-450
小儿卫生/鲍东藩//医学杂志.-2-14-31
小儿夏期下痢之疗法/郭云霄//中西医学报.-1-34-131
小儿腺病之研究—瘰疬之新知识/王介人//光华医药杂志.-4-39-304

小儿之性格/丁锡康//德华医学杂志.-1-38-464
小儿滋补品:维他命葡萄糖/国医导报杂志社//国医导报.-5-29-38
小孩节食警言/黄馥秀//中西医学报.-1-34-111
小孩游戏之规则/丁锡康//中西医学报.-1-38-159
小孩之慢性肠中毒/丁锡康//德华医学杂志.-1-39-289
小孩之预防肺痨/丁锡康//中西医学报.-1-37-471
小孩种痘之注意/世成//国药新声.-5-24-200
小学校学生之癞头疮/守真//绍兴医药学报星期增刊.-1-21-171
笑的功用/倪汝奂//三三医报.-2-31-388
笑的利益/琳//中国医药月刊.-5-32-373
笑之功用新说/蜀笑子//中西医学报.-1-23-386
笑之利益/郭芬亭//医学杂志.-2-12-546
泄泻关系于麻疹顺逆之研究/马莲湘//医界春秋.-3-8-312
泄泻之原因及治疗法/汪士瀛//现代中医.-4-42-546
心/丁名全//德华医学杂志.-1-39-147
心藏病之认识/寿守型//国医公报.-4-20-367
心尖部搏动异常/光华医药杂志社//光华医药杂志.-4-35-515
心理疗法(连载)/卢谦//中西医学报.-1-23-515.-1-24-123,251.-1-25-139,213,295,351
心理疗法/济生//国药新声.-5-25-601
心理疗疾的研究/刘骊农//中医世界.-3-37-478
心理与疾病之关系/晚成//中西医学报.-1-37-91
心理之卫生(录女子世界)/天虚我生//中西医学报.-1-31-183
心力与体力/若宾//中医新生命.-5-7-316
心神与神经(连载)/俞鉴泉//三三医报.-2-33-549.-2-34-11
心神与神经略论/俞鉴泉//中医杂志.-2-24-344
心跳原理之研究/张文元//医学杂志.-2-13-592
心为君主之官而与小肠相表里之生理说/苏锦全//中医杂志.-2-28-166
心脏病的原因/陈震异//神州国医学报.-4-17-133
心脏解剖谈/朱仲濂//中西医学报.-1-24-89
新阿脱洛品之功用/陈文灿//德华医学杂志.-1-38-546
新编脏腑及十二官歌诀/刘景川//沈阳医学杂志.-3-3-310
新催眠剂 phanodorm 之临床经验/王畿道//中西医学报.-1-37-261
新发明胰子之作用/刘景川//沈阳医学杂志.-3-2-337
新解热剂麻莱精/万钧(叙);叔豪(译述)//中西医学报.-1-28-209
新流行症述略/王拙存//中西医学报.-1-30-277
新输入药品江南/张若霞//绍兴医药学报.-1-11-228
新卫生法/杨百城,赵意空(辑)//医学杂志.-2-1-67
新医解剖学(连载)/石焕如//北京医药月刊.-5-21-563,627
新营养素维他命 Vitamin/寿乔(投)//三三医报.-2-31-150
新运与卫生/金宝善//华西医药杂志.-5-36-493
兴奋作用与强壮作用之区别/禅航//中西医学报.-1-36-487
性变研究/晓峰//光华医药杂志.-4-41-598
性的内分泌(一)至(二)/居龙太(撰);陈震异(意译)//光华医药杂志.-4-41-303,483
性的卫生/邓名世//中医世界.-3-37-568

性的研究(一)至(二)/陆渊雷//中国医学月刊.-3-15-49,93
性的知识(连载)/徐莹//国医新声.-5-27-7,140,251
性欲生活的变态和正态(连载)/梦秋//中西医药.-5-12-53,157
性欲卫生格言/沈仲圭//中西医学报.-1-38-74
性欲卫生格言/守之//光华医药杂志.-4-37-437
性欲卫生谈/卫生教育会//中西医学报.-1-40-393
性欲与神经衰弱/陈伯涛//现代中医.-4-42-306
性欲与遗精之关系/尤学周//医林一谔.-4-11-581
许宗微先生戒烟方法/许宗微//医学杂志.-2-4-102
癣疥预防法/中西医学报社//中西医学报.-1-38-248
学生卫生谈/谢洪赉//中西医学报.-1-24-414
学校病一夕谈/丁福保//中西医学报.-1-25-109
学校卫生谈/陈邦贤//中西医学报.-1-27-199
血(二)/[日]越智真逸(著);朱寿朋(译)//医界春秋.-3-13-195
血(一)/王子溶//医界春秋.-3-13-194
血清注射与类毒素注射二药剂有效期之长短及其有无流弊之略谈/丘山//文医半月刊.-5-14-70
血统上之遗传关系/青霞//医学杂志.-2-5-60
血压增高之中医新疗法/秦伯未//新中医刊.-5-19-178
血液和血管的知识/徐莹//国药新声.-5-26-149
血液凝固之生理的经过/医学杂志社//医学杂志.-2-1-596
血液生理问答(连载)/徐春霖//国医砥柱月刊.-5-18-270,287,301,319,351
血与毒/陈无咎//医界春秋.-3-13-192
血与人之关系/张汝伟//医界春秋.-3-13-191
血与体重比较/卢万和//中医杂志(广东).-3-4-550
血与循环器/李克蕙//医界春秋.-3-13-201
血之生理与病理的研究/赵伟宽//医学杂志.-2-15-606
寻常外伤临时救治法/星宝//中西医学报.-1-38-80
循环消化神经排泄呼吸各器官同时患疾之治验/吴景煜//国医砥柱月刊.-5-15-577
鸦片(吗啡)中毒之急救法/丁惠康//德华医学杂志.-1-39-145
鸦片病释及治疗上之新发明/陈秩平//医界春秋.-3-8-313
鸦片提取吗啡法/时际虞//中西医学报.-1-25-291
鸦片瘾的自然戒断法和调养法/郑轩渠//中医世界.-3-37-154
鸦片与卫生/卫生教育会//中西医学报.-1-38-191
牙齿卫生谈/蒋匡可//杏林医学月报.-3-19-37
牙齿与健康/葆酥//中西医学报.-1-35-155
牙齿之卫生/丁锡康//中西医学报.-1-38-71
牙齿之卫生/彭菊洲//中西医学报.-1-37-369
牙粉与卫生之关系/李程九//绍兴医药学报.-1-16-397
亚东唯一之滋养食物/杨晚成//中西医学报.-1-38-237
咽喉生理论/张赞臣//医界春秋.-3-5-150
咽喉症预防法/张赞臣//医界春秋.-3-5-367
烟/黄元恺//中西医学报.-1-38-302
烟草有害于卫生谈/玉生//中西医学报.-1-31-438
烟毒新论/格莱史//中西医学报.-1-31-105

烟酒与咖啡之弊害/刘仲儒//广东医药月刊.-3-24-404
烟酒与人身之强弱/何昆如//中医杂志.-2-19-106
烟瘾之原因及自然戒除法/黄花//现代医药月刊.-4-27-554
延年六字诀/杨星垣//医学杂志.-2-4-169
延寿古例/庐隐//中西医学报.-1-24-491
延寿问题/陈守真//绍兴医药学报.-1-19-257
延寿新法/伍廷芳//中西医学报.-1-30-87
延医买药应具的常识/谭活水//杏林医学月报.-3-23-501
延医须知/曾立群//绍兴医药月报.-2-40-501
炎症意义略述/耿鉴庭//光华医药杂志.-4-38-525
研究戒烟后生病治法/张汝伟//三三医报.-2-32-61
研究胖和瘦的问题/李克蕙//中国医药月刊.-5-33-188
研究兔肉致病之原理/周禹锡//三三医报.-2-36-343
盐酸俄卜岛精/一五//中西医学报.-1-34-459
颜面之保护法/丁锡康//中西医学报.-1-38-71
眼的保护法/任锦容//杏林医学月报.-3-19-486
眼科一夕话/陈滋//中西医学报.-1-27-441
眼之生理与诊断及其卫生法/汪士瀛//医林一谔.-4-11-640
演说纸烟之害/丁福保//中西医学报.-1-24-467
羊心硼砂能治羊角疯/国医正言杂志社//国医正言.-5-4-35
阳光和人体生理的关系/徐莹//国药新声.-5-26-295
养病消遣法与健康关系/张汝伟//医学杂志.-2-2-447
养成卫生习惯十则/高维祺//三三医报.-2-36-97
养欢喜神/张琴贞//中西医学报.-1-38-253
养气能疗海病/卢万和//中医杂志(广东).-3-4-549
养身术(连载)/赵泽汉//中国医学月刊.-3-15-200,275
养生格言(连载)/寿生//三三医报.-2-36-533,555
养生格言十则/沈仲圭//沈阳医学杂志.-3-3-156
养生却病诀/秦伯未//中医世界.-3-31-517
养生琐言(补白)/曾文正//中医新生命.-5-7-644
养生琐言/沈仲圭//三三医报.-2-29-449.-2-30-344.-2-33-173.-2-34-489,599.-2-35-384//绍兴医药月报.-2-40-197,305.-2-41-511//沈阳医学杂志.-3-3-417//医学杂志.-2-5-462.-2-7-50//中医杂志.-2-24-186.-2-26-30,144,206,244
养生小说/孙延纲//沈阳医学杂志.-3-1-244
养生小言/秦伯未//中医杂志.-2-19-531
养生须知岁气/池子常//绍兴医药学报.-1-9-197
养生医药浅说/复兴中医杂志社//复兴中医.-5-31-19
养生与卫生/赖华锋//中医世界.-3-37-48
养生语录/三三医报社//三三医报.-2-34-346
养生珍言/邓稚梅//光华医药杂志.-4-36-406
养生之道/马相伯//国医杂志.-4-12-140
养形篇(连载)/医学杂志社//医学杂志.-2-2-518.-2-3-112
养性却病说/何奎垣//杏林医学月报.-3-22-55
氧气治疗法/丁锡康//德华医学杂志.-1-39-139
摇篮/茅济棠//新中医刊.-5-19-55

药理与凝命机/佛雏//国医公报.-4-20-298
药室须知/一五//中西医学报.-1-34-457
药物疗法之种类/[日]额田晋(著);听哭楼客(译)//国医砥柱月刊.-5-18-31
要不生病是要静坐的/陈龙池//绍兴医药学报星期增刊.-1-21-275
要怎样使皮肤美丽/志英//中国医药月刊.-5-32-241
要怎样预防传染病/叔达//中国医药月刊.-5-32-243
也算常识/邹文凯//自强医学月刊.-3-41-24
业医者诊断时适用之化学验尿法/伯力士//中西医学报.-1-40-527
夜剧与卫生/高思潜//绍兴医药学报星期增刊.-1-22-343
一般生活现象/章不凡//中西医学报.-1-32-427
一点儿卫生/沙井特//自强医学月刊.-3-41-113,176,391
一个医生所应该知道的心理学(连载)/潘菽//苏州国医杂志.-5-1-331,411
一年来静坐谈/洪文贤//中西医学报.-1-38-356
一篇屁话/李志鸿//文医半月刊.-5-14-19
一日间之卫生/谢一飞//医学杂志.-2-15-609//中医世界.-3-36-516
一日之卫生/吴德亮//中西医学报.-1-36-251
衣服之卫生/医学报社//医学报.-1-4-191
衣服之效用/谭鹍龄//中西医学报.-1-33-451
衣食住之卫生概论/高克仁//中西医学报.-1-40-418
医化学述要/余毓华//现代中医.-4-42-582
医界春秋社夏令卫生宣传提要/医界春秋社//医界春秋.-3-5-241
医界新智识/曹炳章//绍兴医药学报.-1-9-263
医学博士勃雷笛说明日光疗病法/王蕃生(译)//中西医学报.-1-31-270
医学的垃圾箱/朱春良//新中医刊.-5-19-82
医学与人种之关系/梁慎余//中西医学报.-1-24-79
医学与卫生/张薛//文医半月刊.-5-14-49
医学智识同社会习惯的关系/邱治中//中医世界.-3-36-263
医药卫生常识(一)至(九)/周和甫//国医正言.-5-4-229,282,334,383,434,492,543,593.-5-5-15
医药卫生谈/中西医学报社//中西医学报.-1-34-46
医治糖尿病之良方/三三医报社(录)//三三医报.-2-33-267
宜改药渣泼路之陋习/朱诒彬//中西医学报.-1-23-129
胰腺是脾吗/袁复初//三三医报.-2-36-592
移病人法抱病人上床法/田华//光华医药杂志.-4-36-492
遗精/茅玥//新中医刊.-5-19-60
遗精摄生法/少波//中医世界.-3-38-502
遗精预防法/文一民//光华医药杂志.-4-37-437
遗精症/孙克锦//德华医学杂志.-1-39-153
遗尿病的治疗及避免法/李其光//光华医药杂志.-4-36-199
乙醇/黄劳逸//国药新声.-5-23-584
以牛乳作饮料之危险/医林一谔杂志社//医林一谔.-4-11-187
以神补神/张体元//国医杂志.-4-12-230
抑制性欲的食物和使其旺盛的食物/周枕云//医林一谔.-4-10-74
译闻琐录/费泽尧//医学杂志.-2-3-110
阴阳人/蒋鸿礼//神州国医学报.-4-16-443
银耳之功用/陈存仁//光华医药杂志.-4-35-569
饮酒为人体之害/王调生//中西医学报.-1-34-285
饮冷与失音/钱公玄//光华医药杂志.-4-36-107
饮料之研究/陶懋//三三医报.-2-33-175

饮乳与睡眠之时间/中西医学报社//中西医学报.-1-34-295

饮食法之改良/俞凤宾//中西医学报.-1-34-445

饮食漫谈/沈仲圭//中国医药月刊.-5-33-127,155

饮食卫生格言/沈仲圭//中西医学报.-1-37-476

饮食卫生谈/杨书培//医学杂志.-2-3-431

饮食与生理之关系/时逸人//医学杂志.-2-3-169

饮食与卫生/俞凤宾//中西医学报.-1-38-183

饮食之卫生/沈仲圭//三三医报.-2-33-102

饮食之研究/阿絜//中西医学报.-1-38-79

饮鲜牛奶的常识/卫生会//中西医学报.-1-38-164

婴儿保养法/汪逢春//北京医药月刊.-5-21-238

婴儿保养概要/张少云//国医砥柱月刊.-5-15-623

婴儿饲养之研究/Knoepfelmacher（著）；友枎（译）//中西医学报.-1-38-101

婴儿剃发之非/沈仲圭//三三医报.-2-29-586//中西医学报.-1-38-253

婴儿卫生/东垫//中西医学报.-1-31-431

婴儿养育法/叶蕙如//中西医学报.-1-35-33

婴儿之看护法（连载）/［美］Jane. A. Delano（著）；杨焕文（译）//医学杂志.-2-1-242,456

婴儿之卫生规则/丁锡康//中西医学报.-1-37-473

婴孩适当之食物/心//中西医学报.-1-37-94

婴孩卫生论/卫生教育会//中西医学报.-1-37-411

营养概论/宋大仁//中国医学月刊.-3-15-532

营养疗法/朱沫//新中医刊.-5-19-212

营养素/张贤德//国医导报.-5-29-416

蝇毒宜防/陈凤姿//中西医学报.-1-26-372

蝇类为传染病之媒介/若//中西医学报.-1-24-83

蝇类与卫生谈（录广济医报）/丁茂水//中西医学报.-1-31-521

应用使他肺安定之危险/海煦//中西医药.-5-13-384

用目力后之修养/中医杂志社//中医杂志.-2-20-126

用脑力者宜注意之条件/庐隐//中西医学报.-1-25-412

用砒剂须知/林洁之//中西医学报.-1-38-251

用颜料防腐之成绩（连载）/杨永超//医学杂志.-2-6-109,265

忧虑为健康之大敌（录青年）/谷飞//中西医学报.-1-26-369

忧郁是病病之原/孙道明//现代中医.-4-43-92

由残废将士谈到西医的外科疗法/虞尚仁//新中医刊.-5-19-443

游戏之卫生上价值（教育杂志）/中西医学报社（辑）//中西医学报.-1-24-108

游泳之研究/陈宇泽//德华医学杂志.-1-39-245

幼儿卫生一夕谈/陈邦贤//中西医学报.-1-27-197

余之养病法/姜常材//三三医报.-2-33-318//中西医学报.-1-29-248

鱼肝油与维他命/丁锡康//中西医学报.-1-37-486

娱乐与养生/洁//中西医学报.-1-37-386

与苏任谈性神经衰弱疗养法/沈仲圭//神州国医学报.-4-18-186

育儿保健之法/王福成//华西医药杂志.-5-37-287

育儿胖/国药新声杂志社//国药新声.-5-24-423

育儿卫生法/管愈之//现代医药月刊.-4-27-167

育儿知识/周英士//中国医药月刊.-5-32

-199
育婴常识/叶磊//光华医药杂志.-4-36-204
育婴常识讲座/金述之//光华医药杂志.-4-36-406,491.-4-37-245
育婴琐谈/洪启灵//中西医学报.-1-26-374
郁血疗法之成绩报告/董圣与//中西医学报.-1-23-401
浴日法治外痨/杨永超//医学杂志.-2-2-27
浴身的研究/景赵(译);史介生(述)//三三医报.-2-29-16
预防产褥热说/丁福保//中西医学报.-1-34-217
预防常识/唐萁阶//针灸杂志.-4-33-316
预防冻疮复发法/褚健民//医界春秋.-3-13-410
预防肺痨病之研究/宁宗麟//中西医学报.-1-33-507
预防肺痨及患肺痨者注意之点/现代医药月刊社//现代医药月刊.-4-27-41
预防肺痨之摄生简规/徐荣斋//国医砥柱月刊.-5-17-46
预防霍乱痢疾/卫生教育会//中西医学报.-1-40-321
预防霍乱痢疾法/卫生教育会//中西医学报.-1-37-379
预防霍乱与注射防疫针/曾立群//中西医学报.-1-36-377
预防结核症之最新方法/丁名全//德华医学杂志.-1-39-113
预防近视眼的几种普通常识/鲍斯明//中医世界.-3-36-511
预防惊风/吴叔平//光华医药杂志.-4-40-415
预防惊风天痘之良好方法/姜鑫//针灸杂志.-4-30-220
预防砂眼卫生法/严惠民//国医砥柱月刊.-5-17-364
预防晒黑纸润肤膏/三昌//中西医学报.-1-41-519
预防声嗄的简法/羽军//中国医学月刊.-3-15-22
预防天花/薛泽珊//中国医药月刊.-5-32-333
预防天花和预防伤风的要点/邱治中//中医世界.-3-38-155
月经的生理与卫生/龙文//中国医药月刊.-5-32-45
月经来潮时的摄生法/冰//中医世界.-3-38-312.-3-39-461
月经期内的避忌/汪寄岩//医林一谔.-4-11-580
月经之卫生/沈沁芳//中医世界.-3-36-518
云南白药分析/新中医刊杂志社//新中医刊.-5-19-116
孕的种种/韩哲仙//现代中医.-4-43-560
孕妇的调养法/王仁山//文医半月刊.-5-14-39
孕妇分娩日期的预测法/吉云//神州国医学报.-4-18-359
孕妇应有之常识/邵□源//绍兴医药学报星期增刊.-1-22-322
孕妇有病不忌犯胎药/陈应期//医林一谔.-4-11-630
孕妇之卫生规则/丁锡康//德华医学杂志.-1-38-463
杂谈/康济民//沈阳医学杂志.-3-2-254
再近医药界之新发明/丁名全//德华医学杂志.-1-38-377
再近治疗界之进步/吴匡//德华医学杂志.-1-39-39
再论对肺结核之樟脑葡萄糖液注射疗法/山田基(著);薛成恺(译)//中西医学报.-1-40-586
脏器疗法与脏器制剂/刘行方//国医导报.-5-30-119
脏燥:歇斯的里之研究/王润民//医界春秋.-3-6-436
早婚与迟婚之研究/严桢//中西医学报.-1-35-289
早婚与身长之关系/倜奴//中西医学报.-1-24

-244
澡堂卫生十二则/杨焕文//医学杂志.-2-12-223
灶心传染之阻碍健康/天鸟//三三医报.-2-33-177
怎样防护砂眼/李延安//光华医药杂志.-4-36-405
怎样防免心脏病/馥廉//光华医药杂志.-4-36-487
怎样预防疾病/陈永礽//光华医药杂志.-4-36-571
增进健康的玻璃/开朗//中西医学报.-1-38-113
增进人民健康论/黄苍霖//中医世界.-3-32-437
赠种洋痘/广东中医杂志社//中医杂志(广东).-3-4-327
战后民族健康之检讨/贺耀祖//新中华医药月刊.-5-35-213
樟脑葡萄糖液对于肺结核之应用/山田基//中西医学报.-1-40-584
长生之要诀/一得//中西医学报.-1-37-385
长寿格言/杨星垣//医学杂志.-2-10-354
长寿诀/中西医学报社//中西医学报.-1-25-33
长寿之秘诀/振铎//中西医学报.-1-38-161
真头痛猛烈与脑膜炎形状相似不及救治论/左友和//中医杂志.-2-28-326
诊治与卫生必并行说/钱星石//绍兴医药学报.-1-18-247
整洁漫谈/严慎子//新中华医药月刊.-5-35-164
正常体温及脉搏之研究/丁锡康//中西医学报.-1-37-485
知觉运动从何而生论/祖荫//绍兴医药学报.-1-10-224
植物与卫生之关系/高立三//中西医学报.-1-36-489
止呕良法/张崇健//光华医药杂志.-4-36-202
纸烟的害处/杨静仪//中医世界.-3-37-269
治虫蚁法/利济学堂报社//利济学堂报.-1-2-425
治蜂刺之新药/嵇觐//中西医学报.-1-40-596
治疗下颌脱臼法之解剖/静溪//文医半月刊.-5-14-71
治砂眼防肺痨/华西医药杂志社//华西医药杂志.-5-36-333
治误触电气力/张锡纯//绍兴医药学报星期增刊.-1-22-418
治痒捷法/谢安之//光华医药杂志.-4-36-202
窒扶斯血清接种法之成功/觚哉//中西医学报.-1-34-385
中毒/丁名全//德华医学杂志.-1-39-249
中毒症状/唐蕡阶//针灸杂志.-4-33-316
中毒之征候及处置(连载)/汪大濒(译)//中西医学报.-1-25-421.-1-26-91.-1-27-43,285,376,447
中国连动术/杨焕文//医学杂志.-2-12-91
中国医学专用名词辞今释(连载)/国医导报编者//国医导报.-5-29-83,133,180
中国医药卫生常识(连载)/叶橘泉//医界春秋.-3-7-490,532.-3-8-18,61,131,187,232,316
中西医名简略对照表/国医砥柱月刊社//国医砥柱月刊.-5-18-446
中医产科不接生/僧清华//三三医报.-2-36-413
中医专门名词解释/朱承汉//复兴中医.-5-31-549
终日流泪/光华医药杂志社//光华医药杂志.-4-39-352
种牛痘的要件/裘吉生//绍兴医药学报.-1-17-473
煮食物所需时间久暂表/志华//中西医学报.-1-38-352
注射喉痧血清之成绩表/屠友梅//中西医学报.-1-23-405

注意儿童犯思春的手淫/芳//中医世界.-3-39-349
注意清洁街道/中西医学报社//中西医学报.-1-26-274
注意卫生之通告/何幼廉//绍兴医药月报.-2-40-198
蛀牙之原因及其预防法/彭菊洲//中西医学报.-1-36-492
转地疗养的常识/徐莹//国医新声.-5-27-603
装火炉须知/余嵩钧//光华医药杂志.-4-36-407
自毒新说/庐隐//中西医学报.-1-24-483
自家血清疗法/朱沫//新中医刊.-5-19-151
自然的修饰/余茸//中西医学报.-1-40-499
自制防毒面具法/太原防空会//医学杂志.-2-18-210
足趾湿烂的预防/啼红//中医世界.-3-39-345
最简易之健康长寿法(附论滥用补品之弊)/沈仲圭//三三医报.-2-31-460//绍兴医药月报.-2-39-440//医学杂志.-2-6-474.-2-13-148
最近医药界之新发明/丁名全//德华医学杂志.-1-39-197
最近治疗界之进步/丁锡康//德华医学杂志.-1-39-293
最新发明之防病术(录进步)/天翼//中西医学报.-1-28-217
最新发现之 ERGOSTERIN 与软骨病/丁惠康//中西医学报.-1-38-3
最新肺病疗养法/华西医药杂志社//华西医药杂志.-5-37-573
最新用颜料防腐之成绩/杨永超(译)//医学杂志.-2-5-519
最新治疗界之一般/丁锡康//德华医学杂志.-1-38-527
最有益之简单运动(录青年)/中西医学报社//中西医学报.-1-34-381
最有益之简单运动/中西医学报社(录)//中西医学报.-1-33-103
Dr. Lenzmann 氏之油剂静脉内注射疗法/夏苍霖//中西医学报.-1-40-449
X 光之发明者/志//自强医学月刊.-3-41-164
? /葆鲁//新中医刊.-5-19-80

15 医政社团

答复李翟宏同志的一封公开信/中国针灸学研究社//针灸杂志.-4-34-397

答上海神州医药总会/周镇//绍兴医药学报星期增刊.-1-22-521

答神州医药总会学术设计委员会书/祝味菊//自强医学月刊.-3-41-214

复山西中医改进研究会为赞成提议书由/奉天医士公会//沈阳医学杂志.-3-2-336

各位社友公鉴/中国针灸学研究社//针灸杂志.-4-34-256

广东新中医学会来电/医学杂志社//医学杂志.-2-11-243

广东中医药专门学校康北海先生来函/康北海//医学杂志.-2-17-394

广西南宁中医中药团体联合会来电/医学杂志社//医学杂志.-2-11-244

广州市展览会教育馆及刘会长来函/刘纪文//杏林医学月报.-3-19-476

国庆纪念/中华国医学会//国医杂志.-4-5-80

汉口医药学刊社致中央国医馆贺电/汉口医药学社//医学杂志.-2-14-362

杭州三三医社来函(附三一七发刊启)/三三医社//医学杂志.-2-11-631

杭州医学公会核复杭州地方审判厅厅长公函/绍兴医药学报社//绍兴医药学报.-1-18-347

杭州医药学会之提携/杭州医药学会//绍兴医药学报.-1-9-525

河南医药研究会致山西中医改进研究会函/河南医药研究会//医学杂志.-2-7-487

加入中国针灸学社手续/国医砥柱月刊社//国医砥柱月刊.-5-18-250

神州医药总会复山西中医改进研究会缄/医学杂志社//医学杂志.-2-7-93

文医半月刊社今后的方针/陈伯诚//文医半月刊.-5-14-392

15.1 政令、政务

北京警厅取缔乳媪/绍兴医药学报社//绍兴医药学报星期增刊.-1-22-404

北京市卫生局拟定预防灾后疫疠计划/北京医药月刊社//北京医药月刊.-5-21-505

北京特别市公署令/北京医药月刊社//北京医药月刊.-5-21-316

北京特别市公署卫生局管理成药暂行规则/北京医药月刊社//北京医药月刊.-5-21-88

北京特别市卫生局中医考询委员会组织暂行规则/中国医药月刊社//中国医药月刊.-5-32-342

北京特别市卫生局中医考询暂行规则/中国医药月刊社//中国医药月刊.-5-32-342

北平国医分馆代电(平字第一号)/北平国医分馆//国医砥柱月刊.-5-18-450

北平国医分馆董事会开紧急会议(北平通讯)/光华医药杂志社//光华医药杂志.-4-37-94

北平市府调剂中西医术之通令/医界春秋社//医界春秋.-3-6-163

北平特别市市长何其巩令卫生局提倡中医文/杏林医学月报社//杏林医学月报.-3-16-37

北平卫生局将强迫种痘(北平通讯)/光华医药杂志社//光华医药杂志.-4-37-150

北平卫生局举行本年度第二次考试中医(北平通讯)/光华医药杂志社//光华医药杂志.-4

-36-297
本港撤销痘症在家调治条例之平议/何佩瑜//国医杂志.-4-5-231
本社通禀府县详请立案奉山邑遵李批/绍兴医药学研究社//绍兴医药学报.-1-8-123
本社通禀府县详请立案奉绍府宪孙批/绍兴医药学研究社//绍兴医药学报.-1-8-123
本省国医界为筹设广东省国医馆致中央国医馆筹备处快邮代电/陈任枚等//医林一谔.-4-8-286
补录立法院前通过中医条例遗文/国医杂志社//国医杂志.-4-7-35
补录中央国医馆解释统一病名真电/中央国医馆//国医杂志.-4-7-37
补录中央国医馆元日来电/中央国医馆//国医杂志.-4-7-38
部定行医领照规则/三三医报社//三三医报.-2-33-238
潮安成立国医支馆(潮安通讯)/中医世界杂志社//中医世界.-3-38-424
潮安县党部令国医公会改选(广东潮安通讯)/光华医药杂志社//光华医药杂志.-4-38-582
潮阳国医支馆长不洽群情/光华医药杂志社//光华医药杂志.-4-41-409
成绩报告/中国针灸学研究社//针灸杂志.-4-28-89
呈国医馆请愿书/周镇//医学杂志.-2-13-418
呈行政院呈报筹备委员会成立日期请予核转备案文/中央国医馆//国医公报.-4-19-69
呈行政院呈报大会开会情形并检送理事会章程理事候圈人名单请鉴核分别圈定并转呈国民政府备案文/中央国医馆//国医公报.-4-19-71
呈行政院呈报选举职员经过请转呈备案文/中央国医馆//国医公报.-4-19-71
呈行政院呈请发给开办费并指定馆址文/中央国医馆//国医公报.-4-19-70
呈行政院呈送本馆整理国医药学术标准大纲请监核备案文/中央国医馆//国医公报.-4-20-171
呈行政院请饬行内政部于拟定管理国医暂行规则时函知本馆参加文/中央国医馆//国医公报.-4-19-275
呈行政院请核转中央国医馆章程分馆大纲及启用关防日期文/中央国医馆//国医公报.-4-19-72
呈行政院请在预算未核准以前先予饬部预借补助费文/中央国医馆//国医公报.-4-19-73
呈行政院为造送中央国医馆经常费预算书请予核转备案文/中央国医馆//国医公报.-4-19-74
呈请中央国医馆厘订病名及系统确定整理方针以立改进基础文/吴汉僊//国医正言.-5-4-55 //医林一谔.-4-11-633
呈请中央国医馆续刊公报借作南针文/温敬修//文医半月刊.-5-14-559
呈送国医馆简章/中央国医馆筹备处//医林一谔.-4-8-175
呈西南政务委员会为呈报广东国医分馆业经成立请随时指导并饬广东省政府指拨专款补助文/中央国医馆//国医公报.-4-19-74
呈中央国医馆辨论统一病名草案文/曾觉叟//国医正言.-5-3-461
呈中央国医馆为整委会统一病名草案条陈意见文/曾觉叟//国医杂志.-4-7-267
呈中央国医馆整理国医药学术标准大纲草案意见书/杨三辰//国医公报.-4-19-439
充实中央及各省市国医馆建议案/孔伯华//国医公报.-4-22-431
崇德县成立国医支馆(台湾通讯)/光华医药杂志社//光华医药杂志.-4-39-541
筹办学堂医院之部批/教育部,内务部//绍兴医药学报.-1-12-89
筹备委员会定期举行大会请各省市各医药团体派代表预临通电/焦易堂等//国医公报.-4-19-89
出示保护兴化县国医支馆/光华医药杂志社//光华医药杂志.-4-36-132

出席国联古医会代表须经大多数国医团体之认可案/山西中医改进研究会//国医公报.-4-22-445
出席卫生部中医委员会速记/海煦//中西医药.-5-13-511
传染病预防条例/内政部//医学杂志.-2-13-644
传染病预防条例施行细则/卫生司//神州国医学报.-4-17-246
创设制药厂案/山西中医改进研究会//国医公报.-4-22-417
春季防疫之通告/绍兴医药学报社//绍兴医药学报星期增刊.-1-21-515
大上海卫生设计意见书/上海市卫生局//德华医学杂志.-1-39-209
大同山西高等法院第二分院嘱山西中医改进研究会鉴定药方公函/大同山西高等法院第二分院//医学杂志.-2-17-282
代表大会秘书处致各代表关于提案限期送印汇列议事日程函/中央国医馆代表大会秘书处//国医公报.-4-22-455
代表大会上蒋委员长电/中央国医馆代表大会//国医公报.-4-22-451
代馆长答司立志问按摩术函(附司立志原函)/郭令之//国医公报.-4-21-236
第二次全国内政会议时之二提案/汤士彦//医界春秋.-3-10-47
第二届正副理事长常务理事正副馆长名单/中央国医馆//国医公报.-4-22-450
第一届理事会致各代表出席时间函/中央国医馆理事会//国医公报.-4-22-455
第一届理事会致各代表莅会指导函/中央国医馆理事会//国医公报.-4-22-455
第一届理事会致各省市理事及候补理事函/中央国医馆理事会//国医公报.-4-22-454
第一届理事会致各省市医药团体推举代表出席函/中央国医馆理事会//国医公报.-4-22-453
第一届理事会致华侨招待所为询海外各地华侨聚集处所以便通知函/中央国医馆理事会//国医公报.-4-22-454
电安徽教育厅及歙县县政府据歙县中医公会电称该县民众教育馆图占该会会址请督察核办理文/中央国医馆//国医公报.-4-20-365
电各省市县国医分支馆及分支馆筹备处暨各地医药团体医药专家征求对于施副馆长统一病名建议书尽量发表意见于文到十日内用书面寄达本馆文/中央国医馆//国医公报.-4-20-272
电裘吉生请辞名誉理事及专任委员各节希勉为其难文/中央国医馆//国医公报.-4-20-365
电施副馆长今墨复学术整理委员会进行情形兼叶古红等已一律延请文/中央国医馆//国医公报.-4-20-272
电浙江省国医分馆电复前令各分馆封于各医药团体及医生如有指挥整理事宜即用令批一案现仍继续有效文/中央国医馆//国医公报.-4-20-459
东省督抚奏陈三省疫情并开会事宜电/中西医学报社//中西医学报.-1-24-435
段志林君改正中医改进研究会审查征集验方四种药品函/段志林//医学杂志.-2-16-72
对于国医馆的欢呼和讴歌/谢诵穆//医林一谔.-4-8-158//自强医学月刊.-3-41-137
对于统一病名案建议书暨各省同德商榷书之附议/魏春晖//国医杂志.-4-12-447
对于中央国医馆成立之刍议/叶橘泉//医林一谔.-4-8-231
对于中央国医馆整理国医药学术标准大纲草案意见书/甘肃省国医分馆//国医公报.-4-20-87
奉令查禁医学函授学校公告/上海市教育局//神州国医学报.-4-16-159
奉天市政公所公函/奉天市政公所//沈阳医学杂志.-3-2-270
奉天市政公所咨总商会转行本会准予备案文/奉天市政公所//沈阳医学杂志.-3-1-68
福建国医分馆登记并考验马江医士(福州通讯)/光华医药杂志社//光华医药杂志.-4-

38-582
福建国医馆筹备处成立讯/医林一谔杂志社//医林一谔.-4-8-83
福建省当局解释领取中医证书资格(福州通讯)/中医世界杂志社//中医世界.-3-38-473
福建省国医馆快邮代电/福建省国医馆//医林一谔.-4-8-289
福建省会警察厅布告/福建省会警察厅//神州医药学报.-1-47-282
福建省民政厅复函/福建省民政厅//国医公报.-4-19-278
福建省政府废止管理中医士暂行规则(晋江通讯)/光华医药杂志社//光华医药杂志.-4-40-258
福清县政府开始办理中医注册/光华医药杂志社//光华医药杂志.-4-41-403
福州各公安分局出发调查医士证书(福州通讯)/光华医药杂志社//光华医药杂志.-4-36-431
附抄甘肃省政府朱主席民政厅王厅长来函二件/国医公报社(录)//国医公报.-4-23-381
附工部局对于预防传染症之警告/绍兴医药学报社(录)//绍兴医药学报.-1-15-54
附河南省政府咨复查办文/河南省政府//国医公报.-4-21-323
附录国务院批答神州医药总会批词/国务院//医学杂志.-2-2-360
附录中央国医馆复函/中央国医馆//国医杂志.-4-7-347
附录中央国医馆征集国医教材暂定办法/国医杂志社//国医杂志.-4-6-469
附医士黄谦致南阳县县长王幼侨函/黄谦//国医公报.-4-21-322
附中华民国医药学会论国医馆书/中华民国医药学会//医界春秋.-3-8-255
附中央国医馆广东省分馆惠阳县支馆成立宣言/广东省国医馆分馆惠阳支馆//医林一谔.-4-9-432
复兴制药社精制中药计划书/复兴中医杂志社//复兴中医.-5-31-450
复中央国医馆函/陈泽东//国医正言.-5-3-509
复中央国医馆函/丁济万等//国医杂志.-4-12-395
复中央国医馆论统一病名书/徐相宸//神州国医学报.-4-14-531
复中央国医馆书(附中央国医馆来函附审查统一病名草案意见书)/陆渊雷,黄谦//中医新生命.-5-6-232
复中央国医馆书稿/周镇//医学杂志.-2-13-636
复中央国医馆统一病名书/徐相宸//医学杂志.-2-15-220
改善分馆组织以充实中央国医馆力量案/郭伯良//国医公报.-4-22-429
个人卫生之要则/内政部卫生署//医学杂志.-2-15-15
各地中医登记试题/中医指导录杂志社//中医指导录.-4-1-470
各省分馆名称应冠以中央国医馆字样请大会注意研究之案/蔡承绪//国医公报.-4-22-437
各省市国医分馆暨医药团体来电附呈文暨谢函/国医公报社(录)//国医公报.-4-24-489
各同道对于中央国医馆整理国医药学术标准大纲草案之研究(二)/王慰伯//神州国医学报.-4-14-256
各同道对于中央国医馆整理国医药学术标准大纲草案之研究(六)读国医馆整理国医药学术标准大纲草案及陆渊雷修改……意见以后的建议与商榷/张文元//神州国医学报.-4-14-437
各同道对于中央国医馆整理国医药学术标准大纲草案之研究(三)/刘蔚楚//神州国医学报.-4-14-257
各同道对于中央国医馆整理国医药学术标准大纲草案之研究(四)上中央国医馆书/陆渊雷//神州国医学报.-4-14-363
各同道对于中央国医馆整理国医药学术标准大

纲草案之研究(五)上中央国医馆学术委员会书/谢诵穆//神州国医学报.-4-14-366
各同道对于中央国医馆整理国医药学术标准大纲草案之研究(一)/祝味菊//神州国医学报.-4-14-255
各县市设立国医支馆暂行办法(二十一年十一月六日第十二次常务理事会通过)/国医公报社//国医公报.-4-19-175
工部局卫生示谕(连载)/医学报社(录)//医学报.-1-6-48,80
公安局举行中西医士登记(屯溪通讯)/光华医药杂志社//光华医药杂志.-4-38-151
公函财政部案据广西省国医分馆筹备处以南宁区税捐征局颁发医师药剂师等营业捐税一节请察核办理文/中央国医馆//国医公报.-4-24-375
公函福建省政府函请援案补助福建国医分馆经费五百元以维医务而利进行文/中央国医馆//国医公报.-4-25-519
公函军事委员会兼禁烟总监为抄送简便戒烟单方以备采择希查照文/中央国医馆//国医公报.-4-26-389
公函南京市政府推荐随翰英为国医试验委员文/中央国医馆//国医公报.-4-24-372
公函聘周柳亭杨伯雅随翰英先生等为本馆处方鉴定委员会委员并指定周柳亭先生为主席文/中央国医馆//国医公报.-4-24-373
公函侨务委员会准函槟城中医中药联合会经当地政府批准成立应准备案请转饬知照文/中央国医馆//国医公报.-4-26-481
公函司法行政部嗣后各级法院关于国医处方诉讼案件如当事人不服当地分支馆或医药团体之鉴定拟请迳函本馆重行鉴定请察核转行文/中央国医馆//国医公报.-4-24-373
公函外交部为本馆秘书焦宗领前往往英美各国考察医药学术请发给执照文/中央国医馆//国医公报.-4-26-167
公函中央党部民众训练医药改进会章程经第二届第一十五次常务理事会决议通过函送查照文/中央国医馆//国医公报.-4-25-518
公函中央执行委员会民众训练部医药改进会章程随函送阅文/中央国医馆//国医公报.-4-25-517
公私立医院优待警察机关伤病员警办法/行政院内政部卫生署,军事委员会后方勤务部//新中华医药月刊.-5-35-49
公文/葛廉夫等//三三医报.-2-33-497
恭录谕旨/绍兴医药学报社(录)//绍兴医药学报.-1-9-211
关于充实国防建设中的卫生人员的决定/中华人民共和国政务院//针灸杂志.-4-34-323
关于医药卫生之法律(连载)/医学杂志社(录)//医学杂志.-2-11-249,522
关于针灸铜人事中央国医馆之复函/中央国医馆//医学杂志.-2-15-371
管理药商章程(连载)/内务部//绍兴医药学报.-1-10-196,353,409
管理中医归卫生署办理登记发照仍归各省市地方机关/医界春秋社//医界春秋.-3-13-475
广东河源县政府国医支馆检定国医章程/医界春秋社//医界春秋.-3-11-454
广东省府陈主席复国医馆笺函/陈铭枢//医林一谔.-4-8-284
广东省府通令各县取缔医药广告规则/广东省政府//光华医药杂志.-4-41-407
广东省国医分馆关于中医考试来电/国医杂志社//国医杂志.-4-7-493
广东省国医分馆来电(连载)/广东国医分馆//国医杂志.-4-7-24,437
广东省国医馆筹备处通电/广东国医分馆筹备处//医林一谔.-4-8-287
广东省国医馆筹备处通电/杏林医学月报社//杏林医学月报.-3-17-534
广东省政府教育厅令/广东省教育厅//医林一谔.-4-8-179
广东省政府令民政厅教育厅广州市政府文/广东省政府//医林一谔.-4-8-179
广告法/神州医药学报社(辑)//神州医药学报.-1-45-430

广西国医分馆筹备处代电/广西国医分馆筹备处//医界春秋.-3-10-259
广西国医分馆临时办事处为统一病名之商榷/广西国医分馆临时办事处//医学杂志.-2-15-193
广西省民政厅复函/广西省民政厅//国医公报.-4-19-278
广州市卫生局第一卫生区通告/医林一谔杂志社(录)//医林一谔.-4-8-34
广州市卫生局通告/广州市卫生局//医林一谔.-4-8-180
广州市卫生局修正取缔中医生章程/广州市卫生局//杏林医学月报.-3-19-108
广州市卫生局修正中药司药生注册章程/广州市卫生局//医林一谔.-4-8-513
广州市卫生局中医考试题目/广州市卫生局//国医公报.-4-21-111
广州市政府取缔外国籍医生条例/广东中医杂志社//中医杂志(广东).-3-4-599
广州卫生局取缔医药广告之布告/广州市卫生局//国医杂志.-4-6-267 //医林一谔.-4-10-116
贵州国医分馆举行成立就职典礼(贵州通讯)/中医世界杂志社//中医世界.-3-39-66
贵州国医分馆举行成立就职典礼/光华医药杂志社//光华医药杂志.-4-41-231
桂省政府审查中医资格(广西通讯)/光华医药杂志社//光华医药杂志.-4-40-547
郭韶九上蒋总司令内政部工商部国医馆筹备处等处稿/郭韶九//杏林医学月报.-3-17-532
国大自由职业选举事务所公告/国医砥柱月刊社(录)//国医砥柱月刊.-5-18-92
国府颁布中医条例/中医新生命杂志社//中医新生命.-5-7-410
国府明令公布中医条例原文/医学杂志社//医学杂志.-2-17-179
国府明令公布中医条例原文如后/杏林医学月报社//杏林医学月报.-3-22-365
国府明令公布中医条例之原文/中国针灸学研究社//针灸杂志.-4-30-437
国府为整理中医学术训令行政院/医林一谔杂志社//医林一谔.-4-8-177
国府文官处复函/古应芬//医林一谔.-4-8-174
国立中大医院函约中医公会共同研究发扬中药创闻/医林一谔杂志社//医林一谔.-4-8-351
国立中医研究组织条例(三月九日立法院第五十次会议通过)/杏林医学月报社(录)//杏林医学月报.-3-20-457
国联关于组织中国古医研究会委员提案概要及其关系文件/国医正言杂志社,医林一谔杂志社//国医正言.-5-3-161 //医林一谔.-4-11-81
国联关于组织中国古医研究委员会提案概要/国医杂志社(节录)//国医杂志.-4-7-157
国联关于组织中国古医研究委员会提案概要及其关系文件/国医公报社(录)//国医公报.-4-21-131
国民参政会第三届第一次大会中医学校提案全文(二则)/华西医药杂志社(录)//华西医药杂志.-5-36-445
国民大会代表关于医药团体代表疑义归选举总事务所解释司法院之批示/司法院//光华医药杂志.-4-39-461
国民政府令/国民政府//国医公报.-4-24-483
国民政府明令公布中医条例/现代医药月刊社//现代医药月刊.-4-27-709
国民政府明令公布中医条例/医界春秋社//医界春秋.-3-13-305
国民政府命令中医条例(二十五年一月二十二日)/神州国医学报社//神州国医学报.-4-17-221
国民政府文官处复医界春秋社函/国民政府文官处//医界春秋.-3-6-346
国民政府训令/国民政府//国医公报.-4-24-483
国民政府制定之中医条例(民国廿五年一月二

十二日公布施行)/国医文献社//国医文献.-5-15-379
国药号职员请求吴县组织国药审查会/中西医药杂志社//中西医药.-5-12-193
国药之改制(开封国药改进社开幕演说辞)/路登云//现代中医.-4-42-544
国医砥柱书局成立纪念举行大廉价/国医砥柱月刊社//国医砥柱月刊.-5-17-310
国医分馆董事会会议规则/中央国医馆//国医公报.-4-19-271
国医分馆组织章程/广东国医分馆//国医杂志.-4-5-498
国医馆编审委员黄谦销假在即/光华医药杂志社//光华医药杂志.-4-36-132
国医馆筹备会成立/中央国医馆发起人筹备处//医林一谔.-4-8-177
国医馆筹设施诊所(南京快信)/光华医药杂志社//光华医药杂志.-4-35-529
国医馆沪分馆招待新闻界/医界春秋社//医界春秋.-3-10-17
国医馆简章/中央国医馆//医林一谔.-4-8-175
国医馆将开始讼案中处方鉴定工作/神州国医学报社//神州国医学报.-4-17-164
国医馆将设广东分馆/医林一谔杂志社//医林一谔.-4-8-35
国医馆今春开国医代表大会/光华医药杂志社(录)//光华医药杂志.-4-36-584
国医馆联合首都医药界组设中华制药厂/光华医药杂志社(录)//光华医药杂志.-4-36-584
国医馆设处方鉴定委员会/中医新生命杂志社(录)//中医新生命.-5-7-358
国医馆在京开筹备大会详情/医林一谔杂志社(录)//医林一谔.-4-8-196
国医馆在京开发起人会/医界春秋社//医界春秋.-3-8-30
国医馆展期成立讯/医林一谔杂志社//医林一谔.-4-8-36
国医馆召集本京医药界筹备医药改进会/光华医药杂志社(录)//光华医药杂志.-4-36-584
国医馆之来函/中央国医馆筹备委员会//医界春秋.-3-8-113
国医馆之人选问题/九江医学会中医部赣鄂国药研究会//医林一谔.-4-8-267
国医馆之任务与成立国医条例之必要/中央国医馆//国医公报.-4-20-431
国医馆准予备案之批示/中国针灸学研究社//针灸杂志.-4-32-259
国医条例草案/中央国医馆//国医公报.-4-20-329//国医杂志.-4-6-378//杏林医学月报.-3-20-295//医界春秋.-3-10-203//医林一谔.-4-10-380
国医统一病名问题/叶劲秋,朱寿朋//医界春秋.-3-10-180//医学杂志.-2-15-226
海丰国医支馆正在筹设/光华医药杂志社//光华医药杂志.-4-41-231
海外国医分馆之新讯/光华医药杂志社//光华医药杂志.-4-41-1
函安阳县医药研究会据来函拟组织彰德国医分馆请委任馆长以县市不得设立分馆检寄各县市设立支馆暂行办法一份请备参考文/中央国医馆//国医公报.-4-20-270
函北平公安局市政府社会局分馆正副馆长业已委派请予维持一切文/中央国医馆//国医公报.-4-19-79
函北平公安局卫生局已派祁大鹏等为北平国医分馆正副馆长文/中央国医馆//国医公报.-4-19-79
函北平市政府为本馆特为雷震远为北平药学讲习所所长已于二月八日开学授课请通饬所属知照文/中央国医馆//国医公报.-4-25-287
函财政部请支付七月份补助经常费文/中央国医馆//国医公报.-4-19-76
函福建民厅请照各省市成例按月补助福建国医分馆经费俾得维持永久便利进行文/中央国医馆//国医公报.-4-19-397
函福建省政府请查案照拨福建省国医分馆经费

文/中央国医馆//国医公报.-4-20-173
函复湖北省政府准函送湖北省国医分馆附设医院筹备处各项章则希查照见候一案除训令该分馆对于消毒手续隔离大意注意外至管辖问题当然受部颁规则及所在地方法令之拘束复请查照文/中央国医馆//国医公报.-4-21-235
函复军政部陆军署军法司据医学处审查该方并无含有毒质之品即分量亦无过量之失即希查照文/中央国医馆//国医公报.-4-19-178
函复实业部全国度量衡局已令北平市国医分馆转知各医生照新制分量开方文/中央国医馆//国医公报.-4-20-363
函甘肃省政府据甘肃省国医分馆呈为筹设国医训练班函请就近维持文/中央国医馆//国医公报.-4-22-274
函各省政府市政府省民政厅检送本馆组织章程等请查照随时予以指导及赞助文/中央国医馆//国医公报.-4-19-276
函广东省政府广州市政府广东分馆已照章成立请按照各省市成例按月指拨专款补助文/中央国医馆//国医公报.-4-19-88
函广西省政府据广西省国医分馆筹备处呈报组织诊疗所恳转请指导援助请察酌办理文/中央国医馆//国医公报.-4-24-145
函国民政府主计处补送本馆二十年度岁出经常费门概算书一份文/中央国医馆//国医公报.-4-19-77
函国民政府主计处会计局因尚未领到补助费暂实未能编送甲乙种收支旬报文/中央国医馆//国医公报.-4-19-77
函河南省政府请酌予续发河南分馆按月津贴三百元以资维持文/中央国医馆//国医公报.-4-19-397
函河南省政府兹准为送国医王省吴呈送喉痧合编二册嘱为审定当将原书交由本馆编审委员会审查据称该书分编平正行文浅显尚无不合即希查照转知文/中央国医馆//国医公报.-4-23-43
函湖北省政府汉口市政府请酌拨湖北省国医分馆及武汉医院医校地址文/中央国医馆//国医公报.-4-20-173
函湖北省政府汉口市政府请酌量拨助湖北省国医分馆经费文/中央国医馆//国医公报.-4-20-172
函湖南省民政厅为湖南省国医分馆组织成立业经分别委派馆长董事长负责进行函请查照知道赞助文/中央国医馆//国医公报.-4-21-397
函湖南省政府案据长沙市国医药公会常德县国医公会暨药士易南坡等函电以湖南省政府公布十年卫生计划侵袭中医药业用特函请复议解放学术利济民生文/中央国医馆//国医公报.-4-22-25
函湖南省政府何主席为湖南国医专科学校成绩优良关于经费支绌不足以资扩充用特函请再予补助以固基础文/中央国医馆//国医公报.-4-23-269
函美国旧金山总领事黄朝琴檀香山总领事梅景周兹奉国府公布中医条例金山侨民对于中医之改进视不容缓并派黄社经为驻美三藩市国医分馆筹备专员希赐知道文/中央国医馆//国医公报.-4-25-288
函蒙藏委员会请将章程译蒙藏文并令蒙藏各地医生药商分等列表呈报本馆文/中央国医馆//国医公报.-4-19-78
函南京市国医公会拟暂借长生祠常川办公希查照见复文/中央国医馆//国医公报.-4-19-177
函南京市国医公会请借用长生祠为本馆办公处文/中央国医馆//国医公报.-4-19-84
函南京市政府请饬行社会局派员将医会原接新廊小学地界会刊以资建设国医传所文/中央国医馆//国医公报.-4-21-35
函南京市政府请饬令现驻长生祠唯生队迁让以便本馆移入办公文/中央国医馆//国医公报.-4-19-85
函南京市政府请催饬卫生队迁让长生祠以便移入办公文/中央国医馆//国医公报.-4-19-178

函南京市政府请发还本市医药公会地产以便办理国医传习所文/中央国医馆//国医公报.-4-19-84
函南京市政府请指拨三皇庙地基为馆址文/中央国医馆//国医公报.-4-19-81
函南京市政府推荐本市委员随翰英为国医试验委员文/中央国医馆//国医公报.-4-23-272
函南京特别市党部复准请饬各省分馆设立国医训练班业经训令各省分馆查照办理文/中央国医馆//国医公报.-4-22-149
函潘公展为上海市国医分馆补行宣誓典礼呈请派员监誓函请台端届时莅场代表监誓文/中央国医馆//国医公报.-4-24-376
函潘茂林已据函转请广东省政府察酌办理文/中央国医馆//国医公报.-4-24-148
函聘裘吉生杨伯雅为本馆学术整理委员会专任委员文/中央国医馆//国医公报.-4-19-75
函聘施今墨等为本馆学术整理委员会专任委员文/中央国医馆//国医公报.-4-19-75
函聘张山雷为本馆学术整理委员会专任委员文/中央国医馆//国医公报.-4-19-75
函聘周伟呈为本馆学术整委会专任委员文/中央国医馆//国医公报.-4-19-177
函侨务委员会准为侨民吴望父谢希兰等拟加入国医馆为会员或其他名义查本馆非属会社组织并无会员之规定希请查照文/中央国医馆//国医公报.-4-22-150
函请内政部指拨三皇庙地基为馆址文/中央国医馆//国医公报.-4-19-80
函请杨复初先生于湖北省国医分馆馆长就职时就近前往监视文/中央国医馆//国医公报.-4-20-45
函山东省政府及民政厅请援照各省国医分馆成例按月指拨专款补助山东省国医分馆以资提倡并希见复文/中央国医馆//国医公报.-4-20-271
函山西省政府请指拨专款按月补助该省国医分馆文/中央国医馆//国医公报.-4-20-364
函上海市党部陶委员百川为沪分馆董事会定九月八日新旧董事举行宣誓就职函请届时莅场代表监誓文/中央国医馆//国医公报.-4-24-261
函上海市政府上海市国医分馆即日成立请饬交涉署照会各领事知照并指拨专款按月补助文/中央国医馆//国医公报.-4-19-88
函四川省政府请指拨专款按月补助四川国医分馆以资提倡文/中央国医馆//国医公报.-4-19-177
函绥远省政府傅主席为绥远省国医分馆成立伊始经费无着请援各省分馆成例按月拨款补助以利进行文/中央国医馆//国医公报.-4-25-166
函随委员翰英准南京市政府函请本馆专门委员随翰英郭受天二人中推荐一人担任本市第五届国医试验委员已复函推荐执事前往文/中央国医馆//国医公报.-4-23-273
函随委员翰英准南京市政府函请于专门委员随翰英郭受天二人中推荐一人担任本市第六届国医试验委员已复函推荐执事前往文/中央国医馆//国医公报.-4-24-376
函天津市国医研究会陈泽东应予特别登记俟学术标准大纲草定后即当寄兴征求意见文/中央国医馆//国医公报.-4-19-87
函外交部前闻国联古医学研究会拟请我国指派代表参加此项照会已否寄到希详示文(附外交部复函二件)/中央国医馆//国医公报.-4-22-498
函外交部请译抄国联组委会所提研究中国古医术一案之年月日及决议经过情形以供参考文/中央国医馆//国医公报.-4-21-35
函外交部上海市国医分馆即日在法租界开成立大会请饬上海市交涉署照会各领事或工部局就近维护文/中央国医馆//国医公报.-4-19-89
函王徵莹牟贡三为请兼任贵州国医分馆正副馆长借资整理国医学术文/中央国医馆//国医公报.-4-24-262
函威海卫国医学术研究会既奉教育部令改为理监事制自当遵办文/中央国医馆//国医公报

.-4-24-146
函魏梅圃撰就黄帝内经太素补注序一篇随函附寄希察收文/中央国医馆//国医公报.-4-24-34
函学术整理委员会专任委员陈逊斋奉论调在秘书处办事请查照文/中央国医馆//国医公报.-4-20-459
函姚炳臣据呈送中西合纂解剖生理学图本请审查后发还俟审定后代为刊印文/中央国医馆//国医公报.-4-24-33
函郑州中药业同业公会据函询各节分别答复并检本馆各章程大纲等希查照文/中央国医馆//国医公报.-4-19-87
函中国国民党四川省党务特派员办事处案准贵处公函据成都市国医公会缮具议案请予函转等由查中国医药关系至重胥候中医条例颁布可也并希批转文/中央国医馆//国医公报.-4-22-493
函中国国民党驻菲三宝颜支部执委会为据中医郑扬嗣声称函请发给执照以便在菲职业准予发给文/中央国医馆//国医公报.-4-25-166
函中国国民党驻美总支部执行委员会兹奉国府公布中医条例金山侨民对于中医之改进视不容缓并派黄社经驻美三藩市市国医分馆筹备专员希赐知道文/中央国医馆//国医公报.-4-25-287
函主计处为请纠正二十三年度本馆补助费每月五千元给领文/中央国医馆//国医公报.-4-22-149
行政委员会公布海港检疫章程/北京医药月刊社//北京医药月刊.-5-21-453
行政院核定:中医师可充任各级学校校医/行政院//新中华医药月刊.-5-35-375
行政院会议通过中医审查规则/医界春秋社//医界春秋.-3-13-527
行政院会议通过中医审查规则草案即将公布施行/光华医药杂志社//光华医药杂志.-4-40-101
行政院解释国医馆组织不受党部指导(南京快信)/光华医药杂志社//光华医药杂志.-4-37-283
行政院训令奉国府指令中央国医馆开办费准拨五千元馆址由南京市政府酌为指拨除分令外令仰知照文/行政院//国医公报.-4-19-37
行政院训令据财政部呈中央国医馆开办费尚无核定预算请转饬造送等情令仰遵照送文/行政院//国医公报.-4-19-38
行政院训令据教育部呈准该馆函为浙江及兰溪中医专门学校请缓取缔如何办理一案除指令该部转饬浙江教育厅将该校等改为学社外令仰中央国医馆将组织章程及分馆组织大纲加以修正文附抄发原呈一件/行政院//国医公报.-4-19-155
行政院训令据南京市政府呈为奉令指拨地址作为国医馆馆址饬据土地局复称并无公地可拨除指令再行设法寻觅外可否转饬自行动定地址以便征收祈核示等情令仰知照文/行政院//国医公报.-4-19-38
行政院训令前据呈报中央国医馆筹备大会情形并检送理事会章程理事候圈人名单经由院核准并圈定理事及候补理事转呈奉令准予备案令行知照文/行政院//国医公报.-4-19-41
行政院训令前据该馆代理理事长彭养光呈报选举理事长常务理事正副馆长及续推代理理事长经过情形经呈奉指令准予备案转行知照文/行政院//国医公报.-4-19-43
行政院训令中央国医馆呈在预算未定以前已令财政部按月先行垫拨文/行政院//国医公报.-4-19-46
行政院训令准文官处函奉论交医药学会执委会陈述对于中央设立国医馆之意见函一件令交参考文/行政院//国医公报.-4-19-40
行政院训令准文官处函据本院呈为中央国医馆呈送该馆经常费预算书据情转呈核转奉交主计处核复函达查照等由令仰知照文/行政院//国医公报.-4-19-43
行政院训令准文官处函知本院呈据中央国医馆筹备委员会呈报成立日期转请鉴核备案奉论呈悉录谕函达查照等因训令知照文/行政院

//国医公报. -4-19-37
行政院训令准文官处函中央政治会议函据财政部呈为专案呈送中央国医馆开办费临时预算案经本会议第二六八次会议决议照财政组审查意见通过录案函达查照施行奉交行政院监察院函达查照等由除分令外抄发原件令仰知照文/行政院//国医公报. -4-19-40
行政院训令准文官处函准中执会秘书处函为上海市执委会呈为转据第二区第十五分部呈陈对于设立国医馆三项意见转呈鉴核一案奉批交府参考函希转陈等由奉论查案交行政院等因函达查照等由令仰参照办理文/行政院//国医公报. -4-19-39
行政院指令中央国医馆呈报本馆选举理事长常务理事正副馆长及续推代理理事长经过情形仰候转呈国民政府鉴核备案文/行政院//国医公报. -4-19-46
行政院指令中央国医馆呈请转呈指拨头道高井前黄埔同学会房屋为该馆馆址已转呈国府鉴核施行文/行政院//国医公报. -4-19-46
行政院指令中央国医馆呈送该馆组织章程各省市分馆组织大纲暨呈报启用关防日期已如请转呈国民政府备案文/行政院//国医公报. -4-19-45
行政院指令中央国医馆呈为造送该馆经常费预算书已据情转呈国民政府核定转送中央政治会议核准动支文/行政院//国医公报. -4-19-45
行政院指令中央国医馆筹备委员会呈报中央国医馆筹备大会情形并检送理事会章程理事候圈人名单以照章圈定并呈报国民政府备案文/行政院//国医公报. -4-19-45
行政院指令中央国医馆筹备委员会呈报中央国医馆筹备委员会成立日期已转呈国民政府鉴核文/行政院//国医公报. -4-19-44
行政院指令中央国医馆筹备委员会呈送开办费预算书已令财政部核转办理文/行政院//国医公报. -4-19-44
杭市党部函市政府速筹设中医病院市府已转呈中央核示/杭州市政府//光华医药杂志. -4-35-511
杭市府举办第六届国医审查(杭州快讯)/中医世界杂志社//中医世界. -3-38-20
杭市府取缔医士乱登广告(杭州通讯)/光华医药杂志社//光华医药杂志. -4-39-104
杭市府修正管理国医规则/光华医药杂志社//光华医药杂志. -4-39-477
杭州第四届国医审查揭晓(杭州通讯)/光华医药杂志社//光华医药杂志. -4-37-355
杭州第五届国医审查揭晓(杭州通讯)/光华医药杂志社//光华医药杂志. -4-38-394
杭州国医公会第四届改选大会(杭州快信)/光华医药杂志社//光华医药杂志. -4-35-450
杭州国医公会第四届秋季会员大会(杭州通讯)/光华医药杂志社//光华医药杂志. -4-36-447
杭州国医公会定期召开春季会员大会(杭州通讯)/光华医药杂志社//光华医药杂志. -4-39-244
杭州国医公会定期召开秋季大会(杭州通讯)/光华医药杂志社//光华医药杂志. -4-38-185
杭州国医公会纠纷已泯灭(杭州通讯)/光华医药杂志社//光华医药杂志. -4-35-128
杭州市第一次审查及格国医揭晓(杭州通讯)/光华医药杂志社//光华医药杂志. -4-35-341
杭州市政府第四届审查国医(杭州通讯)/光华医药杂志社//光华医药杂志. -4-37-254
杭州市政府举行第六届国医审查聘邢熙平等为考试委员(杭州通讯)/光华医药杂志社//光华医药杂志. -4-40-259
杭州市政府调查中西医药业(杭州通讯)/光华医药杂志社//光华医药杂志. -4-39-347
何理事贺焦馆长函/何佩瑜//国医杂志. -4-7-399
何佩瑜上国医馆书/何佩瑜//国医公报. -4-19-119
河北分馆长蔡承绪被聘为天津考试委员呈报中馆备案/光华医药杂志社//光华医药杂志. -4

-38-399
河北省公署中医考询/中国医药月刊社//中国医药月刊.-5-32-143
河北涿县公安局考取医药生(涿县通讯)/国医砥柱月刊社//国医砥柱月刊.-5-15-520
河南国医分馆前此经过报告同人书/河南省国医分馆//国医砥柱月刊.-5-16-146
河南国医分馆正整理/光华医药杂志社//光华医药杂志.-4-35-268
河南省府函送国医王省吾喉诊合编予审核/光华医药杂志社//光华医药杂志.-4-36-507
河南省政府复函/河南省政府//国医公报.-4-19-277
核定中央及各省市国医馆经费建议案/孔伯华//国医公报.-4-22-434
湖北国医分馆呈转该省国医专科学校毕业文凭请予盖印发还(湖北通讯)/光华医药杂志社//光华医药杂志.-4-39-543
湖北全省国医馆筹备处快邮代电/湖北全省国医馆筹备处//医林一谔.-4-8-288
湖北省民政厅复函/湖北省民政厅//国医公报.-4-19-276
湖南国医分馆工作人员全部发表(湖南通讯)/光华医药杂志社//光华医药杂志.-4-38-581
湖南国医分馆学术整委快邮代电/曾觉叟//医学杂志.-2-16-288
湖南国医馆呈请解释国民代表选举法医药师团体人数之疑义(长沙通讯)/光华医药杂志社//光华医药杂志.-4-39-380
湖南国医学会呈请中央国医馆厘订病名及系统文/吴汉僊//医学杂志.-2-16-490
湖南省府公布管理医事人员暨管理医院规则(长沙通讯)/光华医药杂志社//光华医药杂志.-4-38-514
湖南省国医学会呈请中央国医馆厘订病名及系统确定整理方针以立改进基础文/吴汉僊//医界春秋.-3-12-405
湖南省国医药界向立法院为国医馆争管理权/医学杂志社//医学杂志.-2-15-199
湖南省会公安局从严查禁未注册外人卖药(长沙通讯)/国医砥柱月刊社//国医砥柱月刊.-5-15-519
湖南省会公安局调查中西医士(长沙通讯)/光华医药杂志社//光华医药杂志.-4-40-544
湖南省民政厅训令各县设立学生补助费学额(湘乡通讯)/中医世界杂志社//中医世界.-3-39-274
湖南桃源呈请组设支馆省分馆令暂缓办(湖南通讯)/光华医药杂志社//光华医药杂志.-4-39-539
湖南湘乡社员文蔼人报告针疗之成绩/中国针灸学研究社//针灸杂志.-4-28-92
湖南医事人员及医院管理规则呈请施行/光华医药杂志社//光华医药杂志.-4-41-78
湖南医药改进分会呈请中馆统一分会组织(长沙通讯)/光华医药杂志社//光华医药杂志.-4-39-106
湖南医药公会致全国医药界一致争回管理国医全权通电/现代医药月刊社//现代医药月刊.-4-27-133
湖南医药团体致全国医药界一致争回管理国医全权电/医界春秋社//医界春秋.-3-10-262
湖南长沙市国医公会为统一病名呈复中央国医馆文/刘岳崙//医林一谔.-4-10-307//医学杂志.-2-15-184
沪国医分馆长宣誓礼/神州国医学报社//神州国医学报.-4-17-106
沪警局令各戒烟院提倡国药戒烟/医界春秋社(转载)//医界春秋.-3-14-266
沪市国医分馆电请讯颁中医条例/神州国医学报社//神州国医学报.-4-17-161
沪浙国医分馆改组(上海市特讯;杭州通讯)/光华医药杂志社//光华医药杂志.-4-37-379
华北国医学院快邮代电/文医半月刊社//文医半月刊.-5-14-176
华医会投使署呈文/李介平//医林一谔.-4-8-299
淮阴国医领照厅令补呈相片(淮阴通讯)/光华

医药杂志社//光华医药杂志.-4-37-78
淮阴县党部令训令国医公会改组会长制/光华医药杂志社//光华医药杂志.-4-37-13
淮阴县党部训令国医公会改名中医公会(淮阴通讯)/光华医药杂志社//光华医药杂志.-4-40-260
淮阴县国医公会公函/淮阴县国医公会//医学杂志.-2-16-383
惠阳县国医支馆致本社函/惠阳县国医支馆//医林一谔.-4-9-432
计划恢复上海市国医分馆意见书/龚醒斋//国医公报.-4-22-432
济南筹设国医分馆(济南通讯)/光华医药杂志社//光华医药杂志.-4-37-77
检查药铺分量案/樊清华//国医公报.-4-22-420
江都国医支馆奉省分馆令组织医药改进会(扬州讯)/光华医药杂志社//光华医药杂志.-4-37-465
江都县政府委令国医组织保长训练所医务处(江都通讯)/光华医药杂志社//光华医药杂志.-4-38-487
江都中医公会对于学术整理委员会统一病名建议书之批评及意见/江都中医公会//医学杂志.-2-15-195
江督考试医生章程/绍兴医药学报社//绍兴医药学报.-1-8-39
江督批无锡丁福保请保护医书版权文/医学报社(转载)//医学报.-1-6-303
江津国医支馆呈报当选职员(四川江津通讯)/中医世界杂志社//中医世界.-3-38-426
江津县国医支馆成立(江津通讯)/中医世界杂志社//中医世界.-3-38-328
江南警察厅取缔医生章程/中西医学报社//中西医学报.-1-31-467
江苏国医分馆通告/江苏国医分馆秘书处//光华医药杂志.-4-39-466
江苏民政厅将抽考各县合格中医/光华医药杂志社//光华医药杂志.-4-37-158
江苏全省中医联合会为淞沪卫生局中医登记事通告各医团书/绍兴医药月报社//绍兴医药月报.-2-40-555
江苏省颁行管理中医暂行规则/医界春秋社//医界春秋.-3-11-143
江苏省管理中医规则/医学杂志社//医学杂志.-2-16-68
江苏省国医分馆举行招待调查宣传员大会(镇江快信)/光华医药杂志社//光华医药杂志.-4-37-482
江苏省国医分馆聘钱今阳为编辑主任/文医半月刊社//文医半月刊.-5-14-513
江苏省国医分馆聘杨总社长为顾问(镇江快信)/国医砥柱月刊社//国医砥柱月刊.-5-18-106
江苏省国医分馆设立处方鉴定委员会/光华医药杂志社//中医世界.-3-39-268
江苏省国医馆通启/江苏省国医馆//医林一谔.-4-8-290
江苏省政府复函(民字二九八号)/江苏省政府//国医正言.-5-4-326
江苏省政府公布各县外科中医训练大纲/医界春秋社//医界春秋.-3-13-526
江苏省政府会议通过修正中医检定规则及管理中医暂行规则/光华医药杂志社//光华医药杂志.-4-37-8
江苏省政府解释中医检定规程内容训令各县政府转饬国医公会遵照(镇江快信)/光华医药杂志社//光华医药杂志.-4-36-72
江苏省中医检定规则/医界春秋社//医界春秋.-3-11-143
江苏镇江国医分馆筹备改进会(镇江通讯)/光华医药杂志社//光华医药杂志.-4-37-255
江西国医分馆选举正副馆长(江西南昌通讯)/光华医药杂志社//光华医药杂志.-4-39-194
江西警察厅取缔医生章程/江西警察厅//神州医药学报.-1-45-194
江西省国医馆筹备处快邮代电/江西省国医馆筹备处//医林一谔.-4-8-289
江西新喻县国医支馆于国庆日正式成立/华西

医药杂志社//华西医药杂志.－5－37－343
奖励培植中药案/山西中医改进研究会//国医公报.－4－22－417
蒋院长致焦馆长函/蒋中正//国医公报.－4－24－479
焦馆长在沪邀宴各界(为筹建首都国医院事)/中国针灸学研究社//针灸杂志.－4－33－179
教部不准湖北医专立案(湖北通讯)/光华医药杂志社//光华医药杂志.－4－40－440
教部核定下年度医学师资奖学金/光华医药杂志社//光华医药杂志.－4－41－504
教部将设置药学师资奖学金/光华医药杂志社//光华医药杂志.－4－41－110
教部令查禁函授医学(南京通讯)/光华医药杂志社//光华医药杂志.－4－36－331
教部令平社会局取缔两国医学院(北平通讯)/光华医药杂志社//光华医药杂志.－4－37－148
教部医教会决议案/新中医刊杂志社//新中医刊.－5－20－390
教部医学教委会奖励医药科学生阅读图书杂志/光华医药杂志社//光华医药杂志.－4－40－257
教育部筹设药学专校/光华医药杂志社//光华医药杂志.－4－40－89
教育部函复卫生署设立中医学校手续/教育部//新中华医药月刊.－5－35－418
教育部令中医学校改称传习所布告/教育部//广东医药月刊.－3－24－298//杏林医学月报.－3－16－205
教育部通令中医学校改名学社/教育部//中西医药.－5－13－297
教育部医学教委会增设药学专委会(南京专电)/光华医药杂志社//光华医药杂志.－4－40－174
教育部之批示/教育部//神州医药学报.－1－43－39
教育专门委员会审查中医学校之立案报告原文/教育专门委员会//中西医药.－5－13－319
洁净局代表复本会书/黄广田//国医杂志.－4－5－390
洁净局议决撤销在家治痘例/国医杂志社//国医杂志.－4－5－309
解剖规则施行细则/内务部//中西医学报.－1－31－73
解剖尸体规则/内务部//医学杂志.－2－13－649
津卫生局将在疫源地设诊疗所/北京医药月刊社//北京医药月刊.－5－21－86
津整顿医疗机关/北京医药月刊社//北京医药月刊.－5－21－453
紧要消息中医委员会已于三月十日正式成立/国医砥柱月刊社//国医砥柱月刊.－5－15－587
晋江驻军函请县政府取缔无照开业医生/国医砥柱月刊社//国医砥柱月刊.－5－16－52
晋京报告书/张梅庵,谢利恒,丁仲英,张始生//医林一谔.－4－8－183
京师警察厅取缔医生暂行规则/周镇//绍兴医药学报.－1－16－295
警察所改革饮片告示一件/绍兴医药学报社//绍兴医药学报.－1－12－89
警厅严令清洁街道/浙江省城警察厅//三三医报.－2－33－103
静乐等县报告时温兼痧喉症山西中医改进研究会研究治疗方法(九年三月)/医学杂志社//医学杂志.－2－1－425
开封公安局考试中西医生(开封通讯)/光华医药杂志社//光华医药杂志.－4－36－430
考核国医人才令其学术高于西医案/徐相任//国医公报.－4－22－399
考试检核训练/华西医药杂志社//华西医药杂志.－5－37－245
考试医生章程/医学报社//医学报.－1－5－401
考试医生之规则拟稿/林大夔//医学公报.－1－7－30
立案呈稿初次呈华民政务司/何佩瑜等//国医杂志.－4－5－75
立案呈稿二次呈华民政务司/何佩瑜等//国医杂志.－4－5－76

立法院第四三次会议通过中医条例全文(十二月十时南京无线电)/杏林医学月报社//杏林医学月报.-3-20-330
立法院会议经过/医林一谔杂志社//医林一谔.-4-10-601
立法院会议通过国立中医研究院组织条例/铁樵医学月刊社(转载)//铁樵医学月刊.-4-44-136
立法院会议通过国医馆条例/神州国医学报社//神州国医学报.-4-15-329
立法院会议通过国医馆条例及国立中医研究院组织条例/医界春秋社//医界春秋.-3-11-54
立法院会议通过卫生署组织法/现代中医杂志社//现代中医.-4-43-392
立法院会议通过中医条例/神州国医学报社//神州国医学报.-4-15-215
立法院会议修正卫生署组织法/中国针灸学研究社//针灸杂志.-4-32-509
立法院会议修正卫生署组织法:增置中医委员会中医条例修正通过/医界春秋社//医界春秋.-3-14-218
立法院来函/立法院//国医杂志.-4-7-39
立法院秘书处复函/立法院秘书处//国医杂志.-4-7-497
立法院秘书处复天津中医公会(秘字第一一七三号)/立法院秘书处//国医正言.-5-3-12
立法院拟将中医条例与西医条例合并改为医师条例/神州国医学报社//神州国医学报.-4-18-114
立法院批示本会呈文来函/立法院//国医杂志.-4-7-41
立法院通过国立中医研究院条例/中央国医馆//国医杂志.-4-7-30
立法院通过国立中医研究院组织条例/未署名//光华医药杂志.-4-35-350 //神州国医学报.-4-15-329 //苏州国医杂志.-5-1-48 //国医杂志.-4-13-76
立法院通过国立中医研究院组织条例/中央国医馆//国医杂志.-4-13-76
立法院通过国医条例详情/光华医药杂志社//光华医药杂志.-4-35-203
立法院通过卫生署组织法(南京通讯)/光华医药杂志社//光华医药杂志.-4-40-436
立法院修改堕胎刑法(南京快讯)/光华医药杂志社//光华医药杂志.-4-35-148
临时政府公布中医暂行条例/北京医药月刊社//北京医药月刊.-5-21-162
令安徽省当涂县中医公会据陈报改称中医公会并送简章职员履历册准备案文/中央国医馆//国医公报.-4-19-264
令安徽歙县中医公会准安徽教育厅函复办理歙县民众教育馆团占该会会址一案情形仰知照文/中央国医馆//国医公报.-4-20-338
令澳门国医分馆筹备处据呈送修改该分馆组织章程及董事会章程仰遵照指示各点分别修正并行呈报文/中央国医馆//国医公报.-4-20-162
令澳门国医分馆筹备处据呈送修改该分馆组织章程及董事会章程应候依照分馆组织大纲第二条第一三两项所规定补呈到馆再行核办文/中央国医馆//国医公报.-4-20-251
令澳门国医分馆筹备处据呈移交镜湖医院改组支馆准予备案文/中央国医馆//国医公报.-4-21-142
令宝应县中医公会据呈报组织工会情形检同简章请鉴核备案应照准文/中央国医馆//国医公报.-4-20-346
令北平国医分馆筹备处呈报董事会成立应准备案文/中央国医馆//国医公报.-4-19-56
令北平国医分馆筹备处已将原送章程修正备案并仰遵照文/中央国医馆//国医公报.-4-19-56
令北平国医分馆副馆长左季云据呈请辞职应无庸议文/中央国医馆//国医公报.-4-23-259
令北平国医分馆馆长祈大鹏据呈母丧请假一月馆务由秘书主任魏春晖代行应予照准文/中央国医馆//国医公报.-4-21-148
令北平国医分馆据呈报职员履历暨工作分配表

册准予备案文/中央国医馆//国医公报.-4-21-320
令北平国医分馆据呈具拟修浚河道计划及今夏预防疫疠经过情形恳予披露准登国医公报文/中央国医馆//国医公报.-4-21-144
令北平国医分馆据呈请委派雷震远为北平药学讲习所所长宋实安为副所长应予照准所请颁发钤记可用木质自行刊用文/中央国医馆//国医公报.-4-24-253
令北平国医分馆为据呈送工作报告及收支表册准予备案仰知照文/中央国医馆//国医公报.-4-23-136
令北平市国医分馆据湖北省国医分馆董事长张丹樵呈以联欢会余款交北平代表张子畅李芝亭处理恳将原呈及收据登报证明仰即查明具复文/中央国医馆//国医公报.-4-20-242
令北平市国医分馆令饬就近派人前往北平国立图书馆抄录四库全书内关于国医药书籍目录迅寄本馆文/中央国医馆//国医公报.-4-20-337
令北平市据呈准北平市度量衡检定所函送新旧制折合表请转各医士按新制开方究应如何办理请示祗遵仰照新制奉行文/中央国医馆//国医公报.-4-20-351
令北平药学讲习所据呈副所长宋实安辞职令选乐绍虞继任应予照准文/中央国医馆//国医公报.-4-26-39
令北平药业讲习所所长雷震远据电陈冀察政委会副秘书长雷嗣尚复允担任董事并开学摄影既王董事训词均悉文/中央国医馆//国医公报.-4-25-409
令北婆罗洲国医分馆筹备处据呈报成立筹备处并启用图记日期及筹备员履历准予备案文/中央国医馆//国医公报.-4-21-314
令北婆罗洲国医分馆筹备处据呈报选出董事及正副馆长请予令委仰遵照分馆组织程序办理文/中央国医馆//国医公报.-4-21-231
令北婆罗洲国医分馆筹备处据呈称公举曹梦尘等九人为筹备员请予令委应予照准除令委外颁发图记式样一纸仰遵照刊刻仍将经过情形呈报备查文/中央国医馆//国医公报.-4-21-230
令北婆罗洲国医分馆筹备处据呈称公举曹梦尘负责请予令委曹梦尘等九人为筹备员已分别照派仰知照文/中央国医馆//国医公报.-4-21-229
令北婆罗洲国医分馆筹备处据呈送分馆及董事会章程并公选曹梦尘等十七人为董事及正副馆长请予加委已另令照派仰知照文/中央国医馆//国医公报.-4-21-316
令北婆罗洲国医分馆董事副馆长游思齐据呈辞北婆罗洲国医分馆董事及副馆长职务应予准照文/中央国医馆//国医公报.-4-22-141
令北婆罗洲国医分馆副馆长曹龙庆据该北婆罗洲国医分馆馆长曹梦尘因父病恳请辞职馆务着该副馆长暂行代理文/中央国医馆//国医公报.-4-22-138
令北婆罗洲国医分馆据该分馆副馆长游思齐呈辞董事及副馆长职务业经照准仰即分别遴选妥员呈请委派以重馆务文/中央国医馆//国医公报.-4-22-138
令本馆代理秘书阎公望据呈请辞职应照准文/中央国医馆//国医公报.-4-20-28
令本馆秘书冯愷吾据呈辞秘书职务指令准照文/中央国医馆//国医公报.-4-22-143
令蔡承绪所呈章程类似学社组织仰即更正名称再行呈核文/中央国医馆//国医公报.-4-23-260
令常德保康医院据呈报成立情形同章程请备案应照准文/中央国医馆//国医公报.-4-20-354
令番禺县国医支馆据呈缴登记合格中医生一览表准予存查文/中央国医馆//国医公报.-4-25-272
令菲律宾国医分馆筹备处案准外交部函复兹据驻马尼剌总领事馆交涉取缔中医执业停止执行命令惟关筹设国医分馆应许审慎庶免再起外交文/中央国医馆//国医公报.-4-23-17
令菲律宾国医分馆据呈报正副馆长就职日期及启用关防准予备案文/中央国医馆//国医公

报.-4-26-284
令福建国医分馆呈送据呈送莆田国医公会章程职员名册请鉴核备案应予存查文/中央国医馆//国医公报.-4-26-263
令福建国医分馆加委所长各处无此先例自无必要文/中央国医馆//国医公报.-4-23-389
令福建国医分馆检寄国医专科学社及国医研究所立案暂行标准大纲一份转饬遵照大纲第七条程序办理文/中央国医馆//国医公报.-4-24-18
令福建国医分馆据报建瓯县支馆长履历表请予备案应照准文/中央国医馆//国医公报.-4-24-27
令福建国医分馆据报厦门市国医研究会呈称奉令另刻钤模等情准予备案文/中央国医馆//国医公报.-4-24-28
令福建国医分馆据呈报莆田支馆职员履历请鉴核备案准予存查文/中央国医馆//国医公报.-4-26-272
令福建国医分馆据呈报委任陈承模等为厦门市医药改进会指导员仰祈察核令遵应照准文/中央国医馆//国医公报.-4-24-26
令福建国医分馆据呈报医药改进会改组情形呈悉文/中央国医馆//国医公报.-4-24-133
令福建国医分馆据呈晋江县中医公会呈送委员名册请予备案应照准文/中央国医馆//国医公报.-4-24-21
令福建国医分馆据呈请委任张琴为莆田县支馆馆长应予照准文/中央国医馆//国医公报.-4-21-149
令福建国医分馆据呈送晋江县中医公会章程恳请备案应照准文/中央国医馆//国医公报.-4-24-134
令福建国医分馆据呈已训令该分馆就近派员监视文/中央国医馆//国医公报.-4-24-20
令福建国医分馆据呈转建瓯支馆呈送钤模等情准予备案文(连载)/中央国医馆//国医公报.-4-25-402.-4-26-27
令福建国医分馆据呈转据建瓯支馆呈送国医医院章程及传习所补习班插班生名单请准予备案应予存查文/中央国医馆//国医公报.-4-26-269
令福建国医分馆据莆田国医支馆呈报设立国医医院应准暂予备案仰就近督促充分设备并饬注重医生人才及病人隔离文/中央国医馆//国医公报.-4-23-140
令福建国医分馆据思明县国医支馆呈送思明中医公会第五届志愿表会员名册请鉴核准予备案仰转令知照文/中央国医馆//国医公报.-4-23-140
令福建国医分馆据转报厦门市国医研究会呈报第三届改选情形并附章程报告书恳请备案应予照准文/中央国医馆//国医公报.-4-24-249
令福建国医分馆据转呈建瓯县支馆呈送钤模仰即转饬改用长方木质刊制图记文/中央国医馆//国医公报.-4-24-256
令福建国医分馆据转瓯县中医公会呈送国医筹备员履历请予备案应照准文/中央国医馆//国医公报.-4-24-21
令福建建瓯县中医公会据呈报奉令改正名称并送职员会员表册暨章程等件应予备案文/中央国医馆//国医公报.-4-20-348
令福建晋江中医公会据呈报为组织晋江中医公会并改选执监委员请鉴核等情准予暂行备案仰再专呈该省国医分馆备案文/中央国医馆//国医公报.-4-23-137
令福建省国医分馆案准福建省政府咨以现在财政困难分馆经费无力发给令仰知照文/中央国医馆//国医公报.-4-22-9
令福建省国医分馆筹备处据呈报推选董事及候补董事及正副馆长各情形已悉并送董事会章程草案略加修改正副馆长已经委派文/中央国医馆//国医公报.-4-19-375
令福建省国医分馆筹备处据呈送分馆章程业经修正仰遵照文/中央国医馆//国医公报.-4-19-376
令福建省国医分馆对于福清县筹备支馆请派筹备委员一节仰即查照支馆暂行办法办理文/中央国医馆//国医公报.-4-20-27

令福建省国医分馆据陈以遵令圈定七人为福清县支馆筹备员准予备案文/中央国医馆//国医公报.-4-20-161
令福建省国医分馆据呈报福清县国医支馆正式成立日期及启用关防各情应准备案文/中央国医馆//国医公报.-4-21-33
令福建省国医分馆据呈报该分管成立及启用关防各日期并恳转咨福建省府筹发经费已分别备案并转达仰知照文/中央国医馆//国医公报.-4-20-160
令福建省国医分馆据呈报该馆因乱停顿现大局粗定继续工作恳请函咨福建省政府查案拨给经常补助费准如所请办理仰知照文/中央国医馆//国医公报.-4-21-319
令福建省国医分馆据呈报请委任唐应玑为福清县国医支馆馆长应予照准文/中央国医馆//国医公报.-4-20-346
令福建省国医分馆据呈馆费无着转函福建省政府继续补助准予转函文/中央国医馆//国医公报.-4-25-504
令福建省国医分馆据呈建瓯县国医支馆为该县中医公会改选情形应予照准文/中央国医馆//国医公报.-4-25-153
令福建省国医分馆据呈请饬令上海佛慈国药厂将所有国药出品先交药商店销售等情以转饬遵办仰知照文/中央国医馆//国医公报.-4-20-341
令福建省国医分馆据呈请检发莆田县国医支馆馆长张琴委状等情兹随令检发仰照收转给文/中央国医馆//国医公报.-4-21-228
令福建省国医分馆据呈请委任温敬修为该省仙游县国医支馆馆长应准照派仰知照文/中央国医馆//国医公报.-4-20-257
令福建省国医分馆据呈请委任吴瑞甫为思明县国医支馆馆长准如所请另令照派文/中央国医馆//国医公报.-4-20-444
令福建省国医分馆据呈送董事会董事名单并陈公推常务董事互推董事长各情形请分别委任应准酌委仰知照文/中央国医馆//国医公报.-4-20-247
令福建省国医分馆据呈送福州中医学社教材二册收到准予汇交编审之用仰知照文/中央国医馆//国医公报.-4-21-395
令福建省国医分馆据思明县国医研究会常委林德星等呈请严惩窃盖会章之林儒光等一案仰即查办具复文/中央国医馆//国医公报.-4-20-337
令福建省国医分馆据郑却疾呈报组织晋江却疾医学研究社已批饬候令该分馆查办仰即遵照并声复文/中央国医馆//国医公报.-4-20-242
令福建省国医分馆据转呈思明国医研究会附设国医研究所简章暨职教学员册表准予备案文/中央国医馆//国医公报.-4-22-17
令福建省国医分馆据转呈仙游县国医支馆开办国医院检同章程细则图表请鉴核应准备案文/中央国医馆//国医公报.-4-20-454
令福建省国医分馆为准福建省政府函省计绌暂难补助转饬知照文/中央国医馆//国医公报.-4-25-493
令福建省国医分馆转呈晋江中医公会为改选委员并新迁会址转请备案应予照准文/中央国医馆//国医公报.-4-25-155
令福建省国医分馆准福建省政府咨复按月补助该分馆经费五百元仰知照文/中央国医馆//国医公报.-4-20-24
令福建省国医分馆准福建省政府咨复已令财政厅拨款补助该分馆仰知照文/中央国医馆//国医公报.-4-22-9
令福清国医公会据呈改选职员并呈送会员名册准予备案文/中央国医馆//国医公报.-4-25-511
令福清县国医学研究会据陈报筹备经过及选举职员等情形并附呈简章及职员表准予备案文/中央国医馆//国医公报.-4-20-31
令福清县国医支馆筹备处据呈报筹备经过情形并附呈名单请圈定筹备员等情业经令行福建省国医分馆核办仰知照文/中央国医馆//国医公报.-4-20-41
令阜宁第四区国医公馆筹备处据陈报更正名称

准予备案文/中央国医馆//国医公报.-4-20-154
令阜宁县益林国医公会筹备处据陈报筹备会成立暨启用图记日期应准备案文/中央国医馆//国医公报.-4-20-39
令阜宁益林国医公会筹备处据代电请每月赐发国医公报一份准予秘书处按期发寄文/中央国医馆//国医公报.-4-20-43
令甘肃国医分馆馆长柯与参据遵委呈报就职日期准予备案文/中央国医馆//国医公报.-4-22-143
令甘肃国医分馆据陈报馆长就职日期及启用关防准备案文/中央国医馆//国医公报.-4-19-263
令甘肃国医分馆据呈报二十二年度经费收支数目请鉴核等情令准备案仰知照文(连载)/中央国医馆//国医公报.-4-22-20,489
令甘肃国医分馆据呈报该馆经费被减内部组织略为更勤准予备案文/中央国医馆//国医公报.-4-22-13
令甘肃国医分馆据呈遵行筹办国医训练班拟定大纲请求备案并函甘肃省府力为筹措指令准如所请文/中央国医馆//国医公报.-4-22-258
令甘肃国医分馆为馆长牛载坤遇难身故所遗馆长一职应由该代理馆长可与参实授文/中央国医馆//国医公报.-4-22-140
令甘肃省国医分馆筹备处陈报成立甘肃省国医分馆筹备处应准备案文/中央国医馆//国医公报.-4-19-57
令甘肃省国医分馆馆长牛载坤据陈因公离开请假三月馆务由事务主任柯与参代行准予备案文/中央国医馆//国医公报.-4-20-251
令甘肃省国医分馆馆长牛载坤据呈请续假并恳由事务科主任柯与参代理馆长职务令准备案文/中央国医馆//国医公报.-4-21-318
令甘肃省国医分馆据陈报修竣馆舍移入办公已悉文/中央国医馆//国医公报.-4-20-158
令甘肃省国医分馆据呈报补行成立仪式并赍标语相片准予备案文/中央国医馆//国医公报.-4-20-250
令甘肃省国医分馆据呈报附设施医所及国医研究会呈赍章程请鉴核准予备案文/中央国医馆//国医公报.-4-21-223
令甘肃省国医分馆据呈报于本月四日回省到馆视事呈悉文/中央国医馆//国医公报.-4-23-390
令甘肃省国医分馆据呈请迅将呈报二十二年度经费收支数目核示等情业经指令准予备案仰知照文/中央国医馆//国医公报.-4-22-490
令甘肃省国医分馆据呈设立十二重要县份支馆应予照准文/中央国医馆//国医公报.-4-26-365
令甘肃省国医分馆据呈送开办费清册并报该馆经费未能按期领到月报无法造送仰即暂照夏冬两季实报清册准存查文/中央国医馆//国医公报.-4-20-246
令甘肃省国医分馆为奉电实行新生活遵照切实办理祈鉴核备案应予存查文/中央国医馆//国医公报.-4-25-407
令甘肃省国医分馆仰封于自由学习诸人随时指导勿求速效文/中央国医馆//国医公报.-4-23-381
令赣县中医公会据呈建设中医疗养院应予存查文/中央国医馆//国医公报.-4-25-507
令各分馆及各医药团体为征集国医教材检发暂定办法仰即依限寄送文/中央国医馆//国医公报.-4-21-21
令各省国医分馆准南京特别市党部转函本京第一区党部呈请令饬各分馆设立国医训练班并抄同原呈办法查国医教育人才自宜尽先兴办令饬该分馆遵照办理文/中央国医馆//国医公报.-4-22-131
令各省市按照大纲公同筹备设立国医分馆文/中央国医馆//国医公报.-4-19-54
令各省市国医分馆案经理事会讨论修正医药改进会章程国医分馆组织大纲第四条暨第五条条文令行遵照办理文/中央国医馆//国医公报.-4-22-485

令各省市国医分馆查本馆整理学术书籍流传亟应有所甄别举凡有新旧著述无论已刊未刊统希投寄前来审查合格者准予颁给证书仰该分馆即便转饬所属知照文/中央国医馆//国医公报.-4-22-484
令各省市国医分馆抄发中央国医馆及各分支馆附设国医药研究所办法仰知照文/中央国医馆//国医公报.-4-19-260
令各省市国医分馆各县市设立国医支馆暂行办法经理事会常会通过兹抄发一份仰遵照文/中央国医馆//国医公报.-4-19-258
令各省市国医分馆馆长董事长所属职员如有吸食洋烟及其代用品者应查明调验具报备查文/中央国医馆//国医公报.-4-25-15
令各省市国医分馆及筹备处令发调查国药商及医士表式仰即依限填报文/中央国医馆//国医公报.-4-21-20
令各省市国医分馆暨分馆筹备处随时物色各项人才列表详报文/中央国医馆//国医公报.-4-19-54
令各省市国医分馆检发国医分馆董事会会议规则仰遵照文/中央国医馆//国医公报.-4-19-259
令各省市国医分馆为饬将统一病名草案两种征集意见加行签注限收到三个月内原件缴还文/中央国医馆//国医公报.-4-22-483
令各省市国医分馆为送国医各科编辑教材应用参考书目仰各分馆转发各当地教学机关参酌应用文/中央国医馆//国医公报.-4-23-11
令各省市国医分馆转饬所属通告各该地药商认取地方性采办药材文/中央国医馆//国医公报.-4-21-220
令各省市国医分支馆及筹备处为颁发修正医药改进会章程令仰遵照并饬嗣后医药改进会分支会成立时应呈报本馆备案并分别函呈当地官署查照文/中央国医馆//国医公报.-4-23-254
令各省市及海外华侨医药团体医药专家与各地医士药商遵照来表填注呈报以资统计文/中央国医馆//国医公报.-4-19-53
令广德县国医公会据呈报改组成立情形并赍支援表情核准予存查文/中央国医馆//国医公报.-4-21-229
令广东国医分馆董事会据呈成立救护总队恳予全权办理以一事功应由分馆具案详陈再行核夺文/中央国医馆//国医公报.-4-21-140
令广东国医分馆各县支馆联合办事处据呈成立经过应俟广东分馆具案呈报再行核夺文/中央国医馆//国医公报.-4-21-141
令广东国医分馆据呈转据汕头中医讲习所呈请转呈备案应予照准文/中央国医馆//国医公报.-4-26-21
令广东国医分馆业经据情分函广东省政府及广州市政府拨地立馆给资补助并呈请西南政务委员会饬行办理仰即知照文/中央国医馆//国医公报.-4-19-59
令广东省各县国医支馆联合办事处呈请发整理医药工作计划及改进一切方法查本馆学术整理委员会经有规定该联合办事处既有是项建议著先拟具草案呈候核夺文/中央国医馆//国医公报.-4-22-14
令广东省国医分馆筹备委员会推定陈任枚等为董事准备案文/中央国医馆//国医公报.-4-19-55
令广东省国医分馆筹备委员会兹圈定沈茂林等为广东国医分馆筹备员仰即积极筹备呈报备核文/中央国医馆//国医公报.-4-19-57
令广东省国医分馆董事会据呈报改选霍芝庭为广东省国医分馆馆长恳请委任等情应予照派仰将改进馆务计划及交替就职日期具报备查文/中央国医馆//国医公报.-4-22-490
令广东省国医分馆董事会推定潘茂林等为董事主任及常务委员应照准文/中央国医馆//国医公报.-4-19-57
令广东省国医分馆据陈复委派东莞支馆正副馆长及办登记各情已悉文/中央国医馆//国医公报.-4-19-374
令广东省国医分馆据呈复更换顺德县支馆馆长详情已悉本馆业经令饬杨纪云即行交代并将募筹款项详报该馆备案文/中央国医馆//国

医公报.-4-20-443
令广东省国医分馆据顺德国医支馆前馆长杨纪云电恳令饬新任清偿垫款仰即转令平情清理文/中央国医馆//国医公报.-4-20-244
令广东省私立华夏中医学校董事会主席伍仲谋呈报选任江松石为广东省私立华夏中医学校校长附呈履历表准予存查文/中央国医馆//国医公报.-4-25-276
令广东顺德县国医支馆馆长杨纪云令饬即行交代并将经手募筹款项详报广东省分馆备案以清手续文/中央国医馆//国医公报.-4-20-441
令广东中医药专门学校据呈奉令征集国医教材呈送各科讲义暨课程纲要已悉文/中央国医馆//国医公报.-4-21-150
令广西国医分馆筹备处据呈组织诊疗所请察核备案并恳转咨桂省府予以指导援助应予照准文/中央国医馆//国医公报.-4-24-137
令广西国医分馆筹备处据情转函财政部以南宁区税捐征局颁发医师药济师等营业捐税予以豁免兹准函复令仰知照文/中央国医馆//国医公报.-4-24-357
令广西国医分馆筹备处据删代电函请财政部察核办理文/中央国医馆//国医公报.-4-24-365
令广西国医分馆筹备处准广西省政府咨据该处呈报组织诊疗所应予招办并指令本府技士苏六昭等随时指道令仰知照文/中央国医馆//国医公报.-4-24-132
令广西国医国药研究会柳州分会呈报改选经过应予存查文/中央国医馆//国医公报.-4-25-510
令广西省国医分馆筹备处据呈报遵令设立已推定召责人员检同关防式样请察核备案应予照准文/中央国医馆//国医公报.-4-20-449
令广西省国医分馆筹备处据呈为筹备员刘耀生辞职请以熊静和递补应准照派文/中央国医馆//国医公报.-4-20-449
令广西省国医分馆临时办事处据陈报筹设该分馆经过情形并选定候圈筹备员请鉴核圈委应予照准仰即知照文/中央国医馆//国医公报.-4-20-261
令贵州国医分馆筹备处委派王澂莹牟贡三梁少甫为贵州国医分馆正副馆长仰知照文/中央国医馆//国医公报.-4-24-132
令贵州国医分馆筹备员梁少甫等据情转咨黔省政府酌予补助并发关防式样仰自行刊用文/中央国医馆//国医公报.-4-24-368
令贵州国医分馆据呈报成立准予备案文/中央国医馆//国医公报.-4-26-373
令贵州国医分馆据呈报筹备完毕请撤销筹备处准予备案文/中央国医馆//国医公报.-4-26-281
令贵州省国医分馆准贵州省政府咨复请援例补助一案未便照准令仰知照文/中央国医馆//国医公报.-4-25-16
令汉口市国医公会据呈报成立高级研究所应予存查文/中央国医馆//国医公报.-4-25-266
令汉口医药学社陈报集会改定名称为学社并公推社长准备案文/中央国医馆//国医公报.-4-19-171
令河北国医分馆据呈声明天津市政府函聘中医考试委员恳祈备案应照准文/中央国医馆//国医公报.-4-24-139
令河北省国医分馆筹备处据陈报董事会公推蔡承绪暂代分馆长暂准备案文/中央国医馆//国医公报.-4-20-33
令河北省国医分馆筹备处据呈从修改该分馆及董事会章程准备案文/中央国医馆//国医公报.-4-20-30
令河北省国医分馆筹备处据呈复修改分馆章程及董事会章程仰分别补缮呈送文/中央国医馆//国医公报.-4-19-386
令河北省国医分馆筹备处据呈请颁发关防仰俟分馆长派定自行刊用文/中央国医馆//国医公报.-4-19-386
令河北省国医分馆筹备委员会据报遵章推定董事及董事长应准备案文/中央国医馆//国医公报.-4-19-379

令河北省国医分馆筹备委员会据呈送该分馆章程据董事会章程仰照指示各点修改文/中央国医馆//国医公报.-4-19-378

令河北省国医分馆代理馆长蔡承绪据呈报就职暨启用关防日期请予备案并乞函请河北省政府指拨官房备用一面分函天津市政府公安社会各局卫生事务室等妥为协助已据情分别办理仰知照文/中央国医馆//国医公报.-4-20-34

令河北省国医分馆代理馆长蔡承绪据呈辞职务应俟国医条例颁布后再行核夺文/中央国医馆//国医公报.-4-21-227

令河北省国医分馆准河北省政府咨复实无官房可拨为该分馆办公之用仰知照文/中央国医馆//国医公报.-4-20-27

令河北省国医分馆准天津市政府函复刻无官房可拨为该分馆办公之用仰知照文/中央国医馆//国医公报.-4-20-28

令河南国医分馆呈送分馆组织大纲应加修改仰知照文/中央国医馆//国医公报.-4-19-168

令河南国医分馆据转郑县国医支馆筹备委员会呈报筹备支馆成立仰仍遵照本馆前次指令办理文/中央国医馆//国医公报.-4-24-255

令河南国医分馆已聘任周伟呈为本馆学术整委会专任委员并改派陈松坪为河南分馆馆长文/中央国医馆//国医公报.-4-19-159

令河南省国医分馆陈报分管成立情形暨启用关防日期准备案文/中央国医馆//国医公报.-4-19-265

令河南省国医分馆准河南省政府函复无款津贴该分馆仰知照文/中央国医馆//国医公报.-4-19-371

令湖北国医分馆董事会案据湖北国医分馆馆长范筱村因病呈请辞职已派孔庚为该分馆馆长文/中央国医馆//国医公报.-4-22-252

令湖北国医分馆改进会章程系理事会通过之案疑难准予变通文/中央国医馆//国医公报.-4-24-134

令湖北国医分馆馆长范筱村查该馆长因病迭请辞职一时尚难视事应予准照文/中央国医馆//国医公报.-4-22-252

令湖北国医分馆馆长孔庚据呈报到差日期准予备案文/中央国医馆//国医公报.-4-22-489

令湖北国医分馆馆长孔庚据呈选员接替仍无庸议文/中央国医馆//国医公报.-4-25-151

令湖北国医分馆据呈报本馆及校院迁移情形祈鉴核备案令仰知照文/中央国医馆//国医公报.-4-22-10

令湖北国医分馆据呈报分馆长及副馆长等就职视事日期请鉴核备案应予照准文/中央国医馆//国医公报.-4-23-384

令湖北国医分馆据呈该馆组织国医校院董事会补具章程名单准予备案文/中央国医馆//国医公报.-4-22-144

令湖北国医分馆据呈汉口大汉施诊所许慕韩等设立施诊所准予备案仰即转饬知照文/中央国医馆//国医公报.-4-22-144

令湖北国医分馆据呈聘任郑显廷为为秘书主任准予备案文/中央国医馆//国医公报.-4-21-143

令湖北省国医分馆筹备处据陈报组织分馆程序已悉并请派董事长等职员业已照派章程仰照指驳之点修正文/中央国医馆//国医公报.-4-19-372

令湖北省国医分馆董事会据陈报分馆筹备处结束及移交各情形应准备案文/中央国医馆//国医公报.-4-20-38

令湖北省国医分馆董事会据陈报决议举行分馆成立大会日期暨馆长就职典礼请派员监誓已函请杨复初院长就近届时前往仰知照文/中央国医馆//国医公报.-4-20-37

令湖北省国医分馆董事会据呈报分馆成立暨馆长就职各情形准予备案文/中央国医馆//国医公报.-4-20-42

令湖北省国医分馆董事会据呈报刊刻图记及启用日期请备案应予照准文/中央国医馆//国医公报.-4-20-37

令湖北省国医分馆董事长张丹樵据北平国医分

馆呈复张子畅李芝亭经手款项情形仰知照文/中央国医馆//国医公报.-4-21-20
令湖北省国医分馆董事长张丹樵据呈缴张子畅李芝亭经手款项收据已令饬北平分馆查复仰即知照文/中央国医馆//国医公报.-4-20-255
令湖北省国医分馆馆长范筱村据呈病愈销假照常任事已悉文/中央国医馆//国医公报.-4-21-233
令湖北省国医分馆据呈报副馆长李东明宣誓就职情形请鉴核准予备案文/中央国医馆//国医公报.-4-22-141
令湖北省国医分馆据呈报该分馆附设医院筹备处业经成立先行开诊并呈赍筹备员名单请鉴核应准备案仰知照文/中央国医馆//国医公报.-4-21-225
令湖北省国医分馆据呈报迁移馆址并设医院筹备处呈赍章程请鉴核准予备案文/中央国医馆//国医公报.-4-21-222
令湖北省国医分馆据呈报学术整理委员会成立缮具简章及各委员名单请鉴核应准备案文/中央国医馆//国医公报.-4-21-28
令湖北省国医分馆据呈报最近馆务情形及补救办法已悉仰即将详情呈候核夺文/中央国医馆//国医公报.-4-20-344
令湖北省国医分馆据呈拟具各省市分馆整理医药手续仰候核办文/中央国医馆//国医公报.-4-20-355
令湖北省国医分馆据呈拟设湖北国医药学术整理委员会缮具章程请鉴核仰照指驳各点修正文/中央国医馆//国医公报.-4-20-343
令湖北省国医分馆据呈请分函湖北省府汉口市府酌发该分管及医院医校地址已据情转达仰知照文/中央国医馆//国医公报.-4-20-158
令湖北省国医分馆据呈请函湖北省府汉口市府拨助常费已分别函达仰知照文/中央国医馆//国医公报.-4-20-157
令湖北省国医分馆据缮送学术整理委员会办事细则请鉴核准予备案文/中央国医馆//国医公报.-4-21-28
令湖北省国医分馆为准湖北省政府函送该分馆附设医院筹备处章则请核复一案仰注意消毒方法及病人隔离大意仍应遵照部市所颁医院登记规则办理文/中央国医馆//国医公报.-4-21-220
令湖北省国医分馆准湖北省政府函复无相当房屋可拨该分馆建设医院医校情形仰知照文/中央国医馆//国医公报.-4-20-340
令湖北武昌国医讲习所据呈请求立案令知以湖北国医分馆主管机关文/中央国医馆//国医公报.-4-22-255
令湖南国医分馆呈为恳祈转咨湖南省政府准予援例拨款补助仰候转咨湖南省政府设法补助文/中央国医馆//国医公报.-4-24-368
令湖南国医分馆馆长余华龛据呈该分馆光长因公辞职应照准文/中央国医馆//国医公报.-4-24-22
令湖南国医分馆据报到馆接办视事日期呈悉备案文/中央国医馆//国医公报.-4-24-367
令湖南国医分馆据呈送分馆办事职员履历名册准予备案文/中央国医馆//国医公报.-4-25-270
令湖南国医分馆据刘分馆长仲迈函请辞职照准已派刘崑湘为分馆馆长仰即知照文/中央国医馆//国医公报.-4-24-131
令湖南国医分馆据转呈湖南麓园医学研究社应予照准文/中央国医馆//国医公报.-4-25-149
令湖南国医据余分关馆长华龛呈请辞职照准已派刘仲迈为分馆长令仰知照文/中央国医馆//国医公报.-4-24-14
令湖南省国医分馆筹备处据呈报医士调查表已悉文/中央国医馆//国医公报.-4-21-232
令湖南省国医分馆筹备处主任余华龛据呈报奉令筹备完竣赍送分馆暨冻水章程令准备案并请加委馆长董事仰知照文/中央国医馆//国医公报.-4-21-314
令湖南省国医分馆筹备委员会据陈报成立日期刊用钤记应准备案并分函湖南省府民厅请拨

款补助仰知照文/中央国医馆//国医公报.-4-19-377
令湖南省国医分馆据呈组织新中医药研究社应予存查文/中央国医馆//国医公报.-4-25-505
令湖南省国医分馆据转呈湖南国医院呈报刊用关防准予备案文/中央国医馆//国医公报.-4-22-17
令湖南省国医分馆据转呈湖南国医院组织章程办事细则暨职员名册准予备案文/中央国医馆//国医公报.-4-22-18
令沪华中医学社华秉麾据呈报组织中医学社请登记给照仰即呈由上海市国医分馆核转文/中央国医馆//国医公报.-4-20-451
令黄谦等据呈为建议募捐重修南阳医圣祠准予备案文/中央国医馆//国医公报.-4-22-485
令建瓯县国医支馆为派任人员分掌总务医学药学推行事务各项如分工必要可分组办事对于医药团体以用公函为宜文/中央国医馆//国医公报.-4-25-270
令江都国医学会筹备会据呈报组织江都国医学会恳请鉴核备案应候江苏国医分馆转呈前来再为核夺备案文/中央国医馆//国医公报.-4-22-15
令江都县国医支馆据呈报启用钤记及视事日期准予备案文/中央国医馆//国医公报.-4-20-159
令江苏分馆据呈盐城中西医院成立转请备案准予存查文/中央国医馆//国医公报.-4-26-129
令江苏国医分馆案准江苏省政府函复以该馆转呈镇江医学公会请愿书当经该府逐为批释仰即查照文/中央国医馆//国医公报.-4-22-133
令江苏国医分馆筹备处等呈送分馆暨董事会章程大致尚合惟第七条之学院及学校前奉行政院令应改称学社又董事会章程第一条亦须修改仰知照文/中央国医馆//国医公报.-4-19-173
令江苏国医分馆据呈江都县国医学术研究会成立请转呈备案应予存查文/中央国医馆//国医公报.-4-23-258
令江苏国医分馆据呈请转咨江苏省政府拨款补助已据情转咨仰知照文/中央国医馆//国医公报.-4-21-150
令江苏国医分馆据转呈镇江县中医学术研究会成立请予备案应照准文/中央国医馆//国医公报.-4-23-261
令江苏江阴国医公会据呈送会章名册请鉴核准予备案文/中央国医馆//国医公报.-4-23-138
令江苏省国医分馆案据上海市国医公会以苏北之淮涟泗沭等县发现痞块病函请派员调查等情令仰该分馆迅即派员于流行黑热病症发生地方实地调查据报核夺文/中央国医馆//国医公报.-4-23-134
令江苏省国医分馆本馆国医学社标准大纲已经通令废止教材正派员编辑文/中央国医馆//国医公报.-4-25-26
令江苏省国医分馆抄发兴化县国医支馆章程仰即核办并陈报文/中央国医馆//国医公报.-4-20-154
令江苏省国医分馆饬即对于兴化县请设国医支馆按照国医支馆暂行办法办理文/中央国医馆//国医公报.-4-20-25
令江苏省国医分馆筹备会据报票选冷御秋等四十九人请予加委已另有令照派矣仰知照文/中央国医馆//国医公报.-4-19-371
令江苏省国医分馆馆长陆锡庚据呈请辞去馆长职务应行照准文/中央国医馆//国医公报.-4-21-225
令江苏省国医分馆馆长王硕如据呈报就职日期并请筹划经费除就职准予备案外经费一节应候国医条例颁布后核办令仰知照文/中央国医馆//国医公报.-4-21-229
令江苏省国医分馆据报监选吴县医钟刊物社派员前往指导呈悉文/中央国医馆//国医公报.-4-25-147
令江苏省国医分馆据报委派杨舆祖孙恒等为松

江南汇两县医药改进分会登记专员请予备案呈悉文/中央国医馆//国医公报.-4-25-152

令江苏省国医分馆据陈报董事会选举常务董事董事长并请加委已另令照派文/中央国医馆//国医公报.-4-19-383

令江苏省国医分馆据陈报结束筹委会将文件移交分馆聘任名誉董事等情仰将所聘名誉董事开单呈报文/中央国医馆//国医公报.-4-19-382

令江苏省国医分馆据陈报正副馆长就职日期及启用关防等情已悉副馆长代理馆务无须加委经费俟省府函复再转知照文/中央国医馆//国医公报.-4-19-384

令江苏省国医分馆据呈报常务董事会议决各条已悉文/中央国医馆//国医公报.-4-25-27

令江苏省国医分馆据呈报第一次常务董事会开会情形并送议事日程等情已悉文/中央国医馆//国医公报.-4-20-347

令江苏省国医分馆据呈报工作状况及收支事项准予备案文/中央国医馆//国医公报.-4-22-259

令江苏省国医分馆据呈报会员贺耀文等入会志愿书等项请发会员证应予照准文/中央国医馆//国医公报.-4-25-401

令江苏省国医分馆据呈报江都县国医支馆工作状况准予备案文/中央国医馆//国医公报.-4-20-451

令江苏省国医分馆据呈报派员分赴乡镇登记医药改进会会员各节易滋误会仰该分馆妥慎办理文/中央国医馆//国医公报.-4-25-266

令江苏省国医分馆据呈报迁移馆址于宝盖路第一区公所办公已悉文/中央国医馆//国医公报.-4-20-258

令江苏省国医分馆据呈报设立医药专门委员会请示委员聘委办法仰即迳行选聘呈报备案文/中央国医馆//国医公报.-4-20-352

令江苏省国医分馆据呈报省府函复无款补助该分馆仰由董事会募集文/中央国医馆//国医公报.-4-20-350

令江苏省国医分馆据呈报苏州国医学社创办经过情形检同章程请鉴核仰候本馆订定医药学校课程以后再行核办文/中央国医馆//国医公报.-4-20-442

令江苏省国医分馆据呈报吴县支馆筹备成立请加委正副馆长应予照准文/中央国医馆//国医公报.-4-26-129

令江苏省国医分馆据呈报医药改进会分会成立经过情形应予备案文/中央国医馆//国医公报.-4-25-275

令江苏省国医分馆据呈报镇江医学公会改选职员准予备案文/中央国医馆//国医公报.-4-26-372

令江苏省国医分馆据呈筹备主任王硕如等筹备期间垫用款项准予题字褒扬随令附发仰分别转令祗领文/中央国医馆//国医公报.-4-20-455

令江苏省国医分馆据呈邓野亭等声请入会填送志愿书誓词履历等件请发会证应予照准文/中央国医馆//国医公报.-4-25-152

令江苏省国医分馆据呈二月八日庆祝中医条例颁布经过情形已悉文/中央国医馆//国医公报.-4-25-406

令江苏省国医分馆据呈复已函询请奉贤县县党部停止奉贤国医公会活动实情俟得复再行处理等情已悉文/中央国医馆//国医公报.-4-20-341

令江苏省国医分馆据呈会员陈爱棠等声请入会并送志愿书等项恳发会证应予照准文/中央国医馆//国医公报.-4-25-407

令江苏省国医分馆据呈请分别委派钱同高耿耀庭江蓉轩为武进江都兴化各县国医支馆馆长准予分别照派文/中央国医馆//国医公报.-4-20-38

令江苏省国医分馆据呈请泰兴县筹设支馆附呈该支馆办事细则并请委任馆长各情已悉已派刘汉钦长该支馆仰知照文/中央国医馆//国医公报.-4-20-354

令江苏省国医分馆据呈送该馆职员表请予备案应照准文/中央国医馆//国医公报.-4-20

-347
令江苏省国医分馆据呈送武进县国医支馆工作报告表医士调查表及武进国医学会组织章程志愿表等件准予分别存查备案文/中央国医馆//国医公报.-4-21-313
令江苏省国医分馆据呈苏州城里支会无锡成立支馆请加派正副馆长应予照准文/中央国医馆//国医公报.-4-25-501
令江苏省国医分馆据呈为报销二十四年度收支事项表册应予存查文/中央国医馆//国医公报.-4-25-400
令江苏省国医分馆据呈为转呈苏省府请愿书已据情转咨查照文/中央国医馆//国医公报.-4-22-16
令江苏省国医分馆据呈转送武进县国医支馆报告工作表准予备案文/中央国医馆//国医公报.-4-20-456
令江苏省国医分馆据奉贤县国医公会呈报该县党部饬令停止活动仰就近查办具复文/中央国医馆//国医公报.-4-20-242
令江苏省国医分馆据转陈武进县国医支馆筹备经过情形附呈筹备员名单规程细则等已悉筹备员应由该分馆酌委钤章自行刊用仰并转行遵照文/中央国医馆//国医公报.-4-20-35
令江苏省国医分馆据转陈武进县医界代表钱同高呈请筹设该县国医支馆等情应准筹设仰照支馆暂行办法办理文/中央国医馆//国医公报.-4-19-381
令江苏省国医分馆据转陈兴化县医界代表江蓉轩等组织该县支馆请派员筹备仰即就近酌派文/中央国医馆//国医公报.-4-20-36
令江苏省国医分馆据转呈改进会分会推选正副会长及评议员请祈备案应予照准文/中央国医馆//国医公报.-4-25-275
令江苏省国医分馆据转呈江都县国医支馆筹备经过情形已悉应先照章遴员呈请委派支馆长文/中央国医馆//国医公报.-4-20-34
令江苏省国医分馆据转呈请准江都县筹备支馆应照准文/中央国医馆//国医公报.-4-19-384
令江苏省国医分馆据转呈泰兴县国医支馆拟具各种章程请鉴核等情仰由该分馆核办具报文/中央国医馆//国医公报.-4-21-32
令江苏省国医分馆据转呈无锡针灸学社工作情形及进行计划尚无不合准予备案文/中央国医馆//国医公报.-4-25-25
令江苏省国医分馆据转呈无锡中国针灸学研究社试办经过并简章请鉴核等情准予暂行备案仰转令知照并饬将研究所得随时具报以凭考核文/中央国医馆//国医公报.-4-22-261
令江苏省国医分馆据转呈武进县国医支馆呈报武进中医公会肆行破坏请予纠正各情仰照指示各点办理文/中央国医馆//国医公报.-4-20-453
令江苏省国医分馆据转呈兴化县国医支馆章程补陈理由已悉仰照指示各节办理文/中央国医馆//国医公报.-4-20-445
令江苏省国医分馆据转呈宿迁县国医公会筹办国医讲习所请准备案应予存查文/中央国医馆//国医公报.-4-25-274
令江苏省国医分馆为据铜山县中医公会依法组织请求备案照准文/中央国医馆//国医公报.-4-25-148
令江苏省国医分馆准本馆理事会函送第二十四次常会会议录关于该分馆筹划经费交馆办理一案经已照章据情咨准江苏省政府函复并已令知仰知照文/中央国医馆//国医公报.-4-21-312
令江苏省国医分馆准江苏省政府函复咨请拨款补助该分馆经费一节仍难照办仰知照文/中央国医馆//国医公报.-4-21-220
令江苏省国医支馆呈请核发无锡县医药改进支会图记等情仰转饬自行刊用文/中央国医馆//国医公报.-4-25-400
令江苏兴化县国医公会筹备会据陈报该会成立并启用图记日期准予备案文/中央国医馆//国医公报.-4-20-245
令江西国医分馆呈报遵令修改分馆章程准予备案文/中央国医馆//国医公报.-4-19-161
令江西国医分馆筹备处拟分馆组织章程应行修

改正副馆长准照派文/中央国医馆//国医公报.-4-19-58
令江西国医分馆据报物色医药各项人才已悉文/中央国医馆//国医公报.-4-19-165
令江西国医分馆据呈送会员志愿书仰祈鉴核准予备案文/中央国医馆//国医公报.-4-24-140
令江西省国医分馆案据江西医药改进分会呈报成立大会等情仰即查明复以凭核办文/中央国医馆//国医公报.-4-25-16
令江西省国医分馆据报查明江西医药改进会选举大会一切由该分馆主持呈复鉴核准予备案文/中央国医馆//国医公报.-4-25-398
令江西省国医分馆据陈经费困难情形已转咨江西省政府酌拨常月补助费仰知照文/中央国医馆//国医公报.-4-19-266
令江西省国医分馆据呈转据杨赓甫等呈称开办国医专门学校已及三年恳请转呈立案准予存查文/中央国医馆//国医公报.-4-26-243
令江西省国医分馆据张士端等呈报组织余干国医国药研究会请予备案仰即查明核办具复文/中央国医馆//国医公报.-4-20-243
令江西余干国医公会筹备处本馆除已公布各省市国医分馆组织大纲外未有设立县国医分馆及县国医院之规定仰即知照文/中央国医馆//国医公报.-4-19-58
令九江中医公会陈报成立已悉文/中央国医馆//国医公报.-4-19-59
令九江中医公会呈报依法改选骆济寰等五人为执行委员并公推陈雨宸仍担任常务委员准予备案文/中央国医馆//国医公报.-4-19-166
令昆山中医学会据呈报昆山中医学会成立经过情形准予备案文/中央国医馆//国医公报.-4-23-384
令陆仲安前据呈请辞去上海市国医分馆常务董事及代理馆长本兼各职应允照准文/中央国医馆//国医公报.-4-23-254
令梅县医师公会呈报公会成立日期及经过各情形应准备案文/中央国医馆//国医公报.-4-19-58
令秘书主任张忍庵兹派秘书主任张忍庵视察沪杭国医事业文/中央国医馆//国医公报.-4-22-252
令南京国医传习所据呈补习班毕业检送证书请盖印发还应予照准文/中央国医馆//国医公报.-4-26-286
令南京市国医公会饬令联合绅商筹设国医院或先成立施诊所并将筹办情形呈核文/中央国医馆//国医公报.-4-21-23
令南通医学协会据呈筹设支馆仰迳呈江苏国医分馆按照设立支馆暂行办法核转文/中央国医馆//国医公报.-4-21-140
令平湖国医支馆据呈关于各县支馆呈请案件应由分馆转呈以明系统仰即遵照文/中央国医馆//国医公报.-4-24-257
令平湖县国医公会陈报国医公会改组成立情形应准备案文/中央国医馆//国医公报.-4-19-58
令平湖县国医支馆请函平湖县政府按月补助经费及呈报启用关防等情分别令饬遵照文/中央国医馆//国医公报.-4-24-22
令平湖县国医支馆为本馆理事会议决各支馆一律用图印遵照院定图印刊制章程办理文/中央国医馆//国医公报.-4-24-17
令平湖县中医公会据呈改选情形并送章程履历名单等件准予备案文/中央国医馆//国医公报.-4-20-249
令平湖县中医公会据呈请函浙江民政厅对于程明初请求复业一案察酌办理以案涉法律仰即依法办理转饬知照文/中央国医馆//国医公报.-4-20-156
令平湖县中医公会准浙江省民政厅函复关于程明初请求复业一案经依法决定令县送达在案仰知照文/中央国医馆//国医公报.-4-20-24
令平潭国医公会据报正式成立准予备案文/中央国医馆//国医公报.-4-25-512
令蒲城县国医药界代表徐泰德据陈述筹备蒲城县国医支馆附送筹备员一览表等情仰仍迳呈

该省分馆核办以符定制文/中央国医馆//国医公报.-4-21-318
令前上海国医分馆长陆仲安仰将上海分馆及董事会关防印章文卷等件分别移送文/中央国医馆//国医公报.-4-23-382
令侨港国医联合会据陈拟组侨港国医分馆查香港未便设立分馆应勿庸议文/中央国医馆//国医公报.-4-19-170
令青浦医药公会据呈报改组情形并送该会简章及职员名单会员录图记式样等件准予备案文/中央国医馆//国医公报.-4-20-253
令如皋中医公会据呈奉令征集教材已通知医界同志广为搜罗已悉文/中央国医馆//国医公报.-4-21-148
令厦门国医支馆查照医药改进会章程第四条条文迳呈福建国医分馆核办文/中央国医馆//国医公报.-4-24-251
令厦门国医专门学校查组织校董事会应有董事会规章仰即补报文/中央国医馆//国医公报.-4-24-141
令厦门神州国医学会据呈请准予登记备案仰再迳呈福建国医分馆办理文/中央国医馆//国医公报.-4-22-19
令山东省国医分馆筹备处准山东省政府及民政厅先后函复拨款补助该分馆情形仰知照文/中央国医馆//国医公报.-4-20-339
令山东医药总会据呈送医学社组织章程及设立情形呈请察核等情令准备案文/中央国医馆//国医公报.-4-22-262
令山西国医分馆馆长时逸人据呈辞该分馆馆长职务望勉为其难文/中央国医馆//国医公报.-4-19-260
令山西省国医分馆据陈报馆长副馆长就职日期准备案文/中央国医馆//国医公报.-4-20-31
令山西省国医分馆据呈请转达山西省政府拨开办费及每月补助费等情已专函办理仰知照文/中央国医馆//国医公报.-4-20-353
令陕西国医分馆准陕西省政府函复当随时赞助分馆进行等由仰知照文/中央国医馆//国医公报.-4-19-260
令陕西省国医分馆筹备处加派郑百愚为该分馆筹备员仰知照文/中央国医馆//国医公报.-4-19-371
令上海佛慈国药厂饬将所有国药出品先交药商销售文/中央国医馆//国医公报.-4-20-335
令上海国医分馆呈报遵令接收前分馆移交印信交卷等件准予备案文/中央国医馆//国医公报.-4-23-391
令上海国医分馆呈为具报就职日期准予备案文/中央国医馆//国医公报.-4-23-386
令上海国医分馆董事会呈报遵令接收董事会印信交卷祈鉴核准予备案文/中央国医馆//国医公报.-4-23-391
令上海国医分馆董事会据呈报全体董事会议应每月举行一次文/中央国医馆//国医公报.-4-24-135
令上海国医分馆董事会据呈报议决各案尚无不合准予存查文/中央国医馆//国医公报.-4-24-256
令上海国医分馆董事会据呈请保荐程迪仁柯菊初为董事应予照准文/中央国医馆//国医公报.-4-24-360
令上海国医分馆董事会令知从前常务董事及董事未经本馆加派者应一律解除职务文/中央国医馆//国医公报.-4-24-17
令上海国医分馆董事兼代馆长陆仲安据呈请辞本兼各职希勉为其难以重学术文/中央国医馆//国医公报.-4-21-394
令上海国医分馆馆长夏应堂已训令前上海市国医分馆馆长陆仲安将关防卷宗一律移交仰派员前往接洽文/中央国医馆//国医公报.-4-23-383
令上海国医分馆国医分馆董事会令派褚容川等分别派为上海市国医分馆董事会常务董事及董事仰知照文/中央国医馆//国医公报.-4-24-14
令上海国医分馆据呈报组织医药改进分会筹备处并拟定简章草案尚无不合准予备案文/中

央国医馆//国医公报.-4-25-154
令上海国医分馆据呈报遵令恢复分馆办公日期准予备案文/中央国医馆//国医公报.-4-23-386
令上海国医分馆据呈董事秦伯未张赞臣学术指导委员恽铁樵呈送国医讲义中国诊断学纲要中国历代医学史略内经纲要伤寒论辑义按脉学发微生理新语等书呈复鉴核准予存查文/中央国医馆//国医公报.-4-21-152
令上海国医分馆据呈请召集全体董事会应照准文/中央国医馆//国医公报.-4-24-136
令上海国医分馆据呈用联席会议解决一切馆务请核示祇遵照办文/中央国医馆//国医公报.-4-23-388
令上海市国医分馆查分馆及董事章程已经本馆修改仰即遵照抄稿呈报备案文/中央国医馆//国医公报.-4-19-55
令上海市国医分馆常务董事夏英堂据呈恳请辞职应勿庸议文/中央国医馆//国医公报.-4-20-157
令上海市国医分馆常务董事夏应堂据呈请给假两月应即照准文/中央国医馆//国医公报.-4-20-257
令上海市国医分馆抄发致上海市政府暨外交部维护该分馆成立大会原函仰知照文/中央国医馆//国医公报.-4-20-23
令上海市国医分馆筹备委员会委派冯炳南等为馆长副馆长常务董事及董事仰即日结束将文件移交分馆文/中央国医馆//国医公报.-4-19-55
令上海市国医分馆代理馆长陆仲安据陈报就职日期暨接收关防卷宗等情形准备案文/中央国医馆//国医公报.-4-20-28
令上海市国医分馆董事会案据上海市国医分馆董事会董事萧退庵呈为奉为分馆秘书主任准予辞去董事一职仰知照文/中央国医馆//国医公报.-4-24-15
令上海市国医分馆董事会代理董事长蔡济平据陈报就职日期已悉准备案文/中央国医馆//国医公报.-4-20-29
令上海市国医分馆董事会董事长据呈报就职已悉文/中央国医馆//国医公报.-4-26-469
令上海市国医分馆董事会据称新旧董事举行宣誓就职已函请上海市党部陶委员百川代表本馆监誓文/中央国医馆//国医公报.-4-24-244
令上海市国医分馆董事会据呈补充董事应予照准文/中央国医馆//国医公报.-4-26-469
令上海市国医分馆董事会据呈请更替董事已照准委派文/中央国医馆//国医公报.-4-24-141
令上海市国医分馆董事会派江天铎冯震铎周乾生等为上海市国医分馆董事会董事令仰知照文/中央国医馆//国医公报.-4-24-130
令上海市国医分馆馆长冯炳南据呈辞馆长职务正赖分劳望勿萌退志文/中央国医馆//国医公报.-4-19-379
令上海市国医分馆馆长冯炳南再恳辞职应照准文/中央国医馆//国医公报.-4-19-385
令上海市国医分馆馆长陆仲安据陈报更换名章准予备案文/中央国医馆//国医公报.-4-20-157
令上海市国医分馆具报成立处方鉴定委员会仰迳函上海地方法院文/中央国医馆//国医公报.-4-25-503
令上海市国医分馆据报补行宣誓典礼并缴誓词一份应予备案文/中央国医馆//国医公报.-4-25-19
令上海市国医分馆据报送该分馆董事会办事细则准备案文/中央国医馆//国医公报.-4-19-262
令上海市国医分馆据陈报董事会议决分馆常费拟定补助办法已悉仰妥慎进行文/中央国医馆//国医公报.-4-19-377
令上海市国医分馆据陈报为王文炯陆伯廉为该分馆秘书准予备案文/中央国医馆//国医公报.-4-20-30
令上海市国医分馆据陈报委陆朝弼为该分馆秘书主任附送履历准备案文/中央国医馆//国医公报.-4-20-32

令上海市国医分馆据陈报正副馆长就职并启用关防各日期准予备案文/中央国医馆//国医公报.-4-19-376
令上海市国医分馆据呈报该馆秘书主任陆朝弼在职身故情节应准备案文/中央国医馆//国医公报.-4-21-33
令上海市国医分馆据呈补行宣誓典礼请派员监誓已函潘公展代表就近监誓文/中央国医馆//国医公报.-4-24-366
令上海市国医分馆据呈代管之董事会关防文卷移送新董事长已悉文/中央国医馆//国医公报.-4-26-468
令上海市国医分馆据呈送学术指导委员会组织规程准备案文/中央国医馆//国医公报.-4-20-30
令上海市国医分馆据呈以方慎盦等请转知编订四库未刊珍本委员会将圣济总录等书刊入等情经转函请予酌办仰转饬知照文/中央国医馆//国医公报.-4-21-29
令上海市国医分馆据医界春秋社张赞臣等请准设立国医药研究所一案仰即查复以凭核办文/中央国医馆//国医公报.-4-20-339
令上海市国医分馆卸任馆长冯炳南据陈报卸任日期暨移交关防卷宗等情形准备案文/中央国医馆//国医公报.-4-20-29
令思明县国医研究会据补呈章程职员履历表会员名册请核准予备案文/中央国医馆//国医公报.-4-21-224
令思明县国医研究会据陈报组织经过准备案文/中央国医馆//国医公报.-4-19-270
令思明县国医研究会据呈报改选情形并迁移地址姑准备案文/中央国医馆//国医公报.-4-21-31
令思明县国医研究会据呈述林儒光等窃盖会章揽权操纵请察核惩处等情候据情令饬该省分馆查复再行核夺文/中央国医馆//国医公报.-4-20-344
令四川国医分馆呈报正副馆长蔡幹卿张放斋就职准予备案文/中央国医馆//国医公报.-4-19-164
令四川国医分馆筹备处所拟章程兴中央国医馆各省市国医分馆组织大纲未尽适合应参照北平国医分馆章程加以修改呈候核定备案正副馆长准照派文/中央国医馆//国医公报.-4-19-58
令四川国医分馆董事会陈报成立董事会准予备案文/中央国医馆//国医公报.-4-19-163
令四川国医分馆该分馆章程准备案惟院令学校应改学社又设立支馆办法业由本馆拟定俟理事会通过即当颁发文/中央国医馆//国医公报.-4-19-167
令四川国医分馆馆长蔡幹卿等应仰遵照本馆各省市国医分馆组织大纲执行职务悉心擘划以期策进文/中央国医馆//国医公报.-4-19-59
令四川国医分馆据呈解释各省市分馆分会对于市政府各厅局应用公函等情当然不能包括省府所请咨准四川省政府备案未便照准文/中央国医馆//国医公报.-4-25-405
令四川省国医分馆呈送会员刘子沉等入会志愿书誓词像片等项请发会证应予照准文/中央国医馆//国医公报.-4-25-410
令四川省国医分馆据呈拟具改进分会章程并推定各职员表准予备案文/中央国医馆//国医公报.-4-25-273
令四川省国医分馆据呈以非法设院庸医杀人恳请转达外交部行文英领令饬停业赔偿生命等情应准转请外交部办理仰知照文/中央国医馆//国医公报.-4-21-25
令四川省国医分馆准外交部咨复成都英国仁济医院医生胡祖怡医毙军官袁尚一案抄附原咨函二件仰知照文/中央国医馆//国医公报.-4-22-134
令四川省合川县医学研究社呈请颁发新章则俾资筹设支馆准寄发支馆办法一份仰知照文/中央国医馆//国医公报.-4-19-268
令绥远国医分馆筹备处据呈报筹备就绪分馆成立在即请委正副馆长应准委派文/中央国医馆//国医公报.-4-24-246
令绥远国医分馆筹备处据呈报会员登记选举李

正乐为正会长安兆麒杨怀玉为副会长请鉴核准予备案文/中央国医馆//国医公报.－4－24－245
令绥远国医分馆筹备处据代电请咨省政府备案并筹拨经费各情已据情咨请查照仰知照文/中央国医馆//国医公报.－4－23－141
令绥远国医分馆筹备处派郭象及安兆麒杨怀玉为分馆正副馆长文/中央国医馆//国医公报.－4－24－244
令绥远国医分馆馆长安兆麒副馆长杨怀玉等据呈请辞去馆长副馆长等职应予照准文/中央国医馆//国医公报.－4－24－362
令绥远省国医分馆筹备处据呈报开办国医分馆筹备处成立就绪职等于二月五日宣誓就职祈请鉴核准予备案文批/中央国医馆//国医公报.－4－23－142
令绥远省国医分馆等筹备处准绥远省政府咨复绥远省分馆筹备处呈送组织大纲及医药改进会章程各一份请鉴核主语成立仰知照文/中央国医馆//国医公报.－4－24－16
令绥远省国医分馆馆长郭象及副馆长安兆麒杨怀玉等据奉令委派正副馆长感荷电谢已悉文/中央国医馆//国医公报.－4－24－367
令绥远省国医分馆据呈报董事会推选正副董事长及董事呈请分别加委并附章程请予备案应照准文/中央国医馆//国医公报.－4－25－18
令绥远省国医分馆据呈报附设施诊所添设外科医疗部准予备案文/中央国医馆//国医公报.－4－26－470
令绥远省国医分馆据呈报就职日期祈鉴核备案应予照准文/中央国医馆//国医公报.－4－25－17
令绥远省国医分馆据呈报启用关防日期请予备案应照准文/中央国医馆//国医公报.－4－25－17
令绥远省国医分馆据呈报设立施诊所准予存查文/中央国医馆//国医公报.－4－26－373
令绥远省国医分馆据呈请派王炳元等为归绥县国医支馆筹备员应予照准文/中央国医馆//国医公报.－4－26－470
令绥远省国医分馆据呈请派王慎五等为包头县国医支馆筹备员应予照准文/中央国医馆//国医公报.－4－26－469
令绥远省国医分馆据情转函绥远省政府酌予补助文/中央国医馆//国医公报.－4－25－20
令绥远省国医分馆准绥远省政府函开发开办费五百元并自本年一月份起按月拨洋一百元希查照等情仰知照文/中央国医馆//国医公报.－4－25－147
令天津医药研究会据呈报该会第四期改选职员清册准予暂行备案文/中央国医馆//国医公报.－4－22－19
令天津医药研究会据呈复补送章程恳请鉴核等情令准备案文/中央国医馆//国医公报.－4－22－143
令威海卫国医学术研究会据呈送该会章程既会员名册准予存查文/中央国医馆//国医公报.－4－25－271
令威海卫国医学校据呈报国医学术研究会成立缮造会员职员名册章程准予备案仰知照文/中央国医馆//国医公报.－4－23－33
令温州中医学社据呈报成立该社附赍简章请核应由浙江省国医分馆转呈仰遵照文/中央国医馆//国医公报.－4－21－226
令吴江中医公会据呈报依法召开会员大会并检呈公会章程及职员名册恳请鉴核应准备案文/中央国医馆//国医公报.－4－23－256
令吴县国医学会筹备处呈报组织学会准予备案文/中央国医馆//国医公报.－4－19－160
令吴县中医公会据报奉县党部令改正名称准予备案文/中央国医馆//国医公报.－4－19－162
令吴兴国医公会据陈报改组成立情形并送职员表准备案文/中央国医馆//国医公报.－4－19－261
令梧州国医公会据呈报成立梧州国医公会并呈章程等件鉴核备案准予备案仰即知照文/中央国医馆//国医公报.－4－23－257
令梧州国医公会据呈报改选经过应予备案文/中央国医馆//国医公报.－4－26－38

令梧州全体中医学会据呈奉令征集教材赍送国医学术四册请核除发付编审外仰知照文/中央国医馆//国医公报.-4-21-223
令梧州全体中医学会外县只能筹设支馆文/中央国医馆//国医公报.-4-19-268
令梧州中医学会据陈述设立分馆意见已悉梧州如设支馆尚无不合文/中央国医馆//国医公报.-4-19-383
令武进国学会代电为举行第三届大会改选理事应予存查文/中央国医馆//国医公报.-4-25-268
令武进国医学会筹备委员会据呈成立经过仰祈备案应呈由该分馆转呈以明系统文/中央国医馆//国医公报.-4-21-143
令武进国医学会代电呈会务特刊应予存查文/中央国医馆//国医公报.-4-25-269
令武进国医支馆据呈转据施秋玉等发起中国医药社请予备案仰候江苏国医分馆转呈核办文/中央国医馆//国医公报.-4-26-285
令武进县中医公会据呈报组织工会经过情形检同章程请鉴核应准备案文/中央国医馆//国医公报.-4-19-380
令西京国医公会据呈报成立西京国医公会既会章等件请鉴核备案应照准文/中央国医馆//国医公报.-4-24-359
令西京国医公会据呈报图记式样既启用日期请予备案应照准文/中央国医馆//国医公报.-4-24-358
令西京国医公会据呈接奉省党指导会训令改称西京中医公会请鉴核示遵呈悉文/中央国医馆//国医公报.-4-25-150
令歙县中医公会陈报改组后继续工作附呈简章及职员履历表准予备案文/中央国医馆//国医公报.-4-19-160
令歙县中医公会据呈报民众教育馆图占施药局请函教育厅及县政府设法制止已分别电达仰知照文/中央国医馆//国医公报.-4-20-349
令歙县中医公会据呈拟具考试登记医士暂行章程请核转县政府执行应从缓办理仰知照文/中央国医馆//国医公报.-4-20-255
令歙县中医公会据呈遵章改选执监委员准予备案文/中央国医馆//国医公报.-4-21-151
令香港中华国医会据陈报改称侨港中华国医分馆为香港中华国医会准予备案文/中央国医馆//国医公报.-4-19-169
令香港中华国医会据呈报拟集资创办中华国医专门学社送计书表准备案文/中央国医馆//国医公报.-4-19-373
令香港中华国医会据先后陈送医士调查表一册更正表二张准予分别备案更正文/中央国医馆//国医公报.-4-21-233
令香港中华国医学会据陈请厘定国医法规附拟条陈已悉应候汇案核办文/中央国医馆//国医公报.-4-20-40
令香港中华国医学会据呈报成立经过并办理情形准予备案文/中央国医馆//国医公报.-4-19-262
令香港中华国医学会据呈报改选职员准予备查仰知照文/中央国医馆//国医公报.-4-22-253
令香港中药联合会据呈中药进口请照国货税则办理已据情转财政部交关务署办理矣仰知照文/中央国医馆//国医公报.-4-20-254
令香港中药联合会准财政部咨复香港药商报运国产药材进口如合红单办法并向关请领红单可按土货纳税等由仰知照文/中央国医馆//国医公报.-4-20-336
令香港中药联商会准财政部咨复由港运入中药照土货征收关税情形仰知照文/中央国医馆//国医公报.-4-21-19
令萧退庵为已奉委为上海国医分馆秘书主任恳请辞去董事会董事一职应照准文/中央国医馆//国医公报.-4-24-26
令兴化县国医支馆陈报聘定各处股正副主任等仰由该省分馆核转文/中央国医馆//国医公报.-4-20-158
令兴化县国医支馆据呈送该支馆章程已抄送该省分馆核办仰知照文/中央国医馆//国医公报.-4-20-154

令兴化县国医支馆准江苏省政府咨复准本馆咨请出示保护该支馆假定馆址一节已饬县查明核办等由令仰知照文/中央国医馆//国医公报.-4-22-138
令休宁国医公会准安徽省政府函复屯溪公安局检验中西医士登记给照办法当地医士不明用意逐致迟疑等由令仰转行知照文/中央国医馆//国医公报.-4-23-255
令宜兴县国医公会据呈报筹备经过情形检同会章名册请鉴核备案应呈由江苏省国医分馆核转文/中央国医馆//国医公报.-4-20-450
令鄞县中医公会据报改组经过情形并呈会章及会员名册职员履历单等准备案文/中央国医馆//国医公报.-4-19-262
令永嘉县国医支馆筹备会据呈该会已筹备三月请速加委仰候浙江分馆查复再办至送丸散膏丹配制法留候审核另案饬遵文/中央国医馆//国医公报.-4-20-251
令永嘉县国医支馆筹备委会据呈业将支馆筹备经过情形暨章程表册呈送请速示遵等情经即饬行浙江省国医分馆详查候复核办文/中央国医馆//国医公报.-4-20-42
令永嘉县神州国医学会呈报筹备经过情形已悉文/中央国医馆//国医公报.-4-19-159
令永嘉中医公会据呈报更选执监委员请予备案等情应呈由浙江省国医分馆核转仰遵照文/中央国医馆//国医公报.-4-21-224
令云南国医学术改进研究社据呈报成立云南国医学术改进研究社并检呈章程既理监事表准予存查文/中央国医馆//国医公报.-4-24-360
令漳浦县医学协进会县市不得设分馆仰即知照文/中央国医馆//国医公报.-4-19-163
令长沙森济医院呈报组织章程及职员姓名以备考核准予备查文/中央国医馆//国医公报.-4-23-388
令浙江国医分馆呈报接收关防到馆视事应准备案文/中央国医馆//国医公报.-4-24-140
令浙江国医分馆呈送六个月工作计划大纲及医务人员训练班计划书准予存查文/中央国医馆//国医公报.-4-25-495
令浙江国医分馆筹备处据呈报筹备员潘健民辞职另推李天球继任准备案文/中央国医馆//国医公报.-4-19-261
令浙江国医分馆董事会董事不足法定人数可改开谈话会讨论文/中央国医馆//国医公报.-4-24-255
令浙江国医分馆董事会据呈许馆长祖谦回籍遴推推行处主任邢熙平暂行代理应予照准文/中央国医馆//国医公报.-4-25-402
令浙江国医分馆馆长王澂莹据电请辞职应即照准文/中央国医馆//国医公报.-4-23-262
令浙江国医分馆国医分馆董事会兹派许祖谦为浙江国医分馆馆长裘吉生应专任浙江分馆董事会常务董事仰知照文/中央国医馆//国医公报.-4-24-15
令浙江国医分馆国医支馆据呈为平湖县国医支馆筹备处呈请加委奚可阶为支馆馆长准予加委文/中央国医馆//国医公报.-4-24-17
令浙江国医分馆据呈报九月一日宣誓就职准备案文/中央国医馆//国医公报.-4-24-244
令浙江国医分馆据呈报派定长兴等十九县国医支馆筹备主任准予备案文/中央国医馆//国医公报.-4-26-463
令浙江国医分馆据呈变更组织准予备案文/中央国医馆//国医公报.-4-25-494
令浙江国医分馆据呈实行新组织日期并呈报职员名单准予备案文/中央国医馆//国医公报.-4-25-499
令浙江国医分馆据呈为平湖支馆筹备医药改进支会拟请暂予缓发会证嗣后支馆呈请案件请由分馆转呈应予照准文/中央国医馆//国医公报.-4-24-248
令浙江国医分馆据呈转据许行彬等组织医学研究社检具社章暨社员名册请予备案应予照准仰饬知照文/中央国医馆//国医公报.-4-22-253
令浙江国医分馆兹派本馆秘书主任张忍庵视察浙江国医分馆事宜除分令外仰知照文/中央国医馆//国医公报.-4-22-252

令浙江省国医分馆饬查永嘉县筹备国医支馆详情具复核办法/中央国医馆//国医公报.-4-20-24
令浙江省国医分馆饬即查明平湖系国医程明初请求复业一案详细情形具复核办文/中央国医馆//国医公报.-4-20-23
令浙江省国医分馆筹备处据陈报分馆筹备情形准予备案各筹备员已另行照派仰知照文/中央国医馆//国医公报.-4-19-165
令浙江省国医分馆电称董事有无任期之规定及改组可否加倍董事并无任期规定亦无须推举加倍人数文/中央国医馆//国医公报.-4-25-151
令浙江省国医分馆董事会据报常务董事俞绣章等到会视事呈悉文/中央国医馆//国医公报.-4-25-404
令浙江省国医分馆董事会据呈本会常务董事方惠卿等因病出缺遴推俞绣章等补充应予照准文/中央国医馆//国医公报.-4-25-403
令浙江省国医分馆董事会为杨董事春駷夙著贤劳所请辞职一节应毋庸议文/中央国医馆//国医公报.-4-25-406
令浙江省国医分馆董事诸葛福祺据呈请辞职应即照准文/中央国医馆//国医公报.-4-20-258
令浙江省国医分馆副馆长范耀雯据呈报遵令往兰溪药业私立中医专门学校监试情形已悉文/中央国医馆//国医公报.-4-20-342
令浙江省国医分馆各县医药团体呈请案件似无由分支馆转呈之必要文/中央国医馆//国医公报.-4-25-19
令浙江省国医分馆据报暂行代理浙江省国医分馆馆长邢照平就职视事呈悉文/中央国医馆//国医公报.-4-25-405
令浙江省国医分馆据呈报馆长暨董事长董事就职日期并附名单呈请备案应照准文/中央国医馆//国医公报.-4-20-452
令浙江省国医分馆据呈报嘉兴等县支馆筹备成立请加委馆长应予照准文/中央国医馆//国医公报.-4-26-128
令浙江省国医分馆据呈报派定杭县等二十一县支馆筹备主任准予存查文/中央国医馆//国医公报.-4-26-125
令浙江省国医分馆据呈报派定兰溪等二十八县支馆筹备主任准予存查文/中央国医馆//国医公报.-4-26-126
令浙江省国医分馆据呈报四月份工作报告准予备案文/中央国医馆//国医公报.-4-26-466
令浙江省国医分馆据呈嘉兴国医支馆馆长陈骏八辞职另派李元代理准予加委文/中央国医馆//国医公报.-4-26-465
令浙江省国医分馆据呈拟具各县支馆组织大纲及办事通则准予存查文/中央国医馆//国医公报.-4-26-13
令浙江省国医分馆据呈请加委方引之等十五人为淳安等县国医支馆馆长应予照准文/中央国医馆//国医公报.-4-26-364
令浙江省国医分馆据呈请检定本省国医检同检定委员会简章请核示等情仰候国医修例案解决后再行办理文/中央国医馆//国医公报.-4-21-24
令浙江省国医分馆据呈送工作报告准予存查文/中央国医馆//国医公报.-4-26-12
令浙江省国医分馆据平湖县中医公会呈以定期举行大会请派员监选仰即就近酌派文/中央国医馆//国医公报.-4-20-153
令浙江省国医分馆准浙江省政府函复无款补助该分馆仰知照文/中央国医馆//国医公报.-4-19-371
令镇江国医公会筹备处据呈报组织情形准予备案文/中央国医馆//国医公报.-4-20-155
令驻菲律宾国医分馆筹备委员会据呈筹备完毕附送组织大纲既董事表请鉴核备案应予照准文/中央国医馆//国医公报.-4-26-29
令驻菲律宾国医分馆董事会呈报成立经过附送章程请加委备案应予照准文/中央国医馆//国医公报.-4-26-36
令驻暹罗国医分馆筹备处据呈送中医执业团体调查表请予备案应予照准文/中央国医馆//

国医公报.-4-26-284
骆介子函请中央国医馆准予筹设澳洲国医分馆/光华医药杂志社//光华医药杂志.-4-41-261
秘鲁政府禁绝华医药案之批词与电文/医林一谔杂志社//医林一谔.-4-8-439
秘鲁政府之布告/医林一谔杂志社//医林一谔.-4-8-299
民政部厅呈文/绍兴医药学报社(录)//绍兴医药学报.-1-11-543
民政厅拟具浙江省管理开业医师暂行章程/绍兴医药月报社(录)//绍兴医药月报.-2-41-247
南昌市政委会组国医药研究会并举行检定中医/光华医药杂志社//光华医药杂志.-4-37-13
南川县国医支馆为庆祝国医节十八周年纪念宣言/华西医药杂志社//华西医药杂志.-5-36-558
南汇县公安局中医登记试题(连载)/南汇县公安局//中医指导录.-4-2-371,401
南京市政府管理开业中医规则/光华医药杂志社//光华医药杂志.-4-41-537
南京市政府制定管理中医广告规则(南京通讯)/光华医药杂志社//光华医药杂志.-4-38-186
南京卫生局通知中西医师限期换领部证/北京医药月刊社//北京医药月刊.-5-21-555
南通将设医药改进支会(南通通讯)/光华医药杂志社//光华医药杂志.-4-39-72
南通将设中医检定委员会(江苏南通通讯)/光华医药杂志社//光华医药杂志.-4-38-579
南通教育局设卫生教育委员会(南通通讯)/光华医药杂志社//光华医药杂志.-4-39-159
南通卫生教育委员会成立(江苏南通通讯)/光华医药杂志社//光华医药杂志.-4-39-243
南洋医科考试问题答案/绍兴医药学报社//绍兴医药学报.-1-9-169
内部医政司立中医研究院意见/明生//杏林医学月报.-3-20-497
内务部批/中西医学报社(录)//中西医学报.-1-26-278
内务部批示/内务部//绍兴医药学报.-1-11-57
内务部限制药用鸦片吗啡等品营业章程/绍兴医药学报社(录)//绍兴医药学报.-1-10-409
内务部制定管理医师暂行规则/绍兴医药学报社//绍兴医药学报.-1-19-456
内务部制定管理医士暂行规则/绍兴医药学报社//绍兴医药学报.-1-19-451
内务总署医师考试委员会颁布医师考试简章/中国医药月刊社//中国医药月刊.-5-32-342
内政部饬卫生署整顿中央医院(南京快信)/光华医药杂志社//光华医药杂志.-4-35-533
内政部管理医生暂行规则及施行细则/内政部//三三医报.-2-34-417
内政部会同卫生署拟定中西医资格检定规则/医界春秋社//医界春秋.-3-13-527
内政部派员协同津卫生局办理灾后卫生已完竣/北京医药月刊社//北京医药月刊.-5-21-552
内政部通令禁止仙方(南京快信)/光华医药杂志社//光华医药杂志.-4-35-296
内政部通令严禁无效力之牛痘苗/神州国医学报社//神州国医学报.-4-16-284
拟定中央国医馆草案/医学杂志社(录)//医学杂志.-2-12-21
宁警察厅督署认真查察无照开业之中西药人员/北京医药月刊社//北京医药月刊.-5-21-247
瓯海道道尹设立官医之通告/绍兴医药学报社//绍兴医药学报.-1-13-553
派方引之等十五人为淳安等县国医支馆馆长文/中央国医馆//国医公报.-4-26-363
派乐绍虞为北平药学讲习所副所长文/中央国医馆//国医公报.-4-26-11
派李良模为本馆医学处处员文/中央国医馆//国医公报.-4-26-463

派李元为嘉兴县国医支馆馆长文/中央国医馆//国医公报.-4-26-463
派林月亭刘慧英等为驻菲律宾国医分馆董事会董事文/中央国医馆//国医公报.-4-26-11
派刘宗汉为本馆办事员文/中央国医馆//国医公报.-4-26-123
派孟子惠为本馆秘书文/中央国医馆//国医公报.-4-25-493
派冉雪峰为湖北国医分馆副馆长文/中央国医馆//国医公报.-4-26-363
派沈衡甫龚醒斋为上海市国医分馆董事会董事文/中央国医馆//国医公报.-4-26-463
派苏必辉庄林生等为驻菲律宾国医分馆常务董事文/中央国医馆//国医公报.-4-26-11
派王炳元等为归绥县国医支馆筹备员文/中央国医馆//国医公报.-4-26-463
派王慎五等为包头县国医支馆筹备员文/中央国医馆//国医公报.-4-26-463
派王锡如为山东省国医分馆馆长文/中央国医馆//国医公报.-4-26-363
派闻甫宸为郑县国医支馆副馆长令/中央国医馆//国医公报.-4-26-364
派伍潮海为本馆驻星加坡视察员文/中央国医馆//国医公报.-4-26-363
派颜文初为驻菲律宾国医分馆董事会董事长文/中央国医馆//国医公报.-4-26-11
派杨春駷为浙江国医分馆董事会常务董事/中央国医馆//国医公报.-4-25-493
派俞绣章为浙江国医分馆董事会董事长文/中央国医馆//国医公报.-4-25-493
批安徽滁县医药公会据呈报成立滁县医药两界公会陈请鉴核准予存查文/中央国医馆//国医公报.-4-22-265
批安徽庐江国医公会据呈报筹备组织庐江国医公会祈鉴核等情令准备案文(连载)/中央国医馆//国医公报.-4-22-270.-4-23-41
批澳门国医分馆筹备处陈报成立及经过情形希准备案文/中央国医馆//国医公报.-4-19-387
批北平国医专科学校为组织国医专科学校兹检寄本馆国医专科学社及国医研究所成立案标准大纲仰遵照第七条程序呈请文/中央国医馆//国医公报.-4-23-399
批北平师资讲习所筹备处周价人等据呈报拟在北平设立中医师资讲习所恳祈鉴核等情令准备案仰即积极设备并将办理情形及员生名册呈报备查文/中央国医馆//国医公报.-4-23-146
批北平药学讲习所呈报第一班学员修业期满呈送证书请加盖馆印应予照准文/中央国医馆//国医公报.-4-26-473
批北平药学讲习所英庚款会期已过俟明年再办文/中央国医馆//国医公报.-4-26-385
批北平药业公会呈报董事会及药学讲习所启用图记恳请备案准予存查文/中央国医馆//国医公报.-4-25-282
批北平中医学社据呈报第一届学生毕业文凭加本馆印信文/中央国医馆//国医公报.-4-26-378
批北平中医学社据呈报组织成立应予存查文/中央国医馆//国医公报.-4-26-376
批本馆研究班学员刘骅南等据呈组织研究会应予照准文/中央国医馆//国医公报.-4-26-133
批编审委员黄谦据呈送所著针灸经穴图考请鉴核审定备案查阅来书考据精详殊堪嘉许应予备案仰知照文/中央国医馆//国医公报.-4-22-270
批彬县黄聘如据呈送医士调查表应用存查文/中央国医馆//国医公报.-4-20-43
批常德国医院据呈为变更组织暨名称募捐扩大建设救济贫病恳准备案予存查文/中央国医馆//国医公报.-4-25-28
批常熟国医杂志社据呈为出版国医杂志准予备案并颁给题词文/中央国医馆//国医公报.-4-22-146
批陈半隐据呈遵令贡献私著霍乱症治简便良方一册已交本馆学术整理委员会审查仰知照文/中央国医馆//国医公报.-4-21-234
批陈承谟等据呈报设处办公启用印信请准备案

应予照准文/中央国医馆//国医公报.-4-24-31

批陈术仁据先后呈送刀伤枪伤炸伤炮伤丸药及药方经交本馆学委会试验结果刀伤止血有效惟查系属古方所请颁示办法暂从缓议文/中央国医馆//国医公报.-4-20-456

批东台中医公会筹备改选情形并检同章程表册等件准予备案文/中央国医馆//国医公报.-4-23-395

批奉贤县国医公会徐逸舟等据呈报该县县党部制止公会活动请求援助已令行江苏省国医分馆就近查明酌办文/中央国医馆//国医公报.-4-20-264

批福建龙冈国医专科学社检寄本馆国医专科学社及国医研究所立案暂行标准大纲仰即遵照文/中央国医馆//国医公报.-4-23-397

批福清县三澳小学校陈雨苍呈送治喉立生散暨收功散请化验给奖备案文/中央国医馆//国医公报.-4-19-387

批福州私立中医专科学校查来件并无学生成绩表谅系发文时遗漏仰即补寄文/中央国医馆//国医公报.-4-23-398

批福州中医学社据报组织各组训练班及实地练习之场祈鉴核指导准予存查文/中央国医馆//国医公报.-4-25-28

批阜宁县中医公会据呈报公会成立及选举执监委员就职祈鉴核仰迅将该会组织章程会员职员名册补呈以凭核夺文/中央国医馆//国医公报.-4-23-143

批阜宁县中医公会据呈送章程名册暂准备案应呈由江苏省分馆转呈以明系统文/中央国医馆//国医公报.-4-23-148

批傅汝川等呈拟筹备同安县国医支馆请发钤记以资进行文/中央国医馆//国医公报.-4-19-387

批赣县中医公会据呈报改选职员即定名称并附简章履历表乞请备案应予照准文/中央国医馆//国医公报.-4-25-158

批广德国医公会据呈报改选经过情形及缮具执监委员履历表应准备案文/中央国医馆//国

医公报.-4-23-147

批广东梅县梓材医院院长萧梓材据呈报改组学社拟具章程恳立案应准予暂行备案文/中央国医馆//国医公报.-4-21-321

批广西省国医分馆筹备处呈报诊疗所开诊日期并迁地址各缘由请察核备案应予照准文批山东医药改进分会/中央国医馆//国医公报.-4-25-161

批广西医药研究会据呈转据龙州医药研究分会呈报成立请鉴核准予备案文/中央国医馆//国医公报.-4-22-146

批侯敬舆等据呈为修正无锡中医研究社简章祈鉴核备案应予照准文/中央国医馆//国医公报.-4-24-370

批湖南医药改进分会筹备处组织医药改进会湖南分会应予存查文/中央国医馆//国医公报.-4-25-157

批淮阴国医公会筹备委员骆筱峰据呈为国药业丸散药方未能统一陈请整理意见书所陈各节准予留备整理借供参考文/中央国医馆//国医公报.-4-22-263

批简伯龙等据呈请派员筹备吴江国医支馆仰候江苏国医分馆转呈核办文/中央国医馆//国医公报.-4-26-286

批建瓯中医公会据呈请委黄焕琮为国医传习所所长碍难照准文/中央国医馆//国医公报.-4-24-30

批晋江却疾医学研究社社长郑却疾据陈报组织却疾医学研究社检送简章请察核存案仰候饬福建省国医分馆查核酌办文/中央国医馆//国医公报.-4-20-263

批据华中新中医学校据呈报任事日期及开课各情准予存查文/中央国医馆//国医公报.-4-26-382

批开封国医改进社据呈报组织该社应准存查文/中央国医馆//国医公报.-4-25-159

批李建颐等据呈请检发章程准予筹设支馆仰迳呈福建国医分馆核办文/中央国医馆//国医公报.-4-23-395

批李稳青据呈遵示改办国医研究会缮具章程请

予备案应予存查文/中央国医馆//国医公报.-4-26-287
批溧水中医公会据呈请咨行各省政府转饬各县立医院加入中医科已悉文/中央国医馆//国医公报.-4-26-374
批林永泽仰迳呈厦门市公安局核办文/中央国医馆//国医公报.-4-25-29
批柳州医药研究分会据呈送第一届被选各员名册即章程等情鉴核备案应予存查文/中央国医馆//国医公报.-4-24-259
批龙南国医公会据呈报成立准予备案文/中央国医馆//国医公报.-4-26-375
批龙岩国医公会据呈报改选经过应予备案文/中央国医馆//国医公报.-4-26-48
批吕伯阳据呈送所著伤寒论研究中国药方之研究两种稿本准付编审国医教材参考之用仰知照文/中央国医馆//国医公报.-4-21-234
批马庆麟据呈所著医学本源录可作整顿国医资料仰将各书呈候审查再行核夺文/中央国医馆//国医公报.-4-21-234
批毛青全据呈请通令各省市组织国医药办事处应勿庸议文/中央国医馆//国医公报.-4-21-34
批梅县蓝文懋呈请发给刘卓明行医执照等本馆现无发照及给证书规定所请暂勿庸议文/中央国医馆//国医公报.-4-19-174
批南昌国医公会会员毛青全据呈请通令各省市设立医药办事处国药讲习所并委派国药检查员等情事关全国医药行政必须统盘筹划所请应缓置议文/中央国医馆//国医公报.-4-22-20
批平湖国医公会据呈报该会改选执监委员准予备案仰知照文/中央国医馆//国医公报.-4-23-394
批平湖国医支馆筹备主任奚可阶据呈请委派该支馆馆长仍应由该省分馆转呈以明系统仰遵照文/中央国医馆//国医公报.-4-23-392
批青浦县国医公会据呈报改组国医公会并呈送章程职员表请鉴核应准备案文/中央国医馆//国医公报.-4-21-321
批青浦中医公会筹备改选结果及更改名称准予备案文/中央国医馆//国医公报.-4-23-396
批任应秋等所请先立支会仰迳呈四川国医分馆核办至设立支馆一节因各省市支馆纠纷极多拟不再设文/中央国医馆//国医公报.-4-25-160
批厦门国医研究所据呈报举行毕业考试日期准予备案文/中央国医馆//国医公报.-4-26-383
批厦门国医研究所据呈报学生毕业成绩请将证书加盖馆印应予照准文/中央国医馆//国医公报.-4-26-383
批厦门国医专科学校据呈报二十四年度下学期教职员学生一览表应予存查文/中央国医馆//国医公报.-4-26-166
批厦门国医专科学校据呈报举行毕业考试请派员监试仰认真考试文/中央国医馆//国医公报.-4-26-476
批厦门国医专科学校据呈请派员监试已令福建国医分馆就近派员文/中央国医馆//国医公报.-4-23-397
批山东济南市国医公会据呈报组织济南市国医公会缮具章程名册准予备案应即依法刊刻图记取具印模并将启用日期呈报备查仰知照文/中央国医馆//国医公报.-4-23-147
批山东医药改进分会筹备处据呈报筹备改进会情形并检送会员名册及志愿书誓词等件请发会证应予照准文/中央国医馆//国医公报.-4-25-162
批陕西长安药业公会据呈报为取缔伪药以杜流弊应准备案文/中央国医馆//国医公报.-4-23-37
批上海陈其昌据呈送姚心源发明改良中国针疗医学请求备案等情俟实验确著成绩再行呈报该夺文/中央国医馆//国医公报.-4-21-395
批上海佛慈大药厂总经理冯明政据呈请提出四中全会倡用国药以挽利权经提同前案批交内教两部参考仰知照文/中央国医馆//国医公

报.-4-21-321
批上海医界春秋社张赞臣等据呈拟设立国医研究所请核准备案因与章程不合候饬上海分馆查复再夺文/中央国医馆//国医公报.-4-20-356
批束鹿县医士公会据陈请成立支馆以图改进国医查各县支馆前经通令停止设立利其财力兴办国医学校医院在案仰遵照文/中央国医馆//国医公报.-4-22-145
批泗阳李林甫汤兆生据呈拟设立国有特训班仰函泗阳县政府声请文/中央国医馆//国医公报.-4-26-39
批苏州国医学校呈送研究院钤印模样具报启用及开学日期已悉文/中央国医馆//国医公报.-4-26-385
批绥远医药研究会长安兆麒等为据呈报选定国医分馆筹备员设绥远国医分馆请鉴核等情准予筹备并给发分馆修正大纲及医药改进会章程令仰遵照办理文/中央国医馆//国医公报.-4-23-144
批孙易周前呈伤寒论曝言当经饬交编审委员会审查复称该书尚无不合可作伤寒论参考书等语兹将原稿发还仰知照文/中央国医馆//国医公报.-4-24-258
批唐维贤据呈送标准国药仿单请核备案准予存查文/中央国医馆//国医公报.-4-24-369
批唐心如据呈请发给执照以便开诊仰向市政府登记文/中央国医馆//国医公报.-4-21-234
批无锡县钱企彭等呈请组织医药研究社准予存查文/中央国医馆//国医公报.-4-26-387
批无锡中医研究社据呈组织中医研究社第一分社准予备案文/中央国医馆//国医公报.-4-25-411
批吴兴公民曹黑震据呈请解散吴兴国医检委会以事属行政未便照准文/中央国医馆//国医公报.-4-20-162
批梧州国医公会廖仲时呈报梧州国医团体只有属会如有令文请迳寄呈悉文/中央国医馆//国医公报.-4-25-415
批梧州中医学会罗万象等据呈请发给执照本馆尚未规定发给执业凭照办法文/中央国医馆//国医公报.-4-23-266
批歙县中医公会据呈为改选执监委员就职请备案应照准文/中央国医馆//国医公报.-4-23-400
批仙游县国医专科学校据呈各项表册应予存查文/中央国医馆//国医公报.-4-26-166
批仙游县国医专校据呈报学生毕业成绩请将证书加盖馆印应予照准文/中央国医馆//国医公报.-4-26-384
批仙游中医公会据呈送施诊所表册准予存查文/中央国医馆//国医公报.-4-26-375
批香港中华国医会据陈请转呈收回学校改为医社成命容就事实上妥筹办法仰知照文/中央国医馆//国医公报.-4-19-270
批谢全安等据呈发起组织重庆国医学社研究会应予照准文/中央国医馆//国医公报.-4-26-135
批休宁县国医公会理事长唐石英为屯溪公安局审查国医条例烦苛请予救济仰候函请安徽省政府查复再行核办文/中央国医馆//国医公报.-4-23-264
批杨理事复初所开救急时疫水等药方业经编备审委员会审查决议发给证书以资证明文/中央国医馆//国医公报.-4-24-29
批姚斌臣为请发还中西合纂解剖生理学图表仰将改正稿本重行呈寄以便审核文/中央国医馆//国医公报.-4-25-280
批姚怡春据呈为整饬国医须按期备具布告书等项已由本馆理事学术等会查照并候中央改进办法再拣寄第九期公报一册文/中央国医馆//国医公报.-4-22-21
批叶橘泉据呈报创设国药单方实验研究社章程及宣言请求备案暂予存查应由浙江分馆转呈前来以明系统文/中央国医馆//国医公报.-4-23-149
批沂水乡村医药研究所据呈创设经过请鉴核备案准予存查文/中央国医馆//国医公报.-4-26-41

批郓县中医公会据呈报遵章改选会员请鉴核备案应照准文/中央国医馆//国医公报.-4-23-265
批余干县种痘员联合研究会据呈报成立经过请核勿庸再行备案仍将研究所得随时呈报以便奖励文/中央国医馆//国医公报.-4-21-234
批张嘉谋王合三准予备案并据情转咨河南省政府查照文/中央国医馆//国医公报.-4-25-159
批张士端等据呈报组织江西余干国医国药研究会经过情形并检送简章及印模请鉴核备案已令饬江西省国医分馆查核酌办文/中央国医馆//国医公报.-4-20-265
批张亦仙所呈样本大旨尚妥惟医学中之专门术语非详加解释不易明了应加注意文/中央国医馆//国医公报.-4-24-143
批张治河呈为建议首都国医院组织管见颇有见地留备采择文/中央国医馆//国医公报.-4-25-277
批漳浦县医学协进会会长林振南据呈请委派支馆筹备员仰迳呈福建省国医分馆核转再次核办文/中央国医馆//国医公报.-4-20-43
批长沙李秉黄据呈为创办中国针灸专科研究社恳予察核备案应照准文/中央国医馆//国医公报.-4-24-142
批浙江中医专门学校据呈第十六届学生毕业准予备案文/中央国医馆//国医公报.-4-26-164
批镇江医学公会据呈报改选经过应予备案文/中央国医馆//国医公报.-4-26-132
批郑州国医学校据呈第一届学生毕业应予存查文/中央国医馆//国医公报.-4-26-166
批中国药学会据呈令填造职员会员表册请求备案准予存查文/中央国医馆//国医公报.-4-26-289
批中国针灸学讲习所呈报第一届毕业生应准备案文/中央国医馆//国医公报.-4-25-516
批中国针灸学讲习所据呈报学生毕业证书请加盖馆印应予照准文/中央国医馆//国医公报.-4-26-477
批重庆国粹医院据呈报创办国粹医馆筹设国粹医院请鉴核备案应予存查文/中央国医馆//国医公报.-4-25-414
批朱南山据呈筹备成立新中国医学院请鉴核备案应予照准文/中央国医馆//国医公报.-4-26-138
聘陈无咎先生为本馆编辑内科教材委员函/中央国医馆//国医公报.-4-25-167
聘陈无咎先生为本馆编审委员会委员函/中央国医馆//国医公报.-4-22-25
聘陈逊斋先生为本馆编审委员函/中央国医馆//国医公报.-4-22-499
聘陈逊斋先生为本馆编审委员会内科专任委员函/中央国医馆//国医公报.-4-23-403
聘陈逊斋先生为本馆处方鉴定委员会委员函/中央国医馆//国医公报.-4-24-378
聘陈逊斋先生为本馆学术整理委员会专任委员函/中央国医馆//国医公报.-4-20-459
聘陈震异先生为本馆特约编译员函/中央国医馆//国医公报.-4-23-274
聘戴洛卿先生为本馆特约撰述员函/中央国医馆//国医公报.-4-23-275
聘范更生为本馆专门委员文/中央国医馆//国医公报.-4-19-276
聘龚醒斋为本馆学术整理委员会名誉委员文/中央国医馆//国医公报.-4-20-45
聘管文如先生为本馆特约撰述员函/中央国医馆//国医公报.-4-23-274
聘郭令之先生为本馆编审委员会委员函/中央国医馆//国医公报.-4-22-25
聘郭受天先生为本馆编审委员函/中央国医馆//国医公报.-4-23-152
聘郭受天先生为本馆编审委员会外科专任委员函/中央国医馆//国医公报.-4-23-403
聘郭受天先生为本馆处方鉴定委员会委员函/中央国医馆//国医公报.-4-24-377
聘何季海先生为本馆编审委员函/中央国医馆//国医公报.-4-22-274
聘胡静斋先生为本馆特约撰述员函/中央国医

馆//国医公报.-4-23-275
聘黄谦先生为本馆编审委员会委员函/中央国医馆//国医公报.-4-22-25
聘黄星楼先生为本馆撰述员函/中央国医馆//国医公报.-4-23-152
聘黄竹斋先生为本馆编审委员会内科专任委员函/中央国医馆//国医公报.-4-23-403
聘黄竹斋先生为本馆处方鉴定委员会委员函/中央国医馆//国医公报.-4-24-378
聘李石会先生为本馆顾问并请指导上海市国医分馆各事文/中央国医馆//国医公报.-4-20-45
聘廉文熹先生为本馆特约撰述员函/中央国医馆//国医公报.-4-23-273
聘刘群士先生为本馆学术整理委员会专任委员函/中央国医馆//国医公报.-4-20-459
聘刘仲迈张赞臣先生为本馆编审委员文/中央国医馆//国医公报.-4-26-54
聘柳励吾先生为本馆特约撰述员函/中央国医馆//国医公报.-4-23-273
聘罗哲初先生为本馆编审委员函/中央国医馆//国医公报.-4-23-152
聘罗哲初先生为本馆编审委员会针灸科专任委员函/中央国医馆//国医公报.-4-23-404
聘吕柱周先生为本馆编审委员函/中央国医馆//国医公报.-4-22-499
聘彭承祖先生为本馆编审委员会系统学专任委员函/中央国医馆//国医公报.-4-23-404
聘钱宗煌为本馆学整会名誉委员文/中央国医馆//国医公报.-4-19-276
聘请丁福保先生为本馆编审委员文/中央国医馆//国医公报.-4-26-390
聘请李克蕙先生为本馆编审委员文/中央国医馆//国医公报.-4-26-390
聘请张治河先生为本馆学术整理委员会名誉委员函/中央国医馆//国医公报.-4-21-36
聘邱啸天先生为本馆编审委员函/中央国医馆//国医公报.-4-23-404
聘邱啸天先生为本馆处方鉴定委员会委员函/中央国医馆//国医公报.-4-24-377
聘邱治中先生为本馆特约撰述员函/中央国医馆//国医公报.-4-23-274
聘沈子英为本馆学术整理委员会名誉委员由/中央国医馆//国医公报.-4-21-236
聘盛心如先生为本馆撰述员函/中央国医馆//国医公报.-4-23-152
聘时逸人先生为本馆编辑病理教材委员函/中央国医馆//国医公报.-4-25-167
聘随翰英先生为本馆编审委员会儿科专任委员函/中央国医馆//国医公报.-4-23-404
聘随翰英先生为本馆编审委员会委员函/中央国医馆//国医公报.-4-22-25
聘随翰英先生为本馆处方鉴定委员会委员函/中央国医馆//国医公报.-4-24-377
聘汪绍生先生为本馆特约撰述员函/中央国医馆//国医公报.-4-23-274
聘王有章先生为本馆特约撰述员函/中央国医馆//国医公报.-4-23-275
聘肖君绛先生为本馆编审委员函/中央国医馆//国医公报.-4-22-275
聘徐恺先生为本馆特约撰述员函/中央国医馆//国医公报.-4-23-274
聘杨伯雅先生为本馆处方鉴定委员会委员函/中央国医馆//国医公报.-4-24-377
聘杨华亭先生为本馆编审委员函/中央国医馆//国医公报.-4-22-499
聘叶古红吴佩蘅张忍庵诸先生为本馆学术整理委员会专任委员函/中央国医馆//国医公报.-4-20-271
聘叶劲秋先生为本馆撰述员函/中央国医馆//国医公报.-4-23-152
聘叶橘泉先生为本馆撰述员函/中央国医馆//国医公报.-4-23-152
聘张栋梁先生为本馆处方鉴定委员会委员函/中央国医馆//国医公报.-4-24-378
聘张简斋生为本馆处方鉴定委员会委员函/中央国医馆//国医公报.-4-24-377
聘张忍庵先生为本馆编审委员函/中央国医馆//国医公报.-4-22-274
聘张忍庵先生为本馆编审委员会专任委员协同

编审生理学系统学教科事宜函/中央国医馆//国医公报.-4-23-404
聘张锡君先生为本馆特约撰述员函/中央国医馆//国医公报.-4-23-274
聘张允中先生为本馆学术整理委员会专任委员函/中央国医馆//国医公报.-4-22-275
聘张蕴忠先生为本馆编审委员会生理学专任委员函/中央国医馆//国医公报.-4-23-404
聘张赞臣先生为本馆撰述员函/中央国医馆//国医公报.-4-23-152
聘周柳亭先生为本馆编审委员会妇科专任委员函/中央国医馆//国医公报.-4-23-404
聘周柳亭先生为本馆编审委员会委员函/中央国医馆//国医公报.-4-22-25
聘周柳亭先生为本馆处方鉴定委员会主席委员函/中央国医馆//国医公报.-4-24-377
聘周歧隐先生为本馆撰述员函/中央国医馆//国医公报.-4-23-152
聘周禹锡先生为本馆特约撰述员函/中央国医馆//国医公报.-4-23-274
聘朱亦丹先生为本馆特约撰述员函/中央国医馆//国医公报.-4-23-274
平湖国医馆进行大纲已呈中央国医馆已照核准(杭州通讯)/光华医药杂志社//光华医药杂志.-4-39-347
平湖国医支馆奉命募建首都国医院之续讯/光华医药杂志社//光华医药杂志.-4-41-185
平湖国医支馆为募捐一日所得建造首都医院通电全县国医药界/平湖国医支馆//光华医药杂志.-4-41-20
平湖县国医支馆等电请立法院准将中医考试订入条例(平湖通讯)/光华医药杂志社//光华医药杂志.-4-39-285
平湖县国医支馆二十次馆务会议/光华医药杂志社//光华医药杂志.-4-40-174
平湖县国医支馆发起铸造蒋焦陈铜像(平湖通讯)/光华医药杂志社//光华医药杂志.-4-39-105
平湖县国医支馆举办夏季贫病施诊所(平湖通讯)/光华医药杂志社//光华医药杂志.-4-39-539
平湖县国医支馆通电国医药界订阅光华医药杂志/平湖国医支馆//光华医药杂志.-4-41-21
平湖县国医支馆组成筹建首都国医院募款委会/光华医药杂志社//光华医药杂志.-4-41-21
平湖县医药改进会中央国医馆令准备案(平湖通讯)/光华医药杂志社//光华医药杂志.-4-39-347
平湖支馆医药改进会奉省令改组/光华医药杂志社//光华医药杂志.-4-41-227
莆县府奉颁医药师注册暂行规则/国医砥柱月刊社//国医砥柱月刊.-5-16-361
莆县府训令国医公会举办中医审查给证(莆县通讯)/中医世界杂志社//中医世界.-3-39-173
浦城筹备国医支馆(浦城通讯)/光华医药杂志社//光华医药杂志.-4-35-342
普及农村医药案/山西中医改进研究会//国医公报.-4-22-416
青警局商定伤害案件医治问题/北京医药月刊社//北京医药月刊.-5-21-405
请呈请行政院通令全国卫生行政机关增设中医课处理中医中药案/潘茂林//国医公报.-4-22-415
请国医馆南京国医公会南京市政府及行政院释疑关于卫生署管理中医问题(连载)/金真如//文医半月刊.-5-14-421,437,455
请国医馆南京国医公会南京市政府及行政院释疑关于卫生署管理中医问题/金真如//国医砥柱月刊.-5-15-484
请国医馆南京国医公会南京市政府及行政院释疑最后意见/金真如//国医砥柱月刊.-5-15-543
请明白规定分馆大纲第五条条文案/岑靖//国医公报.-4-22-438
请明白规定各省市分馆组织大纲第二条条文案/岑靖//国医公报.-4-22-438
请明白规定中央国医馆医药改进会章程第十二

条条文案/岑靖//国医公报.-4-22-437
请明定整理国医学术原则以中华民族为本位固有文化为根基案/郭伯良//国医公报.-4-22-405
请派员按临各省会同行政机关实行考试以清流品案/刘岳崙//国医公报.-4-22-428
请求大会设法转请当道援照旧案指拨的款俾资进行馆务以免掣肘案/蔡承绪//国医公报.-4-22-429
请通令各省医药公会合组一全国医药联合会以资联络案/刘岳崙//国医公报.-4-22-444
请在京市设立国医诊疗所以救贫病案/彭德溥//国医公报.-4-22-445
请召集国医大会俾沟通全国国医意见以便进行整理国医学术案/潘茂林//国医公报.-4-22-439
请政府对于国药减轻税率及运费案/胡书城//国医公报.-4-22-415
请政府公布国医药管理条例案/湖北国医分馆//国医公报.-4-22-436
请政府划给卫生经费一部分在各市创设国医药学校国医院在中央创设制药厂案/湖北国医分馆//国医公报.-4-22-404
请政府修正法案保障从事医业之人以资医学进化而免病人枉死案/王宇高//国医公报.-4-22-225
请中央国医馆对于各分馆之内容务求充实案/柯与参//国医公报.-4-22-428
取缔投机著作及宣传文字案/徐相任//国医公报.-4-22-397
取缔伪医伪药案/徐相任//国医公报.-4-22-412
取缔医生营业议案/绍兴医药学报社//绍兴医药学报星期增刊.-1-21-400
全国医药团体联合会派员赴京访问国医馆后之报告书/张梅庵,蒋文芳,张始生//医林一谔.-4-8-182
全国医药总会对于国医馆之提案/全国医药总会//医林一谔.-4-8-213
全国医药总会拟呈庆祝国医馆成立纪念大会办法/医林一谔杂志社//医林一谔.-4-8-185
全国医药总会为西医金君反对设立国医馆敬告全国同业书/医林一谔杂志社//医林一谔.-4-8-36
全国中医界代表张锡君邱啸天周柳亭等一百余人向立法院会呈请修改卫生署组织法中应增加副署长原呈/张锡君等//光华医药杂志.-4-40-434
全国中医师公会联合会向立法院请愿/华西医药杂志社//华西医药杂志.-5-37-504
全国中医向当局请愿增加卫生署副署长/神州国医学报社//神州国医学报.-4-18-221
热河省政府复函/热河省政府//国医公报.-4-19-278
如皋国医公会致上海市国医公会代电/如皋国医公会//医林一谔.-4-8-353
瑞安各界反对赵国医支馆长/光华医药杂志社//中医世界.-3-39-389
瑞安县国医支馆长等聘定(浙江瑞安通讯)/中医世界杂志社//中医世界.-3-39-68
三十六年度中医考试试题/国医砥柱月刊社//国医砥柱月刊.-5-18-399
三十五年专门职业及技术人员考试特种考试中医师考试应考须知/国医砥柱月刊社//国医砥柱月刊.-5-18-170
厦门警察厅布告/厦门警察厅//神州医药学报.-1-47-284
山东国医分馆呈报成立/光华医药杂志社//光华医药杂志.-4-41-110
山东省国医分馆副馆长丁雨琴奉委任事/光华医药杂志社//光华医药杂志.-4-41-90
山西省国医馆通电/山西省国医馆筹备处//医林一谔.-4-8-291
山西省会公安局中医检定考试暂行规则/山西省公安局//医学杂志.-2-15-301
山西中医改进研究会对于中央国医馆统一病名草案妇科病名参加之意见/山西中医改进研究会//医学杂志.-2-17-110
山西中医改进研究会请设中央国医馆之建议/山西中医改进研究会//医林一谔.-4-8

-237
山西中医改进研究会为制止侮辱中医文字上中央国医馆文/山西中医改进研究会//国医正言.-5-5-150
山西中医改进研究会向政府提议请设中央国医馆案/山西中医改进研究会//医学杂志.-2-12-13
山西中医改进研究会向中央国医馆提案/山西中医改进研究会//医学杂志.-2-16-302
陕西省国医分馆馆长另派范凝绩接充(南京通讯)/光华医药杂志社//光华医药杂志.-4-40-116
汕头市国医支馆长人选之纠纷/光华医药杂志社//光华医药杂志.-4-41-74
商部咨文/利济学堂报社//利济学堂报.-1-1-463
上广东国医分馆论港方国医国药登记书/国医杂志社(录)//国医杂志.-4-6-87
上国医馆书/何佩瑜//中西医药.-5-10-441
上海市公民训练处告上海市民众书/上海市公民训练处//神州国医学报.-4-17-369
上海市管理医士(中医)暂行章程/上海市卫生局//神州国医学报.-4-15-627//医界春秋.-3-11-243//医学杂志.-2-16-372//中西医学报.-1-40-330//中医指导录.-4-4-84
上海市国医分馆成立宣言/冯炳南//中医指导录.-4-3-47
上海市国医分馆成立讯/中医世界杂志社//中医世界.-3-30-131
上海市国医分馆代电/上海市国医分馆//神州国医学报.-4-17-223
上海市国医分馆公函(馆字第三号)/上海市国医分馆//神州国医学报.-4-14-341
上海市国医分馆公函/上海市国医分馆//神州国医学报.-4-17-224
上海市国医分馆馆长就职纪略/焦易堂//医界春秋.-3-9-540
上海市国医分馆来函为奉令征求论文大会文件事/夏应堂//神州国医学报.-4-18-407
上海市国医分馆来函为征求中医卫生设施方案事/夏应堂//神州国医学报.-4-17-369
上海市国医分馆通告/蔡济平等//神州国医学报.-4-15-407
上海市国医分馆谢蒋院长电文/上海市国医分馆//医界春秋.-3-13-308
上海市国医分馆谢焦馆长电文/上海市国医分馆//医界春秋.-3-13-309
上海市国医分馆训令(字第一一七号)/上海市国医分馆//神州国医学报.-4-15-84
上海市国医分馆致本社函/上海市国医分馆//医林一谔.-4-10-36
上海市国医公会复中央国医馆函(附对于统一病名怀疑四点)/医界春秋社(录)//医界春秋.-3-10-192
上海市国医公会复中央国医馆函/上海市国医公会//国医杂志.-4-6-404//医林一谔.-4-10-312
上海市国医公会为统一病名复国医馆并质疑四点/上海市国医公会//医学杂志.-2-15-175
上海市教育局介绍中西医药杂志之通令/上海市教育局//中西医药.-5-9-394.-5-10-3,287,418,512,634.-5-11-6,104,196,280,368,470.-5-12-8,122,213,328,440
上海市教育局批(上字第四八八号)/上海市教育局//神州国医学报.-4-14-77
上海市教育局训令(上字第一八一三号)/上海市教育局//神州国医学报.-4-14-77
上海市社会公安卫生局通告公布管理中西医药新闻广告暂行规则/上海市社会局,上海市公安局,上海市卫生局//神州国医学报.-4-18-152
上海市卫生局第九届中医登记笔试题(第二次)/上海市卫生局//中医指导录.-4-4-153
上海市卫生局第九届中医登记笔试题(第一次)/上海市卫生局//中医指导录.-4-4-152
上海市卫生局第九届中医登记笔试题目/上海

市卫生局//神州国医学报.-4-15-640
上海市卫生局第七届中医登记笔试题/上海市卫生局//中医指导录.-4-2-336
上海市卫生局第十届中医登记揭晓(上海特讯)/光华医药杂志社//光华医药杂志.-4-38-183
上海市卫生局吊销女医执照/神州国医学报社//神州国医学报.-4-18-457
上海市卫生局防疟工作/神州国医学报社//神州国医学报.-4-18-402
上海市卫生局管理公共浴室规则/上海市卫生局//医学杂志.-2-13-250
上海市卫生局管理医士(中医)暂行章程/医界春秋社//医界春秋.-3-8-204
上海市卫生局规定传染病处置办法/神州国医学报社//神州国医学报.-4-16-210
上海市卫生局禁止中医用西医疗器/光华医药杂志社//光华医药杂志.-4-41-89
上海市卫生局禁止中医用西医疗器/中医世界杂志社//中医世界.-3-38-379
上海市卫生局举办中医审查给证第二次通告/上海市卫生局//神州国医学报.-4-18-363
上海市卫生局举办中医审查给证通告/上海市卫生局//神州国医学报.-4-18-323
上海市卫生局举行第八届中医登记/中医指导录杂志社//中医指导录.-4-3-214
上海市卫生局举行第六届中医登记小志/平//中医指导录.-4-1-438
上海市卫生局举行免费预防注射/神州国医学报社//神州国医学报.-4-18-400
上海市卫生局举行卫生运动告市民书/上海市卫生局//医学杂志.-2-13-249
上海市卫生局举行中医考试(上海特讯)/光华医药杂志社//光华医药杂志.-4-38-13
上海市卫生局来函/上海市卫生局//神州国医学报.-4-16-82
上海市卫生局来文为今年免验执照事/神州国医学报社//神州国医学报.-4-18-268
上海市卫生局批第二一三六号/上海市卫生局//神州国医学报.-4-16-121
上海市卫生局批示/医界春秋社//医界春秋.-3-9-385
上海市卫生局取缔大川中一两医院/神州国医学报社//神州国医学报.-4-18-457
上海市卫生局取缔中医滥用西医器械/神州国医学报社//神州国医学报.-4-18-319
上海市卫生局提前举办第六届中医登记之训令/上海市卫生局//医界春秋.-3-8-288
上海市卫生局调查医界春秋社负责办事人员之一训令/胡鸿基//医界春秋.-3-8-203
上海市卫生局调验中医执照/光华医药杂志社//光华医药杂志.-4-39-78
上海市卫生局为抄发管理医士暂行章程致医界春秋社之训令/医界春秋社//医界春秋.-3-8-204
上海市卫生局修改中医领照章程/上海市卫生局//医界春秋.-3-12-65
上海市卫生局修正管理中医条例(上海市特讯)/光华医药杂志社//光华医药杂志.-4-37-396
上海市卫生局中医登记讯/中医指导录杂志社//中医指导录.-4-3-278
上海市卫生局中医考试(上海市讯)/中医世界杂志社//中医世界.-3-39-485
上海市卫生局中医试验委员已发表/神州国医学报社//神州国医学报.-4-18-323
上海市卫生局中医试验委员已聘定(本市消息)/医界春秋社//医界春秋.-3-14-379
上海市卫生局中医试验委员已聘定/光华医药杂志社//光华医药杂志.-4-41-259
上海市政府批第九六五号/上海市政府//神州国医学报.-4-14-472
上海市政府之批示(连载)/张群//医界春秋.-3-9-44,88,180,386
上海市之卫生/上海市卫生局,中华卫生教育会//中西医学报.-1-37-499
上海市中医注册规则/上海市卫生局//神州国医学报.-4-18-305
上海特别市六区党部援助中医院之呈文/医界春秋社//医界春秋.-3-7-177

上海特别市卫生局办理中西医及助产女士登记经过之概况/胡鸿基//医界春秋.-3-5-464
上海卫生局办理中医审查给证/光华医药杂志社//光华医药杂志.-4-41-261
上海卫生局暂行停止登记医士/上海市卫生局//绍兴医药月报.-2-41-615
上海卫生局中医试验委员聘定(上海市讯)/中医世界杂志社//中医世界.-3-39-73
上海夏应堂等对中央国医馆统一病名建议之意见/夏应堂//医学杂志.-2-15-206
上海县详复上海道文为医学界冲突事/上海县//中西医学报.-1-23-343
上海医务委员会报告上年医务/神州国医学报社//神州国医学报.-4-18-264
上焦馆长书/徐相任//神州国医学报.-4-14-579
上焦易堂馆长条陈/杨叔澄//北平医药月刊.-5-9-109
上中央国医馆陈无咎先生书/陈泽东//医界春秋.-3-12-508
上中央国医馆建议书/蔡百星//医界春秋.-3-8-200
上中央国医馆建议书/王宇高等//医林一谔.-4-8-256
上中央国医馆建议书/周禹锡,萧尚之//医林一谔.-4-8-260
上中央国医馆请行使职权书/何佩瑜//国医杂志.-4-5-529
上中央国医馆请提倡医经并厘定教材编辑简章以昭划一书/何佩瑜//国医杂志.-4-7-446
上中央国医馆为修订整理医药大纲草案征求海内专家意见书/刘蔚楚//医学杂志.-2-14-560
上中央国医馆为修订整理医药学术大纲草案征求海内专家意见书/刘蔚楚,周小农//杏林医学月报.-3-19-417
上中央国医馆学术整理委员会书/张伯熙等//医界春秋.-3-10-196
上中央国医馆意见书/曾觉叟//医林一谔.-4-10-110
上中央医馆请研究防毒救伤书/香港中华国医学会//国医杂志.-4-6-258
上中央医馆意见书/曾觉叟//医界春秋.-3-10-161
上中医委员会商榷书/何佩瑜//国医砥柱月刊.-5-16-87
绍兴警察局公函/绍兴警察局//绍兴医药月报.-2-38-145
绍兴县警察所布告第十一号/绍兴县警察所//绍兴医药学报.-1-12-325
绍兴县警察所公函一件/绍兴县警察所//绍兴医药学报.-1-12-162
绍兴县警察所来函二则/绍兴县警察所//绍兴医药学报.-1-13-113
绍兴县警察所调查医生公函/余大钧//绍兴医药学报星期增刊.-1-22-19
绍兴医药学会复警察局函/绍兴医药学会//绍兴医药月报.-2-40-371
设国医图书馆征求古今医药书籍通电/中央国医馆//国医公报.-4-19-91
设立国医馆原提案/谭延闿等//国医公报.-4-21-11
设立卫生试验所议案/三三医报社//三三医报.-2-29-633
社友李云年君抄示公文一件/绍兴医药学报社(录)//绍兴医药学报.-1-14-233
社友李云年君抄示吴兴县公署致杭州医学公会公函/绍兴医药学报社(录)//绍兴医药学报.-1-14-352
申报启用钤记日期由/医学公报社(辑)//医学公报.-1-7-57
神州医药月刊暂定章程/神州医药学报社//神州医药学报.-1-47-385
审定标准药名案/樊清华//国医公报.-4-22-419
审定医药出版物案/樊清华//国医公报.-4-22-397
省参议黄焯南维持中医执业之提案/国医杂志社//国医杂志.-4-7-464
省府派本会学术主任何佩瑜为省立国医学院筹

备委员令/林云陔//国医杂志.-4-7-265
省长行知审查孙秉彝等合编针灸真传八册公牍/医学杂志社//医学杂志.-2-4-18
十五万两之防疫费/中西医学报社//中西医学报.-1-24-436
市参议会通过修正取缔中医章程/医林一谔杂志社//医林一谔.-4-10-31
市卫生局第九届国医登记揭晓(本市特讯)/光华医药杂志社//光华医药杂志.-4-36-244
市卫生局发表煤气中毒急救预防法/神州国医学报社//神州国医学报.-4-17-209
市卫生局奉令取缔无照医生/神州国医学报社//神州国医学报.-4-16-421
市卫生局公布修正本市医院注册规则/神州国医学报社//神州国医学报.-4-17-163
市卫生局公布修正成药注册规则/神州国医学报社//神州国医学报.-4-17-208
市卫生局今日起开始全市防疫运动/神州国医学报社//神州国医学报.-4-16-423
市卫生局禁国医滥用西药/中医世界杂志社//中医世界.-3-39-73
市卫生局举行授奖典礼(上海市讯)/中医世界杂志社//中医世界.-3-39-483
市卫生局开始注射预防霍乱疫苗/神州国医学报社//神州国医学报.-4-15-500
市卫生局枪毙鼻疽病马原因/吴去疾(录)//神州国医学报.-4-15-505
市卫生局取缔无照女医/光华医药杂志社//光华医药杂志.-4-40-409
市卫生局预防霍乱(上海市讯)/中医世界杂志社//中医世界.-3-39-484
市政府通令办理坟墓改革办法/神州国医学报社//神州国医学报.-4-17-207
收复区开业医事人员管理办法/卫生署//新中华医药月刊.-5-35-283
顺德县筹备国医支馆/杏林医学月报社//杏林医学月报.-3-19-79
四川国医馆董事会奉命改组为医药改进会(成都通讯)/光华医药杂志社//光华医药杂志.-4-37-289
四川省参议会通过设立中医院及医校(成都讯)/国医砥柱月刊社//国医砥柱月刊.-5-18-123
四川省国医分馆越俎代庖影响江津县支馆不得向中馆存案(四川江津通讯)/中医世界杂志社//中医世界.-3-39-221
淞沪商埠医士登记并开业试验章程/淞沪商埠督办卫生局//中西医学报.-1-36-402
苏民厅办大批医师执照(泰县通讯)/光华医药杂志社//光华医药杂志.-4-37-453
苏民厅令各县慎重中医登记(镇江快信)/光华医药杂志社//光华医药杂志.-4-37-93
苏民厅令省会卫生事务所暂停管理中医(镇江通讯)/中医世界杂志社//中医世界.-3-38-475
苏民厅取缔非正式西医/光华医药杂志社//光华医药杂志.-4-35-361
苏省颁行中医暂行条例/杏林医学月报社//杏林医学月报.-3-21-57
苏省府奉令修正中医条例(镇江快信)/中医世界杂志社//中医世界.-3-38-378
苏省府公布训练各县外科中医大纲(通讯)/光华医药杂志社//光华医药杂志.-4-39-381
苏省府将设立卫生试验所/光华医药杂志社//光华医药杂志.-4-41-398
苏省府解释管理中医规则保证人疑义(武进快信)/光华医药杂志社//光华医药杂志.-4-36-527
苏省府令各县积极办理检定中医(镇江快信)/光华医药杂志社//光华医药杂志.-4-36-329
苏省府设播音台播音医药卫生知识(镇江通讯)/光华医药杂志社//光华医药杂志.-4-37-466
苏省府训练全省外科中医(镇江快讯)/中医世界杂志社//中医世界.-3-39-222
苏省国医分馆馆务大会记(镇江通讯)/光华医药杂志社//光华医药杂志.-4-37-288
苏省会卫生事务所管理中医(镇江通讯)/中医世界杂志社//中医世界.-3-38-319

苏省民政府厅委托省国医分管鉴定处方(本社通讯)/光华医药杂志社//光华医药杂志.-4-38-485
苏省修正管理中医规则/国医正言杂志社//国医正言.-5-4-355
苏州国医研究院部令改称学社(吴县快信)/中医世界杂志社//中医世界.-3-38-625
绥远省政府复函/绥远省政府//国医公报.-4-19-279
台山县国医支馆致本社快邮代电/台山县国医支馆//医林一谔.-4-9-434
太医院整顿医学/医学报社//医学报.-1-4-450
太原市中医公会复地方法院鉴定药方函/太原市中医公会//医学杂志.-2-17-284
提案由中央国医馆确定管理国医规则案/柯与参//国医公报.-4-22-443
提高警惕防止脑膜炎流行/西南卫生部//华西医药杂志.-5-37-617
提议订定医方程式案/樊清华//国医公报.-4-22-441
提议改进药业先筹设药业传习所案/乐绍虞//国医公报.-4-22-410
提议普设医院以谋医药大众化并整理医药以推进卫生事业案/叶劲秋//国医公报.-4-22-420
提议请行政院提高中央国医馆职权案/潘茂林//国医公报.-4-22-437
提议请中央国医馆实行管理国医国药权案/曾觉叟//国医公报.-4-22-418
提议设立中央国医院案/邱啸天//国医公报.-4-22-421
提议统一病名建议案/孔伯华//国医公报.-4-22-440
天津市国医馆编辑委员会简章/天津市国医馆//医学杂志.-2-13-639
天津市国医馆编辑委员会谏议书/天津市国医馆//医学杂志.-2-13-636
天津市中医公会呈复中央国医馆征集中医卫生设施方案文/天津市中医公会//国医正言.-5-4-533
天津市中医公会及药业同业公会上行政立法两院并军委会代电文/天津市中医公会，药业同业公会//国医正言.-5-4-477
天津中医公会应湖南医药团体通电呈中央国医馆文/天津中医公会//医界春秋.-3-12-502 //医学杂志.-2-17-57
天津中医公会又一呈中央国医馆文/陈泽东//国医正言.-5-3-465
条陈国医馆论整理国医宜先定标准(连载)/谭次仲//医林一谔.-4-8-491 //医学杂志.-2-15-385
条陈国医馆论整理国医宜先定标准/谭次仲//医林一谔.-4-8-407.-2-15-537
条陈研究院论解决医学纠纷之关键/谭次仲//医林一谔.-4-8-365
条陈中央国医分馆国医研究会组织办法及其进行步骤/刘骅南//国医公报.-4-24-105
外交部函复关于国联组织中国古医研究会之经过并检送有关文件文/外交部//国医公报.-4-21-324
为呈请规定祭祀医圣日期以报功德而资纪念案/焦易堂//国医公报.-4-22-422
为公布中医条例谢蒋行政院长代电/湖南长沙市国医公会//国医正言.-5-4-581
为管理国医全权赋予中央国医馆文(连载)/曾觉叟//现代医药月刊.-4-27-195,267
为国医脉学上焦馆长书/姚心源//国医公报.-4-25-585
为建筑首都国医院上焦馆长书/何佩瑜//国医杂志.-4-7-566 //文医半月刊.-5-14-539
为拟编纂国医妇儿内外各科诊治全书案/焦易堂//国医公报.-4-22-396
为请求豁免国产药物特税并设法保护药商安全借以救济农村减少漏卮案/黄竹斋//国医公报.-4-22-413
为上海市国医分馆成立普告全国同志书(连载)/徐相任//神州国医学报.-4-14-253,311

为设立国医馆案中央政治会议致国民政府原函/中央政治会议//国医公报.－4－21－13
为审议统一病名电各医药团体文/中央国医馆//国医公报.－4－21－216
为提议募捐重修南阳医圣祠亨殿以崇先圣而扬国光案(附董事会章程)/黄竹斋//国医公报.－4－22－423
为统一病名呈中央国医馆建议书/翟冷仙//医林一谔.－4－10－327
为统一团体名称以便整理国医事上中央国医馆书/季爱人//医林一谔.－4－8－259
为选印本馆审定医书以扬学术而宏利济案/焦易堂//国医公报.－4－22－395
为整个中医界求出路向中央国医馆进一言/郭若定//医林一谔.－4－10－262
为中央国医馆进刍言/黎琴石//国医杂志.－4－6－123
维他命K的新发现/中西医药杂志社//中西医药.－5－11－294
委派陈隆嘉等为驻菲律宾国医分馆董事会董事文/中央国医馆//国医公报.－4－26－241
委派杜耀萁为山西国医分馆董事会董事长文/中央国医馆//国医公报.－4－26－241
委派时逸人陈玉麟为山西国医分馆董事会副董事长文/中央国医馆//国医公报.－4－26－241
委派王泉笙等为驻菲律宾国医分馆正副馆长文/中央国医馆//国医公报.－4－26－241
委任陈骏八为嘉兴县国医支馆馆长文/中央国医馆//国医公报.－4－26－123
委任陈士彬为平阳县国医支馆馆长文/中央国医馆//国医公报.－4－26－123
委任顾福如为吴县国医支馆馆长文/中央国医馆//国医公报.－4－26－123
委任华然青为萧山县国医支馆馆长文/中央国医馆//国医公报.－4－26－123
委任焦宗领为本馆秘书文/中央国医馆//国医公报.－4－26－123
委任李玫臣为崇德县国医支馆馆长文/中央国医馆//国医公报.－4－26－123
委任王慎轩为吴县国医支馆副馆长文/中央国医馆//国医公报.－4－26－124
委任翁文教为金华县国医支馆馆长文/中央国医馆//国医公报.－4－26－123
委任张钟毓为本馆推行处主任文/中央国医馆//国医公报.－4－26－363
委员公署通令取缔医生药店办法/汕头行政委员公署//三三医报.－2－34－492
卫生部复电/国民政府卫生部//广东医药月刊.－3－24－540
卫生部复广东新中医学会电/国民政府卫生部//广东医药月刊.－3－24－236
卫生部复全国商会联合会电/国民政府卫生部//广东医药月刊.－3－24－237
卫生部复上海市中医协会电/国民政府卫生部//广东医药月刊.－3－24－237//医界春秋.－3－6－347
卫生部复吴克潜电/国民政府卫生部//广东医药月刊.－3－24－237
卫生部复医界春秋社电/国民政府卫生部//医界春秋.－3－6－346
卫生部复医学卫生社电/国民政府卫生部//广东医药月刊.－3－24－236
卫生部复医药新闻报馆电/国民政府卫生部//医界春秋.－3－6－351
卫生部复余国全书/广东医药月刊社//广东医药月刊.－3－24－116
卫生部颁发卫生运动大会宣传纲要/医学杂志社(录)//医学杂志.－2－12－377
卫生部之两令/三三医报社(录)//三三医报.－2－36－455
卫生局补救中医计划(请中医专校开讲习科)/上海市卫生局//绍兴医药月报.－2－41－245
卫生局饬令未登记中医限期补习/上海市卫生局//绍兴医药月报.－2－41－246
卫生局公布管理医士医师章程(登记案已开始办理)/卫生局//中西医学报.－1－38－255
卫生局开幕后报告书/国民政府卫生部//中西医学报.－1－37－85
卫生局整顿卫生事业之议案/中西医学报社

(录)//中西医学报.－1－36－495
卫生设施推行简易指物表/中央国医馆//苏州国医杂志.－5－2－321
卫生署办理医师等登记/光华医药杂志社//光华医药杂志.－4－41－109
卫生署呈请补充医事人员请领证书之规定/神州国医学报社//神州国医学报.－4－18－451
卫生署呈请修正中医审查规则/神州国医学报社//神州国医学报.－4－18－399
卫生署对于各地中医公会呈请备案之暂行办法/卫生署//国医砥柱月刊.－5－18－592 //针灸杂志.－4－33－255
卫生署对中医可称医师之应领医师证书批示/赵鸣球//国医砥柱月刊.－5－18－279
卫生署公布中医审查规则/医学杂志社//医学杂志.－2－18－205
卫生署将举行牙医甄别/现代中医杂志社//现代中医.－4－43－96
卫生署解释中医审查规则第四条疑义/光华医药杂志社//光华医药杂志.－4－41－353
卫生署举行全国卫生行政会议/新中华医药月刊社//新中华医药月刊.－5－35－376
卫生署开始管理中医登记发照仍归地方机关办理/文医半月刊社//文医半月刊.－5－14－160
卫生署聘任中医委员(南京快信)/中医世界杂志社//中医世界.－3－38－473
卫生署设主管中医部分中政会议议决交立法院审议/光华医药杂志社//光华医药杂志.－4－39－170
卫生署修正中医审查规则/卫生署//文医半月刊.－5－14－602
卫生署长刘瑞恒浮报公款案法院正在侦查中/国医正言杂志社//国医正言.－5－5－37
卫生署正式公布中医审查规则(南京专电)/未署名//光华医药杂志.－4－40－107 //中医世界.－3－38－15
卫生署中医委员会复常熟名医赵子刚君之贺电文/卫生署中医委员会//国医砥柱月刊.－5－16－193
卫生署中医委员会复行都国医公会贺电/卫生署中医委员会//国医砥柱月刊.－5－16－125
卫生署中医委员会会同教育部拟订中医教学规程/光华医药杂志社//光华医药杂志.－4－41－243
卫生署中医委员会修正中医审查规则/光华医药杂志社//光华医药杂志.－4－41－355
卫生司防疫通告/卫生司//中西医学报.－1－26－274
卫署甄别全国医生(南京专电)/中医世界杂志社//中医世界.－3－38－372
温州中医教员养成所道批/绍兴医药学报社//绍兴医药学报.－1－13－52
呜呼！福建省教育厅丧心病狂之训令通告各学校勿得延聘中医为校医/福建省教育厅;鹤(辑)//医界春秋.－3－11－296
无锡国医馆正副馆长医药改进会正副会长暨全体评议员就职典礼纪略(无锡通讯)/光华医药杂志社//光华医药杂志.－4－39－158
五全大会第五次大会决议案原文(录《新闻报》)/国医正言杂志社(录)//国医正言.－5－4－411
五全大会第五次大会决议案原文/医学杂志社(录)//医学杂志.－2－17－107
武进国医支馆奉令办理医药改进会(武进通讯)/光华医药杂志社//光华医药杂志.－4－37－536
武进卫生教育委员会重行聘请委员/未署名//光华医药杂志.－4－41－321 //文医半月刊.－5－14－513
武进县政府准发中医年资证明书(武进快信)/国医砥柱月刊社//国医砥柱月刊.－5－18－106
西医登记办法/浙江民政厅//绍兴医药月报.－2－41－254
夏令卫生之简示/淞沪警察厅//绍兴医药学报.－1－9－452
县警所令本会医生报告诊治表公函/绍兴县警察所//绍兴医药学报.－1－14－410
县警所致绍兴医药学报社主任公函/绍兴县警

察所//绍兴医药学报.-1-14-349
县警所致神州医药学会绍兴分会公函/绍兴县警察所//绍兴医药学报.-1-15-115
县知事筹设临时施诊局公函/绍兴医药学报社//绍兴医药学报.-1-14-413
县自治卫生设施方案/中央国医馆//苏州国医杂志.-5-2-320
限定药铺标明药名案/樊清华//国医公报.-4-22-419
限制输入吗啡高根章程/绍兴医药学报社(录)//绍兴医药学报.-1-12-325
湘国医分馆新馆长刘岷湘到馆视事(长沙通讯)/光华医药杂志社//光华医药杂志.-4-38-288
向中央国医馆建议书(二十二年五月二十日)/时逸人//医学杂志.-2-15-142
向中央国医馆提议八大案/时逸人,陈观光//医林一谔.-4-8-247
萧退庵任上海国医分馆秘书主任(上海特讯)/光华医药杂志社//光华医药杂志.-4-38-13
新昌国医支馆馆长宣誓就职(新昌通讯)/中医世界杂志社//中医世界.-3-38-208
修正江苏省管理中医暂行规则/江苏省政府//苏州国医杂志.-5-1-271
修正上海市管理医士(中医)暂行章程(民国二十四年五月十八日修正)/上海市卫生局//神州国医学报.-4-16-528//医界春秋.-3-12-296
修正医师暂行条例/上海市卫生局//中西医学报.-1-41-224
修正中医审查规则(二十六年五月八日署令公布)/卫生署//北京医药月刊.-5-21-406//国医砥柱月刊.-5-16-77
吁请政府保障医师身体自由代电/华西医药杂志社//华西医药杂志.-5-37-396
薛部长复医界春秋社电文/薛笃弼//医界春秋.-3-6-163
学术整理会统一病名建议书/施今墨//国医杂志.-4-6-392//杏林医学月报.-3-20-252//医学杂志.-2-15-170
牙医生及镶牙登记章程/三三医报社(录)//三三医报.-2-36-514
烟台公安局考试中医暂行规则/烟台公安局//光华医药杂志.-4-41-149
研究兴县发生瘟疫复省政秘书厅函/中医研究改进会//医学杂志.-2-9-367
阎会长征集验方函/医学杂志社(录)//医学杂志.-2-17-203
一月二十二日国民政府明令公布中医条例/光华医药杂志社//光华医药杂志.-4-39-11
医界春秋社复中央国医馆准推派出席代表之一函/医界春秋社//医界春秋.-3-8-169
医生丁福保李祥麟陈兴忠屠筠等谨禀/丁福保等//中西医学报.-1-26-277
医生考验所暂行规则/绍兴医药学报社//绍兴医药学报.-1-9-271
医师登记并开业试验章程/淞沪商埠督办卫生局//中西医学报.-1-36-401
医师法/国民政府//国医砥柱月刊.-5-18-134//新中华医药月刊.-5-35-41
医师法施行细则/卫生署//新中华医药月刊.-5-35-166
医学研究会总理绅士贵林等禀批/绍兴医药学报社//绍兴医药学报.-1-9-41
医药法规两种/医林一谔杂志社(录)//医林一谔.-4-8-80
医药商注册规则/中西医学报社(录)//中西医学报.-1-41-560
医院诊所管理规则/卫生署//新中华医药月刊.-5-35-44
沂水县府颁发暂许行医证/光华医药杂志社//光华医药杂志.-4-41-518
宜兴厅颁国医开业执照(宜兴通讯)/光华医药杂志社//光华医药杂志.-4-37-453
宜由中央国医馆设立高等训练班以备各省师资案/刘岳崙//国医公报.-4-22-410
应湖南医药团体通电呈中央国医馆建议书/国医正言杂志社(录)//国医正言.-5-4-165
永泰红十字油公司呈复工商部原文/永泰红十

字油公司广州总行//杏林医学月报.-3-16-277
由中央国医馆呈请经委会拨款若干元以便筹设西北国药制造厂案/柯与参//国医公报.-4-22-414
由中央国医馆为甘肃国医分馆年补助经费若干以利进行案/柯与参//国医公报.-4-22-433
余厅长谈江苏全省中医检定本年十月举行(镇江快信)/光华医药杂志社//光华医药杂志.-4-35-529
与国医馆讨论统一病名改用西医病名之意见书/张汝伟//医学杂志.-2-15-222
与周子禹锡论阴阳气运天人合一之道暨中医御敌团筹备简章/邹趾痕//三三医报.-2-35-18
预防痢疾/中央防疫处//医学杂志.-2-8-96
预防天花三年计划/国医砥柱月刊社(录)//国医砥柱月刊.-5-16-53
粤国医分馆成立/国医杂志社//国医杂志.-4-5-496
粤省府会议修正取缔医药广告规则(广州通讯)/中医世界杂志社//中医世界.-3-39-222
云南举行全省中医检定(昆明通讯)/中医世界杂志社//中医世界.-3-39-321
云南全省卫生实验处办理检定全省中医(昆明通讯)/中医世界杂志社//中医世界.-3-39-506
云南省政府复函/云南省政府//国医公报.-4-19-277
云南中医检定委员会成立大会(昆明通讯)/中医世界杂志社//中医世界.-3-39-507
再呈国医馆解释医理不殊十则(连载)/谭次仲//国医杂志.-4-5-439,537.-4-6-19
增加国药生产令其价格廉于西药案/徐相任//国医公报.-4-22-412
赠药/赵子文//中医指导录.-4-3-150
瞻榆县请立医士公会分会函(附复函)/沈阳医学杂志社//沈阳医学杂志.-3-3-421
张仲景祠产被侵占中央国医馆向河南省查究(南京快信)/光华医药杂志社//光华医药杂志.-4-35-445
张主席之复函(国医馆之来函)/张赞臣//医界春秋.-3-8-114
浙国医分馆被控借学欠钱(杭州讯)/光华医药杂志社//光华医药杂志.-4-39-286
浙江国医馆实行紧缩(杭州通讯)/光华医药杂志社//光华医药杂志.-4-39-245
浙江龙游县医会致中医书局函件/浙江龙游县医会//中医世界.-3-25-379
浙江平湖国医支馆新闻一束(平湖通讯)/光华医药杂志社//光华医药杂志.-4-38-580
浙江省城警察厅饬/浙江省城警察厅//神州医药学报.-1-45-205
浙江省各县施医院条例/浙江省长公署//绍兴医药学报.-1-18-55
浙江省国医分馆电请中医领照归卫生署发给/浙江省国医分馆//光华医药杂志.-4-39-381
浙江省国医分馆馆长许祖谦宣誓就职(杭州通讯)/光华医药杂志社//光华医药杂志.-4-38-97
浙江省国医分馆结束/光华医药杂志社//光华医药杂志.-4-35-425
浙江省国医分馆举办浙江省医务人员培训班(浙江快讯)/光华医药杂志社//光华医药杂志.-4-39-285
浙江省国医分馆委任奚可阶等为平湖县支馆筹备员(平湖通讯)/光华医药杂志社//光华医药杂志.-4-35-342
浙江省取缔医生暂行规则/浙江省长公署//绍兴医药学报.-1-18-355
浙江省长公署训令第二三０号(蒋慎身呈述庸医误人取缔事)/浙江省长公署//绍兴医药学报.-1-11-541
浙江省长公署指令第八五三一号/浙江省长公署//绍兴医药学报.-1-18-353
浙江省政府发给中医证书(通讯)/国医砥柱月刊社//国医砥柱月刊.-5-18-689

浙省国医馆举办医务人员训练班(杭州通讯)/光华医药杂志社//光华医药杂志.-4-39-193
浙省国医馆推行新生活运动(杭州通讯)/光华医药杂志社//光华医药杂志.-4-39-347
浙省绍兴余姚两县支馆成立(杭州通讯)/光华医药杂志社//光华医药杂志.-4-40-18
镇江国医分馆召集医药界讨论医药改进会事(镇江通讯)/光华医药杂志社//光华医药杂志.-4-37-452
征集国医教材暂定办法/陆仲安//神州国医学报.-4-15-85
正副馆长就职通电/中央国医馆//国医公报.-4-19-90
指示广东省立国医学院(南京通讯)/光华医药杂志社(辑)//光华医药杂志.-4-38-70
致电各省市国医分馆及筹备处对于新出版之医药图书盼详抄总目送寄本馆电/中央国医馆//国医公报.-4-19-91
致焦馆长易堂演论中医书/陈曾源//国医公报.-4-22-111
致焦馆长易堂演论中医书/陈泽东//国医正言.-5-3-270//医学杂志.-2-16-134
致中央国医馆编辑刘仲万论整理中医先补编订伤寒教课书/刘亚农//文医半月刊.-5-14-538
致中央国医馆筹备委员会提议改善组织法案/吴广生//医学杂志.-2-14-102
致中央国医馆建议书/时逸人,陈观光//医学杂志.-2-13-85
致中央国医馆理事诸公函/张山雷//神州国医学报.-4-14-274
中央国医馆江苏分馆聘书/中央国医馆江苏分馆//国医砥柱月刊.-5-18-159
中央国医馆学术整理委员会分期工作计划书/中央国医馆//国医公报.-4-19-32
中央国医馆医药研究委员会简章/中央国医馆医药研究委员会//国医砥柱月刊.-5-18-548
中西医药研究社呈请司法行政部通令全国各法院指定该社为中医药讼案鉴定机关文/神州国医学报社//神州国医学报.-4-18-228
中西医诊疗价目标准/医林一谔杂志社(录)//医林一谔.-4-10-604
中央党部代表焦易堂训词/焦易堂//国医公报.-4-22-393//医学杂志.-2-16-375
中央党部民众训练部与中央国医馆会商修改医药改进会章程(镇江通讯)/光华医药杂志社//光华医药杂志.-4-39-554
中央党部训令医界党员对党应负之责任/光华医药杂志社记者//光华医药杂志.-4-37-82
中央防疫处预防春季时疫通告(十年三日)/中央防疫处//医学杂志.-2-1-93
中央防疫处之通告/中央防疫处//绍兴医药学报.-1-17-562
中央国医馆颁布国医教育机关立案暂行标准大纲/中央国医馆//中医新生命.-5-7-295
中央国医馆北平市分馆成立概况简介/白济平//国医砥柱月刊.-5-18-453
中央国医馆编审委员黄谦周柳亭等联合首都国医药界同仁募捐重修南阳医圣祠呈请本馆备案文/黄谦等//现代医药月刊.-4-27-478//医学杂志.-2-16-131
中央国医馆补发编审委员聘书(南京通讯)/光华医药杂志社//光华医药杂志.-4-35-511
中央国医馆潮安县支馆成立(潮安通讯)/中医世界杂志社//中医世界.-3-38-21
中央国医馆成立/中医指导录杂志社//中医指导录.-4-1-351
中央国医馆筹备大会会议规则/中央国医馆筹备委员会//医林一谔.-4-8-195
中央国医馆筹备庆祝中医条例公布/中央国医馆//光华医药杂志.-4-39-84
中央国医馆筹备委员会复广东省国医馆筹备处快邮代电/中央国医馆筹备委员会//医林一谔.-4-8-288
中央国医馆筹备委员会来函/中央国医馆筹备委员会//医界春秋.-3-8-151
中央国医馆筹建国药化验室(南京通讯)/光华医药杂志社//光华医药杂志.-4-36-444

中央国医馆筹募基金委员会章程/中央国医馆筹募基金委员会//国医公报.-4-19-65

中央国医馆代表大会秘书处办事规则/中央国医馆代表大会//国医公报.-4-22-388

中央国医馆代表大会组织章程/中央国医馆代表大会//国医公报.-4-22-387

中央国医馆代电/中央国医馆//神州国医学报.-4-17-223

中央国医馆第二次筹备会议演说词/陈无咎//医界春秋.-3-8-49

中央国医馆第二届代表大会撮要/中央国医馆//国医杂志.-4-7-305

中央国医馆第二届第二次理事会议事录/中央国医馆//国医砥柱月刊.-5-16-185

中央国医馆第二届第二次全体理事会提案之一拟请定期召集全国医药学术会议案/陈郁//医界春秋.-3-14-443

中央国医馆第二届候补理事名单/中央国医馆//国医公报.-4-22-449//医界春秋.-3-12-104

中央国医馆第二届理事名单/中央国医馆//国医公报.-4-22-449//医界春秋.-3-12-103

中央国医馆第二届全国代表大会开幕演词/陈立夫//医界春秋.-3-12-169//医学杂志.-2-16-374

中央国医馆电各分馆联电立法院制定中医考试条例须列入专门职业人员考试享受同等待遇(南京快讯)/中央国医馆//光华医药杂志.-4-39-107

中央国医馆电各省市国医分馆电文/中央国医馆//国医公报.-4-24-487

中央国医馆定期举行发起人大会/中央国医馆//医林一谔.-4-8-181

中央国医馆定期召开第二届理事会第二次全体会议/中央国医馆//光华医药杂志.-4-41-261

中央国医馆审定病名录卷一/中央国医馆//医界春秋.-3-10-189

中央国医馆对苏州国医学校训令(第四四一零号)/中央国医馆//苏州国医杂志.-5-2-319

中央国医馆二全会贺电/中央国医馆//光华医药杂志.-4-37-254

中央国医馆发起人名录(照国医馆原册其名字模糊者缺之有○者为广东省人)/中央国医馆//杏林医学月报.-3-18-120//医学杂志.-2-13-419

中央国医馆福建省分馆来函(附上海国府立法院电文一通)/中央国医馆福建省分馆//现代医药月刊.-4-27-105

中央国医馆福建省分馆来函/中央国医馆福建省分馆//现代医药月刊.-4-27-49

中央国医馆复本会编辑何君函/中央国医馆//国医杂志.-4-5-280

中央国医馆复本会函/中央国医馆//国医杂志.-4-7-163

中央国医馆复本会何主任书/中央国医馆//国医杂志.-4-6-172

中央国医馆赶发国医学校教材以便统一教授案暨呈请行政院令饬教育部在全国各大学设立国医专科案又请中央国医馆呈请行政院转函经委会或中英庚款董事会年拨经费若干元以便举办甘肃国医专校及国医院案/柯与参//国医公报.-4-22-399

中央国医馆各省市分馆各县支馆公鉴(连载)/唐吉父//光华医药杂志.-4-39-372,467.-4-40-8

中央国医馆各省市国医分馆组织大纲/中央国医馆//国医公报.-4-19-63

中央国医馆关于国大代表选举饬造册报告电/中央国医馆//国医杂志.-4-7-504

中央国医馆关于国医学校改称学社复何佩瑜君之函一件/中央国医馆//针灸杂志.-4-30-233

中央国医馆关于统一病名通电/中央国医馆//国医杂志.-4-6-392

中央国医馆馆令八道/中央国医馆//国医公报.-4-19-369.-4-21-139

中央国医馆馆令十二道/中央国医馆//国医公

报.-4-19-257
中央国医馆馆令十四道/中央国医馆//国医公报.-4-20-21
中央国医馆馆令四道/中央国医馆//国医公报.-4-20-153
中央国医馆馆令五道/中央国医馆//国医公报.-4-20-241
中央国医馆馆长焦易堂君在江苏省立医政学院开学演词/焦易堂//国医正言.-5-3-265
中央国医馆馆长焦易堂氏二十六年元旦在中央国医馆中演辞/焦易堂//光华医药杂志.-4-41-135
中央国医馆馆长焦易堂氏在江苏省立医政学院开学之演词/焦易堂//医界春秋.-3-11-311
中央国医馆国医药学术整理大纲草案/陆渊雷//自强医学月刊.-3-41-537
中央国医馆欢宴菲律宾华侨国医药总代表之重要谈话/中央国医馆//国医公报.-4-22-27
中央国医馆基金保管委员会章程/中央国医馆//国医公报.-4-19-66
中央国医馆及各分支馆附设国医研究所办法/中央国医馆//国医公报.-4-19-274
中央国医馆建议中央党部中央执行委员会地方自治计划委员会卫生组计划设施之方案/中央国医馆//光华医药杂志.-4-39-379
中央国医馆江都县支馆复员会议纪/国医砥柱月刊社//国医砥柱月刊.-5-18-114
中央国医馆江苏省分馆通告(连载)/中央国医馆江苏省分馆//国医砥柱月刊.-5-18-61,74
中央国医馆将开始讼案中处方鉴定工作(南京通讯)/光华医药杂志社//光华医药杂志.-4-38-485
中央国医馆焦馆长聘本社主席张赞臣氏为编审委员/医界春秋社//医界春秋.-3-13-475
中央国医馆焦馆长为前筹设驻美国三潘市分馆特致美国旧金山暨檀香山黄朝琴梅景周两总领事请予赞助(南京通讯)/光华医药杂志社//光华医药杂志.-4-39-478
中央国医馆焦馆长在江苏省立医政学院开学演词(发凡从略)/陈果夫//杏林医学月报.-3-21-300
中央国医馆近讯(南京通讯)/医界春秋社//医界春秋.-3-12-297
中央国医馆敬电/中央国医馆//国医杂志.-4-7-437
中央国医馆举行第二届第二次理事会议(南京通讯)/中医世界杂志社//中医世界.-3-39-325
中央国医馆开编审会议(南京通讯)/光华医药杂志社//光华医药杂志.-4-35-588
中央国医馆开会情形/中央国医馆//国医杂志.-4-5-407
中央国医馆快邮代电/中央国医馆//现代医药月刊.-5-27-707 //医林一谔.-4-10-601
中央国医馆快邮代电一、二/中央国医馆//医学杂志.-2-14-414,414 //针灸杂志.-4-30-437,437
中央国医馆快邮带电/中央国医馆//铁樵医学月刊.-4-44-43
中央国医馆来电/中央国医馆//国医杂志.-4-6-375 //杏林医学月报.-3-22-365 //医界春秋.-3-9-27 //医学杂志.-2-15-169
中央国医馆来电二则/中央国医馆//医界春秋.-3-9-472
中央国医馆来函/中央国医馆//国医杂志.-4-7-40 //苏州国医杂志.-5-1-46 //医林一谔.-4-8-36
中央国医馆理事改选大会详情/中央国医馆理事会//北平医药月刊.-5-9-344 //光华医药杂志.-4-37-171
中央国医馆理事会第一次开会记/包句香//医林一谔.-4-8-348 //医学杂志.-2-13-632
中央国医馆理事会二届改选大会记/中央国医馆理事会//现代医药月刊.-4-27-503
中央国医馆理事会工作报告/中央国医馆理事会//国医公报.-4-22-447
中央国医馆理事会候补理事名单/中央国医馆

理事会//医学杂志.-2-13-120
中央国医馆理事会理事名单/中央国医馆理事会//医学杂志.-2-13-120
中央国医馆理事会提议筹设大规模之国医图书馆案/中央国医馆理事会//国医公报.-4-22-395
中央国医馆理事会提议造就国药师人材案/中央国医馆理事会//国医公报.-4-22-399
中央国医馆理事会提议造就国医师人材案/中央国医馆理事会//国医公报.-4-22-398
中央国医馆理事会提议整理丸散膏丹案暨筹设制药厂案/中央国医馆理事会//国医公报.-4-22-411
中央国医馆理事会章程/中央国医馆理事会//国医公报.-4-19-62
中央国医馆理事会章程草案/中央国医馆理事会//国医杂志.-4-5-315//医林一谔.-4-8-194//医界春秋.-3-8-152//医学杂志.-2-12-482
中央国医馆理事会最近议决案/中央国医馆理事会//医林一谔.-4-11-298
中央国医馆理事明春改选(南京通讯)/光华医药杂志社//光华医药杂志.-4-36-329
中央国医馆理事时逸人捐书修建南阳医圣祠/光华医药杂志社//光华医药杂志.-4-40-101
中央国医馆令(医字第二号)/中央国医馆//杏林医学月报.-3-18-361
中央国医馆令(医字第一号)/中央国医馆//杏林医学月报.-3-18-358
中央国医馆令分馆组织医药改进会之种种情形(南京通讯)/光华医药杂志社//光华医药杂志.-4-37-354
中央国医馆令各省医学社采购药物图考(南京通讯)/光华医药杂志社//光华医药杂志.-4-38-152
中央国医馆令属签注自治卫生设施方案(南京通讯)/光华医药杂志社//光华医药杂志.-4-40-83
中央国医馆梅县支馆之快邮代电/中央国医馆梅县支馆//国医正言.-5-5-54
中央国医馆秘书处办事细则/中央国医馆秘书处//国医公报.-4-20-163
中央国医馆秘书处管理档案规则/中央国医馆秘书处//国医公报.-4-20-267
中央国医馆秘书处来函/中央国医馆秘书处//现代医药月刊.-4-27-261
中央国医馆名誉理事名单/中央国医馆//医学杂志.-2-13-117
中央国医馆内科病名表式草案之二/陈无咎//医界春秋.-3-11-446
中央国医馆内科病名表式草案之一/张赞臣//医界春秋.-3-11-399
中央国医馆派员参加祀孔典礼(南京通讯)/光华医药杂志社//光华医药杂志.-4-36-158
中央国医馆聘请承淡安张锡君为编审委员(南京快讯)/光华医药杂志社//光华医药杂志.-4-39-535
中央国医馆聘请医界春秋社张主席为名誉理事之来函/中央国医馆//医界春秋.-3-8-396
中央国医馆圈定江西省医分馆正副馆长(南昌通讯)/光华医药杂志社//光华医药杂志.-4-39-438
中央国医馆全体理事大会(南京快讯)/光华医药杂志社//光华医药杂志.-4-36-241
中央国医馆上海市国医分馆董事会章程/中央国医馆上海市国医分馆//医界春秋.-3-10-33
中央国医馆上海市国医分馆章程/中央国医馆上海市国医分馆//医界春秋.-3-10-32
中央国医馆审定病名录(凡例)/中央国医馆//医界春秋.-3-10-188
中央国医馆审定病名录卷一/中央国医馆//国医杂志.-4-6-401
中央国医馆审议病名录凡例/中央国医馆//国医杂志.-4-6-398
中央国医馆搜集国医伤科书籍(南京通讯)/光华医药杂志社//光华医药杂志.-4-40-17
中央国医馆绥远县国医分馆聘函/中央国医馆绥远县分馆//国医砥柱月刊.-5-18-191

中央国医馆条例重付审查(南京快信)/光华医药杂志社//光华医药杂志.-4-35-287
中央国医馆通电/中央国医馆//光华医药杂志.-4-39-86 //神州国医学报.-4-17-228
中央国医馆通电二/现代医药月刊社//现代医药月刊.-5-27-708
中央国医馆通电二/医界春秋社//医界春秋.-3-13-308
中央国医馆通电一/现代医药月刊社//现代医药月刊.-5-27-708
中央国医馆通电一/医界春秋社//医界春秋.-3-13-308
中央国医馆统一病名草案(连载)/中央国医馆//神州国医学报.-4-16-462,524
中央国医馆统一病名妇科草案附记/周柳亭//国医公报.-4-24-223
中央国医馆统一病名之建议/中央国医馆//中医指导录.-4-3-213
中央国医馆统一病名之快邮代电/中央国医馆//医林一谔.-4-10-303
中央国医馆图书室规则/中央国医馆//国医公报.-4-20-359
中央国医馆推行处在沪办公(上海讯)/国医砥柱月刊社//国医砥柱月刊.-5-18-326
中央国医馆外科病名表式草案/余无言//医界春秋.-3-11-339
中央国医馆为国府命令公布中医条例代电/中央国医馆//医学杂志.-2-17-178
中央国医馆为国医药管理权来电/中央国医馆//医学杂志.-2-15-169
中央国医馆委令三件/中央国医馆//国医砥柱月刊.-5-18-450
中央国医馆委派令二道(连载)/中央国医馆//国医公报.-4-20-441.-4-21-19
中央国医馆委派令九道/中央国医馆//国医公报.-4-23-253
中央国医馆委派令六道(连载)/中央国医馆//国医公报.-4-21-219,311
中央国医馆委派令六道/中央国医馆//国医公报.-4-23-133.-4-24-243
中央国医馆委派令七道/中央国医馆//国医公报.-4-25-265
中央国医馆委派令三十七道/中央国医馆//国医公报.-4-24-13
中央国医馆委派令十四道/中央国医馆//国医公报.-4-24-129
中央国医馆委派令四道/中央国医馆//国医公报.-4-22-251.-4-25-15
中央国医馆委派令五道(连载)/中央国医馆//国医公报.-4-20-335.-4-22-483
中央国医馆委派令一道(连载)/中央国医馆//国医公报.-4-22-9,131
中央国医馆委派令一道/中央国医馆//国医公报.-4-23-381
中央国医馆委派卢瀚如筹驻荷巴达维亚国医分馆(南京通讯)/光华医药杂志社//光华医药杂志.-4-40-419
中央国医馆新订国医专科学社及国医研究所立案暂行标准大纲/中央国医馆//医界春秋.-3-12-294
中央国医馆新闻一束(南京通讯)/光华医药杂志社//光华医药杂志.-4-37-75.-4-38-70,399,484
中央国医馆须由政府赋予管理权说明书/焦易堂//杏林医学月报.-3-20-293 //医学杂志.-2-15-169
中央国医馆须由政府赋予管理权之说明/焦易堂//国医公报.-4-20-333
中央国医馆宣言/陈无咎//国医公报.-4-19-23 //杏林医学月报.-3-18-76 //医林一谔.-4-8-188 //医学杂志.-2-13-111 //中西医药.-5-10-436 //中医世界.-3-27-9
中央国医馆宣言/中央国医馆//医界春秋.-3-8-246
中央国医馆学术整理标准大纲应征意见/张忍庵//国医公报.-4-19-427
中央国医馆学术整理委员会办事规则/中央国医馆学术整理委员会//国医公报.-4-19-389,389
中央国医馆学术整理委员会办事规则草案/中

央国医馆学术整理委员会//医学杂志.-2-15-621
中央国医馆学术整理委员会分期工作计划书/中央国医馆学术整理委员会//国医杂志.-4-6-159//医界春秋.-3-9-472//医学杂志.-2-14-415
中央国医馆学术整理委员会分期工作计划书草案/中央国医馆学术整理委员会//医林一谔.-4-9-298
中央国医馆学术整理委员会统一病名建议书/施今墨//国医公报.-4-20-235//国医杂志.-4-12-401//医界春秋.-3-10-185
中央国医馆学术整理委员会章程/中央国医馆学术整理委员会//国医公报.-4-19-64
中央国医馆训令/中央国医馆//国医杂志.-4-7-504//医林一谔.-4-9-297//中西医药.-5-13-304
中央国医馆医药改进会北平分会赶办会员登记(北平通讯)/光华医药杂志社//光华医药杂志.-4-37-451
中央国医馆医药改进会江苏省分会成立宣言/中央国医馆医药改进会江苏省分会//国医公报.-4-24-379
中央国医馆医药改进会章程/中央国医馆//国医公报.-4-22-457
中央国医馆议修仲圣祠原文/黄谦等//国医文献.-5-15-27
中央国医馆应实行管理医药事业案/孔伯华//国医公报.-4-22-418
中央国医馆与神州国医学报代电/中央国医馆//神州国医学报.-4-17-226
中央国医馆长焦易堂氏亲莅江苏省立医政学院开学演词/焦易堂//医学杂志.-2-16-132
中央国医馆招考研究员揭晓(南京通讯)/光华医药杂志社//光华医药杂志.-4-39-162
中央国医馆征求秘方(南京通讯)/光华医药杂志社//光华医药杂志.-4-40-17
中央国医馆整理国医学术标准大纲草案/中央国医馆//国医公报.-4-19-141.-4-20-147//国医杂志.-4-6-163//神州国医学报.-4-14-157//医界春秋.-3-9-517//医学杂志.-2-14-527
中央国医馆整理国医药学术标准大纲草案批评书/黎伯概//国医公报.-4-20-89
中央国医馆整理国医药学术标准大纲僭评/梁春煦//国医公报.-4-19-451
中央国医馆整理国医药学术标准大纲商榷书/吴瑞甫//国医公报.-4-19-445
中央国医馆整理国医药学术标准大纲之签评/周禹锡//国医公报.-4-19-449
中央国医馆指令(连载)/中央国医馆//国医杂志.-4-6-349.-4-7-41
中央国医馆致本社电/中央国医馆//杏林医学月报.-3-18-315
中央国医馆致本社电文/中央国医馆//医界春秋.-3-13-307
中央国医馆致本社之快邮代电/中央国医馆//医林一谔.-4-8-473
中央国医馆致本院快邮代电一、二/中央国医馆//文医半月刊.-5-14-176,176
中央国医馆致各省省政府主席函/中央国医馆//医林一谔.-4-8-178
中央国医馆致广东省政府陈主席函/中央国医馆//医林一谔.-4-8-283
中央国医馆致首都警察厅警备司令部通知开会请饬属维护函/中央国医馆//国医公报.-4-22-456
中央国医馆致驻美国三蕃市分馆成立之贺电/中央国医馆//光华医药杂志.-4-39-478
中央国医馆致总理陵园管理处全体代表谒陵时间函/中央国医馆//国医公报.-4-22-456
中央国医馆组织章程草案/中央国医馆//国医公报.-4-19-61//国医杂志.-4-5-314//医界春秋.-3-8-151//医林一谔.-4-8-193//医学杂志.-2-12-481
中央行政院卫生署中医委员会代表代电文/中央行政院卫生署//国医正言.-5-5-513
中央教育部批准通令介绍/中西医药杂志社//中西医药.-5-11-6,104,196,280,368,470
中央教育部批准通令介绍全国文化机关一体购

置本刊/中西医药杂志社//中西医药.-5-12-8,122,213,328,440.-5-13-8,98,289

中央教育部批准通令介绍全国文化机关一体购置中西医药/中西医药杂志社//中西医药.-5-10-287,418,512,634

中央委员石瑛等二十九人提议制定国医条例责成中央国医馆管理国医以资整理而利民生案原文/石瑛等//国医公报.-4-20-327

中央卫生部第一届全国卫生会议总结报告全文/卫生部//华西医药杂志.-5-37-590

中央卫生部发布今年医政工作的指示/卫生部//华西医药杂志.-5-37-589

中央卫生会议议案原文选录/卫生部//广东医药月刊.-3-24-150

中央卫生委员会议议决废止中医药案/中央卫生委员会//杏林医学月报.-3-16-100

中央训令国医公会改称中医公会医师公会改称西医公会(无锡通讯)/光华医药杂志社//光华医药杂志.-4-37-256

中央药物研究所划归教部管辖/新中医刊杂志社//新中医刊.-5-20-72

中央医院刘瑞恒等被惩戒议决书(一)至(三)/中央公务员惩戒委员会//国医正言.-5-4-356,407,461

中医登记执照市卫生局免验/神州国医学报社//神州国医学报.-4-18-265

中医改进研究会快邮代电/中医改进研究会//国医正言.-5-5-53 //文医半月刊.-5-14-208

中医检核面试办法/考试院//新中华医药月刊.-5-35-166,676

中医考试廿三日晚揭晓录取颜景华等廿七名/考试院//国医砥柱月刊.-5-16-50

中医领照章程修改/神州国医学报社//神州国医学报.-4-16-281

中医条例(二十二年十二月十五日立法院第三届第四十三次会议通过)/国民政府//国医公报.-4-21-215 //国医杂志.-4-7-439

中医条例/国民政府//北平医药月刊.-5-9-249 //医学杂志.-2-15-322 //中医世界.-3-36-439

中医条例附节录西医条例/国民政府//国医公报.-4-24-483 //现代医药月刊.-4-27-710 //医界春秋.-3-13-305

中医条例公布后我们对中医馆应有的认识(并向焦馆长进一言)/铁笔//光华医药杂志.-4-39-17

中医条例公布后中馆通令国医分馆注意两事项(南京通讯)/光华医药杂志社//光华医药杂志.-4-39-106

中医委会开成立会志盛/光华医药杂志社//光华医药杂志.-4-41-236

中医委员会第二次会议议决各案/神州国医学报社//神州国医学报.-4-18-452

中医委员会定期举行第二次会议/中国针灸学研究社//针灸杂志.-4-33-344

中医委员会复本会电/中医新生命杂志社//国医杂志.-4-7-571

中医委员会决议召集全国中医学术会议(南京专讯)/国医砥柱月刊社//国医砥柱月刊.-5-18-594

中医委员会开成立会/神州国医学报社//神州国医学报.-4-18-318

中医委员会开成立会特志/文医半月刊社//文医半月刊.-5-14-526

中医委员会业已正式成立/光华医药杂志社//光华医药杂志.-4-41-171

中医委员会议决设中医卫生训练班(南京通讯)/中医世界杂志社//中医世界.-3-39-331

中医委员会议决设中医卫生训练班/光华医药杂志社//光华医药杂志.-4-41-537 //医界春秋.-3-14-480

中医卫生设施方案(一)至(六)(二十五年四月天津市中医公会陈泽东编拟以应中央国医馆之征集)/陈泽东//国医正言.-5-4-566,617.-5-5-39,87,134,179

中医暂行条例/国民政府//北京医药月刊.-5-21-165

重庆市筹设国医分馆(四川渝县通讯)/光华医

药杂志社//光华医药杂志.-4-38-492
重庆市政府令当地中医医师公会改组(四川渝县通讯)/光华医药杂志社//光华医药杂志.-4-38-492
重庆市政府审查中医资格(重庆通讯)/光华医药杂志社//光华医药杂志.-4-40-117
驻菲律宾分馆成立/光华医药杂志社//光华医药杂志.-4-40-201
驻菲律宾国医分馆要闻/医界春秋社//医界春秋.-3-14-250
准国民政府文官处准行政院函为奉交中央国医馆呈送整理医药学术标准大纲鉴核备案一案经饬据内政教育两部核复拟交由医学教育委员会参考函达查照转陈饬知等由经转陈奉论转知中央国医馆函达查照文/中央国医馆//国医公报.-4-22-497
准考试院函据考选委员会呈转贵馆职员同增仲一员襄办二十二年高等考试考核成绩应予奖励除指令及令行铨叙部登记外函请查照办理文/中央国医馆//国医公报.-4-22-273
准南京市政府函请本馆专门委员隋翰英郭受天二人中推荐一人以便聘请担任本市第五届国医试验委员文/中央国医馆//国医公报.-4-23-272
咨福建省政府以该省国医分馆呈为因乱停顿现已大局粗定继续工作恳咨转令财政厅查案照旧按月发给补助费以资维持文/中央国医馆//国医公报.-4-21-323
咨贵州省政府为贵州国医分馆筹备处筹备员梁少甫等电陈经济困难恳请援案补助文/中央国医馆//国医公报.-4-24-372
咨河南省政府据河南国学专修学校馆呈报添设国医传习所咨请查照文/中央国医馆//国医公报.-4-25-165
咨河南省政府为中医黄谦报称以南阳医圣张仲景庙产经该县劣绅及师范学校剥蚀侵夺恳转咨省政府令饬南阳县查案办理俾庙产归还以雅祀典文/中央国医馆//国医公报.-4-21-321
咨湖北省政府主席张湖北省绥靖公署主任何汉口市政府案据湖北省国医分馆馆长范筱村因病辞职兹派孔庚为该馆馆长应相咨请查照文/中央国医馆//国医公报.-4-22-273
咨湖南省政府为湖南国医分馆经济困难请酌给补助费文/中央国医馆//国医公报.-4-24-371
咨江苏省政府为请指拨专款补助江苏国医分馆经费文/中央国医馆//国医公报.-4-21-152
咨市政公所颁发管理医案各事宜先函知本会文/中央国医馆//沈阳医学杂志.-3-1-68
咨绥远省政府为据情咨请查照并指拨专款补助经费文/中央国医馆//国医公报.-4-23-151
组设学术整理委员会并发行公报征求整理改良论说或方案通电/中央国医馆//国医公报.-4-19-90
组织国医馆之节略/蒋文芳//杏林医学月报.-3-18-31//医界春秋.-3-8-92//医林一谔.-4-8-223

15.2 章程、活动

安徽旌德县中医师公会举行成立大会(安徽旌德通讯)/国医砥柱月刊社//国医砥柱月刊.-5-18-241
八年四月山西中医改进研究会拟定研究暂行规则/山西中医改进研究会//医学杂志.-2-1-24
宝应县中医公会执监委任满改选/光华医药杂志社//光华医药杂志.-4-40-87
保安医馆种痘简章/骆保安//绍兴医药学报.-1-8-477
保障从事医业之人以资医学进化而免病人枉死案/王宇高//医林一谔.-4-11-441
北京成药同业公会成立/中国医药月刊社//中国医药月刊.-5-33-438
北京国医砥柱总社附属中医诊疗院医师诊例/北京国医砥柱总社附属中医诊疗院//国医砥

柱月刊.－5－17－82
北京国医研究会等将发起筹备后方救济医院/光华医药杂志社//光华医药杂志.－4－41－79
北京市国医分会主摧针灸同道恳谈会/中国医药月刊社//中国医药月刊.－5－33－438
北京药行商会改选委员/北京医药月刊社//北京医药月刊.－5－21－86
北京医药月刊征稿简章/北京医药月刊社//北京医药月刊.－5－21－27
北平各医药团体筹备扩大纪念国医节(北平通讯)/光华医药杂志社//光华医药杂志.－4－37－96
北平国医砥柱研究社浦江南分社章程/北平国医砥柱研究社浦江南分社//国医砥柱月刊.－5－18－326
北平国医砥柱月刊社林森县分社成立大会纪念/国医砥柱月刊社(载)//国医砥柱月刊.－5－18－251
北平国医砥柱总社四川隆昌石燕乡分社成立纪盛/国医砥柱月刊记者//国医砥柱月刊.－5－18－109
北平国医改进分会国医研究会奉令征集卫生实施方案/文医半月刊社//文医半月刊.－5－14－160
北平国医改进分会已正式成立(北平通讯)/光华医药杂志社//光华医药杂志.－4－37－289
北平国医公会改换理事/北平医药月刊社//北平医药月刊.－5－9－103
北平国医研究会举行扩大庆祝纪念会/北平医药月刊社//北平医药月刊.－5－9－358
北平国医药团体筹组平市医药联合办事会(北平通讯)/光华医药杂志社//光华医药杂志.－4－37－149
北平卫生局饬国药号从新登记(北平通讯)/光华医药杂志社//光华医药杂志.－4－36－586
北平医药改进分会会员登记踊跃/光华医药杂志社//光华医药杂志.－4－38－399
北平医药界筹备参加全国代表大会/北平医药月刊社//北平医药月刊.－5－9－341
北平医药团体庆祝国医节空前盛况/北平医药月刊社//北平医药月刊.－5－9－355
北平医药团体向大会所提议案/北平医药月刊社(录)//北平医药月刊.－5－9－341
北平医药月刊暂行规则/北平医药月刊社//北平医药月刊.－5－9－123
本报新订简章/绍兴医药学报社//绍兴医药学报.－1－9－237
本报致本市同业函/医林一谔杂志社//医林一谔.－4－9－166
本分会答各地分会函/中华医药会绍兴分会//绍兴医药学报.－1－13－569
本分会答江西分会函/中华医药会绍兴分会//绍兴医药学报.－1－11－351
本分会答邵君函/中华医药会绍兴分会//绍兴医药学报.－1－12－464
本分会大会记事/神州医药会绍兴分会//绍兴医药学报.－1－11－61
本分会第三次大会记事/神州医药会绍兴分会//绍兴医药学报.－1－12－251
本分会复警署函二/中华医药会绍兴分会//绍兴医药学报.－1－13－332
本分会复警署函一/中华医药会绍兴分会//绍兴医药学报.－1－13－331
本分会复绍兴县警察所公函/中华医药会绍兴分会//绍兴医药学报.－1－12－163
本分会记事/神州医药会绍兴分会//绍兴医药学报.－1－9－339
本分会临时会记事/神州医药会绍兴分会//绍兴医药学报.－1－12－461
本分会通告各医生函/中华医药会绍兴分会//绍兴医药学报.－1－13－227
本分会通告评议员/中华医药会绍兴分会//绍兴医药学报.－1－12－2
本分会致总会公函(补录去年十二月)/神州医药会绍兴分会//绍兴医药学报.－1－13－568
本分会致总会推定代表答函/神州医药会绍兴分会//绍兴医药学报.－1－10－206
本会编辑何君致中央国医馆函/香港中华国医学会//国医杂志.－4－5－280

本会呈道尹县署立案交/上海中医学会//中医杂志.-2-19-555
本会呈教育部文/神州医药会//绍兴医药学报.-1-11-333
本会呈请解释国大代表选举法文/香港中华国医学会//国医杂志.-4-7-503
本会呈中央国医馆遵报名册文/香港中华国医学会//国医杂志.-4-7-505
本会呈中央国医馆遵送卫生设施方案文/香港中华国医学会//国医杂志.-4-7-498
本会筹赈上海兵灾难民议决案/香港中华国医学会//国医杂志.-4-5-482
本会出席广东国医分馆大会提案/香港中华国医学会//国医杂志.-4-6-183
本会春宴纪事/香港中华国医学会//国医杂志.-4-6-255
本会第二次编队征求会友宣言/香港中华国医学会//国医杂志.-4-6-256
本会电呈慰留蒋委座/香港中华国医学会//国医杂志.-4-7-569
本会电请广东分馆领衔迎林主席/香港中华国医学会//国医杂志.-4-7-572
本会电请国府设法救蒋/香港中华国医学会//国医杂志.-4-7-568
本会电请中央国医馆发起赈绥/香港中华国医学会//国医杂志.-4-7-567
本会二次上书洁净局代表/香港中华国医学会//国医杂志.-4-5-389
本会反规运动进行记/上海中医学会//中医杂志.-2-19-552
本会奉派为广东省国医分馆香港代理事务处/香港中华国医学会//国医杂志.-4-7-496
本会复广东国医分馆公函/香港中华国医学会//国医杂志.-4-6-444
本会复尤列先生函/香港中华国医学会//国医杂志.-4-7-460
本会恭祝孔圣诞纪事/香港中华国医学会//国医杂志.-4-7-386
本会顾问台衔/香港中华国医学会//国医砥柱月刊.-5-15-408
本会函请华人代表转请保留在家治痘例/香港中华国医学会//国医杂志.-4-5-277
本会何宋两君援助青岛中医被诬之代电/香港中华国医学会//国医杂志.-4-7-100
本会何主任上中央国医馆书/香港中华国医学会//国医杂志.-4-6-171
本会贺蒋委员长脱险电/香港中华国医学会//国医杂志.-4-7-568
本会贺南京中国医事实进社成立电/香港中华国医学会//国医杂志.-4-6-445
本会贺中医委员会成立电/香港中华国医学会//国医杂志.-4-7-570
本会欢宴董事纪盛/香港中华国医学会//国医杂志.-4-7-104
本会欢迎陈理事长立夫代电/香港中华国医学会//国医杂志.-4-7-504
本会欢迎吴主席铁城电/香港中华国医学会//国医杂志.-4-7-572
本会会员赴东考察医学/中国医学会//医学公报.-1-6-302
本会急应解决之十大主要事项/全国中医师公会联合会//国医砥柱月刊.-5-18-459
本会纪念神农诞辰情形/香港中华国医学会//国医杂志.-4-7-219
本会健全证/上海市国医学会//国医杂志.-4-12-6
本会举行春宴/香港中华国医学会//国医杂志.-4-5-278
本会举行追荐会速记录/奉天医士公会//沈阳医学杂志.-3-3-48
本会开全体会公决议案/奉天医士公会//沈阳医学杂志.-3-3-318
本会开全体会会务报告/奉天医士公会//沈阳医学杂志.-3-3-317
本会开全体会速记录/奉天医士公会//沈阳医学杂志.-3-3-316
本会力争卫署管理中医之通电/香港中华国医学会//国医杂志.-4-7-494
本会两周年纪念大会暨新职员就任纪事/香港中华国医学会//国医杂志.-4-6-80

本会六周纪念情形/香港中华国医学会//国医杂志.-4-7-531
本会麻日复中央国医馆治电/香港中华国医学会//国医杂志.-4-6-407
本会募集沪案捐款/奉天医士公会//沈阳医学杂志.-3-1-362
本会聘各董事请任书/香港中华国医学会//国医杂志.-4-6-443
本会请中央国医馆派员出席热带病学会函呈/香港中华国医学会//国医杂志.-4-7-162
本会庆祝孔圣诞辰/香港中华国医学会//国医杂志.-4-6-513
本会庆祝神农诞辰兼讨论改良国药/香港中华国医学会//国医杂志.-4-7-383
本会庆祝神农诞纪念/香港中华国医学会//国医杂志.-4-7-530
本会上书中央国医馆/香港中华国医学会//国医杂志.-4-5-282
本会上中央国医馆秘书处函/香港中华国医学会//国医杂志.-4-7-36
本会上中央国医馆请筹备为蒋公祝寿函/香港中华国医学会//国医杂志.-4-7-495
本会上中央国医馆请筹备为蒋公祝寿函/香港中华国医学会//国医杂志.-4-7-495
本会十五年度会款收支报告书/奉天医士公会//沈阳医学杂志.-3-3-429
本会十周年纪念会记/周召南//国医杂志.-4-12-252
本会是年庆祝双十节情形/香港中华国医学会//国医杂志.-4-6-511
本会四周年纪念暨新旧职员就任交代纪事/香港中华国医学会//国医杂志.-4-7-219
本会添设讲习部细则/奉天医士公会//沈阳医学杂志.-3-1-69
本会通告全国医药团体佳电/香港中华国医学会//国医杂志.-4-7-446
本会同人捐助华北水灾赈款数目/香港中华国医学会//国医杂志.-4-5-483
本会五周年纪念/香港中华国医学会//国医杂志.-4-7-384
本会修正简章(连载)/奉天医士公会//沈阳医学杂志.-3-1-296,362,428
本会修正章程/香港中华国医学会//国医杂志.-4-5-386
本会吁请公布中医条例之通电/香港中华国医学会//国医杂志.-4-7-441
本会许可证/上海市国医学会//国医杂志.-4-12-6
本会选定第六届职员/香港中华国医学会//国医杂志.-4-7-531
本会研究部增加办事细则/奉天医士公会//沈阳医学杂志.-3-1-71
本会养日复中央国医馆电/香港中华国医学会//国医杂志.-4-6-402
本会议决停宴捐款献机/香港中华国医学会//国医杂志.-4-7-567
本会章程及序/香港中华国医学会//国医杂志.-4-5-76
本会职员会记事/奉天医士公会//沈阳医学杂志.-3-3-375
本会致谢中政会蒋副主席齐电/香港中华国医学会//国医杂志.-4-7-445
本会撰述主任台衔/香港中华国医学会//国医砥柱月刊.-5-15-408
本会追悼尤列干事长纪事/香港中华国医学会//国医杂志.-4-7-584
本届议案/中西医药研究社//中西医药.-5-10-146
本年大会时提出议案如左/神州医药会绍兴分会//绍兴医药学报.-1-14-410
本社筹备举行种痘大运动/医林一谔杂志社//医林一谔.-4-9-479
本社第一届第二次社务会议议案/国医砥柱月刊社//国医砥柱月刊.-5-18-627
本社第一届第一次社务会会议议案/国医砥柱月刊社//国医砥柱月刊.-5-18-607
本社董事长钱今阳中医师资格业经改选委员会检核合格/国医砥柱月刊社//国医砥柱月刊.-5-18-96
本社各地分社长聘书/国医砥柱月刊社//国医

砥柱月刊. -5-18-620
本社简章/绍兴医药学报社//绍兴医药学报. -1-8-83. -1-9-284
本社举行种痘大运动盛况/医林一谔杂志社//医林一谔. -4-10-32
本社收入社员入社费及月捐表/蔡镜清//绍兴医药学报. -1-8-117,161,209
本社特开评议会新订切实办法条列如左/绍兴医药学报社//绍兴医药学报. -1-8-301
本社召开座谈会议记录/中国针灸学研究社//针灸杂志. -4-34-233
本社治疗股八月份之治疗人数统计表/杨葆全//针灸杂志. -4-34-383
本社治疗股九十月份治疗人数统计表/杨葆全//针灸杂志. -4-34-466
本社撰述主任台衔/国医砥柱月刊社//国医砥柱月刊. -5-18-80
本市国医公会举办所得税申报/中医世界杂志社//中医世界. -3-39-269
编辑部会议记录/光华医药杂志社//光华医药杂志. -4-36-303
编辑会议记录/光华医药杂志社//光华医药杂志. -4-36-224
编审委员会议记要/光华医药杂志社//光华医药杂志. -4-37-450
宾阳中医师公会开第七次常会/国医砥柱月刊社//国医砥柱月刊. -5-18-372
病案求答/蒋仲贤//神州医药学报. -1-47-275
驳上海市医师公会对于制定国医条例责成中央国医馆管理国医案意见(原文见后特刊)/周伟呈//杏林医学月报. -3-20-277
沧社简章/沧社//中医杂志. -2-20-3,177,351. -2-21-5
草拟发展会务计划书/何佩瑜//国医杂志. -4-7-106
曾寿民发起组织医药改进会(江都通讯)/光华医药杂志社//光华医药杂志. -4-37-357
常德国医公会举行会员大会(常德通讯)/中医世界杂志社//中医世界. -3-38-86
常德国医公会执监委员改选(常德通讯)/光华医药杂志社//光华医药杂志. -4-40-170
常德中西医学协会简章/常德中西医协会//三三医报. -2-36-124
常会提议之要素/绍兴医药学报社(录)//绍兴医药学报. -1-9-31
常山场之重要法规两则/陈道//新中华医药月刊. -5-35-534
常山国医公会成立(常山通讯)/光华医药杂志社//光华医药杂志. -4-37-537
常熟药业公会主席更替/光华医药杂志社//光华医药杂志. -4-35-206
常熟医会改组成立/医林一谔杂志社//医林一谔. -4-10-37
常熟医学会函委调查粹华分店营业各项/常熟医学会//三三医报. -2-29-230
常熟支塘镇组织国医学会(常熟通讯)/光华医药杂志社//光华医药杂志. -4-36-509
常熟支塘组织中医会/光华医药杂志社//光华医药杂志. -4-35-512
常熟中医公会设施诊所(常熟通讯)/光华医药杂志社//光华医药杂志. -4-35-590
常熟中医检定委员会成立/医界春秋社//医界春秋. -3-13-42
常委第二次会议/全国医药团体总联合会//广东医药月刊. -3-24-259
常委第一次会议/全国医药团体总联合会//广东医药月刊. -3-24-259
陈瑞祺先生到会磋商改良中药/香港中华国医学会//国医杂志. -4-7-295
呈国民政府大学院蔡院长文/神州医药总会//中西医药. -5-13-226
呈护军使文稿/上海神州国医学会//神州医药学报. -1-47-281
呈华民政务司报告会所迁址函/香港中华国医学会//国医杂志. -4-7-103
呈南京国民政府立法院文/新加坡中医中药联合会//神州国医学报. -4-15-258
呈上海市党部上海市教育局文/上海神州国医学会//神州国医学报. -4-15-190

呈省署报告本会成立文/奉天医士公会//沈阳医学杂志.-3-1-67
呈总商会呈报图章式样请转呈省长备案文/奉天医士公会//沈阳医学杂志.-3-1-67
承办红会北市医院之草章/绍兴医药学报社(录)//绍兴医药学报.-1-14-283
重庆国医学术研究会成立志盛/光华医药杂志社//光华医药杂志.-4-41-228
重庆国医学术研究会成立志盛/中医世界杂志社//中医世界.-3-38-512
重庆市国医学会出版中医研究月刊/光华医药杂志社//光华医药杂志.-4-41-230
重庆市中医筹组国医学术研究会/光华医药杂志社//光华医药杂志.-4-40-86
重庆市中医师公会春季会员大会记详/华西医药杂志社//华西医药杂志.-5-37-448
重庆市中医师公会动态/华西医药杂志社//华西医药杂志.-5-36-335
重庆市中医师公会购置会所建碑记/周复生//华西医药杂志.-5-37-112
重庆市中医师公会购置会所详志/国医砥柱月刊社//国医砥柱月刊.-5-18-206
重庆市中医师公会会所购置费/华西医药杂志社//华西医药杂志.-5-36-448
重庆医团欢迎光华医药杂志社特派宣传员毛青全之经过/光华医药杂志社//光华医药杂志.-4-41-409
重庆中医公会开会为争临时主席结果延期举行(重庆通讯)/光华医药杂志社//光华医药杂志.-4-40-172
重庆中医公会开会之又讯(重庆通讯)/光华医药杂志社//光华医药杂志.-4-40-172
重修南阳医圣祠董事会章程/现代医药月刊社//现代医药月刊.-4-27-504
崇明国医公会会务骤然中辍/国医砥柱月刊社//国医砥柱月刊.-5-18-112
筹办神州医药总会简章/神州医药总会//神州医药学报.-1-42-5
筹办神州医药总会议案汇志/神州医药总会//神州医药学报.-1-42-39
筹办神州医药总会中华医药书编辑社简章/神州医药总会//神州医药学报.-1-42-189
筹办医院医校之先声/神州医药总会//神州医药学报.-1-43-231
筹备全国药团联合会/全国医药团体代表大会//广东医药月刊.-3-24-260//三三医报.-2-36-455
筹设诊察所/神州医药总会//神州医药学报.-1-42-168
川沙国医公会成立(川沙通讯)/光华医药杂志社//光华医药杂志.-4-35-128
川沙国医公会医刊出版/光华医药杂志社//光华医药杂志.-4-35-207
川沙中医公会之会员大会/光华医药杂志社//光华医药杂志.-4-41-399
创办广东活人医学会社章程/邱檀荪//医学报.-1-4-378
创办中医自新医院章程/汪惕予//医学报.-1-5-201
创立南洋医学会简章/李啸云等//医学公报.-1-7-194
创立中国医会之志趣及办法/杨君谋//绍兴医药学报.-1-8-479
促进国药通讯社简章/时逸人//医学杂志.-2-14-411
促进国医通讯社缘起/沈仲圭//杏林医学月报.-3-19-196
催缴报费/中西医学报社//中西医学报.-1-23-146,218.-1-25-331
催缴会费/神州医药会绍兴分会//绍兴医药学报.-1-11-490.-1-12-2
催缴会费/中国医学会//医学报.-1-6-512
催缴去年报费/绍兴医药学报社//绍兴医药学报.-1-9-8,52,110,166
催缴上年会费及本年会费/中西医学研究会事务所//中西医学报.-1-24-222
存济医庐征求通函研究医学员通函研究简则/存济医庐//国医砥柱月刊.-5-17-83
大建素王教会议(连载)/周焕枢//利济学堂报.-1-1-497,597

大汶口分社正式成立/谢杰鄢//国医砥柱月刊.-5-18-413

大众医药服务社加聘高鉴如张嘉因为文书股干事/大众医药服务社//国医砥柱月刊.-5-17-244

大众医药服务社章程/上海大众医药服务社//国医砥柱月刊.-5-16-555

大众医药服务社征求社员/中国女医学社//中国女医.-5-34-244

代电/浙江省诸暨县中医师公会,浙江省诸暨县中药业同业公会//国医砥柱月刊.-5-18-228

代邮/奉天医士公会//沈阳医学杂志.-3-1-219

代邮/中国针灸学研究社//针灸杂志.-4-29-653

丹溪医科学社招集妇人系讲习社员/神州医药学报社//神州医药学报.-1-47-401

德清县中医师公会公函/德清县中医师公会//国医砥柱月刊.-5-18-194

第二届职员改选记/中医杂志社//中医杂志.-2-20-334

第二书虚拟修正内部管医士规则公同要求/周镇//医学杂志.-2-2-364

第六大增刊凡例/绍兴医药学报社//绍兴医药学报星期增刊.-1-22-2

第六届职员谈话会记事/上海中医学会//中医杂志.-2-25-477

第六届周年大会记事/上海中医学会//中医杂志.-2-27-149

第六七八届理事会会议汇报/中西医药杂志社//中西医药.-5-12-166

第三周年会开会记事/上海中医学会//中医杂志.-2-23-177

第四次阳历元旦新年同乐会记事/上海中医学会//中医杂志.-2-23-180

第四届职员茶话会记事/上海中医学会//中医杂志.-2-23-179

第五周年纪念会记事/上海中医学会//中医杂志.-2-25-474

第一届征求会结分记/上海中医学会//中医杂志.-2-19-380

电立法院挽留焦彭/香港中华国医学会//国医杂志.-4-7-19

电请部立学科/无锡中医友谊会//三三医报.-2-33-565

丁会长追悼会筹备会记事/上海中医学会//中医杂志.-2-25-307

东莞分社之开幕宣言(附社长治疗所开幕照片)/李沛原//针灸杂志.-4-31-479

对于医药改进会之建议/张锡君//国医公报.-4-25-47

分社长分社筹备主任社员鉴/国医砥柱月刊社//国医砥柱月刊.-5-18-36,52,68

奉天国医储金社简章/奉天医士公会//沈阳医学杂志.-3-2-200

奉天医士公会呈总商会转呈省长文/奉天医士公会//沈阳医学杂志.-3-1-9

奉天医士公会筹设图书馆简章/奉天医士公会//沈阳医学杂志.-3-1-49

奉天医士公会各部办事细则/奉天医士公会//沈阳医学杂志.-3-1-13

奉天医士公会会议规则/奉天医士公会//沈阳医学杂志.-3-1-50

奉天医士公会简章/奉天医士公会//沈阳医学杂志.-3-1-10

奉天医士公会考察医士会规则/奉天医士公会//沈阳医学杂志.-3-1-18

奉天医士公会十三年十二月份收支数月一览表/奉天医士公会//沈阳医学杂志.-3-1-150

奉天医士公会十三年十一月份收支数一览表/奉天医士公会//沈阳医学杂志.-3-1-51

奉天医士公会十五年九月份会款收支一览表/奉天医士公会//沈阳医学杂志.-3-3-267

奉天医士公会十五年六月份会款收支一览表/奉天医士公会//沈阳医学杂志.-3-3-106

奉天医士公会十五年七月份会款收支一览表/奉天医士公会//沈阳医学杂志.-3-3-160

奉天医士公会十五年十月份会款收支一览表/奉天医士公会//沈阳医学杂志.-3-3-321

奉天医士公会讨论会开会布告/奉天医士公会//沈阳医学杂志.-3-2-2

奉天医士公会暂定简章/周镇//三三医报.-2-32-133

奉天医士公会致全体会员书/奉天医士公会//沈阳医学杂志.-3-2-392

奉天医士公会致山西中医改进研究会函/奉天医士公会//医学杂志.-2-7-93

奉天医学杂志国医储金社简章/沈阳医学杂志社//沈阳医学杂志.-3-2-264

奉贤县中医公会执监委员会议/国医砥柱月刊社//国医砥柱月刊.-5-16-125

奉贤中医公会举行第四次代表大会(江苏奉贤通讯)/光华医药杂志社//光华医药杂志.-4-38-513

奉贤中医公会五次代表大会缓至国民代表大会开会以后举行(奉贤通讯)/中医世界杂志社//中医世界.-3-39-492

奉贤中医公会五次代表大会延期举行(奉贤通讯)/中医世界杂志社//中医世界.-3-39-333

奉贤中医一分会夏季会员大会(青溪通讯)/中医世界杂志社//中医世界.-3-39-493

浮梁县中医师公会姜赞文得票最多当选理事长/华西医药杂志社//华西医药杂志.-5-36-232

福建福清县国医公会改选(福清通讯)/中医世界杂志社//中医世界.-3-39-64

福建福清现代医药主笔俞慎初致国医砥柱月刊社研究部主任函/俞慎初//国医砥柱月刊.-5-17-243

福建惠安拟筹组中医公会(惠安通讯)/光华医药杂志社//光华医药杂志.-4-40-542

福建晋江筹设国医研究会(驻泉记者通讯)/光华医药杂志社//光华医药杂志.-4-39-77

福建晋江国医公会成立(晋江快信)/光华医药杂志社//光华医药杂志.-4-35-456

福建晋江中医公会常务黄润堂为国大选举告全国中医界同仁(晋江通讯)/光华医药杂志社//光华医药杂志.-4-40-116

福建龙溪县中医公会来函/龙溪中医公会//医界春秋.-3-14-263

福建莆田成立分会/国医砥柱月刊社//国医砥柱月刊.-5-18-342

福建永春中医师公会改选花絮/华西医药杂志社//华西医药杂志.-5-37-345

福清国医公会成立大会记(福建福清通讯)/光华医药杂志社//光华医药杂志.-4-37-98

福清县国医公会筹设施诊所/现代医药月刊社//现代医药月刊.-4-27-434

福清县国医公会举行首次执监联席会议(福清通讯)/中医世界杂志社//中医世界.-3-39-69

福州分社呈请备案文/王霖藩//针灸杂志.-4-32-258

福州分社组织健全/中国针灸学研究社//针灸杂志.-4-32-257

阜宁县国医公会主席及执监委呈请辞呈(江苏阜宁通讯)/光华医药杂志社//光华医药杂志.-4-38-513

阜宁县医药改进会正式成立/光华医药杂志社//光华医药杂志.-4-39-437

阜宁医药协会之组织/医界春秋社//医界春秋.-3-6-164

阜宁中医公会成立(阜宁通讯)/光华医药杂志社//光华医药杂志.-4-36-446

阜宁中医公会将成立(阜宁通讯)/光华医药杂志社//光华医药杂志.-4-36-431

阜宁中医公会将各委员名单报请备案/阜宁中医公会//光华医药杂志.-4-36-507

复汾阳县报告小儿血痢/山西中医改进研究会//医学杂志.-2-3-593

复湖南邮局陈汉声报告小儿时症/山西中医改进研究会//医学杂志.-2-5-228

复灵石县分会报告喉症/山西中医改进研究会//医学杂志.-2-3-476

复南京上海特别市中医会筹备处/山西中医改进研究会//医学杂志.-2-10-612

复祁县报告喉症/山西中医改进研究会//医学杂志.-2-3-475

复山东医药总会/山西中医改进研究会//医学杂志.-2-10-613
复山西民政厅第三科关于白喉治法函/山西中医改进研究会//医学杂志.-2-18-362
复山西省政府秘书处函二则/山西中医改进研究会//医学杂志.-2-10-260
复省公署灵邱县报告霍乱症/山西中医改进研究会//医学杂志.-2-3-91
复省公署灵石县商民王信报告发生疔症二件/山西中医改进研究会//医学杂志.-2-3-87
复省公署研究稷山县报告小儿痧症/山西中医改进研究会//医学杂志.-2-4-587
复省公署榆次县报告南要镇发生时症山西中医改进研究会研究之治疗法/山西中医改进研究会//医学杂志.-2-1-317
复省署壶关县报告时症/山西中医改进研究会//医学杂志.-2-4-357
复省署吉县报告时症/山西中医改进研究会//医学杂志.-2-4-356
复省署研究岚县发生时疫/山西中医改进研究会//医学杂志.-2-5-97
复省署研究襄生垣县发小疫儿时/山西中医改进研究会//医学杂志.-2-5-98
复省署研究徐沟离石两县报告发生时症/山西中医改进研究会//医学杂志.-2-2-349
复省政府秘书处函/山西中医改进研究会//医学杂志.-2-10-386
复省政府秘书厅第二处函(关于岚县报告时症)/山西中医改进研究会//医学杂志.-2-10-74
复松江中医协会缄/山西中医改进研究会//医学杂志.-2-10-612
复兴中医凡例/复兴中医杂志社//复兴中医.-5-31-56
复兴中医社简章/复兴中医社//复兴中医.-5-31-38
复兴中医社理事会简章/复兴中医社//复兴中医.-5-31-259
复兴中医社指导部简章/复兴中医社//复兴中医.-5-31-60
复兴中医社组织一览表/复兴中医社//复兴中医.-5-31-265,305,353
复兴中医投稿规则/复兴中医社//复兴中医.-5-31-2
复兴中医院招集股份简章/复兴中医院//复兴中医.-5-31-356
复阳城县报告发生温症/山西中医改进研究会//医学杂志.-2-3-594
复翼城县中医改进研究分会缄/山西中医改进研究会//医学杂志.-2-2-237
复尹医天民先生书/山西中医改进研究会//医学杂志.-2-1-589
复张汝伟先生书/三三医报社//三三医报.-2-30-129
复郑霞仙君/山西中医改进研究会//医学杂志.-2-10-614
改进会北平分会讨论工作(北平通讯)/光华医药杂志社//光华医药杂志.-4-38-583
赣县国医公会改名并选职员(江西赣县通讯)/光华医药杂志社//光华医药杂志.-4-38-397
赣县国医公会举行会员大会(江西赣县通讯)/光华医药杂志社//光华医药杂志.-4-36-334
赣县中医师公会改选并主办公立中医疗养院/华西医药杂志社//华西医药杂志.-5-37-398
各地分社筹备主任公鉴/中国医学杂志社//国医砥柱月刊.-5-18-615
各地国医公会成立与改选(浙江丽水江苏奉贤江苏川沙通讯)/光华医药杂志社//光华医药杂志.-4-36-531
各地区中医团体电贺蒋委员长五旬寿诞/光华医药杂志社//光华医药杂志.-4-40-293
各地医团代表在京开会议决组织中国本位医学建设协会/中医世界杂志社//中医世界.-3-38-570
各地医团票选中西医汇讯/光华医药杂志社//光华医药杂志.-4-40-197
各地医药改进会会员登记颇踊跃/光华医药杂

志社//光华医药杂志.－4－38－71
各地中医药团体要求实行五全会议案/光华医药杂志社//光华医药杂志.－4－41－182
各会员公鉴/中西医学研究会//中西医学报.－1－24－222
各省组织分支会之报告/神州医药总会//神州医药学报.－1－43－232
工部局卫生示谕/医学报社(录)//医学报.－1－6－112
关于水荒之条陈/香港中华国医学会//国医杂志.－4－5－596
管理中西医药新闻广告规则/北京医药月刊社(录)//北京医药月刊.－5－21－617
管理注射器针规则/上海市卫生局//中西医学报.－1－41－551
光华医药杂志编辑部会议/光华医药杂志社//光华医药杂志.－4－36－435
光华医药杂志社编辑会议记录/光华医药杂志社//光华医药杂志.－4－37－168
光华医药杂志社第十一次社务会议记录/光华医药杂志社//光华医药杂志.－4－36－236
光华医药杂志社扩大组织/光华医药杂志社//光华医药杂志.－4－36－85
光华医药杂志社社务会议/光华医药杂志社//光华医药杂志.－4－38－98
光华医药杂志社社务会议记录/光华医药杂志社//光华医药杂志.－4－36－516.－4－37－82,168,280,487.－4－38－188,483,515.－4－39－16,108,221
光华医药杂志社一周年纪念会议记录/光华医药杂志社//光华医药杂志.－4－36－335
广德县中医协进会呈请整顿医业规程呈文/钱春榆//三三医报.－2－36－313
广德县中医协进会第二届常会记/广德县中医协进会//三三医报.－2－36－391
广德县中医协进会暂行简章/广德县中医协进会//三三医报.－2－36－167
广德医药学会简章/广德医药学会//三三医报.－2－31－245
广东潮安成立分社/中国针灸学研究社//针灸杂志.－4－33－253
广东国医国药团体公呈国民政府文/广东国医药团体//医学杂志.－2－13－183
广东九江中医公会改选/国医砥柱月刊社//国医砥柱月刊.－5－16－124
广东梅县中医公会六届公会董事举行就职典礼情形/国医砥柱月刊社//国医砥柱月刊.－5－16－125
广东拟组省中医总会(广州通讯)/中医世界杂志社//中医世界.－3－38－427
广东拟组省中医总会/光华医药杂志社//光华医药杂志.－4－41－80
广东全省医药界代表大会开会详情/杏林医学月报社//杏林医学月报.－3－19－344
广东新中医学会委派出席全国医药团体代表大会之经过/广东新中医学会//广东医药月刊.－3－24－149
广东新中医学会在全国医药团体代表大会之提案/余凤智,陈敬先//广东医药月刊.－3－24－148
广东新中医学会之通电/广东新中医学会//广东医药月刊.－3－24－147
广东新中医学会致全国医药团体总联合会电文/广东新中医学会//广东医药月刊.－3－24－299
广东中医公会电/广东中医公会//医学杂志.－2－11－368
广东中医专门学校赠医简章/广东中医专门学校//中医杂志(广东).－3－4－206
广西北流分社公函/罗曙初//国医砥柱月刊.－5－18－325
广西容县中医师公会会务新动向(容县航讯)/新中华医药月刊社//新中华医药月刊.－5－35－641
广西容县中医师公会消息种种公会介绍/盛展能//国医砥柱月刊.－5－18－317
广赠新书/中西医学研究会//中西医学报.－1－23－533
广州国医研究会已告成立/国医杂志社//国医杂志.－4－7－230

广州杏林医学社致教育部电/广州杏林医学社//广东医药月刊.-3-24-309
广州医学卫生社改组潮(广州讯)/中医世界杂志社//中医世界.-3-39-502
广州医药卫生社内讧潮讯卫生社社董光汉中医院校等驳斥姚日辉等之快邮代电(广州讯)/国医砥柱月刊社//国医砥柱月刊.-5-18-689
广州中医公会会员登记展期(广州通讯)/光华医药杂志社//光华医药杂志.-4-41-518
广州中医公会会员登记展期(广州通讯)/国医砥柱月刊社//国医砥柱月刊.-5-18-602
广州总商会致广东新中医学会函/广东总商会//广东医药月刊.-3-24-340
贵溪将组中医公会/光华医药杂志社//光华医药杂志.-4-41-227
贵溪药业公会拍照特产药方呈省府并应四省联展会之征(贵溪通讯)/光华医药杂志社//光华医药杂志.-4-41-77
桂林医药浅报社简章/桂林医药浅报社//绍兴医药学报.-1-11-332
国货维持会致国民政府电/国货维持会//广东医药月刊.-3-24-233
国立中山大学第一医院办事细则/中西医学报社//中西医学报.-1-41-444
国立中山大学第一医院规章/国立中山大学第一医院//中西医学报.-1-41-383
国立中山大学第一医院诊症留医章则/中西医学报社//中西医学报.-1-41-452
国立中医研究院组织条例/国立中医研究院//医林一谔.-4-10-602//医学杂志.-2-15-533
国联医学大会在日本开会之我国代表/何约明//三三医报.-2-33-494
国民政府卫生部复函/国民政府卫生部//广东医药月刊.-3-24-540
国药方实验研究社简章草案/现代医药月刊社(辑)//现代医药月刊.-4-27-472
国药业公会反对法公董局征药剂照会费(上海通讯)/光华医药杂志社//光华医药杂志.-4-39-542
国医单方实验研究社简章草案/国医单方实验研究社//神州国医学报.-4-16-226
国医砥柱社姜堰分社成立盛况/国医砥柱月刊社//国医砥柱月刊.-5-18-244
国医砥柱社黔阳分社成立盛况/国医砥柱月刊社//国医砥柱月刊.-5-18-380
国医砥柱社四安分社附设新中医研究社组织章程/国医砥柱月刊社//国医砥柱月刊.-5-18-326
国医砥柱社苏陈镇分社成立盛典/瓯香馆主//国医砥柱月刊.-5-18-341
国医砥柱社组织章程/国医砥柱月刊社//国医砥柱月刊.-5-18-485
国医砥柱四川涪陵分社开正式成立大会/国医砥柱月刊社//国医砥柱月刊.-5-18-172
国医砥柱月刊二周年纪念赠送医书办法/国医砥柱月刊社//国医砥柱月刊.-5-17-310
国医砥柱月刊社行都分社开选举大会/国医砥柱月刊社//国医砥柱月刊.-5-16-127
国医砥柱月刊社简章/国医砥柱月刊社//国医砥柱月刊.-5-15-462
国医砥柱月刊社饶阳大尹村镇分社开成立大会/国医砥柱月刊社//国医砥柱月刊.-5-16-127
国医砥柱月刊社社务会议记录/国医砥柱月刊社//国医砥柱月刊.-5-15-465,529
国医砥柱月刊社组织分社章程/国医砥柱月刊社//国医砥柱月刊.-5-17-79
国医砥柱总社曲江分社成立纪念/国医砥柱月刊社//国医砥柱月刊.-5-18-429
国医砥柱总社组织分社章程/国医砥柱月刊社//国医砥柱月刊.-5-18-115
国医改进会发起人推代表向县党部请愿(平湖通讯)/光华医药杂志社//光华医药杂志.-4-37-538
国医改进会举办会员登记/光华医药杂志社//光华医药杂志.-4-37-450
国医公会筹备编辑第二期年刊(杭州通讯)/光华医药杂志社//光华医药杂志.-4-38-150

国医公会大会记(屯溪通讯)/光华医药杂志社//光华医药杂志.-4-38-151
国医公会改选揭晓/中医指导录杂志社//中医指导录.-4-3-374
国医公会江湾办事处成立/光华医药杂志社//光华医药杂志.-4-37-541
国医公会暑期补习班结束/光华医药杂志社//光华医药杂志.-4-38-153
国医名流龚子欣赵子刚等发起组织常熟国医学会/国医砥柱月刊社//国医砥柱月刊.-5-16-189
国医唐吉父招收实习生简章/唐吉父//光华医药杂志.-4-39-268
国医研究会改选执监委会(厦门通讯)/光华医药杂志社//光华医药杂志.-4-38-151
国医药改进会会员登记踊跃(阜宁通讯)/光华医药杂志社//光华医药杂志.-4-38-149
国医药团体开特种委员会/光华医药杂志社//光华医药杂志.-4-40-408
国医药学术整理大纲草案/陆渊雷//中西医药.-5-10-454
国医俞弼吾等发起组织国药同业公会(福清通讯)/中医世界杂志社//中医世界.-3-39-505
国医御敌团筹备主任复河南医药研究会书/国医御敌团//三三医报.-2-36-57
汉方医学讲习会/光华医药杂志社//光华医药杂志.-4-39-406
汉国医公会举行第五届选举(武汉通讯)/光华医药杂志社//光华医药杂志.-4-37-372
汉口国医公会呈准市政府注意审查医士(汉口通讯)/光华医药杂志社//光华医药杂志.-4-35-342
汉口国医公会筹办医药专校/光华医药杂志社//光华医药杂志.-4-35-425
杭国医界研究社内部腐败(通讯)/光华医药杂志社//光华医药杂志.-4-40-84
杭市国医公会呈省请解释自由职业人应否加入公会(杭州通讯)/光华医药杂志社//光华医药杂志.-4-36-216
杭市国医公会定期召开秋季会员大会(杭州通讯)/光华医药杂志社//光华医药杂志.-4-36-334
杭市国医公会换领新会证踊跃(杭州通讯)/光华医药杂志社//光华医药杂志.-4-36-297
杭市国医公会向党政机关请愿结果(杭州通讯)/光华医药杂志社//光华医药杂志.-4-36-92
杭市国医公会新执监委就职(杭州快信)/光华医药杂志社//光华医药杂志.-4-35-530
杭市国医公会组织研究委员会(杭州通讯)/光华医药杂志社//光华医药杂志.-4-37-486
杭市执委会派员接收国医公会(通讯)/光华医药杂志社//光华医药杂志.-4-40-84
杭市中医公会成立尚无期(杭州通讯)/中医世界杂志社//中医世界.-3-38-84
杭县国医公会三届会员大会/光华医药杂志社//光华医药杂志.-4-41-507
杭县宏济社施药局详章/杭县宏济社施药局//三三医报.-2-29-153
杭中国医药社元旦日举行团拜礼/光华医药杂志社//光华医药杂志.-4-41-90
杭中医公会新理事就职(通讯)/光华医药杂志社//中医世界.-3-38-378
杭中医公会新理事就职并接开第一次理事会议/光华医药杂志社//光华医药杂志.-4-41-22
杭州国医公会五届秋季大会(杭州通讯)/光华医药杂志社//光华医药杂志.-4-38-287
杭州国医公会之文化事业/光华医药杂志社//光华医药杂志.-4-35-65
杭州国医公会主编国医新闻出版(杭州通讯)/光华医药杂志社//光华医药杂志.-4-37-149
杭州惠孚病院简章/杭州惠孚病院//三三医报.-2-29-98
杭州三三医药报社三周年纪念/刘蔚楚//三三医报.-2-35-10
杭州市国药业职业工会改选监理事(通讯)/光华医药杂志社//光华医药杂志.-4-39-76

杭州市国医公会第五届春季会员大会记(杭州通讯)/光华医药杂志社//光华医药杂志.-4-37-286
杭州市国医公会定期召开六届春季委员大会(杭州通讯)/光华医药杂志社//光华医药杂志.-4-39-288
杭州市国医公会停止活动(杭州通讯)/光华医药杂志社//光华医药杂志.-4-39-438
杭州市国医研究社春季大会(杭州通讯)/光华医药杂志社//光华医药杂志.-4-39-194
杭州市国医研究社春季大会记/光华医药杂志社//中医世界.-3-39-272
杭州市药团联合会草章/杭州市药团联合会//医学杂志.-2-11-514
杭州市医药团体联合通电/医界春秋社//医界春秋.-3-9-516
杭州市中医公会大会延期/国医砥柱月刊社//国医砥柱月刊.-5-18-689
杭州市中医公会改选理监事(杭州通讯)/光华医药杂志社//光华医药杂志.-4-40-259
杭州市中医协会参药团联合会草章/杭州市中医协会//三三医报.-2-36-163
杭州卫生研究社成立/中西医学报社//中西医学报.-1-24-439
杭州医学公会审查部暂行办法/杭州医学公会//医学杂志.-2-11-518
杭州医学研究社呈省府备案(杭州通讯)/光华医药杂志社//光华医药杂志.-4-36-216
杭州中国医药学社简章/杭州中国医药学社//医学杂志.-2-14-412
杭州中医公会第五届执监委员宣誓就职(杭州通讯)/光华医药杂志社//光华医药杂志.-4-37-454
杭州中医师公会改选毛凤翔当选理事长(杭州市讯)/国医砥柱月刊社//国医砥柱月刊.-5-18-262
河北涿县最近成立医药公会(涿县通讯)/国医砥柱月刊社//国医砥柱月刊.-5-15-520
河南国药改进社筹备进行(开封通讯)/光华医药杂志社//光华医药杂志.-4-36-585
河南周家口中医公会成立大会(河南通信)/中医世界杂志社//中医世界.-3-38-509
河南周口中医公会成立大会纪念/国医砥柱月刊社//国医砥柱月刊.-5-15-588
荷属巴城医药总会之积极进行/何约明//三三医报.-2-33-379
荷属我国出席国联医学大会之代表/何约明//三三医报.-2-33-379
湖北保安分社成立/国医砥柱月刊社//国医砥柱月刊.-5-18-342
湖北省教育会议案/广东中医杂志社(录)//中医杂志(广东).-3-4-74
湖北省立中医科大学中医专修章程/湖北省立中医科大学//绍兴医药月报.-2-40-569
湖北宜昌国医公会改选大会(宜昌通讯)/光华医药杂志社//光华医药杂志.-4-37-255
湖南常德国医药会代电/湖南常德国医药会//医学杂志.-2-16-209
湖南国医学会举行第一届会员大会(长沙通讯)/光华医药杂志社//光华医药杂志.-4-38-419
湖南沙洋国医砥柱月刊分社将近成立/国医砥柱月刊社//国医砥柱月刊.-5-16-189
湖南乡湘乡中医师公会组织义诊会义诊施药/国医砥柱月刊社//国医砥柱月刊.-5-18-342
湖南湘乡成立医药学会(湘乡通讯)/中医世界杂志社//中医世界.-3-38-325
湖南湘乡国医砥柱分社成立盛况确定人事/国医砥柱月刊社//国医砥柱月刊.-5-18-342
湖南湘乡中医师公会动态/周啸川//国医砥柱月刊.-5-18-428
湖南医会提议恢复全国医会电/湖南国医药建设委员会//医学杂志.-2-15-521
湖南医学团体向内政会议请求提倡国医事/医学杂志社//医学杂志.-2-15-147
湖南医药团体请求民厅向中央二次内政会议提案/湖南医药团体//医林一谔.-4-10-114
沪北医药会呈内务部文/沪北医药会//三三医报.-2-29-314

沪市国医药界五团体合办国药展览会开幕盛况/医界春秋社//医界春秋.-3-13-430
沪市卫生局开始办理中西医师登记/国医砥柱月刊社//国医砥柱月刊.-5-18-62
华北国医学院文医半月刊社简章(连载)/文医半月刊社//文医半月刊.-5-14-14,144
华北国医学院文医半月刊社征求社员简章/文医半月刊社//文医半月刊.-5-14-118
华西医药杂志社浙江新河分社成立宣言/韩文彬//华西医药杂志.-5-37-114
华夏医学会会章(发之黑白关于步履之强弱)/华夏医学会//三三医报.-2-33-274
淮安县中医公会二届改选大会(淮安通讯)/光华医药杂志社//光华医药杂志.-4-36-333
淮安中医公会改选发生冲突(淮安通讯)/光华医药杂志社//光华医药杂志.-4-36-10
淮安中医公会改选揭晓(淮安通讯)/光华医药杂志社//光华医药杂志.-4-38-68
淮安中医公会改组有期/光华医药杂志社//光华医药杂志.-4-35-590
淮阴国药同业公会改组/光华医药杂志社//光华医药杂志.-4-40-85
淮阴国医公会成立(淮阴通讯)/光华医药杂志社//光华医药杂志.-4-36-332
淮阴国医公会筹设疫痞治疗所(淮阴通讯)/光华医药杂志社//光华医药杂志.-4-38-239
淮阴国医公会奉命改称中医公会/光华医药杂志社//光华医药杂志.-4-40-303
淮阴国医公会将成立(淮阴通讯)/光华医药杂志社//光华医药杂志.-4-36-66
淮阴国医公会开始夏令施诊/光华医药杂志社//光华医药杂志.-4-40-86
淮阴国医公会请领二批执照(江苏淮阴通讯)/光华医药杂志社//光华医药杂志.-4-39-74
淮阴国医公会审定江韩氏案之处方记要(淮阴通信)/光华医药杂志社//光华医药杂志.-4-39-434
淮阴国医公会施种牛痘(淮阴通讯)/光华医药杂志社//光华医药杂志.-4-37-256
淮阴国医公会组织淮安医药考察团(淮阴通讯)/光华医药杂志社//光华医药杂志.-4-39-540
淮阴国医公会最近各项消息(淮阴通讯)/光华医药杂志社//光华医药杂志.-4-37-535
淮阴三团体联合送诊/光华医药杂志社//光华医药杂志.-4-40-86
淮阴县国医公会为改正黑热病名称征求意见之来函/淮阴县国医公会//医界春秋.-3-12-291
淮阴中医公会执监会议筹备改选/光华医药杂志社//光华医药杂志.-4-41-322
欢送代表大会/神州医药总会//神州医药学报.-1-42-467
欢送征求队出发/国医杂志社//国医杂志.-4-6-349
欢宴医学卫生社长潘茂林纪事/国医杂志社(录)//国医杂志.-4-5-489
欢迎代表/神州医药总会//神州医药学报.-1-42-167
欢迎何绅棣生到会参观记/国医杂志社//国医杂志.-4-6-169
欢迎中央国医馆焦馆长纪详/国医杂志社//国医杂志.-4-5-483
会场记事/绍兴医药学报社//绍兴医药学报.-1-8-384,507
会期暂行规则(上海中国医学会同人公订)/上海中国医学会//医学报.-1-6-511
会务记载/国医杂志社//国医杂志.-4-12-113,185,249,321,397,457.-4-13-63
会议行医章程/利济学堂报社(录)//利济学堂报.-1-2-451
会议录/中国针灸学研究社//针灸杂志.-4-29-327.-4-30-89,163,238,438
会员动态/芸心//医史杂志.-5-38-124,252
会员近况/中华医史学会//医史杂志.-5-39-200
积极加强治疗业务结合深入研究工作/中国针灸学研究社//针灸杂志.-4-34-235
基本国医砥柱月刊社员加入办法/国医砥柱月

刊社//国医砥柱月刊.－5－17－582
吉林医学研究会献议/卫魂//绍兴医药学报.－1－8－361
疾病问答简章/现代医药月刊社//现代医药月刊.－4－27－352
己酉年增订入会新章/上海中国医学会//医学报.－1－6－502
己酉十一月十七日中国医学会开会记事/中国医学会//医学报.－1－7－330
记南川国医砥柱分社的成立/冀泽//国医砥柱月刊.－5－18－173
记上海医会撤销事/医学报社//医学报.－1－6－174
记总会嘱派代表赴会之来函/绍兴医药学报社//绍兴医药学报.－1－10－205
济南市中医公会成立大会/国医砥柱月刊社//国医砥柱月刊.－5－18－263
嘉善县医师公会开会员大会/国医砥柱月刊社//国医砥柱月刊.－5－18－172
嘉善医学研究会暂定简章/嘉善医学研究会//中西医学报.－1－24－375
嘉善医药学会成立纪/三三医报社//三三医报.－2－29－634
嘉兴卫生会推举职员/三三医报社//三三医报.－2－29－152
嘉兴卫生会之职员联席会议/三三医报社//三三医报.－2－29－204
检定医生委员会章程/中医杂志社(录)//中医杂志.－2－20－513
建筑首都国医院平湖中医公会会议筹款/光华医药杂志社//光华医药杂志.－4－41－109
江都县国医学术研究会会员大会记(扬州通讯)/光华医药杂志社//光华医药杂志.－4－37－97
江都县中医公会乡镇会员联谊会成立/华西医药杂志社//华西医药杂志.－5－37－183
江都县中医检定委员会专门委员已派定(扬州通讯)/光华医药杂志社//光华医药杂志.－4－37－78
江都县中医师公会近组各乡镇会员联谊会(瓜洲讯)/国医砥柱月刊社//国医砥柱月刊.－5－18－373
江都中医公会办理登记检定(江都通讯)/光华医药杂志社//光华医药杂志.－4－37－256
江都中医公会区分会将成立(江都通讯)/光华医药杂志社//光华医药杂志.－4－37－256
江南镇台扎饬各标营军医官文(为饬遵认购本报事)/医学报社//医学报.－1－6－268
江宁医学研究会章程(连载)/江宁医学研究会//医学报.－1－6－17,49,81
江苏全省中医联合会(镇江通讯)/光华医药杂志社//光华医药杂志.－4－36－158
江苏省医药改进分会成立大会记详(镇江快讯)/光华医药杂志社//光华医药杂志.－4－38－511
江苏省医药改进会第二次评议会记(镇江通讯)/光华医药杂志社//光华医药杂志.－4－39－159
江苏无锡中医师公会正式复员成立/国医砥柱月刊社//国医砥柱月刊.－5－18－111
江苏吴县医学会会务近闻/三三医报社//三三医报.－2－31－37
江西吉安国医公会成立典礼盛况(江西吉安快信)/光华医药杂志社//光华医药杂志.－4－35－530
江西吉安中医公会改选/光华医药杂志社//光华医药杂志.－4－35－512
江西景镇中医公会开成立大会(景镇通讯)/中医世界杂志社//中医世界.－3－39－126
江西全省中医师公会联合会成立盛况/华西医药杂志社//华西医药杂志.－5－37－291
江西省高安县中医师公会成立胡奉璋继任理事长/国医砥柱月刊社//国医砥柱月刊.－5－18－317
江西温圳镇国医研究社成立(江西临川通讯)/中医世界杂志社//中医世界.－3－38－511
江西温圳镇国医研究社成立会之盛况/文医半月刊社//文医半月刊.－5－14－513
江西寻邬县国医砥柱分社成立中医师公会正在筹备中/国医砥柱月刊社//国医砥柱月刊.－5

-18-310
江阴国医公会筹建新舍办理改选(江阴通讯)/中医世界杂志社//中医世界.-3-39-67
江阴国医公会会员大会(江阴通讯)/光华医药杂志社//光华医药杂志.-4-36-449
江阴国医公会推员晋省请求执照(江阴通讯)/光华医药杂志社//光华医药杂志.-4-38-487
江阴中医公会临时会议(江阴通讯)/光华医药杂志社//光华医药杂志.-4-37-358
江左益人医社简章/时逸人//绍兴医药学报.-1-16-352
解剖尸体规则/医林一谔杂志社(录)//医林一谔.-4-10-433
介绍团体组织特刊/华西医药杂志社//华西医药杂志.-5-37-621
金山医学研究会试办简章/倜奴//中西医学报.-1-24-429
金坛中医药公会召集大会(金坛记者通讯)/光华医药杂志社//光华医药杂志.-4-35-426
劲秋医学函授社招生简章/劲秋医学函授社//三三医报.-2-34-383
晋抚恩行司道设立医学馆并饬筹款札/医学公报社//医学报.-1-4-165
晋江国医公会改选执监委员(福建晋江通讯)/光华医药杂志社//光华医药杂志.-4-38-582
泾县中医师公会近况/华西医药杂志社//华西医药杂志.-5-37-450
精神合作(少年中医社征求社员)/医学杂志社//医学杂志.-2-15-636
景德镇中医公会开成立会/光华医药杂志社//光华医药杂志.-4-41-326
景德镇中医公会联席会议/光华医药杂志社//光华医药杂志.-4-41-405
景德镇中医公会之组织/光华医药杂志社//光华医药杂志.-4-41-325
景德镇中医联合会简章/景德镇中医联合会//中医杂志(广东).-3-4-196
警告各团体/王葆年//医学报.-1-6-331
警告三团体/朱良钺//医界春秋.-3-5-229
敬拟联络各医会简程/医学报社//医学报.-1-4-443
聚餐会记事/中医杂志社//中医杂志.-2-22-186
开大会之盛况/神州医药学报社//神州医药学报.-1-47-189
开封国医改进社开成立大会(开封通讯)/光华医药杂志社//光华医药杂志.-4-38-14
开封国医公会控河南国医分馆馆长陈松坪(开封快信)/光华医药杂志社//光华医药杂志.-4-35-288
兰溪中医公会改选执监委/光华医药杂志社//光华医药杂志.-4-41-508
兰溪中医公会会员大会(兰溪通讯)/光华医药杂志社//光华医药杂志.-4-37-257
兰溪中医公会执监会议(兰溪通讯)/光华医药杂志社//光华医药杂志.-4-37-257
立案呈稿/神州医药总会//神州医药学报.-1-42-468
利济学堂报例十则/利济学堂报社//利济学堂报.-1-1-5
利济医院习医章程/利济医院//利济学堂报.-1-1-123
两江总督部堂张批医士王桢等禀请刊用公会钤记由/医学报社(录)//医学公报.-1-7-39
临川国医公会选举执监委员(临川通讯)/光华医药杂志社//光华医药杂志.-4-36-213
临川温州镇发起组织国医研究社(临川通讯)/光华医药杂志社//光华医药杂志.-4-40-175
临海中医公会第五次会员大会(临海通讯)/光华医药杂志社//光华医药杂志.-4-37-538
临湘县医药界发起组织全县公会/国医砥柱月刊社//国医砥柱月刊.-5-16-126
零购本社发行书报章程/绍兴医药学报社//绍兴医药学报.-1-17-127
流通书籍办法(连载)/绍兴医药学报社//绍兴医药学报.-1-10-287,371
流通医药书籍有限公司招股简章/裘吉生,张汝

伟//绍兴医药学报.-1-14-423
六月份工作报告/中国针灸学研究社//针灸杂志.-4-33-424
隆昌县治疗公会简程/隆昌县治疗公会//沈阳医学杂志.-3-3-419
鲁妇女新民分会设新民助产院/北京医药月刊社//北京医药月刊.-5-21-87
马来亚北部成立中医师公会/华西医药杂志社//华西医药杂志.-5-37-239
每月纪事/中国医药月刊社//中国医药月刊.-5-33-319,325
民国二十四年国医公会会务报告/上海市国医公会//国医文献.-5-15-185
民政部章程节录(映溪草堂笔记)/周维翰(录)//医学报.-1-4-287
牟平县中医公会之筹备会/光华医药杂志社//光华医药杂志.-4-41-77
南安将组织中医公会/光华医药杂志社//光华医药杂志.-4-41-404
南昌神州国医学会改选结果(南昌通讯)/光华医药杂志社//光华医药杂志.-4-35-342
南昌中医公会改选未成(南昌通讯)/光华医药杂志社//光华医药杂志.-4-39-194
南昌中医公会新执监联席会议(南昌讯)/光华医药杂志社//光华医药杂志.-4-39-286
南昌中医药四团体联席会议经决定自行制用诊疗薄(江西通讯)/光华医药杂志社//光华医药杂志.-4-39-441
南川县中医师公约/华西医药杂志社//华西医药杂志.-5-36-558
南汇中医公会产生新执监委(南汇通讯)/光华医药杂志社//光华医药杂志.-4-40-170
南京国药业公会改选执委(京讯)/光华医药杂志社//光华医药杂志.-4-36-66
南京甲戌医学社成立大会盛况(附宣言暨章程)/国医公报社//国医公报.-4-22-574
南京甲戌医药社举行成立大会(南京通讯)/光华医药杂志社//光华医药杂志.-4-37-451
南京市防空协会中医征求队队员交纳会费/光华医药杂志社//光华医药杂志.-4-41-162
南宁中医学校员生生产合作社告白/华西医药杂志社//华西医药杂志.-5-37-174
南通中医师公会成立(江苏南通特讯)/国医砥柱月刊社//国医砥柱月刊.-5-18-107
南浔医学会成立/中西医学报社//中西医学报.-1-23-264
南洋槟城组织中医中药联合会(槟城通讯)/光华医药杂志社//光华医药杂志.-4-36-131
南洋劝业会坐办陈观察与丁医生福保唐医生乃安照会/南洋劝业会//医学公报.-1-7-379
南洋泗水中医公会正式成立/未署名//光华医药杂志.-4-41-226 //中医世界.-3-39-66
南洋雪兰莪中医学会将成立(南洋通讯)/光华医药杂志社//光华医药杂志.-4-35-587
内部颁布管理医士规则问题/史久华//绍兴医药学报星期增刊.-1-22-512
拟创中国医学会简章/中国医学会//医学报.-1-4-59
拟请恢复乡贤医圣张仲景祝典并发还祭田创设国医学术研究院经费呈请河南省政府并蒙批示原文/医学杂志社(录)//医学杂志.-2-17-294
拟中国医学会续增章程/严国政//医学报.-1-6-162
宁波卫生公会简章/宁波卫生公会//绍兴医药学报.-1-12-167
宁波医学会成立/绍兴医药学报社//绍兴医药学报.-1-9-212
宁波医学研究会章程/宁波医学研究会//医学报.-1-6-455
宁波组织医学会/绍兴医药学报社//绍兴医药学报.-1-9-97
宁都县国医研究社改组为新中医研究社/华西医药杂志社//华西医药杂志.-5-37-55
宁中药公会吁请减低营业税率/北京医药月刊社//北京医药月刊.-5-21-404
农村医药改进社电苏省府请速检定中医(上海特讯)/光华医药杂志社//光华医药杂志.-4-35-456

农村医药社电苏省府请速实行中医检定(录《申报》)/神州国医学报社//神州国医学报.-4-15-506
平湖国药业公会部令准予备案(平湖通讯)/光华医药杂志社//光华医药杂志.-4-37-150
平湖国医改进研究会成立大会(平湖通讯)/光华医药杂志社//光华医药杂志.-4-39-107
平湖县成立之国医改进研究会/光华医药杂志社//光华医药杂志.-4-40-303
平湖县中医公会定期改选(平湖通讯)/光华医药杂志社//光华医药杂志.-4-37-78
平湖医药改进研究会已准单独组织(平湖通讯)/光华医药杂志社//光华医药杂志.-4-38-490
平湖医药改进支会入会者踊跃(平湖通讯)/光华医药杂志社//光华医药杂志.-4-39-160
平湖医药改进支会新闻一束/光华医药杂志社//光华医药杂志.-4-38-490
平湖医药改进周刊内容丰富各界纷纷奖励/光华医药杂志社//光华医药杂志.-4-40-407
平湖中医公会出版医药周刊(平湖通讯)/光华医药杂志社//光华医药杂志.-4-37-358
平湖中医公会电呈院部力争国民大会代表名额之呼吁(平湖通讯)/光华医药杂志社//光华医药杂志.-4-39-540
平湖中医公会欢宴党政领袖(平湖通讯)/光华医药杂志社//光华医药杂志.-4-38-69
平湖中医公会会员大会(平湖通讯)/光华医药杂志社//光华医药杂志.-4-37-256
平湖中医公会快邮代电/平湖县中医公会//杏林医学月报.-3-19-421
平湖中医公会推选国代候选人(平湖通讯)/光华医药杂志社//光华医药杂志.-4-40-118
平民医药学术改进会成立/华西医药杂志社//华西医药杂志.-5-37-576
平潭国医公会成立(平潭通讯)/光华医药杂志社//光华医药杂志.-4-39-247
平潭国医公会成立/现代医药月刊社//现代医药月刊.-4-27-664
平潭国医公会第二次会员考试/现代医药月刊社//现代医药月刊.-4-27-689
平潭国医公会第二届会员笔试(平潭通讯)/光华医药杂志社//光华医药杂志.-4-39-247
平潭国医公会设国医讲习所(平潭通讯)/光华医药杂志社//光华医药杂志.-4-39-345
平潭县府奉令设立医学研究会(平潭通讯)/光华医药杂志社//光华医药杂志.-4-38-69
评议会常会数月不开会缘由/绍兴医药学报社//绍兴医药学报.-1-13-117
评议会屡次不足人数/绍兴医药学报社//绍兴医药学报.-1-13-572
浦城国药业公会改选委员(浦城通讯)/光华医药杂志社//光华医药杂志.-4-36-133
浦城县中医公会正式成立/光华医药杂志社//光华医药杂志.-4-41-324
浦城中药业改选/光华医药杂志社//光华医药杂志.-4-41-404
浦城中药业制药业职工会改选/光华医药杂志社//光华医药杂志.-4-41-404
浦城中医公会成立(浦城通讯)/光华医药杂志社//中医世界.-3-39-121
浦东医会成立/中西医学报社//中西医学报.-1-23-342
浦东医会简章/刘镜蓉//中西医学报.-1-23-347
浦东医会义诊开幕/中西医学报社//中西医学报.-1-25-74
綦江中医师公会改选(綦江讯)/国医砥柱月刊社//国医砥柱月刊.-5-18-372
青岛国医公会正式成立(青岛讯)/国医砥柱月刊社//国医砥柱月刊.-5-18-111
青岛市台东镇分社成立大会补志/中国医药月刊社//中国医药月刊.-5-33-386
青岛中华公会现在整理会务准筹开大会会员重行改选(青岛讯)/国医砥柱月刊社//国医砥柱月刊.-5-18-96
青岛中医公会现已筹备成立(青岛讯)/国医砥柱月刊社//国医砥柱月刊.-5-18-97
青浦国医公会改选/光华医药杂志社//光华医药杂志.-4-35-206

青浦国医公会设诊余研究所/光华医药杂志社//光华医药杂志.-4-35-269
青浦县中医公会大会记要(青浦讯)/光华医药杂志社//光华医药杂志.-4-39-288
青浦县中医公会第一区诊余研究所改选大会记要(青浦通讯)/光华医药杂志社//光华医药杂志.-4-39-438
青浦县中医师公会成立青浦县中医师公会公函/国医砥柱月刊社//国医砥柱月刊.-5-18-315
青浦县中医师公会章练塘办事处成立(章练塘通讯)/国医砥柱月刊社//国医砥柱月刊.-5-18-374
青浦中医公会第二次会员大会盛况(青浦通讯)/光华医药杂志社//光华医药杂志.-4-37-535
青浦中医公会举行会员大会(青浦通讯)/中医世界杂志社//中医世界.-3-39-176
清江国药公会卷入国医公会合作(淮阴通讯)/光华医药杂志社//光华医药杂志.-4-36-215
庆祝国历新年之筹备/国医杂志社//国医杂志.-4-6-255
全国国医联合会之筹备/医界春秋社//医界春秋.-3-14-103
全国教联会议决案乙丑十月二十六日第七次大会通过成立案/周镇//三三医报.-2-33-495
全国医药代表大会之详情/广东医药月刊社//广东医药月刊.-3-24-237
全国医药团体总联合会暹罗特别分会通告书/全国医药团体总联合会暹罗特别分会//医学杂志.-2-11-633
全国医药团体总联合会正式成立/广东医药月刊社//广东医药月刊.-3-24-256
全国医药团体总联合会之代电/全国医药团体总联合会秘书处//医界春秋.-3-7-288
全国医药团体总联合会之进行/广东医药月刊社//广东医药月刊.-3-24-256
全国医药团体总联合会致各省医校公函/殷受田,丁仲英//杏林医学月报.-3-16-221
全国医药学术会议组织大纲草案/陈郁//医学杂志.-2-18-555
全国医药总会改选记/中医指导录杂志社//中医指导录.-4-1-214
全国医药总联合会致广东中医药专门学校函/广东医药月刊社//广东医药月刊.-3-24-306
全国中医师公会筹备委员会成立/新中华医药月刊社//新中华医药月刊.-5-35-88
全国中医师公会联合会在渝正式成立/国医砥柱月刊社//国医砥柱月刊.-5-18-47
全国中医医药研究大会/绍兴医药学报社//绍兴医药学报星期增刊.-1-22-386
如皋潮桥医药界开纪念大会/北平医药月刊社//北平医药月刊.-5-9-364
如皋掘港国药业公会会员大会(如皋掘港通讯)/光华医药杂志社//光华医药杂志.-4-36-450
如皋掘港中医分会五届会员大会(如皋通讯)/光华医药杂志社//光华医药杂志.-4-37-486
如皋掘港中医公会会员大会(如皋掘港通讯)/光华医药杂志社//光华医药杂志.-4-38-488
如皋马塘分会成立(如皋通讯)/光华医药杂志社//光华医药杂志.-4-36-298
如皋县中医公会常会补志/光华医药杂志社//光华医药杂志.-4-41-506
如皋县中医公会第六届常年大会志详/国医砥柱月刊社//国医砥柱月刊.-5-16-120
如皋县中医公会改推主席李慰农君当选/国医砥柱月刊社//国医砥柱月刊.-5-16-120
如皋县中医公会公函/陈爱棠//国医砥柱月刊.-5-15-465
如皋县中医公会会员大会续志(如皋通讯)/中医世界杂志社//中医世界.-3-38-425
如皋县中医公会举行第四届常年大会(如皋通讯)/光华医药杂志社//光华医药杂志.-4-37-291

如皋县中医公会三届改选大会(如皋快信)/光华医药杂志社//光华医药杂志.-4-36-11
如皋县中医公会巡回诊疗队工作之经过/光华医药杂志社//光华医药杂志.-4-40-397
如皋县中医师公会成立(江苏如皋通讯)/国医砥柱月刊社//国医砥柱月刊.-5-18-242
如皋医学报社简章/如皋医学报社//三三医报.-2-29-45
如皋中医公会定期举行常年大会/光华医药杂志社//光华医药杂志.-4-41-399
如皋中医公会掘港区分会会员大会盛况(如皋掘港通讯)/光华医药杂志社//光华医药杂志.-4-36-12
如皋中医公会开联席会议(如皋通讯)/光华医药杂志社//光华医药杂志.-4-38-488
如皋中医公会五届会员大会(如皋通讯)/光华医药杂志社//光华医药杂志.-4-40-547
如皋中医公会执监委定期就职/光华医药杂志社//光华医药杂志.-4-41-150
如皋中医师公会将成立(如皋通讯)/国医砥柱月刊社//国医砥柱月刊.-5-18-125
三三医报社社务旬报/三三医报社//三三医报.-2-32-40
三三医社成绩/三三医报社//三三医报.-2-35-36
沙市中医师公会假福记旅社大礼堂开成立大会湖北名医郑显庭当选为理事长/华西医药杂志社//华西医药杂志.-5-36-449
厦门国医学会忠告全国医药界勿用日货书/厦门国医学会//医界春秋.-3-9-16
山东烟台国医公会宣告成立/国医砥柱月刊社//国医砥柱月刊.-5-16-193
山东医学会致山西中医改进研究会书(附电文又宣言书)/山东医学会//医学杂志.-2-2-504
山东医药总会复山西中医改进研究会函/山东医药总会//医学杂志.-2-11-102
山西改进研究会呈复省长公牍/山西中医改进研究会//医学杂志.-2-4-19
山西改进研究会复广东张二仲君缄/山西中医改进研究会//医学杂志.-2-4-601
山西改进研究会复沁源县分会缄/山西中医改进研究会//医学杂志.-2-4-103
山西改进研究会复王肖舫君缄/山西中医改进研究会//医学杂志.-2-4-603
山西改进研究会理事长复张山雷先生缄/山西中医改进研究会//医学杂志.-2-4-467
山西改进研究会致兰溪中医专校徐相宸先生杭州中医专校上海中医学会通缄/山西中医改进研究会//医学杂志.-2-4-230
山西太原中医改进研究会审查征文集验方规则/山西中医改进研究会//国医正言.-5-4-204
山西中医改进研究会访问记(太原通讯)/医界春秋社//医界春秋.-3-12-356
山西中医改进研究会附设针灸征集讨论会简章/山西中医改进研究会//医学杂志.-2-1-359
山西中医改进研究会复/山西中医改进研究会//医学杂志.-2-9-240
山西中医改进研究会复包伯寅先生书/山西中医改进研究会//医学杂志.-2-1-335
山西中医改进研究会复包农辅先生书/山西中医改进研究会//医学杂志.-2-2-107
山西中医改进研究会复大同高等法院第二分院院长鉴定药方函/山西中医改进研究会//医学杂志.-2-17-283
山西中医改进研究会复大同中医改进研究会分会/山西中医改进研究会//医学杂志.-2-1-116
山西中医改进研究会复董鉴瑭先生书/山西中医改进研究会//医学杂志.-2-3-343
山西中医改进研究会复浮山县中医改进研究分会函/山西中医改进研究会//医学杂志.-2-1-230
山西中医改进研究会复高思潜先生书/山西中医改进研究会//医学杂志.-2-3-342
山西中医改进研究会复葛廉夫缄/山西中医改进研究会//医学杂志.-2-8-604
山西中医改进研究会复郭镕辅先生函/山西中

医改进研究会//医学杂志.-2-10-503
山西中医改进研究会复郝植梅先生书/山西中医改进研究会//医学杂志.-2-1-337
山西中医改进研究会复河南医药研究会缄/山西中医改进研究会//医学杂志.-2-7-488
山西中医改进研究会复林振南君函/山西中医改进研究会//医学杂志.-2-11-101
山西中医改进研究会复刘冕堂函/山西中医改进研究会//医学杂志.-2-10-402
山西中医改进研究会复陆君晋笙缄/山西中医改进研究会//医学杂志.-2-7-96
山西中医改进研究会复全国医界联合会书/山西中医改进研究会//医学杂志.-2-2-503
山西中医改进研究会复天津中医学会会长陈君函/山西中医改进研究会//医学杂志.-2-11-99
山西中医改进研究会复吴锡璜先生书/山西中医改进研究会//医学杂志.-2-6-389
山西中医改进研究会复张二仲君第二书/山西中医改进研究会//医学杂志.-2-5-104
山西中医改进研究会复浙江中医专门学校/山西中医改进研究会//医学杂志.-2-6-538
山西中医改进研究会概况/现代医药月刊社//现代医药月刊.-4-27-586
山西中医改进研究会会长复徐相宸先生书/山西中医改进研究会//医学杂志.-2-1-221
山西中医改进研究会拟定研究暂行规则/周镇//绍兴医药学报.-1-15-518
山西中医改进研究会为发会员证书事告会员书/医学杂志社//医学杂志.-2-15-145
山西中医改进研究会现届理事会研究暂行规则/山西中医改进研究会//医学杂志.-2-14-115
山西中医改进研究会星期征稿选登二篇/医学杂志社//医学杂志.-2-1-467
山西中医改进研究会研究霍县报告痘症之治疗复省公署/山西中医改进研究会//医学杂志.-2-2-89
山西中医改进研究会研究宁武县报告发生时症之治疗/山西中医改进研究会//医学杂志.-2-2-95
山西中医改进研究会研究偏关县报告监狱发生时症之治疗/山西中医改进研究会//医学杂志.-2-2-95
山西中医改进研究会研究外县报告喉症/山西中医改进研究会//医学杂志.-2-3-334
山西中医改进研究会研究昔阳等县报告发生霍乱症之治疗法/山西中医改进研究会//医学杂志.-2-1-208
山西中医改进研究会研究昔阳县报告温疹之治疗复省公署/山西中医改进研究会//医学杂志.-2-2-92
山西中医改进研究会研究乡宁县报告冬温症之治疗/山西中医改进研究会//医学杂志.-2-2-93
山西中医改进研究会研究雁北各县黄疸症治法/山西中医改进研究会//医学杂志.-2-10-395
山西中医改进研究会致本社快邮代电/医林一谔杂志社//医林一谔.-4-10-648
山西中医改进研究会致江苏全省中医联合会缄/山西中医改进研究会//医学杂志.-2-6-536
山西中医改进研究会致警务处卫生科缄/山西中医改进研究会//医学杂志.-2-2-496
山西中医改进研究会致上海粹华制药公司董事长李君缄/山西中医改进研究会//医学杂志.-2-2-115
山西中医改进研究会致上海中医学会缄/山西中医改进研究会//医学杂志.-2-2-116
山西中医改进研究会致张叔鹏先生书/三三医报社//三三医报.-2-32-447
山西中医改进研究社致江苏中医联合会函/广东中医杂志社//中医杂志(广东).-3-4-80
山西中医研究会来稿照登/国医公报社//国医公报.-4-23-232
商榷社务书/张惠臣//三三医报.-2-32-57
上海粹华制药厂股份有限公司增股缘起及简章/上海粹华制药厂股份有限公司//绍兴医药学报星期增刊.-1-22-373

上海粹华制药厂来函及缘起招股简章/上海粹华制药厂股份有限公司//绍兴医药学报.-1-17-312
上海复兴制药社筹备处简章/上海复兴制药社//中国医药月刊.-5-32-468
上海复兴中医社各地分社组织章程/复兴中医社//复兴中医.-5-31-124
上海工部卫生局预防痨症传染之法/医学报社//医学报.-1-5-325
上海国药研究所章程(附通函研究科办法)/上海国药研究所//医界春秋.-3-10-137
上海国医分馆董事会定期举行成立典礼(上海特讯)/光华医药杂志社//光华医药杂志.-4-38-97
上海国医公会定期改选(上海消息)/光华医药杂志社//光华医药杂志.-4-35-127
上海国医公会定期召开会员大会(上海市特讯)/光华医药杂志社//光华医药杂志.-4-36-446
上海国医公会改选大会记/光华医药杂志社//光华医药杂志.-4-35-204
上海国医公会改选揭晓(上海市特讯)/中医世界杂志社//中医世界.-3-38-319
上海国医公会公牍/上海国医公会总务处//国医文献.-5-15-390
上海国医公会会议记录/上海国医公会总务处//国医文献.-5-15-384
上海国医公会开始本届登记(上海特讯)/光华医药杂志社//光华医药杂志.-4-35-532
上海国医公会十二月二十日开会员大会/光华医药杂志社//光华医药杂志.-4-41-87
上海国医公会新阵容(连载)/国医文献社//国医文献.-5-15-191,405
上海国医学会改选职员/北平医药月刊社//北平医药月刊.-5-9-105
上海国医研究会举行扩大庆祝纪念会/北平医药月刊社//北平医药月刊.-5-9-359
上海全国医药团体总联会复本会解释国民会议代表选举法/国医杂志社//国医杂志.-4-5-277
上海商民协会药业分会致卫生部电/广东医药月刊社//广东医药月刊.-3-24-198
上海神州国医学报特约撰述员/神州国医学报社//神州国医学报.-4-14-195
上海神州国医学会本会第六届会员大会记/上海神州国医学会//神州国医学报.-4-18-168
上海神州国医学会成立新生活运动委员会/上海神州国医学会//神州国医学报.-4-18-406
上海神州国医学会创设无线电国医药宣传记/吴去疾//神州国医学报.-4-15-272
上海神州国医学会第二届会员大会记/上海神州国医学会//神州国医学报.-4-14-185
上海神州国医学会第五届会员大会记/上海神州国医学会//神州国医学报.-4-17-211
上海神州国医学会复新生活运动促进会函(二)/上海神州国医学会//神州国医学报.-4-18-405
上海神州国医学会各鉴定案/神州国医学报社//神州国医学报.-4-14-130
上海神州国医学会函牍摘要/上海神州国医学会//神州国医学报.-4-14-134
上海神州国医学会会务摘要/上海神州国医学会//神州国医学报.-4-14-32,36,188,231,285,339.-4-15-144,184,268,319,409,462,631.-4-16-35,118,162,217,285,339,383,433,477,533.-4-17-33,79,124,166,330,371,407,448,495.-4-18-33,78,120,166,222,271,320,467
上海神州国医学会会议摘要/周秉篪//神州国医学报.-4-14-399
上海神州国医学会捐助水灾赈款一览表/上海神州国医学会//神州国医学报.-4-14-39
上海神州国医学会历次议案摘要/上海神州国医学会//神州国医学报.-4-14-72
上海神州国医学会民国二十二年三月份至十二月份收支报告/上海神州国医学会//神州国医学报.-4-14-406,476,520,571,621.-4-15-41,86,150,204,269

上海神州国医学会民国二十二年一月份至十二月份收到每月补助金一览表/上海神州国医学会//神州国医学报.-4-14-403.-4-14-404,474,521,572,622.-4-15-42,87,151,205,270
上海神州国医学会民国二十二年一月份至十二月份收到每月补助金一览表/神州国医学报社//神州国医学报.-4-14-403
上海神州国医学会民国二十六年一月份至五月份收到每月补助金一览表/上海神州国医学会//神州国医学报.-4-18-273,322,409,472
上海神州国医学会民国二十六年一月份至五月份收支报告/上海神州国医学会//神州国医学报.-4-18-272,322,409,471
上海神州国医学会民国二十三年一月份至十二月份收到每月补助金一览表/上海神州国医学会//神州国医学报.-4-15-322,367,411,464,517,560,635.-4-16-38,79,121,165,224
上海神州国医学会民国二十三年一月份至十二月份收支报告/上海神州国医学会//神州国医学报.-4-15-320,365,410,463,516,559,633.-4-16-37,78,119,163,222
上海神州国医学会民国二十四年一月份至十二月份收到每月补助金一览表/上海神州国医学会//神州国医学报.-4-16-288,342,385,435,480,535,582.-4-17-36,81,125,168,215
上海神州国医学会民国二十四年一月份至十二月份收支报告/上海神州国医学会//神州国医学报.-4-16-287,341,384,434,479,534,581.-4-17-35,80,125,168,214
上海神州国医学会民国二十五年一月份至十二月份收到每月补助金一览表/上海神州国医学会//神州国医学报.-4-17-263,296,331,373,409,450,496.-4-18-35,79,122,174,227
上海神州国医学会民国二十五年一月份至十二月份收支报告/上海神州国医学会//神州国医学报.-4-17-262,295,330,372,408,449,495.-4-18-34,78,121,173,226
上海神州国医学会民国二十五年一月十日下午五时会议摘要/上海神州国医学会//神州国医学报.-4-17-213
上海神州国医学会民国二十五年一月十五日第一次执监委员联席会议投票选举第五届执行常务委员监察常务委员经开票选定/上海神州国医学会//神州国医学报.-4-17-293
上海神州国医学会上届会议摘要/神州国医学报社//神州国医学报.-4-14-126
上海神州国医学会为举行庆祝致各会员函/神州国医学报社//神州国医学报.-4-17-225
上海神州国医学会章程/上海神州国医学会//神州国医学报.-4-14-239
上海神州国医学会职员事务分类表/上海神州国医学会//神州国医学报.-4-14-76
上海神州国医学会致陈青云会员函/神州国医学报社//神州国医学报.-4-15-198
上海神州国医学会致陈祝两会员函/神州国医学报社//神州国医学报.-4-15-203
上海神州国医学会致戴君函/神州国医学报社//神州国医学报.-4-15-202
上海神州国医学会兹将欠缴二十及二十一两年度常年费之会员姓名开列于后/神州国医学报社//神州国医学报.-4-14-342
上海市各自由职业团体呈请院部减低所得税税率文(附部批)/神州国医学报社(录)//神州国医学报.-4-18-268
上海市国药业公会开执监联席会(上海市讯)/中医世界杂志社//中医世界.-3-39-74
上海市国药业同业公会谢蒋院长电文/上海市国药业同业公会//医界春秋.-3-13-310
上海市国医公会等致全国国医团体之公函/医界春秋社//医界春秋.-3-11-296
上海市国医公会第六届大会提案联络全国各医药团体一致力争中西医平等待遇案/上海市国医公会//医学杂志.-2-17-107
上海市国医公会第六届会员大会(上海特讯)/光华医药杂志社//光华医药杂志.-4-38

-512
上海市国医公会第六届执监委员就职/医界春秋社//医界春秋.-3-13-146
上海市国医公会二次执监会议记录(上海市特讯)/光华医药杂志社//光华医药杂志.-4-37-485
上海市国医公会会务进展(上海消息)/光华医药杂志社//光华医药杂志.-4-36-14
上海市国医公会会员大会记(上海市特讯)/光华医药杂志社//光华医药杂志.-4-36-530
上海市国医公会监定蔡柏春案(上海市特讯)/光华医药杂志社//光华医药杂志.-4-37-258
上海市国医公会将召开会员大会(上海特讯)/光华医药杂志社//光华医药杂志.-4-38-288
上海市国医公会举行公民宣誓/医界春秋社//医界春秋.-3-14-103
上海市国医公会举行会员大会(上海市特讯)/中医世界杂志社//中医世界.-3-38-265
上海市国医公会开会记(上海市特讯)/光华医药杂志社//光华医药杂志.-4-37-290
上海市国医公会开始负责办理中医登记各事项/光华医药杂志社//光华医药杂志.-4-41-398
上海市国医公会谢蒋院长电文/上海市国医公会//医界春秋.-3-13-309
上海市国医公会执监委就职/光华医药杂志社//光华医药杂志.-4-39-79
上海市国医团体通告会员互相勉励(上海市特讯)/光华医药杂志社//光华医药杂志.-4-37-395
上海市国医学会公函(第二四八号)/上海市国医公会//医学杂志.-2-15-202
上海市国医学会公函/上海市国医学会//医界春秋.-3-10-257
上海市国医药等团体筹备国药展览会/国医公报社//国医公报.-4-25-126
上海市新生活运动促进会公函第666号/上海市新生活运动促进会//神州国医学报.-4-18-465
上海市新生活运动促进会来函(一)/上海市新生活运动促进会//神州国医学报.-4-18-405
上海市药业商民协会致全国中药团体之通电/医界春秋社//医界春秋.-3-6-351
上海市药业职工会告全国工友书/医界春秋社//医界春秋.-3-6-352
上海市政府致本社之公函/上海市政府//医界春秋.-3-8-332
上海市中医师学术研究会会员大会志详/华西医药杂志社//华西医药杂志.-5-37-346
上海市中医协会会员大会记/中医指导录杂志社//中医指导录.-4-1-248
上海市中医学会两周年纪念游艺会预志/中医杂志社//中医杂志.-2-21-349
上海特别市中医协会呈卫生部代电/医界春秋社//医界春秋.-3-6-346
上海特别市中医协会呈卫生部代电/上海中医协会//医界春秋.-3-6-314
上海特别市中医协会致山西中医改进研究会缄/上海中医协会//医学杂志.-2-10-499
上海五大国医药团体抵制象具/现代医药月刊社//现代医药月刊.-4-27-349
上海药职工会告全国药业工友书/广东医药月刊社//广东医药月刊.-3-24-190
上海医会简章/上海医会//医学报.-1-4-441
上海医界春秋社简章/医界春秋社//医界春秋.-3-6-166,280
上海医务总会成立纪/医学报社//医学报.-1-4-195
上海医务总会记事一至九(映溪草堂笔记)/周维翰(辑)//医学报.-1-4-219,237,253,266,286,301,313,330,349,364,375
上海医学会会员公鉴/上海医学会//中医杂志.-2-22-390
上海医学会三周纪念会预记/上海医学会//中医杂志.-2-22-568
上海医学会演讲会衔期记/上海医学会//中医杂志.-2-22-568

上海医学研究所开会阐述/上海医学研究所//绍兴医药学报.-1-9-277
上海医药团体之通电/广东医药月刊社(录)//广东医药月刊.-3-24-175
上海中西医药研究社成立大会记/国医正言杂志社//国医正言.-5-3-498
上海中西医药研究社近讯/国医杂志,国医正言杂志社//国医杂志.-4-7-304 //国医正言.-5-4-36,253
上海中医协会成立/绍兴医药月报社//绍兴医药月报.-2-41-618
上海中医学会呈上海市政府上海市党部备案文/上海中医学会//中医杂志.-2-26-316
上海中医学会呈卫生局注册文/上海中医学会//中医杂志.-2-27-306
上海中医学会道歉/上海中医学会//中医杂志.-2-27-315
上海中医学会第四周年会预记/上海中医学会//中医杂志.-2-24-132
上海中医学会开成立会/绍兴医药学报社//绍兴医药学报.-1-19-53
上海中医学会夏令施诊所结束记/中医杂志社//中医杂志.-2-21-348
上海中医学会义务会诊部简章/上海中医学会//中医杂志.-2-25-479
上海中医学会义务会诊记/上海中医学会//中医杂志.-2-26-153
上海中医学会章程/上海中医学会//绍兴医药学报.-1-19-201
上海中医学会职员会议记事/中医杂志社//中医杂志.-2-23-504
上海中医学会致药业劳资两方调停罢工书/上海中医学会//中医杂志.-2-26-153
上海中医学会致周君函/上海中医学会//绍兴医药学报星期增刊.-1-22-515
上海中医药团体会议反对取缔中医案/医界春秋社//医界春秋.-3-6-314
上海中医药团体之会议/广东医药月刊社//广东医药月刊.-3-24-171
上海总会来函两通/上海神州医药总会//绍兴医药学报.-1-11-352
上民政部禀/丁福保//中西医学报.-1-23-2
上太原经济统制处改良国药意见书/白宪章//医林一谔.-4-11-354
少年中医社章程/少年中医社//医界春秋.-3-7-467
绍郡医药学研究社简章/绍郡医药学研究社//绍兴医药学报.-1-8-37
绍兴分会评议部议事细则(连载)/神州医药会绍兴分会//绍兴医药学报.-1-11-58,135
绍兴神州医药分会临时疫症施诊局简章/神州医药会绍兴分会//绍兴医药学报.-1-15-582
绍兴县防疫医院公函/绍兴防疫医院//绍兴医药学报.-1-15-588
绍兴县国医公会谢蒋副主席电文/绍兴县国医公会//医界春秋.-3-13-312
绍兴医士同志会近讯/三三医报社//三三医报.-2-29-154
绍兴医士同志会组织成立/绍兴医药学报社//绍兴医药学报.-1-18-525
绍兴医学会简章/绍兴医学会//绍兴医药学报.-1-8-519
绍兴医学会同人复绍兴府校监学范斯年先生书/绍兴医药学报社//绍兴医药学报.-1-9-205
绍兴医药学报略例/何廉臣//绍兴医药学报.-1-8-11
绍兴医药月刊社简章/何廉臣//绍兴医药月报.-2-37-63
绍兴中医协会简章/绍兴中医协会//绍兴医药月报.-2-40-631
设立社员储金邮购部之建议/中国针灸学研究社//针灸杂志.-4-32-256
社会义务栏简则/齐志学//国医正言.-5-3-499
社务会议记录/光华医药杂志社//光华医药杂志.-4-37-158
社友考试竞赛/中国针灸学研究社//针灸杂志.-4-31-302

社员研究问答摘录/中国针灸学研究社//针灸杂志.-4-33-419
申明本报之宗旨/医学公报社//医学公报.-1-6-53
神州国医学会大会记/神州国医学报社//神州国医学报.-4-17-206
神州国医学会第四届会员大会/神州国医学会//神州国医学报.-4-16-218
神州国医学会会员大会/神州国医学会//光华医药杂志.-4-41-89
神州国医学会联合各医团筹办中医救护训练班(上海市讯)/中医世界杂志社//中医世界.-3-39-481
神州医药会江西分会会员意见请求书/神州医药学报社//神州医药学报.-1-45-201
神州医药会绍兴分会简章/神州医药会绍兴分会//绍兴医药学报.-1-11-57
神州医药会致县商会函/神州医药会//三三医报.-2-29-241
神州医药会总会临时机关消息/绍兴医药学报社//绍兴医药学报.-1-14-60
神州医药书报社新定阅报章程/神州医药书报社//神州医药学报.-1-46-5
神州医药学会绍兴分会筹办临时疫症施诊局官示/神州医药学会绍兴分会//绍兴医药学报.-1-15-581
神州医药总会筹备纪念会/绍兴医药学报社//绍兴医药学报星期增刊.-1-22-364
神州医药总会出版部三大征求章程/神州医药总会//神州医药学报.-1-47-303,499
神州医药总会第三年选举推举职员表(连载)/神州医药总会//绍兴医药学报.-1-10-349,427
神州医药总会会章(连载)/神州医药总会//绍兴医药学报.-1-9-455.-1-10-43,195//神州医药学报.-1-42-377
神州医药总会开成立大会预启/神州医药总会//神州医药学报.-1-42-301
神州医药总会开储蓄部一周纪念会情形/神州医药总会//神州医药学报.-1-47-589
神州医药总会论文征文题目/神州医药总会//神州医药学报.-1-47-357
神州医药总会南京立案批示/神州医药学报社(录)//神州医药学报.-1-42-408
神州医药总会讨论医士条例/绍兴医药学报社//绍兴医药学报星期增刊.-1-22-514
神州医药总会特开选举大会预告/神州医药总会//神州医药学报.-1-44-198
神州医药总会为请求加入国民会议致许处长函/神州医药总会//神州医药学报.-1-47-587
神州医药总会学术评定委员会章程草案/神州医药总会//神州医药学报.-1-47-383
神州医药总会之十周年纪念会/神州医药总会//绍兴医药学报星期增刊.-1-22-339
神州医药总会致大共和报公函(已照刊十二号该报来函栏更正)/神州医药总会//神州医药学报.-1-42-99
神州医药总会致违禁药品管理局公函/神州医药总会//神州医药学报.-1-47-588
沈阳医学杂志投稿简章/沈阳医学杂志社//沈阳医学杂志.-3-1-4.-3-1-58,156
慎食卫生会/慎食卫生会//中西医学报.-1-23-441
盛泽医学研究会之成效/中西医学报社//中西医学报.-1-25-148
石门国医杨润芳氏等筹组国医砥柱社分社/国医砥柱月刊社//国医砥柱月刊.-5-16-451
石门医学研究会制就证章分发配带/国医砥柱月刊社//国医砥柱月刊.-5-16-451
市中医公会第三届改选记详/华西医药杂志社//华西医药杂志.-5-37-113
试验委员开会记/中医杂志社//中医杂志.-2-26-482
释辨录第一次至第六十三次讨论会记事/上海中医学会//中医杂志.-2-19-111,118,347,353,517,521.-2-20-117,120,122,303,305,310,505,508.-2-21-159,164,167,339,340,342,527,529.-2-22-175,178,179,379,383,387,563,564.-2-23-

167,168,170,361,365,367,491,492,494,496,497,499 .-2-24-127,128,271,439,440,443 .-2-25-153,154,303,305,455,456,458 .-2-26-309,311,473,475,475 .-2-27-433,434
首都国医公会等数十医团发起组织全国中医联合会(南京记者)/光华医药杂志社//光华医药杂志.-4-40-115
首都国医公会举行推选关于执行职员资格临时奉令仅以常务理事为限(南京快信)/中医世界杂志社//中医世界.-3-38-17
首都甲戌医学社消息(南京通讯)/光华医药杂志社//光华医药杂志.-4-37-147
蔬食养生会及简章/万钧//中西医学报.-1-36-141
双林国医公会第五界会员大会情形(吴兴通讯)/光华医药杂志社//光华医药杂志.-4-39-438
四川护国医学会召开改选职员大会(四川叙永护国镇快讯)/中医世界杂志社//中医世界.-3-39-64
四川省荣昌县中医师公会成立经过(荣昌通讯)/国医砥柱月刊社//国医砥柱月刊.-5-18-209
四川省医药学术研究会酉阳县分会组织成立/国医砥柱月刊社//国医砥柱月刊.-5-18-204
四川竹篙乡分社成立/国医砥柱月刊社//国医砥柱月刊.-5-18-342
四区组织中医分会(东台通讯)/光华医药杂志社//光华医药杂志.-4-38-149
松江县中医公会改选(松江通讯)/光华医药杂志社//光华医药杂志.-4-39-442
松江中医协会复山西中医改进研究会函/松江中医协会//医学杂志.-2-11-102
松阳县成立外科研究会(松阳讯)/国医砥柱月刊社//国医砥柱月刊.-5-18-262
淞沪中医公会消息/中医杂志社//中医杂志.-2-26-154
苏国医馆派潘辰生筹备医药改进会(丹阳通讯)/光华医药杂志社//光华医药杂志.-4-38-149
苏省国医改进会各省会员定期开成立大会/光华医药杂志社//光华医药杂志.-4-38-399
苏省警察所管理医士甲子三月实行之警告/江苏全省中医联合会//三三医报.-2-30-132
苏州福音医院学友课余研究会简章/张稷孙//医学公报.-1-7-243 //中西医学报.-1-25-373
苏州国医学社讯/苏州国医学社//针灸杂志.-4-29-439
苏州国医研究院组织旅行见习团赴杭州实习/中西医药杂志社,中医新生命杂志社//中西医药.-5-12-192 //中医新生命.-5-8-342
苏州医钟社聘本刊主编俞慎初为社董/现代医药月刊社//现代医药月刊.-4-27-562
苏州之西医会/李慰农//三三医报.-2-29-97
台山中医公会谓中医得依法可用西医药西械之呼吁(台山通讯)/光华医药杂志社//光华医药杂志.-4-39-537
台湾国医药改进社举行改组(台湾讯)/国医砥柱月刊社//国医砥柱月刊.-5-18-206
台湾省中医改进会现已改组成立/新中华医药月刊社//新中华医药月刊.-5-35-375
太仓国医公会会务进展(太仓通讯)/光华医药杂志社//光华医药杂志.-4-36-66
太仓国医公会区分会成立(太仓通讯)/光华医药杂志社//光华医药杂志.-4-36-297
太仓国医界讨论捐助首都国医院办法/光华医药杂志社//光华医药杂志.-4-41-109
太仓县国医公会第四届改选大会(太仓快信)/光华医药杂志社//光华医药杂志.-4-35-452
太仓中医公会第六届会员大会略纪(太仓通讯)/中医世界杂志社//中医世界.-3-39-493
太仓中医公会改选大会(太仓通讯)/光华医药杂志社//光华医药杂志.-4-37-553
太仓中医公会组织委员资历审查委员会(江苏

太仓通讯)/中医世界杂志社//中医世界.-3-38-517
太仓中医检定委员会近闻(太仓通讯)/光华医药杂志社//光华医药杂志.-4-36-585
太原市国医公会月前开成立大会时逸人当选会长/中国医药月刊社//中国医药月刊.-5-33-462
太原市国医公会正式成立/薛通滨(记述)//中国医药月刊.-5-32-310
泰县国医公会办理中医登记(泰县通讯)/光华医药杂志社//光华医药杂志.-4-36-584
泰县国医公会征求医药改进会会员(泰县通讯)/光华医药杂志社//光华医药杂志.-4-37-537
泰县中医公会颁发新证书(泰县通讯)/光华医药杂志社//光华医药杂志.-4-38-69
泰县中医公会成立审查委员会(泰县通讯)/未署名//光华医药杂志.-4-41-226 //中医世界.-3-39-69
泰县中医公会改选常委(泰县通讯)/中医世界杂志社//中医世界.-3-38-205
泰县中医公会举行会员大会(泰县通讯)/光华医药杂志社//光华医药杂志.-4-38-514
泰县中医界同人恭送张本卿主席匾额银盾/国医公会//光华医药杂志.-4-41-227
泰县中医师公会姜堰分会成立记/国医砥柱月刊社//国医砥柱月刊.-5-18-301
探候团报告/探候团//国医杂志.-4-6-185
唐江药业公会应征特产展览/光华医药杂志社//光华医药杂志.-4-40-305
讨论会章程/中医杂志社//中医杂志.-2-19-363
特别通告/神州医药总会(筹)//神州医药学报.-1-42-249
特载国药展览会宣言/上海国医公会总务处//国医文献.-5-15-392
天花之传染猖獗/绍兴医药学报社//绍兴医药学报星期增刊.-1-22-311
天津市中医师公会等庆祝中医师节/华西医药杂志社//华西医药杂志.-5-36-558
天津中医公会呈中央立法院文/天津中医公会//国医正言.-5-3-11
天津中医学会致山西中医改进研究会函/天津中医学会//医学杂志.-2-11-96
天长中西医学会/中西医学报社//中西医学报.-1-26-275
条约须知/上海中国医学会//医学报.-1-6-483
通俗报简章/医学报社//医学报.-1-4-462
通问简章/国医砥柱月刊社//国医砥柱月刊.-5-18-682
同学注意/中国针灸学研究社//针灸杂志.-4-29-590
万国卫生博览会弁言/万国卫生博览会//中西医学报.-1-23-415
万国卫生博览会出品办法/万国卫生博览会//中西医学报.-1-24-57
万国卫生博览会章程(连载)/万国卫生博览会//中西医学报.-1-26-327,351,463.-1-27-115,215,293,455,543.-1-28-139,225
万国卫生博览会章程凡例/万国卫生博览会//中西医学报.-1-23-420
万县中西医药研究会敬告医界同人意见书/周禹锡//三三医报.-2-32-337
万县中医师公会改选李重人当选理事长/华西医药杂志社//华西医药杂志.-5-37-292
为复各议员另立公会公报事各埠会友赞成书/医学公报社(录)//医学公报.-1-6-528
为求争取显著成果一计竟然征得国内外热心公益人士同情先行创办国医研究社/国医砥柱月刊社//国医砥柱月刊.-5-18-316
为提议绍兴医学会筹款事/任汉佩//绍兴医药学报.-1-9-260
卫生公会试办简章/卫生公会//绍兴医药学报.-1-12-89
卫生教育会大纲及细则/卫生教育会//三三医报.-2-29-311
卫生教育会执行委员会细则/卫生教育会//三三医报.-2-29-312

卫生局查验医药执照展期/北京医药月刊社//北京医药月刊.-5-21-555
卫生局定期招考国医师/医林一谔杂志社//医林一谔.-4-10-431
卫生局发表枪毙鼻疽病马/神州国医学报社(辑)//神州国医学报.-4-15-407
卫生局奖励捐资办卫生事/光华医药杂志社//光华医药杂志.-4-41-611
卫生局考试国医师记/医林一谔杂志社//医林一谔.-4-10-477
卫生局考试针灸医生/医林一谔杂志社//医林一谔.-4-10-204
卫生局考试中医揭晓/文医半月刊社//文医半月刊.-5-14-559
卫生局扩大防疫工作/北京医药月刊社//北京医药月刊.-5-21-552
卫生局录取中医揭晓/绍兴医药月报社//绍兴医药月报.-2-41-97
卫生局派员会警传拘陈伯赐/杏林医学月报社//杏林医学月报.-3-19-541
卫生局在东车站组设防疫班/北京医药月刊社//北京医药月刊.-5-21-552
温州神州国医学会改组(温州通讯)/中医世界杂志社//中医世界.-3-38-83
温州镇国医研究社成立会之盛况/光华医药杂志社//光华医药杂志.-4-41-230
文医半月刊社征求社员简章/文医半月刊社//文医半月刊.-5-14-469,487,505,543,563,585,607,627,649
文医半月刊投稿简约/文医半月刊社//文医半月刊.-5-14-30,46,78,144
文医半月刊医药问答栏规则/文医半月刊社//文医半月刊.-5-14-415
文医半月刊征稿简章/文医半月刊社//文医半月刊.-5-14-14
无为县国医公会成立大会(无为通讯)/中医世界杂志社//中医世界.-3-39-63
无为县国医公会劝导医士入会(无为通讯)/中医世界杂志社//中医世界.-3-39-333
无锡设立医学研究会/绍兴医药学报社//绍兴医药学报.-1-13-561
无锡武进等医团呈请中央请解释国民代表大会医药师团体代表之性质(无锡通讯)/光华医药杂志社//光华医药杂志.-4-39-380
无锡医学会致周君函/绍兴医药学报社//绍兴医药学报星期增刊.-1-22-515
无锡医药改进会成立大会记(无锡通讯)/光华医药杂志社//光华医药杂志.-4-39-15
无锡医药改进会赴省代表莅扬游览(江都通讯)/光华医药杂志社//光华医药杂志.-4-39-73
无锡医药改进支会二届大会/光华医药杂志社//光华医药杂志.-4-41-234
无锡医药改进支会积极筹备(无锡通讯)/光华医药杂志社//光华医药杂志.-4-38-68
无锡中医公会执监委员宣誓典礼/光华医药杂志社//光华医药杂志.-4-41-505
无锡中医学会将设医学报/绍兴医药学报社//绍兴医药学报星期增刊.-1-22-175
无锡中医学会来函/绍兴医药学报社//绍兴医药学报星期增刊.-1-22-491
无锡中医研究社成立(无锡通讯)/光华医药杂志社//光华医药杂志.-4-37-97
无锡中医研究社第五次大会/光华医药杂志社//光华医药杂志.-4-41-233
无锡中医研究社第一分社开第三次常会(无锡通讯)/光华医药杂志社//光华医药杂志.-4-40-543
芜湖中医公会成立/北京医药月刊社//北京医药月刊.-5-21-163
吴江县分社县府备案/国医砥柱月刊社//国医砥柱月刊.-5-18-310
吴江县中医公会成立大会(盛泽通讯)/光华医药杂志社//光华医药杂志.-4-36-246
吴江县中医公会改选大会(吴江通讯)/中医世界杂志社//中医世界.-3-39-172
吴江中医公会将成立(吴江通讯)/光华医药杂志社//光华医药杂志.-4-35-589
吴县国药业工友组织职业公会(苏州讯)/中医世界杂志社//中医世界.-3-38-420

吴县国药饮片业职业公会举行成立大会(苏州通讯)/中医世界杂志社//中医世界.-3-38-506
吴县中医公会开临时会员大会(苏州通讯)/光华医药杂志社//光华医药杂志.-4-36-508
吴县中医公会委员纷辞常务主席张绳田难唱独角戏(苏州通讯)/光华医药杂志社//光华医药杂志.-4-36-529
吴兴中医协会章程/吴兴中医协会//医学杂志.-2-9-103
五月初二职员会公订办事权限/神州医药学报社//神州医药学报.-1-42-100
武昌市中医师公会新动态旧的消沉新的再生/华西医药杂志社//华西医药杂志.-5-37-505
武昌质学会章程/武昌质学会//利济学堂报.-1-1-352
武汉国医药联合办事处成立(航空快信)/光华医药杂志社//光华医药杂志.-4-35-222
武进国医学会出版会务特刊/现代医药月刊社//现代医药月刊.-4-27-614
武进国医学会第三届第一次理事会议纪(武进通讯)/光华医药杂志社记者//光华医药杂志.-4-39-74
武进国医学会第三届会员大会(武进通讯)/光华医药杂志社//光华医药杂志.-4-38-419
武进国医学会第三届理监事就职(武进通讯)/光华医药杂志社//光华医药杂志.-4-38-513
武进国医学会第四届理监事补行宣誓就职典礼/文医半月刊社//文医半月刊.-5-14-513
武进国医学会定期举行会员大会(武进通讯)/光华医药杂志社//光华医药杂志.-4-36-430
武进国医学会二届改选大会(武进快信)/光华医药杂志社//光华医药杂志.-4-36-448
武进国医学会更替职员(聘陈异仙代理事务股长)/国医砥柱月刊社//国医砥柱月刊.-5-16-119
武进国医学会近讯/光华医药杂志社//光华医药杂志.-4-41-321,506
武进国医学会举行第四届会员大会(武进通讯)/未署名//光华医药杂志.-4-40-545//国医砥柱月刊.-5-15-519
武进国医学会理监事补行宣誓就职典礼(武进通讯)/中医世界杂志社//中医世界.-3-39-67
武进国医学会理监事就职典礼(武进快信)/光华医药杂志社//光华医药杂志.-4-36-532
武进国医学会设立国医讲习所(武进通讯)/光华医药杂志社//光华医药杂志.-4-36-214
武进教育局函请国医学会参加卫教会组织(东海通讯)/光华医药杂志社//光华医药杂志.-4-39-243
武进医学会改选职员/北平医药月刊社//北平医药月刊.-5-9-104
武清县中医师公会成立(武清讯)/国医砥柱月刊社//国医砥柱月刊.-5-18-373
武胜县中医师公会改选(武胜通讯)/国医砥柱月刊社//国医砥柱月刊.-5-18-373
奚可阶联合同志发起组织平湖县医药改进研究会(平湖通讯)/光华医药杂志社//光华医药杂志.-4-37-371
现代中医月刊投稿简章/现代中医杂志社//现代中医.-4-42-595.-4-43-101,155,215,265,329,393
香港湖南医药两界对于中央国医馆通令国医学院学校改称社所问题之反抗/医界春秋社//医界春秋.-3-12-449
香港中华国医学会讨论改良中药办法(香港通讯)/中华国医学会//光华医药杂志.-4-37-484
香港中华国医学会通电/香港中华国医学会//医界春秋.-3-13-313
湘省医师公会举行成立大会/华中医药报社//国医砥柱月刊.-5-18-245
湘省医药改进分会筹备近讯(湖南通讯)/光华医药杂志社//光华医药杂志.-4-38-581
湘潭国医公会举行七届执监宣誓典礼(湘潭讯)/中医世界杂志社//中医世界.-3-39

-490
湘潭中医师公会请减二乙所得税电文/湘潭中医师公会//华西医药杂志.-5-36-188
湘医药改进分会呈请中馆取缔非法组织(湖南通讯)/光华医药杂志社//光华医药杂志.-4-39-14
心社简章/心社//中医杂志.-2-26-488
新昌县中医公会常委王国芳辞职/国医砥柱月刊社//国医砥柱月刊.-5-16-120
新昌中医公会开第二次会员大会(新昌通讯)/中医世界杂志社//中医世界.-3-39-120
新订报例/医学报社//医学报.-1-6-496
新订国医药社及研究所立案暂行标准大纲/光华医药杂志社//光华医药杂志.-4-37-450
新加坡医界请求内政部发给执照(新加坡通讯)/光华医药杂志社//光华医药杂志.-4-39-345
新加坡中医联合会对于武汉中医公会呼吁之响应/新加坡中医联合会//光华医药杂志.-4-41-67
新加坡中医联合会反对卫署审查中医规则电文已发出(南洋通讯)/中医世界杂志社//中医世界.-3-38-420
新加坡中医药联会选出建筑会所职员(星洲通讯)/未署名//光华医药杂志.-4-41-606//中医世界.-3-39-490
新加坡中医中药联合会宣布本会监察委员长虎标永安堂大药房主任胡先生之义举/新加坡中医中药联合会//国医杂志.-4-5-197
新中国医药研究社呈请中馆备案(长沙通讯)/光华医药杂志社//光华医药杂志.-4-39-344
新中华医药学会对外译名核定/新中华医药学会//新中华医药月刊.-5-35-620
新中华医药学会会务新动向/新中华医药学会//新中华医药月刊.-5-35-334
新中华医药学会章程/新中华医药学会//新中华医药月刊.-5-35-290
新中华医药学会致电全国中西医药团体/新中华医药月刊社//新中华医药月刊.-5-35-334
新中医社致药界同志一封信/医界春秋社//医界春秋.-3-5-272
休宁国医公会举行一周年纪念会(安徽休宁通讯)/光华医药杂志社//光华医药杂志.-4-38-240
修订国医公报简章/国医公报社//国医公报.-4-22-113
修正管理成药规划/新中华医药月刊社(录)//新中华医药月刊.-5-35-86
续拟修正(内部管理医士规则公同要求)/周镇//绍兴医药学报星期增刊.-1-22-505
选举第二届职员/国医杂志社//国医杂志.-4-6-79
烟台特区拟筹组国医公会开第一次筹备会(烟台快讯)/光华医药杂志社//光华医药杂志.-4-40-546
严禁庵庙售药签/绍兴医学研究会会员//绍兴医药学报.-1-18-224
严陵医学研究会简章/严陵医学研究会//中西医学报.-1-23-349
扬州中西医学研究会成立/中西医学报社//中西医学报.-1-23-341
扬州中医公会被控/光华医药杂志社//光华医药杂志.-4-35-65
阳历元旦同乐会记事/中医杂志社//中医杂志.-2-22-185
药行工会整委会议/光华医药杂志社//光华医药杂志.-4-38-583
医会致大总统电/绍兴医药学报社//绍兴医药学报星期增刊.-1-22-338
医界春秋二周之回顾/杨志一//医界春秋.-3-6-26
医界春秋社呈国民政府文/医界春秋社//医界春秋.-3-5-173
医界春秋社呈上海特别市卫生局注册文/医界春秋社//医界春秋.-3-5-430
医界春秋社奉令改称中医师学术研究会/华西医药杂志社//华西医药杂志.-5-36-336
医界春秋社奉令改称中医学术研究会/新中华

医药月刊社//新中华医药月刊.-5-35-419
医界春秋社复上海市卫生局之呈文/医界春秋社//医界春秋.-3-8-204
医界春秋社欢迎特约撰述员余择明君记/医界春秋社//医界春秋.-3-5-431
医界春秋社欢迎新职员就职记/医界春秋社//医界春秋.-3-5-241
医界春秋社简章/医界春秋社//医界春秋.-3-5-434
医界春秋社扩大组织征求新社员/现代医药月刊社//现代医药月刊.-4-27-560
医界春秋社上卫生部薛部长电文/医界春秋社//医界春秋.-3-6-163
医界春秋社月刊呈请上海市政府转咨内政部登记文/医界春秋社//医界春秋.-3-8-288
医界春秋社征求社员简章/医界春秋社//医界春秋.-3-5-44
医界春秋社组织中医革命团大纲/医界春秋社//医界春秋.-3-5-241
医林短讯附医界春秋社征求社员简章/医界春秋社//医界春秋.-3-5-76
医生舒建中发起组织国医砥柱社/国医砥柱月刊社//国医砥柱月刊.-5-18-325
医史杂志稿约/中华医史学会//医史杂志.-5-38-80
医团之八大义务/徐相任//神州国医学报.-4-15-472
医学公报社办法三条/医学公报社//医学公报.-1-6-531
医学公会批准立案/医学公报社//医学公报.-1-6-533
医学会开议外交/康维恂//绍兴医药学报星期增刊.-1-22-338
医学会续开大会之传单/绍兴医药学报社//绍兴医药学报.-1-9-155
医学会在宁开会预志/三三医报社//三三医报.-2-29-527
医学教育委员会章程/张人怀//复兴中医.-5-31-483
医学讨论会开第一次会秦德纯派仵佣代表致词谢振平说明该会之主旨/国医砥柱月刊社//国医砥柱月刊.-5-16-49
医学讨论会十一日正式成立七百余国医生参加/国医砥柱月刊社//国医砥柱月刊.-5-16-49
医学研究会简章/医学研究会//中医杂志(广东).-3-4-207
医学杂志凡例二十一年十二日修正/医学杂志社//医学杂志.-2-14-471
医学杂志投稿规则/医学杂志社//医学杂志.-2-14-370
医药改进会筹备员委定(江都通讯)/光华医药杂志社//光华医药杂志.-4-38-150
医药团体会议方式(连载)/光华医药杂志社//光华医药杂志.-4-37-71,144,346,444
医药学图书馆简章/周镇//三三医报.-2-30-311
医院煎药规则/牛惠善//医学杂志.-2-7-86
沂水医药改进会成立/国医砥柱月刊社//国医砥柱月刊.-5-16-53
沂水医药改进会之筹备/光华医药杂志社//光华医药杂志.-4-40-87
宜昌县成立医药改进会筹备处(湖北宜昌通讯)/光华医药杂志社//光华医药杂志.-4-38-582
议决纪念双十节/国医杂志社//国医杂志.-4-6-171
英德浛洸分社来函/陈效良//国医砥柱月刊.-5-18-397
永嘉新医药杂志社开成立会/中医世界杂志社//中医世界.-3-38-421
永嘉中医公会创办医学图书馆(浙江永嘉通讯)/中医世界杂志社//中医世界.-3-38-516
永清中医师公会成立/国医砥柱月刊社//国医砥柱月刊.-5-18-302
优待基本定户简章(连载)/中西医药杂志社//中西医药.-5-9-575.-5-10-81
有志研究中国医药者请加入复兴中医社/俞慎初//国医砥柱月刊.-5-17-244

余姚开第二届大会/国医砥柱月刊社//国医砥柱月刊.-5-18-301
余姚中医公会昨开第二届会员大会/光华医药杂志社//光华医药杂志.-4-40-304
余姚中医联合会简章/余姚中医联合会//三三医报.-2-36-265//中医杂志(广东).-3-4-195
榆中医师公会二次会员大会国医砥柱社榆中分社成立大会(甘肃榆中县通讯)/国医砥柱月刊社//国医砥柱月刊.-5-18-309
云南分会成立来电/神州医药总会//神州医药学报.-1-42-467
在进行组织中之中医药团体总联合会广东分会筹备处/杏林医学月报社//杏林医学月报.-3-16-272
赠福建上杭分社长黄霭园大匾额一方/光华医药杂志社//光华医药杂志.-4-39-282
赠送道德半月刊/国医砥柱月刊社//国医砥柱月刊.-5-16-462
张乐天先生发起组织中国骨伤学研究社/华西医药杂志社//华西医药杂志.-5-36-144
章程/绍兴医药学报社//绍兴医药学报.-1-15-539
长沙市国医公会定期改选(长沙通讯)/中医世界杂志社//中医世界.-3-39-219
长沙市国医公会定期改选/国医砥柱月刊社//国医砥柱月刊.-5-16-127
长沙市国医公会改选执监委员(湘乡通讯)/国医砥柱月刊社//国医砥柱月刊.-5-18-686
长沙市国医公会谢蒋院长电文/长沙市国医公会//医界春秋.-3-13-310
浙江杭县国医公会正式成立(杭州通讯)/光华医药杂志社//光华医药杂志.-4-37-256
浙江黄岩县成立分社(附社长及成立大会照片)/中国针灸学研究社//针灸杂志.-4-31-63
浙江省嘉善县中医师公会理事会议/国医砥柱月刊社//国医砥柱月刊.-5-18-209
浙江嵊县黄泽镇中医师公会改组/华西医药杂志社//华西医药杂志.-5-37-112
浙江新昌发起组织国医公会(新昌通讯)/光华医药杂志社//光华医药杂志.-4-40-172
浙江诸暨中医师公会新动态/华西医药杂志社//华西医药杂志.-5-36-557
浙省中医协会出席全国医药团体代表大会经过情形之报告/汤士彦//三三医报.-2-36-545
浙省中医协会秋季大会记/医界春秋社//医界春秋.-3-8-31
针灸疗养院章程/中国针灸学研究社//针灸杂志.-4-31-332
针灸杂志社组织系统/中国针灸学研究社//针灸杂志.-4-30-340
针灸杂志投稿简则/中国针灸学研究社//针灸杂志.-4-33-78,92,164,184,260,350,430
镇江两中医学会之联席大会/光华医药杂志社//光华医药杂志.-4-41-152
镇江县中医学术研究会改选执监委员(镇江通讯)/国医砥柱月刊社//国医砥柱月刊.-5-18-686
镇江县中医学术研究会近闻(镇江通讯)/中医世界杂志社//中医世界.-3-39-500
镇江医学公会第三届选举近闻/绍兴医药学报社//绍兴医药学报.-1-19-53
镇江医学公会改选(镇江通讯)/光华医药杂志社//光华医药杂志.-4-39-442
镇江医学公会改选执监委员(镇江讯)/光华医药杂志社//光华医药杂志.-4-39-286
镇江医学公会举行团拜会(镇江通讯)/光华医药杂志社//光华医药杂志.-4-37-77
镇江中医学术研究会常会记(镇江通讯)/光华医药杂志社//光华医药杂志.-4-37-452
镇江中医学术研究会执监委员宣誓就职典礼志盛(镇江快信)/光华医药杂志社//光华医药杂志.-4-36-590
拯瘼轩医学会谈社问答琐记/周禹锡//三三医报.-2-33-451
正月二十日职员会/绍兴医药学报社//绍兴医药学报.-1-12-164
执行部各职员之姓氏/绍兴医药学报社//绍兴

医药学报.-1-9-526
执行监察委员会章程/中医杂志社//中医杂志.-2-27-151
执监委员联席会议记事/中医杂志社//中医杂志.-2-27-437
职员茶话会记事/吕叔平//中医杂志.-2-19-375.-2-20-375
职员会议记事/中医杂志社//中医杂志.-2-19-376.-2-20-154,330,518,519.-2-22-397.-2-25-475,476
职员评议事件/医学报社//医学报.-1-7-332
芷江中医师公会改组/华西医药杂志社//华西医药杂志.-5-36-144
芷江中医师公会改组/新中华医药月刊社//新中华医药月刊.-5-35-335
芷江中医师公会改组刘国辅当选为理事长(芷江航讯)/国医砥柱月刊社//国医砥柱月刊.-5-18-121
中国女医/中国女医学社//国医砥柱月刊.-5-17-94
中国女医学社武进分社在筹备中/中国女医社//中国女医.-5-34-199
中国医导社成立(选举职员)/国医砥柱月刊社//国医砥柱月刊.-5-16-119
中国医史研究社/绍兴医药学报社//绍兴医药学报星期增刊.-1-22-152
中国医史研究社简章/中国医史研究社//绍兴医药学报.-1-18-287
中国医学报简章/医学报社//医学报.-1-7-336
中国医学公会禀请江督立案由/中国医学会//医学公报.-1-6-572
中国医学会报告(连载)/中国医学会//医学报.-1-5-561.-1-6-113,145
中国医学会附设医学讲习所简章/中国医学会//医学报.-1-7-337
中国医学会会员赴东京考察医学附录札文如下/医学报社//医学报.-1-6-303
中国医学会简章/中国医学会//医学报.-1-4-553.-1-5-9,41,73,105,137,169,389,421,453,485,517.-1-6-37,69,101,133,213,247,265,283,293
中国医学会入会新章/中国医学会//医学公报.-1-6-531
中国医学会通告/中国医学会//医学报.-1-5-514,546
中国医学会通告全体会员书(连载)/中国医学会//医学公报.-1-7-40,55
中国医学会通告全体会员书/中国医学会//医学公报.-1-7-89
中国医学会议决明年办法/医学公报社//医学公报.-1-6-534
中国医学院学生自治会第三届特刊/中国医学院学生自治会//神州国医学报.-4-16-576
中国医学杂志社分社简章/中国医学杂志社//中国医学.-5-34-105
中国医药改进会积极筹备/国医砥柱月刊社//国医砥柱月刊.-5-18-48
中国医药教育社聘/中国医药教育社//中国医药月刊.-5-32-309
中国医药教育社章程/中国医药教育社//复兴中医.-5-31-52
中国医药月刊各地分社组织章程/中国医药月刊社//中国医药月刊.-5-32-64
中国针灸学研究社简章/中国针灸学研究社//针灸杂志.-4-30-349.-4-33-93
中国针灸学研究社开办讲习所/中国针灸学研究社//针灸杂志.-4-29-651
中国针灸学研究社聘请陶信芳大律师为本社常年法律顾问/中国针灸学研究社//针灸杂志.-4-29-650.-4-30-85
中国针灸学研究社聘请张锡君氏为专任教师/中国针灸学研究社//针灸杂志.-4-29-651
中国针灸学研究社三月份工作报告/中国针灸学研究社//针灸杂志.-4-33-63
中国针灸学研究社实行新订简章议定办事细则廿四条/中国针灸学研究社//针灸杂志.-4-29-552
中国针灸学研究社四月份工作报告/中国针灸学研究社//针灸杂志.-4-33-175

中国针灸学研究社特聘黄慈哉孙晏如二位同志为副社长/中国针灸学研究社//针灸杂志.-4-34-2
中国针灸学研究社五月份工作报告/中国针灸学研究社//针灸杂志.-4-33-423
中国针灸学研究社治疗股诊务报告表(三月份)/中国针灸学研究社//针灸杂志.-4-33-64
中国针灸学研究社治疗股诊务报告表(四月份)/中国针灸学研究社//针灸杂志.-4-33-176
中国针灸学研究社组织分社章程/中国针灸学研究社//针灸杂志.-4-30-365
中国针灸研究社讲习所各项规则/中国针灸学研究社//针灸杂志.-4-30-361
中国制药社简章/中国制药社//医界春秋.-3-10-116
中华德医学会开临时会/绍兴医药学报社//绍兴医药学报.-1-14-285
中华国医学会第四届会员大会记/医界春秋社//医界春秋.-3-13-432
中华国医学会开五届会员大会/光华医药杂志社//光华医药杂志.-4-41-88
中华民国全国中医师公会联合会代电/中华民国全国中医师公会联合会//国医砥柱月刊.-5-18-457 //华西医药杂志.-5-37-445
中华全国医药卫生协会各地之进行/绍兴医药学报社//绍兴医药学报星期增刊.-1-22-8
中华全国医药卫生协会消息/绍兴医药学报社//绍兴医药学报星期增刊.-1-21-472.-1-22-331
中华全国医药卫生协会章程/中华全国医药卫生协会//绍兴医药学报.-1-17-373
中华全国医药学书编辑社简章/时逸人//三三医报.-2-35-317
中华医会在宁开会/潘文藻//绍兴医药月报.-2-37-135
中华医史学会会务简报/芸心//医史杂志.-5-38-179
中华医史学会简讯/中华医史学会//医史杂志.-5-39-253
中华医史学会章程/中华医史学会//医史杂志.-5-38-121
中华医学会/激声//绍兴医药学报.-1-10-319
中华医学会开常务会议/中国医药月刊社//中国医药月刊.-5-32-310
中华医学会消息/中华医史学会//医史杂志.-5-39-200
中华医学会新职员就职(菲律宾通讯)/光华医药杂志社//光华医药杂志.-4-39-72
中华医学会医史学会工作报告/王吉民//医史杂志.-5-39-197
中华医学会医史学会会员动态/中华医史学会//医史杂志.-5-39-48
中华医学会医史学会会员近况/中华医史学会//医史杂志.-5-39-130
中华医学会医史学会章程/中华医史学会//医史杂志.-5-39-61
中华医学会之厚颜无耻/医林一谔杂志社//医林一谔.-4-10-406
中华医药联合会/绍兴医药学报社//绍兴医药学报.-1-9-451
中华医药学会侮辱国医/黄肯堂,周纯椴,杨云泉,查贡甫等//医林一谔.-4-8-291
中外医学研究社绪言(附简章)/许超然//中西医学报.-1-31-311
中西药研究社成立(上海市特讯)/光华医药杂志社//光华医药杂志.-4-37-77
中西医学研究会简章/中西医学研究会//中西医学报.-1-23-6
中西医学研究会总会与分会联络简章/陈邦贤//中西医学报.-1-23-345
中西医药投稿简则/中西医药杂志社//中西医药.-5-10-81
中西医药研究会宣言暨章程附来函/医学杂志社//医学杂志.-2-14-530
中西医药研究社成立/神州国医学报社//神州国医学报.-4-16-282
中西医药研究社成立/医界春秋社//医界春秋

.-3-12-65
中西医药研究社成立大会/国医公报社//国医公报.-4-22-571
中西医药研究社成立大会记/杏林医学月报社//杏林医学月报.-3-21-415
中西医药研究社成立大会记/医林一谔杂志社//医林一谔.-4-11-445
中西医药研究社成立经过记及近况/中西医药研究社//北平医药月刊.-5-9-427
中西医药研究社出版部之计划/沈警凡//北平医药月刊.-5-9-448
中西医药研究社法律顾问/中西医药杂志社//中西医药.-5-10-29
中西医药研究社各地分社组织规程/中西医药研究社//中西医药.-5-13-384
中西医药研究社近讯/现代医药月刊社//现代医药月刊.-4-27-474,613
中西医药研究社近讯/新中华医药月刊社//新中华医药月刊.-5-35-460
中西医药研究社近讯/医学杂志社//医学杂志.-2-16-386
中西医药研究社近讯/中西医药杂志社//中西医药.-5-10-143
中西医药研究社扩大征求社员优待办法/中西医药杂志社//中西医药.-5-13-383
中西医药研究社入社权利/中西医药研究社//中西医药.-5-10-11
中西医药研究社特聘姜和椿毛霞轩潘世根梁君实卓腾千大律师为法律顾问/中西医药杂志社//中西医药.-5-13-97,193,290
中西医药研究社图书馆之概况及计划/中西医药研究社总务部//北平医药月刊.-5-9-450
中西医药研究社学术部计划之管见/沈警凡//北平医药月刊.-5-9-445
中西医药研究社要讯/中西医药杂志社//中西医药.-5-13-386,432
中西医药研究社章程/中西医药研究社//中西医药.-5-9-569
中西医药研究社章程草案/中西医药研究社//医学杂志.-2-15-627
中西医药杂志投稿简则/中西医药杂志社//中西医药.-5-9-583
中央国医馆代表大会注重新闻/医界春秋社//医界春秋.-3-12-130
中央国医馆第二届理事会议(南京专讯)/国医砥柱月刊社//国医砥柱月刊.-5-18-603
中央国医馆电催医团依期呈送国大选举簿册(南京通讯)/光华医药杂志社//光华医药杂志.-4-40-14
中央国医馆附设特别研究班定期上课(南京通讯)/光华医药杂志社//光华医药杂志.-4-40-174
中央国医馆副理事长彭养光莅湘视察(长沙通讯)/光华医药杂志社//光华医药杂志.-4-37-391
中央国医馆馆务报告/中央国医馆//国医公报.-4-22-449
中央国医馆馆长焦易堂电托沪分馆长沈仲芳出席上海中医学院院董会议(南京快信)/光华医药杂志社//光华医药杂志.-4-39-554
中央国医馆国医药改进会无锡支会定期开筹备会(无锡通讯)/光华医药杂志社//光华医药杂志.-4-37-453
中央国医馆函各省府令饬各县长通知各地人民随呈简效秘方(南京通讯)/光华医药杂志社//光华医药杂志.-4-40-82
中央国医馆函请陶百川监誓沪分馆董事会宣誓就职典礼(南京快信)/光华医药杂志社//光华医药杂志.-4-38-168
中央国医馆函请选举总所解释中西医团推选候选人办法(南通快讯)/光华医药杂志社//光华医药杂志.-4-40-182
中央国医馆函请中国驻西贡领事馆保护安南分馆(南京通讯)/光华医药杂志社//光华医药杂志.-4-41-261
中央国医馆欢宴菲律宾华侨国医药代表(南京快信)/光华医药杂志社//光华医药杂志.-4-36-528
中央国医馆急电沪杭平汉等处国医公会速派代表来京商讨国选代表中西医混合选举办法

(南京快信)/光华医药杂志社//光华医药杂志.-4-40-13
中央国医馆将筹办医院(南京通讯)/光华医药杂志社//光华医药杂志.-4-36-65
中央国医馆调派上海市国馆医分馆长/医界春秋社//医界春秋.-3-13-527
中央研究院拟设中药研究所计划书/赵燏黄//广东医药月刊.-3-24-96
中医改进研究会分科研究规则(九年十月)/中医改进研究会//医学杂志.-2-1-32
中医改进研究会附设医院章程/中医改进研究会//医学杂志.-2-1-137
中医改进研究会各地分会组织暂行简章/中医改进研究会//医学杂志.-2-18-477
中医改进研究会征求会员简章/中医改进研究会//医学杂志.-2-17-113
中医改进研究会征求会员缘起/医学杂志社//医学杂志.-2-12-483
中医改进研究会征求会员暂行简章/中医改进研究会//医学杂志.-2-12-484
中医改进研究会组织简章(八年一月)/中医改进研究会//医学杂志.-2-1-23
中医公会代表大会延期各地分会推选出席代表第一分会钟梅伯等七人十三分会瞿涵深等四人/国医砥柱月刊社//国医砥柱月刊.-5-16-192
中医公会第二区办事处筹备出版医药办物/光华医药杂志社//光华医药杂志.-4-41-610
中医公会防疫法/陈泽东//国医正言.-5-3-430
中医会成立(南京电)/中央社//中医世界.-3-39-9
中医审查给证限制綦严上海医团联席会议议决请求修改中医考试规则(上海市讯)/中医世界杂志社//中医世界.-3-39-117
中医审查会议已核准合格者三十余人/北京医药月刊社//北京医药月刊.-5-21-454
中医学术研究社大纲/中医学术研究社//复兴中医.-5-31-535
中医学术研究社章程/中医学术研究社//复兴中医.-5-31-535
中医药公会选举结果/医林一谔杂志社//医林一谔.-4-8-82
中医药研究会审查征集验方规则/中医药研究会//国医公报.-4-23-489
中医御敌团临时简章/中医御敌团//三三医报.-2-35-348
中医杂志第四周年会记事/中医杂志社//中医杂志.-2-24-276
中医杂志二周纪念游艺会记事/中医杂志社//中医杂志.-2-21-541
中医杂志聚餐会记事/中医杂志社//中医杂志.-2-21-542
中医杂志条例/广东中医杂志社//中医杂志(广东).-3-4-2,108,214,334,480,618
中医杂志投稿简章/广东中医杂志社//中医杂志(广东).-3-4-212,332
中医杂志杏林社简章/中医杂志社//中医杂志.-2-23-374
中医杂志乙丑二次聚餐会记事/中医杂志社//中医杂志.-2-23-375
中医杂志乙丑三次聚餐会记事/中医杂志社//中医杂志.-2-23-375
中医杂志元宵聚餐会记事/中医杂志社//中医杂志.-2-23-375
中医杂志章程/中医杂志社//中医杂志.-2-19-133
中医杂志职员会议记事/中医杂志社//中医杂志.-2-19-549,550.-2-21-180
中医杂志周年会记事/中医杂志社//中医杂志.-2-21-541
周年会记事/中医杂志社//中医杂志.-2-20-333
周年纪念会记事/中医杂志社//中医杂志.-2-20-331
朱小南氏组织发起鸣社/新中医刊杂志社//新中医刊.-5-20-350
诸暨中医师公会成立/新中华医药月刊社//新中华医药月刊.-5-35-420
追荐会序/马静寰//沈阳医学杂志.-3-1-416

自新医院附设医科大学堂简章/自新医院//医学报.-1-5-202
自修社中医临时施诊所简章(缘起)/自修社//三三医报.-2-36-166
总工程局议设上海中西医院办法八条/总工程局//医学报.-1-4-520
总会来函一至三/神州医药总会//绍兴医药学报.-1-14-292,294,294
总务部五年来之总报告/国医砥柱月刊社//国医砥柱月刊.-5-17-326
组设中医科学研究社雏形(上海通讯)/光华医药杂志社//光华医药杂志.-4-39-542
组织医学研究会/绍兴医药学报社//绍兴医药学报星期增刊.-1-22-348
组织医院或学院或卫生院计划书/易南坡//医学杂志.-2-18-358

16 中 医 文 化

16.1 小说

北平的一幕/乐蟾//文医半月刊.-5-14-28

病菌大会议(连载)/天笑生//中西医学报.-1-35-253,327,375,451

病中的话(寓言小说)/未署名//三三医报.-2-31-433

吃屎不可得/劫//绍兴医药学报.-1-13-291

赤痢菌求和记/叶祖章//中西医学报.-1-36-99

除夕/刘幼痴//文医半月刊.-5-14-75

大小便糊士之遭劫(卫生小说)/半天蜻蜓//三三医报.-2-30-243

德报珠还记(连载)/钱愚如//北京医药月刊.-5-21-90,170,249,318,410

杜鹃啼(药石小说)(连载)/虞哲夫//三三医报.-2-30-352,391

肺痨病小说一则/俞凤宾//中西医学报.-1-33-45

封建制度下的奴隶医家/苦虫//中西医药.-5-11-295

孤鸾泣凤记(录广济医报)/张世镳//中西医学报.-1-32-285

郭瞎子/竹芷熙//绍兴医药学报.-1-14-93

黑附子/顽铁//神州医药学报.-1-43-143

花太医异记/卫鹤俦//神州医药学报.-1-44-82

国贼条例之本草……成(连载)/劫//绍兴医药学报.-1-9-323,375

金银花女士艳史/余择明//医界春秋.-3-5-400

快马夫妻(连载)/钱愚如//北京医药月刊.-5-21-457,507,556,621

狂风之夜/章训娴//文医半月刊.-5-14-28

矿山(脚气病篇)/朱沫//新中医刊.-5-19-62

老先生/藿香//神州医药学报.-1-43-271

冇先生传/沈仲圭//绍兴医药学报.-1-13-288

名医(一)至(二)/朱仲濂//医学报.-1-7-470,492

南下记(一)至(二)/施汝柏//文医半月刊.-5-14-155,173

疟疾/及春//新中医刊.-5-19-114

奇医(连载)/石崑生//国医杂志.-4-5-609.-4-6-102,200,276,362,451,521.-4-7-119,243,319,407,536

秋(赤痢篇)/朱中德//新中医刊.-5-19-37

燃犀(连载)/莲子//神州医药学报.-1-43-261,367,443.-1-44-73,179,279,407.-1-45-91

如此天气/天眷老人//神州国医学报.-4-14-247

尚武精神/绍兴医药学报社//绍兴医药学报.-1-10-80

深夜的她/光//文医半月刊.-5-14-60

时医行(录小说海秦邮杨雨溪原著)/时逸人(录)//绍兴医药学报.-1-16-408

谁之罪/汀雁//神州医药学报.-1-47-97

桃枝的故事/晨曦//中国女医.-5-34-174

胃之呻吟语/菩生//中西医学报.-1-32-291

无辜磨难(警世卫生小说)/三三医报社//三三医报.-2-31-535

戏拟民国老先生身体培补法/济航//绍兴医药学报.-1-13-285

相思先生/高洁//神州医药学报.-1-46-226

孝姑劫/醉魂//神州医药学报.-1-45-497

杏林一脉(连载)/安干青//北平医药月刊.-5-9-115,247,383
悬壶/老张//文医半月刊.-5-14-108
学生私生活(一)至(二)/石言//文医半月刊.-5-14-44,108
药名小说/未署名//医界春秋.-3-5-134
药石战史(药学小说)(连载)/王肖舫//三三医报.-2-29-636.-2-30-29,67,104,213,248,279,319,355,392,427
药死鬼控庸医状/活火//绍兴医药学报.-1-13-283
一个医生的婚姻变幻(连载)/余择明//医界春秋.-3-5-463,492,518
一夕话/不平//神州医药学报.-1-42-493
医官/天目//医学报.-1-7-494
医好了身体去枪毙/广东医药月刊社//广东医药月刊.-3-24-598
医林革命/远志//神州医药学报.-1-42-489
医林外史(连载)/程门雪,包曼郎//神州医药学报.-1-47-101,205,287,397
医林外史(连载)/鹫峰樵//绍兴医药学报.-1-9-139,199,265
医生本草/劫//绍兴医药学报.-1-8-29
姨母的死/郭瑞麟//中国女医.-5-34-218
益母草/竹芷熙//绍兴医药学报.-1-14-96
再过二十年(连载)/汪华东//文医半月刊.-5-14-13,29,45,61,77,93,109
著作家(连载)/杨开祥//文医半月刊.-5-14-13,30,46,78,94,110,125,141,157

16.2 诗歌

阿呀歌/俞绍溪//三三医报.-2-32-464
哀江南/忘名//文医半月刊.-5-14-12
艾君人杰龙君驭之偕民众馆长夜深过我同饮酒楼/胡诗静//中医指导录.-4-4-435
八声甘州/汪华东//文医半月刊.-5-14-76
巴斯德颂/巴夫//新中华医药月刊.-5-35-566
般若/铁樵医学月刊社//铁樵医学月刊.-4-44-421
宝塔词/张淦泉//神州医药学报.-1-43-58
宝塔诗/吴守铭//针灸杂志.-4-28-424
北城公和韵/刘蔚楚//三三医报.-2-32-70
北城公赏春开宴赋谢/刘蔚楚//三三医报.-2-32-70
北方有耐冬京津沪渎遍访未见近闻产自山东劳山花似茶小而密色殷红而叶似桂与王渔洋香祖笔记所说同/刘蔚楚//三三医报.-2-31-285
北绛舟中作/黎伯概//神州医药学报.-1-46-237
北郊行(补白)/秦伯未//中医世界.-3-29-35
北平中央公园/王友信//中医世界.-3-32-322
毕将军莘舫在南郊外令兵工队建筑扶桥利济行人口占两绝以志其盛时乙丑二月事也/沈奉江//三三医报.-2-32-466
敝郡许橡村先生嘉庆时为儿科名手声誉一时著有金镜录注释痘诀治验热辨散记各集论麻已由凌嘉六先生选于专治麻痧初编刻入三三医书一集中许先生刻竣落成喜赋五律诗十首可见前哲诊余耽吟咏以悦性怡情不比今时医家乘暇迷于嗜好何古今人不相及耶今将原诗录呈同社友一粲/王兰远(录)//三三医报.-2-32-347
碧松轩即事/高维祺//三三医报.-2-30-355
丙寅夏苦热诗/胡天宗//沈阳医学杂志.-3-3-314
病机铭/新中医刊杂志社//新中医刊.-5-20-548
病中口占/高思潜//三三医报.-2-30-464
不可动谈古书/周禹锡//三三医报.-2-33-210
不宜轻议医文/周禹锡//三三医报.-2-33-210
步伯未吾师见赠原韵/吴季昌//中医指导录.-3-37-310
步伯未先生岁暮韵/余祥之//中医指导录.-4-

3-502
步贺原韵/苏善宝//医界春秋.-3-14-475
步钱缙甫诗韵/包识生//神州医药学报.-1-43-275
步秦师莳花杂咏见赐原韵/姚子让//中医指导录.-3-37-80
步沈君原韵一首/言庚孚//针灸杂志.-4-32-5
步沈君韵赠伯未先生/虞琹斋//中医指导录.-4-1-247
步实报咏看牡丹原韵/葳贞//文医半月刊.-5-14-156
步实报咏看牡丹原韵其二:牡丹多被风催折有感/葳贞//文医半月刊.-5-14-156
步王太蕤先生原韵/陈一航//光华医药杂志.-4-41-225
部颁苛律约束中医今张君在奉因逼微行中医被人有意摧残令人不寒而栗再步元韵续咏五章寄慨请政/王兰远//三三医报.-2-32-348
财/刘瑞云//三三医报.-2-30-315
采桑/俞绍溪//三三医报.-2-32-464
采桑曲/吴翰屏(稿);卢育和(录)//三三医报.-2-31-173
采西学宜辨优拙勿入牢笼/周禹锡//三三医报.-2-33-209
蔡将军出师上海征讨倭寇奉步秦伯未先生原韵/严颜星//中医世界.-3-32-128
藏药名诗/俞绍溪//三三医报.-2-32-391
曹公颖甫为我序伤寒论新诠赋呈志感/碧英//神州国医学报.-4-17-411
蟾影寄鹃魂/孙允中//沈阳医学杂志.-3-3-262
昌化陈玉林君寄赠社前茶诗以代柬/秦伯未//中医指导录.-4-4-28
唱和与笼鸟的诗/波心//文医半月刊.-5-14-108
陈濯江陈慧秋兄召饮即席赋谢两君曾入京相访且劝印证治丛录者也/刘蔚楚//三三医报.-2-31-285
成语宝塔诗/中国医学月刊社//中国医学月刊.-3-15-18
呈伯未先生/甯会零//中医指导录.-4-1-350
呈伯未先生并赠云雾茶/范更生//中医指导录.-4-4-121
呈黄云门诗家/秦伯未//中医世界.-3-27-147
呈秦伯未夫子/王顾龙//中医指导录.-4-3-502
呈秦伯未先生/赵古群//中医指导录.-4-4-435
承赐书联愧乏瑶报聊呈小诗四截以表景仰即请伯未仁丈诗家教正/何映霞//中医指导录.-3-37-508
承社长东渡归来赋此迎之/邹凤生//针灸杂志.-4-30-17
承师淡安斧正/张效良//针灸杂志.-4-34-20
承师东渡归来喜而赋此/王陶章//针灸杂志.-4-30-112
城东国学科女弟子以唱和诗见示即占四截报之/秦伯未//中医指导录.-4-1-153
吃肉行/陈无咎//国医公报.-4-25-418
出诊龙南连日春雨感赋七言古体/朱聊九//光华医药杂志.-4-41-490
初度感怀杂咏(七律四首)/瘦吟馆主//沈阳医学杂志.-3-1-44
初夏述怀用先君自题小影原韵/柯湘帆//三三医报.-2-31-80
初雪/文医半月刊社//文医半月刊.-5-14-44
除夕饮杏花楼有怀/秦伯未//中医指导录.-3-37-310
川滇用兵药物昂贵贫窭之人以此为苦每撄时感竟有忍疾不服者感叹既久遂成一诗/王以钧//绍兴医药学报.-1-10-582
船泊申江和叶君绍会原韵/王友信//中医世界.-3-32-322
春闺用俞曲园图圈诗韵/钟亚光//中医世界.-3-35-6
春日偶成七律诗/刘景川//沈阳医学杂志.-3-2-381
春日上坟途中即景(调寄西江月)/俞绍溪//三

三医报.-2-32-464
春雪/姚季英//文医半月刊.-5-14-108
词戏颂(有序)/钱星若//绍兴医药学报星期增刊.-1-22-340
慈溪医学博士张生甫先生六旬初度/张锡纯//三三医报.-2-31-600
村晚/徐伯英//三三医报.-2-31-39
村医自警赋(连载)/裴东野//沈阳医学杂志.-3-1-481.-3-2-189
答和杨君尚诚三十初度原韵下里卑陋自笑荒唐殊甚录供吟坛惟希嚓政/李程九//三三医报.-2-31-361
答和虞哲夫先生/施濯之//三三医报.-2-32-69
答徐伯英君书(附和嵌名医士十首)/胡天宗//沈阳医学杂志.-3-1-479
答余祥之君步原韵/陈星孙//中医指导录.-4-4-56
打油词(调寄一枝梅)/得庐主人//三三医报.-2-32-465
大名金滩镇临河旅邸春日即事/张锡纯//三三医报.-2-30-354
代柬伯未先生并索大著诗集兼怀沧社旧雨/孙天哀//中医世界.-3-31-155
代杨君希尧祝吕公文起七十大庆/刘蔚楚//三三医报.-2-31-613
淡师东游返国率成二绝藉申积悃并乞郢政/邓介豪//针灸杂志.-4-30-16
悼刘吉人(为杨书培捉刀)/徐召南//三三医报.-2-30-103
悼彭养光先生/王治华//华西医药杂志.-5-36-492
悼张锡纯先生二绝/张赞臣//医界春秋.-3-10-372
登黄鹤楼题壁/张锡纯//三三医报.-2-30-246
登茅山二首寄约游未到诸君/王用宝//光华医药杂志.-4-41-224
登泰岱日观峰/张锡纯//三三医报.-2-30-246
登天下第一峰(二首)/何琦贞//国医杂志.-4-5-415
邓君瑞人自乃兄壮节公中东之役甲午殉国弃官厌世流寓湖山新从西子湖边构筑南阳小庐赋诗征和联成拙句以慰其情而亦自鸣其意云尔/刘蔚楚//三三医报.-2-31-285
吊屈原公(二首)/刘廉青//沈阳医学杂志.-3-3-45
叠前韵再赠陈守真君/徐召南//三三医报.-2-31-42
蝶恋花/汪华东//文医半月刊.-5-14-76
蝶恋花/雨夜//文医半月刊.-5-14-43
丁丑新岁祝词/张文元//医学杂志.-2-18-250
丁卯春作/顾惕生//医界春秋.-3-5-465
丁巳冬偶过六榕值院宇改观率成呈识铁老并诸吟长教正/何佩瑜//国医杂志.-4-5-105
东寇/王一仁//中医指导录.-4-2-20
东山寺搜获鲍逸卿诗刻/王顾龙//中医世界.-3-32-322
东园同潘仰尧先生/秦伯未//中医指导录.-3-37-310
冬日感怀/孙佩轩//三三医报.-2-30-104
冬日即事/未署名//三三医报.-2-30-212
董公荫轩清风亮节刚直不阿前充众议员议员以贿选拂意南归忧愤逝世谨赋二律以表衷忱/刘蔚楚//三三医报.-2-31-614
读报/未署名//三三医报.-2-30-212
读本刊四期钱君双呆诗清新俊逸率雨学吟勉步原韵敬奉钱师一笑/吴述之//铁樵医学月刊.-4-44-222
读本刊主编伯未先生辛壬诗录非仅才华旷世益见肝胆照人谨尘俚句聊志景仰云尔/胡天放//中医世界.-3-31-412
读伯未先生诗集赋赠/祝耳清//中医世界.-3-30-248
读废止中医案抗争之经过的回忆四古诗/李如冈//医界春秋.-3-11-378
读复兴中医寄怀/吕乃文//复兴中医.-5-31-429

读黄谦伤寒杂病论集注后率成七律两则/黄星楼//光华医药杂志.-4-36-209
读瓶花馆诗剩寄伯未先生用集中韵/胡诗静//中医指导录.-4-3-471
读秦伯未先生除夕沪变之作回环讽诵足见慈肠侠胆流露字里行间谨步原韵乞为哂正/康宜勤//中医指导录.-4-2-437
读史杂感/叔和漫//三三医报.-2-33-349
读书乐/李啸云//神州医药学报.-1-46-237
读宋君药名离合诗后/顾汝骏//现代中医.-4-43-671
读铁樵医学著作对于国医阐发无微不至推为近代医学正宗谅不为过爰凑成七律一首/韦铁城//铁樵医学月刊.-4-44-561
读挽谢介子有感/翔山布衣//杏林医学月报.-3-18-49
读王仁一君生离别歌感未婚妻熊女士长别仿作/周禹锡//三三医报.-2-32-391
读杨古酝先生述怀诗有感敬步原韵四章/李啸云//医学报.-1-6-279
读遇安斋证治丛录有感/韩紫辉//三三医报.-2-33-426
读遇安斋证治丛录有感/杨一民,澹一子//三三医报.-2-33-426
读曰叟述怀诗有感率成两绝以和之/甘少农//医学公报.-1-7-304
读针灸杂志有感戏集千字文句以志之/罗兆琚//针灸杂志.-4-28-314
读针学后之感词/金箫雷//针灸杂志.-4-28-90
读中华国医学会杂志偶作/莫义廉//国医杂志.-4-5-205
读中医世界即呈秦伯未先生/胡秉钧//中医世界.-3-26-159
读中医指导录有感即尘伯未学长先生/吴作元//中医指导录.-4-4-343
读左忠毅公逸事/沈奉江//三三医报.-2-32-466
杜村古梅/高思潜//三三医报.-2-30-464
二兰室词稿/秦伯未//中医杂志.-2-20-147
二兰室诗稿/秦伯未//中医杂志.-2-19-123,535
二十感怀/徐召南//三三医报.-2-29-563
范文甫先生挽联/周岐隐//医学杂志.-2-18-355
方书立论不同医生宜辨风土/周禹锡//三三医报.-2-33-210
方子渔病中示内戏用药名体(七绝四首)/张汝伟(录)//绍兴医药学报.-1-10-581
防病杂咏/云舫//北平医药月刊.-5-9-381
防疫诗二首/章炳麟//苏州国医杂志.-5-2-414
放弃竞选十绝解嘲并示爱我诸公/宋大仁//华西医药杂志.-5-37-447
风入松(争权夺利)/何佩瑜//国医杂志.-4-5-106
奉和胡天宗先生五十述怀元玉即呈郢政/李慰农//三三医报.-2-30-210
奉和黄少伯君寄示感怀二律并步原韵/何佩瑜//国医杂志.-4-6-276
奉和邹静存丈六十初度述怀四章/何佩瑜//国医杂志.-4-7-117
奉题长安黄竹斋先生针灸经穴图考(附又寄赠七律一首)/周岐隐//国医公报.-4-22-223//医界春秋.-3-12-69
奉赠伯未方家/聂子因//中医指导录.-4-1-247
浮萍兔丝篇/施闰章//神州国医学报.-4-17-327
抚时感事七律两章录呈天宗吟坛指政/方伯唐//沈阳医学杂志.-3-1-479
附蔡友兰女士诗/蔡友兰//中医指导录.-4-1-154
附哭道儿诗/张志纯//三三医报.-2-36-528
附录先严泽舟公乙卯述怀兼自题小影原唱敬请海内大吟坛赐和曷胜感祷/柯湘帆//三三医报.-2-31-81
附录邹静存丈原作六十初度述怀四章/邹静存//国医杂志.-4-7-118
附张孝桓女士诗/张孝桓//中医指导录.-4-1-

154
赴南汤山/苏为珍//中医指导录.-4-4-28
赋谢中央国医馆附设国医研究班同学毕业邀宴/邱啸天//医界春秋.-3-14-474
傅雍言道长门多男女子弟今岁元旦有同乐会之举折柬相邀谱此贺之调寄一剪梅/秦伯未//中医世界.-3-32-436
感怀(七律二首)/黄少伯//国医杂志.-4-6-275
感怀和颂平先生/赵瑶光//中医指导录.-4-3-472
感怀和孙漱石先生/秦伯未//中医指导录.-4-3-178,471
感怀寄余祥之先生/刘芝轩//中医指导录.-4-3-502
感怀用伯未先生雪夜韵却寄/胡诗静//中医指导录.-4-4-56
感旧十章/陈守真//三三医报.-2-30-605
感时/唐思义//中医指导录.-4-3-472
感时/王顾龙//中医世界.-3-32-321
感言/继林枝//国医杂志.-4-5-205
各地对于国医砥柱总社祝词/国医砥柱月刊社//国医砥柱月刊.-5-18-21
给光华的敬礼/鹭声//光华医药杂志.-4-36-415
庚申孟夏县长金公梓才以重建唐刘梦得陋室落成七律四章偏示征和即步其韵亦成七律四章/高维祺//三三医报.-2-32-392
恭呈学宪陈子励夫子七律五章江宁医官林孝策录寄/林孝策//绍兴医药学报.-1-8-297
恭纪家慈五十/祝耳清//中医指导录.-4-3-120
恭颂山西中医改进研究会并祝会长阎督军古律一章(附七律两首)/胡天宗//绍兴医药学报.-1-19-354
恭颂绍兴纶德医学报出版祝词/胡天宗//三三医报.-2-30-534
恭颂绍兴医药月报出版祝词/胡天宗//三三医报.-2-30-535
恭祝中国医学杂志出版兼颂/刘淑士//国医砥柱月刊.-5-18-540
古今庐诗稿/耿鉴庭//中国医药月刊.-5-33-479
关揆生封翁与张夫人五十金婚庆典/刘蔚楚//三三医报.-2-32-141
观承师和倪市隐先生还乡述怀诗有感步原韵以效颦/中国针灸学研究社//针灸杂志.-4-34-108
归舜丞先生属制膏方戏拟两律代案/秦伯未//中医指导录.-4-4-252
闺思黄莺儿词(每句嵌药名)/樊忱//三三医报.-2-31-81
闺怨一首/韩家晟//中医指导录.-4-4-574
癸亥除夕夜书感/卢育和//三三医报.-2-30-279
癸亥夏感怀同里砚友旅宁医士陈培卿/卢育和//三三医报.-2-31-41
国医节读中医世界有感即寄秦伯未先生/欧阳福保//中医世界.-3-35-25
过明太祖墓(三首)/刘廉青//沈阳医学杂志.-3-3-45
过药肆偶题/卫鹤俦//神州医药学报.-1-43-377
汉皋江上感怀/张锡纯//三三医报.-2-30-246
旱患/丁翼翔//中医指导录.-4-4-122
呵笔/裴东野//沈阳医学杂志.-3-1-410
和伯未先生岁暮杂诗原韵并述己怀/胡锡铨//中医指导录.-4-3-501
和胡天宗君五十自寿诗原韵/方肇元//三三医报.-2-29-336
和胡天宗君五十自寿原韵/王肖舫//三三医报.-2-29-564
和胡天宗君五旬自寿次韵/徐召南//三三医报.-2-29-563
和胡天宗君五旬自寿原韵/张锡纯//三三医报.-2-29-24
和胡天宗君吟嵌医士名五咏/张锡纯//绍兴医药学报星期增刊.-1-22-492
和胡天宗五十述怀元玉即呈郢政/李慰农//三

三医报.-2-30-245
和胡天宗先生五旬自寿七律/刘蔚楚//三三医报.-2-30-318
和金子才县长重修陋室落成即事原韵(庚申)/高思潜//三三医报.-2-33-105
和荩臣先生画梅寄王问樵君一律/李炜//医学公报.-1-7-72
和李慰农君咏怀诗步原韵/张锡纯//三三医报.-2-34-247
和李慰农学兄三十述怀原韵/刘蔚楚//三三医报.-2-36-279
和刘公蔚楚自题小照原韵/杨雪松//三三医报.-2-32-463
和马瘦吟咏一天秋琴原韵/访箴//沈阳医学杂志.-3-1-410
和马瘦吟原玉有序/景莲//沈阳医学杂志.-3-1-411
和马玉书原玉/缪东麟//沈阳医学杂志.-3-1-222
和钱存济先生四十述怀原韵/章叔和//三三医报.-2-33-106
和厦门梁长荣先生挽张山雷先生诗四首步原韵/王聘之//光华医药杂志.-4-36-416
和诗汇录(步访洞天不值原韵)/蒋云塘//医学报.-1-6-244
和同社张若霞先生答裘会长吉生函索小照并嘱自述履历诗原韵/胡友梅//绍兴医药学报.-1-14-355
和汪纪文君合婚诗/胡天宗//沈阳医学杂志.-3-1-479
和王鹿萍君/恽铁樵//铁樵医学月刊.-4-44-12
和吴达侯五十述怀/王绍声//三三医报.-2-30-463
和歙县胡天宗君题张寿甫君衷中参西医录二首谨步原韵并附序言/刘廉青//三三医报.-2-31-286
和歙县胡天宗先生艾寿述怀谨步原韵/何幼廉//三三医报.-2-30-535
和歙县胡天宗先生五旬崧辰自述谨步原韵/何廉臣//三三医报.-2-30-535
和相臣老弟咏怀七绝二首/可琴//三三医报.-2-30-604
和相臣宗兄咏怀二律步原韵/张锡纯//三三医报.-2-30-463
和徐伯英君二十感怀原韵/胡天宗//三三医报.-2-32-142
和徐君二十感怀/康维恂//三三医报.-2-29-564
和徐韵英二十感怀步原韵/张锡纯//三三医报.-2-30-246
和扬州徐伯英原唱二十感怀/胡天宗//沈阳医学杂志.-3-2-251
和杨孕灵先生三十自寿诗原韵/张锡纯//三三医报.-2-32-32
和瀛峤君八十寿诗原韵/徐静志//三三医报.-2-32-213
和瀛峤君八旬寿诗原韵/徐炳勋//三三医报.-2-32-213
和芸衫校长重阳节后一日及门诸子登鹊山谒扁鹊墓步原韵/王海封//光华医药杂志.-4-41-224
和张相臣先生咏怀七律二首/陈泽东//三三医报.-2-30-605
和张相臣先生咏怀七律二首/李奉璋//三三医报.-2-30-533
和张相臣先生咏怀七律二章/范绍彭//三三医报.-2-30-604
和张相臣先生咏怀七律五首/庞载彤//三三医报.-2-30-534
和张相臣先生咏怀原韵二章/陈守真//三三医报.-2-30-604
和张相臣先生咏怀原韵七律二首/李润之//三三医报.-2-30-533
和张相臣先生咏怀原韵七律二首/吴笃之//三三医报.-2-30-604
和张相臣先生咏怀原韵七律二章/河间隐士//三三医报.-2-30-605
和张相臣咏怀步李赞尧先生原韵/冯甘棠//三三医报.-2-30-604

和张相臣咏怀步魏少清先生原韵四首/冯甘棠//三三医报.-2-30-603
贺慈溪张生甫先生六旬寿词/胡天宗//三三医报.-2-32-142
贺胡瀛峤先生八旬大庆七律二首/陈仪臣//绍兴医药月报.-2-41-251
贺裘吉生大医士/柄夫//三三医报.-2-29-564
贺慎余兄与施女士结婚佳礼/董德懋//中国医药月刊.-5-32-70
贺针灸杂志复刊纪念步陆善仲同志原韵/刘作砺//针灸杂志.-4-34-108
胡瀛峤太夫人甲子中秋节八秩大寿敬赠七绝四首以晋庆祝/陶方瓒//三三医报.-2-32-463
胡瀛峤太夫子八秩荣庆/陈达三//三三医报.-2-32-214
胡瀛峤先生八旬大庆寿诗/陈壬一//三三医报.-2-32-32
胡瀛峤先生自咏八旬甲子中秋母难偶成俚句/陈仪臣//绍兴医药月报.-2-41-249
湖滨念友/沈仲圭//三三医报.-2-31-398
蝴蝶吟/俞绍溪//三三医报.-2-32-464
沪太道中/中医指导录杂志社//中医指导录.-4-4-478
花近楼联话/金子长//中西医学报.-1-40-456
滑医铭(仿刘禹锡陋室铭)/顽石//神州医药学报.-1-43-549
画梅寄题王问樵君(步访洞天原韵)/王有忠//医学公报.-1-7-18
浣沙溪/汪华东//文医半月刊.-5-14-43
黄溪词抄/陈无咎//医界春秋.-3-6-78
黄溪诗歌(岁丰集)/陈无咎//光华医药杂志.-4-40-254
黄溪诗脔(连载)/陈无咎//医界春秋.-3-6-50,77
黄叶楼吟草/陆清洁//国医导报.-5-29-158
回乡述怀就政并乞赐和/倪市隐//针灸杂志.-4-34-22
获伯未社长墨迹赋此奉酬/胡诗静//中医指导录.-3-38-548
即事/高思潜//三三医报.-2-31-42
急症歌括/李乾符//针灸杂志.-4-31-281.-4-32-79
集句赠余姚康维恂君伉俪三十岁联并跋/凌詠//三三医报.-2-31-41
纪念历代名医功绩歌/杨星垣//医界春秋.-3-5-239
纪念中医条例公布序并诗/张栋梁//国医公报.-4-24-537
祭文挽联汇录(挽陈紫波)/神州医药学报社//神州医药学报.-1-46-450
寄伯未老师/苏善宝//中医指导录.-4-3-502
寄洪君隐炎杭州/胡寿南//中医世界.-3-32-323
寄怀伯未方家并乞大集/沈逸史//中医指导录.-4-1-246
寄柳亚子/秦伯未//中医指导录.-4-2-177
寄秦伯未先生/王仁叟//中医世界.-3-34-49
寄秦主任伯未/吕忞曾//中医指导录.-4-4-252
寄生行/陈无咎//国医公报.-4-25-416
寄思潜/朱湘//三三医报.-2-31-533
寄友人/高维祺//三三医报.-2-32-393
寄赠慰农社友/吴承煊//三三医报.-2-30-211
甲子孟冬与未婚妻熊女士长别感怀/周禹锡//三三医报.-2-32-391
甲子生朝偶成/杨孕灵//三三医报.-2-31-39
甲子五月下浣与柯湘帆同客庄川周君宗武寒墨轩中阻雨三日欲行不得湘君偶吟二诗见示爰步其韵叠缀三章以消永夜并博湘君一粲/章叔和//三三医报.-2-31-80
甲子正旦逢春人生难遇作此以志伏乞赐和/胡天宗//三三医报.-2-30-316
甲子作于黄帝八年至今合七十八甲子联作甲子岁朝春感怀七律两首呈海内医界大吟坛赐和/胡天宗//三三医报.-2-30-316
柬束世征君/三三医报社//三三医报.-2-30

-355
将远之奉天谒寿甫张夫子先期赋此以寄景慕/朱静恒//三三医报.-2-30-386
皎霞轩诗稿/彭秋宾//中医杂志.-2-19-541
节欲歌/戴昌//中西医学报.-1-34-10
解佩令(妇叹童嚎)/何佩瑜//国医杂志.-4-5-107
戒嫖词/刘蔚楚//三三医报.-2-30-606
戒烟歌/吕绍光//光华医药杂志.-4-37-337
金带围楼诗词(连载)/陈无咎//国医公报.-4-24-329,452
金带围楼诗歌/陈无咎//国医公报.-4-25-376
金带围簃长短句(定风波用药名题馆壁)/陈无咎//医界春秋.-3-13-411
金缕曲/俞安之//针灸杂志.-4-32-6
谨步胡瀛峤先生八秩寿辰原韵/郭知非(撰);陈仪臣(选录)//绍兴医药月报.-2-41-252
近日感怀七律二首/访箴子//沈阳医学杂志.-3-1-292
京师海军部秘书会兼总务厅长高稔寄和邓韵四首/刘蔚楚//三三医报.-2-31-286
精神内守病安从来(诗贯顶)/薛化民//国医砥柱月刊.-5-17-217
敬步访洞天原韵七律一章/刘子余//医学报.-1-6-280
敬步访洞天原韵七律一章/王宗善//医学报.-1-6-281
敬步姚江倪市隐先生述怀/承淡安//针灸杂志.-4-34-24
敬步姚江倪市隐先生述怀一律原韵/壶隐居士//针灸杂志.-4-34-24
敬呈二律/梁家维//国医杂志.-4-7-468
敬和高思潜先生暮春原韵(调寄满江红)/张锡纯//三三医报.-2-31-216
敬和胡瀛峤先生八旬自寿原韵/朱楷元(撰);陈仪臣(选录)//绍兴医药月报.-2-41-252
敬和刘廉青君过岳武穆王庙诗两章/胡天宗//沈阳医学杂志.-3-3-314
敬和歙县胡天宗先生五十述怀原韵/张锡纯//三三医报.-2-31-215
敬录先贤徐灵胎俚歌一篇以警同道/孙式厂//光华医药杂志.-4-39-205
敬请医亚社长雅正/张金亭//国医砥柱月刊.-5-17-248
敬题王师胎产病理学(步颜星斋先生原韵)/冯长楷//苏州国医杂志.-5-2-183
敬题仲圭社兄清照/高思潜//三三医报.-2-33-210
敬祝文医/垚言//文医半月刊.-5-14-26
九月十七日次会孙仁荣剃头汤饼开筵又成一律示孙家梁以勉之/张炳翔//三三医报.-2-34-249
酒/刘瑞云//三三医报.-2-30-315
旧有嘲懒学诗戏续二首/可久//铁樵医学月刊.-4-44-299
旧作秋日观音寺远眺/高维祺//三三医报.-2-31-40
旧作秋日晚眺/杨孕灵//三三医报.-2-31-253
旧作秋日野望/高维祺//三三医报.-2-31-40
旧作谢友人赠送匾额楹联启/省梦楼主//北京医药月刊.-5-21-386
旧作有感/高维祺//三三医报.-2-31-40
慨取缔医生(五绝五首附序)/徐伯英//三三医报.-2-31-288
克那的诗/神州医药学报社(辑)//神州医药学报.-1-47-359
客居大名临河古刹清明有感/张锡纯//三三医报.-2-30-354
客中书感/徐化//三三医报.-2-31-253
客自远来言及医界时事不禁有感口号二律/王以钧//绍兴医药学报.-1-9-565
哭关掞生翁/刘蔚楚//沈阳医学杂志.-3-2-450
哭老宿曾觉叟先生/姚世琛//医界春秋.-3-14-247
哭刘吉人先生/徐召南//三三医报.-2-30-103
苦热祈雨歌/胡天宗//沈阳医学杂志.-3-3

-260
昆山朱镜蓉女士能诗文忽报堕河殁拈此悼之/秦伯未//中医指导录.-4-2-178
兰读许先生诗于医道深造有得造福婴儿诗亦力追李杜鄙人八乂本属门外汉然见猎心喜步其韵以抒怀可否录呈吟坛哂政/王兰远//三三医报.-2-32-348
浪淘沙/李铄锌//针灸杂志.-4-32-10
李君竹溪以秦伯未先生诗集见赠拜读之余钦佩无既爰赋一律用申慕蔺之忱时值三秋借订瞻韩之约/王梅雪//中医指导录.-4-2-19
李笠翁联语并诗/俞鉴泉//三三医报.-2-30-532
李沛仁君惠赠洞庭碧螺煮饮沁脾余迩来酒肠窄隘正如杜牧当年诗以代柬并博一笑/秦伯未(著述);秦又安(校订)//中医指导录.-4-4-343
丽卿以小影见赠为题一首以答之/恋花生//三三医报.-2-31-361
廉臣老先生神归道山纪念/周禹锡//医学杂志.-2-12-600
邻友周庆生君阅本社医报极为赞成因作七言四首嘱为登入以志欢迎并索和句兹将其原作录后/周庆生//绍兴医药学报.-1-8-342
林琴南夫子挽联/刘蔚楚//三三医报.-2-31-434
令季干事长尤老先生八秩开一荣寿志庆/黎琴石//国医杂志.-4-7-403
令季干事长尤老先生八秩开一荣寿志庆/梁家维//国医杂志.-4-7-403
六榕梅花重放率成四首/何佩瑜//国医杂志.-4-5-105
六十述怀七律二章敬呈易堂馆长教和并希郢政/陆颂颐//国医公报.-4-25-242
卢龙李赞尧和作七绝二首/三三医报社//三三医报.-2-30-353
纶德医报颂辞/徐召南//三三医报.-2-32-391
论医(调寄贺新郎)/醒//医学杂志.-2-12-600
萝饼行/陈无咎//国医公报.-4-25-566
落花/徐伯英//三三医报.-2-31-39
吕纯阳戒色诗二首/沈仲圭//三三医报.-2-31-41
旅馆秋夜感怀(四首)/刘廉青//沈阳医学杂志.-3-2-248
旅馆重九感怀(四首)/刘廉青//沈阳医学杂志.-3-3-310
律诗其二/陈师平//针灸杂志.-4-32-8
律诗其一(集经穴成句)/陈师平//针灸杂志.-4-32-8
麻雀/刘瑞云//三三医报.-2-30-315
埋胔行(重卫生也)/陈无咎//国医公报.-4-26-319
买花五古再寄章医师五十六韵分六解/刘蔚楚//现代医药月刊.-4-27-221//医学杂志.-2-15-67
麦秋野望喜同社刘蜕如过访/杨孕灵//三三医报.-2-31-253
满江红(旧作感怀)/高维祺//三三医报.-2-30-355
满江红(暮春)/高思潜//三三医报.-2-31-42
满江红(咏三周纪念)/陈师平//针灸杂志.-4-32-8
毛君祖谋悬壶诗以贺之/秦伯未//中医世界.-3-32-460
门人魏龙骧悬壶诗以张之兼致勖勉之意/杨叔澄//文医半月刊.-5-14-648
勉江苏中医联合会/高思潜//三三医报.-2-30-104
摸鱼儿/汪华东//文医半月刊.-5-14-43
牧童/徐伯英//三三医报.-2-31-40
暮春书怀/杨叔澄//北平医药月刊.-5-9-381
南社一首寄胡朴安/秦伯未//中医指导录.-4-2-178
牛屯河访渔者不值/高思潜//三三医报.-2-30-464
暖云寒月馆/徐少楠//中医杂志.-2-19-125
匏庵医话竹枝词/黄肯堂//神州医药学报.-1-46-541

评窗戏笔(专本草)/裴东野//沈阳医学杂志.-3-1-410
菩萨蛮/高思潜//三三医报.-2-30-104
七绝五章奉怀周柳亭道长即希郢政/孙秉公//国医公报.-4-23-227
七律四首(有序)/刘景素//沈阳医学杂志.-3-1-344
七律一章步岐隐宗兄原韵和呈郢政/周柳亭//国医公报.-4-22-340
七律一章步歧隐兄原韵和呈/周柳亭//光华医药杂志.-4-37-142
七十自述/周越铭//三三医报.-2-35-571
七月二十六日次会孙生余患外疡两旬不思食是日痛止脓畅稍愈能略进食因取乳名曰愈生纪余病初愈而生也口占志喜/张炳翔//三三医报.-2-34-249
其二/卫鹤俦//神州医药学报.-1-43-377
骑箕行(再悼展堂先生一死生也)/陈无咎//国医公报.-4-25-452
气/刘瑞云//三三医报.-2-30-315
气化行(说明寒暑六入之理教中医也)/陈无咎//国医公报.-4-25-442
气听齐诗集(连载)/曹拙巢//中医杂志.-2-19-533.-2-20-141
前诗意有未书依均重和/王鹿苹//铁樵医学月刊.-4-44-495
前题松筠岁健圆乃浑写大意今再即景得句又仿中画二圆系以小诗使日本不得独得亚洲之秀生其土者爱其国大雅君子岂有诮于米颠之顽僻欤/刘蔚楚//三三医报.-2-31-127
前题为钱季寅君作/费葆庸//中医指导录.-4-1-182
前题原韵/郝品三//光华医药杂志.-4-41-224
遣怀/徐伯英//三三医报.-2-30-351
清醇贤亲王赐凌绂曾诗/(清)醇贤亲王//三三医报.-2-30-455
清代名医四咏/叶涓卿//北平医药月刊.-5-9-380
庆祝中医条例公布国医药同人一致拥戴蒋副主席赋此纪念/赖华锋//国医公报.-4-25-120
秋感/大//文医半月刊.-5-14-27
秋日山行/江士瑜//中医指导录.-4-4-121
秋日与广平诸同人会治北学舍开轩远眺/三三医报社//三三医报.-2-30-354
秋深钦公塘偶成/秦伯未//中医指导录.-4-4-252
秋夜/高思潜//三三医报.-2-31-42
秋夜/徐梦蝶//三三医报.-2-31-253
裘公吉生在杭州西湖设院施医遍搜名医孤本三集告成喜而赋/刘蔚楚//三三医报.-2-31-614
裘吉生先生医学大家也创设三三医报海内风行为吾国医界一新纪元兹因迁杭三年纪念勉成俚语二绝以申祝悃耳/邓卓卿//三三医报.-2-35-44
取缔医士之踌躇词/姚素民//沈阳医学杂志.-3-3-260
趣诗/刘宗恒//北京医药月刊.-5-21-544
劝医生药铺四季歌/朱尧臣//神州医药学报.-1-43-58
热夜吟/高思潜//三三医报.-2-33-423
壬戌年诗颂二首/裴东野//沈阳医学杂志.-3-1-410
壬戌四十初度述怀录呈大吟坛郢政并希赐和/王任才//三三医报.-2-32-465
入社感言/单耀明//国医砥柱月刊.-5-18-364
入针灸社后之感想歌/徐启唐//针灸杂志.-4-28-140
阮郎归附浣溪沙/陈无咎//国医公报.-4-24-224
瑞甫吴先生六秩晋四荣寿纪盛/何佩瑜//国医杂志.-4-7-404
瑞甫吴先生六秩晋四荣寿纪盛/李燧初//国医杂志.-4-7-405
瑞甫吴先生六秩晋四荣寿纪盛/苏玉崑//国医杂志.-4-7-405
三三医报第二卷第一期社友俱乐部登有凌翁赠

余姚康燮忱兄伉俪三十岁集句联瑜读之有感率成俚句聊作称觞之颂录呈吟坛嚓政/李程九//三三医报.-2-31-127
三三医报三年纪念颂词二首/蒋璧山//三三医报.-2-35-8
三三医报三周纪念漫赋一律/徐召南//三三医报.-2-35-43
三十述怀/寿生//三三医报.-2-36-172
三十自述/祝耳清//中医指导录.-4-3-56
色/刘瑞云//三三医报.-2-30-315
沙洲国医砥柱分社成立有感而作此诗/丁宝福//国医砥柱月刊.-5-18-325
山村/江士瑜//中医指导录.-4-3-472
山居/李卧云//中医指导录.-4-1-215
山西中医改进研究会名誉理事王奉山先生逝世志挽/医学杂志社//医学杂志.-2-15-68
商民苦/周镇//三三医报.-2-31-286
上海神州医药学报续刊纪念/周镇//三三医报.-2-29-377
上海县教育局在城内一粟庵与敝庐相望今春迁至北桥新址郑果斋出诗索和草成四律不禁沧桑人物之感/秦伯未//中医指导录.-4-3-119
上海医报诸君参政并乞/骆保安//绍兴医药学报.-1-8-212
上元夜寄内子珩君/秦伯未//中医指导录.-4-2-178
邵康节颐养诗/沈仲圭//三三医报.-2-30-464
射干行/陈无咎//光华医药杂志.-4-40-166
深山读书图/高吹万//中医指导录.-4-1-182
神州医药总会联/蛰庵//神州医药学报.-1-42-500
沈仲圭先生像赞/高思潜//三三医报.-2-33-105
生日感怀/胡诗静//中医指导录.-3-37-188
生生先生生朝偶成/杨孕灵//三三医报.-2-31-253
诗/林秋湘//神州医药学报.-1-46-448
诗二首/王叔宜//中医杂志.-2-19-539
诗二首/徐衡之//中医杂志.-2-19-541
诗二首/袁依琴//中医杂志.-2-19-534
诗两首麦秋至/陈无咎//国医公报.-4-25-461,466
诗六首/严苍山//中医杂志.-2-19-540
诗三首/陈杰//中医杂志.-2-19-128
诗三首/何昆如//中医杂志.-2-19-129
诗三首/诸文萱//中医杂志.-2-19-123
诗十首/王鞠仁//中医杂志.-2-19-126
诗四首/龚乐庭//中医杂志.-2-19-128
诗五首/王一仁//中医杂志.-2-19-538
诗五首/徐访儒//中医杂志.-2-19-538
时事歌写怀/沈奉江//三三医报.-2-33-106
时事杂感七律四首有序/刘廉青//沈阳医学杂志.-3-1-411
时逸人感怀八首/胡天宗//沈阳医学杂志.-3-3-103
拾煤女/漪君//文医半月刊.-5-14-27
首重卫生能负疾苦(诗贯顶)/薛化民//国医砥柱月刊.-5-17-217
寿胡君宗甫五十/裘吉生//三三医报.-2-29-635
寿康燮忱三十联句/徐召南//三三医报.-2-32-141
寿陆公晋笙六十诗/萧介青//三三医报.-2-30-211
寿孙祥麟中将/萧龙友//北京医药月刊.-5-21-71
寿萧龙友先生七十/安干青//北京医药月刊.-5-21-157
寿胤堂诗案数则/余驾山//医界春秋.-3-13-414
书怀/佚名//三三医报.-2-30-212
书怀一律/吴笑山//国医杂志.-4-6-276
书梅七绝四首/骏//医学报.-1-6-191
书束天民见赠诗后即简挚友天民平生第一知己经年未见备极相思近荷惠诗其缱绻之意离索之感流于字外慨夫官有守私有职会合之不可有常也对兹尺素徒惆怅弥增耳爰赋三章用代柬答不识知我者其将何以教我也/佚名//三

三医报.-2-30-211
秫米诗/谢重辉//中医世界.-3-30-93
述怀/李慰农//三三医报.-2-33-348
述怀偶咏(步张君筱村原韵)/曰叟//医学公报.-1-7-197
述怀偶咏(步张筱村先生原韵)/梅舒萼//医学公报.-1-7-286
述怀诗/俞绍溪//三三医报.-2-33-348
耍孩儿调/张淦泉//神州医药学报.-1-43-57
水调歌头三阕恭祝三三医社三年纪念即希吟坛裁正/章洪均//三三医报.-2-35-44
水灾/王一仁//中医指导录.-4-2-20
睡狮行/陈无咎//国医公报.-4-25-462
四十初度述怀录呈柳亭宗丈大吟坛教和/周岐隐//国医公报.-4-24-103
送别姚君返梓/江士瑜//中医指导录.-4-1-248
送别镇之师姊/钟亚光//中医世界.-3-35-46
送徐观光君远行/林继枝//国医杂志.-4-5-608
颂绍兴医药月刊并引/康维恂//三三医报.-2-30-564
颂中国医学月刊/唐铁花//国医砥柱月刊.-5-18-539
岁莫述怀七律六章(步王鞠初孝廉鄂渚归舟诗原韵)/杨古酝//医学报.-1-6-228
岁暮杂诗/秦伯未//中医指导录.-4-3-435
岁戊辰到沪七度中秋矣家人欢宴而三儿元械留学在美思而寄之/刘蔚楚//三三医报.-2-36-426
孙天哀征诗/孙秉公//三三医报.-2-33-106
踏莎行/李铄铧//针灸杂志.-4-32-10
叹五更/石崑生//国医杂志.-4-5-112
陶石篑戒杀诗/刘蔚楚//三三医报.-2-30-606
题伯未先生诗集/高君阶//中医世界.-3-27-501
题伯未医家读难经图/胡慎//中医世界.-3-25-214
题陈澹合同志中国针灸治疗学七律二绝/张赞臣//医界春秋.-3-13-475
题陈无择三因方无言一律/章炳麟//苏州国医杂志.-5-2-413
题翠楼吟草即寄陈小翠女士西湖/秦伯未//中医指导录.-4-1-182
题东台王锡光兄先德兰亭前辈印谱/秦伯未//中医指导录.-3-37-80
题董北苑秋山行旅图/刘蔚楚//三三医报.-2-32-574
题方肇元君玉照/李春芝//沈阳医学杂志.-3-1-480
题仿董北苑秋山行旅图/刘蔚楚//沈阳医学杂志.-3-1-344
题仿静宜园图/刘蔚楚//沈阳医学杂志.-3-1-344
题仿唐伯虎江村水屋图/刘蔚楚//沈阳医学杂志.-3-1-344
题仿王石谷悬崖盘岭图/刘蔚楚//三三医报.-2-31-127
题放董北苑溪山旅行图/刘蔚楚//三三医报.-2-31-127
题何君佩瑜肖像并媵以联/列尢//国医杂志.-4-6-273
题荷锄图为丁梓仁先生/秦伯未//中医指导录.-4-4-28
题花卉七律诗三首/刘景川//沈阳医学杂志.-3-3-102
题画(草虫)/药龕//铁樵医学月刊.-4-44-421
题寄七律诗二首/刘景川//沈阳医学杂志.-3-3-102
题家藏松鹰图/江士瑜//中医指导录.-4-3-501
题嘉定唐孝子祇教发蒙图(五古)/刘蔚楚//杏林医学月报.-3-20-349
题静宜园图/刘蔚楚//三三医报.-2-32-574
题龙岩谢氏族谱/秦伯未//中医世界.-3-27-513
题陆地仙经四首/马瘦吟//沈阳医学杂志.-3-2-125

题内经运气诸篇/杨叔澄//文医半月刊.-5-14-414
题廿载春梦四首即呈仲仙兄斧削/马瘦吟//沈阳医学杂志.-3-2-248
题坡公爱砚图/江士瑜//中医指导录.-4-1-248
题三三医报即赠吉生先生/丁秋碧//三三医报.-2-31-398
题颂衷中参西录诗启/胡天宗//绍兴医药学报星期增刊.-1-22-278
题唐伯虎江村水屋图/刘蔚楚//三三医报.-2-32-574
题唐伯虎野屋平田图/刘蔚楚//三三医报.-2-32-574//沈阳医学杂志.-3-1-334
题庭前活石词/慎斋//三三医报.-2-31-79
题王默庵野菜二十四咏/秦伯未//中医指导录.-4-4-478
题温恭良所藏孔圣像赞/何佩瑜//国医杂志.-4-6-519
题吴作元先生小照即次元韵/古天球//中医指导录.-4-4-378
题仙舫厅长石琴庐诗集四首/马瘦吟//沈阳医学杂志.-3-1-143
题尤列先生像赞/何佩瑜//国医杂志.-4-7-315
题袁筍陔先哲墨迹为王篙农先生/秦伯未//中医指导录.-3-37-80
题赠杨燧熙先生制除痛散夺命丹赞扬赋序/胡天宗//绍兴医药学报.-1-19-23
题赠张赞臣先生/卢逸轩//医界春秋.-3-5-465
题张君赞臣玉影/许半龙//医界春秋.-3-5-465
题朱亚山伤寒精义折中/施今墨//国医公报.-4-26-74
天津魏少清和作七绝四首/三三医报社//三三医报.-2-30-353
天宗医士乡台五十崧辰李生慰农为之索和因依元字寄祝崧辰/吴承烜//三三医报.-2-30-244
团扇/药盦//铁樵医学月刊.-4-44-241
挽陈善余/章炳麟//苏州国医杂志.-5-2-426
挽陈重远先生联/尤列//国医杂志.-4-6-519
挽费梦萼先生诗联/杨阶三,赵意空等//医学杂志.-2-10-402
挽国医恽铁樵/章炳麟//苏州国医杂志.-5-2-426
挽胡主席展堂先生歌/何佩瑜//国医杂志.-4-7-534
挽湖南长沙曾觉叟先生/张赞臣//医界春秋.-3-14-247
挽黄晦闻先生(七言古体)/何佩瑜//国医杂志.-4-7-317
挽嘉定张山雷先生联(并附跋)/张赞臣//医界春秋.-3-11-247
挽江都杨辅臣翁联/康维恂//三三医报.-2-31-42
挽焦馆长淑配龙夫人联/国医杂志社//国医杂志.-4-6-257
挽孔学博士陈重远先生联/何佩瑜//国医杂志.-4-6-520
挽联/濮梧冈//医学报.-1-6-305
挽联/天津市中医公会//国医正言.-5-5-304
挽宋远龄母刘太夫人联/尤列//国医杂志.-4-6-362
挽未婚妻熊女士联/周禹锡//三三医报.-2-32-391
挽吾师张锡纯先生联/张维仁//国医杂志.-4-6-520
挽吴君菊舫/包识生//神州医药学报.-1-47-82
挽西医江逢治博士/章炳麟//苏州国医杂志.-5-2-426
挽乡前辈张同书先生/高维祺//三三医报.-2-32-393
挽许菊泉先生联语(并序)/王懋吉//医学报.-1-6-304
挽盐山张寿甫先生/周禹锡//医界春秋.-3-11-432
挽盐山张寿甫先生并引/周岐隐//医界春秋.-3

-10-372
挽咭联词(悼恽铁樵)/铁樵医学月刊社(辑录)//铁樵医学月刊.-4-44-659,698
挽杨百城先生联/赵意空//医学杂志.-2-9-6
挽杨百城先生诗(二则)/杨星垣,梁余生//医学杂志.-2-10-403
挽杨百城先生诗/杨阶三//医学杂志.-2-9-6
挽医界前辈张山雷先生/马冠群//医界春秋.-3-11-278
挽医界前辈张锡纯先生二绝/马冠群//医界春秋.-3-11-226
挽恽铁樵师联/苏玉崑//国医杂志.-4-7-401
挽张忍庵道兄/钱今阳//国医砥柱月刊.-5-17-163
挽张寿甫先生/邹趾痕//医界春秋.-3-11-444
挽庄省躬母邝太夫人联/国医杂志社//国医杂志.-4-6-257
挽宗兄寿甫讳锡纯联/张相臣//医学杂志.-2-15-316
晚眺/高思潜//三三医报.-2-30-536
王镜泉先哲像赞(启事)/中华全国医药卫生协会同人//三三医报.-2-33-202
望江南(暮春)/高思潜//三三医报.-2-31-42
望雨赋(以企予望之为韵)/小河间生//沈阳医学杂志.-3-3-44
为陈秩云肖像题词/何佩瑜//国医杂志.-4-6-361
为三一七与一二二咏献同志/盛心如//光华医药杂志.-4-39-110
为问方者步王君韵寄慨/王兰远//绍兴医药学报星期增刊.-1-22-247
卫河岸上感怀时当洪宪纪年/张锡纯//三三医报.-2-30-354
卫生必读颂词/康维恂//三三医报.-2-30-94
卫生诗歌(连载)/沈仲圭//三三医报.-2-34-489,599
卫生诗歌四首/沈仲圭//医学杂志.-2-6-336
卫生四少诀/康维恂//三三医报.-2-29-43
卫生谣/萱百//中西医学报.-1-41-248
文苑五则/刘廉青//沈阳医学杂志.-3-2-449
闲居杂咏七律诗/刘景川//沈阳医学杂志.-3-3-202
闻上海神州医药学会已议决设立医校喜而赋之/钱缙甫//神州医药学报.-1-45-586
闻吴子玉将军出山步秦伯未先生元韵/严颜星//中医世界.-3-32-128
我爱/作者//文医半月刊.-5-14-76
我的心诗/沈仲圭//现代医药月刊.-4-27-18
无题/何琦贞//国医杂志.-4-5-323
无题/钱双呆//铁樵医学月刊.-4-44-151
吾师陈泽成先生暨金师母六旬双庆孙君为制药石寿言九首录之以充杂俎/夏德尧//中医指导录.-4-3-177
吴刚伐桂/徐梦蝶//三三医报.-2-31-253
吴瑞甫先生六秩晋四荣寿赋此补祝/梁朝浦//国医杂志.-4-7-406
五分钟热心/倪汝奂//三三医报.-2-30-603
五更调/远志//神州医药学报.-1-42-494
五古拟草题嘉定唐孝子舐教发蒙图/刘蔚楚//现代医药月刊.-4-27-178
五律一首奉呈柳亭宗丈先生即希教和/周岐隐//光华医药杂志.-4-37-142//国医公报.-4-22-340
五十初度自述七律四章/胡天宗//绍兴医药学报.-1-20-503
西湖口占四绝/陈文虎//国医公报.-4-25-426
希望注重预防胃病(诗贯顶)/薛化民//国医砥柱月刊.-5-17-217
歙县胡天宗先生五十寿诞自述七律四章辱蒙索和敬步原韵即希大吟坛郢政/朱贡三//三三医报.-2-30-210
戏仿孟浩然归终南山作嘲庸医/徐召南//三三医报.-2-32-141
夏闺四绝征求政和/余无言//医界春秋.-3-6-536
夏日即景/丁翼翔//中医指导录.-4-4-56
先闻教育部有废中医之意继闻余伯陶先生倡办医学总会并诸君子联合请愿感赋二律/黄眉

孙//神州医药学报.-1-45-507
闲居/江士瑜//中医指导录.-4-4-121
闲斋笔记寿孝天哭次儿南才诗一首/朱竹荪//中医杂志.-2-20-409
香烟如毒蛇歌/杨锡类//三三医报.-2-31-173
消夏赋/裴东野//沈阳医学杂志.-3-1-478
消夏诗/裴东野//沈阳医学杂志.-3-1-478
萧龙友七十寿/周肇祥//北京医药月刊.-5-21-310
晓发金陵/秦伯未//中医世界.-3-27-162
效天中君嵌吟医士名七绝诗/徐伯英//三三医报.-2-31-287
写牧童意/徐伯英//三三医报.-2-31-40
写意/徐伯英//三三医报.-2-31-40
写在读伤寒论书后/吕乃文//复兴中医.-5-31-553
谢陈秩云赠竹一首并序/李燧初//国医杂志.-4-6-199
谢津门杨茂森君赠肥城桃(樊山先生有肥城桃歌)/刘蔚楚//三三医报.-2-31-285
谢时社长赐序二律/吕乃文//复兴中医.-5-31-640
辛苦/倪汝奂//三三医报.-2-30-603
辛壬诗录/秦伯未(著);秦又安(辑)//中医世界.-3-30-563
辛未除夕沪变正剧独守城西赋此待旦/秦伯未//中医指导录.-4-2-145
辛未元宵感占/林继枝//国医杂志.-4-5-323
辛未元月三日游金光园见菩提树二株枝柯苍劲叶翠欲滴洵足怡颜盘桓树下片刻口占拙句三章以志弗谖/何琦贞//国医杂志.-4-5-323
新安胡天宗先生与江同为医药卫生会会员客秋五旬荣庆首倡四律索和江缘悭识荆情殷御李勉步原韵录请大吟坛指政/钱江治//三三医报.-2-29-635
修身归一诀/康维恂//三三医报.-2-29-44
绣野庐诗稿/彭天演//神州医药学报.-1-47-395
续药名诗词录/沈仲圭//医界春秋.-3-5-196
谖云寒月馆诗稿/徐少楠//中医杂志.-2-19-537
悬壶铭志/周禹锡//三三医报.-2-33-106
学西医者当惜国粹/周禹锡//三三医报.-2-33-209
鸦片/刘瑞云//三三医报.-2-30-315
杨君雪梅和韵/刘蔚楚//三三医报.-2-32-70
养生铭/慎斋//三三医报.-2-31-79
药家劝世箴/春和堂//绍兴医药学报.-1-15-349
药名离合诗/宋紫波//现代中医.-4-43-618
药名诗(初夏即事)/胡翘武//现代中医.-4-43-672
药名诗(五言四首)/胡萧梧//苏州国医杂志.-5-2-110
药名诗/涤//光华医药杂志.-4-37-250
药名诗词录/张继僊//医界春秋.-3-5-172
药名诗七绝四首/胡萧梧//苏州国医杂志.-5-1-447
药名艳词/徐兆祺//现代中医.-4-42-59
药名艳词/郑叔纶//现代中医.-4-42-94
夜读有感/刘蔚楚//三三医报.-2-36-426
一剪梅(平权)/何佩瑜//国医杂志.-4-5-106
医家座右铭和崔子玉座右铭韵/杜子良//神州医药学报.-1-42-500
医界春秋五周祝诗六首/叶佩桐等//医界春秋.-3-8-370
医林杂咏五首/王以钧//绍兴医药学报.-1-10-581
医统歌(连载)/安干青//北京医药月刊.-5-21-68,241
医学堂联句/王莨臣//医学报.-1-6-191
医亚社长暨诸同方有道/杨医亚//国医砥柱月刊.-5-17-653
乙丑春日自题小照/刘蔚楚//三三医报.-2-32-464
乙丑闰四月既望海上纪事诗/沈奉江//三三医报.-2-33-105
乙丑岁朝无锡城围未解有感而作/沈奉江//三三医报.-2-32-214

乙亥端阳后一日北海归来/典周//文医半月刊.-5-14-156
乙亥立春作/学涵//铁樵医学月刊.-4-44-522
乙亥新岁寄伯未先生/罗明煌//中医指导录.-4-4-252
倚剑楼诗脔/陈无咎//神州医药学报.-1-47-396//医界春秋.-3-8-346
忆承师/陈士青//针灸杂志.-4-34-108
意有未尽绩成二律即以赠别/秦伯未//中医指导录.-4-3-120
吟嵌医士名七绝诗/胡天宗//绍兴医药学报星期增刊.-1-22-411
瀛峤八旬甲子中秋母难偶成俚句/刘蔚楚//三三医报.-2-32-141
应帝王/陈无咎//光华医药杂志.-4-40-166
应试药剂士有感(有序)/瘦吟馆主//沈阳医学杂志.-3-1-44
庸医赋(仿杜牧阿房宫赋)/范郁哉//绍兴医药学报.-1-13-287
咏端阳/刘廉青//沈阳医学杂志.-3-3-45
咏蜂二首/梁凤文//国医杂志.-4-5-608
咏奉天城东万泉河/张锡纯//三三医报.-2-30-246
咏古迹诗(三首有序)/刘景川//沈阳医学杂志.-3-2-54
咏古迹诗(有序)/刘景川//沈阳医学杂志.-3-2-186,249
咏画梅寄王问樵君/梅舒萼//医学公报.-1-7-72
咏怀/梁家维//国医杂志.-4-6-99
咏怀二律/张相臣//三三医报.-2-30-352
咏菊/徐泽苍//中医指导录.-4-1-247
咏枇杷/沈仲圭//三三医报.-2-30-464
咏史七律诗(阅史有感而作)/刘景川//沈阳医学杂志.-3-3-46
咏苏公选先生(尊人藜照封翁事略)/顾克民//国药新声.-5-22-263
咏威灵仙/沈仲圭//三三医报.-2-30-464
咏药/葛吉卿//神州医药学报.-1-43-376
咏药七律六首/王蕴如//绍兴医药学报.-1-19-357
咏药效香山体寄若霞/樊星环//绍兴医药学报.-1-9-371
咏一天秋琴(七绝四首)/马瘦吟//沈阳医学杂志.-3-1-221
咏医/葛吉卿//神州医药学报.-1-43-375
咏张仲景/葛亚摩//中医指导录.-4-1-350
用前均重有和/王鹿苹//铁樵医学月刊.-4-44-495
游菜芜城南谭家楼山/吕忞曾//中医指导录.-4-4-343
游惠山/泉禽//针灸杂志.-4-33-174
游锦霞洞/梁凤文//国医杂志.-4-6-99
游锦霞洞/梁家齐//国医杂志.-4-6-99
游锦霞洞/梁家义//国医杂志.-4-6-99
游鹿支发寺有感/何佩瑜//国医杂志.-4-5-105
友人陈守真掌各学校教职员多年素志于医壬戌秋投王蕴如先生门下实习亦一济世之良谋爰赋一章以勉之/潘濬川//三三医报.-2-29-636
友人欲赠大观园浴池一联索句于余走笔应之/梦婕//三三医报.-2-31-361
有感/荫先//针灸杂志.-4-30-15
又寄赠七律一首/周岐隐//国医公报.-4-22-224
与胡天宗君七律一首/史介生//三三医报.-2-31-288
与棘荆中羊劝戒酒诗四绝/金疒郎//医界春秋.-3-5-239
与桃花争胜/徐伯英//三三医报.-2-31-39
与张锡纯君律诗一首/史介生//三三医报.-2-31-288
雨后途归口占/江士瑜//中医指导录.-4-3-501
雨阻庄川联句/章叔和,柯湘帆//三三医报.-2-31-80
遇安斋集后缀诗小序/刘蔚楚//三三医报.-2-32-463

御街行秋海棠/佚名//三三医报.-2-30-212
鸳湖朱春庐君工文学初从朱氏游继从张氏游壬申春学成归悬壶于吴江盛泽走函索诗报以四截/秦伯未//中医世界.-3-29-307
原电行/陈无咎//光华医药杂志.-4-40-80//国医公报.-4-26-60
月刊总社六十期纪念题词一首/周国风//国医砥柱月刊.-5-18-366
月刊总社六十期纪念题诗一首/岑健生//国医砥柱月刊.-5-18-366
月刊总社六十期纪念题诗一首/曾炯南//国医砥柱月刊.-5-18-365
月刊总社六十期纪念题诗一首/丁懋修//国医砥柱月刊.-5-18-364,365
月刊总社六十期纪念题诗一首/段德全//国医砥柱月刊.-5-18-364
月刊总社六十期纪念题诗一首/宫容冈//国医砥柱月刊.-5-18-365
月刊总社六十期纪念题诗一首/彭植青//国医砥柱月刊.-5-18-365
月刊总社六十期纪念题诗一首/施溥,郑昌洪//国医砥柱月刊.-5-18-365
月刊总社六十期纪念题诗一首/王和钧//国医砥柱月刊.-5-18-364
月刊总社六十期纪念题诗一首/谢飞鸿//国医砥柱月刊.-5-18-366
月刊总社六十期纪念题诗一首/张子述//国医砥柱月刊.-5-18-366
月刊总社六十期纪念题诗一首/朱冠群//国医砥柱月刊.-5-18-366
月夜/胡尚元//中医指导录.-4-1-351
月夜/未署名//文医半月刊.-5-14-12
月夜独步河上/张锡纯//三三医报.-2-30-246
阅报纸知神州医药会入京请愿已得国务院批准喜而赋之/钱缙甫//神州医药学报.-1-43-274
阅三三医报第一卷之感怀/刁质明//三三医报.-2-30-606
阅五十五期医报有杜广成先生玉函经措词精切弗类他书因作古风一首以志钦佩/王以钧//绍兴医药学报.-1-10-582
阅医报有感(步访洞天僧不遇原韵二章)/韩云鸿//医学报.-1-6-342
恽师寄诗奖望殷至次均奉答/王鹿苹//铁樵医学月刊.-4-44-495
恽铁樵先生像赞/章太炎等//铁樵医学月刊.-4-44-690
杂感(二律)/柯湘帆//三三医报.-2-31-80
杂感(调寄水调歌头)/张锡纯//三三医报.-2-31-215
杂咏四章/卢震三//国医砥柱月刊.-5-18-540
再续吟嵌医士名绝句四十首/刘希宪//三三医报.-2-30-247
再赠罗伟彤先生一律/楚客//三三医报.-2-30-243
在德州览日报有感时当二次革命/张锡纯//三三医报.-2-30-354
泽州老兄有感怀七言律一首余读之怦然心动勉步原韵率尔言志效颦东施妍媸在所不计见者切勿掩鼻嗤婢学夫人也/朱家让//三三医报.-2-31-79
赠碧松轩下人/高思潜//三三医报.-2-30-536
赠别施濯之先生/虞哲夫//三三医报.-2-32-69
赠别同学/沈頵庭//针灸杂志.-4-31-349
赠伯未/吴缶庐//中医世界.-3-25-184
赠伯未社长/杨开进//中医指导录.-4-1-473
赠伯未先生/陈逸鹤//中医世界.-3-32-367
赠伯未先生并谢书画/苏秉吉//中医指导录.-4-2-20
赠陈星孙君/余祥之//中医指导录.-4-4-55
赠承师东游归国/沈波涵//针灸杂志.-4-30-110
赠大同日报一首用鹤顶格/胡诗静//中医指导录.-4-4-574
赠洞天上人(前韵)/刘子余//医学报.-1-6-342

赠歌者李雪芳此即所谓北梅南李/刘蔚楚//三三医报.-2-32-214
赠行/王静庵//针灸杂志.-4-29-234
赠黄谦君入都小序/贺绂之//光华医药杂志.-4-36-209
赠李慰农先生一律录呈大吟坛斧政/虞哲夫//三三医报.-2-31-361
赠秦伯未先生用先生题翠楼吟草原玉/祝耳清//中医指导录.-4-2-437
赠社长裘吉生翁之杭设院联/康维恂//三三医报.-2-31-42
赠时逸人/卢育和//三三医报.-2-30-606
赠王纪伦先生联/沈仲圭//三三医报.-2-30-464
赠谢利恒先生/方公溥//医界春秋.-3-5-196
赠易晋棠先生/郝芸衫//光华医药杂志.-4-41-490
赠姻兄罗伟彤先生中和医药室杂著题词七绝三首/王秀蔚//三三医报.-2-30-209
赠渔者/高思潜//三三医报.-2-30-536
赠袁桂生先生诗/王润霖//神州医药学报.-1-45-90
赠院长裘吉生先生/虞哲夫//三三医报.-2-30-463
赠院长裘吉生先生俚句一律录呈大吟坛教正/虞哲夫//三三医报.-2-32-70
赠章医师洪均歌/刘蔚楚//三三医报.-2-35-572
赠镇江医学公会联/康维恂//三三医报.-2-31-42
赠中和医药室主人罗炜彤先生中西医学杂著题词(浣溪沙)/罗罗山//三三医报.-2-31-79
赠朱蓉镜先生/秦伯未//中医指导录.-4-3-501
赠诸道长联语/沈仲圭//三三医报.-2-31-40
张恭文先生令祖母李老太夫人九秩开一荣寿敬呈二律/何佩瑜//国医杂志.-4-7-468
张刘李朱四家行医总诀诗/康维恂//三三医报.-2-29-44
张生甫先生六十降申征诗赠句/刘蔚楚//三三医报.-2-31-614
张治河先生悬额纪念/陈问天//医界春秋.-3-14-157
长沙朱静恒出关寻师倡和录/三三医报社(辑)//三三医报.-2-30-569
长寿诗/沈仲圭//三三医报.-2-31-398
肇甫嫂沈淑人遗象/宗侍,周镇//三三医报.-2-33-348
针灸铭(仿陋室铭体)/徐绍孺//针灸杂志.-4-32-18
针灸学社通函科毕业后三个月之间已治愈数百人喜而赋此/俞安之//针灸杂志.-4-28-270
针灸吟/牟学允//针灸杂志.-4-33-62
针灸杂志改为月刊有感/王陶章//针灸杂志.-4-30-112
针灸治疗社铭/吕春山//针灸杂志.-4-28-424
诊余有感/方公溥//医界春秋.-3-13-35
镇江旅馆感赋/刘廉青//沈阳医学杂志.-3-3-374
郑果斋招隐北桥感赋/秦伯未//中医指导录.-4-2-178
止水在无锡城南明高忠宪公殉节处/沈奉江//三三医报.-2-32-466
志为君询及近况口占一律并借解嘲/林继枝//国医杂志.-4-5-608
中国医学创刊纪念/蚌埠中医公会//国医砥柱月刊.-5-18-540
中国医学杂志创刊颂词/贾文波//国医砥柱月刊.-5-18-539
中华国医学会同人挽黎琴石母韦太夫人联/陈秩云//国医杂志.-4-6-361
中华国医学会同人挽宋远龄母刘太夫人联/何佩瑜//国医杂志.-4-6-362
中华国医学会挽胡主席展堂先生联/国医杂志社//国医杂志.-4-7-534
中华国医学会挽黄广田先生联/国医杂志社//国医杂志.-4-7-534
中华国医学会挽十九路军为国损躯诸将士联/

国医杂志社//国医杂志.-4-5-598
中西医药研究社两周纪念/苏善宝//中西医药.-5-12-354
中医不振有感而作/刘廉青//沈阳医学杂志.-3-2-249
中医论气化宜兼考新历/周禹锡//三三医报.-2-33-209
中医委员会创办联合诊所与渝州全市中医多任义诊诗以酬之/陈郁//新中华医药月刊.-5-35-7
中医宜采西学/周禹锡//三三医报.-2-33-209
重阳节后一日及门诸子登鹊山谒扁鹊墓感而赋此/郝芸衫//光华医药杂志.-4-41-224
祝伯熙先生六十双寿题诗/杨医亚//国医砥柱月刊.-5-17-163
祝慈溪张生甫先生六十寿/杨百城//三三医报.-2-32-214
祝贺诗/韩化民//国医砥柱月刊.-5-17-163
祝诗四则/沙亦恕,魏世贵,谢安之,郭先举//医界春秋.-3-9-388
祝颂诗词八则/李克蕙等//医界春秋.-3-10-409
祝萧龙友七十寿七律四首/段梦兰//北京医药月刊.-5-21-310
祝兴城国医砥柱分社诗/李葆真//国医砥柱月刊.-5-16-636
祝医学公报歌/李晓梧//医学公报.-1-6-536
撞红赋/陈应期//杏林医学月报.-3-16-165
自感寄徐召南君/陈守真//三三医报.-2-29-635
自和前刻落成五首/三三医报社//三三医报.-2-32-347
自君之出矣(寄彭基相北京)/佚名//三三医报.-2-30-212
自遣/张树筠//三三医报.-2-30-533
自题碧松轩读书图(调寄琐窗寒)/三三医报社(录)//三三医报.-2-30-355
自题松筠岁健图/刘蔚楚//三三医报.-2-30-606
自题小照/吴作元//中医指导录.-4-4-378
自咏/柄夫//三三医报.-2-29-564
自咏/陈逸鹤//中医指导录.-4-4-56
邹殿邦馆长为封翁祝寿征诗漫题以应/陈秩云//国医杂志.-4-7-117
邹静存老先生六十寿辰敬呈拙作二首借申庆祝/黎琴石//国医杂志.-4-7-116
醉花阴(自由)/何佩瑜//国医杂志.-4-5-106

16.3 杂组

爱的真义(一)至(二)/波心//文医半月刊.-5-14-156,172
爱洁庐主人泼墨/陆清洁//国医导报.-5-29-201.-5-30-62,126,181,247,395
爱日庐读书记/陈祝三//国医砥柱月刊.-5-18-670
爱因斯坦之妙论/王琼//光华医药杂志.-4-35-423
安徽广德发现僵尸/光华医药杂志社//光华医药杂志.-4-36-134
跋史记太仓公传后/王以钧//绍兴医药学报.-1-10-303
拔牙药/汪保之//中医指导录.-4-1-535
拔牙药/张础光//中医指导录.-4-2-48
白人受赐中国医药/秦伯未//中医世界.-3-33-12
百思不得其解/孔时亮//光华医药杂志.-4-35-211
宝华随笔/许宝华//针灸杂志.-4-34-198
暴日蛮横觉西医/张沛恩//医林一谔.-4-8-525
悲观乎乐观乎/激声//绍兴医药学报.-1-12-139
奔豚证(松轩随笔)/廖景桐(辑)//中医杂志(广东).-3-4-443
本立而道生/徐韵英//绍兴医药学报星期增刊.-1-22-494
本年司天在泉之一验/谢衡卿//中医指导录.-3

-37-293
必也正名乎/周燕麟//中国医药月刊.-5-32-162
扁鹊和长桑君/新中医刊杂志社//新中医刊.-5-19-557
扁鹊见垣一方人说/医学杂志社//医学杂志.-2-9-476
扁鹊论/行//文医半月刊.-5-14-34
扁鹊墓/郝芸衫//光华医药杂志.-4-41-489
遍体出血之奇症/神州国医学报社//神州国医学报.-4-16-331
辨物小志/陈小无//神州医药学报.-1-47-497
别兮东京/承淡安//光华医药杂志.-4-38-375,472,570
冰壶杂识/李慰农//国医导报.-5-29-258
饼干理脾糕期颐饼四五培元粉/沈仲圭//医界春秋.-3-14-131
病人身体忽长数尺之研究/蒋超尘//光华医药杂志.-4-35-111
病咽胸中之怪物(广五行记)/广东中医杂志社(辑)//中医杂志(广东).-3-4-201
跛道人书画海外知名/国医砥柱月刊社//国医砥柱月刊.-5-17-164
跛道人鬻书/国医砥柱月刊社//国医砥柱月刊.-5-16-639
补白/陈眉公//中医新生命.-5-7-244
补白/海涛//自强医学月刊.-3-41-546
补白/彭子益//文医半月刊.-5-14-180
补白/秦伯未//中医世界.-3-32-80
补白/沈本琰//中医新生命.-5-6-6
补白/沈芷江//中医杂志.-2-24-431
补白/苏东坡//中医新生命.-5-7-171
补白/郑樵//中医新生命.-5-7-530
补白/中医新生命杂志社//中医新生命.-5-7-454.-5-8-143,418,473
补白/周自强//苏州国医杂志.-5-2-202,219
补白/自强医学月刊社//自强医学月刊.-3-40-42.-3-41-106,406,459
补使命/国药新声杂志社//国药新声.-5-22-522
捕鹿法/郑逸梅//光华医药杂志.-4-41-66
不负责之介绍/灼然//自强医学月刊.-3-41-219
不可录/莲子//神州医药学报.-1-45-303
不可思议的借尸还魂/鹰//神州国医学报.-4-18-163
不平人语录/仁//医界春秋.-3-5-30
不平人语录/张少波//医界春秋.-3-5-40
不老的波兰妇人/神州国医学报社//神州国医学报.-4-18-459
不为良相即为良医说/周逢儒//绍兴医药学报.-1-14-219
不死药/邹国华//杏林医学月报.-3-21-280
不要起了退步心/史久华//绍兴医药学报星期增刊.-1-22-463
不以直报怨/陆渊雷//中医新生命.-5-7-243
不在话下/陈无咎//医界春秋.-3-10-281
不赞成汉派及偏于一派害人说/刘蔚楚//三三医报.-2-32-10
才女致夫的一封书/谭次仲//华西医药杂志.-5-37-500
操针解(仿获麟解体)/徐绍孺//针灸杂志.-4-32-19
产参之发源地/知愚//医界春秋.-3-14-496
产儿的新纪录/倩若//光华医药杂志.-4-36-48
产蛇志异/绍兴医药学报社//绍兴医药学报.-1-8-435
钞票与苍蝇杀人力量之比较/筱梅//中国医学月刊.-3-15-8
吃玻璃的日少年/神州国医学报社//神州国医学报.-4-18-459
吃花生中毒奇闻/神州国医学报社//神州国医学报.-4-15-257
臭虫入耳及其治法/神州国医学报社//神州国医学报.-4-15-142
楮实汤(江表志)/广东中医杂志社(辑)//中医杂志(广东).-3-4-200
春秋外义/余无言//医界春秋.-3-13-147

从医学上观察脚踏街车/吴羽白//三三医报.-2-31-421
从医之真谛说到读医书法之一助/金少陵//新中医刊.-5-20-545
存心(录尺牍教科书)/杨韵英//绍兴医药学报星期增刊.-1-22-408
错综庞杂/彤影//新中医刊.-5-20-203
畣友人书(录医医巵言)/周禹锡//三三医报.-2-33-128
答案的责任/余春轩//绍兴医药学报星期增刊.-1-21-450
打擂台/黄眉孙//绍兴医药学报.-1-15-511
大黄传/李啸云//神州医药学报.-1-45-309
代华伯哭马叔循君/孟英//绍兴医药学报星期增刊.-1-22-387
弹康民琴师所遗朱漆断纹琴有感/马瘦吟//沈阳医学杂志.-3-1-345
祷医圣文/陈虬//利济学堂报.-1-1-111
到民间去/刘亚农//北平医药月刊.-5-9-231
悼孟翼之先生/齐志学//国医正言.-5-5-553
道德述闻/亚//文医半月刊.-5-14-27
道字与国医之关系/梓登之徒//国医杂志.-4-7-237
道字与医学之关系/梁家维//国医杂志.-4-7-399
灯花新语/陆成一//中医世界.-3-25-228
东坡盖公堂记/杨百城,赵意空(辑)//医学杂志.-2-1-601
东坡先生摄养法(连载)/杨百城,赵意空//医学杂志.-2-1-510.-2-2-36
动植物之寿命/丁福保//中西医学报.-1-32-141
毒药库/医学报社(辑)//医学报.-1-7-399
读扁鹊虢太子病论/未署名//中医杂志.-2-23-489
读曾觉叟先生辨龙毓莹之关于脑膜炎书后/李廷藏//国医正言.-5-4-222
读陈和相君劝戒酒论书后/李斐如//三三医报.-2-31-567
读承师东渡归来感言/高正民//针灸杂志.-4-30-33
读讣与悲/济云//现代中医.-4-42-333
读湖南医药月刊曾吴两公伟论之后联想到孟子之在战国/刘琴仙//杏林医学月报.-3-20-319
读康君色门棒喝之感言/柴德新//绍兴医药学报星期增刊.-1-22-63
读了女子行医不能结婚以后/中国女医学社//中国女医.-5-34-196
读了制止侮辱中医文字之办法以后/吴去疾//神州国医学报.-4-18-5
读雷少逸医毋自欺论书后/史介生//绍兴医药学报.-1-18-101
读毛近仁先生论中国膳食事改良之必要/李伦敦//中国医学月刊.-3-15-582
读毛锥子五藏神会议记书后/松使者//三三医报.-2-33-275
读南京市禁用洋文招牌而联想西医处方/长荣//现代医药月刊.-4-27-142
读食汤圆毙命之奇闻一则/刘琴仙//杏林医学月报.-3-20-75
读史闲话/刘师纶//国药新声.-5-28-151
读书方宜人共识之赘言书后/时逸人//三三医报.-2-30-196
读书偶记(论热忌汗)/姜春华//国医砥柱月刊.-5-18-109
读书偶记(论吴鞠通)/姜春华//国医砥柱月刊.-5-18-176
读书随笔(连载)/谢诵穆//神州国医学报.-4-14-226,279,334,391,464,511,563,610.-4-15-31,75,132
读书随笔录/张树勋//中医杂志.-2-28-201
读书须择善本论/陈筱梅//中医世界.-3-39-29
读书宜善用说/刘蔚楚//三三医报.-2-31-181
读书有感/钱能//国医新声.-5-27-437
读书隅录:古书对于一产二子之称呼/张锡君//光华医药杂志.-4-40-69
读书杂记(连载)/姜春华//中医新生命.-5-7-

604.-5-8-13
读书札记/谢衡卿//中医指导录.-3-38-635
读苏藜照先生事略谨撰一联借表景仰/许超//国药新声.-5-22-263
读万卷书室医药谈/张破浪//神州医药学报.-1-47-351
读王平裴氏言医札记/花桂山//三三医报.-2-31-27
读香县刘蔚楚先生证治从录有感/王肖舫//三三医报.-2-32-313
读新纂儿科诊断学之我见/骆无涯//绍兴医药月报.-2-40-70
读许半龙先生国医乡村协作团论后感言/徐叟渔//医界春秋.-3-14-124
读盐山张君答泌尿器的道路书后/陈董尘//绍兴医药学报星期增刊.-1-21-431
读医/陈雅愉//文医半月刊.-5-14-486
读医书的方法/余公侠//自强医学月刊.-3-40-35
读医书随笔(连载)/朱勉仙//三三医报.-2-31-356,501,607.-2-32-135,283,429
读医书随笔(连载)/朱松//三三医报.-2-34-456,527,566.-2-36-18
读医随笔(连载)/陈芝高//国医砥柱月刊.-5-15-622.-5-17-74
读医随笔/陈芝高//神州国医学报.-4-18-261//文医半月刊.-5-14-486//杏林医学月报.-3-23-309
读医随笔选(一)至(六)/周澂之(著);俞鉴泉(投)//中医杂志.-2-25-9,175,323.-2-26-7
读医随笔选(一)至(六)/周征之(著);俞鉴泉(投)//中医杂志.-2-26-169,333
读医药丛书感言/刁质明//三三医报.-2-30-509
读医药之佳音书后/孙哲钧//沈阳医学杂志.-3-1-355
读医杂记(连载)/王利贞//中医新生命.-5-7-428,536
读医杂记/范行准//医文.-5-34-378
读医座谈/天白(述);学文(笔录)//新中医刊.-5-19-13
读余杂录/包桢孚//神州医药学报.-1-47-104
读越州公报医术研究所之好资料一则书后/信天庐//绍兴医药月报.-2-38-407
读郑振铎先生之我是少年/师峰//国药新声.-5-28-232
读周尚心先生抗疟教育后记/何廷槐//华西医药杂志.-5-37-339
读朱小南先生再进一言后/施济群//新中医刊.-5-19-379
读子耀疑/陈无咎//医界春秋.-3-12-171
读籽年先生书后/王绍整//中国医药月刊.-5-32-618
读左传秦缓诊晋候膏肓之疾/杨百城//医学杂志.-2-1-197
睹嘉属风俗敬神习用猪首之憾言/俞志勤//绍兴医药学报.-1-15-32
短叶水仙花之种法/神州国医学报社//神州国医学报.-4-14-288
断肠续命记(节录)/黄炎培//中医指导录.-4-4-432
对于十八期插图之研究/秦伯未//中医杂志.-2-25-265
多少箴/中医杂志社//中医杂志.-2-19-346
堕胎之罪恶/孙祖烈//中西医学报.-1-37-384
耳闻之镜谈/俞鉴泉//三三医报.-2-32-103
二百五十岁老人之养生名言/绿珠//医界春秋.-3-9-418
二兰吟馆自省语/朱月桥//中医杂志.-2-21-44
二头四手/清癯//神州国医学报.-4-15-250
发现与医学/高维祺//三三医报.-2-36-241
法国少女忽变为男/游丝//神州国医学报.-4-16-156
范文正公为医等于为相论/良月//绍兴医药学报.-1-16-328
放言/赵树屏//北京医药月刊.-5-21-525

飞行病/神州医药学报社(辑)//神州医药学报.-1-46-334
非非室读书笔记/沈仲圭//医界春秋.-3-10-454
非非室杂录(连载)/沈仲圭//三三医报.-2-33-385,493.-2-34-131,562//中医杂志.-2-23-459.-2-24-229,362.-2-25-386.-2-26-233,405
非派别论/梁长荣//医林一谔.-4-8-526
肥人与瘦人/高鉴如//国医砥柱月刊.-5-17-30
腓腨之腨经籍字书多讹作肠字说/张山雷//医界春秋.-3-6-34
朏盦客座谈话(连载)/吴稚晖//中西医学报.-1-35-201,265,337,391,467,553
废话一套/丁子良//神州医药学报.-1-46-441
粪清水能解河豚毒之奇闻/盛养真//光华医药杂志.-4-39-249
风随地殊(录几暇格物编)/岳文台//沈阳医学杂志.-3-3-74
风字解/徐伯英//中医杂志.-2-22-520
疯人院之见闻/施云翔//针灸杂志.-4-33-65
蜂蜜致命异闻/孝群//杏林医学月报.-3-21-334
讽隐/陈明//利济学堂报.-1-3-187
佛学与治疗学/朱丹九//国医砥柱月刊.-5-18-260
扶乩治病/叶劲秋//绍兴医药学报.-1-19-506
浮白(录几暇格物编)/岳文台//沈阳医学杂志.-3-2-417
福世无遗录/张汝伟//绍兴医药月报.-2-40-189
赋梅花馆笔随/宋鞠舫//国医砥柱月刊.-5-18-671
傅山题幼科证治准绳/医学杂志社//医学杂志.-2-3-228
丐医/梅詠仙//神州医药学报.-1-42-123
丐医/俞绍溪//三三医报.-2-32-393
肝木与电力/袁复初//三三医报.-2-36-585
感激的表示/裘吉生//绍兴医药学报星期增刊.-1-21-18
感激时逸人先生研究鬼病/守真//绍兴医药学报星期增刊.-1-22-162
感激医界的诗豪/史介生//绍兴医药学报星期增刊.-1-22-431
感谢陈禅堦君暑病商榷之指教/何佩瑜//国医杂志.-4-7-215
感谢改正/周则愈//光华医药杂志.-4-40-418
感遇/邵餐芝//神州国医学报.-4-16-40
高梦旦之死/吴去疾//神州国医学报.-4-17-489
高思潜先生开诊介绍辞/束天民//三三医报.-2-31-530
告白/张锡纯//绍兴医药学报星期增刊.-1-22-420
格言/林兆莹//中医杂志.-2-28-248
格言:胆过大心过小其失惟均/中医杂志社//中医杂志.-2-20-336
格言释义(连载)/慕向//国药新声.-5-24-208,316,434.-5-25-222,341
隔年积食/张体元//国医杂志.-4-12-231
耕田与健胃/张赞臣//医界春秋.-3-12-187
工余随笔/求是斋//国药新声.-5-28-313
恭贺新禧的感想/史介生//绍兴医药学报星期增刊.-1-22-321
恭祈赐教/王之明//医学杂志.-2-18-274
贡献二个治法/刘则之//光华医药杂志.-4-39-261
古今医源之蠡测/孙允中//沈阳医学杂志.-3-2-12
古钱落骨记/阿应//杏林医学月报.-3-21-341
古人吃饭问题/高维祺//三三医报.-2-30-407
古学今谛(上)/邵餐芝//国医砥柱月刊.-5-15-439
拐腹与枪伤/鹤//神州医药学报.-1-46-333

怪病/周允超//光华医药杂志.-4-36-48
怪病二则/张体元//杏林医学月报.-3-19-534
怪病奇治/陈伯范//光华医药杂志.-4-39-164
怪症奇闻(连载)/石崑生//国医杂志.-4-5-108,207,325,417
怪症奇医/邓国华//杏林医学月报.-3-19-455
关于男变少女之辨正/郑叔纶//现代中医.-4-42-182
关于邪祟症之治疗/梁余生//医学杂志.-2-5-385
广州罗广庭医生与中大师生冲突趣闻/光华医药杂志社//光华医药杂志.-4-35-64
广州限制医药费之难行/国医杂志社//国医杂志.-4-7-92
龟板(录丹波氏医剩)/医学杂志社(辑)//医学杂志.-2-7-112
龟尿/张又良//苏州国医杂志.-5-2-133
鬼的研究/高思潜//绍兴医药学报星期增刊.-1-22-211
鬼神/叶劲秋//绍兴医药学报.-1-19-501
癸丑秋大病误服西药金鸡纳霜遂致厥脱感而书此/钱缙甫//神州医药学报.-1-42-391
癸酉四月二日录申报题为幽魂显灵厥疾顿瘳/刘蔚楚//现代医药月刊.-4-27-215
滚痰丸不可轻饵(蒿庵问话)/廖景桐(辑)//中医杂志(广东).-3-4-442
国立中央医院将误尽天下苍生/国医正言杂志社//国医正言.-5-4-172
国学与人生鉴/袁复初//医学杂志.-2-14-387
国医学会/林继枝//国医杂志.-4-5-206
海隅医俗/张汝伟//绍兴医药学报.-1-14-160
汗血异名同类说/马善征//中医指导录.-4-3-299
行医格言/惜阴//中国医药月刊.-5-32-330
行医难/竹芷熙//绍兴医药学报.-1-11-553
行医叹/康维恂//绍兴医药学报星期增刊.-1-21-440
行医须绝嗜欲论/欲寡过斋主//沈阳医学杂志.-3-2-336
行医之难说/祝松伯//三三医报.-2-30-493
杭医出报之新颖/医学公报社//医学公报.-1-7-17
何君佩瑜像赞/尤列//国医杂志.-4-6-273
和潜道人鬻医篇/沈子佩//神州医药学报.-1-46-120
红豆语/俞友清//神州国医学报.-4-14-519
猴胎之异闻/钱存济//三三医报.-2-31-321
后话/大荒勇士//医界春秋.-3-14-158
胡君天宗五秩序/王祖彪//三三医报.-2-31-206
琥珀之讨论(上)走方郎中的奇迹/马相伯//中医指导录.-4-2-332
琥珀之讨论(下)琥珀琐谈/秦伯未//中医指导录.-4-2-333
滑稽谈木通/查贡夫//神州医药学报.-1-43-377
话说江湖医生/巴夫//新中华医药月刊.-5-35-415
怀妊七载案医学上之研究/曹炳章//绍兴医药学报.-1-10-323
怀孕两年与三月之异闻/昭本//杏林医学月报.-3-21-102
怀孕三年六月未产/光华医药杂志社//光华医药杂志.-4-35-66
怀孕四十八月产一男孩/光华医药杂志社//光华医药杂志.-4-39-80
怀孕五年又六月/华西医药杂志社//华西医药杂志.-5-37-450
幻想中之未来世界/栩蝶//中国医学月刊.-3-15-403
黄渡农家怪胎/光华医药杂志社//光华医药杂志.-4-35-208
黄膺白先生的死/独鹤//神州国医学报.-4-18-161
诙谐录(映溪草堂笔记)/周维翰//医学报.-1-

4-334
诙谐文:讨病魔檄(仿讨武曌檄体)/遯龛//绍兴医药学报.-1-12-107
恢复青春有术/谨//光华医药杂志.-4-37-346
回回教之不食猪肉之故/孟德斯鸠//中医新生命.-5-7-61
回忆与惨痛/薛公善//中医世界.-3-38-585
婚娶的奇早/一得//光华医药杂志.-4-35-499
火柴研究谈(一名燐寸)/张绍修//中西医学报.-1-25-137
火车上怪病/孑予//光华医药杂志.-4-36-67
火焰集:控诉感想丹方原则/新中医刊杂志社//新中医刊.-5-19-23
霍乱流行中之见闻/杏林医学月报社//杏林医学月报.-3-19-154
霍乱流行中之一韵事/杏林医学月报社//杏林医学月报.-3-19-154
镬盖先生/刘石铭//光华医药杂志.-4-37-444
鸡腹怪物/神州国医学报社//神州国医学报.-4-17-107
鸡肉琐谈/沈仲圭//苏州国医杂志.-5-1-364
嵇叔夜秋胡行/中医杂志社//中医杂志.-2-19-346
极可爱之俗谚/赵曾望//神州国医学报.-4-14-238
记莫斯科之睡病/寄观//医界春秋.-3-5-151
记社员丛言志惨死/李慰农//三三医报.-2-33-202
记石卵治盲/只园//神州国医学报.-4-16-379
记乌龟脱壳/神州国医学报社//神州国医学报.-4-14-183
记性(医賸)/广东中医杂志社(辑)//中医杂志(广东).-3-4-86
记鸳江一奇病者/壶小筑//杏林医学月报.-3-21-27
记诤友张克成君之名言/刘民叔//医界春秋.-3-7-540
记治噎借吞剑法/李寿芝//中医杂志.-2-23-114
纪蚕食症/繁华//杏林医学月报.-3-19-175
纪革命先烈秋瑾提倡女医事/裘吟五//光华医药杂志.-4-35-422
纪湘省茶陵妇人之怪胎/邹国华//杏林医学月报.-3-21-27
季弟墓碣/徐瀛芳//中医新生命.-5-6-480
寄思潜序/朱湘//三三医报.-2-32-573
寄语/莲子//神州医药学报.-1-45-304
绩荫堂笔记/陈秉初//中医杂志.-2-22-91
甲鱼肚内产小孩/光华医药杂志社//光华医药杂志.-4-35-66
假麻风症之制造法(霭楼賸览)/廖景桐(辑)//中医杂志(广东).-3-4-439
简问樵社长并祝公报前途/杨羲桢//医学公报.-1-7-72
江督张批优等医士秦士俊禀陈中西医院传考不洽与情由/医学公报社//医学公报.-1-7-53
江阴东乡记闻/曹湘人//中医杂志.-2-23-372
焦易堂妙语/王彬//光华医药杂志.-4-36-412
脚气病与名人汪淑子/汪淑子//中医世界.-3-27-583
节录菜根谈/管世音//国药新声.-5-28-394
节食说/时逸人//绍兴医药学报.-1-15-513
结婚之适婚年龄/沈沁芳//光华医药杂志.-4-37-244
解决雇用乳妇之缺点/王仙令//光华医药杂志.-4-36-117
解释颜文亮问为医要识心理学/谭次仲//华西医药杂志.-5-36-206
解释中医检定条例/周允超//光华医药杂志.-4-36-135
介绍一篇论新生活运动之文章/吴去疾//神州国医学报.-4-18-463
介绍一张新式方笺/仲晓秋//现代中医.-4-42

-468
戒食杀人/张体元//国医杂志.-4-12-231
戒鸦片新法/医学报社//医学报.-1-7-524
今冬/秦伯未//中医世界.-3-30-511
今日之新药品/义律//神州医药学报.-1-46-225
金钱与生命/朱良钺//医界春秋.-3-5-121
金先生别传/姜鑫//针灸杂志.-4-33-171
谨奉黄眉孙先生草书/钱星若//神州医药学报.-1-46-417
近代名医诗评/章洪均//医学杂志.-2-12-141
近世婚嫁早晚之主张(录进步)/范皕诲//中西医学报.-1-34-83
经过了农村一番/姚世琛//医界春秋.-3-12-257
经论中知字之研究/张主和//中医世界.-3-27-504
经脉与生命线/佛雏//医学杂志.-2-14-439
经学家之医学/钱缙甫//神州医药学报.-1-43-404
惊人的死亡/古仁//医林一谔.-4-8-506
惊人发明:起死回生术之试验/良穆//光华医药杂志.-4-37-67
警厅与医士/张真吾//神州医药学报.-1-47-412
敬告汉医学家书后/海虞//神州医药学报.-1-45-520
究何原故/王达泉//光华医药杂志.-4-38-535
九年不食的杨小姐健康如常现住女师学院/华西医药杂志社//华西医药杂志.-5-37-451
酒与人生/黄劳逸//国医导报.-5-29-200
救猝死法/暴振华//中医杂志.-2-19-532
救服火柴头之研究/林大夔//医学公报.-1-7-46
绝人血统之血统法院/渭清//光华医药杂志.-4-35-568
楷书九种/中医杂志社//中医杂志.-2-20-9,171,351.-2-21-9,201,373
坎拿大一胎五孩的卫生抚育/周尚//神州国医学报.-4-17-291
看捉痨虫记(连载)/承淡安//针灸杂志.-4-34-35,118
考医变相/绍兴医药学报社//绍兴医药学报.-1-8-85
科学可使男女易性说/三三医报社//三三医报.-2-31-272
科学珍闻/永年//光华医药杂志.-4-39-424
可——不可/姜春华//华西医药杂志.-5-37-67
可怜的玫瑰/陈茵//文医半月刊.-5-14-12
客窗杂谈/胡剑华//沈阳医学杂志.-3-2-130
客座谭郎/陈小无//神州医药学报.-1-47-391,591
空青辩/查贡夫//神州医药学报.-1-45-306
空谈与实行/汪橘香//中国女医.-5-34-222
孔子切脉(冷庐医话)/广东中医杂志社(辑)//中医杂志(广东).-3-4-85
孔子知医/周文君//光华医药杂志.-4-36-422
哭济生儿/馨//中西医药.-5-10-80
苦虫何苦(活力书屋随感录二十章)/铁军//医界春秋.-3-14-120
困学丛录(连载)/赵树屏//北京医药月刊.-5-21-72,158,242,312
拉杂篇/莲子//神州医药学报.-1-44-177
拉杂谈/曾其逊//国医杂志.-4-5-516
痨尸虫之出现/刘景川//沈阳医学杂志.-3-3-265
老古套和新发明/黄苍霖//神州国医学报.-4-16-304
老鼠偷粪与藏毒之辨别/邓靖山//杏林医学月报.-3-22-545
老子之卫生精语/康维新//绍兴医药学报.-1-15-512
冷水发伏热病/齐书//中医杂志(广东).-3-4-317
离别/杨开祥//文医半月刊.-5-14-32
理财篇/孙曾钦//利济学堂报.-1-3-673

理法与权能/梁长荣//杏林医学月报.-3-16-131
理想的天老研究/杨子明//国医正言.-5-3-43
痢字新解/胡怀谨//国医砥柱月刊.-5-18-191
联语偶存/秦伯未//中医指导录.-4-2-438
恋爱/杨开祥//文医半月刊.-5-14-80
良相与良医/张赞臣//医界春秋.-3-11-201
良心/绍兴医药学报社//绍兴医药学报星期增刊.-1-22-381,405
良医与良相/温述而//国医杂志.-4-5-415
梁君朝浦像赞/何佩瑜//国医杂志.-4-6-361
两点可以改良/杜雪颜//自强医学月刊.-3-40-475
两个月的胎孩产后竟不死/华西医药杂志社//华西医药杂志.-5-36-333
疗心良药/张蓬轩//绍兴医药学报.-1-16-354
临终大笑二昼夜/现代医药月刊社//现代医药月刊.-4-27-534
刘河奇闻/神州国医学报社//神州国医学报.-4-15-253
刘子仪膏药(见夜雨秋灯录)/徐韵英//复兴中医.-5-31-34//医学杂志.-2-4-489
六十述怀/秦颂尧//国医导报.-5-29-157
六祖佛铜像/何佩瑜//国医杂志.-4-5-103
龙胎/光华医药杂志社//光华医药杂志.-4-40-90
陆军医生之任务/李宗陶//医学报.-1-6-206
录报载小三榆主人稿三则/医学杂志社//医学杂志.-2-8-481
录家庭讲话二则/三三医报社//三三医报.-2-33-69
录孔子家语序/钱能(录)//国药新声.-5-26-636
录孔子家语一则/沈仲圭//三三医报.-2-33-286
录人生必读书五则/沈仲圭//三三医报.-2-33-284
录四戒汇纂四则/沈仲圭//三三医报.-2-33-285
录愿体集九则/沈仲圭//三三医报.-2-33-285
录竹窗随笔五则/沈仲圭//三三医报.-2-33-283
论黄帝是卫生家老子是养生家宗旨不同/戴祖培//医学报.-1-6-220
论人生/竹余祥//三三医报.-2-29-584
论手术/徐相宸//神州医药学报.-1-42-391
论台医坐店之弊(一)至(二)/问樵//医学报.-1-6-314,323
论医贵权变/程庭玉//神州医药学报.-1-44-330
论医士当兼用静坐之功以悟哲学/张锡纯//医学杂志.-2-6-38//中医杂志.-2-23-61
论医术之偏倚/周静斋//苏州国医杂志.-5-2-314
论语释迷/袁复初//医学杂志.-2-16-429
论治宋教仁先生之伤/余伯陶//神州医药学报.-1-42-78
罗大医士炜彤先生广厦落成暨嗣君结婚双庆/罗骚//三三医报.-2-30-492
吕元膺论医/吕元膺//医学杂志.-2-8-614
旅行与娱乐/江亢虎//德华医学杂志.-1-39-151
旅杭记略/叶橘泉//苏州国医杂志.-5-2-448
绿野草堂笔记/徐伯英//中医杂志.-2-22-90,256,294,310,378
马丹阳学道轶事/黄述岐//针灸杂志.-4-31-84
满城风雨之象贝涨价问题/郑凤石//光华医药杂志.-4-36-247
漫谈/邓靖山//杏林医学月报.-3-20-246
盲唱集灯谜录/瞽丐//神州医药学报.-1-47-109
茅草御鬼/骆明普//杏林医学月报.-3-20-170
美国病美人忽成伟男子/游丝//神州国医学报.-4-16-157

美貌男子忽变青春少女/光华医药杂志社//光华医药杂志.-4-35-270
美人信仰中医之一证/狄景明//神州国医学报.-4-16-207
门诊室之标语/中国针灸学研究社//针灸杂志.-4-34-236
梦/壹贰//新中医刊.-5-19-135
梦莼漫笔/费梦莼//中医杂志.-2-24-376
梦话里的一段片/李伟//文医半月刊.-5-14-27
梦与人生/黄劳逸//国医导报.-5-29-154
迷人新法(映溪草堂笔记)/周维翰//医学报.-1-4-189
迷信仙方之害/杏林医学月报社//杏林医学月报.-3-19-333
迷信治疗/英华//新中医刊.-5-19-345
谜底揭晓/蔡曰如//现代中医.-4-43-672
勉励神州医药总会同人骈文/黄眉孙//神州医药学报.-1-44-89
闽中林鉴塘太史闲居杂录/医学杂志社//医学杂志.-2-2-517
名医丁甘仁死后之奇闻/田先平//中国医学月刊.-3-15-405
名医难为通医更难为论/张汝伟//绍兴医药学报.-1-17-278
名医杀人之罪甚于庸医/张绍修//中西医学报.-1-24-315
名医生活见闻录/周震宇//华西医药杂志.-5-37-568
名医碎金录(一)至(五)/袁桂生//医学报.-1-7-363,398,445,469,491
名医谈(映溪草堂笔记)(连载)/周维翰//医学报.-1-4-547,581
名医语录/秦又安//中医世界.-3-30-158
名医之机变/江静波//复兴中医.-5-31-402
名医之吝啬(映溪草堂笔记)/周维翰//医学公报.-1-4-287
名医之任务/钦云//国医砥柱月刊.-5-17-283
名医之所以成为名医/陆康甫//中医新生命.-5-6-58
名与实/梁长荣//医林一谔.-4-10-91
明红丸案平议/杨铸园//神州医药学报.-1-42-293
明明不可解一打/莲子//神州医药学报.-1-44-85
明珠篇/时功玖//神州医药学报.-1-47-595
摩拿罗夫人胸膛放光/医林一谔杂志社//医林一谔.-4-11-68
某女士致某郎新婚后远出书(药名尺牍)/诗隐//医界春秋.-3-5-151
男孩有两个生殖器/光华医药杂志社//光华医药杂志.-4-36-135
男女互变再记(映溪草堂笔记)/周维翰//医学报.-1-4-122
男女说/姜启忠//绍兴医药学报.-1-15-439
南北政之不应说/姚素民//沈阳医学杂志.-3-3-392
南华寺卓锡泉记/陈琦贞//国医杂志.-4-5-104
南京行医的秘诀/庞继善//光华医药杂志.-4-35-48
南洋医俗谈屑/绍兴医药学报社//绍兴医药学报.-1-18-293
脑中藏刀十五年/辉//光华医药杂志.-4-36-50
内脏反生补录/阎世华//神州国医学报.-4-15-624
内脏反生之畸形/洪馨芝//神州国医学报.-4-15-624
能食细菌之司徒其/黄警顽//光华医药杂志.-4-41-290
能移动的痈毒/黄华官//现代中医.-4-43-597
泥菩萨是能医病的吗/守真//绍兴医药学报星期增刊.-1-21-474
牛腹生石/医界春秋社//医界春秋.-3-9-474
纽约之犬名医/医学报社//医学报.-1-7-400
农妇产五犬/光华医药杂志社//光华医药杂志.-4-40-412

疟疾诗话/耿鉴庭//中国医药月刊.-5-33-224
女子怕痒之研究/徐敏//中医世界.-3-25-313
潘生/竹芷熙//绍兴医药学报.-1-12-111
辟谰言/余鸿仁//现代中医.-4-42-491
贫病之可哀/吴去疾//神州国医学报.-4-18-7
迫不及待之急性险疫/徐相宸//绍兴医药学报星期增刊.-1-21-179
破坏与建设/沧海//医林一谔.-4-8-159
七周纪念感言/林学富//医界春秋.-3-9-391
期望/海涛//中医新生命.-5-7-364
奇病/闲云野鹤//杏林医学月报.-3-19-327
奇病纪略/佛雏//医学杂志.-2-14-438
奇病妙医谈/陈济民//国医杂志.-4-6-198
奇病奇闻/吕少夫//针灸杂志.-4-32-395
奇病述异/毅甫//神州国医学报.-4-15-252
奇产奇针/薛广兴//针灸杂志.-4-28-564
奇怪的心脏/光华医药杂志社//光华医药杂志.-4-35-203
奇贵的药材/叶瑾//光华医药杂志.-4-35-427
奇疾/胡观云//杏林医学月报.-3-19-331
奇事/高思潜//绍兴医药学报星期增刊.-1-22-190
奇嗜/铢庵//光华医药杂志.-4-35-498
奇松树/凌秉衡//中医杂志.-2-25-267
奇特之中毒/陆达之//现代中医.-4-42-519
奇闻/程次明//神州国医学报.-4-14-477
奇闻二则(广州通讯)/光华医药杂志社//光华医药杂志.-4-37-79
奇医/闲云野鹤//杏林医学月报.-3-19-331
奇异婚俗/张蕙如//光华医药杂志.-4-35-426
奇哉天雨能医神经病/陈应期//医林一谔.-4-9-424
奇哉中国老妪之神术/陈存仁//医界春秋.-3-5-164
奇哉猪毛箭之证/陈应期//杏林医学月报.-3-20-123
奇症奇治(并引)/陈安波//绍兴医药学报.-1-8-469
奇症一则/查贡夫//神州医药学报.-1-45-308
脐中出蛔虫/王传华//现代中医.-4-43-595
岂有此理与竟有此理/叶劲秋//医学杂志.-2-17-361
启东之一怪胎(附图)/黄苍霖//神州国医学报.-4-17-70
气的类别/蔡德斋//光华医药杂志.-4-37-344
器能句解/陈益生//医界春秋.-3-5-74
千佛山发现奇草/神州国医学报社//神州国医学报.-4-15-253
千里眼/丁福保//中西医学报.-1-32-135
谦益医室自警说/李曰纶//国医正言.-5-4-247
谦斋随笔(连载)/秦伯未//中医世界.-3-31-244,603.-3-32-171
强种/龙志云//医学杂志.-2-17-257
巧对/李明哲//中医世界.-3-28-334
秦超之医术/雪影//三三医报.-2-32-280
青浦农家怪胎/光华医药杂志社//光华医药杂志.-4-35-271
轻身重财信巫不信医论/李裴如//三三医报.-2-31-587
轻信不知医者以自害其子说/李萼芳//医学报.-1-6-240
请大家出来帮帮忙/徐相任//神州国医学报.-4-15-97
求尽性斋嘉言录/杨孕灵//三三医报.-2-33-501
屈死/王莲荪//光华医药杂志.-4-35-427
曲江马坝墟之马鞍山(二)/何琦贞//国医杂志.-4-5-204
曲江中山公园之韶石(一)/何琦贞//国医杂志.-4-5-204
去墨污纸绢书画法/神州国医学报社//神州国医学报.-4-16-436

权庐笔记/陈中权//中医世界.-3-26-641,651,657
全世界之人皆成疯汉/光华医药杂志社//光华医药杂志.-4-35-271
劝医家改良一则/林先耕//医学报.-1-6-237
群仙液/医学公报社//医学公报.-1-7-230
热心可感/医学报社//医学报.-1-5-40,72,104,136,168
人秉双性说(录格致丛书)(连载)/医学杂志社(辑)//医学杂志.-2-4-616.-2-5-113
人参吃死人/神州国医学报社//神州国医学报.-4-15-252
人工制造疯犬之轶闻/罗家骥//中国医学月刊.-3-15-402
人黄/韩绪臣//绍兴医药学报.-1-14-220
人及医人/陈无咎//神州医药学报.-1-47-305
人类面貌将成三角形之推测/绿亭//三三医报.-2-33-320
人类灭亡之兆/未署名//三三医报.-2-29-192
人名对(一)至(二)/赵树屏//北京医药月刊.-5-21-542,542
人生/杨开祥//文医半月刊.-5-14-48
人生动作之时间/神州医药学报社//神州医药学报.-1-46-333
人生求乐之必要及方法/庐隐//中西医学报.-1-32-403
人生之三大问题(一)至(三)/秦伯未(讲);徐德庚(笔记)//中国医学.-5-34-22,72,119
人世间一大快事/大可//医界春秋.-3-10-59
人体的真价/海客//中医世界.-3-29-161
人体奇谈/树藩//现代中医.-4-42-111
人腿现字迹/光华医药杂志社//光华医药杂志.-4-40-90
人性/杨开祥//文医半月刊.-5-14-64
人中(录几暇格物编)/岳文台//沈阳医学杂志.-3-2-254
人中宝/天虚我生//光华医药杂志.-4-36-431
认为最缺憾的两件事/沧海//医林一谔.-4-9-134,181
日报传北满发现小人国/光华医药杂志社//光华医药杂志.-4-39-80
日本怪病原来如是/王合三//杏林医学月报.-3-21-434
日本女医士生活/苦学生//光华医药杂志.-4-38-62
日本十三岁男孩腹内藏有婴儿/国医正言杂志社//国医正言.-5-5-502
日记选录/李祥麟//中西医学报.-1-24-445
日记之一斑/丁福保//中西医学报.-1-24-275
日夜啼哭之怪病/现代医药月刊社//现代医药月刊.-4-27-395
容斋随笔摘抄/杨百城,赵意空(辑)//医学杂志.-2-1-599
容斋随笔摘抄/杨百城,赵意空(辑)//医学杂志.-2-1-461
肉角/缪俊德//现代中医.-4-43-591
如皋医报出版之先声/如皋医学报社//三三医报.-2-29-45
如何补救困难/刘应龙//光华医药杂志.-4-35-211
如意草堂笔记(连载)/蔡曰如//现代中医.-4-42-309,342,371,473,501,534
儒医妙对/丁秀华//光华医药杂志.-4-35-424
儒医治病/醒生//三三医报.-2-31-39
乳长二尺之女郎/光华医药杂志社//光华医药杂志.-4-35-514
若药不瞑眩厥疾不瘳之确证/吴景焌//杏林医学月报.-3-20-32
三年不产异胎/管调若//光华医药杂志.-4-39-163
三三医报三年之书感/时逸人//三三医报.-2-35-16
三三医报三周纪念赞/杨孕灵//三三医报.-2-35-13
三蛇之说明/张箓云//中医指导录.-4-2-109

三十六行的祖师/寄尘//光华医药杂志.-4-37-249
三峡中学一女工身后长出尾巴来/华西医药杂志社//华西医药杂志.-5-37-452
色情狂/韩哲仙//现代中医.-4-43-595
杀人的女子体育/晚报//神州医药学报.-1-47-319
山城镇坟虫噬尸肉之异闻/刘景川//沈阳医学杂志.-3-3-264
山东诸城药界之危险/王肖舫//绍兴医药学报.-1-20-515
赏菊/谷明//文医半月刊.-5-14-29
上海博医会会长梅滕更博士演说词/梅滕更;周宜(译)//中西医学报.-1-32-25
上海名妓怪病/光华医药杂志社//光华医药杂志.-4-35-270
上身袒胸露臂下身穿棉袄之老媪/光华医药杂志社//光华医药杂志.-4-36-135
韶州曹溪南华寺胜迹志略/何琦贞//国医杂志.-4-5-414
少年之模范叙/丁福保//中西医学报.-1-32-151
少女吞金记/沈仲圭//杏林医学月报.-3-17-316
绍兴满城风雨之庸医杀人案/徐恺//光华医药杂志.-4-35-87
舌似蜂窝之奇病/光华医药杂志社//光华医药杂志.-4-35-66
舌似蜂窝之奇病/吴去疾//神州国医学报.-4-15-249
蛇毒轶谈/徐瀛芳//中医新生命.-5-7-6
蛇症/叶佐臣//现代中医.-4-43-594
申述三事/李心清//医学杂志.-2-16-311
深夜啜粥之患(松轩随笔)/廖景桐(辑)//中医杂志(广东).-3-4-443
什么叫国医什么叫国药/叶劲秋//医界春秋.-3-10-136
神符不能救命的/史介生//绍兴医药学报星期增刊.-1-21-283
神经的强弱就是生命底危吗/莫集贤//针灸杂志.-4-29-297
神药签经妨害病人生命/假醒//三三医报.-2-31-371
神药之害人/存仁医院//绍兴医药学报.-1-19-341
神医/罗广济//新中医刊.-5-19-87
神游古医林记/陶礼雍//华西医药杂志.-5-36-246
沈经钟医科应用论(连载)/沈经钟//医学杂志.-2-3-359,489,611.-2-4-109,241,368
生理变态母女同性相奸/光华医药杂志社//光华医药杂志.-4-35-513
生理上怪事之研究/杨彦和//医界春秋.-3-9-302
生理上怪事之研究/有兢//医界春秋.-3-9-350
生命与医道之研究/陈紫波//神州医药学报.-1-43-194
生七日即能言语之小孩/光华医药杂志社//光华医药杂志.-4-35-514
生物学与中国医药之关系/袁善征//中医新生命.-5-8-359
生月可以断人之性质/万钧//中西医学报.-1-35-91
声明精神学养成所不可去学/陈龙池//绍兴医药学报星期增刊.-1-21-325
省三书屋临证笔记/赵瑛思//中医杂志.-2-23-275
尸变/天白//绍兴医药学报.-1-13-200
尸厥感言/谢建明//针灸杂志.-4-29-12
师古与泥古/李倩萍//复兴中医.-5-31-709
师古与泥古/邵伯衡//复兴中医.-5-31-707
师古与泥古/汪赓麟//复兴中医.-5-31-708
师古与泥古/朱永祥//复兴中医.-5-31-707
师竹斋读书记(连载)/祝天一//中医杂志.-2-21-71.-2-22-74,485
诗经芣苡莱莔为中国女界最古药物学/沈香波//医界春秋.-3-5-346
诗医/檀郎//杏林医学月报.-3-20-424
施医与杀人/陈湘魂//三三医报.-2-29-167

十六年不眠/光华医药杂志社//光华医药杂志.-4-35-429
十六年不睡的人/医林一谔杂志社//医林一谔.-4-11-70
十日能言之怪婴/掞天//光华医药杂志.-4-38-139
十四月胎儿记/孙达之//光华医药杂志.-4-38-584
石膏三钱之名医/中西医学报社//中西医学报.-1-24-58
拾荒/孟彬//新中医刊.-5-19-111
食挂(宋稗类抄)/广东中医杂志社(辑)//中医杂志(广东).-3-4-715
食气(录几暇格物编)/岳文台//沈阳医学杂志.-3-3-25
食人及人体供牺/丁福保//中西医学报.-1-32-143
食汤圆毙命之奇闻/何伯贤//杏林医学月报.-3-19-534
食盐漫谭/张嘉因//国医砥柱月刊.-5-17-31
食汁由小肠入别肠说/景仰山//沈阳医学杂志.-3-2-224
使惊法一则/沈仲圭//医学杂志.-2-6-386
使怒法二则/医学杂志社//医学杂志.-2-6-387
世界三大问题/佛雏//医学杂志.-2-14-434
世界伟人之脑量/伯星//光华医药杂志.-4-35-566
世医/谦//中医世界.-3-31-230
事物疑问/光华医药杂志社//光华医药杂志.-4-39-354
释硅/利济学堂报社//利济学堂报.-1-3-627
释梫/芸庵//中医世界.-3-25-107
释暑/秦伯未//中医世界.-3-32-556
释巫医/张之纲//医界春秋.-3-12-377
释医/范行准//医史杂志.-5-38-267
释子嗣/张汝伟//绍兴医药学报.-1-10-226
首都行/海煦//中西医药.-5-13-476
首都医界趣闻/谭韵笙//光华医药杂志.-4-36-290
书法浅说/陆渊雷//中医新生命.-5-8-524,589
叔豪闲话/万钧//中西医学报.-1-35-326
熟读王叔和不如临症多论/陈芝高//杏林医学月报.-3-22-191
述/慕向//国药新声.-5-23-445
述学/岳美中//中医新生命.-5-8-138
双胞胎一男一女/神州国医学报社//神州国医学报.-4-15-250
谁以人命为儿戏/祝敬铭//医界春秋.-3-10-309
水蛭入粪门之我见/杨扬//杏林医学月报.-3-19-242
睡死病虫(映溪草堂笔记)/周维翰//医学报.-1-4-188
说不药为中医/余春轩//绍兴医药学报.-1-18-25
说茶/高维祺//三三医报.-2-35-285
说鬼/黄眉孙//绍兴医药学报.-1-10-361
说龙/高维祺//三三医报.-2-34-245
说神农/徐相任//中医世界.-3-25-122
说团结/徐相任//神州国医学报.-4-15-4
说巫/高维祺//三三医报.-2-36-368
说鲞鱼黄姑鱼发现燐光之疑问/张汝伟//绍兴医药学报.-1-13-38
说烟/高维祺//三三医报.-2-36-238
说医/曾觉叟//国医正言.-5-5-209
说医/春梦婆//绍兴医药学报.-1-12-174
说医/谭斌宜//中西医学报.-1-26-442
说医病须辨症识治法/刘蔚楚//三三医报.-2-36-383
说医书后/张汝伟//神州医药学报.-1-47-18
斯人脏腑是否与人有别?常以断肠草根干嚼吞食/林瑾庵//光华医药杂志.-4-39-249
死案/刘琴仙//杏林医学月报.-3-20-210
死的演变/郭瑞令//国医砥柱月刊.-5-17-626
死海/瞻庐//中西医学报.-1-38-7
死去四五小时复活的研究/光华医药杂志社//光华医药杂志.-4-39-80

死生与宇宙/袁复初//医学杂志.-2-14-391
死之原因/神州医药学报社//神州医药学报.-1-46-337
四句话/张怀霖//国医砥柱月刊.-5-18-537
菘萝医馆漫笔(连载)/汤慕殷//国医导报.-5-30-251,325,402
送麻黄出洋序(仿韩文公董邵南序)/朱寿朋//医界春秋.-3-13-412
送尸术/王寿芝//绍兴医药学报.-1-12-171
苏东坡论脉/张朗轩//沈阳医学杂志.-3-2-17
苏东坡之死/严巍//光华医药杂志.-4-39-430
苏易为虎接生(干宝搜神记)/广东中医杂志社(辑)//中医杂志(广东).-3-4-714
苏州一件荒谬之怪事/光华医药杂志社//光华医药杂志.-4-35-65
素食与道德/凌霜//中西医学报.-1-36-237
素食主义决疑/晦鸣学//中西医学报.-1-28-322
随便谈谈/冯湘汕//中西医学报.-1-41-135
随便谈谈/针灸杂志社//针灸杂志.-4-28-8
随感录/吴虎//医界春秋.-3-5-110
随见录/薛德焴//中医新生命.-5-7-377
岁阑谢年忌用荤血/沈仲圭//国医砥柱月刊.-5-15-517
孙真人养生铭/沈仲圭//三三医报.-2-31-397
损寿统计/衣//光华医药杂志.-4-37-68
胎产志异/宋紫波//现代中医.-4-42-279
抬子配药/刘石铭//光华医药杂志.-4-37-443
太后重视医学/医学报社//医学报.-1-4-449
谈荟(一)/钝翁//国医导报.-5-29-368
谈谈女化男男化女之我闻/吴去疾//神州国医学报.-4-18-109
谈问/希平//国药新声.-5-26-388
谈医随录/齐志学//国医正言.-5-3-447
谈医学杂志改组以后/医学杂志社//医学杂志.-2-14-112
谈医药副刊(连载)/谢诵穆//中医新生命.-5-7-496,551
谈正名/桐青//中国医药月刊.-5-32-229
谈自治/慕向//国药新声.-5-25-98
汤本求真言论之荒谬/陈震异//光华医药杂志.-4-38-381
唐立三读医书十则(并序)(连载)/唐立三//医学杂志.-2-9-582.-2-10-76
陶斋医学随笔/严苍山//中医杂志.-2-22-501
特国博士/李寿芝//医界春秋.-3-5-432
提倡保险医院缘起/包识生//神州医药学报.-1-45-585
题画/佚名//医学报.-1-7-399
体质强弱不拘南北论/高光瑞//绍兴医药学报.-1-8-231
惕庐医窗随笔/周筱斋//光华医药杂志.-4-37-514
田俞讼案之国医立场观/吴去疾//神州国医学报.-4-15-98
铁笔硬话/铁笔//光华医药杂志.-4-39-289
听泉楼随笔/张一峰//国医导报.-5-30-218
桐荫书屋医学杂记/刘华封//三三医报.-2-35-366
头部突然隆起的怪病/黄花//现代医药月刊.-4-27-348
投稿的责任/史介生//绍兴医药学报星期增刊.-1-22-416
投稿小经验/许济弘//中国医药月刊.-5-33-527
投稿之利益说/张汝伟//绍兴医药学报.-1-11-155
投机事业/余择明//医界春秋.-3-5-75
投胎的故事(生命之原理之一部分)/谢利恒(讲述);姜筠(笔记)//现代中医.-4-42-153
土耳其浴/半依//绍兴医药学报.-1-14-85
团结/医界春秋读者//医界春秋.-3-5-184
推倒不接近病人说/蔡哲夫//针灸杂志.-4-28-328
推广绍报的意见/徐韵英//绍兴医药学报星期

增刊.-1-22-455
吞蝇吐磷/张体元//国医杂志.-4-12-230
托尔斯泰之劳动主义/心译//中西医学报.-1-36-205
外国庸医/林//光华医药杂志.-4-35-571
玩墨轩随笔(连载)/叶劲秋//中医杂志.-2-19-74,262,471.-2-20-428
万人欢迎之杏林医学月报/刘仙琴//杏林医学月报.-3-19-276
王不留行/远志//神州医药学报.-1-42-499.-1-43-67,147,273
韦廉士医生红色补丸则为例外/医界春秋社//医界春秋.-3-13-180
为不复陈君无咎书理由之披露/曾觉叟//国医正言.-5-4-585//医界春秋.-3-13-523
为各处医会发刊杂志的忠告/史介生//绍兴医药学报星期增刊.-1-22-352
为商购古籍答时逸人先生/沈仲圭//三三医报.-2-30-450
为医十五则/马弘道//中西医学报.-1-35-104
伪造鸡卵子鹤顶子之害人说/奚可阶//中医指导录.-4-1-242
温故知新录/胡善庐//国医砥柱月刊.-5-18-670
文虎/沈阳医学杂志社//沈阳医学杂志.-3-1-292,346
文虎揭晓(第八期)/沈阳医学杂志社//沈阳医学杂志.-3-1-407
问慈溪江子卿先生论内书名/沈独善//绍兴医药学报星期增刊.-1-21-413
问瘖字音义/刘景素//三三医报.-2-30-516
问难得义居的医谈(连载)/张梦痕//中医世界.-3-38-178,409.-3-39-51,156,377,460
我读月刊后的小写/钱稺樵//国医砥柱月刊.-5-18-391
我对于心脏发光的奇女子之研究/萧梓材//现代医药月刊.-4-27-347
我理想中之说鬼/丁福保//中西医学报.-1-36-211
我们的敝高徒(连载)/陆渊雷//自强医学月刊.-3-41-156,255
我希望/莲子//神州医药学报.-1-44-86
我以做不白话文的意思/守真//绍兴医药学报星期增刊.-1-21-131
我之漫谈/张赞臣//医界春秋.-3-9-481
我之中医药拉杂谈/邹云翔//光华医药杂志.-4-40-19
我之自勉语/张赞臣//医界春秋.-3-9-407
卧禅吟中医许学源/华西医药杂志社(辑)//华西医药杂志.-5-37-251
乌龟脱壳之研讨/神州国医学报社//神州国医学报.-4-14-184
巫/高思潜//三三医报.-2-30-151
呜呼近世之文明/欧阳季瀛//中西医学报.-1-35-145
呜呼美关之验钩虫(旧金山特别访函)/中西医学报社//中西医学报.-1-24-131
呜呼人参已不复为国货矣/若霞//光华医药杂志.-4-35-499
呜呼庸医/史介生//绍兴医药学报星期增刊.-1-21-103
无肛门丛谈/神州国医学报社(辑)//神州国医学报.-4-18-360
无题/谷沤//铁樵医学月刊.-4-44-334
无题/药龛//铁樵医学月刊.-4-44-17
无锡少女隐病/光华医药杂志社//光华医药杂志.-4-35-428
吾国医药愈疾殊有不可思议之妙/林瑾庵//医林一谔.-4-8-548
吾人快乐之源/范皕诲//中西医学报.-1-37-461
吴山散记(连载)/沈仲圭//中医新生命.-5-7-252,304,366,422,473,535,595.-5-8-12,92,167,305,434,571
吴双馆笔记/珠湖月桥//中医杂志.-2-20-112
五行隽语/张天方//中医世界.-3-26-258
五劳七伤六极说/郑佐尧//中医杂志.-2-19

-247
五年来所泛览过的医药书报介绍(连载)/陈守真//三三医报.-2-29-299,375
五月不食毫无病容之小女/现代医药月刊社//现代医药月刊.-4-27-396
武汉行医的妙法/李培生//光华医药杂志.-4-35-249
物性/医学公报社//医学公报.-1-7-230
误服草头方毙命惨闻/杏林医学月报社//杏林医学月报.-3-19-310
误请先生/黄眉孙//绍兴医药学报.-1-14-345
西瓜消伏暑(洄溪医案)/广东中医杂志社(辑)//中医杂志(广东).-3-4-87
西行琐记/金华//中西医学报.-1-23-440
西药亡国预算表/知死//医界春秋.-3-5-236
西医/黄眉孙//绍兴医药学报.-1-10-583
西医手术/周梅洁//光华医药杂志.-4-35-427
希特勒奖励结婚成效已著/神州国医学报社//神州国医学报.-4-15-254
希特勒泽及牲畜/神州国医学报社//神州国医学报.-4-15-254
细草席冒充麻黄/张秉一//光华医药杂志.-4-37-248
瞎吵与瞎抄/未盲人//中西医药.-5-13-483
瞎子能听字如听音乐/亮子//光华医药杂志.-4-38-390
仙传寿灸法/中西医药杂志社//中西医药.-5-12-481
先天与后天/沈仲圭//杏林医学月报.-3-17-394
闲话(连载)/医界春秋记者//医界春秋.-3-5-55,64,73,90
闲话/秦伯未//中医世界.-3-32-346.-3-34-435
闲话国医/国医砥柱月刊社//国医砥柱月刊.-5-17-606
闲话酸收/俞文林//华西医药杂志.-5-37-164
闲话细菌/王正公//国医导报.-5-29-189
闲谈胚生蒙/张椿希//国医新声.-5-27-425
闲谈巫医/呆鹤//中国医药月刊.-5-32-542
贤哉中央/并日//医林一谔.-4-8-161
献给你/周燕麟//中国医药月刊.-5-32-44
献给现代作者一些意见/刘炳文//光华医药杂志.-4-38-521
献给阅者的几句话/齐志学//国医正言.-5-3-547
乡妇求子不得鼻孔忽流蛇/光华医药杂志社//光华医药杂志.-4-38-248
想到那里说到那里/陈问天//医界春秋.-3-14-9
消遣也要寻有益的事/裘吉生//绍兴医药学报星期增刊.-1-21-59
小产诗(映溪草堂笔记)/周维翰//医学报.-1-4-29
小见议/义//文医半月刊.-5-14-3
小人奇症(竹叶亭杂记)/姚元之//中医杂志(广东).-3-4-316
小小的建议/汪晦鸣//自强医学月刊.-3-41-124
小言/王肖舫//中医杂志.-2-22-556
小言/杨医亚//国医砥柱月刊.-5-17-311.-5-18-497
笑谈/蒋逢春//三三医报.-2-31-391
协和医院治疗经年之奇病续闻二则/吴去疾//神州国医学报.-4-18-364
谐闻二则/梦蝶//三三医报.-2-30-351
心病/守真//绍兴医药学报星期增刊.-1-21-139
心潮录/王一仁//中医杂志.-2-19-130,498.-2-20-72,302,438.-2-21-56,318,474.-2-22-72,366,566.-2-23-116,282,446.-2-24-228,340.-2-25-60,246,400.-2-26-138,300,472
新夫妇染欲火焚身症/杏林医学月报社//杏林医学月报.-3-19-181
新婚少妇产一牛头婴孩/光华医药杂志社//光华医药杂志.-4-35-514

新加坡同济医院考医纪略/黄楣孙//绍兴医药学报.-1-17-241
新年八大愿/绍兴医药学报记者//绍兴医药学报星期增刊.-1-22-321
新年的新语/高思潜//绍兴医药学报.-1-17-401
新年感言/董德懋//中国医药月刊.-5-32-219
新年聚餐会记事/中医杂志社//中医杂志.-2-20-336
新年聊话/吴去疾//神州国医学报.-4-15-279
新年试笔/谢诵穆//中医新生命.-5-7-301
新年随笔/汪浩权//中国医药月刊.-5-33-46
新年游戏事/绍兴医药学报社//绍兴医药学报.-1-10-290
新人物枉死/铁樵医学月刊编者//铁樵医学月刊.-4-44-712
新声律启蒙/曾其逊//国医杂志.-4-5-517
新闻谈屑/张汝伟//绍兴医药学报.-1-11-337
新韵语二则/敬熙//文医半月刊.-5-14-43
新中医之医林指月/神州国医学报社//神州国医学报.-4-14-145
信教/奥斯丁//绍兴医药学报星期增刊.-1-22-208
信说/钱存济//神州医药学报.-1-47-129
杏前小语/杏林医学月报社//杏林医学月报.-3-17-7
性遗传病危害社会消灭生殖机能/神州国医学报社//神州国医学报.-4-15-256
熊,熊,能进一步的讨探/余无言//医界春秋.-3-13-147
徐福昌君请求评议之说帖/徐福昌//绍兴医药学报.-1-15-583
徐何辨证/顾秀成//医学杂志.-2-5-241
许氏杂录/许小士//绍兴医药月报.-2-40-477,523
续拉杂篇/远志//神州医药学报.-1-44-177
玄学巫医的境遇/朱沫//新中医刊.-5-19-97
学看护与学中医之疑问/光华医药杂志社//光华医药杂志.-4-40-91
学医的感想/杨自强//国医砥柱月刊.-5-18-126
学医非易事:沙磁医院参观记/安得烈//华西医药杂志.-5-36-494
学医费人说/王镜泉//三三医报.-2-29-166
学医难/竹芷熙//绍兴医药学报.-1-11-552
学医琐谈/沈仲圭//三三医报.-2-32-132
学医一得/斯德益//医界春秋.-3-8-431
学医一月来之感想/邵伯衡//复兴中医.-5-31-704
学医一月来之感想/朱永祥//复兴中医.-5-31-704
学医应有之认识/沈愚如//中医世界.-3-37-16
学医者之隐痛/三三医报社//三三医报.-2-29-262
鸦片公卖贻民族以万世不复之衰弱/梁长荣//医林一谔.-4-9-179
哑者能言/谢安之//医界春秋.-3-9-446
咽喉生一物垂出口外/缪俊德//现代中医.-4-43-592
烟毒之害应请良医戒除/包句香//光华医药杂志.-4-37-338
延医难/竹芷熙//绍兴医药学报.-1-11-554
研究医书之私意/时逸人//三三医报.-2-34-115//绍兴医药月报.-2-40-35//沈阳医学杂志.-3-2-273//医界春秋.-3-10-107//医学杂志.-2-7-309
研究医术/林继枝//国医杂志.-4-5-518
研究医学笔记/梁和煦//医学杂志.-2-17-357
研究医学笔记/佚名//医学杂志.-2-17-260
研商数事/邓亮//医学杂志.-2-17-300
眼科/螭阳太阿//绍兴医药学报.-1-13-288
验尸纪实/秦又安//中医指导录.-4-2-110
验指/俞绍溪//三三医报.-2-32-382
谚语新释/杏林医学月报社//杏林医学月报.-3-20-374

杨星垣君医学感言/杨星垣//医学杂志.-2-8-223
谣言与医学/范行准//医文.-5-34-407
药店宜检方配药勿误杀人说/康维新//绍兴医药学报.-1-13-487
药谜/蔡曰如//现代中医.-4-43-617
药谜/许辅民//中医指导录.-4-1-281
药谜/朱学周//中医指导录.-4-2-50
药谜纪咏/倪汝奂//三三医报.-2-31-289
药谜征射/顾子安//神州国医学报.-4-14-235
药谜征射揭晓/顾子安//神州国医学报.-4-14-287
药名谜/吴成章//现代中医.-4-42-159
药签害人说/夏颂声//三三医报.-2-29-500
药物之疑问/顾小田//医界春秋.-3-7-136
也是见仁见智各自天良/陈问天//医界春秋.-3-14-119
叶师劲秋医师训示录(连载)/徐春霖//国医砥柱月刊.-5-18-438,500
叶天士为婢成美缘(连载)/凌树人//医界春秋.-3-11-328,386
夜/月影//文医半月刊.-5-14-12
夜谭摘录/刘亚农//北平医药月刊.-5-9-370
谒南阳医圣张仲景祠墓记/黄竹斋//光华医药杂志.-4-35-581 国医公报.-4-21-191//国医文献.-5-15-24//医界春秋.-3-11-145
一打医/刘哲苍//沈阳医学杂志.-3-1-203
一得录/莲子//神州医药学报.-1-44-277,415
一个奇病谈之研究/余驾山//医界春秋.-3-9-303
一个修正经文的提议/韩一斋//北京医药月刊.-5-21-591
一个疑难之症/王寿山//光华医药杂志.-4-35-592
一个有趣的奇病是研究的资料/中国针灸学研究社//针灸杂志.-4-29-326
一具肉制显微镜/夏以煌//中西医药.-5-12-99
一年以来/中医新生命杂志社//中医新生命.-5-7-121
一则以喜一则以惧/下里巴人//现代医药月刊.-4-27-185
医/梦婕//三三医报.-2-30-420
医弊一夕话/冷观//绍兴医药学报.-1-15-503
医病有六不治/康维恂//绍兴医药学报.-1-16-554
医病有六不治/马弘道//中西医学报.-1-35-104
医不三世非祖孙相承考/许公严//中医世界.-3-33-88
医痴笔录/蔡祖泽//国医杂志.-4-12-300
医辞释义举例(一)/刘民叔//医界春秋.-3-13-344
医道/何志仁//绍兴医药学报.-1-19-493
医道之学习法及其意义(连载)/岳强//文医半月刊.-5-14-10,22,36,52,67
医德(一)/北京医药月刊社//北京医药月刊.-5-21-151
医德说/周和甫//国医正言.-5-3-16
医的人生观/叶秀峰//中医世界.-3-36-273
医法如兵法论/李竹溪//神州医药学报.-1-42-204
医法真言/郭韶九//医林一谔.-4-8-591
医废疾/未署名//绍兴医药学报.-1-12-108
医感/叶秋渔//中医指导录.-4-2-203
医贵切病论/王寄鸥//神州医药学报.-1-42-303
医贵识病用药/曹伯蘅//绍兴医药学报.-1-14-249
医贵心得说(连载)/时逸人//三三医报.-2-33-226.-2-34-449
医贵心悟说/周逢儒//绍兴医药学报.-1-14-220
医贵自重论(医学通论)/王伯延//绍兴医药学报.-1-8-185
医国/朱镇侍//神州医药学报.-1-43-478

医国医人喻/邱治中//中医世界.-3-37-219
医国卮言(连载)/陈无咎//国医公报.-4-26-320,442,543
医惠(一)至(二)/庶平//北京医药月刊.-5-21-232,248
医家宝筏/钱星若//神州医药学报.-1-45-519
医家必须预备之图章/周镇//绍兴医药学报星期增刊.-1-22-20
医家的艺事/海煦//中西医药.-5-13-526
医家名实论/赵逸仙//绍兴医药学报.-1-8-141
医家切戒/江子卿//绍兴医药学报.-1-17-280
医家诗话(连载)/钱缙甫//神州医药学报.-1-45-305,398
医家十要论(一)至(三)/何廉臣//医学报.-1-4-328,347,373
医家修养论/袁桂生//神州医药学报.-1-46-133
医家以辩证为第一要义/杨又生//三三医报.-2-29-216
医家座右铭(连载)/谢诵穆//中国医药月刊.-5-33-128,156,176
医家座右铭/谢诵穆//华西医药杂志.-5-36-489
医戒杀生/志觉老人//绍兴医药学报星期增刊.-1-21-223
医界福田述略/杨质安//绍兴医药学报.-1-8-427
医界无味诉讼/市隐//国医正言.-5-3-49
医界新智囊(连载)/曹炳章//绍兴医药学报.-1-9-381,441.-1-10-65
医警/永富风//医学报.-1-7-384
医科/医学杂志社//医学杂志.-2-8-358
医可为而不可为说/王镜泉//绍兴医药学报.-1-16-389
医理与命理之比较/徐相任//三三医报.-2-36-151
医林荆棘/公英//神州医药学报.-1-42-480
医林隽语(连载)/秦伯未//中医杂志.-2-23-60,174,258
医林隽语/安干青//北平医药月刊.-5-9-36
医林漫谈/杨志一//中医杂志.-2-23-502
医林漫谈/医界春秋记者//医界春秋.-3-5-466
医林趣话(福医)/北平医药月刊社//北平医药月刊.-5-9-234
医林趣话(连载)/秦又安//中医世界.-3-27-408,412
医林趣话/张洁扬//中医世界.-3-29-86
医林胜语/安干青//北平医药月刊.-5-9-68
医林述异/商佩苏//沈阳医学杂志.-3-3-425
医林碎金录(连载)/杨志一//医界春秋.-3-13-494.-3-14-25
医林琐言/南海一樵//医林一谔.-4-8-103
医林琐语/孙秉公//医界春秋.-3-11-388
医林外科术医治罪犯之奇闻(连载)/周雪樵//医学报.-1-5-285,375
医林外史(连载)/吴去疾//国医导报.-5-29-255,307,367
医林小言(连载)/王肖舫//中医杂志.-2-20-155,282
医林小言/杨志一//中医杂志.-2-26-390
医林笑语二则/王则樵//中医世界.-3-34-346
医林轶闻/王英豪//国医导报.-5-29-156
医林韵语/秦伯未//中医杂志.-2-21-424
医林杂话/高思潜//三三医报.-2-33-456
医林杂记/笑红馆主//绍兴医药月报.-2-41-149
医瘤/俞绍溪//三三医报.-2-32-382
医陋/越国王孙//三三医报.-2-31-405
医庐漫画/罗敏之//沈阳医学杂志.-3-1-414
医门杂感/吴占梅//神州医药学报.-1-45-587
医生当有仁心/杨时中//医界春秋.-3-9-47
医生和江湖/周燕麟//中国医药月刊.-5-32-304
医生进德录/虞胖子//杏林医学月报.-3-19

-218
医生跳楼自杀/柳瑛//光华医药杂志.-4-35-424
医师享高龄(冷庐医话)/广东中医杂志社(辑)//中医杂志(广东).-3-4-84
医师与生命/徐蕙贞//中西医学报.-1-32-473
医师箴言/张德威//中西医学报.-1-26-81
医师之十德/丁福保//中西医学报.-1-31-483
医士道/胡天宗//绍兴医药学报.-1-18-327
医士道/裘吉生(辑)//绍兴医药学报.-1-10-67
医士呻吟语/王一仁//中医杂志.-2-24-44
医士之义务/丁福保//中西医学报.-1-24-170
医事见闻录之广陆医俗/陈龙池//绍兴医药学报.-1-17-169
医事漫录/齐志学//杏林医学月报.-3-17-436
医事琐谈/郑建侯//中西医学报.-1-30-363.-1-32-445
医事杂感(连载)/梅竹洲//杏林医学月报.-3-19-275,482
医事杂话/徐东林//中医世界.-3-26-573
医事杂记/杨志一//医界春秋.-3-5-512
医事杂谈/李慰农//三三医报.-2-30-385
医死马(春渚纪闻)/广东中医杂志社(辑)//中医杂志(广东).-3-4-715
医俗/汤雨霖//绍兴医药学报.-1-15-514
医俗迂谈之拾遗及医家改良之劝告/卢育和//绍兴医药学报.-1-15-568
医坛杂抄/仲勋//医界春秋.-3-14-26
医谭/胡天宗//绍兴医药学报.-1-18-322
医为仁术必兼智仁勇说/林子衡//复兴中医.-5-31-269
医仙治斑之奇效/杏林医学月报社//杏林医学月报.-3-18-40
医学(录医胜)/医学杂志社//医学杂志.-2-6-545
医学从游录(连载)/蔡功臣(口述);王则樵(笔记)//中医世界.-3-31-534.-3-32-110
医学丛谈集/张文元//医学杂志.-2-15-57
医学格言/严苍山//中医杂志.-2-20-137
医学会谈社问答随笔琐记/周禹锡//三三医报.-2-33-199
医学家的新贡献/新中医刊杂志社//新中医刊.-5-20-305
医学进化之推测/时逸人//三三医报.-2-36-257
医学漫录/齐志学//国医正言.-5-3-306
医学门径语/陈邦贤//中西医学报.-1-31-11
医学名实论/何志仁//绍兴医药学报.-1-19-332
医学上之格物致知观/陈无咎//光华医药杂志.-4-40-120
医学上之女性观/丁福保//中西医学报.-1-31-187
医学士与修发匠/余择明//医界春秋.-3-5-90
医学琐谈/胡寿南//中医世界.-3-32-314
医学谈薮/宁顺常//中西医学报.-1-36-271
医学闲话/邹云翔//光华医药杂志.-4-40-203
医学小说之重要/沈仲圭//三三医报.-2-29-571
医学与佛学(连载)/刘睿瞻//北京医药月刊.-5-21-449,502
医学与国家/铁生//中西医学报.-1-25-399
医学与国家之原理/周颂声//中西医学报.-1-27-183
医学与建议/徐相任//神州国医学报.-4-17-180
医学与民族之关系及中西医应有之觉悟/徐观涛//苏州国医杂志.-5-1-236
医学与人生/薛泽珊//中国医药月刊.-5-32-86
医学与社会之关系/史介生//绍兴医药学报.-1-17-139
医学与天人之关系/吴宗圣//铁樵医学月刊.-4

-44-745
医学与医术杂谈/江静波//华西医药杂志.-5-36-402
医学与哲学/卫坦//针灸杂志.-4-31-77
医学与哲学科学之研究/俞鉴泉//三三医报.-2-32-260
医学与哲学之关系(现代中医学讲话之一)/余鸿仁//现代中医.-4-42-24
医学与哲学之简评/钱江//中医新生命.-5-7-385
医药系言/陈无咎//神州医药学报.-1-46-112
医药与哲科/罗瓒//医界春秋.-3-8-415
医药杂俎(连载)/周镇//神州医药学报.-1-43-73,153,460.-1-44-94,189,297.-1-45-97,405,508,587.-1-46-114
医医五言广义/包桃初(著);雷典如(广义)//神州医药学报.-1-45-393
医以偏得名(医賸)/广东中医杂志社(辑)//中医杂志(广东).-3-4-86
医易/袁复初//医学杂志.-2-18-76
医易同源论/杨焕文//医学杂志.-2-9-411
医易与相对性/袁复初//国医公报.-4-21-51
医与文词/袁复初//医学杂志.-2-17-20
医与韵学/袁复初//医学杂志.-2-17-20
医与周易之符合谈/姚素民//沈阳医学杂志.-3-2-277
医之十诫/宋紫波//现代中医.-4-42-394
移疮奇术/方复兴//针灸杂志.-4-32-111
以药愈病与以学愈愚谈/刘述庭//国药新声.-5-22-107
以医道为荷叶/秦又安//中医世界.-3-31-114
异病/吴云甫//神州国医学报.-4-14-64
异蛙/光华医药杂志社//光华医药杂志.-4-40-412
抑五行倡六经议/王一仁//中医杂志.-2-22-60
意大利奇怪病人/光华医药杂志社//光华医药杂志.-4-35-429
意想不到之奇嗜/谨//光华医药杂志.-4-36-49
薏苡仁疗疝疾(游宧纪闻)/广东中医杂志社(辑)//中医杂志(广东).-3-4-200
因观龙舟竞渡而言及今日之国医学/陈渔洲//文医半月刊.-5-14-242
因国庆而想到中医革命/秦伯未//医界春秋.-3-6-120
因惊疑祟(蠡窥轩笔记)/韩作昶//杏林医学月报.-3-21-167
阴历过年又一感想/史介生//绍兴医药学报星期增刊.-1-22-360
阴阳易/谢安之//医界春秋.-3-9-49
饮冰七日谈/湛如//中西医学报.-1-41-129
隐医奇闻录/国医砥柱月刊社//国医砥柱月刊.-5-17-426
印岩浪墨/印岩//绍兴医药月报.-2-37-57
英国女子之标准美/碧汀//光华医药杂志.-4-36-47
影戏谈/俞鉴泉//三三医报.-2-32-31
应称何病/舒啸//光华医药杂志.-4-36-587
应声虫(遯斋闲览)/广东中医杂志社(辑)//中医杂志(广东).-3-4-84
庸医/中西医学报社//中西医学报.-1-23-65
庸医解/折背叟//三三医报.-2-30-491
庸医释/王兰远//绍兴医药学报.-1-18-252
由浅入深/杨医亚//国医砥柱月刊.-5-17-89
由外商搀夺土制火柴联想及我们的种种/克励//医林一谔.-4-8-58
游陆底印象(连载)/邓炽华//杏林医学月报.-3-18-272,313
游戏文章:国体论/东埜//神州医药学报.-1-45-408
游戏问题一百则(连载)/激声//绍兴医药学报星期增刊.-1-21-40,384,400
游医政学院拾零/其谁//医界春秋.-3-12-175
有感李君锡卿劝告同人后之写怀/华光彝//国医正言.-5-5-263
有志中医的好机会/光华医药杂志社//光华医

药杂志.-4-41-300
又谓西术亦非十全及兵燹稿佚/刘蔚楚//三三医报.-2-30-590
俞跗(录俞楼杂纂)/俞樾//医学杂志.-2-10-615
与某君论卫生化学与我民国之关系/徐佩璜//中西医学报.-1-28-533
与社友谈医事/时逸人//绍兴医药学报.-1-16-57
羽士作法能治愈癫人/杏林医学月报社//杏林医学月报.-3-19-310
语怪/左亚//国药新声.-5-28-71
欲医国先医民欲医民先医医说/叶祖章(仲华)//中西医学报.-1-28-13
欲假脚气刍言/王肖舫//绍兴医药学报星期增刊.-1-21-392
欲望与痛苦/觉//德华医学杂志.-1-39-151
欲知上海医界消息不可不读上海医报/上海中医学会//中医杂志.-2-28-200
冤鬼要命/奇//光华医药杂志.-4-37-346
冤哉沈克非医师/许公岩//现代中医.-4-42-297
元稹的咏病诗/耿鉴庭//医史杂志.-5-38-160
袁氏容庵服玉法/龙泉夔臣//绍兴医药学报.-1-14-99
原才说/金铬//利济学堂报.-1-2-573
原瘦/觚哉//中西医学报.-1-34-273
原巫觋之过/李健颐//中医杂志.-2-28-189
原子时代话医药/沈警凡//中西医药.-5-13-525
原子与太极/陈益生//国医公报.-4-21-57
圆光返照/利济学堂报社//利济学堂报.-1-1-471
怨哉李医/绍兴医药学报社//绍兴医药学报.-1-8-429
月缺重圆/粹华//绍兴医药学报星期增刊.-1-22-499
阅蜂螫致命异闻/邓靖山//杏林医学月报.-3-21-439
阅绍兴医药学报和月报的人/高思潜//绍兴医药学报星期增刊.-1-22-3
阅台城枪杀医生事有感/崔虞阶//杏林医学月报.-3-19-437
阅微草堂笔记一则/袁绿野//医界春秋.-3-5-547
越妇一胎十一孩/现代医药月刊社//现代医药月刊.-4-27-722
云南怪症治法之研究/张迈荃//神州医药学报.-1-44-464
云云录/俞鉴泉//三三医报.-2-30-531
孕妇产蛋/神州国医学报社//神州国医学报.-4-15-249
运动女健将钱行素研究国医/刘碧霞//光华医药杂志.-4-35-423
韵语与歌诀/高思潜//绍兴医药学报.-1-19-345
杂感/戴显//新中医刊.-5-19-123
杂感/秦伯未//中医世界.-3-31-446
杂说二/王以钧//绍兴医药学报.-1-11-84
杂俎门/医学杂志社//医学杂志.-2-2-378.-2-6-114
杂俎门四则/杨百城,赵意空//医学杂志.-2-1-245
再论象贝涨价/郑凤石//光华医药杂志.-4-36-338
再论医生与人格/致逸//医界春秋.-3-5-311
再说痛(生理小品)/胡恩旅//国医导报.-5-30-408
造物真宰说/虞哲夫,成赞公//三三医报.-2-30-522
泽尧漫笔/黄泽尧//中医杂志.-2-23-370
赠陈君守真习医序/王屈远//三三医报.-2-30-21
札记一则犹太之贵显人物/谢诵穆//神州国医学报.-4-16-273
张君赞臣三十叙言/陈无咎//医界春秋.-3-12-299
张某/竹芷熙//绍兴医药学报.-1-12-109
张南阳之五大厄运/朱壶山//国医砥柱月刊.-5

-15-600
张忍庵语录(连载)/张忍庵//国医公报.-4-25-117,535,573.-4-26-303
张仲景治老猿病(六砚斋二笔)/广东中医杂志社(辑)//中医杂志(广东).-3-4-714
长枪说/朱鸿寿//中西医学报.-1-25-57
长沙妇女产蛇/光华医药杂志社//光华医药杂志.-4-35-428
赵志芳辟返老还童说/沈仲圭//三三医报.-2-32-601
蛰庐诫子弟学医书/杨质安//绍兴医药月报.-2-37-169
浙垣病院之先声/中西医学报社//中西医学报.-1-24-131
针灸奇医/方复兴//针灸杂志.-4-32-112
真理乎饭碗乎/鲁平//广东医药月刊.-3-24-353
真真是人同此心的/裘吉生//绍兴医药学报星期增刊.-1-21-42
诊断祸福二则/杨星垣//医学杂志.-2-7-382
诊金说/张黼章//三三医报.-2-32-151
诊金问题/张赞臣//医界春秋.-3-12-419
诊验疑质/苏雨田//神州医药学报.-1-43-531
震泽纪闻长语摘抄三则/医学杂志社//医学杂志.-2-2-123
整理/梁春煦//杏林医学月报.-3-19-395
正气篇/陈国熊//国医导报.-5-30-49
正信堂记/释宝静//国医杂志.-4-5-319
证明地球非圆形之仪器钟/俞鉴泉//三三医报.-2-31-496
知觉运动说/徐相宸//神州医药学报.-1-42-337
指獐为鹿/醒//神州医药学报.-1-45-308
质疑/蒋逢春//三三医报.-2-31-67
质疑/谈愚叟//神州医药学报.-1-44-59
质疑三项/张子恒//医学杂志.-2-17-505
质疑三则/李秉中//医学杂志.-2-17-502
质疑三则/莫莹//医学杂志.-2-18-463
质疑三则/祈鸣冈//医学杂志.-2-18-367
质疑三则/谢裕东//医学杂志.-2-17-186
质疑三则/蛰庐//医学杂志.-2-18-85
质疑五点/孙培文//医学杂志.-2-16-307
质疑一则/钱存济//神州医药学报.-1-46-518
质疑一则/王润霖//神州医药学报.-1-44-401
治疗死稻之一法/宪//医学报.-1-6-445
治药捷法(容斋四笔)/广东中医杂志社(辑)//中医杂志(广东).-3-4-318
治医之精神品性与修养论/吴炳南//中医世界.-3-38-387
中国不需要洋化/孙中山//光华医药杂志.-4-35-81
中国古制之新观念/许半龙//医界春秋.-3-5-357
中国人与中国医学/汤士彦//医界春秋.-3-7-5
中国人之发辫谈/中西医学报社//中西医学报.-1-28-429
中国戏剧中的医生/李涛//医史杂志.-5-38-137
中国医学阴阳两字的浅释/张梦痕//国医砥柱月刊.-5-18-561
中国医学之光荣/中央国医馆//国医公报.-4-23-237
中西科哲/秦伯未//中医世界.-3-34-532
中西医学汇通之我见/吴考槃//中医世界.-3-28-293
中医的爱国/史介生//绍兴医药学报星期增刊.-1-21-324
中医读书问题/周复生//华西医药杂志.-5-36-555
中医人格一夕谈/丨之//三三医报.-2-31-369
中医在南洋之势力/谢衡卿//中医指导录.-4-4-151
中医之精髓果何在耶/张文元//复兴中医.-5-31-79
中医之精髓何在/田尔康//复兴中医.-5-31

-77
中医重哲学论/江骏声//中医世界.-3-37-14
仲兄圹志/徐瀛芳//中医新生命.-5-6-479
重楼金线与金线重楼/刘仲农//现代中医.-4-42-450
重阳游灵谷寺记/周柳亭//光华医药杂志.-4-37-67//国医公报.-4-22-109//医界春秋.-3-12-69
周礼疡医为后世方剂之祖(焦氏笔乘)/广东中医杂志社(辑)//中医杂志(广东).-3-4-198
诸公勉乎哉/医林一谔杂志社//医林一谔.-4-10-609
猪产怪物头上一角眼只一只/神州国医学报社//神州国医学报.-4-15-251
祝福的本意大错了/裘吉生//绍兴医药学报星期增刊.-1-21-67
祝由与由祝/苦虫//中西医药.-5-10-669
赚笑录/沈仲圭//三三医报.-2-31-41
紫苑清肺气(北窗輠炙录)/广东中医杂志社(辑)//中医杂志(广东).-3-4-715
自君之出矣/高维祺//三三医报.-2-34-247
自述/罗敏之//沈阳医学杂志.-3-2-192
最后之信仰/陈圣之//国医导报.-5-29-74
最新格言解(连载)/刘述庭//国药新声.-5-22-453,531,611
醉乡玉屑(古今医案)/广东中医杂志社(辑)//中医杂志(广东).-3-4-88
左道旁门喻/时逸人//绍兴医药学报.-1-15-376
座右铭/胡居仁//中医新生命.-5-7-296

17 综合信息

17.1 消息

埃及寿翁/哈瓦斯//中西医药.-5-10-208
癌疾治疗之进步/中西医药杂志社//中西医药.-5-13-165
爱尔兰改正性的犯罪法/医林一谔杂志社//医林一谔.-4-11-531
爱国的卫生工作者踊跃参加国防建设的工作/中国针灸学研究社//针灸杂志.-4-34-324
安大季刊消息/中西医药杂志社//中西医药.-5-11-452
暗询麻风毒机关宜禁/绍兴医药学报社//绍兴医药学报星期增刊.-1-22-363
奥国生产率减退死亡率增加/医林一谔杂志社//医林一谔.-4-11-439
奥医学家发明新光线脏腑生瘤亦可诊断/中西医药杂志社//中西医药.-5-12-450
澳门镜湖医院改善施药办法(广州通讯)/中医世界杂志社//中医世界.-3-39-169
澳门镜湖医院改善施药办法/光华医药杂志社//光华医药杂志.-4-41-328
澳门镜湖医院锐意整顿/光华医药杂志社//光华医药杂志.-4-41-233
八卷本报之信约/绍兴医药学报社//绍兴医药学报.-1-13-232
八年前打胎案女医生被逮/国医砥柱月刊社//国医砥柱月刊.-5-18-599
八十余人均中毒/光华医药杂志社//光华医药杂志.-4-35-208
巴黎医院发明木鳖子精治毒症/光华医药杂志社//光华医药杂志.-4-37-449
拔塞多氏病新疗法/新中医刊杂志社//新中医刊.-5-19-220
白术到销俱畅/光华医药杂志社//光华医药杂志.-4-40-411
白银新用途/光华医药杂志社//光华医药杂志.-4-35-265
百零八岁老妇访问记/陈济民//国医杂志.-4-7-469
百六老人娶百龄新妇/中西医药杂志社//中西医药.-5-12-227
百泉举行药材大会/北京医药月刊社//北京医药月刊.-5-21-405
百斯笃又袭南洋/中西医学报社//中西医学报.-1-24-443
百岁老翁四千多人/中西医药杂志社//中西医药.-5-11-39
柏林大学举行细菌学家逝世纪念/光华医药杂志社//光华医药杂志.-4-37-449
柏林市中心将建生死计数钟/光华医药杂志社//光华医药杂志.-4-37-441
柏林医科大学举办国际医学讲习科/中西医药杂志社//中西医药.-5-11-478
班禅侍医谈西藏医药状况(归绥通讯)/中西医药杂志社//中西医药.-5-11-82
颁定医药看护费条例/杏林医学月报社//杏林医学月报.-3-21-159
板浦瘟疫流行(淮北通讯)/国医砥柱月刊社//国医砥柱月刊.-5-18-684
蚌埠光明医院勒令停业(蚌埠通讯)/国医砥柱月刊社//国医砥柱月刊.-5-18-687
保安堂国医药号开幕志盛(诗山通讯)/光华医药杂志社//光华医药杂志.-4-38-397
保存国粹之条陈/神州医药学报社//神州医药学报.-1-45-493
保妇丹畅销/光华医药杂志社//光华医药杂志

.－4－38－153
保妇丹销路广大/光华医药杂志社//光华医药杂志.－4－39－170,350
保妇丹药品功用灵验(上海消息)/光华医药杂志社//光华医药杂志.－4－38－71
保妇丹有确实之灵效(上海特讯)/光华医药杂志社//光华医药杂志.－4－38－492
保国男子生产/哈瓦斯//中西医药.－5－13－176
抱歉/梅竹洲//杏林医学月报.－3－19－194
北碚中医师公会改选花絮/华西医药杂志社//华西医药杂志.－5－37－449
北大医学院增设中药研究所/中国医药月刊社//中国医药月刊.－5－32－309
北方发现传染病甚猛烈(天津通讯)/光华医药杂志社//光华医药杂志.－4－37－271
北京国医砥柱总社附设中国针灸学术研究所/中国医药月刊社//中国医药月刊.－5－32－95
北京开始中医登记/光华医药杂志社//光华医药杂志.－4－40－182
北京市举行三届国医考试/光华医药杂志社//光华医药杂志.－4－35－267
北京市卫生局严防夏令传染病/北京医药月刊社//北京医药月刊.－5－21－453
北京医药月刊时症专号预告/北京医药月刊社//北京医药月刊.－5－21－195
北京周边区增设四医疗所/北京医药月刊社//北京医药月刊.－5－21－246
北满发现小人国/神州国医学报社//神州国医学报.－4－17－176
北满鼠疫蔓延/绍兴医药学报社//绍兴医药学报星期增刊.－1－21－472
北平本届中医登记开始(北平通讯)/光华医药杂志社//光华医药杂志.－4－35－127
北平本年度第一次考试中医放榜/光华医药杂志社//光华医药杂志.－4－35－511
北平东安堂之售药迷信(北平通讯)/光华医药杂志社//光华医药杂志.－4－35－128
北平国产药品化验研究社召开紧要筹备会议(北平通讯)/光华医药杂志社//光华医药杂志.－4－35－513
北平国医砥柱月刊社来函聘本社主编为顾问兼撰述主任/北平国医砥柱月刊社//医界春秋.－3－14－208
北平国医砥柱月刊社四川南充县分社正式成立/国医砥柱月刊社//国医砥柱月刊.－5－18－326
北平国医砥柱月刊现已出版/光华医药杂志社//光华医药杂志.－4－41－86
北平国医学院本届新生拥挤(北平通讯)/光华医药杂志社//光华医药杂志.－4－36－130
北平国医研究会恢复施诊所(北平通讯)/光华医药杂志社//光华医药杂志.－4－36－508
北平建设伟大之国药化验所/光华医药杂志社//光华医药杂志.－4－35－363
北平考试中医(北平通讯)/中医世界杂志社//中医世界.－3－39－174
北平两国医学院慰劳绥东将士(北平通讯)/光华医药杂志社//光华医药杂志.－4－40－552
北平庆祝国医节空前盛况/光华医药杂志社//光华医药杂志.－4－37－181
北平市卫生局考试中医(北平通讯)/光华医药杂志社//光华医药杂志.－4－39－243
北平西医时子和注射肇祸(北平通讯)/光华医药杂志社//光华医药杂志.－4－40－173
北平新添医药月刊两种(北平通讯)/光华医药杂志社//光华医药杂志.－4－37－452
北平严禁戒烟药文林堂戒烟药含有鸦片卫生局勒令停售/国医正言杂志社//国医正言.－5－3－170
北平养浩庐中医医院将迁新址(北平通讯)/光华医药杂志社//光华医药杂志.－4－38－396
北平药学讲习所灯节后有开学可能(北平通讯)/光华医药杂志社//光华医药杂志.－4－39－72
北平药学讲习所搁浅(北平通讯)/光华医药杂志社//光华医药杂志.－4－38－484
北平医界筹备救护队积极进行(北平通讯)/光华医药杂志社//光华医药杂志.－4－40－437

北平医界名流发起医药同仁会(北平通讯)/光华医药杂志社//光华医药杂志.-4-35-588
北平医刊消息/中西医药杂志社//中西医药.-5-11-85,172,264,352,553.-5-13-77.-5-10-692
北平医刊增刊法医鉴定实例/中西医药杂志社//中西医药.-5-11-174
北平医药改进分会举行会长就职典礼(北平通讯)/光华医药杂志社//光华医药杂志.-4-39-78
北平医药月刊将复活(北平通讯)/光华医药杂志社//光华医药杂志.-4-38-396
北平中医学术研究社翻印讲义发生交涉(沂水讯)/光华医药杂志社//光华医药杂志.-4-39-349
北平中医学术研究社教部已认为正式高等学术团体/光华医药杂志社//光华医药杂志.-4-35-425
北婆罗洲菲律宾美国三番市三处国医分馆成立/光华医药杂志社//光华医药杂志.-4-39-367
北婆罗洲国医分馆副馆长游思齐辞职另派/光华医药杂志社//光华医药杂志.-4-36-64
贝母放弃统制/神州国医学报社//神州国医学报.-4-18-369
本报新增内容之预告/绍兴医药学报社//绍兴医药学报.-1-9-52
本埠新创大上海国医院/新中医刊杂志社//新中医刊.-5-19-341
本埠医界联席会议记/中医杂志社//中医杂志.-2-19-551
本埠医界三团体宴会记/中医杂志社//中医杂志.-2-19-553
本草品汇精要商务行将刊印/中医新生命杂志社//中医新生命.-5-7-296
本地风光/中医杂志社//中医杂志.-2-21-423
本会恭祝孔圣诞/香港中华国医学会//国医杂志.-4-7-224
本会双十国庆纪念/香港中华国医学会//国医杂志.-4-7-224
本会诸评议员暨各埠调查员之照会/医学公报社//医学公报.-1-7-57
本届国民代表大会中医代表只有六人/华西医药杂志社//华西医药杂志.-5-37-114
本年中医师考试即将开始阅卷典委人选业经国府明令发表/新中华医药月刊社//新中华医药月刊.-5-35-640
本社陈理事长视察江苏医政学院药物试植场(镇江通讯)/国医砥柱月刊社//国医砥柱月刊.-5-18-688
本社董事钱公玄病故/国医砥柱月刊社//国医砥柱月刊.-5-18-97
本社顾问台衔/国医砥柱月刊社//国医砥柱月刊.-5-18-80
本社欢宴在京社董/中国针灸学研究社//针灸杂志.-4-31-67
本社特聘陶信芳大律师为本社常年法律顾问/中国针灸学研究社//针灸杂志.-4-28-154
本社于七月起恢复下列两种函授招生优待八折/国医砥柱月刊社//国医砥柱月刊.-5-18-98
本市法租界新订中药发售章程/医界春秋社//医界春秋.-3-13-432
比赛饭量惨死/神州国医学报社//神州国医学报.-4-15-256
毕业同学会之筹备/中国医学院秘书处//国医文献.-5-15-398
编审委员杨华亭请假回籍/光华医药杂志社//光华医药杂志.-4-36-583
便后突成哑巴症/神州国医学报社//神州国医学报.-4-18-320
标准国医李功甫募款物慰劳前线将士/华西医药杂志社//华西医药杂志.-5-37-344
槟城医药界社团合作(槟城通讯)/光华医药杂志社//光华医药杂志.-4-39-345
槟城中医药联合会举行特大会议(槟城通讯)/中医世界杂志社//中医世界.-3-39-124
槟城中医药联合会召开特别大会/光华医药杂志社//光华医药杂志.-4-41-317

栟城中医中药联合会新会员骤增/光华医药杂志社//光华医药杂志.-4-41-503
病人枪伤医生之骇闻/杏林医学月报社//杏林医学月报.-3-19-380
病人身体忽长数尺/光华医药杂志社//光华医药杂志.-4-35-66
病人死后三日复活(杭州通讯)/光华医药杂志社//光华医药杂志.-4-38-398
病院之盛况/中西医学报社//中西医学报.-1-25-74
波兰少妇一举四雄(华沙电)/光华医药杂志社//光华医药杂志.-4-38-68
波兰总统发明科学痘苗/神州国医学报社//神州国医学报.-4-16-283
博习医院给凭/医学报社//医学报.-1-6-305
财部取缔氯化钠进口(南京通讯)/光华医药杂志社//光华医药杂志.-4-37-355
财政部豁免医药出口税美国人士争服中国药材/国医砥柱月刊社//国医砥柱月刊.-5-18-122
财政部全体人员捐资万元兴建首都国医院(专电)/中央社//光华医药杂志.-4-39-377
裁汰兵勇/利济学堂报社//利济学堂报.-1-2-127
蔡元培病势已痊/光华医药杂志社//光华医药杂志.-4-41-23
蔡钟氏割治毙命案(蔡仁宾请将原处分撤销命令起诉)/杏林医学月报社//杏林医学月报.-3-21-259
蔡钟氏割治毙命案处分不起诉/杏林医学月报社//杏林医学月报.-3-21-215
蔡钟氏割治毙命案汇志(转载广州国华报)/杏林医学月报社//杏林医学月报.-3-21-73
蔡钟氏割治毙命案续志(验证书已由卫生局函送法院)/杏林医学月报社//杏林医学月报.-3-21-126
蔡钟氏割治毙命案再定侦夺/杏林医学月报社//杏林医学月报.-3-21-163
参观湖南国医专校(湘乡通讯)/国医砥柱月刊社//国医砥柱月刊.-5-18-686
参观上海医院周年会记/中西医学报记者//中西医学报.-1-24-17
层出不穷之中央医院庸医杀人案(南京快信)/光华医药杂志社//光华医药杂志.-4-35-532
曾育祥发明化学咖啡茶(南京通讯)/光华医药杂志社//光华医药杂志.-4-40-542
茶阳回春医社招考医生揭晓/星洲茶阳回春医社//神州医药学报.-1-45-298
茶叶中含维他命/博士//光华医药杂志.-4-38-392//中西医药.-5-11-84
产科研究之筹设/绍兴医药学报社//绍兴医药学报.-1-12-469
产生异胎之怪闻/绍兴医药月报社(辑)//绍兴医药月报.-2-39-368
常熟东部疟病死千人/光华医药杂志社//光华医药杂志.-4-40-401
常熟公电/绍兴医药学报社//绍兴医药学报星期增刊.-1-22-523
常熟名医电贺中医委员/文医半月刊社//文医半月刊.-5-14-514
常熟未领执照医师县府批示不得执行业务/医界春秋社//医界春秋.-3-13-146
常熟县成立中医检定(常熟通讯)/光华医药杂志社//光华医药杂志.-4-37-536
常熟新开新济公司/三三医报社//三三医报.-2-29-205
常熟医学杂志将出版(常熟通讯)/光华医药杂志社//光华医药杂志.-4-35-590
常州发现奇疫/绍兴医药学报社//绍兴医药学报星期增刊.-1-22-68
常州奇疫之危险/绍兴医药学报社//绍兴医药学报星期增刊.-1-21-139
潮安国医支馆长蔡寿祺许小士定期就职/光华医药杂志社//光华医药杂志.-4-41-77
陈邦贤任光华医药杂志社社董/光华医药杂志社//光华医药杂志.-4-38-13
陈鼎昌来沪诊治张韩才胃病重症/光华医药杂志社//光华医药杂志.-4-41-187
陈济棠提倡国医药/医林一谔杂志社//医林一

谔.-4-10-619
陈济棠召开国医药会议/杏林医学月报社//杏林医学月报.-3-20-503
陈立夫演讲注意整理固有问题(庐山通讯)/光华医药杂志社//光华医药杂志.-4-36-158
陈立夫赞许黄竹斋杨华亭罗哲初等著作(南京通讯)/光华医药杂志社//光华医药杂志.-4-37-254
陈廷耿分社长热心医药文化不扣应得备金/中国医药月刊社//中国医药月刊.-5-33-462
陈无咎名著墨经悬解出版/国医公报社//国医公报.-4-23-335,457
陈无咎周柳亭任公报撰述(京讯)/光华医药杂志社//光华医药杂志.-4-36-67
陈志潜的帐簿蓉报著评表示关切/华西医药杂志社//华西医药杂志.-5-36-334
晨光周刊消息/中西医药杂志社//中西医药.-5-11-169,353,554.-5-12-102,194.-5-11-452
晨熹消息/中西医药杂志社//中西医药.-5-11-354.-5-12-194
晨学月刊消息/中西医药杂志社//中西医药.-5-12-195
成都筹立县中医院(成都讯)/国医砥柱月刊社//国医砥柱月刊.-5-18-93
成都市立中医诊疗所/华西医药杂志社//华西医药杂志.-5-37-113
成都四圣祠医院割毙刘照青(成都快信)/光华医药杂志社//光华医药杂志.-4-35-534
成都通讯一束/光华医药杂志社//光华医药杂志.-4-39-161
成都医药界人士组织卫生日报/光华医药杂志社//光华医药杂志.-4-36-429
成都张放斋等假名招摇/光华医药杂志社//光华医药杂志.-4-41-332
承淡安任本社驻日记者(日本东京讯)/光华医药杂志社//光华医药杂志.-4-37-254
承社长已归国/中国针灸学研究社//针灸杂志.-4-29-651
程氏士工医佛四库图书馆征求医书/华西医药杂志社//华西医药杂志.-5-37-581
吃寿酒突送命/神州国医学报社//神州国医学报.-4-18-453
吃蜒蚰生殖器萎缩(江阴通讯)/光华医药杂志社//光华医药杂志.-4-35-343
饬议提倡医学/绍兴医药学报社//绍兴医药学报.-1-9-41
重开学会/利济学堂报社//利济学堂报.-1-3-59
重庆国医传习所招生(重庆通讯)/光华医药杂志社//光华医药杂志.-4-38-148
重庆国医药馆成立(重庆通讯)/光华医药杂志社//光华医药杂志.-4-38-70
重庆国医院四月一日开幕/光华医药杂志社//光华医药杂志.-4-41-332
重庆市中医师公会举行会所落成典礼/新中华医药月刊社//新中华医药月刊.-5-35-420
重庆市中医师国药制药等会热烈纪念三一七并成立联谊会/华西医药杂志社//华西医药杂志.-5-36-559
重庆卫生戒烟联合运动大会中国医界活动之努力(四川渝县通讯)/光华医药杂志社//光华医药杂志.-4-38-418
重庆医学导报社聘请杨医亚氏为高等顾问/国医砥柱月刊社//国医砥柱月刊.-5-18-63
重庆医药刊物之发轫(重庆通讯)/光华医药杂志社//光华医药杂志.-4-35-589
崇明通讯/国医砥柱月刊社//国医砥柱月刊.-5-18-319
筹办县市国医支馆之先声番禺县国医支馆成立有期/杏林医学月报社//杏林医学月报.-3-19-78
筹备全国卫生研究所/中西医学报社//中西医学报.-1-23-342
筹备上海国医医院/中国医学院秘书处//国医文献.-5-15-393
出版近讯/中医指导录杂志社//中医指导录.-4-2-404
出版消息/中国针灸学研究社//针灸杂志.-4-32-255

出售毒质药品之新取缔/绍兴医药学报社//绍兴医药学报星期增刊.-1-22-112
初生怪胎能言能食(云南昆明通讯)/光华医药杂志社//光华医药杂志.-4-36-299
畜龟救人/绍兴医药学报社//绍兴医药学报.-1-10-40
川沙县中医公会医药研究丛刊/秦伯未//中医指导录.-3-38-523
川省参议员中医占多数(成都讯)/国医砥柱月刊社//国医砥柱月刊.-5-18-94
川省府核准设立国医专校/新中医刊杂志社//新中医刊.-5-20-296
川省举行中医甄别试验(四川泸县通讯)/中医世界杂志社//中医世界.-3-38-509
川省庆祝中医节盛况(成都特约通讯)/国医砥柱月刊社//国医砥柱月刊.-5-18-93
川省疫氛伴旱灾而兴/光华医药杂志社//光华医药杂志.-4-41-409
川芎免税出省销售(四川通讯)/光华医药杂志社//光华医药杂志.-4-36-213
创办医校之核准/绍兴医药学报社//绍兴医药学报星期增刊.-1-22-492
春季卫生运动周三月下旬举行/中国医药月刊社//中国医药月刊.-5-32-310
春季种痘运动业已开实行/中国医药月刊社//中国医药月刊.-5-32-310
春令寒暖无常吉安肺炎流行(吉安通讯)/国医砥柱月刊社//国医砥柱月刊.-5-17-423
春温伏暑合刊出版/现代医药月刊社//现代医药月刊.-4-27-397
淳安国药业同业公会正式成立/光华医药杂志社//光华医药杂志.-4-41-400
慈善机关所聘中医为体恤贫病自讨苦吃义务施针/俞安之//针灸杂志.-4-28-278
慈善家聘医施诊/绍兴医药学报社//绍兴医药学报.-1-11-119
慈善医院开始施诊舍药/国医砥柱月刊社//国医砥柱月刊.-5-16-452
聪明睿知/利济学堂报社//利济学堂报.-1-1-286
从生理和心理上测验处女爱情方法(美国特约通讯)/光华医药杂志社//光华医药杂志.-4-35-129
促进国药通讯社组织成立/黄劳逸,沈仲圭//医林一谔.-4-9-475
粹华制药厂分发行所开幕预志/绍兴医药学报社//绍兴医药学报星期增刊.-1-22-443
粹华制药厂之大宴客/绍兴医药学报社//绍兴医药学报星期增刊.-1-22-348
粹华制药厂之董事会/绍兴医药学报社//绍兴医药学报星期增刊.-1-22-143
粹华制药厂注册已准/绍兴医药学报社//绍兴医药学报星期增刊.-1-22-338
粹华制药厂总发行所开幕预志/绍兴医药学报社//绍兴医药学报星期增刊.-1-22-315
大东书局编印中国医学集成/中医新生命杂志社//中医新生命.-5-7-296
大东药房伪造药品判决(本埠通讯)/光华医药杂志社//光华医药杂志.-4-40-550
大规模的医药图书馆现已宣告成立/国医文献社//国医文献.-5-15-2
大学教授发明人造鼻(伦敦通讯)/医林一谔杂志社//医林一谔.-4-11-66
大学院严令查禁女生束胸/三三医报社//三三医报.-2-36-172
大庾公立平民医院开幕志盛(江西大庾通讯)/光华医药杂志社//光华医药杂志.-4-38-396
大庾平民医院开始施诊赠药(江西大庾通讯)/光华医药杂志社//光华医药杂志.-4-39-76
大增刊预告/绍兴医药学报社//绍兴医药学报.-1-10-292,430
丹阳县府布告医学会遵章加入医药改进会(丹阳通讯)/光华医药杂志社//光华医药杂志.-4-37-453
丹阳中医检定委员会成立(丹阳通讯)/光华医药杂志社//光华医药杂志.-4-37-357
单方研究社筹备开始(浙江双林讯)/光华医药杂志社//光华医药杂志.-4-37-79

胆石病及胆管发炎之最新治法/杨永超，张书铭(译)//医学杂志. -2-6-539
唛蝇惨死之骇闻/严威夷//绍兴医药月报. -2-40-415
蛋黄素可戒除烟瘾/神州国医学报社//神州国医学报. -4-16-160
当代名医验案及医话正在纂辑中/新中华医药月刊社//新中华医药月刊. -5-35-376
盗取尸棺蛆虫/神州国医学报社//神州国医学报. -4-17-164
道义中医公会第四届改选略志/华西医药杂志社//华西医药杂志. -5-37-113
得奖医生拟道谢/绍兴医药学报社//绍兴医药学报星期增刊. -1-22-347
德抽独生税/神州国医学报社//神州国医学报. -4-18-456
德国发明计算微生物仪器/医林一谔杂志社//医林一谔. -4-11-441
德国发明棉种食料(南京电)/申时社//中西医药. -5-9-557
德国发明人造维他命 A/神州国医学报社//神州国医学报. -4-18-367
德国海德堡大学医学博士黎尚权逝世一周年纪念/华西医药杂志社//华西医药杂志. -5-37-539
德国厉行优生律/医林一谔杂志社//医林一谔. -4-11-237
德国实行优生学/医界春秋记者//医界春秋. -3-10-446
德国消灭生殖机能/中西医药杂志社//中西医药. -5-10-78
德将有四十万人消灭生殖机能/神州国医学报社//神州国医学报. -4-15-255
德厉行优种政策/医林一谔杂志社//医林一谔. -4-10-642
德设立万国卫生博览会中国宜派员赴赛/倬与//中西医学报. -1-23-459
德死亡率增加/神州国医学报社//神州国医学报. -4-16-578
德学者发明充饥物质/医林一谔杂志社//医林一谔. -4-10-387
德医学家发现瘤症菌/光华医药杂志社//光华医药杂志. -4-36-429
德医学界发现流行性感冒病源/国医砥柱月刊社//国医砥柱月刊. -5-18-698
登新大陆记/俞凤宾//中西医学报. -1-30-325
邓家彦于洪起任本社社董(南京通讯)/光华医药杂志社//光华医药杂志. -4-36-444
第八届远东医学会在暹开会/医林一谔记者//医林一谔. -4-8-87
第二次世界大战各国伤亡人数/中西医药杂志社//中西医药. -5-13-397
第十三届卫生运动闭幕纪事/神州国医学报社//神州国医学报. -4-15-568
第十三届卫生运动续记/神州国医学报社//神州国医学报. -4-15-567
第五大增刊出版/绍兴医药学报社//绍兴医药学报. -1-13-339
第一次征文会已发表/中国医学院秘书处//国医文献. -5-15-398
丁连藩感谢国医之痔科(福州通讯)/光华医药杂志社//光华医药杂志. -4-36-446
丁氏医书得超等奖赏/中西医学报社//中西医学报. -1-24-59
定海普陀医院之内幕/三三医报社//三三医报. -2-29-203
定期举行国医纪念日/杏林医学月报社//杏林医学月报. -3-22-373
东北各地发生鼠疫(北平通讯)/光华医药杂志社//光华医药杂志. -4-37-356
东莞举行第四届中医考试(广州通讯)/国医砥柱月刊社//国医砥柱月刊. -5-18-601
东莞举行第四届中医考试/光华医药杂志社//光华医药杂志. -4-41-517
东海县中医师公会正式成立(东海通讯)/国医砥柱月刊社//国医砥柱月刊. -5-18-210
东海医学研究社将成立(东海通讯)/光华医药杂志社//光华医药杂志. -4-36-133
东海疫病流行(海州讯)/国医砥柱月刊社//国

医砥柱月刊.-5-18-603
东海中医公会改选执监委员(江苏东海通讯)/光华医药杂志社//光华医药杂志.-4-39-243
东海中医将检定(东海通讯)/光华医药杂志社//光华医药杂志.-4-36-510
东华总理叙会记详/国医杂志社//国医杂志.-4-5-307
东京医讯/中国针灸学研究社//针灸杂志.-4-29-439
东临曹属之疫症/三三医报社//绍兴医药学报星期增刊.-1-21-520
东三省防疫纪实/绍兴医药学报社//绍兴医药学报星期增刊.-1-21-511
东山县中医公会施诊办法(东山通讯)/中医世界杂志社//中医世界.-3-39-504
东台药界纠纷经医界调停解决(东台特讯)/光华医药杂志社//光华医药杂志.-4-37-536
东台中医登记已结束(东台通讯)/光华医药杂志社//光华医药杂志.-4-36-508
东台中医公会第四届常年大会(东台通讯)/光华医药杂志社//光华医药杂志.-4-37-290
东台中医公会奉令转发会员开业执照(东台通讯)/光华医药杂志社//光华医药杂志.-4-37-454
东台主要国药出产霪雨暴风损失至巨(东台通讯)/中医世界杂志社//中医世界.-3-38-87
东乡弥留状态/神州国医学报社//神州国医学报.-4-15-514
东洋汉医学复活声/国医杂志社//国医杂志.-4-5-405
冬瘟症发现可骇/陈桓//绍兴医药学报星期增刊.-1-21-419
都昌发生笑死怪病/光华医药杂志社//光华医药杂志.-4-41-406
豆乳与牛乳之比较/中西医学报社//中西医学报.-1-24-62
堕胎毙命案法院通缉陈珍涯/杏林医学月报社//杏林医学月报.-3-21-305
俄国伯利省设立武并华文学堂/利济学堂报社//利济学堂报.-1-2-332
俄国医学会定期举行会员例会(本埠通讯)/光华医药杂志社//光华医药杂志.-4-40-550
俄境酒政/利济学堂报社//利济学堂报.-1-3-41
俄人发明医治聋哑新器/医林一谔杂志社//医林一谔.-4-11-237
俄人发明医治聋哑新器/中医世界杂志社//中医世界.-3-34-160
俄医缝补心脏/光华医药杂志社//光华医药杂志.-4-36-212
俄医学家发明剖腹新手术/神州国医学报社//神州国医学报.-4-15-571
恶病传到华西区蓉郊特建麻风区/华西医药杂志社//华西医药杂志.-5-37-452
恶疟空前医政学院征集治疟国药效方(镇江通讯)/光华医药杂志社//光华医药杂志.-4-40-543
恶阻的新病理/新中医刊杂志社//新中医刊.-5-19-249
耳内丝状菌寄生症 Otomycosis 之发现(广州通讯)/中医世界杂志社//中西医药.-5-10-345
耳下腺炎台属流行/光华医药杂志社//光华医药杂志.-4-41-507
二十路总指挥官张钫发起重修张仲景先生之祠墓(开封快信)/光华医药杂志社//光华医药杂志.-4-35-443
发行名著/绍兴医药学报社//绍兴医药学报.-1-14-120,180,240,300,382
发刊悼词/章巨膺//铁樵医学月刊.-4-44-637
发明不死药/光华医药杂志社//光华医药杂志.-4-35-63
发明蛋黄素治愈烟瘾(南京通讯)/医林一谔杂志社//医林一谔.-4-11-385
发明麻风血清(瑞典通讯)/光华医药杂志社//光华医药杂志.-4-35-126
发起编订中药经/绍兴医药学报社//绍兴医药

学报星期增刊.-1-22-111
发起筹款修建仲景祠墓/陆永年//光华医药杂志.-4-36-70
发起组织医学社之先声/三三医报社//三三医报.-2-29-313
发现颈骨柔软之奇症(广州通讯)/光华医药杂志社//光华医药杂志.-4-40-260
发现奇疫已死四十人/神州国医学报社//神州国医学报.-4-17-162
发扬中医药提案经第五次审查会提出二十四次大会通过/国医砥柱月刊社//国医砥柱月刊.-5-18-461
法国妙龄少女化男身/现代医药月刊社//现代医药月刊.-4-27-395
法国人的针灸热/倪高风//针灸杂志.-4-31-233
法国人热烈研究中国之针灸术/现代医药月刊社//现代医药月刊.-4-27-46
法国人热烈研究中国之针灸术/中国针灸学研究社//针灸杂志.-4-28-96
法国武备学堂招考新章/利济学堂报社//利济学堂报.-1-2-139
法国医家一胎数产研究/中西医药研究社记者//北平医药月刊.-5-9-515
法国医科学生总罢课/神州国医学报社//神州国医学报.-4-16-283
法国着手防止骚音/医林一谔杂志社//医林一谔.-4-11-439
法科学家发明疗妬灵药/光华医药杂志社//光华医药杂志.-4-36-212
法人研究我国针灸学术/天民//医林一谔.-4-10-33
法日交换医学/光华医药杂志社//光华医药杂志.-4-36-295
法医界潜心研究中国针术/袁介亭//针灸杂志.-4-32-109
法医学家研究谓一胎产九孩惟事实未得例证/哈瓦斯//光华医药杂志.-4-37-534
法医学界研究针灸术/神州国医学报社//神州国医学报.-4-14-236
法医学研究会成立/中西医药研究社记者//北平医药月刊.-5-9-489
法院通缉陈伯赐归案/杏林医学月报社//杏林医学月报.-3-19-546
法院昨已起诉陈伯赐/杏林医学月报社//杏林医学月报.-3-19-542
法租界复征药剂捐国药公会请纳税会援助(上海市讯)/中医世界杂志社//中医世界.-3-39-267
法租界工部局卫生处重行卫生登记/光华医药杂志社//光华医药杂志.-4-39-381
法租界国药业罢市风潮完全解决/神州国医学报社//神州国医学报.-4-18-267
法租界药业罢市风潮一束各药号全被断电/光华医药杂志社//光华医药杂志.-4-41-160
法租界重行国医登记国医团体反对/光华医药杂志社//光华医药杂志.-4-40-87
番禺支馆举行国医药登记/国医杂志社//国医杂志.-4-6-98
樊纪中医办事虚改选轩事/光华医药杂志社//光华医药杂志.-4-41-610
繁峙县报告发生疫症/医学杂志社//医学杂志.-2-8-351
反对取缔规则/绍兴医药学报社//绍兴医药学报星期增刊.-1-22-337
反对中药注册之进行/三三医报社//三三医报.-2-29-489
范筱村治愈西医不治之症(汉口通讯)/光华医药杂志社//光华医药杂志.-4-35-589
贩卖医药用麻醉药品新药业请另颁条例/神州国医学报社//神州国医学报.-4-15-509
方本慈热心服务社会/光华医药杂志社//光华医药杂志.-4-41-610
方便医院筹款续讯/国医杂志社//国医杂志.-4-5-102
防痨一大发明/华西医药杂志社//华西医药杂志.-5-37-294
防胎毒一再打针断送小孩一命/神州国医学报社//神州国医学报.-4-18-457
访国医界领袖畅谈国医界最近之进展(本社专

讯)/光华医药杂志社//光华医药杂志.-4-38-585
飞行铁肺运抵青/华西医药杂志社//华西医药杂志.-5-37-344
菲律宾国医分馆要闻/光华医药杂志社//光华医药杂志.-4-41-187
菲律宾华侨中医在马里拉组设国医分馆/医界春秋社//医界春秋.-3-11-457
菲律宾马里拉组设国医分馆(南京快信)/光华医药杂志社//光华医药杂志.-4-36-519
菲律宾政府取缔中医(上海市特讯)/光华医药杂志社//光华医药杂志.-4-36-439
菲律宾政府取缔中医事已解决/光华医药杂志社//光华医药杂志.-4-37-13
菲律滨医药团体欢迎王国医分馆长回国(菲律滨马里拉通讯)/光华医药杂志社//中医世界.-3-39-70
菲取缔中医代表晋京请愿/神州国医学报社//神州国医学报.-4-16-217
斐立滨华侨之应声/广东医药月刊社//广东医药月刊.-3-24-235
费尔柏氏来沪调查中医药记/中医指导录杂志社//中医指导录.-4-1-211
分社简章已印出/中国针灸学研究社//针灸杂志.-4-30-330
疯疾者之救星到/中西医学报社//中西医学报.-1-24-202
疯猫毙人之奇闻/逸君//医界春秋.-3-10-447
疯人可以获救/华西医药杂志社//华西医药杂志.-5-37-450
冯府喜事礼金概捐助首都国医院/光华医药杂志社//光华医药杂志.-4-41-89
冯容庄割症毙命案三志(死亡结果与剖治无关不起诉)(七月四日)/杏林医学月报社//杏林医学月报.-3-21-121
冯容庄割症毙命案续志/杏林医学月报社//杏林医学月报.-3-21-73
冯容庄割症毙命风波/杏林医学月报社//杏林医学月报.-3-20-520
奉令征集卫生实施方案(北平通讯)/光华医药杂志社//光华医药杂志.-4-39-346
奉垣防疫之加严/绍兴医药学报社//绍兴医药学报星期增刊.-1-22-23
服蟾浆治病惨死/神州国医学报社//神州国医学报.-4-15-626
浮梁县府元月六日举行中医考询/光华医药杂志社//光华医药杂志.-4-41-153
福建福清县政府奉令组织防疫委员会(福清通讯)/中医世界杂志社//中医世界.-3-38-515
福建国医专科学校本学期扩充内部/现代医药月刊社//现代医药月刊.-4-27-349
福建笏石分社成立大会盛况(笏石航讯)/国医砥柱月刊社//国医砥柱月刊.-5-18-379
福建晋江县中医登记给照计男医七十六人女医二人(泉州通讯)/光华医药杂志社//光华医药杂志.-4-37-150
福建晋江中医登记近讯(晋江通讯)/光华医药杂志社//光华医药杂志.-4-37-255
福建浦城县国医支馆将成立(浦城通讯)/光华医药杂志社//光华医药杂志.-4-36-133
福建省政府核发陈玉铭证书(福州通讯)/光华医药杂志社//光华医药杂志.-4-38-394
福建仙游中医请领证书难(仙游通讯)/中医世界杂志社//中医世界.-3-39-65
福建仙游中医请领证书之难/光华医药杂志社//光华医药杂志.-4-41-231
福建医专筹备省府限令结束(厦门通讯)/光华医药杂志社//光华医药杂志.-4-40-553
福宁医院妄医害人市党部监委会为民除害/杏林医学月报社//杏林医学月报.-3-19-538
福清全县国医遵领开业执照/光华医药杂志社//中医世界.-3-39-170
福清县国药业组织同业公会/光华医药杂志社//光华医药杂志.-4-41-610
福清县国医专校将成立/陈云平//光华医药杂志.-4-35-126
福清县奖励国药兽医/复兴中医杂志社//复兴中医.-5-31-257

福清县卫生院成立/光华医药杂志社//光华医药杂志.-4-41-403
福清县县政府函聘国医郑用耀任医官/光华医药杂志社//光华医药杂志.-4-41-324
福清中西医师组成援绥劝募委员会(福清通讯)/光华医药杂志社//光华医药杂志.-4-40-543
福州国医校扩充内部/光华医药杂志社//光华医药杂志.-4-36-211
福州国医新药研究社将成立(福州通讯)/光华医药杂志社//光华医药杂志.-4-36-585
福州国医药旬刊社主编逝世(福州通讯)/光华医药杂志社//光华医药杂志.-4-36-508
福州三山国医学校毕业典礼/光华医药杂志社//光华医药杂志.-4-38-67
福州药商反对代售佛慈药品近闻(福州通讯)/光华医药杂志社//光华医药杂志.-4-39-246
福州药业不景气之一斑(福州通讯)/光华医药杂志社//光华医药杂志.-4-39-160
福州中医学社设立诊病室/光华医药杂志社//光华医药杂志.-4-36-211
福州中医学校学生募捐援绥高润生涂改募捐簿之真相/光华医药杂志社//光华医药杂志.-4-41-82
福州中医学校中医学社参加新生活运动提灯会(福州通讯)/光华医药杂志社//光华医药杂志.-4-39-157
福州中医专校学生创办医录月刊将出世/光华医药杂志社//光华医药杂志.-4-39-242
父年八十母年七四生下一个小小儿子/神州国医学报社//神州国医学报.-4-18-403
妇科心得集成预约将截止/中医世界杂志社//中医世界.-3-38-329
妇人产下怪胎/神州国医学报社//神州国医学报.-4-18-402
妇人腹裂惨死/神州国医学报社//神州国医学报.-4-16-461
妇人生红蛋十三枚(蚌通讯)/光华医药杂志社//光华医药杂志.-4-38-77
妇人之生理变态/神州国医学报社//神州国医学报.-4-18-398
阜宁县政府通知中医具领执照(江苏阜宁通讯)/光华医药杂志社//光华医药杂志.-4-38-579
阜宁县政府转发中医开业执照(阜宁通讯)/光华医药杂志社//光华医药杂志.-4-37-78
阜宁舆论界为中医缴械/医界春秋社//医界春秋.-3-13-42
赴津旅客须种牛痘/北京医药月刊社//北京医药月刊.-5-21-248
复草病名案初稿完成/光华医药杂志社//光华医药杂志.-4-36-296
复验梁宝辉毙命情形(九月八日)/杏林医学月报社//杏林医学月报.-3-21-213
腹内照相/中西医学报社//中西医学报.-1-25-498
改革全国坟墓/神州国医学报社//神州国医学报.-4-17-78
改进中医师学术研究会(上海通讯)/国医砥柱月刊社//国医砥柱月刊.-5-18-208
改良医道将实行矣/绍兴医药学报社//绍兴医药学报.-1-8-214
改试西学/利济学堂报社//利济学堂报.-1-1-454
甘肃国医分馆开办训练班/光华医药杂志社//光华医药杂志.-4-36-213
甘肃临泽通讯/国医砥柱月刊社//国医砥柱月刊.-5-18-262
甘肃岷县分社成立大会(岷县讯)/国医砥柱月刊社//国医砥柱月刊.-5-18-398
甘肃省国医分馆年来工作报告书/国医公报社//国医公报.-4-24-108
赣省脑膜炎流行/光华医药杂志社//光华医药杂志.-4-41-405
赣县国医公会筹设中医疗养院(江西赣县通讯)/光华医药杂志社//光华医药杂志.-4-36-585
赣州等县成立中医诊所/新中医刊杂志社//新中医刊.-5-20-390

高德明先生论文集将由广东新中医周刊社出版/新中华医药月刊社//新中华医药月刊.-5-35-461
高丽学教/利济学堂报社//利济学堂报.-1-1-455
高山镇村妇产犬胎/复兴中医杂志社//复兴中医.-5-31-257
高邮医药界组织医药研究会(高邮通讯)/中医世界杂志社//中医世界.-3-39-270
高渊医社同情于星洲总联会之主张/光华医药杂志社//光华医药杂志.-4-41-71
高渊医药之声稿经付梓出版有期/光华医药杂志社//光华医药杂志.-4-41-86
高渊组织医药研究社(南洋通讯)/光华医药杂志社//光华医药杂志.-4-39-346
告白/医学报社//医学报.-1-7-486
戈公振之死(二)有幸有不幸/严独鹤//神州国医学报.-4-17-112
戈公振之死(三)戈振公遗体解剖报告/吴去疾(辑)//神州国医学报.-4-17-113
戈公振之死(一)戈公振逝世新闻/吴去疾(辑)//神州国医学报.-4-17-110
戈制半夏销路畅达(上海通讯)/光华医药杂志社//光华医药杂志.-4-37-455.-4-39-80,350.-4-40-548
戈制半夏之灵效/光华医药杂志社//光华医药杂志.-4-37-259
割毙产妇案之处分书/杏林医学月报社//杏林医学月报.-3-21-389
割喉毙命案原告状请咨美领究辨/杏林医学月报社//杏林医学月报.-3-21-388
割食鲸鱼多人丧命/神州国医学报社//神州国医学报.-4-14-193
割诊病妇发生纠纷详情/杏林医学月报社//杏林医学月报.-3-21-126
隔夜黄鱼六人中毒/神州国医学报社//神州国医学报.-4-18-404
各地筹备庆祝中医条例(各地汇讯)/光华医药杂志社//光华医药杂志.-4-39-14
各地分社纷纷成立/中国针灸学研究社//针灸杂志.-4-31-385
各地纷纷设立保妇丹分销处/光华医药杂志社//光华医药杂志.-4-38-248
各地热烈庆祝中医条例之情况(各地通讯)/光华医药杂志社//光华医药杂志.-4-39-101
各地通讯/国医砥柱月刊社//国医砥柱月刊.-5-15-537,632
各地医团电贺蒋委员长五旬寿诞/光华医药杂志社//光华医药杂志.-4-40-293
各地医讯/铁樵医学月刊社//铁樵医学月刊.-4-44-91
各地中医界援绥运动汇讯/中医世界杂志社//中医世界.-3-38-270
各方来函赞许谢盛二氏著作/光华医药杂志社//光华医药杂志.-4-38-248
各方来函赞许朱氏著作/国医砥柱月刊社//国医砥柱月刊.-5-15-537
各方吁请对于中西医应平等待遇之详情(各地通讯)/光华医药杂志社//光华医药杂志.-4-38-415
各国读书数/利济学堂报社//利济学堂报.-1-3-139
各省新闻/神州医药学报社//神州医药学报.-1-42-469.-1-43-41,125,235,525.-1-44-65,392
各县防疫工作愈形加紧/三三医报社//三三医报.-2-36-461
各县中医反对管理中医规则/神州国医学报社//神州国医学报.-4-15-564
各自治区均成立中医施诊所/北平医药月刊社//北平医药月刊.-5-9-227
更夫患怪病投浦/神州国医学报社//神州国医学报.-4-16-461
工部局拟定凿井执照章程/神州国医学报社//神州国医学报.-4-15-507
工部局扑灭传染疟疾之蚊虫设除蚊汽车队(本埠通讯)/光华医药杂志社//光华医药杂志.-4-40-264
工部局卫生处对于井水之说明/神州国医学报社//神州国医学报.-4-15-508

工部局医院谈论记/立才//中西医学报.-1-24-200
工部局招聘华籍副医官/神州国医学报社//神州国医学报.-4-15-507
工人愤日本横暴自杀/医林一谔杂志社//医林一谔.-4-8-456
公立上海医院发见流行性脑脊髓膜炎之警告/绍兴医药学报社//绍兴医药学报.-1-13-556
公立医院立碑开幕/中西医学报社//中西医学报.-1-24-510
狗血清治肺痨苏科学院发明/华西医药杂志社//华西医药杂志.-5-36-388
孤儿院聘朱壶山氏为医药顾问/国医砥柱月刊社//国医砥柱月刊.-5-15-537
古稀老媪返老还童奇闻(无锡通讯)/光华医药杂志社//光华医药杂志.-4-36-298
骨节痛之新疗法(莫斯科讯)/光华医药杂志社//光华医药杂志.-4-36-507
鼓乐学校/利济学堂报社//利济学堂报.-1-3-477
鼓励医官/绍兴医药学报社//绍兴医药学报.-1-8-40
鼓楼医院西医诊毙女孩案(南京通信)/光华医药杂志社//光华医药杂志.-4-35-286
怪孩出世耳朵四只左一右三现活泼存在(杭州通讯)/光华医药杂志社//光华医药杂志.-4-38-584
怪胎(南京通讯)/国医砥柱月刊社//国医砥柱月刊.-5-18-603
怪婴独手独足七指(江苏泰县通讯)/光华医药杂志社//光华医药杂志.-4-38-248
怪婴发分三色死而复苏(香港通讯)/光华医药杂志社//光华医药杂志.-4-37-150
怪婴头生肉角(泰县通讯)/光华医药杂志社//光华医药杂志.-4-38-398
关于蛋虫宜宾卫生院的解释/华西医药杂志社//华西医药杂志.-5-37-293
关于组织公会消息一束/中医杂志社//中医杂志.-2-26-317
官设医学/利济学堂报社//利济学堂报.-1-1-473
官厅对于时毒天花之注意/潘文藻//绍兴医药月报.-2-37-207
官厅注意卫生/绍兴医药学报社//绍兴医药学报.-1-9-327
灌云设立诊疗所专治黑热病(海州通讯)/国医砥柱月刊社//国医砥柱月刊.-5-18-600
光华国医院筹划病房(江西吉安通讯)/光华医药杂志社//光华医药杂志.-4-39-160
光华医药杂志本期社讯/光华医药杂志社//光华医药杂志.-4-40-114
光华医药杂志读者好消息/光华医药杂志社//光华医药杂志.-4-36-134
光华医药杂志社焦董事长易堂上月十八日抵沪/光华医药杂志社//光华医药杂志.-4-41-397
光华医药杂志社掘港分社施诊所举行闭幕式(江苏如皋掘港通讯)/光华医药杂志社//光华医药杂志.-4-38-241
光华医药杂志社社董陈爱棠莅镇江扬州等三分社长联合欢迎(镇江快信)/光华医药杂志社//光华医药杂志.-4-37-554
光华医药杂志社社讯/光华医药杂志社//光华医药杂志.-4-39-372.-4-40-18,306,426.-4-41-357,435,543
光华医药杂志社社长发明神效万应膏/光华医药杂志社//光华医药杂志.-4-37-455
光华医药杂志社无锡第二分社国医节纪念盛况(无锡通讯)/光华医药杂志社//光华医药杂志.-4-37-187
光华医药杂志社武进分社筹设贫民施诊所(武进通讯)/现代医药月刊社//现代医药月刊.-4-27-535
光华医药杂志四卷七期出春温专号特约沪上名医撰稿/光华医药杂志社//光华医药杂志.-4-41-167
光华医药杂志增附美术画报(上海通讯)/现代医药月刊社//现代医药月刊.-4-27-503
光华医院发生割症毙命案详情/医林一谔杂志

社//医林一谔.-4-10-643
光华医院助手打针酿命案(本市讯)/国医砥柱月刊社//国医砥柱月刊.-5-18-598
广德又发生一不明不白之庸医杀人案/神州医药学报社//神州医药学报.-1-46-328
广东安定鼠疫蔓延/光华医药杂志社//光华医药杂志.-4-41-328
广东保元国医学校举行学艺比赛(广州通讯)/国医砥柱月刊社//国医砥柱月刊.-5-18-602
广东潮安县国医公会改选职员经过(广东潮安通讯)/光华医药杂志社//光华医药杂志.-4-39-77
广东定安鼠疫蔓延文琼两县(传播迅速迷信遗毒)/国医砥柱月刊社//国医砥柱月刊.-5-16-122
广东东莞县举行第四届中医考试/国医砥柱月刊社//国医砥柱月刊.-5-16-192
广东高要县考试中医牙医(广州通讯)/光华医药杂志社//光华医药杂志.-4-40-542
广东高要县考试中医牙医(广州通讯)/中医世界杂志社//中医世界.-3-38-330
广东光汉中医院定期开幕(广州通讯)/光华医药杂志社//光华医药杂志.-4-36-298
广东光汉中医专校为反对教部改校称社电全国医药界向三全会请愿(广州通讯)/中医世界杂志社//中医世界.-3-38-626
广东国医分馆分科办事/国医杂志社//国医杂志.-4-5-499
广东河县举行中医考试(广东河县通讯)/光华医药杂志社//光华医药杂志.-4-36-446
广东惠来组织国医支馆(广州通讯)/中医世界杂志社//中医世界.-3-39-127
广东惠阳农民发明蚯蚓治痘病/光华医药杂志社//光华医药杂志.-4-41-408
广东惠阳农民发明蚯蚓治痘症/国医砥柱月刊社//国医砥柱月刊.-5-16-124
广东开平谷社发生瘟疫/国医砥柱月刊社//国医砥柱月刊.-5-16-124
广东陆丰县规定医士诊金/光华医药杂志社//光华医药杂志.-4-41-409
广东陆军司之重视西医/中西医学报社//中西医学报.-1-26-273
广东路大东药房冒牌药房被抄/光华医药杂志社//光华医药杂志.-4-40-409
广东梅县新中医养成所举行第一届学生毕业典礼/杏林医学月报社//杏林医学月报.-3-21-261
广东梅县中医学校筹设疗养院/医界春秋社//医界春秋.-3-12-68
广东梅县中医学校恢复(梅县通讯)/光华医药杂志社//光华医药杂志.-4-36-583
广东梅县中医学校近讯/现代医药月刊社//现代医药月刊.-4-27-350
广东梅县中医学校近讯/杏林医学月报社//杏林医学月报.-3-21-262
广东梅县中医学校近讯/医界春秋社//医界春秋.-3-11-296
广东民厅长王应榆发表国医谈话/光华医药杂志社//光华医药杂志.-4-41-80
广东民厅长王应榆谈希望中医纳入科学轨道(广州通讯)/中医世界杂志社//中医世界.-3-38-372
广东南海县九江施医所改选董事/国医砥柱月刊社//国医砥柱月刊.-5-16-123
广东省此次之表示各地对废止中医案的反映/广东医药月刊社//广东医药月刊.-3-24-157
广东省国医分馆组医药改进会分会/光华医药杂志社//光华医药杂志.-4-41-329
广东省立国医学院向江苏分馆长王硕如征求教员(镇江通讯)/光华医药杂志社//光华医药杂志.-4-39-545
广东顺德设医药学校/光华医药杂志社//光华医药杂志.-4-41-330
广东台山国医支馆董事会检举副馆长之罪恶(广东东台通讯)/光华医药杂志社//光华医药杂志.-4-38-288
广东五华国医支馆成立/光华医药杂志社//光华医药杂志.-4-35-512

广东中国红十字会筹组光华医药杂志社分社长方本慈为筹备主任/光华医药杂志社//光华医药杂志.-4-40-407
广东中山县石岐岐先医院扩充院务增聘热心绅商为名誉董事/国医砥柱月刊社//国医砥柱月刊.-5-16-123
广东中医药专校电请方公溥代表晋京请愿(广州通讯)/中医世界杂志社//中医世界.-3-38-625
广东中医专门学校赠诊所医草/广东中医杂志社(辑)//中医杂志(广东).-3-4-283
广货药材所受战事之打击/绍兴医药月报社//绍兴医药月报.-2-40-420
广灵县发生疫症/医学杂志社//医学杂志.-2-8-227
广西北流县分社开第一次成立大会(北流讯)/国医砥柱月刊社//国医砥柱月刊.-5-18-398
广州查缉伪药会改选/光华医药杂志社,国医砥柱月刊社//光华医药杂志.-4-41-408//国医砥柱月刊.-5-16-123
广州查禁冒名戒烟毒药/光华医药杂志社//光华医药杂志.-4-41-232
广州成药须注册始准发售/国医砥柱月刊社//国医砥柱月刊.-5-16-121
广州筹办大规模麻风病院/光华医药杂志社//光华医药杂志.-4-41-186
广州传染病院落成开幕/光华医药杂志社//光华医药杂志.-4-41-327
广州传染病院限制收容(传染病以急性为准)/国医砥柱月刊社//国医砥柱月刊.-5-16-122
广州法院以命案咨询国医/国医杂志社//国医杂志.-4-7-301
广州方便医院救护班举行毕业(广州通讯)/中医世界杂志社//中医世界.-3-38-428
广州方便医院救护班举行毕业/光华医药杂志社//光华医药杂志.-4-41-85
广州妇女会组救护训练班(广州通讯)/光华医药杂志社//光华医药杂志.-4-41-80
广州隔离病院建筑完成/光华医药杂志社//光华医药杂志.-4-41-80
广州管理医药严厉进行/国医砥柱月刊社//国医砥柱月刊.-5-16-122
广州光汉中医学校校长赖际熙逝世(广州通讯)/中医世界杂志社//中医世界.-3-39-176
广州光汉中医专科学校访问记/光华医药杂志社//光华医药杂志.-4-40-552
广州光华医院割腹治疗纠纷案/国医杂志社//国医杂志.-4-7-95
广州国医界最近之新创设(广州通讯)/光华医药杂志社//光华医药杂志.-4-36-330
广州国医药界庆祝三一七纪念节/光华医药杂志社//光华医药杂志.-4-41-327
广州海港检疫所布告检疫规定/光华医药杂志社//光华医药杂志.-4-41-79
广州警察局拘捕疯疾市民(广州通讯)/中医世界杂志社//中医世界.-3-39-174
广州警察局拘捕疯疾市民/国医砥柱月刊社//国医砥柱月刊.-5-16-123
广州救济院组织救护训练班/光华医药杂志社//光华医药杂志.-4-41-327
广州举办医药管理/光华医药杂志社//光华医药杂志.-4-41-331
广州两戒烟医院开幕/光华医药杂志社//光华医药杂志.-4-41-232
广州聋哑疗治演讲/光华医药杂志社//光华医药杂志.-4-41-232
广州拟增设巡回诊疗车/光华医药杂志社//光华医药杂志.-4-41-327
广州女看护大会之沪讯/三三医报社//三三医报.-2-30-177
广州设卫生实验处/光华医药杂志社//光华医药杂志.-4-41-79
广州市府申禁贩毒药物/国医砥柱月刊社//国医砥柱月刊.-5-16-121
广州市国医研究会通电全国促请公布中医条例(广州通讯)/光华医药杂志社//光华医药杂志.-4-36-585

广州市华侨医院筹备会招待记者情形筹备员报告筹备之经过及此后之进行/广东医药月刊社//广东医药月刊.-3-24-545
广州市救护队筹备会操(广州通讯)/光华医药杂志社//光华医药杂志.-4-40-261
广州市卫生局举行种痘及消毒大运动/国医砥柱月刊社//国医砥柱月刊.-5-16-121
广州市卫生局长考试广东光汉中医专科学校毕业生/中医世界杂志社//中医世界.-3-38-321
广州市制定成药注册条例/光华医药杂志社//光华医药杂志.-4-41-331
广州卫生局化验生草药(含有毒质者严禁贩卖)/国医砥柱月刊社//国医砥柱月刊.-5-16-123
广州卫生局化验生草药/光华医药杂志社//光华医药杂志.-4-41-408
广州卫生局举办防疟运动/国医砥柱月刊社//国医砥柱月刊.-5-16-123
广州卫生局取缔医药广告之反响/光华医药杂志社//光华医药杂志.-4-41-408
广州卫生局取缔医药广告之反响/国医砥柱月刊社//国医砥柱月刊.-5-16-124
广州卫生局严防黄热病(广州通讯)/国医砥柱月刊社//国医砥柱月刊.-5-18-602
广州卫生局严防黄热病(广州通讯)/中医世界杂志社//中医世界.-3-39-392
广州卫生局严防黄热病/光华医药杂志社//光华医药杂志.-4-41-518
广州卫生局长视察两疯院/光华医药杂志社//光华医药杂志.-4-41-232
广州卫生实验区开始第一步工作接生赠药/国医砥柱月刊社//国医砥柱月刊.-5-16-122
广州医学卫生社之内讧潮反对潘茂林兼长光汉中医学校(广州通讯)/中医世界杂志社//中医世界.-3-39-224
广州择定疯院地址/光华医药杂志社//光华医药杂志.-4-41-329
广州中医药界欢迎林主席/国医砥柱月刊社//国医砥柱月刊.-5-16-122
鬼哭丹治疟疾/新中医刊杂志社//新中医刊.-5-19-276
贵溪药业公会将特产药材拍照(贵溪通讯)/中医世界杂志社//中医世界.-3-38-422
桂边之鸡鬼病/神州国医学报社//神州国医学报.-4-17-77
郭韶九同志赴京请愿/郭韶九//医林一谔.-4-9-301
国本半月刊消息/中西医药杂志社//中西医药.-5-13-81
国大代表选举事务所发表国民大会职团选举办法(南京通讯)/光华医药杂志社//光华医药杂志.-4-40-12
国大代表选举事务所解释医师药剂师中西并和八人疑义(无锡通讯)/光华医药杂志社//光华医药杂志.-4-40-14
国大代表选举毋得有违法行为/光华医药杂志社//光华医药杂志.-4-40-201
国大代表中医界候选十六人竞选略历/光华医药杂志社//光华医药杂志.-4-40-197
国大中医提案行政院敷衍了之/华西医药杂志社//华西医药杂志.-5-37-576
国代选举总所解释书写别号选票有效(南京专电)/中医世界杂志社//中医世界.-3-38-149
国代选举总所解释书写别号选票有效/光华医药杂志社//光华医药杂志.-4-40-199
国府拨款修黄帝陵/国医杂志社//国医杂志.-4-6-517
国府授勋新中华月刊主编人/新中华医药月刊社//新中华医药月刊.-5-35-335
国府主席召国医诊病/国医杂志社//国医杂志.-4-6-91
国货/绍兴医药学报社//绍兴医药学报.-1-9-332
国际卫生会议定期举行大会/华西医药杂志社//华西医药杂志.-5-37-504
国际卫生会议经过/神州国医学报社//神州国医学报.-4-14-479
国立同济大学学术展览会参观记/姜佐景//光

华医药杂志.-4-39-417
国立药专九月二十日开学(南京通讯)/光华医药杂志社//光华医药杂志.-4-40-265
国立中正医学院消息一束(江西特讯)/国医砥柱月刊社//国医砥柱月刊.-5-18-593
国民大会举行延期(南京专电)/中医世界杂志社//中医世界.-3-38-149
国民大会自由职业团体代表选举办法及进行程序/医界春秋社//医界春秋.-3-14-44
国民政府将设立国医馆/岐生//中医指导录.-4-1-25
国人发明之戒烟新药/神州国医学报社//神州国医学报.-4-16-277
国外医药消息珍闻十四则/汪浩权//华西医药杂志.-5-36-33
国选医团呈送会员名册竣事(南京通讯)/光华医药杂志社//光华医药杂志.-4-40-116
国选自由职业团体候选人之推定(国医丁仲英谢利恒等得票最多)/医界春秋社//医界春秋.-3-14-43
国药单方实验研究社将成立/现代医药月刊社//现代医药月刊.-4-27-433
国药输出锐减外药输入反增/中医指导录杂志社//中医指导录.-4-3-242
国药业念四日复业/光华医药杂志社//光华医药杂志.-4-41-161
国药展览会之举行/中国医学院秘书处//国医文献.-5-15-394
国药制药厂基金总额二十万元征求全国自由认股(南京通讯)/光华医药杂志社//光华医药杂志.-4-37-148
国药制造厂征求认股/医林一谔杂志社//医林一谔.-4-11-531
国医程国树用无线电演讲医学常识/现代中医杂志社//现代中医.-4-42-124
国医程国树用无线电演讲医学常识及问答/现代中医杂志社//现代中医.-4-42-23
国医砥柱分社成立/国医砥柱月刊社//国医砥柱月刊.-5-18-192
国医砥柱社广东广宁江谷分社成立第二次会员大会(广宁讯)/国医砥柱月刊社//国医砥柱月刊.-5-18-398
国医砥柱社兰州分社长王仲英氏当选兰州市参议员(兰州讯)/国医砥柱月刊社//国医砥柱月刊.-5-18-371
国医砥柱社石门分社筹设中医讲习所/国医砥柱月刊社//国医砥柱月刊.-5-18-342
国医砥柱社石门分社附设中医研究所成立(石门通讯)/国医砥柱月刊社//国医砥柱月刊.-5-18-371
国医砥柱社湘潭易俗河分社组织起因及成立盛况(湘西通讯)/国医砥柱月刊社//国医砥柱月刊.-5-18-309
国医砥柱社张掖县分社长吕殿弼氏当选参赞员(张掖讯)/国医砥柱月刊社//国医砥柱月刊.-5-18-428
国医砥柱月刊社昌黎滨海分社已正式成立/国医砥柱月刊社//国医砥柱月刊.-5-16-54
国医砥柱月刊社附设印刷部已正式成立/国医砥柱月刊社//国医砥柱月刊.-5-17-235
国医砥柱月刊社社长杨医亚氏被聘任医药顾问/国医砥柱月刊社//国医砥柱月刊.-5-15-537
国医砥柱月刊社社长杨医亚氏又被聘任中国医药分社顾问/国医砥柱月刊社//国医砥柱月刊.-5-15-597
国医砥柱月刊社实行证明中医真理之实效特聘请太医院正宗嫡传兰真主人解答处方/国医砥柱月刊社//国医砥柱月刊.-5-18-306
国医砥柱月刊社仙游通讯/国医砥柱月刊社//国医砥柱月刊.-5-18-316
国医砥柱月刊社重价收买针灸书籍/国医砥柱月刊社//国医砥柱月刊.-5-16-451.-5-17-82,330
国医砥柱月刊社主理王治华当选为理事长(诸暨通讯)/国医砥柱月刊社//国医砥柱月刊.-5-18-204
国医砥柱月刊在平复刊/新中华医药月刊社//新中华医药月刊.-5-35-281
国医读本八种出版/中西医药杂志社//中西医

药.-5-12-104
国医复兴之好消息/国医杂志社//国医杂志.-4-6-297
国医公学成立(宿迁通讯)/光华医药杂志社//光华医药杂志.-4-38-148
国医节日召集省会医界领袖聚餐记(镇江通讯)/中医世界杂志社//中医世界.-3-39-20
国医界千呼万唤日望颁行之中医条例不日公布中政会已议决通过/医界春秋社//医界春秋.-3-13-147
国医界向三中全会请愿/现代中医杂志社//现代中医.-4-43-452
国医界组织国医播音会(长沙通讯)/光华医药杂志社//光华医药杂志.-4-38-151
国医界组织医学研究(大庾通讯)/光华医药杂志社//光华医药杂志.-4-38-150
国医开始法医之权威(广州通讯)/光华医药杂志社//光华医药杂志.-4-36-443
国医刘仲农筹设光华国医院(江西通讯)/光华医药杂志社//光华医药杂志.-4-40-117
国医耆宿王仲哲朱壶山先生现辞却华北国医学院教授从事医学著述(本市通讯)/国医砥柱月刊社//国医砥柱月刊.-5-15-519
国医钱健民演讲推拿医术(南京通讯)/光华医药杂志社//光华医药杂志.-4-38-185
国医施今墨提倡中医事业/光华医药杂志社//光华医药杂志.-4-41-109
国医束耀珍等领到开业执照(姜堰通讯)/光华医药杂志社//光华医药杂志.-4-37-453
国医学校学生采取药用植物(江苏通讯)/光华医药杂志社//光华医药杂志.-4-39-344
国医旬刊改为厦门医药半月刊(厦门通讯)/光华医药杂志社//光华医药杂志.-4-38-395
国医药界向四中全会请愿消息之一束/医界春秋社//医界春秋.-3-10-526
国医药界向四中全会请愿之前前后后/光华医药杂志社//光华医药杂志.-4-35-265
国医药界昨欢迎焦馆长/神州国医学报社//神州国医学报.-4-18-218
国医叶古红患肝癌逝世/神州国医学报社//神州国医学报.-4-18-264
国医叶古红遗体解剖/中医世界杂志社//中医世界.-3-38-575
国医院成立在即光华医药杂志社董事长焦易堂宴各界领袖/光华医药杂志社//光华医药杂志.-4-41-536
国医院成立在即焦易堂欢宴各界领袖(本市特讯)/国医砥柱月刊社//国医砥柱月刊.-5-18-592
国医院即动工/神州国医学报社//神州国医学报.-4-18-263
国医院展缓兴工(南京通讯)/光华医药杂志社//光华医药杂志.-4-40-418
国医杂志消息/中西医药杂志社//中西医药.-5-11-556
国医赵子刚等电呈行政院反对中医受卫生署管理(常熟通讯)/光华医药杂志社//光华医药杂志.-4-39-288
国专月刊消息/中西医药杂志社//中西医药.-5-11-176
哈尔滨防疫之报告/绍兴医药学报社//绍兴医药学报星期增刊.-1-21-496
哈尔滨之防疫情形/绍兴医药学报社//绍兴医药学报星期增刊.-1-21-512
海港检疫处发表去年传染病况/光华医药杂志社//光华医药杂志.-4-41-159
海门名医金子淇子在沪被绑/光华医药杂志社//光华医药杂志.-4-35-66
海门医学报将复刊(江苏海门通讯)/光华医药杂志社//光华医药杂志.-4-38-239
海上国医药界公宴焦彭二公记(本市特讯)/国医砥柱月刊社//国医砥柱月刊.-5-18-683
海外新闻/神州医药学报社//神州医药学报.-1-43-45,131,238.-1-44-69,173
寒国人的寿命(意大利通讯)/光华医药杂志社//光华医药杂志.-4-35-131
汉口成立华中国医校董事会/光华医药杂志社//光华医药杂志.-4-36-213
汉口大汉中医院设立十五所分院/光华医药杂

志社//光华医药杂志.-4-35-513
汉口各界筹备欢迎胡文虎/光华医药杂志社//光华医药杂志.-4-40-403
汉口怪鸟/神州国医学报社//神州国医学报.-4-18-404
汉口国医专校招生难(汉口通讯)/光华医药杂志社//光华医药杂志.-4-35-340
汉口建筑医院/潘文藻//绍兴医药月报.-2-37-135
汉药新觉上集展望预约/中西医药杂志社//中西医药.-5-12-194
杭国医界创设施医局(杭州通讯)/光华医药杂志社//光华医药杂志.-4-40-84
杭胡庆余药号劳资纠纷已解决/光华医药杂志社//光华医药杂志.-4-41-90
杭市第二次国医审查讯/光华医药杂志社//光华医药杂志.-4-35-511
杭市第二次审查国医讯/光华医药杂志社//光华医药杂志.-4-35-427
杭市第三次国医审查揭晓(杭市通讯)/光华医药杂志社//光华医药杂志.-4-36-431
杭市第四次代表大会决议取缔西医开立秘方并禁任意提高药费(杭州通信)/光华医药杂志社//光华医药杂志.-4-37-266
杭市国药业禁售罂粟壳/光华医药杂志社//光华医药杂志.-4-40-544
杭市国药业巨擘胡庆余堂又起劳资纠纷/光华医药杂志社//光华医药杂志.-4-41-151
杭市国医第三次审察(杭州通讯)/光华医药杂志社//光华医药杂志.-4-36-297
杭市六界国医审查完竣/光华医药杂志社//光华医药杂志.-4-40-298
杭市全代大会通过提倡国医药案(杭州快信)/光华医药杂志社//光华医药杂志.-4-35-288
杭市中医界响应一日捐款输助绥远将士/光华医药杂志社//光华医药杂志.-4-41-90
杭汤士彦创办中国医药研究月报/光华医药杂志社//光华医药杂志.-4-40-257
杭医照上木戳问题解决/国医砥柱月刊社//国医砥柱月刊.-5-18-113
杭垣取缔医生/绍兴医药学报社//绍兴医药学报.-1-14-288
杭垣医药消息汇志/光华医药杂志社//光华医药杂志.-4-41-401
杭州筹设西湖国医院(杭州快信)/光华医药杂志社//光华医药杂志.-4-35-221
杭州二届审察国医(杭州通讯)/光华医药杂志社//光华医药杂志.-4-35-589
杭州发现白河证/北京医药月刊社//北京医药月刊.-5-21-506
杭州国医本年份登记已办竣(杭州通讯)/光华医药杂志社//光华医药杂志.-4-35-589
杭州国医杜志仁董志成创办救护班/光华医药杂志社//光华医药杂志.-4-41-158
杭州国医公会主编国医新闻启事/国医正言杂志社//国医正言.-5-4-135,175,246,303,363,381,456,514,611.-5-5-234,319,361
杭州国医公约呈准实行(通讯)/光华医药杂志社//光华医药杂志.-4-39-75
杭州国医界筹设西湖中医疗养所(杭州通讯)/光华医药杂志社//光华医药杂志.-4-38-488
杭州国医新闻改组为月刊(杭州通讯)/光华医药杂志社//光华医药杂志.-4-38-489
杭州胡庆余堂发生劳资纠纷(杭州通讯)/光华医药杂志社//光华医药杂志.-4-38-1
杭州胡庆余堂国药号劳资纠纷解决(杭州通讯)/光华医药杂志社//光华医药杂志.-4-38-95
杭州将有大规模之国医学院出现(杭州特讯)/中医世界杂志社//中医世界.-3-38-328
杭州市党部函市政府取缔广济医院(杭州通讯)/光华医药杂志社//光华医药杂志.-4-37-356
杭州市长召开针灸座谈会/董浩//针灸杂志.-4-34-159
杭州汤士彦创办中国医药研究月报(杭州通讯)/中医世界杂志社//中医世界.-3-38-83

杭州通讯/华西医药杂志社//华西医药杂志.-5-36-450
杭州中国医学社举办国医救护班第二期学员毕业(通讯)/光华医药杂志社//中医世界.-3-39-385
杭州中国医药日报出版/光华医药杂志社//光华医药杂志.-4-35-269
杭州中国医药学社近讯/光华医药杂志社//光华医药杂志.-4-35-207
杭州中医祥林外科医院来沪设分院(本市通讯)/光华医药杂志社//光华医药杂志.-4-39-170
河津等县报告小儿疹症山西中医改进研究会研究正疹温疹之区别及治疗法(八年四月)/医学杂志社//医学杂志.-2-1-96
河南国医改进研究会聘本社社长为撰述主任/王景虞//国医砥柱月刊.-5-16-181
河南国医改进研究会特聘赵子刚医士为该会撰述主任/国医砥柱月刊社//国医砥柱月刊.-5-16-193
河南省国医分馆馆长易人(河南通讯)/未署名//光华医药杂志.-4-41-90//中医世界.-3-38-379
河南周家口举行中医考试/国医砥柱月刊社//国医砥柱月刊.-5-16-51
河南周家口中医考试揭晓(周口镇通讯)/国医砥柱月刊社//中医世界.-3-39-488
河源县国医考试纪闻/医界春秋社//医界春秋.-3-11-454
荷政府取缔中国药秤(婆罗洲通讯)/国医砥柱月刊社//国医砥柱月刊.-5-18-685
黑热病工作队迁淮(淮阴快讯)/国医砥柱月刊社//国医砥柱月刊.-5-18-600
黑热病名考正淮阴国医公会函征全国医界意见(淮阴通讯)/光华医药杂志社//光华医药杂志.-4-37-454
黑热病之概况(上海通讯)/医林一谔杂志社//医林一谔.-4-11-576
衡阳呈请组织国医支馆(湖南衡阳通讯)/光华医药杂志社//光华医药杂志.-4-39-245
衡阳吉祥医药创刊/国医砥柱月刊社//国医砥柱月刊.-5-16-51
衡阳吉祥医药创刊出版/光华医药杂志社//光华医药杂志.-4-41-406
轰动武昌之西医杀人案(汉口快信)/光华医药杂志社//光华医药杂志.-4-35-534
红会第一医院设立医诊社/神州国医学报社//神州国医学报.-4-15-513
宏济堂出版医药报/光华医药杂志社//光华医药杂志.-4-39-350
虹口新公园附近发生毒蛾(本埠通讯)/光华医药杂志社//光华医药杂志.-4-40-262
喉科专家朱子云医愈孙院长夫妇/光华医药杂志社//光华医药杂志.-4-41-397
喉痧病症之发现/绍兴医药学报社//绍兴医药学报星期增刊.-1-22-293
喉症医死于喉症/绍兴医药学报社//绍兴医药学报.-1-13-220
厚和取缔购买麻醉药品/北京医药月刊社//北京医药月刊.-5-21-163
忽然笑死(惠州记者通讯)/光华医药杂志社//光华医药杂志.-4-35-130
胡虎文为香港长洲医院加建肺痨疗养院/光华医药杂志社//光华医药杂志.-4-41-328
胡庆余堂雪记药号发生劳资纠纷(杭州通讯)/中医世界杂志社//中医世界.-3-38-327
胡文虎抵杭/光华医药杂志社//光华医药杂志.-4-41-400
胡文虎昆仲捐建惠州医院/光华医药杂志社//光华医药杂志.-4-41-233
胡文虎为香港长洲医院加建肺痨疗养院(广州通讯)/中医世界杂志社//中医世界.-3-39-170
胡医生傲气凌人/绍兴医药学报社//绍兴医药学报.-1-12-469
湖北禀办卫生会/医学报社//医学报.-1-6-305
湖北监利中医界的略情(监利通讯)/中医世界杂志社//中医世界.-3-39-171
湖北全省第二次卫生会议开幕/方生//针灸杂

志.-4-34-80
湖北医专校董会反对卫生署所订国医审查规则之宣言并办法(湖北通讯)/光华医药杂志社//光华医药杂志.-4-40-441
湖南滨湖一带发现住血虫病(湖南通讯)/光华医药杂志社//光华医药杂志.-4-40-547
湖南管理医事人员已经开始登记(湖南通讯)/光华医药杂志社//光华医药杂志.-4-39-15
湖南警察多患脚气局令改良食糙米(湖南通讯)/未署名//中医世界.-3-38-84
湖南警察多患脚气局令改食糙米(湖南通讯)/未署名//光华医药杂志.-4-40-173
湖南麓园医学研究社扩充社务近闻(长沙通讯)/光华医药杂志社//光华医药杂志.-4-38-491
湖南通电/利济学堂报社//利济学堂报.-1-2-40
湖南湘乡国医砥柱分社筹设两镇分社扩大组织(湘乡通讯)/国医砥柱月刊社//国医砥柱月刊.-5-18-428
湖南湘雅医院庸医杀人/光华医药杂志社//光华医药杂志.-4-35-207
湖南医专毕业生组织同学会/国医砥柱月刊社//国医砥柱月刊.-5-16-51
湖南医专学生绝食慰劳绥军(长沙通讯)/光华医药杂志社//光华医药杂志.-4-40-440
湖南中医药界推举代表晋京联合各省代表向三中全会请愿(湖南通讯)/中医世界杂志社//中医世界.-3-38-475
湖省主席何芸樵慨捐首都国医院巨款/光华医药杂志社//光华医药杂志.-4-41-110
湖州福音医院西医孟杰割毙李恢伯(湖州快信)/光华医药杂志社//光华医药杂志.-4-35-351
湖州寒疫盛行/绍兴医药学报社//绍兴医药学报星期增刊.-1-21-291
湖州医生难免考试/绍兴医药学报社//绍兴医药学报星期增刊.-1-22-403
沪北卫生行政之进行/绍兴医药学报社//绍兴医药学报星期增刊.-1-22-303
沪南脑脊髓膜炎症之盛行/绍兴医药学报社//绍兴医药学报星期增刊.-1-21-107
沪上创设国货药方/绍兴医药学报社//绍兴医药学报.-1-10-39
沪市国营药等五团体联合筹备国药展览会情形/医界春秋社//医界春秋.-3-13-371
沪市气候转凉毒痢病症猖獗/光华医药杂志社//光华医药杂志.-4-40-411
沪西破获冒牌六神丸/光华医药杂志社//光华医药杂志.-4-40-410
沪西时疫流行/绍兴医药学报社//绍兴医药学报星期增刊.-1-22-8
沪药缺货涨价/北京医药月刊社//北京医药月刊.-5-21-88
沪医药界集议欢迎国联会代表纪/医界春秋社//医界春秋.-3-8-30
沪中医蔡香荪诊愈宋子良湿温重症/光华医药杂志社//光华医药杂志.-4-41-234
沪中医界对于三一七纪念大会之盛况/医界春秋社//医界春秋.-3-7-287
花园弄药材栈火警/光华医药杂志社//光华医药杂志.-4-41-158
华报合办议/陈明//利济学堂报.-1-3-287
华北国医学院消息/文医半月刊社//文医半月刊.-5-14-144
华北区域将举行医师考试/中国医药月刊社//中国医药月刊.-5-32-309
华侨半月刊消息/中西医药杂志社//中西医药.-5-13-79.-5-10-697
华侨代表报告日本改用汉药书/医界春秋社//医界春秋.-3-6-351
华侨胡文虎在京考察中央医院(南京通讯)/光华医药杂志社//光华医药杂志.-4-36-444
华侨怨声载道/医林一谔杂志社//医林一谔.-4-9-42
华盛顿电/绍兴医药学报社//绍兴医药学报星期增刊.-1-22-311
华西医药杂志编辑委员/华西医药杂志社//华西医药杂志.-5-37-581

华西医药杂志社编辑主任任应秋氏已获国大代表正式当选证书并列为中医界正额代表/华西医药杂志社//华西医药杂志.-5-37-451
华西医药杂志社分社长王治华当选为理事长/华西医药杂志社//华西医药杂志.-5-36-336
华西医药杂志社服务部依式印有中医师登记申请书/华西医药杂志社//华西医药杂志.-5-37-404
华西医药杂志社特聘张冕大律师为常年法律顾问/华西医药杂志社//华西医药杂志.-5-36-150,194
华西医药杂志社医学顾问陆渊雷先生竞选立法委员/华西医药杂志社//华西医药杂志.-5-37-291
华西医药杂志社周社长前返武胜原籍备受县中各界联名招待/华西医药杂志社//华西医药杂志.-5-37-183
华西医药杂志社总社长周復生编著药业指南增订三版发售预约/华西医药杂志社//华西医药杂志.-5-36-156
华药盛销美境/琪华观//三三医报.-2-36-49
华医华药被禁后之情况/医林一谔杂志社//医林一谔.-4-8-301
华中医药报第一年合订本出版/华西医药杂志社//华西医药杂志.-5-37-113
华中医药报举行全国医药报刊展览/国医砥柱月刊社//国医砥柱月刊.-5-18-246
华中医药报民国三十四年元旦创刊/新中华医药月刊社//新中华医药月刊.-5-35-282
华中医药报迁长复刊/华西医药杂志社//华西医药杂志.-5-37-576
怀市设立菜蔬消毒所/北京医药月刊社//北京医药月刊.-5-21-454
怀孕十二年孀妇产子(长沙通讯)/光华医药杂志社//光华医药杂志.-4-35-591
淮安三仙楼施医药局开幕(淮安通讯)/光华医药杂志社//光华医药杂志.-4-36-133
淮安时报附刊医药(淮安通讯)/光华医药杂志社//光华医药杂志.-4-37-453
淮安医药同人欢迎骆筱峰(江苏淮安通讯)/光华医药杂志社//光华医药杂志.-4-38-241
淮阴各善团纷纷施医(淮阴通讯)/光华医药杂志社//光华医药杂志.-4-40-171
淮阴各善团皆聘国医施诊(淮阴通讯)/光华医药杂志社//光华医药杂志.-4-38-69
淮阴国医刘树农应中委唐生智召诊赴京/光华医药杂志社//光华医药杂志.-4-40-85
淮阴国医陆筱峰努力拯救疫痞工作(淮阴通讯)/光华医药杂志社//光华医药杂志.-4-39-439
淮阴国医药界庆祝中医条例之热烈/国医公报社//国医公报.-4-24-547
淮阴国医药界庆祝中医条例之热烈情形/医界春秋社//医界春秋.-3-13-315
淮阴国医执照第一批领到(江苏淮阴通讯)/光华医药杂志社//光华医药杂志.-4-38-395
淮阴检定中医奉令缓办(淮阴通讯)/光华医药杂志社//光华医药杂志.-4-36-509
淮阴剿匪指挥部聘国医担任治疗工作(淮阴通讯)/光华医药杂志社//光华医药杂志.-4-38-69
淮阴热带病班来淮实习(淮阴讯)/国医砥柱月刊社//国医砥柱月刊.-5-18-684
淮阴县党部设施医处(淮阴通讯)/光华医药杂志社//光华医药杂志.-4-38-395
淮阴县施诊施药委员会决聘中医公会担任治疗(淮阴通讯)/中医世界杂志社//中医世界.-3-39-498
淮阴医感化院医官易人(江苏淮阴通讯)/光华医药杂志社//光华医药杂志.-4-39-74
淮阴医生编委会第一届改组(淮阴通讯)/光华医药杂志社//光华医药杂志.-4-38-487
淮阴医声周刊主编函辞公会挽留设宴联欢(淮阴通讯)/中医世界杂志社//中医世界.-3-39-496
淮阴医晓半月刊出版(淮阴通讯)/光华医药杂志社//光华医药杂志.-4-40-546
淮阴又一医刊出版(江苏海门通讯)/光华医药杂志社//光华医药杂志.-4-38-239

淮阴中医公会第二届改选(淮阴通讯)/中医世界杂志社//中医世界.-3-39-494
欢宴湘省主席何健氏/光华医药杂志社//光华医药杂志.-4-38-485
欢迎设戈制半夏分销处(上海特讯)/光华医药杂志社//光华医药杂志.-4-38-492
荒谬绝伦之飞尸奇闻(常熟通讯)/光华医药杂志社//光华医药杂志.-4-38-78
皇汉医学勃兴展览会/中国医学院秘书处//国医文献.-5-15-393
黄郛病脱离险境/光华医药杂志社//光华医药杂志.-4-40-294
黄郛逝世之新闻/神州国医学报社//神州国医学报.-4-18-160
黄广田将提出反痘例/国医杂志社//国医杂志.-4-5-412
黄劳逸编两种科学化国医药书籍出版/上海千顷堂书局//复兴中医.-5-31-338
黄谦建议中央国医馆修建仲圣祠享殿(南京快讯)/光华医药杂志社//光华医药杂志.-4-36-90
黄谦伤寒杂病新释预约特价/光华医药杂志社//光华医药杂志.-4-37-359
黄谦周柳亭等联合首都国医药界同仁募捐重修南阳医圣祠呈请中央国医馆备案文/黄竹斋,周柳亭//光华医药杂志.-4-36-495 //医界春秋.-3-11-407
黄谦著伤寒杂病新释预约踊跃/光华医药杂志社//光华医药杂志.-4-37-455
黄岩妇人一胎产四孩/光华医药杂志社//光华医药杂志.-4-37-361
黄扬明李修明之黑幕/中国针灸学研究社//针灸杂志.-4-29-652
黄膺白之最近病状日渐转佳(本埠通讯)/光华医药杂志社//光华医药杂志.-4-40-418
黄竹斋等所著医药针灸各书不日付印/医界春秋社//医界春秋.-3-12-107
黄竹斋谢利恒慨助兴修医圣祠费/光华医药杂志社//光华医药杂志.-4-39-554
挥学士热心医学/中西医学报社//中西医学报.-1-23-443
蛔虫进入胆管市民医院发现恶病/华西医药杂志社//华西医药杂志.-5-36-496
会友心得录/医学公报社//医学报.-1-4-412
惠安发起中医公会(泉州通讯)/中医世界杂志社//中医世界.-3-38-328
惠安鼠疫蔓延(惠安通讯)/光华医药杂志社//光华医药杂志.-4-37-539
惠安鼠疫死逾千人/神州国医学报社//神州国医学报.-4-18-455
惠书汇录/医学报社//医学报.-1-5-305
昏睡惊人记录(东京通讯)/中西医药杂志社//中西医药.-5-10-244
火烧中西医学报/中西医学报社//中西医学报.-1-24-58
火药烫伤之实地治疗经过/周云樵//国医导报.-5-29-394
霍乱预防联席会议/神州国医学报社//神州国医学报.-4-18-401
霍香在德销畅(讯)/光华医药杂志社//光华医药杂志.-4-39-437
鸡蛋里面生虫卫生部也有解释/华西医药杂志社//华西医药杂志.-5-37-292
鸡蛋有虫的谜/华西医药杂志社//华西医药杂志.-5-37-184
鸡与蛋杂志/中西医药杂志社//中西医药.-5-10-693
吉林省甄别医生/绍兴医药学报社//绍兴医药学报.-1-8-124
即将开幕之集仁中医院(本埠通讯)/光华医药杂志社//光华医药杂志.-4-40-549
急性热病的本体同治法(每期通信)/慎余//中国医药月刊.-5-32-270
记特莱斯敦卫生赛会(柏林特函)/中西医学报记者//中西医学报.-1-25-95
记万国食品会/欧行一//中西医学报.-1-24-199
纪惠阳之麻风村/神州国医学报社//神州国医学报.-4-17-165
济南警察局考试中医完竣/光华医药杂志社//

光华医药杂志.-4-41-228
济南医药改进分会调查伪药(济南通讯)/光华医药杂志社//光华医药杂志.-4-39-440
绩溪屏山之红豆/光华医药杂志社//光华医药杂志.-4-40-403
冀东区防疫委会调查卫生状况/北京医药月刊社//北京医药月刊.-5-21-454
加里福尼亚栽植大黄/光华医药杂志社//光华医药杂志.-4-39-437
家藏珍品愿济人/绍兴医药学报社//绍兴医药学报.-1-9-328
嘉定恶性疟疾盛行/光华医药杂志社//光华医药杂志.-4-40-257
嘉兴发现喉疫/绍兴医药学报社//绍兴医药学报星期增刊.-1-22-471,487
嘉兴脑膜炎蔓延愈广/光华医药杂志社//光华医药杂志.-4-41-323
嘉兴日本住血吸虫病的流行/张明权//华西医药杂志.-5-37-571
嘉兴组织生理研究会/绍兴医药学报社//绍兴医药学报.-1-8-171
甲戌医学社筹备会成立(南京通讯)/光华医药杂志社//光华医药杂志.-4-36-586
监察委员杨仁天任本社社董(京讯)/光华医药杂志社//光华医药杂志.-4-36-71
监察委员朱宗良弹劾中央医院院长刘瑞恒(南京通讯)/光华医药杂志社//光华医药杂志.-4-36-14
监察院弹劾刘瑞恒/国医杂志社//国医杂志.-4-7-227
监察院弹劾刘瑞恒别纪(南京通讯)/光华医药杂志社//光华医药杂志.-4-39-475
监察院于院长夫妇六秩双庆光华医药杂志社焦董事长之贺电/光华医药杂志社//光华医药杂志.-4-41-354
检查鼠疫中西大会记/中西医学报社//中西医学报.-1-24-55
检定医生委员会消息/中医杂志社//中医杂志.-2-21-349
简讯一束/新中华医药月刊社//新中华医药月刊.-5-35-569
建设厅劝用土产国药/医林一谔杂志社//医林一谔.-4-10-115
建造医药城(国外记者通讯)/光华医药杂志社//光华医药杂志.-4-38-67
建筑大礼堂教室宿舍数十间/中国针灸学研究社//针灸杂志.-4-33-341
健华电疗院医师王道仁被控药死人命/光华医药杂志社//光华医药杂志.-4-40-89
健华医药月刊消息/中西医药杂志社//中西医药.-5-10-697
健康医报将出各种专号/华西医药杂志社//华西医药杂志.-5-37-294
健康之铎半月刊消息/中西医药杂志社//中西医药.-5-12-101
江北发生黑热症/神州国医学报社//神州国医学报.-4-15-566
江北发现黑热症/神州国医学报社//神州国医学报.-4-16-248
江北发现血虫病/光华医药杂志社//光华医药杂志.-4-35-208
江北黑热病蔓延猛烈(南京通讯)/光华医药杂志社//光华医药杂志.-4-36-530
江都推拿学术研究会成立(江都通讯)/光华医药杂志社//光华医药杂志.-4-40-85
江都卫生实验区成立/光华医药杂志社//光华医药杂志.-4-41-322
江都夏季成立防疫委员会(江都通讯)/光华医药杂志社//光华医药杂志.-4-40-84
江都医政毕业同学成立儿童诊疗所(江都通讯)/光华医药杂志社//光华医药杂志.-4-40-85
江都中兴诊疗所开幕(江都通讯)/中医世界杂志社//中医世界.-3-39-68
江都中医院之先声/光华医药杂志社//光华医药杂志.-4-41-322
江南考取医生给凭式/绍兴医药学报社//绍兴医药学报.-1-8-213
江南又考试医学/绍兴医药学报社//绍兴医药学报.-1-9-40

江苏高等法院第一分院函请淮阴国医公会审定处方/光华医药杂志社//光华医药杂志.-4-39-287
江苏各县中医代表大会在苏举行(苏州快信)/光华医药杂志社//光华医药杂志.-4-36-8
江苏官立医院出现/中西医学报社//中西医学报.-1-25-71
江苏国医药月报出版有期/国医砥柱月刊社//国医砥柱月刊.-5-16-119
江苏南通国药界普遍实行新衡器(南通通讯)/光华医药杂志社//光华医药杂志.-4-39-72
江苏全省中医须受检定(附检定各详细条例)(镇江快信)/光华医药杂志社//光华医药杂志.-4-35-453
江苏省府调查各县国产药材/光华医药杂志社//光华医药杂志.-4-37-158
江苏省国医分馆各地组织分队劝募建设首都国医院/光华医药杂志社//中医世界.-3-39-268
江苏省会问世事务所订立规则(镇江通讯)/光华医药杂志社//光华医药杂志.-4-40-436
江苏省将开始管理国医/光华医药杂志社//光华医药杂志.-4-35-361
江苏省将开始训练全国中医战地救护技术(镇江快信)/光华医药杂志社//光华医药杂志.-4-39-285
江苏省立医政学院卫生特训班毕业典礼(镇江快讯)/光华医药杂志社//光华医药杂志.-4-37-552
江苏省政府颁发防疟书籍(镇江通讯)/国医砥柱月刊社//国医砥柱月刊.-5-18-601
江苏省中医登记截止(镇江快信)/光华医药杂志社//光华医药杂志.-4-37-553
江苏外科中医训练筹备紧张/光华医药杂志社//光华医药杂志.-4-39-456
江苏吴县寿世医报社聘本社社长杨医亚氏为特约撰述委员/国医砥柱月刊社//国医砥柱月刊.-5-15-597
江苏限期登记中医(镇江快信)/光华医药杂志社//光华医药杂志.-4-36-226
江苏医药开始筹备/国医砥柱月刊社//国医砥柱月刊.-5-16-128
江西发现惊人之热疫/陆士谔//国医正言.-5-4-136
江西丰城第五区流行膨胀奇症(丰城通讯)/光华医药杂志社//光华医药杂志.-4-40-542
江西吉安分社长刘仲农创办医药慈善事业之种种/光华医药杂志社//光华医药杂志.-4-40-403
江西景德镇公安局举行中医考试/文医半月刊社//文医半月刊.-5-14-160
江西黎川县中医师公会三一七国医节纪念大会志盛/华西医药杂志社//华西医药杂志.-5-36-559
江西名流发起创设全省中医院(南昌通讯)/光华医药杂志社//光华医药杂志.-4-40-443
江西南康中西药业同业公会改组国药界得八席(南康通讯)/光华医药杂志社//光华医药杂志.-4-39-440
江西全省卫生处卫生事务所南昌市政委员会合办中医考试/光华医药杂志社//光华医药杂志.-4-39-287
江西省立赣县二女师聘请中医校医(江西赣县通讯)/光华医药杂志社//光华医药杂志.-4-38-241
江西兽医养成所计划拟定/光华医药杂志社//光华医药杂志.-4-41-157
江西医药导报已复刊并聘名医赵敦篪为编辑/新中华医药月刊社//新中华医药月刊.-5-35-489
江西助产月报/中西医药杂志社//中西医药.-5-10-690
江阴国医界光荣之事/光华医药杂志社//光华医药杂志.-4-35-268
江阴举办国医登记考试/光华医药杂志社//光华医药杂志.-4-35-426
江阴全县中医考试讯(江阴通讯)/光华医药杂志社//光华医药杂志.-4-35-589
江阴县中医执照奉厅令颁发四十五名(江阴通

讯)/光华医药杂志社//光华医药杂志.-4-39-73
江阴有咳人听闻之传染病/绍兴医药学报社//绍兴医药学报星期增刊.-1-21-107
江阴章巨膺编著中医学修习题解中央国医馆颁给奖状/华西医药杂志社//华西医药杂志.-5-37-35
江浙将开始中医登记/光华医药杂志社//光华医药杂志.-4-40-182
江浙两省医分两批受军队卫生训练/光华医药杂志社//光华医药杂志.-4-39-362
将来人类大足指无指甲(纽约通讯)/光华医药杂志社//光华医药杂志.-4-35-345
将要传考/绍兴医药学报社//绍兴医药学报.-1-8-480
姜堰中医公会办事处近讯/光华医药杂志社//光华医药杂志.-4-41-399
僵尸昼死夜生(北平通讯)/光华医药杂志社//光华医药杂志.-4-36-510
讲习所不放暑假/中国针灸学研究社//针灸杂志.-4-31-213
讲习所同学研究会之破晓特刊/中国针灸学研究社//针灸杂志.-4-32-169
讲习所又聘名讲师(附照片)/针灸杂志社//针灸杂志.-4-31-210
奖金五万元征求肝癌疗法/光华医药杂志社//光华医药杂志.-4-35-365
奖励分社长成立分社通告/国医砥柱月刊社//国医砥柱月刊.-5-17-439
蒋夫人微感不适/光华医药杂志社//光华医药杂志.-4-41-187
蒋委员长出险湖南医专学生游行庆祝/光华医药杂志社//光华医药杂志.-4-41-21
蒋委员长延请范石生诊治/光华医药杂志社//光华医药杂志.-4-41-162
焦董事长上月十九日答宴上海各界情形/光华医药杂志社//光华医药杂志.-4-41-107
焦董事长易堂宴请各界筹募国医院经费/光华医药杂志社//光华医药杂志.-4-41-260
焦董事长易堂邀宴各界/光华医药杂志社//光华医药杂志.-4-41-353
焦馆长陈理事长莅粤/黄恪勤//国医公报.-4-26-336
焦馆长到如婚礼受中医药界热烈欢迎(如皋通讯)/光华医药杂志社//光华医药杂志.-4-37-284
焦馆长到镇受国医药界热烈欢迎(镇江通讯)/光华医药杂志社//光华医药杂志.-4-36-330
焦馆长等莅粤视察中医药业(广州快讯)/光华医药杂志社//光华医药杂志.-4-40-438
焦馆长等组织中华制药厂/现代医药月刊社//现代医药月刊.-4-27-434
焦馆长欢宴中委阎锡山萧吉珊等之盛况(南京通讯)/光华医药杂志社//光华医药杂志.-4-38-399
焦馆长莅皋纪略/光华医药杂志社//光华医药杂志.-4-41-19
焦馆长莅沪纪略/光华医药杂志社//光华医药杂志.-4-41-19
焦馆长莅如视察国医药界/陈爱棠//国医公报.-4-26-445
焦馆长岳丈龙公骨折电召伤科虞翔麟诊治(上海市特讯)/光华医药杂志社//光华医药杂志.-4-37-288
焦馆长哲嗣宗领在京结婚(南京通讯)/光华医药杂志社//光华医药杂志.-4-37-286
焦国医馆长莅如全县国医界热烈欢迎(如皋通讯)/中医世界杂志社//中医世界.-3-38-272
焦易堂参加华北国医学院开学礼(北平专电)/光华医药杂志社//光华医药杂志.-4-36-226
焦易堂筹设国药制造厂/医林一谔杂志社//医林一谔.-4-11-438
焦易堂到沪参观各国药制造厂(本社特讯)/光华医药杂志社//光华医药杂志.-4-38-95
焦易堂等筹设中医校医院(南京专电)/光华医药杂志社//光华医药杂志.-4-35-286
焦易堂抵京(南京快信)/光华医药杂志社//光

华医药杂志.-4-36-226
焦易堂对光华医药杂志社记者发表象贝药潮意见(南京快信)/光华医药杂志社//光华医药杂志.-4-36-305
焦易堂赴北平国医学院参观(北平通讯)/光华医药杂志社//光华医药杂志.-4-36-211
焦易堂来沪宴请各界筹募国医院经费/中医世界杂志社//中医世界.-3-39-18
焦易堂莅平视察国医分馆对本刊记者发表重要讲话(北平快讯)/光华医药杂志社//光华医药杂志.-4-36-156
焦易堂莅如游览名胜(如皋通讯)/光华医药杂志社//光华医药杂志.-4-37-356
焦易堂任光华医药杂志社董事长(南京记者)/光华医药杂志社//光华医药杂志.-4-39-476
焦易堂任最高法院院长(南京通讯)/光华医药杂志社//光华医药杂志.-4-38-13
焦易堂氏莅沪/现代中医杂志社//现代中医.-4-43-392
焦易堂视察北平分馆回京之重要谈话(南京快讯)/光华医药杂志社//光华医药杂志.-4-36-243
焦易堂演讲希望国医药界要有政治知识(南京快信)/光华医药杂志社//光华医药杂志.-4-36-331
焦易堂谒见蒋委员长(南京专电)/光华医药杂志社//光华医药杂志.-4-35-221
教部督学来粤视察国医学院专科学校(广州通讯)/光华医药杂志社//光华医药杂志.-4-40-265
教部公布中医专校课目表/张人怀//复兴中医.-5-31-345
教部医教会调查全国医校(南京通讯)/光华医药杂志社//光华医药杂志.-4-40-551
教育部核定下年度医学师资奖学金(南京专讯)/国医砥柱月刊社//国医砥柱月刊.-5-18-595
教育部最近公布中医专科学校课目表/新中医刊杂志社//新中医刊.-5-19-468
接骨法新发明(映溪草堂笔记)/周维翰//医学报.-1-4-158
揭幕/中西医药杂志社//中西医药.-5-10-423
结核救星出世/华西医药杂志社//华西医药杂志.-5-37-62
解咸藤/利济学堂报社//利济学堂报.-1-1-670
介绍金石书家秦伯未先生/上海中医学会//中医杂志.-2-23-14,199,387,548
介绍良医/唐绍仪,王一亭,李烈钧等//医界春秋.-3-5-554
介绍良医/中医杂志社//中医杂志.-2-20-8
介绍命理家/三三医报社//三三医报.-2-32-483,534,564,610
借端拒使/利济学堂报社//利济学堂报.-1-1-630
巾帼变须眉/哈瓦斯通讯社//中西医药.-5-13-76
今夏霍乱未得猖獗痢疾与湿温成了现在的流行病/中国医药月刊社//中国医药月刊.-5-32-70
今之神农氏美科学家将进行尝百草而知药味/华西医药杂志社//华西医药杂志.-5-36-35
金华疫气之流行/绍兴医药学报社//绍兴医药学报.-1-9-451
金叔初氏捐赠科学社大批科学图书(本市通讯)/中西医药杂志社//中西医药.-5-11-168
津发现真性霍乱/北京医药月刊社//北京医药月刊.-5-21-553
津拟设大规模精神病疗养院/北京医药月刊社//北京医药月刊.-5-21-247
津女师学院添加医药讲习(天津通讯)/光华医药杂志社//光华医药杂志.-4-40-437
津浦路桑园发现肺炎疫/三三医报社//绍兴医药学报星期增刊.-1-21-520
津设妇婴健康检查所/北京医药月刊社//北京医药月刊.-5-21-162

津市难民处理部努力防疫/北京医药月刊社//北京医药月刊.-5-21-553
津市取缔药商夸大宣传/北京医药月刊社//北京医药月刊.-5-21-163
津市三届中医考询应试者三百余人录取者六十四名/中国医药月刊社//中国医药月刊.-5-32-209
津市药材市况冷落/北京医药月刊社//北京医药月刊.-5-21-553
津铁预防天花/北京医药月刊社//北京医药月刊.-5-21-247
紧要新闻/光华医药杂志社//光华医药杂志.-4-41-431
紧要新闻/中国针灸学研究社//针灸杂志.-4-29-325
进步的赣县中医/华西医药杂志社//华西医药杂志.-5-37-577
近代化学战/中西医药杂志社//中西医药.-5-11-556
晋江产生二国医刊物(晋江通讯)/光华医药杂志社//光华医药杂志.-4-39-349
晋江佛教会筹设中医院/国医砥柱月刊社//国医砥柱月刊.-5-18-173
晋江鼠疫流行猖獗(晋江通讯)/光华医药杂志社//光华医药杂志.-4-37-539
晋江县举行考试中医/光华医药杂志社//光华医药杂志.-4-40-299
晋江县取缔无照开业中医/光华医药杂志社//光华医药杂志.-4-41-150
晋江中西医参加常务人员军训队(晋江通讯)/中医世界杂志社//中医世界.-3-38-207
晋江中医呈县府请发给自由通行证(晋江通讯)/中医世界杂志社//中医世界.-3-38-515
晋江中医登记(晋江通讯)/中医世界杂志社//中医世界.-3-38-206
晋江中医公会常务主席黄润堂退职(泉州通讯)/中医世界杂志社//中医世界.-3-39-502
晋江中医公会改选(泉州通讯)/中医世界杂志社//中医世界.-3-39-121
晋江中医公会开选举大会/国医砥柱月刊社//国医砥柱月刊.-5-16-51
晋江中医公会设临时施诊所(晋江通讯)/光华医药杂志社//光华医药杂志.-4-37-539
晋江中医公会通告领证书(福建晋江通讯)/光华医药杂志社//光华医药杂志.-4-39-247
晋江驻军函请县府取缔无照开业医生(晋江通讯)/中医世界杂志社//中医世界.-3-38-514
晋江组织联合国医诊所(福建晋江通讯)/光华医药杂志社//光华医药杂志.-4-38-395
晋省医界首次解剖人体(一)至(二)/国医正言杂志社//国医正言.-5-5-491,542
晋省招商集股禀定章程/利济学堂报社//利济学堂报.-1-3-153
京防空协会函请中央国医馆征求会员(南京通讯)/光华医药杂志社//光华医药杂志.-4-40-419
京国医界请惩施今墨/神州国医学报社//神州国医学报.-4-15-512
京沪两地国医界庆祝中医条例公布之盛况/医界春秋社//医界春秋.-3-13-313
京津防疫工作积极强迫注射霍乱预防针对违章饮食严加取缔/中国医药月刊社//中国医药月刊.-5-32-31
京津铁路类记/利济学堂报社//利济学堂报.-1-3-555
京南铁路得利/利济学堂报社//利济学堂报.-1-2-346
京市党部请改组中央医院/神州国医学报社//神州国医学报.-4-15-499
京市府再函卫署解释中医审查规则疑义(南京快信)/中医世界杂志社//中医世界.-3-39-219
京市花柳病患剧增/神州国医学报社//神州国医学报.-4-15-500
京市患麻疹死亡者多/神州国医学报社//神州国医学报.-4-15-564
京市江浦江宁六合乙和祥盐号为证明所售之盐

并无毒质启事/神州国医学报社//神州国医学报.-4-15-562
京市麻疹统计/神州国医学报社//神州国医学报.-4-16-459
京市四届中医考询/中国医药月刊社//中国医药月刊.-5-32-31
京市五届国医试验揭晓(南京通讯)/光华医药杂志社//光华医药杂志.-4-37-451
京市武汉大雪/神州国医学报社//神州国医学报.-4-16-284
京卫生局举办春季种痘运动/北京医药月刊社//北京医药月刊.-5-21-246
京卫生局通知领有临时执照之医师等项人员限期缴销临时执照从速请领证书/北京医药月刊社//北京医药月刊.-5-21-246
泾县中医师公会成立(泾县通讯)/国医砥柱月刊社//国医砥柱月刊.-5-18-374
经费支绌/利济学堂报社//利济学堂报.-1-2-351
经会卫生顾问斯丹巴赴陕视察卫生设施(南京通讯)/光华医药杂志社//光华医药杂志.-4-37-287
经会药物系发明新药(南京通讯)/光华医药杂志社//光华医药杂志.-4-37-254
经济的康健/陈振民//中西医药.-5-10-691
经营海军/利济学堂报社//利济学堂报.-1-1-450
惊人惨剧/国医正言杂志社//国医正言.-5-5-236
惊人科学发明电磁机拔针/中国针灸学研究社//针灸杂志.-4-33-65
晶矿孕金/利济学堂报社//利济学堂报.-1-3-567
精神病学胰岛素疗法/神州国医学报社//神州国医学报.-4-18-370
精盐治关节炎(伦敦通讯)/光华医药杂志社//光华医药杂志.-4-35-588
鲸吞可虑/利济学堂报社//利济学堂报.-1-3-433
景德镇公安局布告定期举行中医考试(江西通讯)/光华医药杂志社//光华医药杂志.-4-39-347
景德镇中医送诊局开始送诊(江西景德镇通讯)/光华医药杂志社//光华医药杂志.-4-39-246
景镇公安局举行中医登记(江西景镇通讯)/光华医药杂志社//光华医药杂志.-4-38-395
景镇举行中医考询/光华医药杂志社//光华医药杂志.-4-41-153
景镇中医考询之又讯/光华医药杂志社//光华医药杂志.-4-41-161
警备部筹办上海市临时戒毒所/神州国医学报社//神州国医学报.-4-15-566
警察厅又干涉厕所/中西医学报社//中西医学报.-1-26-493
警察月刊消息/中西医药杂志社//中西医药.-5-13-79
警察注意公共卫生/绍兴医药学报社//绍兴医药学报.-1-11-119
警告歙县时症厥逆/苍佩室主//绍兴医药学报星期增刊.-1-22-299
警局令各戒烟院提倡国药简方戒烟/中医世界杂志社//中医世界.-3-38-430
警局令各戒烟院提倡国药戒烟/神州国医学报社//神州国医学报.-4-18-265
警钟日报鸣谢本社社员蓝公恺君之一启事/中国针灸学研究社//针灸杂志.-4-32-95
净身粉暂缺/医学报社//医学报.-1-4-145
敬告中国医学会各会员/周雪樵//医学报.-1-7-378
敬送卫生良方/宁波大自鸣钟内卫生公会//绍兴医药学报.-1-12-197
敬谢王馆长贺电/王硕如,承淡安//针灸杂志.-4-31-301
靖江国医登记消息(靖江通讯)/光华医药杂志社//光华医药杂志.-4-37-536
靖江全县中医检定讯(靖江通讯)/光华医药杂志社//光华医药杂志.-4-36-430
纠纷多年之医师名称已得正式解释/光华医药杂志社//光华医药杂志.-4-40-1

九江国医界消息(九江通讯)/光华医药杂志社//光华医药杂志.-4-36-508
九江中医公会改选(广州通讯)/中医世界杂志社//中医世界.-3-39-175
九龄少女怀孕纪闻/中西医学报社//中西医学报.-1-25-498
九旬老妇怀孕/光华医药杂志社//光华医药杂志.-4-41-501
九旬老妇怀孕/神州国医学报社//神州国医学报.-4-18-458
救火新船/利济学堂报社//利济学堂报.-1-1-271
巨船类志/利济学堂报社//利济学堂报.-1-2-80
巨舰东来/利济学堂报社//利济学堂报.-1-3-558
巨款虚縻/利济学堂报社//利济学堂报.-1-2-402
巨商林炳炎捐资奖励中医学术/光华医药杂志社//光华医药杂志.-4-41-354
巨商林炳炎捐资奖励中医学术/神州国医学报社//神州国医学报.-4-18-367
句容民教馆聘国医施诊/光华医药杂志社//光华医药杂志.-4-35-66
抉剔钱蠹/利济学堂报社//利济学堂报.-1-3-39
绝食四月不死/光华医药杂志社//光华医药杂志.-4-35-66
绝食五十日不死(莫斯科讯)/光华医药杂志社//光华医药杂志.-4-37-441
绝食新纪录(苏联通讯)/中西医药杂志社//中西医药.-5-10-18
掘得佛碑/利济学堂报社//利济学堂报.-1-2-257
掘港防疫会形将成立(如皋通讯)/光华医药杂志社//光华医药杂志.-4-39-442
掘港红万字会组织施诊施药队(掘港通讯)/中医世界杂志社//中医世界.-3-38-205
掘港中医分会改选展期(如皋通讯)/光华医药杂志社//光华医药杂志.-4-39-442
军队黄疸病的新发现/新中华医药月刊社//新中华医药月刊.-5-35-167
军械被劫/利济学堂报社//利济学堂报.-1-2-212
军医员秦纪有志研究中医学术/光华医药杂志社//光华医药杂志.-4-36-132
开封市考试中医近讯/光华医药杂志社//光华医药杂志.-4-41-23
开设医学界医院/绍兴医药学报社//绍兴医药学报.-1-9-41
刊登医药广告须先送请检查/神州国医学报社//神州国医学报.-4-18-404
看护之罪恶(福州通讯)/光华医药杂志社//光华医药杂志.-4-39-349
考察日本医学专员回沪/医学报社//医学报.-1-6-387
考试竞赛特刊准定十一月十日出版/中国针灸学研究社//针灸杂志.-4-32-94
考试院各种证书费提高/华西医药杂志社//华西医药杂志.-5-37-111
考试院举行全国第二次高普考试/华西医药杂志社//华西医药杂志.-5-37-113
考试院修订中医鉴核面试办法(南京航讯)/国医砥柱月刊社//国医砥柱月刊.-5-18-473
考试院延聘各科专家评阅中医师试卷/新中华医药月刊社//新中华医药月刊.-5-35-488
考选委员会将举行中医师考试/新中华医药月刊社//新中华医药月刊.-5-35-121
考选委员会举行第八次中医师检核会议/新中华医药月刊社//新中华医药月刊.-5-35-121
考选委员会举行第二十四次中医师检核会议/新中华医药月刊社//新中华医药月刊.-5-35-460
考选委员会举行第二十五次中医师检核会议/新中华医药月刊社//新中华医药月刊.-5-35-488
考选委员会召开二十三次中医师检核委员会议/新中华医药月刊社//新中华医药月刊.-5-35-377

考选委员会准变通台湾省中医考试办法(台湾讯)/国医砥柱月刊社//国医砥柱月刊.-5-18-207
科学的中国消息/中西医药杂志社//中西医药.-5-11-263
科学家发现人体生光/医林一谔杂志社//医林一谔.-4-11-235
科学可以延长生命/空我//光华医药杂志.-4-38-390
科学时报消息/中西医药杂志社//中西医药.-5-11-176
科学食品富滋养而味同嚼蜡(波京病院发生绝食运动)/神州国医学报社//神州国医学报.-4-16-212
科学世界消息/中西医药杂志社//中西医药.-5-12-196
科学提炼国药已获成功/新中医刊杂志社//新中医刊.-5-20-188
科学针灸曾天治医师传授针灸术/华西医药杂志社//华西医药杂志.-5-37-297
科学证明中药鹿茸之功用/神州国医学报社//神州国医学报.-4-15-572
可怕的瘟疫已见萌芽/国医砥柱月刊社//国医砥柱月刊.-5-16-194
酷热纪略/神州国医学报社//神州国医学报.-4-15-568
窥测痘疹口腔病菌新器(德国电)/中西医药杂志社//中西医药.-5-10-175
昆明国医界组设云南国医学术改进研究社(昆明通讯)/光华医药杂志社//光华医药杂志.-4-37-455
昆山恶性疟疾流行/光华医药杂志社//光华医药杂志.-4-40-401
昆山花家桥医药改进社成立(昆山通讯)/医界春秋社//医界春秋.-3-12-298
昆山药业公会成立(昆山通讯)/光华医药杂志社//光华医药杂志.-4-35-343
扩充图书室征集医书/中国针灸学研究社//针灸杂志.-4-32-445
扩充在华医药事业/绍兴医药学报社//绍兴医药学报.-1-9-384
扩展社务将迁新厦/中国针灸学研究社//针灸杂志.-4-33-341
蓝田县城内两处施种牛痘(陕西蓝田通讯)/光华医药杂志社//光华医药杂志.-4-39-161
蓝田已举行夏令卫生运动大会(蓝田通讯)/光华医药杂志社//光华医药杂志.-4-39-441
烂喉痧传染七危险/绍兴医药学报社//绍兴医药学报星期增刊.-1-22-471
老妇怪胎产赤练蛇六七头/光华医药杂志社//光华医药杂志.-4-41-406
镭锭发明家居里夫人逝世/神州国医学报社//神州国医学报.-4-15-574
漓渚发现虎列拉/绍兴医药学报社//绍兴医药学报.-1-11-120
李伯鸿被聘任广东江爱善医员(广州通讯)/光华医药杂志社//光华医药杂志.-4-38-397
李大年割肋而死/神州国医学报社//神州国医学报.-4-16-363
李厚堃著温病赋被姜子房盗名出版引起两淮医界反对(淮阴通讯)/光华医药杂志社//光华医药杂志.-4-39-74
李伟伯死于非命(无锡新闻)/三三医报社//三三医报.-2-33-379
李宗仁发起设国医馆/医林一谔杂志社//医林一谔.-4-10-204
立春正辰鸡鸭卵可直立平地(附图)/寄萍//神州国医学报.-4-18-451
立法院会议对卫生署设副署长未通过(南京通讯)/中医世界杂志社//中医世界.-3-38-267
莲特硬光线治愈脑膜炎日医学界之新发现(福冈讯)/光华医药杂志社//光华医药杂志.-4-37-534
涟水发现猛烈天花(江苏涟水通讯)/中医世界杂志社//中医世界.-3-38-428
涟水施放夏令药品(涟水讯)/国医砥柱月刊社//国医砥柱月刊.-5-18-684
联席会议纪(镇江通讯)/国医砥柱月刊社//国医砥柱月刊.-5-18-687

两件惊人矛盾的消息/医界春秋社//医界春秋.-3-10-164
两头怪蛇形似黄鳝/神州国医学报社//神州国医学报.-4-17-107
两位医师来函说明蛋虫之谜/华西医药杂志社//华西医药杂志.-5-37-292
两胃人与两头人(杭州南通通讯)/光华医药杂志社//光华医药杂志.-4-38-77
两医院之新建筑/国医杂志社//国医杂志.-4-5-102
辽宁名医发明国药蒸馏水(北平通讯)/光华医药杂志社//光华医药杂志.-4-38-241
辽县报发生疫症/医学杂志社//医学杂志.-2-4-589
疗养院病人住满/中国针灸学研究社//针灸杂志.-4-31-385
林康侯钱今阳等创办江浙国医施诊所/国医砥柱月刊社//国医砥柱月刊.-5-17-244
林主席到沪延陆仲安检验身体/光华医药杂志社//光华医药杂志.-4-40-294
临海县中医领证消息/未署名//光华医药杂志.-4-41-508//国医砥柱月刊.-5-18-601
临时开业执照有效期间将延长至明春六月/新中华医药月刊社//新中华医药月刊.-5-35-569
临时开业执照有效期间可能再延长一年/未署名//国医砥柱月刊.-5-18-473//新中华医药月刊.-5-35-671
临湘县救济院今年增设中医一人/国医砥柱月刊社//国医砥柱月刊.-5-16-126
临湘县西医组织公会又被批消/国医砥柱月刊社//国医砥柱月刊.-5-16-193
临湘县医药同业公会筹备处拒绝西医入会/国医砥柱月刊社//国医砥柱月刊.-5-16-126
灵芝问世待价而沽/华西医药杂志社//华西医药杂志.-5-37-184
凌永言治愈服猴枣药品者/三三医报社//三三医报.-2-30-562
刘韩臣增购医药械器/光华医药杂志社//光华医药杂志.-4-41-235
刘翰臣发明新药(北平通讯)/光华医药杂志社//光华医药杂志.-4-39-163
刘明铎施行手术治疗神经病治疗二人均使患者恢复正常/华西医药杂志社//华西医药杂志.-5-37-505
刘瑞恒案消息两则/国医正言杂志社//国医正言.-5-5-235
刘瑞恒案之又一消息法院已提起公诉/国医正言杂志社//国医正言.-5-5-38
刘瑞恒辞本兼各职蒋院长慰留/国医正言杂志社//国医正言.-5-5-38
刘瑞恒赴闽商扑灭鼠疫计划/神州国医学报社//神州国医学报.-4-18-401
刘瑞恒沈克非付惩戒/监察院//国医杂志.-4-7-461
刘瑞恒视察归来谈闽鼠疫死亡近万(南京电)/中医世界杂志社//中医世界.-3-39-391
刘绍光新发明三种治疟药品/新中医刊杂志社//新中医刊.-5-20-350
留美中国医学生之荣誉/国新//中西医学报.-1-40-545
流毒愈甚/利济学堂报社//利济学堂报.-1-2-257
流行性感冒治疗新法(列宁格勒通讯)/光华医药杂志社//光华医药杂志.-4-35-510
瘤疹治疗之新发明(罗马讯)/光华医药杂志社//光华医药杂志.-4-36-507
六龄小孩雌雄莫辨两性形阴阳毕具(苏州通讯)/光华医药杂志社//光华医药杂志.-4-39-248
六岁小孩之脑有成人般大小/自然//光华医药杂志.-4-38-390
龙岩发生鼠疫汇志/神州国医学报社//神州国医学报.-4-15-565
龙岩鼠疫死百余人(福州通讯)/光华医药杂志社//光华医药杂志.-4-37-356
龙岩腺性鼠疫猖獗/神州国医学报社//神州国医学报.-4-16-580
龙州区发现邪祟怪病(梧州通讯)/光华医药杂志社//光华医药杂志.-4-37-539

隆平通讯二则/王凰勋//国医砥柱月刊.-5-17-424
卢医士创办新医学诊治所/中西医学报社//中西医学报.-1-26-413
泸县国医公会改选职员(四川泸县通讯)/中医世界杂志社//中医世界.-3-38-509
鲁高密发现何首乌(济南通讯)/光华医药杂志社//光华医药杂志.-4-37-393
鲁省发生肺疫之警告/绍兴医药学报社//绍兴医药学报星期增刊.-1-21-495
鲁直间鼠疫流行/绍兴医药学报社//绍兴医药学报星期增刊.-1-21-496
角直医讯/复兴中医杂志社//复兴中医.-5-31-257
路矿学堂之解散/绍兴医药学报社//绍兴医药学报.-1-9-327
滦县流行猩红热症/北京医药月刊社//北京医药月刊.-5-21-163
滦县南部发现虎列拉/国医砥柱月刊社//国医砥柱月刊.-5-16-194
伦敦医案/利济学堂报社//利济学堂报.-1-1-474
伦敦医生将有致死病人权/医林一谔杂志社//医林一谔.-4-11-337
伦敦医学展览会之自动医士/光华医药杂志社//光华医药杂志.-4-40-396
罗兆琚先生著外科针灸治疗学已出版了/中国针灸学研究社//针灸杂志.-4-32-169
洛阳救济院聘国医砥柱月刊社行都分社社长张少云为院医/国医砥柱月刊社//国医砥柱月刊.-5-16-125
落升架可救心脏停止/医林一谔杂志社//医林一谔.-4-11-39
吕丽屏等通电拥护中政会蒋副主席(菲律宾通讯)/光华医药杂志社//光华医药杂志.-4-39-158
吕丽屏医士宴李总领事(菲律宾通讯)/光华医药杂志社//光华医药杂志.-4-39-72
吕丽屏治愈外国人奇病(菲列宾通讯)/光华医药杂志社//光华医药杂志.-4-38-400
吕丽屏致电国医馆馆长(菲律宾通讯)/光华医药杂志社//光华医药杂志.-4-39-72
旅平美富翁实验铁肺箱/神州国医学报社//神州国医学报.-4-18-368
屡犯奸淫罪者去势/神州国医学报社//神州国医学报.-4-15-254
麻风疗养院月底竣工/神州国医学报社//神州国医学报.-4-16-579
麻坡组织医药联合会(麻坡讯)/光华医药杂志社//光华医药杂志.-4-39-346
马来亚之防疟工作/光华医药杂志社//光华医药杂志.-4-41-70
马尼剌神经病人多(马尼剌电)/中医世界杂志社//中医世界.-3-39-499
马叔平许行彬等发起组杭市中医研究院(杭州快信)/光华医药杂志社//光华医药杂志.-4-36-11
蚂蝗入阴户性命堪虞(如皋讯)/光华医药杂志社//光华医药杂志.-4-37-68
脉理求真预约踊跃/国医砥柱月刊社//国医砥柱月刊.-5-15-537
满痧将蔓延至北京/绍兴医药学报社//绍兴医药学报星期增刊.-1-21-480
盲目重明新发(塔斯社莫斯科讯)/塔斯社//中西医药.-5-11-548
毛青全电请中央声援恢复军队中医药费(本社特讯)/光华医药杂志社//光华医药杂志.-4-38-287
毛学海杨青之担任农村暑期施诊所医务(衢县通讯)/光华医药杂志社//光华医药杂志.-4-37-538
冒牌医士打针丧命/光华医药杂志社//光华医药杂志.-4-40-408
没有病菌之岛(伦敦通讯)/光华医药杂志社//光华医药杂志.-4-35-341
梅县中医学校筹设疗养院/未署名//现代医药月刊.-4-27-398//现代中医.-4-42-318
梅县中医学校聘定教职员/现代医药月刊社//现代医药月刊.-4-27-398
煤气杀人/绍兴医药学报社//绍兴医药学报.-1

-13-219
煤油疗治肺结核无效/苏祖卿//杏林医学月报.-3-21-111
美国儿童之齿病多(芝加哥通讯)/光华医药杂志社//光华医药杂志.-4-40-167
美国发生睡疫(圣路易通讯)/光华医药杂志社//光华医药杂志.-4-35-128
美国郭尼修博士发明起死回生术/光华医药杂志社//光华医药杂志.-4-40-396
美国女医生杀媳/光华医药杂志社//光华医药杂志.-4-35-264
美国青年患癫病铁肺保全生命奇迹/神州国医学报社//神州国医学报.-4-18-365
美国青年患癫病铁肺能保全性命/光华医药杂志社//光华医药杂志.-4-41-395
美国人赞美中国忘忧草(纽约通讯)/光华医药杂志社//光华医药杂志.-4-35-126
美国三番市设立国医分馆/光华医药杂志社//光华医药杂志.-4-39-437
美国睡病风行(纽约通讯)/光华医药杂志社//光华医药杂志.-4-35-340
美国医生过剩/光华医药杂志社//光华医药杂志.-4-35-63
美国医生新发明极度冷却食疗法/华西医药杂志社//华西医药杂志.-5-36-35
美国著名医学家来华开办训练班/华西医药杂志社//华西医药杂志.-5-37-505
美化学家又有新毒瓦斯发明/三三医报社//三三医报.-2-36-486
美化学教授创奇说黑夜可成白昼/神州国医学报社//神州国医学报.-4-15-257
美科学家研究起死回生术(美国专电)/中西医药杂志社//中西医药.-5-9-519
美人柯尔麦发明血清(纽约通讯)/光华医药杂志社//光华医药杂志.-4-36-429
美人在豫医治痞病/华西医药杂志社//华西医药杂志.-5-37-237
美属菲律宾中医领凭照之手续/何约明//三三医报.-2-33-389
美医起死回生术(洛杉矶电)/中西医药杂志社//中西医药.-5-10-208
美总统接位/利济学堂报社//利济学堂报.-1-1-669
闷死女学生陈允之(南京快信)/光华医药杂志社//光华医药杂志.-4-35-533
蒙设家畜防疫处/北京医药月刊社//北京医药月刊.-5-21-554
猛虎死于肺痨/笑//光华医药杂志.-4-38-391
孟买疫耗/利济学堂报社//利济学堂报.-1-2-160
咪咪集杂志消息/中西医药杂志社//中西医药.-5-10-692
迷信神权枉送女孩一命/神州国医学报社//神州国医学报.-4-16-580
米商舞弊/利济学堂报社//利济学堂报.-1-2-235
秘鲁稽查员骚扰华药店/医林一谔杂志社//医林一谔.-4-9-42
秘鲁将筹国医分馆(南京通讯)/光华医药杂志社//光华医药杂志.-4-40-419
秘人联名拥护华医药/医林一谔杂志社//医林一谔.-4-8-300
秘术公开之好消息/国医砥柱月刊社//国医砥柱月刊.-5-18-687
秘政府拒绝华医及秘京民众呈文之批示/医林一谔杂志社//医林一谔.-4-8-301
灭鼠新药/华西医药杂志社//华西医药杂志.-5-36-36
民运会函市党部解释国医馆性质/神州国医学报社//神州国医学报.-4-16-280
民政部订医生误杀专律/绍兴医药学报社//绍兴医药学报.-1-8-523
民政部奏续办外城官医院折/民政部//绍兴医药学报.-1-8-121
民族杂志消息/中西医药杂志社//中西医药.-5-11-352,555.-5-12-103
闽防止鼠疫计划/光华医药杂志社//光华医药杂志.-4-41-508
闽广将设中医扶产专科(闽候通讯)/中医世界

杂志社//中医世界.-3-38-426
闽南鼠疫猖獗惠安疫死达八百人/光华医药杂志社//光华医药杂志.-4-41-510
闽南鼠疫防救委会成立/光华医药杂志社//光华医药杂志.-4-41-403
闽南鼠疫渐减/神州国医学报社//神州国医学报.-4-18-455
闽省各地鼠疫流行/光华医药杂志社//光华医药杂志.-4-41-402
闽省举办县卫生院医员应加聘中医/光华医药杂志社//光华医药杂志.-4-41-228
闽省沿海各县鼠疫流行/国医砥柱月刊社//国医砥柱月刊.-5-16-125
名医回沪/医学报社//医学报.-1-5-453,515
名医逝世/绍兴医药月报社//绍兴医药月报.-2-39-419
名医汤本氏乔居新寓(日本通讯)/光华医药杂志社//光华医药杂志.-4-37-354
名医唐吉父等创办中国医学杂志成立(上海市讯)/中医世界杂志社//中医世界.-3-39-71
名医夏应堂逝世/光华医药杂志社//光华医药杂志.-4-39-381
名医夏应堂逝世/现代中医杂志社//现代中医.-4-43-208
名医学家悬壶/文医半月刊社//文医半月刊.-5-14-442
名医之著作得奖/中西医学报社//中西医学报.-1-24-59
明府课桑/利济学堂报社//利济学堂报.-1-1-545
明日医药杂志社迁移新址/中西医药杂志社//中西医药.-5-12-104
末药吃死人/徐韵英//绍兴医药学报星期增刊.-1-22-409
莫斯科大学教授发明起死回生术先以死狗实验已成功/神州国医学报社//神州国医学报.-4-16-211
牟平县筹组中医公会(牟平通讯)/中医世界杂志社//中医世界.-3-38-423
牟平县考试医生续讯/光华医药杂志社//光华医药杂志.-4-41-333
牟平县考试中西医/光华医药杂志社//光华医药杂志.-4-41-228
谋日法医学提携(巴黎通讯)/光华医药杂志社//光华医药杂志.-4-36-65
母女争产消灭女之生殖机能(美国绿衫矶电)/光华医药杂志社//光华医药杂志.-4-38-579
母猪产白象/神州国医学报社//神州国医学报.-4-18-403
木乃伊(广州通讯)/中医世界杂志社//中西医药.-5-12-508
募款献祝寿机(平湖通讯)/光华医药杂志社//光华医药杂志.-4-39-348
男女生育全赖血气/绍兴医药学报社//绍兴医药学报.-1-10-38
男女性可由人定/光华医药杂志社//光华医药杂志.-4-35-265
南昌怪胎(录《新闻报》)/神州国医学报社//神州国医学报.-4-18-403
南昌举行中药展览会(南昌通讯)/中医世界杂志社//中医世界.-3-38-424
南昌市脑膜炎已肃清/光华医药杂志社//光华医药杂志.-4-41-512
南昌市卫生事务所招考中医(江西南昌通讯)/光华医药杂志社//光华医药杂志.-4-39-246
南昌市药业改用新衡器(南昌通讯)/光华医药杂志社//光华医药杂志.-4-38-491
南昌西药营业较上年锐减(南昌通讯)/光华医药杂志社//光华医药杂志.-4-40-544
南昌新运会函请各机关举行国药展览会(南昌通讯)/中医世界杂志社//中医世界.-3-38-208
南昌新运联席会函各机关举行国药展览会(江西通讯)/光华医药杂志社//光华医药杂志.-4-40-258
南昌讯/中国针灸学研究社//针灸杂志.-4-29-440

南昌中药展览会盛况/光华医药杂志社//光华医药杂志.-4-41-78
南昌中正医学院注意遴选院长(南昌通讯)/光华医药杂志社//光华医药杂志.-4-40-174
南岛医声季刊已出版/光华医药杂志社//光华医药杂志.-4-41-85
南宫近讯二则/国医砥柱月刊社//国医砥柱月刊.-5-17-427
南汇参议会决议通过/国医砥柱月刊社//国医砥柱月刊.-5-18-300
南汇县中医执照发生问题(上海市特讯)/光华医药杂志社//光华医药杂志.-4-37-95
南汇中医昨开会员大会记详(南汇通讯)/光华医药杂志社//光华医药杂志.-4-40-168
南极地震/利济学堂报社//利济学堂报.-1-1-283
南京白喉症已告肃清(南京通讯)/光华医药杂志社//光华医药杂志.-4-37-76
南京第六届国医试验月内举行(南京通讯)/光华医药杂志社//光华医药杂志.-4-38-187
南京国医传习所补习科毕业呈请中馆派员监试(南京通讯)/光华医药杂志社//光华医药杂志.-4-39-543
南京韩省长注重防疫办法/扇亭//绍兴医药月报.-2-37-279
南京忽发现了吸血虫/神州国医学报社//神州国医学报.-4-17-107
南京开辟国药大市场(南京专电)/光华医药杂志社//光华医药杂志.-4-35-147
南京审计部路毓祉死于非命(南京快信)/光华医药杂志社//光华医药杂志.-4-35-449
南京市民食物中毒案汇志/神州国医学报社//神州国医学报.-4-15-496
南京市民食物中毒案续纪/神州国医学报社//神州国医学报.-4-15-562
南京市政府第六届国医试验揭晓(南京通讯)/光华医药杂志社//光华医药杂志.-4-38-485
南京市政府举行第六届国医试验(南京通讯)/光华医药杂志社//光华医药杂志.-4-38-288
南京市政府举行秋季中医考试(南京通讯)/光华医药杂志社//光华医药杂志.-4-36-430
南京天气多变发现伤寒白喉(南京讯)/国医砥柱月刊社//国医砥柱月刊.-5-18-684
南京通信/中西医学报社//中西医学报.-1-24-59,59
南京中央医院草菅人命之写真(一)至(三)/国医正言杂志社//国医正言.-5-3-495,539,597
南京中医势力远胜西医/中医新生命杂志社//中医新生命.-5-7-576
南京中医委员会已成立/国医杂志社//国医杂志.-4-7-569
南康县立医院派员赠种牛痘(江西南康通讯)/光华医药杂志社//光华医药杂志.-4-38-241
南宁设立国医民生传习会/光华医药杂志社//光华医药杂志.-4-36-213
南市又有时症发生/绍兴医药学报社//绍兴医药学报星期增刊.-1-22-376
南通卫生实验区办事处工作紧张/光华医药杂志社//光华医药杂志.-4-41-321
南通县丁氏医局出现/中西医学报社//中西医学报.-1-26-276
南通医大学生掘墓戳尸案汇志/神州国医学报社//神州国医学报.-4-16-212
南雅雄剖解病犬之神奇/医学报社//医学报.-1-6-302
南洋槟城李昌安回国来平考察(北平通讯)/光华医药杂志社//光华医药杂志.-4-36-509
南洋华侨医药界赞助医药文化甚力(暹罗通讯)/光华医药杂志社//光华医药杂志.-4-36-212
南洋马来西亚槟榔屿北部吉礁埠中药行举行首次联欢会/光华医药杂志社//光华医药杂志.-4-41-503
南洋侨界表示不平/杏林医学月报社//杏林医学月报.-3-16-113
南洋雪兰莪同善中医院近况(南洋通讯)/光华

医药杂志社//光华医药杂志.-4-35-509
南洋医界出版周刊(南洋通讯)/光华医药杂志社//光华医药杂志.-4-39-345
脑出血新疗法(莫斯科通讯)/中西医药杂志社//中西医药.-5-10-234
脑膜炎新书出版/中医指导录杂志社//中医指导录.-4-2-277
脑髓结构与天才关系(莫斯科通讯)/塔斯社//医林一谔.-4-11-384
闹市空气满布霉菌/现代中医杂志社//现代中医.-4-42-95
闹市空气满布细菌(巴黎通讯)/光华医药杂志社//光华医药杂志.-4-38-67
内部与国医馆争管理国医潮(一)至(二)/周镇(录)//杏林医学月报.-3-20-415,418
内科诊疗医典增订再版/中西医药杂志社//中西医药.-5-10-693
内科治愈外科国际荣誉/云行//国医公报.-4-23-236
内务部禁烟/中西医学报社//中西医学报.-1-26-491
内务部令内外两厅查禁售卖各项固精种子药品文/中西医学报社(录)//中西医学报.-1-26-491
内政部令禁未成年人嗜烟酒/三三医报社//三三医报.-2-36-157
内政部审定最新伤寒杂病论精义折中出版/朱壶山//文医半月刊.-5-14-355
能预知妻死时间(伦敦电)/光华医药杂志社//光华医药杂志.-4-37-68
拟定取缔医生规则/绍兴医药学报社//绍兴医药学报星期增刊.-1-22-167
拟定医师准许状/绍兴医药学报社//绍兴医药学报.-1-9-573
拟规定中西医药看护等费/杏林医学月报社//杏林医学月报.-3-20-365
拟刊医学集要书/李迺羹//绍兴医药学报.-1-15-493
拟整顿租界食盐章程/专练卫生华盐公司//医学报.-1-4-63
宁波名医范文甫先生作古/周岐隐//医学杂志.-2-18-354
宁波名医范文甫先生作古(鄞县通讯)/光华医药杂志社//光华医药杂志.-4-40-259
宁古塔考试医生/绍兴医药学报社//绍兴医药学报星期增刊.-1-22-339
宁郊土产药材丰收/北京医药月刊社//北京医药月刊.-5-21-454
宁内政部公布中医资格审查委员会暂行组织章程/北京医药月刊社//北京医药月刊.-5-21-404
宁日当局彻底扑灭伤寒检查日商粪便/北京医药月刊社//北京医药月刊.-5-21-247
宁设卫生试验所/北京医药月刊社//北京医药月刊.-5-21-87,506
宁市府举行卫生展览会/北京医药月刊社//北京医药月刊.-5-21-454
宁市署发表合格医师/北京医药月刊社//北京医药月刊.-5-21-164
宁市卫生局公布核准药铺/北京医药月刊社//北京医药月刊.-5-21-404
宁市卫生局严厉取缔私医/北京医药月刊社//北京医药月刊.-5-21-404
宁市药材价格猛涨/北京医药月刊社//北京医药月刊.-5-21-554
宁卫生局创办传染病患者家属隔离所/北京医药月刊社//北京医药月刊.-5-21-404
宁卫生局制订成药注册表/北京医药月刊社//北京医药月刊.-5-21-247
宁中医业请求恢复公会/北京医药月刊社//北京医药月刊.-5-21-454
农村医药人员训练班/医林一谔杂志社//医林一谔.-4-11-573
农妇蹲地小便被毒蛇啮生殖器/光华医药杂志社//光华医药杂志.-4-37-544
农林新报消息/中西医药杂志社//中西医药.-5-11-263
农林杂志消息/中西医药杂志社//中西医药.-5-11-350,451
农学月刊消息/中西医药杂志社//中西医药.-5

-11-264,451
椰树利厚/利济学堂报社//利济学堂报.-1-1-644
女产科师割毙产妇案/杏林医学月报社//杏林医学月报.-3-21-347
女产科师钳毙婴儿重伤产妇/杏林医学月报社//杏林医学月报.-3-21-393
女产科师误毙产妇风波/杏林医学月报社//杏林医学月报.-3-21-305
女医杀媳判决/光华医药杂志社//光华医药杂志.-4-35-424
女医专号出版预告/光华医药杂志社//光华医药杂志.-4-35-215
女贞奇闻(蚌埠通讯)/光华医药杂志社//光华医药杂志.-4-36-216
女子变生男子性器(广州通讯)/光华医药杂志社//光华医药杂志.-4-40-260
女子求出使/利济学堂报社//利济学堂报.-1-3-73
欧美医讯汇志/新中华医药月刊社//新中华医药月刊.-5-35-376
欧人研究中国医学之针灸法/郭文逸//杏林医学月报.-3-19-459
怕老婆草(南京通讯)/中西医药杂志社//中西医药.-5-11-349
派陈曾源等筹设天津国医改进分会(南京通讯)/光华医药杂志社//光华医药杂志.-4-38-71
派员监誓上海分馆补行宣誓典礼/光华医药杂志社//光华医药杂志.-4-38-399
潘茂林谈出席国医馆大会经过/国医杂志社//国医杂志.-4-7-305
潘素文堕胎毙命案判决赔偿损害费/杏林医学月报社//杏林医学月报.-3-21-212
潘素文堕胎毙命案续闻/杏林医学月报社//杏林医学月报.-3-21-121
潘素文堕胎毙命详情/杏林医学月报社//杏林医学月报.-3-20-514
盘谷虎列刺盛行/光华医药杂志社//光华医药杂志.-4-41-397
膀胱膜上生一瘤大小如足球/神州国医学报社//神州国医学报.-4-16-158
彭承祖莅平演讲伤寒(北平通讯)/光华医药杂志社//光华医药杂志.-4-39-163
彭县中医师公会热烈举行国医节纪念大会/华西医药杂志社//华西医药杂志.-5-36-557
彭养光李子韶任本社社董(南京快信)/光华医药杂志社//光华医药杂志.-4-37-283
彭养光先生逝世/国医砥柱月刊社//国医砥柱月刊.-5-18-181
批准香港中华国医学会呈报选举新任职员备案事/光华医药杂志社//光华医药杂志.-4-38-70
聘陈无咎时逸人编辑教材/光华医药杂志社//光华医药杂志.-4-38-484
聘请华侨三十余人为名誉理事/光华医药杂志社//光华医药杂志.-4-38-484
聘朱小南先生为上海中医函授学校董事及名誉校长/新中医刊杂志社//新中医刊.-5-20-601
平大医学院受理法医检验(南京通讯)/中西医药杂志社//中西医药.-5-10-331
平各校学生暨医界援绥联合会成立(北平通讯)/光华医药杂志社//光华医药杂志.-4-40-437
平湖国医支馆宴请机关领袖/光华医药杂志社//光华医药杂志.-4-41-400
平湖民教馆聘国医奚可阶担任特约诊疗所送诊(平湖通讯)/光华医药杂志社//光华医药杂志.-4-37-455
平湖钱家村发现怪胎(平湖通讯)/光华医药杂志社//光华医药杂志.-4-35-345
平湖县国医支馆响应一日运动/光华医药杂志社//光华医药杂志.-4-41-20
平湖新闻界提倡国医/光华医药杂志社//光华医药杂志.-4-35-512
平湖医学刊物又多一种(平湖通讯)/光华医药杂志社//光华医药杂志.-4-40-173
平湖医药改进会出版改进医药周刊(平湖通讯)/光华医药杂志社//光华医药杂志.-4-

39-245
平湖中医公会医药周刊中央国医馆馆长题词嘉许(平湖通讯)/光华医药杂志社//光华医药杂志.-4-39-538
平湖中医公会周刊更易编辑(平湖通讯)/光华医药杂志社//光华医药杂志.-4-39-348
平津保疹痧猖獗/光华医药杂志社//光华医药杂志.-4-41-333
平鲁报告发生疫症/医学杂志社//医学杂志.-2-8-353
平民医药周报丛书应世/华西医药杂志社//华西医药杂志.-5-36-11
平民医药周报义卖兴学/华西医药杂志社//华西医药杂志.-5-36-421
平民中医学校备案成立/华西医药杂志社//华西医药杂志.-5-37-576
平蒲等县报告时行温病山西中医改进研究会研究治疗法/医学杂志社//医学杂志.-2-1-100
平山怪风俗凌迟死孕妇(平山通讯)/中西医药杂志社//中西医药.-5-12-395
平市出刊一部伤寒伟作/光华医药杂志社//光华医药杂志.-4-41-234
平市创办中医师资讲习所(北平通讯)/光华医药杂志社//光华医药杂志.-4-36-585
平市发现猛烈天花(北平通讯)/中医世界杂志社//中医世界.-3-38-330
平市发现犬疫/神州国医学报社//神州国医学报.-4-15-627
平市各自治区开办中医施诊所/北平医药月刊社//北平医药月刊.-5-9-103
平市将产生针灸伤科讲习所(北平通讯)/光华医药杂志社//光华医药杂志.-4-40-552
平市将举行卫生运动大会(北平通讯)/光华医药杂志社//光华医药杂志.-4-39-346
平市将添办一药科专门学校(北平通讯)/光华医药杂志社//光华医药杂志.-4-37-452
平市举办中医考试(通讯)/光华医药杂志社//光华医药杂志.-4-35-427
平市考试中医放榜(北平通讯)/光华医药杂志社//光华医药杂志.-4-38-239
平市流行急性脑膜炎(北平通讯)/中医世界杂志社//中医世界.-3-39-170
平市卫生比赛发奖(北平通讯)/光华医药杂志社//光华医药杂志.-4-40-258
平市卫生当局履行种痘及预防注射/光华医药杂志社//光华医药杂志.-4-41-234
平市卫生局成立医药研讨会/光华医药杂志社//光华医药杂志.-4-41-410
平市卫生局焚烧大量掺毒药品(北平通讯)/光华医药杂志社//光华医药杂志.-4-37-77
平市卫生局将抽查开业执照(北平通讯)/光华医药杂志社//光华医药杂志.-4-40-17
平市卫生局将举行本年度第一届中医考试/光华医药杂志社//光华医药杂志.-4-41-333
平市卫生局举行卫生宣传运动大会(北平通讯)/光华医药杂志社//光华医药杂志.-4-37-356
平市卫生局考试秋季中医放榜/光华医药杂志社//光华医药杂志.-4-40-303
平市卫生局特改善中医(北平通讯)/光华医药杂志社//光华医药杂志.-4-39-439
平市卫生局调研医师执照(北平通讯)/光华医药杂志社//光华医药杂志.-4-37-540
平市医学讨论会日前成立(北平通讯)/中医世界杂志社//中医世界.-3-39-123
平市医药同人会创办国医传染病院(北平通讯)/光华医药杂志社//光华医药杂志.-4-36-429
平卫生局考试中医放榜/光华医药杂志社//光华医药杂志.-4-41-410
平卫生局实有医员被控/光华医药杂志社//光华医药杂志.-4-41-157
平卫生局长谢振平讲演中医六字真言(北平通讯)/光华医药杂志社//光华医药杂志.-4-39-346
平卫生局中医考试放榜(北平通讯)/中医世界杂志社//中医世界.-3-39-222
平镇两地医药界同时举行国医节纪念会之短讯/医界春秋社//医界春秋.-3-12-128

鄱阳四区田坂街设卫生所/光华医药杂志社//光华医药杂志.-4-41-153
剖脑割瘤(塔斯社莫斯科通讯)/北平医药月刊社(录)//北平医药月刊.-5-9-447
莆县中医审查疑义两点已得解释(莆田通讯)/中医世界杂志社//中医世界.-3-39-173
葡药剂师发明治麻风方法(里斯本电)/中医世界杂志社//中医世界.-3-38-326
蒲圻县羊楼峒西医冒悬中西治疗所牌名大遭反对/国医砥柱月刊社//国医砥柱月刊.-5-16-193
普济方即将出版/中西医药杂志社//中西医药.-5-13-78
溥仪患伤寒症/神州国医学报社//神州国医学报.-4-15-512
溥仪夹阴伤寒/神州国医学报社//神州国医学报.-4-15-513
奇案二则/竹芷熙//绍兴医药学报星期增刊.-1-21-85
奇病/庄定爱//针灸杂志.-4-34-452
奇死而复苏(如皋通讯)/光华医药杂志社//光华医药杂志.-4-36-510
奇闻一则/周允超//现代中医.-4-42-434
奇证一则/景仰山//沈阳医学杂志.-3-2-193
千磅黄金难买命(印度通讯)/中西医药杂志社//中西医药.-5-11-417
前新中华月刊社社长沈炎南在海外仍努力于医药文化工作/华西医药杂志社//华西医药杂志.-5-37-578
钱今阳服务农村医局(武进通讯)/光华医药杂志社//光华医药杂志.-4-38-150
侨港中华国医同业欢迎焦馆长纪盛/国医杂志社//国医杂志.-4-7-548
侨民吴望父等拟加入医馆为会员/光华医药杂志社//光华医药杂志.-4-36-132
秦伯未先生讲学(上海市特讯)/光华医药杂志社//光华医药杂志.-4-36-214
秦氏赠送喉科十八证/中医杂志社//中医杂志.-2-25-160
青春腺专家与少女结婚/士昌//光华医药杂志.-4-35-498
青岛防疫处结束/北京医药月刊社//北京医药月刊.-5-21-164
青年国医吴繁智东渡求学即将返国(杭州通讯)/中医世界杂志社//中医世界.-3-38-204
青年会举行会生大运动/绍兴医药学报社//绍兴医药学报星期增刊.-1-22-143
青年健康半月刊内容革新/光华医药杂志社//光华医药杂志.-4-38-397
青年健康刊革新内容后销路畅达(上海特讯)/光华医药杂志社//光华医药杂志.-4-38-492
青年健康杂志夫妻专号受众欢迎/光华医药杂志社//光华医药杂志.-4-39-170
青年健康杂志将出版性专号/光华医药杂志社//光华医药杂志.-4-39-350
青年协会主办全国防空防毒巡回展览(本埠通讯)/光华医药杂志社//光华医药杂志.-4-40-262
青市发现真性虎烈拉/北京医药月刊社//北京医药月刊.-5-21-554
青市限令旅客种痘/北京医药月刊社//北京医药月刊.-5-21-405
清道夫夜以继日/中西医学报社//中西医学报.-1-26-493
清江黑热病蔓延/神州国医学报社//神州国医学报.-4-15-566
清江浦夏令卫生/国医砥柱月刊社//国医砥柱月刊.-5-18-684
清明宴十二人中毒/神州国医学报社//神州国医学报.-4-18-453
邱治中主编妇科心得集成发行预约(上海市特讯)/中医世界杂志社//中医世界.-3-38-88
秋课赠彩待领/医学公报社//医学公报.-1-6-530
囚犯手淫而遗精/刘丰年//医学杂志.-2-17-67
衢县脑膜炎疫猖獗/绍兴医药学报社//绍兴医

药学报星期增刊.-1-21-411
曲塘中医办事处呈报改用图记(泰县曲塘通讯)/光华医药杂志社//光华医药杂志.-4-37-537
取缔肉铺/绍兴医药学报社//绍兴医药学报.-1-9-452
取缔西医开立秘方提高药费(杭州通讯)/医林一谔杂志社//医林一谔.-4-11-573
取缔医生之入手办法/绍兴医药学报社//绍兴医药学报星期增刊.-1-22-8
取缔医生之文告/中西医学报社//中西医学报.-1-26-273
取缔医药广告将改善/医林一谔杂志社//医林一谔.-4-11-80
取缔医药广告新规则/医林一谔杂志社//医林一谔.-4-10-640
取缔医药广告之反响/岳//医林一谔.-4-11-339
取泪医病/利济学堂报社//利济学堂报.-1-3-595
取消医药团体联合会/国医杂志社//国医杂志.-4-5-406
趣味的昆虫/中西医药杂志社//中西医药.-5-11-177
全港华人请求保留在家治痘例/国医杂志社//国医杂志.-4-5-409
全国领证医药师人数/神州国医学报社//神州国医学报.-4-16-280
全国人口无确定统计/神州国医学报社//神州国医学报.-4-17-210
全国施医机关统计(南京通讯)/光华医药杂志社//光华医药杂志.-4-35-339
全国卫生会议开幕/华西医药杂志社//华西医药杂志.-5-37-614
全国新闻机构共三千余单位/华西医药杂志社//华西医药杂志.-5-37-294
全国医生本年三月举行甄别/神州国医学报社//神州国医学报.-4-18-219
全国医药团体候选人公布本社董事长钱今阳名列中西医之首(南京讯)/国医砥柱月刊社//国医砥柱月刊.-5-18-399
全国医药学术会议将于本年八月召集/中国针灸学研究社//针灸杂志.-4-33-343
全国重要都市卫生行政费调查/神州国医学报社//神州国医学报.-4-16-210
全国专科以上学校学生体格检查统计(南京通讯)/中西医药杂志社//中西医药.-5-11-79
全经会卫生处冯志东发明医治麻风良剂(南京通讯)/光华医药杂志社//光华医药杂志.-4-39-476
泉州发现结核性鼠疫/光华医药杂志社//光华医药杂志.-4-41-325
铨叙部林部长中风抽血身死/宋爱人//医界春秋.-3-12-392
却病健胃之十全茶(无锡通讯)/光华医药杂志社//光华医药杂志.-4-40-173
榷政撮要/利济学堂报社//利济学堂报.-1-2-40
热带病学会本年在我国举行/光华医药杂志社//光华医药杂志.-4-35-512
热带医刊近讯/华西医药杂志社//华西医药杂志.-5-37-239
热带医学会议续闻/何约明//三三医报.-2-33-528
热带医药之声二期出版/华西医药杂志社//华西医药杂志.-5-37-343
热烈严肃之淮阴国医纪念节(淮阴通讯)/光华医药杂志社//光华医药杂志.-4-37-184
热心读者赠予奖状/光华医药杂志社//光华医药杂志.-4-39-468
人类可活一百五十岁(莫斯科讯)/光华医药杂志社//光华医药杂志.-4-37-254
人死复生之研究(莫斯科通讯)/未署名//光华医药杂志.-4-35-510//医林一谔.-4-11-63
人体发光催眠作用/神州国医学报社//神州国医学报.-4-15-573
人体模型已运到/中国针灸学研究社//针灸杂志.-4-30-161

人体内脏可摄影片/未署名//光华医药杂志.-4-37-353//中西医药.-5-9-543
人造配尼西林问世/华西医药杂志社//华西医药杂志.-5-36-388.-5-37-344
人造血之发明/国新//中西医学报.-1-41-507
日本大阪汉方国医学院院长今井农云氏来沪考察/光华医药杂志社//光华医药杂志.-4-39-443
日本帝大教授来华研究汉医在沪苏考察并赴首都中央国医馆参观/光华医药杂志社//光华医药杂志.-4-37-161
日本帝大医学系来平旅行(北平通讯)/光华医药杂志社//光华医药杂志.-4-40-258
日本帝大医学系学生莅平参观医学院成绩(北平通讯)/中医世界杂志社//中医世界.-3-38-203
日本东京脑膜炎猖獗/医界春秋社//医界春秋.-3-12-396
日本发现白喉症/光华医药杂志社//光华医药杂志.-4-41-318
日本汉方医学会举行春季大演讲(南京通讯)/医林一谔杂志社//医林一谔.-4-11-575
日本汉方医学会举行春季特别大讲演会(日本通讯)/光华医药杂志社//光华医药杂志.-4-37-354
日本汉医家来华搜集医药资料/医界春秋社//医界春秋.-3-12-395
日本横滨警察所对于霍乱之戒备/蔡禹门(译)//中西医学报.-1-36-385
日本井上氏就本年横滨商埠初发病人霍乱菌之实地研究谈/蔡禹门(译)//中西医学报.-1-36-383
日本井上氏就本年流行霍乱之实验/蔡禹门//中西医学报.-1-36-385
日本军医发明妙药(东京通讯)/中医世界杂志社//中医世界.-3-38-209
日本军医发明提神药/光华医药杂志社//光华医药杂志.-4-40-397
日本六神丸售价飞涨/光华医药杂志社//光华医药杂志.-4-39-437
日本谋夺我国药材市场/医林一谔杂志社//医林一谔.-4-10-285
日本谋夺我国药材市场/光华医药杂志社//光华医药杂志.-4-36-75
日本拟在奉天设医学堂/莲伯//中西医学报.-1-25-497
日本岐阜县发行怪流行病/未署名//光华医药杂志.-4-37-449//神州国医学报.-4-16-462
日本全国赞成汉医为临床最善医术/中医世界杂志社//中医世界.-3-34-188
日本人口生死调查/光华医药杂志社//光华医药杂志.-4-35-202
日本人口统计/中西医药杂志社//中西医药.-5-12-22
日本人之寿命(东京电)/中西医药杂志社//中西医药.-5-10-182
日本人之寿命平均尚未达五十岁/神州国医学报社//神州国医学报.-4-16-578
日本睡病之传染媒介(东京通讯)/中西医药杂志社//中西医药.-5-10-167
日本拓殖大学汉方医学讲座/中国医药月刊社//中国医药月刊.-5-33-416
日本研究中药/光华医药杂志社//光华医药杂志.-4-41-501
日本研究中药/未署名//神州国医学报.-4-18-456//针灸杂志.-4-33-344//中医世界.-3-39-389
日本药学界长助德国/绍兴医药学报社//绍兴医药学报星期增刊.-1-22-363
日本医界怪现象(东京通讯)/光华医药杂志社//光华医药杂志.-4-36-131
日本医生过剩(东京通讯)/光华医药杂志社//光华医药杂志.-4-35-510
日本医士来浙游历/绍兴医药学报社//绍兴医药学报.-1-8-523
日本医学博士渡边熙提议各大学添设汉医讲座书/国医公报社//国医公报.-4-20-201
日本医学博士发明肺脏生态摄影/光华医药杂

志社//光华医药杂志.-4-39-535
日本医学大会杭市中止派员出席/光华医药杂志社//光华医药杂志.-4-35-511
日本医学家来华搜集中国奇方及贵重药材料/医界春秋社//医界春秋.-3-14-391
日本医学界之大会集/绍兴医药学报社//绍兴医药学报星期增刊.-1-22-8
日本之国民禁酒会/绍兴医药学报社//绍兴医药学报星期增刊.-1-22-8
日本中尾博士在浙省医专演讲本草(杭州通讯)/光华医药杂志社//光华医药杂志.-4-36-294
日名医发现睡病细菌(东京电)/光华医药杂志社//光华医药杂志.-4-38-185
日谋夺取汉药在鲜市场奖励鲜民栽培汉药每年可获六百万元/中医指导录杂志社//中医指导录.-4-3-212
日拟在华北试种薄荷草/光华医药杂志社//光华医药杂志.-4-41-185
日侨多患恶性感冒/光华医药杂志社//光华医药杂志.-4-41-318
日人发明蛇毒治癌症/医林一谔杂志社//医林一谔.-4-11-383
日人罹肺病者达一百万/医林一谔杂志社//医林一谔.-4-8-590
日人木村康一发明石斛栽培新法/神州国医学报社//神州国医学报.-4-18-263
日人木村康一发明石斛栽培新法/医界春秋社//医界春秋.-3-14-390
日人拟设制造防水布厂/利济学堂报社//利济学堂报.-1-2-427
日人在滂江设医院(北平通讯)/光华医药杂志社//光华医药杂志.-4-37-286
日人重金收购我国古本医籍/光华医药杂志社//光华医药杂志.-4-37-1
日医发明治脑膜炎新术(日本福冈电)/中西医药杂志社//中西医药.-5-10-118
日医官新垣建议检验外交官员以O类血型者为合格/神州国医学报社//神州国医学报.-4-18-460
日医界购买中医书籍/国医杂志社//国医杂志.-4-5-311
日医汤本求致函长沙吴汉僊讨论汉医方剂(长沙通讯)/光华医药杂志社//光华医药杂志.-4-38-394
日医学家搜获贵重汉药材料(日本通讯)/未署名//光华医药杂志.-4-41-316 //神州国医学报.-4-18-369 //中医世界.-3-39-123
日医学家在华研究黑热病(东京通讯)/中医世界杂志社//中医世界.-3-39-175
日医引地兴五郎氏来华访问国医费子彬/现代医药月刊社//现代医药月刊.-4-27-475
日阴夜变阳(芜湖通讯)/光华医药杂志社//光华医药杂志.-4-35-344
日越智博士前日来沪研究中国不老长生药/神州国医学报社//神州国医学报.-4-18-368
肉瘤病根之研究/光华医药杂志社//光华医药杂志.-4-36-583
肉瘤系微菌作祟德医学家研究所得(柏林专电)/光华医药杂志社//光华医药杂志.-4-36-295
如皋潮桥两施诊所合并送诊(如高潮桥通讯)/光华医药杂志社//光华医药杂志.-4-38-68
如皋潮桥医药界举行三一七纪念大会(如皋通讯)/光华医药杂志社//光华医药杂志.-4-37-187
如皋恶疟已流行邻县/光华医药杂志社//光华医药杂志.-4-40-400
如皋国医界慰劳名医季少三(如皋通讯)/光华医药杂志社//光华医药杂志.-4-36-298
如皋掘港防疫会开幕(如皋快讯)/光华医药杂志社//光华医药杂志.-4-40-173
如皋名医邹云溥之荣誉(江苏如皋通讯)/光华医药杂志社//光华医药杂志.-4-38-242
如皋县育德所开始施医给药(如皋通讯)/未署名//国医砥柱月刊.-5-18-685 //中医世界.-3-39-387
如皋县育德所贫苦施诊所开办/国医砥柱月刊社//国医砥柱月刊.-5-16-189

如皋县中医申请登记已经民厅核准给照者，计黄杓等十一人，其余尚在审查中(如皋通讯)/光华医药杂志社//光华医药杂志.-4-37-150
瑞典化学家综制人工维他命G(瑞典通讯)/光华医药杂志社//光华医药杂志.-4-35-126
瑞典将效法德国厉行优生条例/神州国医学报社//神州国医学报.-4-15-256
瑞典教授发明麻风血清/光华医药杂志社//光华医药杂志.-4-35-62
瑞典厉行优生条例/光华医药杂志社//光华医药杂志.-4-35-203
瑞典女医院发达/光华医药杂志社//光华医药杂志.-4-35-424
瑞典卫生当局之保赤除病之大动员/福幼//中医世界.-3-38-191
润州开矿/利济学堂报社//利济学堂报.-1-2-38
弱母竟产伟男/中西医学报社//中西医学报.-1-26-494
洒鉴/剑平//中西医学报.-1-34-64
卅七度特种考试的中医师考试下月举行全国医师公会联合会定国父诞辰为医师节/华西医药杂志社//华西医药杂志.-5-37-539
三都分社长杨廉友作古/光华医药杂志社//光华医药杂志.-4-40-270
三三医书销数纪实/三三医报社//三三医报.-2-32-4,40
三十六年度中医师考试定十月廿七日举行/新中华医药月刊社//新中华医药月刊.-5-35-603
三一七国医节湖南国医专校举行成立三周年纪念/中医世界杂志社//中医世界.-3-39-71
三一七国医节将届各地筹备盛大纪念(各地通讯)/光华医药杂志社//光华医药杂志.-4-39-100
三一七国医节上海市国医药全体举行纪念会(上海市特讯)/光华医药杂志社//光华医药杂志.-4-37-177
三一七纪念日本社特派记者赴京列席中央国医馆改选大会/光华医药杂志社//光华医药杂志.-4-37-157
三一七纪念日各地举行纪念大会情形(各地通讯)/光华医药杂志社//光华医药杂志.-4-39-189
三一七纪念日中央国医馆举行理事改选大会(南京快信)/光华医药杂志社//光华医药杂志.-4-37-85
三月间医药消息记要三十则/医林一谔杂志社//医林一谔.-4-8-119
三月尽昼三月尽夜之奇境/神州国医学报社//神州国医学报.-4-14-194
厦大图书馆报/中西医药杂志社//中西医药.-5-11-177
厦门创设轮船公司/利济学堂报社//利济学堂报.-1-1-637
厦门国医界纪念三一七国医节(厦门通讯)/光华医药杂志社//光华医药杂志.-4-39-348
厦门国医图书馆筹备消息(厦门通讯)/光华医药杂志社//光华医药杂志.-4-39-77
厦门国医药教育萌芽(厦门通讯)/光华医药杂志社//光华医药杂志.-4-36-64
厦门国医专校出版社讲义四种/光华医药杂志社//光华医药杂志.-4-40-554
厦门市公安局印发部定疾病名称分类表/中医指导录杂志社//中医指导录.-4-2-401
厦门医界近讯/现代医药月刊社//现代医药月刊.-4-27-398
厦门医药月出版(厦门通讯)/光华医药杂志社//光华医药杂志.-4-40-547
厦市发现鼠疫(厦门通讯)/光华医药杂志社//光华医药杂志.-4-37-356
山东德县发现鼠疫真相/绍兴医药学报社//绍兴医药学报星期增刊.-1-21-495
山东各县举行考试中医/光华医药杂志社//光华医药杂志.-4-41-228
山东莱芜举行中医考试揭晓(莱芜通讯)/中医世界杂志社//中医世界.-3-39-386
山东沂水施诊部成立/中西医药杂志社//中西医药.-5-10-697

山东沂水县乡村医药研究所开学(沂水通讯)/光华医药杂志社//光华医药杂志.-4-37-148
山东沂水乡村医药传习所开始招生/文医半月刊社//文医半月刊.-5-14-160
山东沂水中医调查完竣(山东沂水通讯)/光华医药杂志社//光华医药杂志.-4-39-77
山东诸城发生险症/医学杂志社//医学杂志.-2-3-594
山西医学杂志消息/中西医药杂志社//中西医药.-5-10-698
山西中医改进研究会推选陈理事赴沪会出席复书/医学杂志社//医学杂志.-2-11-13
山西中医改进研究会为崞县瘟疫代拟治疗法/山西中医改进研究会//医学杂志.-2-15-145
山西中医改进研究会研究方山县报告喉痧症之治疗复省公署/山西中医改进研究会//医学杂志.-2-2-87
陕妇女晒腿免疫/现代中医杂志社//现代中医.-4-42-96
陕省电辛未会请药(上海消息)/光华医药杂志社//光华医药杂志.-4-35-341
陕西省救济院育婴所分组往各县布种牛痘(蓝田通讯)/光华医药杂志社//光华医药杂志.-4-39-348
汕头六届中医考试委员因参议会见疑愤而辞职(汕头通讯)/光华医药杂志社//光华医药杂志.-4-36-91
汕头医生调查完竣/许小士//三三医报.-2-34-491
汕头医药界来函请一致推本会发起人尤列为中央国医馆长/国医杂志社//国医杂志.-4-5-279
汕头针灸术盛行/光华医药杂志社//光华医药杂志.-4-35-269
伤寒汲古行将出版/医林一谔杂志社//医林一谔.-4-10-388
伤人逃出医院身死传询看护长等(上海市讯)/中医世界杂志社//中医世界.-3-39-483
上海传染病出现/绍兴医药学报社//绍兴医药学报星期增刊.-1-21-139
上海创设新中国医学院(上海特讯)/光华医药杂志社//光华医药杂志.-4-38-493
上海大众医药服务社将成立/国医砥柱月刊社//国医砥柱月刊.-5-16-554
上海大众医药服务社消息一束/国医砥柱月刊记者//国医砥柱月刊.-5-16-639
上海第七届中医登记开始审查/中医指导录杂志社//中医指导录.-4-2-277
上海发现黑热病/华西医药杂志社//华西医药杂志.-5-37-449
上海港传染病极猖獗/光华医药杂志社//光华医药杂志.-4-41-89
上海港内白喉猖獗/中医世界杂志社//中医世界.-3-38-219
上海港猩红热症加烈(上海市消息)/中医世界杂志社//中医世界.-3-39-391
上海港猩红热症加烈/光华医药杂志社//光华医药杂志.-4-41-504
上海各医药团体庆祝国医馆成立/中医指导录杂志社//中医指导录.-4-1-249
上海各中国医学院教部已于批准立案/华西医药杂志社//华西医药杂志.-5-36-388
上海各中医校开学在即(上海市讯)/中医世界杂志社//中医世界.-3-38-419
上海光华医药杂志社福清分社已成立/现代医药月刊社//现代医药月刊.-4-27-349
上海光华医药杂志一周纪念出版特大号/现代医药月刊社//现代医药月刊.-4-27-349
上海国选候选汇讯(上海通讯)/光华医药杂志社//光华医药杂志.-4-40-117
上海国药业招待记者坚决反对宁波象贝合作社(上海市特讯)/光华医药杂志社//光华医药杂志.-4-36-159
上海国医界全体筹募财机祝蒋寿/光华医药杂志社//光华医药杂志.-4-39-381
上海国医界招待国际联盟会代表费尔柏/自强医学月刊社//自强医学月刊.-3-40-683
上海国医药一月十九日欢迎光华医药杂志社董

事长焦易堂先生/光华医药杂志社//光华医药杂志.-4-41-107
上海久晴少雨白喉猖獗/光华医药杂志社//光华医药杂志.-4-40-411
上海空前葬礼/神州国医学报社//神州国医学报.-4-16-280
上海名医唐吉父组设中国医学杂志社/国医砥柱月刊社//国医砥柱月刊.-5-16-51
上海拟设医师公会事/绍兴医药学报社//绍兴医药月报.-2-39-367
上海三中医院毕业生代表定期赴京向中央当局请愿/国医砥柱月刊社//国医砥柱月刊.-5-18-683
上海神州国医学志会举行执监会议(上海市讯)/中医世界杂志社//中医世界.-3-38-421
上海盛德堂国药号举行国药展览会/中医新生命杂志社//中医新生命.-5-7-412
上海时报馆增设国医专刊栏聘请国医公会担任编辑(上海市特讯)/中医世界杂志社//中医世界.-3-38-203
上海时疫流行/绍兴医药学报社//绍兴医药学报星期增刊.-1-21-512
上海时症未绝/公立上海医院//绍兴医药学报星期增刊.-1-21-35
上海市法租界国药号罢市风潮已解决(上海市通讯)/中医世界杂志社//中医世界.-3-38-429
上海市各中医专校组织师生联合会(上海市特讯)/中医世界杂志社//中医世界.-3-38-320
上海市光华医药杂志社唐吉父辞名誉社长职务(上海市特讯)/中医世界杂志社//中医世界.-3-38-22
上海市国选宣布中医界竞选人履历/光华医药杂志社//光华医药杂志.-4-40-200
上海市国医分馆补行庆祝中医条例公布纪念大会/神州国医学报社//神州国医学报.-4-17-226
上海市国医分馆聘请内部各主任/光华医药杂志社//光华医药杂志.-4-38-397
上海市国医分馆转发审定病名录凡例征求意见函/医界春秋社//医界春秋.-3-10-191
上海市国医分馆转发统一病名建议书征求意见函/医界春秋社//医界春秋.-3-10-191
上海市国医公会告会员书宣布公会参加国选经过情形(上海市特讯)/中医世界杂志社//中医世界.-3-38-150
上海市国医公会迁移会所(本市讯)/国医砥柱月刊社//国医砥柱月刊.-5-18-606
上海市国医公会执监委员就职(上海市讯)/中医世界杂志社//中医世界.-3-39-178
上海市国医全体议决纪念三一七办法/光华医药杂志社//光华医药杂志.-4-37-10
上海市国医团体举行三一七纪念节/光华医药杂志社//光华医药杂志.-4-41-262
上海市国医学会改选执临揭晓(本埠通讯)/光华医药杂志社//光华医药杂志.-4-40-548
上海市国医学会会员大会记略(本埠通讯)/光华医药杂志社//光华医药杂志.-4-40-548
上海市国医药界参加捐款购械祝蒋寿/医界春秋社//医界春秋.-3-13-526
上海市国医药界抵制象贝风潮激荡(上海市特讯)/光华医药杂志社//光华医药杂志.-4-36-237
上海市国医药界举行第三届三一七国医节大会记/吴去疾//神州国医学报.-4-18-284
上海市国医药界联合抵制象贝涨价(上海市特讯)/光华医药杂志社//光华医药杂志.-4-36-155
上海市将又一种医刊出世/国医砥柱月刊社//国医砥柱月刊.-5-15-537
上海市举行国药展览会/现代中医杂志社//现代中医.-4-43-154
上海市科学界筹创专捉臭虫公司/神州国医学报社//神州国医学报.-4-17-74
上海市名医组织中国医药学作者座谈会/新中医刊杂志社//新中医刊.-5-19-276
上海市年底将举行中医考试(上海市特讯)/中医世界杂志社//中医世界.-3-38-153

上海市商会请免征国药出口税(上海通讯)/医林一谔杂志社//医林一谔.-4-11-574
上海市时疫蔓延上周死亡率三百九十二人死亡八十三人(本埠通讯)/光华医药杂志社//光华医药杂志.-4-40-262
上海市调验中医执照/现代中医杂志社//现代中医.-4-43-95
上海市卫生局通告管理中西医药新闻广告(上海市讯)/中医世界杂志社//中医世界.-3-39-220
上海市新闻/神州医药学报社//神州医药学报.-1-42-473.-1-43-45,129,237.-1-44-273,391
上海市医药界欢迎国医馆长焦易堂(上海市讯)/中医世界杂志社//中医世界.-3-38-371
上海市中医药界纪念三一七国医节之盛况/未署名//国医公报.-4-25-121//医界春秋.-3-13-370
上海市最近一周内传染病统计(本市讯)/国医砥柱月刊社//国医砥柱月刊.-5-18-683
上海同裕仿单编印局改良包药仿单消息/光华医药杂志社//光华医药杂志.-4-41-187
上海西医药业请求变更成药登记之暑批/国医正言杂志社//国医正言.-5-4-197
上海象贝价格飞涨/医林一谔杂志社//医林一谔.-4-11-233
上海药业职工会昨开联欢会/医界春秋社//医界春秋.-3-6-371
上海医报/绍兴医药月报社//绍兴医药月报.-2-41-608
上海医界讨论捐资援绥办法(本埠通讯)/光华医药杂志社//光华医药杂志.-4-40-548
上海医生过剩/未署名//神州国医学报.-4-14-312//医界春秋.-3-10-16
上海医讯/铁樵医学月刊社//铁樵医学月刊.-4-44-359
上海医药参界储金热汇记/神州医药学报社//神州医药学报.-1-45-211
上海中国医学杂志来函聘本社社长为董事/国医砥柱月刊社//国医砥柱月刊.-5-16-22
上海中医处方用新度量衡制/医林一谔杂志社//医林一谔.-4-10-112
上海中医登记近讯/新中医刊杂志社//新中医刊.-5-19-220
上海中医疗养院杂讯/国医砥柱月刊社//国医砥柱月刊.-5-16-638
上海中医师考试大家都杌陧不安/华西医药杂志社//华西医药杂志.-5-36-388
上海中医专校组织校友会(上海消息)/光华医药杂志社//光华医药杂志.-4-35-202
少妇一产两孩打针后突身死/国医砥柱月刊社//国医砥柱月刊.-5-18-688
少女长睡四年/中西医药杂志社//中西医药.-5-12-50
邵力子患臂痛国医黄竹斋针愈(西安通讯)/光华医药杂志社//光华医药杂志.-4-37-97
邵阳筹设国医公会/未署名//光华医药杂志.-4-41-406//国医砥柱月刊.-5-16-52
邵阳发生瘟疫(湖南邵阳通讯)/光华医药杂志社//光华医药杂志.-4-39-245
邵主席重恙告痊(西安通讯)/医界春秋社//医界春秋.-3-12-111
绍县康济医局惠贫民/三三医报社//三三医报.-2-29-154
绍县清乡巡缉队新聘医官/潘文藻//绍兴医药月报.-2-37-430
绍兴枫桥续办施药局/三三医报社//三三医报.-2-29-489
绍兴监狱署人犯痍毙之多/绍兴医药学报社//绍兴医药学报.-1-11-547
绍兴时病发生/裘吉生//绍兴医药学报星期增刊.-1-21-34
绍兴陶堰设立施药局/三三医报社//三三医报.-2-29-153
绍兴瘟症盛行之危险/绍兴医药学报社//绍兴医药学报星期增刊.-1-21-99
绍兴县考试医生之所闻/绍兴医药学报社//绍兴医药学报星期增刊.-1-22-238
绍兴县西桥首和济药局书目及发行常备要药/

三三医报社//三三医报.-2-36-71
绍兴啸金乡春瘟堪危/绍兴医药学报社//绍兴医药学报星期增刊.-1-21-99
绍兴薛局长注意卫生/三三医报社//三三医报.-2-29-489
绍兴医界近讯/华西医药杂志社//华西医药杂志.-5-36-450
绍兴医学会简章及中国医会之办法/绍兴医药学报社//绍兴医药学报.-1-9-37
绍兴医药界破天荒之新建设/季良//三三医报.-2-30-162,222,260
绍兴医药学报新增内容之预告/绍兴医药学报社//绍兴医药学报.-1-9-8
蛇毒治风症/新中医刊杂志社//新中医刊.-5-19-276
蛇脱蝉衣中含锌成分/新中医刊杂志社//新中医刊.-5-19-276
蛇唾液能治癌症/光华医药杂志社//光华医药杂志.-4-35-63
设立农村医院(湘乡通讯)/国医砥柱月刊社//国医砥柱月刊.-5-18-686
设立浙江公立卫生试所验之先声/绍兴医药学报社//绍兴医药学报星期增刊.-1-21-324
社会局取缔医师甄别补习班/神州国医学报社//神州国医学报.-4-18-400
社会科月报第二期巴黎国际博览会特辑出版/中西医药杂志社//中西医药.-5-13-82
社长夫人舒祖英女士前在原籍患病不治逝世/华西医药杂志社//华西医药杂志.-5-37-504
社长拳师张金龄先生前十二月十九日乘机返昆/华西医药杂志社//华西医药杂志.-5-37-578
社长日内有回国讯/中国针灸学研究社//针灸杂志.-4-29-549
社长日内有离东京意/中国针灸学研究社//针灸杂志.-4-29-439
申报国医与食养招待国医界/国医砥柱月刊社//国医砥柱月刊.-5-16-554
神庙药签已尽禁/绍兴医药学报社//绍兴医药学报星期增刊.-1-22-112
神州医药学报第二十六期起大改良/绍兴医药学报社//绍兴医药学报.-1-10-334
神州医院诊察所开诊/绍兴医药学报社//绍兴医药学报星期增刊.-1-22-136
沈镛大律师任光华医药杂志社常年法律顾问/光华医药杂志社//光华医药杂志.-4-39-425,545
生命关系/绍兴教育馆//绍兴医药学报.-1-9-412,576.-1-10-42
生生妇产医院中一怪胎/神州国医学报社//神州国医学报.-4-16-577
生死计数钟(柏林电)/中西医药杂志社//中西医药.-5-10-100
生药杀虫剂之新发现/新中医刊杂志社//新中医刊.-5-19-116
省会近郊恶疟流行未已/光华医药杂志社//光华医药杂志.-4-40-400
省立中医院中医公会请设立/华西医药杂志社//华西医药杂志.-5-36-333
省政府颁发解剖尸体规则/三三医报社//三三医报.-2-36-208
圣经所载证明正确/光华医药杂志社//光华医药杂志.-4-37-353
圣玛丽娅女校请李兆璋演讲防痨问题(本埠通讯)/光华医药杂志社//光华医药杂志.-4-40-263
胜利后的新发明五种治肺特效/赐尔//华西医药杂志.-5-36-35
盛德堂国药号职工罢工暂行停业/光华医药杂志社//光华医药杂志.-4-40-410
盛心如编实用方剂学出版(光华医药特讯)/光华医药杂志社//光华医药杂志.-4-37-259
盛心如实用方剂学销路踊跃(光华医药特讯)/光华医药杂志社//光华医药杂志.-4-37-359
盛心如实用方剂学优待期将满(光华医药特讯)/光华医药杂志社//光华医药杂志.-4-37-455
盛心如徐恺联袂莅澄(江阴通讯)/光华医药杂

志社//光华医药杂志.－4－38－150
嵊东时疫猖獗/光华医药杂志社//光华医药杂志.－4－40－402
嵊西一带春瘟猖獗姜家村麻疹流行死亡小孩廿余人/国医砥柱月刊社//国医砥柱月刊.－5－16－121
嵊县县立民众教育馆中国青年励志会嵊分会附设诊病所(嵊县通讯)/国医砥柱月刊社//国医砥柱月刊.－5－16－52
嵊新中医俞王医务纠纷以解决(新昌通讯)/光华医药杂志社//光华医药杂志.－4－40－444
施今墨赴济南筹办国医传习所(北平通讯)/光华医药杂志社//光华医药杂志.－4－38－71
施今墨门人主办之中国医药月刊九期现已出版/复兴中医杂志社//复兴中医.－5－31－494
施今墨为溥仪诊病/神州国医学报社//神州国医学报.－4－15－512
施医局盛于一时/绍兴医药学报社//绍兴医药学报.－1－9－383
十二圩医界新闻一则/三三医报社//三三医报.－2－34－602
十三届卫生运动大会/神州国医学报社//神州国医学报.－4－15－501
十四经发挥出版/中西医药杂志社//中西医药.－5－10－695
十一人午餐后同时发抖/神州国医学报社//神州国医学报.－4－18－452
石港举行游艺会售款弥补防疫医院亏欠(江西南通石港通讯)/光华医药杂志社//光华医药杂志.－4－38－397
时论半月刊消息/中西医药杂志社//中西医药.－5－13－80
时论消息/中西医药杂志社//中西医药.－5－12－195
时论旬刊消息/中西医药杂志社//中西医药.－5－11－171,176,353,554,452
时疫渐告平静/绍兴医药月报社//绍兴医药月报.－2－40－418
时逸人著之时令病学中伤寒温病定义征求全国学者共同讨论(太原通讯)/光华医药杂志社//光华医药杂志.－4－40－171
时症日盛/绍兴医药学报社//绍兴医药学报星期增刊.－1－21－107
实用方剂学中国医学院采作教本(上海市特讯)/光华医药杂志社//光华医药杂志.－4－37－554
食蛋黄中毒/神州国医学报社//神州国医学报.－4－18－453
食河豚子送命/神州国医学报社//神州国医学报.－4－14－413
食甲鱼三人中毒死/神州国医学报社//神州国医学报.－4－18－319
食鲨鱼油中毒/神州国医学报社//神州国医学报.－4－16－159
食物疗病月刊出版/中西医药杂志社//中西医药.－5－13－78
食物相克试验结果/现代中医杂志社//现代中医.－4－43－92
食咸蟹多人中毒/神州国医学报社//神州国医学报.－4－18－454
食蟹后食石榴致死之报告/荣//杏林医学月报.－3－19－399
食鸭竟能毙命(丹阳通讯)/光华医药杂志社//光华医药杂志.－4－36－586
史学论业消息/北京大学潜社//中西医药.－5－11－172
使臣入觐/利济学堂报社//利济学堂报.－1－1－433
示定地价/利济学堂报社//利济学堂报.－1－1－524
示禁豆腐作/绍兴医药学报社//绍兴医药学报.－1－9－383
世界红十字会无为分会被封(无为通讯)/中医世界杂志社//中医世界.－3－38－326
世界最大的爱克司光用以治痈/伟大//光华医药杂志.－4－38－391
世界最大医学研究所/秦又安//中医世界.－3－33－259
市防疫会加紧防疫设施/北京医药月刊社//北京医药月刊.－5－21－554

市立医院应增设跌打科/医林一谔杂志社//医林一谔.-4-10-205
市商会呈财政部请免征国药出口税/未署名//光华医药杂志.-4-37-372//神州国医学报.-4-16-422
市植物园中之灵芝/象贤//神州国医学报.-4-16-423
收生婆惨无人道(东北讯)/光华医药杂志社//光华医药杂志.-4-37-349
手足掌如鸭脚之小孩(无锡通讯)/光华医药杂志社//光华医药杂志.-4-35-592
首都地院公开审讯刘瑞恒等侵占案(南京通讯)/光华医药杂志社//光华医药杂志.-4-40-15
首都分社欢宴国药界盛况(南京通讯)/光华医药杂志社//光华医药杂志.-4-36-215
首都国药业补习学校成绩优良(南京通讯)/光华医药杂志社//光华医药杂志.-4-36-210
首都国医传习所开办有期(南京通讯)/光华医药杂志社//光华医药杂志.-4-36-92
首都国医传习所续招男女生(南京通讯)/光华医药杂志社//光华医药杂志.-4-36-210
首都医生药铺统计(京讯)/光华医药杂志社//光华医药杂志.-4-36-65
首都猪瘟蔓延/神州国医学报社//神州国医学报.-4-15-499
首届全国卫生会议闭幕/华西医药杂志社//华西医药杂志.-5-37-614
首届中医师考试放榜/新中华医药月刊社//新中华医药月刊.-5-35-568
兽类之脑死后仍可生存/哈瓦斯通讯社//中医世界.-3-39-500
兽医队热心/中西医学报社//中西医学报.-1-26-55
兽医条例不日颁布/北京医药月刊社//北京医药月刊.-5-21-162
鼠咬小孩/神州国医学报社//神州国医学报.-4-18-460
述拒用象贝事/贺芸生//医林一谔.-4-11-279
树汁医青/利济学堂报社//利济学堂报.-1-3-587
谁道木兰是女郎清县女子忽变男身将赴东省寻父杀贼/吴去疾(录)//神州国医学报.-4-16-279
睡眠病发明新药(南京电)/中西医药杂志社//中西医药.-5-11-521
朔县报告发生疫症/医学杂志社//医学杂志.-2-8-352
司法机关邮寄尸骨准予收递/神州国医学报社//神州国医学报.-4-16-579
死人血可以治病/光华医药杂志社//光华医药杂志.-4-35-63
死婴额上之怪相/神州国医学报社//神州国医学报.-4-18-399
四川大邑国医支馆聘请钱今阳为季刊撰述主任/国医砥柱月刊社//国医砥柱月刊.-5-17-243
四川及格中医师最近发表一批/华西医药杂志社//华西医药杂志.-5-37-448
四川江津城乡分社开周年纪念大会(江津讯)/国医砥柱月刊社//国医砥柱月刊.-5-18-398
四川奇症蔓延/国医正言杂志社//国医正言.-5-4-511
四川省立中医院在筹划中/新中华医药月刊社//新中华医药月刊.-5-35-335
四川省南川县医药消息/国医砥柱月刊社//国医砥柱月刊.-5-18-193
四川省彭县医界消息四则/华西医药杂志社//华西医药杂志.-5-37-450
四川省医药学术研究会聘焦易堂陈郁钱今阳杨医亚汪浩权等为名誉理事(成都通讯)/国医砥柱月刊社//国医砥柱月刊.-5-18-106
四川特产茯苓王一枚净重九六斤/华西医药杂志社//华西医药杂志.-5-37-578
四会疫疠横行/中西医学报社//中西医学报.-1-25-71
四届中医考询及格证卫生局迳呈市府中医证书月内即可颁发/中国医药月刊社//中国医药

月刊.-5-32-70
四明曹炳章编纂中国医学集成/现代医药月刊社//现代医药月刊.-5-27-562
四中全会与国医界之活跃/现代中医杂志社//现代中医.-4-42-49
苏北黑热病蔓延堪虞(当局将组织防治队)/国医正言杂志社//国医正言.-5-4-612
苏北黑热病侵入江南/国医正言杂志社//国医正言.-5-4-304
苏北黑热病有侵袭江南趋势(镇江快讯)/光华医药杂志社//光华医药杂志.-4-38-186
苏陈主席对医政学院之希望(镇江通讯)/光华医药杂志社//光华医药杂志.-4-36-130
苏俄起死回生新法(莫斯科通讯)/中西医药杂志社//中西医药.-5-10-109
苏俄学院发明伤寒预防术/未署名//现代中医.-4-42-95//医界春秋.-3-11-54
苏俄研究东方医药(列宁格拉通讯)/塔斯社//医林一谔.-4-11-384
苏京来华四名医/王吉民//医史杂志.-5-38-190
苏联的科学秘密/杨际光(译)//华西医药杂志.-5-37-506
苏联发明脑膜炎血清(再宁格拉通讯)/光华医药杂志社//光华医药杂志.-4-35-511
苏联发明人造心/医林一谔杂志社//医林一谔.-4-11-33
苏联改良训练医师方法(莫斯科通讯)/中医世界杂志社//中医世界.-3-38-209
苏联改良训练医师方法/光华医药杂志社//光华医药杂志.-4-40-270
苏联科学家证明中药鹿茸效用(莫斯科通讯)/光华医药杂志社//光华医药杂志.-4-35-510
苏联练习预防毒气/国医杂志社//国医杂志.-4-7-231
苏联名生理学家巴甫洛夫逝世/文医半月刊社//文医半月刊.-5-14-80
苏联脑病治疗术/神州国医学报社//神州国医学报.-4-16-422
苏联医学界最新实验葱对于创口有胺基类药品同等功效/新中华医药月刊社//新中华医药月刊.-5-35-87
苏鲁皖豫联合防治黑热病/光华医药杂志社//光华医药杂志.-4-41-541
苏民教两厅调查各县有名国医(镇江通讯)/未署名//国医砥柱月刊.-5-18-698//中医世界.-3-39-489
苏民厅促进民众健康/文医半月刊社//文医半月刊.-5-14-160
苏民厅令省会卫生事务所暂停管理中医/光华医药杂志社//光华医药杂志.-4-41-235
苏省会近郊现发恶性疟疾(镇江通讯)/光华医药杂志社//光华医药杂志.-4-40-255
苏省流行恶性疟疾之又讯(镇江通讯)/光华医药杂志社//光华医药杂志.-4-40-256
苏省医政学院卫生特别训练班举行毕业典礼(镇江电)/光华医药杂志社//光华医药杂志.-4-37-466
苏省政府主办中医外科训练班开始(镇江快讯)/国医砥柱月刊社//国医砥柱月刊.-5-18-692
苏省主席陈果夫改延他医(镇江专电)/光华医药杂志社//光华医药杂志.-4-35-147
苏省主席陈果夫任本社社董/光华医药杂志社//光华医药杂志.-4-35-361
苏皖鲁豫联合防治黑热病(镇江快讯)/国医砥柱月刊社//国医砥柱月刊.-5-18-692
苏皖鲁豫四省防治黑热病会议(镇江通讯)/国医砥柱月刊社//国医砥柱月刊.-5-18-599
苏中医联会代表赴省请愿结果(镇江通讯)/光华医药杂志社//光华医药杂志.-4-36-89
苏州筹办农村医师进修社/新中华医药月刊社//新中华医药月刊.-5-35-335
苏州国药展览会元旦开幕(苏州通讯)/光华医药杂志社//光华医药杂志.-4-36-586
苏州国医编译馆征求编辑员招收练习生/苏州国医杂志社//苏州国医杂志.-5-1-134
苏州国医研究院组织履行见习团赴杭州实习/文医半月刊社//文医半月刊.-5-14-354

苏州国医药界组联合施诊所(苏州通讯)/光华医药杂志社//光华医药杂志.-4-37-536
苏州国医院开幕/北京医药月刊社//北京医药月刊.-5-21-403
苏州国医专校校长王慎轩来社参观演讲/中国针灸学研究社//针灸杂志.-4-31-213
苏州女国医王志纯县党部令办救护班(苏州讯)/中医世界杂志社//中医世界.-3-38-425
苏州西医杀人案判决/光华医药杂志社//光华医药杂志.-4-35-362
苏州医界欢迎焦国医馆长(苏州讯)/中医世界杂志社//中医世界.-3-38-375
苏州医事近闻(苏州通讯)/光华医药杂志社//光华医药杂志.-4-39-158
肃邸注意医学/绍兴医药学报社//绍兴医药学报.-1-8-40
绥国医分馆开始施诊/文医半月刊社//文医半月刊.-5-14-224
绥宪兵司令薄鑫在平逝世/神州国医学报社//神州国医学报.-4-18-369
绥远丰镇县设贫民医院之请求(绥远通讯)/光华医药杂志社//光华医药杂志.-4-39-539
绥远归绥江西南昌福建仙游成立分社/光华医药杂志社//光华医药杂志.-4-39-282
绥远贵州两省国医分馆成立/光华医药杂志社//光华医药杂志.-4-38-399
绥远国医分馆董事会成立/光华医药杂志社//光华医药杂志.-4-38-484
绥远国医分馆将迁新址(绥远通讯)/光华医药杂志社//光华医药杂志.-4-39-78
绥远将筹设诊疗所(绥远通讯)/光华医药杂志社//光华医药杂志.-4-39-78
绥远剿匪将士青浦国医界捐资慰劳/光华医药杂志社//光华医药杂志.-4-41-153
遂安县国医支馆长姜玉森等就职记/光华医药杂志社//光华医药杂志.-4-41-230
所得税国医可否免征之请示/光华医药杂志社//光华医药杂志.-4-40-101
胎儿在腹内懂得人意(通讯)/光华医药杂志社//光华医药杂志.-4-35-130
胎异(沭阳通讯)/光华医药杂志社//光华医药杂志.-4-36-511
台籍西医纷纷东渡谋给证/国医砥柱月刊社//国医砥柱月刊.-5-16-125
台湾近事/利济学堂报社//利济学堂报.-1-2-536
台湾近闻/利济学堂报社//利济学堂报.-1-2-446
台湾米价/利济学堂报社//利济学堂报.-1-2-59
台湾山地发现治肺病特效植物/国医砥柱月刊社//国医砥柱月刊.-5-18-110
台湾省开中医师联席大会要求实行登记中医(台湾讯)/国医砥柱月刊社//国医砥柱月刊.-5-18-207
台湾要录/利济学堂报社//利济学堂报.-1-1-566
太仓青年中医加入救护训练班(太仓通讯)/光华医药杂志社//光华医药杂志.-4-40-544
太仓县立医院院长邱嘉珍以孕作瘤/光华医药杂志社//光华医药杂志.-4-41-398
太平中医药界/光华医药杂志社//光华医药杂志.-4-41-502
太医院有设法改良消息/绍兴医药学报社//绍兴医药学报.-1-8-523
太乙神针灸畅销/中国针灸学研究社//针灸杂志.-4-31-304
太原发现斑疹伤寒/北京医药月刊社//北京医药月刊.-5-21-404
泰县第九区组织贫民施医药局(泰县通讯)/中医世界杂志社//中医世界.-3-39-388
泰县姜声报添辟医药旬刊(泰县通讯)/光华医药杂志社//光华医药杂志.-4-38-396
泰县姜堰区国医办事处开临时会议(泰县通讯)/光华医药杂志社//光华医药杂志.-4-36-516
泰县庙湾筹设中医办事处(泰县通讯)/光华医药杂志社//光华医药杂志.-4-38-68
泰县曲塘中医办事处改选大会(江苏泰县曲塘

通讯)/光华医药杂志社//光华医药杂志.-4-38-579
泰县医士执照验讫发还(江苏泰县通讯)/光华医药杂志社//光华医药杂志.-4-38-396
泰县政府调查中西医资料(泰县通讯)/光华医药杂志社//光华医药杂志.-4-38-396
泰县组织审定医师委员会(泰县通讯)/光华医药杂志社//光华医药杂志.-4-37-358
泰州公报辟卫生半月刊/光华医药杂志社//光华医药杂志.-4-37-537
覃副院长何主席参观湖南国医专校/光华医药杂志社//光华医药杂志.-4-41-611
探出病源/利济学堂报社//利济学堂报.-1-2-447
唐吉父被聘任江苏第二监狱署医官/光华医药杂志社//光华医药杂志.-4-38-153
唐江光华分社扩大宣传(江西唐江通讯)/光华医药杂志社//光华医药杂志.-4-39-246
唐江药界应征特产展览(唐江通讯)/中医世界杂志社//中医世界.-3-38-207
唐江中西医同业公会改进(唐江通讯)/光华医药杂志社//光华医药杂志.-4-39-346
唐山举办卫生讲演大会/北京医药月刊社//北京医药月刊.-5-21-506
唐山收容所发现疑似赤痢证/北京医药月刊社//北京医药月刊.-5-21-554
唐山医士处方纸划一/北京医药月刊社//北京医药月刊.-5-21-87
唐医杀人又讯(泉州通讯)/光华医药杂志社//光华医药杂志.-4-39-349
唐医杀人之骇闻(如皋讯)/光华医药杂志社//光华医药杂志.-4-39-348
唐医杀人之可畏/绍兴医药学报社//绍兴医药学报星期增刊.-1-22-363
糖尿症发明新疗法/中西医学报社//中西医学报.-1-41-543
特聘徐耕云张宝文为我社法律顾问/国医砥柱月刊社//国医砥柱月刊.-5-18-233
天华医院发生风潮/光华医药杂志社//光华医药杂志.-4-35-365
天津创设自来水/利济学堂报社//利济学堂报.-1-1-560
天津国医训练班三月中旬开班/华西医药杂志社//华西医药杂志.-5-36-492
天津市国医分馆成立/华西医药杂志社//华西医药杂志.-5-37-292
天津市中医考试揭晓/中国医药月刊社//中国医药月刊.-5-33-416
天津中国国医学校提前考试(天津通讯)/中医世界杂志社//中医世界.-3-39-491
天气炎热病人拥挤/中国针灸学研究社//针灸杂志.-4-31-301
添开租界/利济学堂报社//利济学堂报.-1-2-438
调查医院药师之部令/绍兴医药学报社//绍兴医药学报星期增刊.-1-22-363
铁肺人到美后沪闻/神州国医学报社//神州国医学报.-4-18-448
铁肺人返美记(附图)/菊影,宗义//神州国医学报.-4-18-446
铁肺人将乘特质车来沪/神州国医学报社//神州国医学报.-4-18-403
铁肺人将返美/神州国医学报社//神州国医学报.-4-18-365
铁肺治病之功用/中西医药杂志社//中西医药.-5-11-163
铁树开花/神州国医学报社//神州国医学报.-4-14-518
铁树质疑/沈云痴//神州国医学报.-4-14-519
通函社员任九成针愈痼疾/中国针灸学研究社//针灸杂志.-4-31-65
通函社员王敷荣参加南京国医考试获取第一名之捷报/中国针灸学研究社//针灸杂志.-4-30-329
通属恶性疟疾流行如皋死五千余(南通通讯)/光华医药杂志社//光华医药杂志.-4-40-255
通俗宣讲社施种牛痘/绍兴医药学报社//绍兴医药学报星期增刊.-1-21-512

通阴沟中粪毒/神州国医学报社//神州国医学报.-4-15-509
通知疟疫急待扑灭/光华医药杂志社//光华医药杂志.-4-40-402
痌瘝在抱/利济学堂报社//利济学堂报.-1-1-672
同德医学之新教授/绍兴医药学报社//绍兴医药学报星期增刊.-1-22-128
同仁会筹办医药月刊(北平通讯)/光华医药杂志社//光华医药杂志.-4-37-78
同仁中医院开办讯/中医指导录杂志社//中医指导录.-4-3-277
同裕国药号标准仿单出版(上海特讯)/光华医药杂志社//光华医药杂志.-4-39-248
铜人经穴图考/中国针灸学研究社//针灸杂志.-4-31-385
头尖怪病/神州国医学报社//神州国医学报.-4-16-155
土老儿百二十九岁娶妻妻年三十有七续弦已七次日走二十四里/神州国医学报社//神州国医学报.-4-18-459
土老儿百廿九岁娶妻/中医世界杂志社//中医世界.-3-38-631
土希议和消息/利济学堂报社//利济学堂报.-1-3-122
外国人精于中国医(成都通讯)/光华医药杂志社//光华医药杂志.-4-36-430
外籍医生致人废疾(开封快信)/光华医药杂志社//光华医药杂志.-4-35-287
外省新闻/神州医药学报社//神州医药学报.-1-44-274
皖北黑热病流行/光华医药杂志社//光华医药杂志.-4-41-401
皖黑热病流行甚热(蚌埠通讯)/中医世界杂志社//中医世界.-3-39-271
皖设省卫生局/北京医药月刊社//北京医药月刊.-5-21-554
皖省时疫蔓延/国医正言杂志社//国医正言.-5-5-178
万国肺痨研究会/中西医学报社//中西医学报.-1-23-111
万国卫生事业赛会记/天翼//中西医学报.-1-26-232
万国卫生学会成立/绍兴医药学报社//绍兴医药学报.-1-9-278
万国医家研究肺痨症/绍兴医药学报社//绍兴医药学报.-1-8-214
万国医生博览会/中西医学报社//中西医学报.-1-23-339
汪精卫反对中医条例公布/光华医药杂志社//光华医药杂志.-4-35-362
汪精卫夫人陈璧君信仰国医/光华医药杂志社//光华医药杂志.-4-35-363
汪精卫肝病迄今未愈/光华医药杂志社//光华医药杂志.-4-35-363
汪院长信仰国医之传闻/何佩瑜//国医杂志.-4-7-225
王缉光受聘中报社医药顾问主编及受委天津医官(北平通讯)/光华医药杂志社//光华医药杂志.-4-38-583
王药雨过渝转沪/华西医药杂志社//华西医药杂志.-5-36-174
王用宾到平受国医药界热烈欢迎(北平通讯)/光华医药杂志社//光华医药杂志.-4-38-87
为发展医学教育教部决设武昌医学院/国医砥柱月刊社//国医砥柱月刊.-5-18-693
为复议大会风潮事各省议员公布意见书/医学公报社//医学公报.-1-6-522
为人民服务之光荣收获(社讯)/中国针灸学研究社//针灸杂志.-4-34-382
为人民服务之好榜样二处(社讯)/中国针灸学研究社//针灸杂志.-4-34-382
为王冰之玄珠密语刊登本报商榷之函件/时逸人//三三医报.-2-30-265
违反科学的故事九年不食是假的/华西医药杂志社//华西医药杂志.-5-37-506
维护中医药之呼请(梅杭通讯)/光华医药杂志社//光华医药杂志.-4-39-541
维他命 A 对于眼疾有特效/医林一谔杂志社//

医林一谔.-4-11-384
维他命C能增强心力/新中医刊杂志社//新中医刊.-5-19-249
维他命丙治气喘病/新中医刊杂志社//新中医刊.-5-19-306
伪造证书骗我国留学生日医学博士义江被捕/光华医药杂志社//光华医药杂志.-4-41-316
委黄社经为美国三藩市国医分管筹备专员/光华医药杂志社//光华医药杂志.-4-39-85
委奚可阶为浙江平胡国医支馆馆长(南京通讯)/光华医药杂志社//光华医药杂志.-4-38-71
委座被困后国医耆宿曾觉叟悲痛逝世/光华医药杂志社//光华医药杂志.-4-41-71
卫生报改组归湖南国医学会主编(长沙通讯)/光华医药杂志社//光华医药杂志.-4-37-540
卫生部中医委员会举行首次委员会议/华西医药杂志社//华西医药杂志.-5-37-239
卫生部中医委员会举行首次会议/新中华医药月刊社//新中华医药月刊.-5-35-603
卫生部中医委员会举行首次委员会议/国医砥柱月刊社//国医砥柱月刊.-5-18-342
卫生处防止肺痨之传单/绍兴医药学报社//绍兴医药学报星期增刊.-1-22-293
卫生处生物系发明新药(南京电)/中西医药杂志社//中西医药.-5-10-37
卫生处预防疾患/绍兴医药学报社//绍兴医药学报.-1-9-327
卫生处预防天花/绍兴医药学报社//绍兴医药学报星期增刊.-1-21-519
卫生队之热诚/中西医学报社//中西医学报.-1-26-55
卫生行政要求入宪/华西医药杂志社//华西医药杂志.-5-36-448
卫生会成立会志闻/三三医报社//三三医报.-2-29-241
卫生会调查纸烟销数/绍兴医药学报社//绍兴医药学报星期增刊.-1-22-364
卫生会组织成立/三三医报社//三三医报.-2-29-313
卫生活刊/中西医药杂志社//中西医药.-5-10-696
卫生技术会议/新中医刊杂志社//新中医刊.-5-20-440
卫生局查明食客中毒经过/神州国医学报社//神州国医学报.-4-16-160
卫生局解释蒋医士之五问题/绍兴医药月报社//绍兴医药月报.-2-40-527
卫生局严行取缔医药违章广告/北京医药月刊社//北京医药月刊.-5-21-617
卫生试验所通告/绍兴卫生试验所//绍兴医药月报.-2-40-528//中西医学报.-1-36-403
卫生试验所消息/中西医学报社//中西医学报.-1-36-403
卫生署电复各中医团体并未颁发禁称中医师命令/卫生署//新中华医药月刊.-5-35-375
卫生署管理成药声中新消息/光华医药杂志社//光华医药杂志.-4-41-535
卫生署管理成药声中之新消息/中国针灸学研究社//针灸杂志.-4-33-343
卫生署管理中医国医界群起反对(各地通讯)/光华医药杂志社//光华医药杂志.-4-39-190
卫生署海港检疫处长来粤/光华医药杂志社//光华医药杂志.-4-41-79
卫生署将筹设国药陈列馆/中国针灸学研究社//针灸杂志.-4-33-255
卫生署派员赴闵协助防鼠疫蔓延/光华医药杂志社//光华医药杂志.-4-41-403
卫生署署长刘瑞恒舞弊两巨案(南京通讯)/光华医药杂志社//光华医药杂志.-4-39-472
卫生署通令全国中西医师公会/华西医药杂志社//华西医药杂志.-5-36-557
卫生署中医会成立/未署名//国医正言.-5-5-490//神州国医学报.-4-18-265//针灸杂志.-4-33-67
卫生署中医委员会成立/现代中医杂志社//现

代中医.-4-43-451
卫生署中医委员会成立/医界春秋社//医界春秋.-3-14-322
卫生署中医委员会召开第二次在渝同人谈话会/新中华医药月刊社//新中华医药月刊.-5-35-121
卫生署中医委员会召开在渝同人谈话会/新中华医药月刊社//新中华医药月刊.-5-35-87
卫生署中医委员已聘定/医界春秋社//医界春秋.-3-14-265
卫生预防社之维持公安/绍兴医药学报社//绍兴医药学报星期增刊.-1-21-519
未经检核及格暨无证书者注意中医师考试报名期到/华西医药杂志社//华西医药杂志.-5-37-183
慰劳绥远剿匪将士杭市国医界发起捐资援助(杭州通讯)/光华医药杂志社//光华医药杂志.-4-40-544
温泉疗养院之新规划/绍兴医药学报社//绍兴医药学报星期增刊.-1-22-16
温痧盛行/绍兴医药学报社//绍兴医药学报.-1-9-278
温州两日猝死百命之异闻/周镇//沈阳医学杂志.-3-1-484
温州普安施医药局开诊无期/光华医药杂志社//光华医药杂志.-4-35-426
温州西医公会反对中西医混选(温州通讯)/中医世界杂志社//中医世界.-3-38-21
文化协会山东分会成立赞誉中医(济南通讯)/光华医药杂志社//光华医药杂志.-4-36-159
文化与教育旬刊消息/中西医药杂志社//中西医药.-5-11-177,264
文医半月刊代售明日医药杂志/文医半月刊社//文医半月刊.-5-14-82
文医半月刊社发行部通讯(一)至(二)/文医半月刊社//文医半月刊.-5-14-623,623
文医半月刊社特约驻汉记者/文医半月刊社//文医半月刊.-5-14-80
文医半月刊社通讯/文医半月刊社//文医半月刊.-5-14-623
文医半月刊消息/中西医药杂志社//中西医药.-5-11-553//中西医药.-5-10-692
我国人口死亡率可惊(南京通讯)/光华医药杂志社//光华医药杂志.-4-36-133
我国肉桂能制高等香精/未署名//光华医药杂志.-4-38-97//医界春秋.-3-12-396
我国药材畅销外洋去年输出达四亿元/华西医药杂志社//华西医药杂志.-5-36-557
我国医界之空前发明(南京专电)/中西医药杂志社//中西医药.-5-9-575
我将在美设国医分馆/现代中医杂志社//现代中医.-4-43-96
无为县防疫会设施诊处(无为通讯)/中医世界杂志社//中医世界.-3-38-85
无锡登记核准之中医(无锡通讯)/光华医药杂志社//光华医药杂志.-4-37-77
无锡县禁烟委员会准许中医代人戒烟/光华医药杂志社//光华医药杂志.-4-37-13
无锡中国针灸学讲习所开学(无锡通讯)/光华医药杂志社//光华医药杂志.-4-38-148
无锡中医家驴子吃人(无锡特讯)/中国医学杂志社//中国医学.-5-18-600
无线电短波处理疾病/光华医药杂志社//光华医药杂志.-4-35-588
无线电月刊消息/中西医药杂志社//中西医药.-5-11-352
芜湖防疫运动委员会中医施诊处治疗忙(芜湖通讯)/中医世界杂志社//中医世界.-3-38-85
吴汉僊出版医界之警铎(长沙通讯)/光华医药杂志社//光华医药杂志.-4-40-545
吴汉僊主办长沙卫生报/华西医药杂志社//华西医药杂志.-5-37-292
吴汉僊主办长沙卫生社扩大组织征求基本社员/光华医药杂志社//光华医药杂志.-4-41-4
吴江县办理申请给照(盛泽通讯)/光华医药杂志社//光华医药杂志.-4-36-509

吴淞卫生半月刊消息/中西医药杂志社//中西医药.-5-11-169
吴县积极办理检定中医(苏州快讯)/光华医药杂志社//光华医药杂志.-4-36-436
吴县县立戒烟所迁新址(苏州讯)/中医世界杂志社//中医世界.-3-38-425
吴县医药界近讯(吴县通讯)/中医世界杂志社//中医世界.-3-38-476
吴县医钟社来函聘医界春秋社张主席为社董/医界春秋社//医界春秋.-3-12-410
吴县中医呈请颁给开业执照(苏州通讯)/光华医药杂志社//光华医药杂志.-4-37-484
吴兴国医初级研究班成立(吴兴通讯)/光华医药杂志社//光华医药杂志.-4-35-128
吴兴县第六届国医检定纪(吴兴通讯)/光华医药杂志社//光华医药杂志.-4-38-580
吴兴医药出版消息/中西医药杂志社//中西医药.-5-12-104
梧州医师按疮误毙人命(十二月二七)/杏林医学月报社//杏林医学月报.-3-21-392
梧州医院误毙推事纪/杏林医学月报社//杏林医学月报.-3-19-305
五十四军代表王阴椿遭中央医院误治身死(京讯)/光华医药杂志社//光华医药杂志.-4-38-96
五十四岁德工人鸡奸幼童处宫刑/神州国医学报社//神州国医学报.-4-15-255
伍连德赏给医科进士/中西医学报社//中西医学报.-1-24-439
武昌发现患麻风妇人/光华医药杂志社//光华医药杂志.-4-41-513
武昌医学杂志出版/绍兴医药学报社//绍兴医药学报星期增刊.-1-21-472
武汉刘有余堂国药号少主人刘佑方谋财害命伏法/华西医药杂志社//华西医药杂志.-5-37-343
武进东郊普济施诊所第二届一次董事会议/国医砥柱月刊社//国医砥柱月刊.-5-16-119
武进光华贫民施诊所续讯/现代医药月刊社//现代医药月刊.-4-27-614
武进国医登记开始(武进通讯)/医界春秋社//医界春秋.-3-11-385
武进国医界举行庆祝国医节纪念大会/未署名//光华医药杂志.-4-41-321//神州国医学报.-4-18-289//文医半月刊.-5-14-513//医学杂志.-2-18-456
武进国医界联合举办三一七国医节纪念之盛况(武进通讯)/光华医药杂志社//光华医药杂志.-4-37-182
武进普济施诊所第二届一次董事会议/光华医药杂志社//光华医药杂志.-4-41-506
武进潜化中学聘钱今阳为校医/国医砥柱月刊社//国医砥柱月刊.-5-16-190
武进县参会电卫生部请扶植中医师/华西医药杂志社//华西医药杂志.-5-37-449
武进医界动态/新中华医药月刊社//新中华医药月刊.-5-35-282
武进医界近况/国医砥柱月刊社//国医砥柱月刊.-5-18-64
武进医专将与国药业合办药学讲习班(武进快信)/国医砥柱月刊社//国医砥柱月刊.-5-18-106
武阳夏国医公会联合救灾(湖北武昌通讯)/光华医药杂志社//光华医药杂志.-4-38-70
武长路扶轮医药改聘中医(汉口通讯)/光华医药杂志社//光华医药杂志.-4-35-589
误杀杨君之噩电/中西医学报社//中西医学报.-1-24-202
悟婆/绍兴医药学报社//绍兴医药学报.-1-9-384
西安名医黄谦注伤寒杂病论出版(西安通讯)/光华医药杂志社//光华医药杂志.-4-36-133
西班牙妇人一胎产七孩/未署名//光华医药杂志.-4-41-397//神州国医学报.-4-18-402
西班牙伤风/刘亚农//北平医药月刊.-5-9-51
西北宜种金鸡纳/光华医药杂志社//光华医药杂志.-4-35-207

西藏铁路/利济学堂报社//利济学堂报.-1-2-51,412
西湖中医疗养院开幕(杭州通信)/光华医药杂志社//光华医药杂志.-4-36-9
西湖中医疗养院所址勘定(通讯)/光华医药杂志社//光华医药杂志.-4-39-76
西湖中医疗养院招考护士(杭州通讯)/光华医药杂志社//光华医药杂志.-4-36-92
西京国粹中医院发行国粹医药月刊/未署名//华西医药杂志.-5-37-184//新中华医药月刊.-5-35-603
西京药业同业公会执监委员欢迎黄竹斋先生并答词/国医公报社记者//国医公报.-4-22-353
西京医界同人欢宴黄竹斋(西安通讯)/光华医药杂志社//光华医药杂志.-4-37-77
西南政府维持国医国药/国医杂志社//国医杂志.-4-7-25
西南执行部为中医生请命(汕头通讯)/光华医药杂志社//光华医药杂志.-4-35-342
西人华尔特治疗目疾之新学说(柏林通讯)/光华医药杂志社//光华医药杂志.-4-36-429
西医妙计二则/利济学堂报社//利济学堂报.-1-2-66
西医使用中药注射收特效(淮安通讯)/光华医药杂志社//光华医药杂志.-4-36-430
西医研究中药之开始/何约明(录)//三三医报.-2-33-389
西医眼科裘伯壎过失致人于死已宣判(杭州快信)/光华医药杂志社//光华医药杂志.-4-35-287
西医要书/中医杂志社//中医杂志.-2-20-10
西医余生佳过失杀人上诉驳回(苏州通讯)/光华医药杂志社//光华医药杂志.-4-37-357
息政问周刊消息/中西医药杂志社//中西医药.-5-11-178
锡兰热病猖獗(哥伦布讯)/光华医药杂志社//光华医药杂志.-4-37-353
锡兰热病死亡众多/医林一谔杂志社//医林一谔.-4-11-483
锡兰热病一处死七千人/神州国医学报社//神州国医学报.-4-16-284
锡兰热疫死亡甚烈(哥伦布讯)/光华医药杂志社//光华医药杂志.-4-37-148
歙县将办一中医学校(歙县通讯)/光华医药杂志社//光华医药杂志.-4-38-238
歙县秋季时疾异病之警告/程秉文//绍兴医药学报星期增刊.-1-22-234
洗冤录银针检毒谬误/神州国医学报社//神州国医学报.-4-14-524
侠魂月刊消息/中西医药杂志社//中西医药.-5-12-102
硖石二区公所举办施医施药/北京医药月刊社//北京医药月刊.-5-21-506
下学期添辟体育场/中国医学院秘书处//国医文献.-5-15-395
暹京华侨赠医所乔迁新屋盛况/光华医药杂志社//光华医药杂志.-4-37-11
暹京天华中医院风潮纪(暹京通讯)/光华医药杂志社//光华医药杂志.-4-35-508
暹京中华赠医所向各界募捐情景(暹京通讯)/光华医药杂志社//光华医药杂志.-4-38-238
暹罗妇人一胎八孩之奇闻(暹罗通讯)/光华医药杂志社//光华医药杂志.-4-36-432
暹罗华侨之怪胎(暹京通讯)/光华医药杂志社//光华医药杂志.-4-35-591
咸瓜街焚药材行损失巨万(本埠通讯)/光华医药杂志社//光华医药杂志.-4-40-263
县警所协助种痘工作/北京医药月刊社//北京医药月刊.-5-21-506
县立医院施诊施药/北京医药月刊社//北京医药月刊.-5-21-454
县署防止疫疠/北京医药月刊社//北京医药月刊.-5-21-454
县署设立天花隔离病所/北京医药月刊社//北京医药月刊.-5-21-403
县长王金坡注意中国医药/国医砥柱月刊社//国医砥柱月刊.-5-16-127
县知事注意公共卫生/绍兴医药学报社//绍兴

医药学报星期增刊.-1-21-211
现代青年/中西医药杂志社//中西医药.-5-11-554
现代青年半月刊消息/中西医药杂志社//中西医药.-5-13-80.-5-11-173
现代青年消息/中西医药杂志社//中西医药.-5-11-264.-5-12-103
现代医药消息/中西医药杂志社//中西医药.-5-11-178
现代医药月刊消息/中西医药杂志社//中西医药.-5-10-692
现代医药杂志创刊号即将出版/新中华医药月刊社//新中华医药月刊.-5-35-167
现代中国医学问题朱鹤年博士在新中国医学院演讲/新中医刊杂志社//新中医刊.-5-20-237
现代中医函授学校启事/中国医药月刊社//中国医药月刊.-5-33-499,521
现代中医月刊/中西医药杂志社//中西医药.-5-10-696
限制中医师使用新药案短期内不致实施/国医砥柱月刊社//国医砥柱月刊.-5-18-261
限制中医师使用新药案最近不致实施/新中华医药月刊社//新中华医药月刊.-5-35-460,488
线路告成/利济学堂报社//利济学堂报.-1-1-172
乡村教育消息/中西医药杂志社//中西医药.-5-11-553.-5-11-452
乡妇产蛇殒命(常熟通讯)/光华医药杂志社//光华医药杂志.-4-38-77
香港国药商人暂不晋京请愿(香港通讯)/光华医药杂志社//光华医药杂志.-4-36-297
香港国医学会电迎吴主席铁城莅粤主政/国医砥柱月刊社//国医砥柱月刊.-5-16-121
香港患疫之警报/中西医学报社//中西医学报.-1-24-443
香港开热道医学会/莲伯//中西医学报.-1-25-221
香港痢疾猖獗(香港通讯)/光华医药杂志社//光华医药杂志.-4-40-546
香港医会请改中医研究院条例为中央国医馆条例/光华医药杂志社//光华医药杂志.-4-39-99
香港医科大学校将落成/胡莲伯//中西医学报.-1-24-507
香港医药界宴广东中医代表/医林一谔杂志社//医林一谔.-4-8-285
香港预防非洲黄热病/光华医药杂志社//光华医药杂志.-4-41-327
香港中药商会进行再请减税(广州通讯)/香港中药商会//光华医药杂志.-4-40-261
香蕉芋艿同食果真致命欤(南京通讯)/光华医药杂志社//光华医药杂志.-4-38-96
香蕉芋艿同食竟能致命/神州国医学报社//神州国医学报.-4-17-28
香蕉芋艿同食实验结果无毒/国医正言杂志社//国医正言.-5-4-138
香蕉芋艿同食中毒始末记/神州国医学报社//神州国医学报.-4-17-28
湘莲到稀/光华医药杂志社//光华医药杂志.-4-40-87
湘民厅拟定下年定全省卫生计划/国医砥柱月刊社//国医砥柱月刊.-5-16-126
湘省筹备成立卫生陈列馆/光华医药杂志社//光华医药杂志.-4-41-611
湘省府令各医院聘请医师应严密考察其学识与技术(湖南通讯)/光华医药杂志社//光华医药杂志.-4-39-539
湘潭中医药界热烈纪念国医节/华西医药杂志社//华西医药杂志.-5-36-558
湘乡惠贫医药局送诊施药(湘乡通讯)/中医世界杂志社//中医世界.-3-38-325
湘乡县政府检发医院调查表(湘乡通讯)/中医世界杂志社//中医世界.-3-38-505
湘乡种痘传习所派员下乡种痘(湘乡通讯)/中医世界杂志社//中医世界.-3-38-325
湘医专教授宫怀素已抵东京/光华医药杂志社//光华医药杂志.-4-41-612
湘医专女生组织挹芬医学研究社(长沙通讯)/

光华医药杂志社//光华医药杂志.-4-38-491
巷民厅拟定下年度全省卫生计划/光华医药杂志社//光华医药杂志.-4-41-406
象贝非法涨价/光华医药杂志社//光华医药杂志.-4-36-88
象贝纠纷已解决(上海市特讯)/光华医药杂志社//光华医药杂志.-4-36-329
象贝垄断案之尾声/神州国医学报社//神州国医学报.-4-16-114
象贝垄断居奇消息之一束/医界春秋社//医界春秋.-3-11-293
象贝母再见新低价(象山通讯)/光华医药杂志社//光华医药杂志.-4-39-539
消毒丸廉价发售/中国针灸学研究社//针灸杂志.-4-31-305
萧邑农氏掘得奇异之何首乌(徐州通讯)/光华医药杂志社//光华医药杂志.-4-35-127
小便下毛发(无锡通讯)/光华医药杂志社//光华医药杂志.-4-40-555
小儿服六神丸致命记/神州国医学报社//神州国医学报.-4-18-115
小消息/中国医药月刊社记者//中国医药月刊.-5-32-137
小新闻/中国医药月刊社//中国医药月刊.-5-33-438
笑报社之注意医药/绍兴医药学报社//绍兴医药学报.-1-10-40
协助违警药品管理局之省令/三三医报社//三三医报.-2-29-239
谢建明东渡有日/中国针灸学研究社//针灸杂志.-4-33-342
谢建明行将东渡求学/中国针灸学研究社//针灸杂志.-4-33-177
谢利恒著中国医学源流论出版/光华医药杂志社//光华医药杂志.-4-37-541
蟹与石榴不可同食/神州国医学报社//神州国医学报.-4-14-94
心跟常人相反的女子/神州国医学报社//神州国医学报.-4-18-460
心胃脾反常的童子/神州国医学报社//神州国医学报.-4-18-460
心脏复活术(莫斯科通讯)/中西医药杂志社//中西医药.-5-11-549
心脏施手术成功/中西医药研究社记者//北平医药月刊.-5-9-497
心脏溢血病新疗法病人体内含钠减少后即痊愈过多之维他命亦可致人死命/华西医药杂志社//华西医药杂志.-5-37-111
新北辰消息/中西医药杂志社//中西医药.-5-11-555
新昌国医支馆长宣誓就职/光华医药杂志社//光华医药杂志.-4-40-303
新昌麻疹盛行(新昌通讯)/光华医药杂志社//光华医药杂志.-4-39-245
新昌县立南明中心小学续聘吕成丹任校医(新昌通讯)/光华医药杂志社//光华医药杂志.-4-39-76
新昌医界追悼名医张南坡氏/光华医药杂志社//光华医药杂志.-4-40-402
新发明治胆结石新法/新中医刊杂志社//新中医刊.-5-20-410
新发现之麻风病源菌/神州国医学报社//神州国医学报.-4-14-166
新凤凰台新添三雏凤(长沙通讯)/国医砥柱月刊社//国医砥柱月刊.-5-15-520
新荷尔蒙美生物学家发现/华西医药杂志社//华西医药杂志.-5-36-388
新会产科师误毙产妇/杏林医学月报社//杏林医学月报.-3-21-391
新加坡爱德华医校教授鲁史缔报告糙白米之比较(南洋通讯)/光华医药杂志社//光华医药杂志.-4-40-82
新加坡茶阳回春医社招考医生广告/茶阳回春医社//神州医药学报.-1-45-297
新加坡提倡中医药/光华医药杂志社//光华医药杂志.-4-35-63
新流行的鹦鹉病(录自由谈)/履冰//中西医学报.-1-41-414
新娘生理变态之奇闻/未署名//光华医药杂志

.-4-41-505//国医砥柱月刊.-5-18-603
新青海月刊消息/中西医药杂志社//中西医药.-5-10-695
新药业取缔国药冒牌洋商(本埠通讯)/光华医药杂志社//光华医药杂志.-4-40-550
新院舍兴建案已成事实/中国医学院秘书处//国医文献.-5-15-393
新中国医学院近讯(上海市通讯)/未署名//新中医刊.-5-19-332.-5-20-24,218,350,519//中医世界.-3-38-218
新中国医学院为朱南山先生纪念奖学金招生/新中医刊杂志社//新中医刊.-5-19-166
新中国医学院学生自治会成立(本埠通讯)/光华医药杂志社//光华医药杂志.-4-40-554
新中国医学院之蓬勃气象(上海通讯)/光华医药杂志社//光华医药杂志.-4-40-175
新中国医院开幕(本市特讯)/光华医药杂志社//光华医药杂志.-4-39-190
新中华医药学会检讨工作/华西医药杂志社//华西医药杂志.-5-36-232
新中华医药月刊上月宣告停刊/华西医药杂志社//华西医药杂志.-5-37-507
新中华医药月刊社聘钱今阳为编辑委员/国医砥柱月刊社//国医砥柱月刊.-5-18-97
新中医刊的新贡献/新中医刊杂志社//新中医刊.-5-19-453
新中医刊社征求社员消息/新中医刊杂志社//新中医刊.-5-19-590
新中医刊特出国药专号/新中医刊杂志社//新中医刊.-5-19-276
新中医研究社成立/光华医药杂志社//光华医药杂志.-4-37-541
信谊药厂家用良药/国医导报杂志社//国医导报.-5-29-76
星洲医药联会开会欢迎张见初(星洲通讯)/未署名//光华医药杂志.-4-41-606//中医世界.-3-39-497
星洲医药联会为领取执照事呈高领事请示办理手续(南洋通讯)/中医世界杂志社//中医世界.-3-38-628
腥红热新发治疗换心脏正在研究/华西医药杂志社//华西医药杂志.-5-36-449
兴化筹备县立医院(兴化通讯)/中医世界杂志社//中医世界.-3-38-204
兴化县立医院开幕(江苏兴化通讯)/中医世界杂志社//中医世界.-3-38-518
兴宁女子之奇疾/光华医药杂志社//光华医药杂志.-4-41-331
杏林医学消息/中西医药杂志社//中西医药.-5-10-697
熊式辉举办家庭卫生检查会/光华医药杂志社//光华医药杂志.-4-35-206
修建仲景圣祠发起人开筹备会议积极进行(南京通讯)/光华医药杂志社//光华医药杂志.-4-37-283
宿迁国医传习所呈准中央国医馆备案(江苏宿迁通讯)/光华医药杂志社//光华医药杂志.-4-39-242
宿迁国医公会发行国医周刊(江苏宿迁通讯)/光华医药杂志社//光华医药杂志.-4-39-244
宿迁国医公会恢复平民施诊所(江苏宿迁通讯)/光华医药杂志社//光华医药杂志.-4-38-396
宿迁国医领到开业执照(江苏宿迁通讯)/光华医药杂志社//光华医药杂志.-4-38-396
徐访儒君逝世/中医杂志社//中医杂志.-2-24-131
徐州登记中西医士/北京医药月刊社//北京医药月刊.-5-21-164
徐州时疫流行/绍兴医药学报社//绍兴医药学报星期增刊.-1-22-24
续瘟疫盛行/绍兴医药学报社//绍兴医药学报星期增刊.-1-21-99
宣化近讯二则/国医砥柱月刊社//国医砥柱月刊.-5-17-425
宣统二年七月十五日民政部卫生陈列所会议议决事件/中西医学报社//中西医学报.-1-23-339
悬赏购治痨瘵(映溪草堂笔记)/周维翰//医学

报.-1-4-105
选录北京简报专电一则/扇亭//绍兴医药月报.-2-37-279
选卫生委员会第十七次会议之报告/医林一谔杂志社//医林一谔.-4-11-83
削灭女之生殖机能/神州国医学报社//神州国医学报.-4-17-210
学部注意医学/绍兴医药学报社//绍兴医药学报.-1-8-391
学使注重医学/绍兴医药学报社//绍兴医药学报.-1-8-259
学兽医的同志们注意(一)至(二)/华西医药杂志社//华西医药杂志.-5-37-586,586
雪兰莪侨胞之中医中药临时联合大会情形/广东医药月刊社//广东医药月刊.-3-24-407,537
雪里一枝蒿毒杀一家三口/华西医药杂志社//华西医药杂志.-5-37-539
巡警道慎重医生/绍兴医药学报社//绍兴医药学报.-1-9-211
鸦片治病中毒殒命/神州国医学报社//神州国医学报.-4-18-455
牙齿可以传导声音/光华医药杂志社//光华医药杂志.-4-35-208
烟台特区将组织国医公会(烟台通讯)/中医世界杂志社//中医世界.-3-38-329
炎帝神农降生纪念大会情形/国医杂志社//国医杂志.-4-6-351
沿江淮运人民熟性疟疫蔓延/光华医药杂志社//光华医药杂志.-4-40-401
研究医学之续起/绍兴医药学报社//绍兴医药学报.-1-9-42
阎锡山患病延中医诊治(太原快信)/光华医药杂志社//光华医药杂志.-4-35-532
阎锡山致力复兴中医(太原通讯)/光华医药杂志社//光华医药杂志.-4-36-9
颜福庆等筹组之保健医诊社成立/神州国医学报社//神州国医学报.-4-15-513
颜敬之活人无算/中国针灸学研究社//针灸杂志.-4-32-508
眼病之血清电疗法(本埠讯)/中西医药杂志社//中西医药.-5-13-27
眼疾流行/国医砥柱月刊社//国医砥柱月刊.-5-16-127
眼球可以搬家/华西医药杂志社//华西医药杂志.-5-36-36
眼球内部照相/中西医药杂志社//中西医药.-5-11-114
演讲会按期举行/中国医学院秘书处//国医文献.-5-15-397
燕窝治恶阻/新中医刊杂志社//新中医刊.-5-19-249
扬州发现虎疫/陈龙池//绍兴医药学报星期增刊.-1-21-291
扬州国医界派别斗争(扬州快信)/光华医药杂志社//光华医药杂志.-4-35-531
杨慧明考取冠军之捷报/中国针灸学研究社//针灸杂志.-4-31-139
姚世琛实地农材宣传医药文化(如皋通讯)/光华医药杂志社//光华医药杂志.-4-37-537
药材产销情形云南药材涨跌互见(昆明通讯)/中医世界杂志社//中医世界.-3-39-390
药材业之开会/神州医药学报社//神州医药学报.-1-45-299
药虫支款/利济学堂报社//利济学堂报.-1-3-209
药店主兼营国医被控过失致人于死(上海通讯)/光华医药杂志社//光华医药杂志.-4-39-541
药浆广种/利济学堂报社//利济学堂报.-1-1-192
药死鬼控上海庸医状词书后/神州国医学报社//中西医学报.-1-25-500
药物备考图说出版(北平通讯)/光华医药杂志社//光华医药杂志.-4-38-152
药物标本馆成立有期/中国医学院秘书处//国医文献.-5-15-394
药物图考七月底出版(南京通讯)/光华医药杂志社//光华医药杂志.-4-37-540
药业大改良之先声/神州医药学报社//神州医

药学报.-1-45-301
药业友谊会/绍兴医药学报社//绍兴医药学报星期增刊.-1-22-337
药用酒精免税不准/神州国医学报社//神州国医学报.-4-18-455
要闻一束/中国针灸学研究社//针灸杂志.-4-29-439
要讯/中西医药杂志社//中西医药.-5-13-464,480,496
叶楚伧来沪就医(本埠通讯)/光华医药杂志社//光华医药杂志.-4-40-550
叶橘泉创制新药征求试用批评/中西医药杂志社//中西医药.-5-13-79
叶耐寒氏当选为参议会(松阳讯)/国医砥柱月刊社//国医砥柱月刊.-5-18-372
叶夏声注意粤当局枪决疯人案/神州国医学报社//神州国医学报.-4-18-368
叶心铭叶橘泉医师主办农村医师进修社/叶心铭//华西医药杂志.-5-36-143
一百廿九岁老人续娶/中西医药杂志社//中西医药.-5-12-281
一举两善/绍兴医药学报社//绍兴医药学报.-1-13-220
一举四雄(华沙电)/中西医药杂志社//中西医药.-5-10-105
一片偷龙转凤声/医林一谔杂志社//医林一谔.-4-8-460
一人有两个生殖器(重庆通讯)/光华医药杂志社//光华医药杂志.-4-35-591
一人有两个头(本埠特讯)/光华医药杂志社//光华医药杂志.-4-35-591
一睡九个月之怪病/神州国医学报社//神州国医学报.-4-14-287
一胎三孩均健在(江苏阜宁通讯)/光华医药杂志社//光华医药杂志.-4-38-248
一胎生四异孩(浦城通讯)/光华医药杂志社//光华医药杂志.-4-38-157
一胎四产/中西医药杂志社//中西医药.-5-10-242,247
一胎四子/神州国医学报社//神州国医学报.-4-18-402
一月间暹罗医事述评/程登瀛//医林一谔.-4-8-85
医案展览/顾绍名//中医指导录.-3-38-523
医瞽新法/利济学堂报社//利济学堂报.-1-1-672
医界春秋二周年纪念特刊出版/三三医报社//三三医报.-2-36-171
医界春秋社顾问夏应堂先生逝世/医界春秋社//医界春秋.-3-13-527
医界春秋月刊现正筹备复刊中/新中华医药月刊社//新中华医药月刊.-5-35-281
医界春秋月刊消息/中西医药杂志社//中西医药.-5-11-172
医界党员应负之责任(南京通讯)/医林一谔杂志社//医林一谔.-4-11-573
医界的新趋势(录北京晨报)/孟涵(译);张锦灿(转录)//三三医报.-2-33-5
医界简讯/新中华医药月刊社//新中华医药月刊.-5-35-231
医界紧要消息(厦门通讯)/文医半月刊社//文医半月刊.-5-14-450
医界惊人之奇闻/觚哉//中西医学报.-1-34-65
医界新闻/序理//医文.-5-34-424,544
医界新闻/医学杂志社//医学杂志.-2-15-62
医界要闻/医学杂志社//医学杂志.-2-13-555
医界要闻/中医世界杂志社//中医世界.-3-27-293
医界要讯/中西医药杂志社//中西医药.-5-13-527
医刊消息/中国针灸学研究社//针灸杂志.-4-29-440
医林报导/中国医药月刊社//中国医药月刊.-5-33-571
医林开化之先声/绍兴医药学报社//绍兴医药学报.-1-8-347
医林一谔杂志社最近收到书报/医林一谔杂志社//医林一谔.-4-10-38

医林之海外消息/姚柏堂//绍兴医药月报.-2-37-207
医声编者张伯贤漫游马来亚各部大受欢迎(南洋通讯)/中医世界杂志社//中医世界.-3-38-629
医师反对领执照/绍兴医药学报社//绍兴医药学报星期增刊.-1-22-515
医师公会劝告国药业改良工作/神州国医学报社//神州国医学报.-4-16-91
医师甄别补习班当局取缔/神州国医学报社//神州国医学报.-4-18-367
医师甄别委员业已聘定/光华医药杂志社//光华医药杂志.-4-41-185
医师证照费新规定/华西医药杂志社//华西医药杂志.-5-37-397
医史出版界消息/中华医史学会//医史杂志.-5-39-452
医史新闻/中华医史学会//医史杂志.-5-38-124
医士钱健民拟在京公开演讲推拿医术(南京通讯)/光华医药杂志社//光华医药杂志.-4-38-152
医事确闻/绍兴医药学报社//绍兴医药学报星期增刊.-1-22-412
医事新闻/中西医学报社//中西医学报.-1-27-63,145,227,309,385,467.-1-28-485.-1-29-81
医兽专家邓鸿声医师主办兽疫防治研究班第二期开学/华西医药杂志社//华西医药杂志.-5-37-617
医讼案件纠纷请由正式法医检定/神州国医学报社//神州国医学报.-4-16-459
医学报会敬赠医学报三个月/医学报社//医学报.-1-7-328
医学家注意/中西医学报社//中西医学报.-1-25-148
医学界之新手术/神州国医学报社//神州国医学报.-4-16-579
医学上之创闻苏俄移脑手术/神州国医学报社//神州国医学报.-4-15-573
医学书籍代办部扩展范围/中国针灸学研究社//针灸杂志.-4-32-507
医学讨论会开第一次会(北平消息)/文医半月刊社//文医半月刊.-5-14-581
医学讨论会正式成立:七百余医生参加(北平消息)/文医半月刊社//文医半月刊.-5-14-581
医学新闻/序理//医文.-5-34-501,528
医学研究所委派监督/绍兴医药学报社//绍兴医药学报.-1-8-259
医学杂志汇编出版/医林一谔杂志社//医林一谔.-4-10-38
医学杂志介绍/国医公报社//国医公报.-4-24-378
医学整顿之先声/绍兴医药学报社//绍兴医药学报.-1-8-171
医药会刊印医生试卷/绍兴医药学报社//绍兴医药学报星期增刊.-1-22-311
医药界动态/新中医刊杂志社//新中医刊.-5-19-220
医药界简讯/中国医药月刊社//中国医药月刊.-5-33-416
医药界新发明维他命K可治严重冻疮妇女流产维他命E可防/华西医药杂志社//华西医药杂志.-5-37-398
医药界新发现结核病的药物治疗使世人失望了五十余年医治结核病的药品始被发现/华西医药杂志社资料室//华西医药杂志.-5-37-55
医药界之佳音/沈阳医学杂志社//沈阳医学杂志.-3-1-46
医药图书馆藏书日增/中国医学院秘书处//国医文献.-5-15-395
医药图书馆宣告成立积极募书/国医文献社//国医文献.-5-15-194
医药团体消息之状况/国医砥柱月刊社//国医砥柱月刊.-5-16-127
医药卫生浅说报/中医杂志社//中医杂志.-2-21-184
医药协会施医局告竣/三三医报社//三三医报

.-2-29-314
医药新闻/医药新闻报社//三三医报.-2-36-106,142,178,214,250,286,322,358
医药学书有限公司征求医药学书目/绍兴医药学报社//绍兴医药学报.-1-10-289,373
医药珍闻/汪浩权//华西医药杂志.-5-36-141,336
医药之声出版后颇受华侨人士之欢迎(南洋通讯)/中医世界杂志社//中医世界.-3-38-630
医药总会请求组织国医馆之来鸿去雁呈请中央准设国医馆/医林一谔杂志社//医林一谔.-4-8-174
医用大磁石(通讯)/光华医药杂志社//光华医药杂志.-4-38-67
医院女病人身体放光/神州国医学报社//神州国医学报.-4-15-409
医院实行开办/莲伯//中西医学报.-1-26-55
医钟出版了/医林一谔杂志社//医林一谔.-4-10-37
仪征县长张圣谟任本社社董(仪征通讯)/光华医药杂志社//光华医药杂志.-4-36-89
仪征又发现疫症/卢育和//绍兴医药学报星期增刊.-1-21-125
沂水将筹建中医学校(山东沂水通讯)/光华医药杂志社//光华医药杂志.-4-39-157
沂水县政府将考试中医(山东沂水通讯)/光华医药杂志社//光华医药杂志.-4-38-582
沂水乡村医药传习所招生(沂水讯)/光华医药杂志社//光华医药杂志.-4-39-345
沂县发生特殊疫症(山东沂水通讯)/光华医药杂志社//光华医药杂志.-4-38-582
宜春流行性脑脊髓膜炎蔓延/光华医药杂志社//光华医药杂志.-4-41-405
移病于驴/中西医学报社//中西医学报.-1-26-416
移植心脏术苏一教授试验成功/华西医药杂志社//华西医药杂志.-5-37-576
移足接手外科手术惊人进步/未署名//光华医药杂志.-4-37-535//神州国医学报.-4-16-460
以草制砖/利济学堂报社//利济学堂报.-1-2-344
义公使馆征询吾国樟脑大黄/光华医药杂志社//光华医药杂志.-4-35-364
议准日本医科大学生请给考察费/绍兴医药学报社//绍兴医药学报.-1-9-97
异军突起的新刊物:中国卫生教育第一卷第二期出版/中医世界杂志社//中医世界.-3-37-161
异胎双生儿(莫斯科通讯)/中西医药杂志社//中西医药.-5-10-224
意国奖励生育政策/神州国医学报社//神州国医学报.-4-18-456
意见纷歧之谈话会(苏州通讯)/光华医药杂志社//光华医药杂志.-4-39-348
意名医发明治癌新法/未署名//光华医药杂志.-4-41-501//中医世界.-3-39-389
意相墨索里尼赞美我国文化(罗马通讯)/光华医药杂志社//光华医药杂志.-4-36-64
意政府奖励生育(罗马讯)/光华医药杂志社//光华医药杂志.-4-37-442
阴缩趣闻/国医正言杂志社//国医正言.-5-5-444
银匠妇产奇异小孩(金坛通信)/光华医药杂志社//光华医药杂志.-4-36-68
饮酒中毒/神州国医学报社//神州国医学报.-4-18-454
饮牛血治肺痨/清格//神州国医学报.-4-17-108
印度土人一女鬻六分/神州国医学报社//神州国医学报.-4-18-457
英博士新发明(伦敦通讯)/光华医药杂志社//光华医药杂志.-4-36-131
英德欧战名将逝世/神州国医学报社//神州国医学报.-4-16-460
英国癌病之盛行/中西医学报社//中西医学报.-1-36-496
英国聘用女医药卫生视察员/光华医药杂志社//光华医药杂志.-4-35-424

英国新发生之奇病(伦敦通讯)/光华医药杂志社//光华医药杂志.-4-40-167
英国眼科家专之神术(伦敦通讯)/光华医药杂志社//光华医药杂志.-4-35-340
英国医学生须受看护训练(伦敦通讯)/光华医药杂志社//光华医药杂志.-4-35-587
英医生主张医生有致死病人权(伦敦讯)/光华医药杂志社//光华医药杂志.-4-36-295
英医学界新发明提高血压药物/世界新闻社//光华医药杂志.-4-39-535
英政府发表计划增进全国人民体格(伦敦通讯)/中医世界杂志社//中医世界.-3-38-630
应聘女医士若干员研究妇孺科/葛养民//医林一谔.-4-8-251
庸医堕胎之近闻(广德)/神州医药学报社//神州医药学报.-1-45-302
庸医杀人母子同归于尽/杏林医学月报社//杏林医学月报.-3-21-72
庸医杀人之可恨/绍兴医药学报社//绍兴医药学报.-1-12-467
永春县筹备中医公会/光华医药杂志社//光华医药杂志.-4-40-299
永春县府召开防疫会(永春通讯)/中医世界杂志社//中医世界.-3-39-122
永嘉县举行中医考试(温州通讯)/光华医药杂志社//光华医药杂志.-4-37-149
永嘉中医考试积极进行(温州通讯)/光华医药杂志社//光华医药杂志.-4-37-257
用科学方法整理医界空前巨著中国药学大辞典出版/现代医药月刊社//现代医药月刊.-4-27-503
用空气注入腹腔内疗治肠痨/华西医药杂志社//华西医药杂志.-5-37-576
又一被控割症毙命案/国医杂志社//国医杂志.-4-7-228
于右任等发起首都国医院/神州国医学报社//神州国医学报.-4-17-165
于右任任本社董事(南京通讯)/光华医药杂志社//光华医药杂志.-4-37-395
于右任题字赞勉本刊/光华医药杂志社//光华医药杂志.-4-36-447
余汉谋拨款建筑中医疗养院(赣县通讯)/光华医药杂志社//光华医药杂志.-4-38-95
余姚县考试医生展期/绍兴医药学报社//绍兴医药学报星期增刊.-1-22-239
渝国医院聘龚一维任院长/光华医药杂志社//光华医药杂志.-4-41-227
渝市教育局开办中医班/新中华医药月刊社//新中华医药月刊.-5-35-88
渝市医务工作者协会首届代表大会昨开幕/华西医药杂志社//华西医药杂志.-5-37-614
渝市中医界一致联名签署提出本报主笔任应秋为国大候选人/华西医药杂志社//华西医药杂志.-5-37-183
榆林发生恶性天花/光华医药杂志社//光华医药杂志.-4-41-332
禹县药材大会开筹备会(禹县通讯)/光华医药杂志社//光华医药杂志.-4-37-359
预防疟疾底传染/史介生//绍兴医药学报星期增刊.-1-22-487
预防苏北黑热病专员公署分送丸剂(淮阴讯)/中医世界杂志社//中医世界.-3-39-270
预防天花新法(莫斯科通讯)/光华医药杂志社//光华医药杂志.-4-37-449
欲以鸦片止胃痛妇人枉送生命/神州国医学报社//神州国医学报.-4-18-454
豫省将设医学堂(映溪草堂笔记)/周维翰//医学报.-1-4-9
袁正道律师认定输血并非正当行为/光华医药杂志社//光华医药杂志.-4-40-407
原子能治病医学上已能利用/华西医药杂志社//华西医药杂志.-5-37-343
远东卫生局开幕志闻/代生//三三医报.-2-33-270
岳阳老医师吴汉僊七七纪念日逝世/华西医药杂志社//华西医药杂志.-5-37-507
粤督饬设调查防疫会/中西医学报社//中西医学报.-1-25-72
粤国医分馆最近进行/国医杂志社//国医杂志

.-4-5-606
粤建麻风院/神州国医学报社//神州国医学报.-4-18-368
粤人多患肝蛭虫病/未署名//光华医药杂志.-4-41-515//神州国医学报.-4-18-449
粤商冯炳南病愈(上海市讯)/中医世界杂志社//中医世界.-3-39-388
粤省创建医院/利济学堂报社//利济学堂报.-1-2-447
粤省国医之发展/国医杂志社//国医杂志.-4-6-187
粤省研究杜绝传播麻风/神州国医学报社//神州国医学报.-4-17-75
粤湘赣鄂四省特展会开幕/光华医药杂志社//光华医药杂志.-4-41-262
粤中医界反对卫生署管辖(广州通讯)/中医世界杂志社//中医世界.-3-38-327
云南各地流行恶疟鼠疫/华西医药杂志社//华西医药杂志.-5-37-344
云南三一七国医节纪念大会盛况(昆明通讯)/光华医药杂志社//光华医药杂志.-4-39-350
孕妇产鳖之奇闻(美国特约通讯)/光华医药杂志社//光华医药杂志.-4-35-129
孕妇产虾蟆异闻(长沙通讯)/光华医药杂志社//光华医药杂志.-4-38-157
恽铁樵先生遗著伤寒辑义按第四次再版出书预告/复兴中医杂志社//复兴中医.-5-31-426
匝月间天津市立戒烟医院戒烟人之形形色色/王景元//医林一谔.-4-11-168
灾民食枇杷核中毒毙命(浙兰通讯)/光华医药杂志社//光华医药杂志.-4-37-460
再度重来浸信医院之草菅人命/医林一谔杂志社//医林一谔.-4-8-351
在德外人亦适用断种法/医林一谔杂志社//医林一谔.-4-11-440
在家医痘问题/国医杂志社//国医杂志.-4-5-312
在协和医院中治疗经年之奇病/神州国医学报社//神州国医学报.-4-18-317
贼秃捉将官里去/绍兴医药学报社//绍兴医药学报.-1-12-470
赠包识生先生伤寒真本出版/王润霖//神州医药学报.-1-45-106
赠品附志/医学报社//医学报.-1-6-292
赠送冻疮原因及预防治疗法/医林一谔杂志社//医林一谔.-4-10-561
赠送贵重药品/中西医学报社//中西医学报.-1-26-489
赠送无血刺胳刊/医林一谔杂志社//医林一谔.-4-10-562
赠送医医医病集/医学杂志社//医学杂志.-2-5-406
赠阅简易实业生利指南/中西医药杂志社//中西医药.-5-10-693
赠阅实用方剂学/光华医药杂志社//光华医药杂志.-4-38-153
战区瘟疫盛行(北平通讯)/光华医药杂志社//光华医药杂志.-4-37-540
张觉人医师发明肺病新药扑杀痨菌/华西医药杂志社//华西医药杂志.-5-37-400
张忍庵视察港杭国医建设事业/光华医药杂志社//光华医药杂志.-4-36-507
张忍庵在杭应中医专校演讲(杭州通讯)/光华医药杂志社//光华医药杂志.-4-36-504
张星五汪友松各呈中馆征集验方(南京通讯)/光华医药杂志社//光华医药杂志.-4-40-83
张蕴忠来沪举行生理解剖图展览会/医界春秋社//医界春秋.-3-12-129
张赞臣先生来社参观/中国针灸学研究社//针灸杂志.-4-31-304
章太炎先生主编中医实验录/王一仁//中医杂志.-2-27-164
彰民众医疗班巡回施疗/北京医药月刊社//北京医药月刊.-5-21-554
长安县国药业公会呈准党政机关取缔伪药并请全国药界一律实行(长安通讯)/光华医药杂志社//光华医药杂志.-4-37-76

长乐等县设防疫会/神州国医学报社//神州国医学报.-4-18-455
长芦盐连使王章祜被德医延误殒命(北平快信)/光华医药杂志社//光华医药杂志.-4-35-449
长沙发现黑舌症/医界春秋社//医界春秋.-3-10-246
长沙国医学会会长曾觉叟逝世(湘乡通讯)/中医世界杂志社//中医世界.-3-38-505
长沙农妇张胡氏一胎三产(长沙通讯)/光华医药杂志社//光华医药杂志.-4-40-546
长沙市国药界推派代表赴京请愿/光华医药杂志社//光华医药杂志.-4-41-183
长沙市民众教育馆开办女子卫生训练班(湘乡通讯)/中医世界杂志社//中医世界.-3-38-505
长沙新中医药创刊(长沙通讯)/光华医药杂志社//光华医药杂志.-4-38-581
瘴气之科学证明/中西医药杂志社//中西医药.-5-10-152
招商局情形节略/利济学堂报社//利济学堂报.-1-1-655
浙东疾痢盛行/绍兴医药学报社//绍兴医药学报.-1-9-155
浙建厅限期成立全省贝母合作社(杭州通讯)/光华医药杂志社//光华医药杂志.-4-37-393
浙江财政厅长王澄莹任本社社董(杭州快信)/光华医药杂志社//光华医药杂志.-4-35-451
浙江国医分馆电祝蒋寿/国医公报社//国医公报.-4-26-294
浙江国医分馆许馆长为鸦片烟被捕(杭州通讯)/光华医药杂志社//光华医药杂志.-4-38-489
浙江国医学院聘请本社长杨医亚先生为名誉干事/国医砥柱月刊社//国医砥柱月刊.-5-15-465
浙江取缔医生问题/绍兴医药学报社//绍兴医药学报星期增刊.-1-22-216,224,232,238,247,256,271,278,292,303,327,336,346,356,372,380,436,442
浙江省传染病院情形/三三医报社//三三医报.-2-29-203
浙江省警察杂志消息/中西医药杂志社//中西医药.-5-11-171,352,555.-5-12-101
浙江省区救济院扩充范围添聘特约医士(杭州通讯)/光华医药杂志社//光华医药杂志.-4-36-134
浙江省区区救济院聘名誉院士(杭州通讯)/光华医药杂志社//光华医药杂志.-4-38-14
浙江嵊县各药店将限制滥收学徒(嵊县通讯)/光华医药杂志社//光华医药杂志.-4-38-580
浙江塘栖枇杷业考察记/医林一谔杂志社//医林一谔.-4-11-73
浙江新昌乡区农民获一异草(新昌通讯)/光华医药杂志社//光华医药杂志.-4-40-172
浙江新昌一位真实慈善主义之国医张世良(新昌通讯)/光华医药杂志社//光华医药杂志.-4-38-489
浙江医专毕业证书已盖关防发还(南京通讯)/光华医药杂志社//光华医药杂志.-4-38-70
浙江余姚分社长倪士英热心提倡医药文化/光华医药杂志社//光华医药杂志.-4-41-401
浙江中医专科学校举行廿周年纪念游艺大会/国医砥柱月刊社//国医砥柱月刊.-5-16-53
浙江中医专校学生来沪参观(上海市讯)/中医世界杂志社//中医世界.-3-39-272
浙兰医专参观团莅港参观(上海市特讯)/光华医药杂志社//光华医药杂志.-4-37-359
浙民厅防范时疫流行/北京医药月刊社//北京医药月刊.-5-21-403
浙名医张山雷逝世(兰西快信)/光华医药杂志社//光华医药杂志.-4-36-7
浙省府订定处置鼠疫办法/新中医刊杂志社//新中医刊.-5-20-527
浙省国医分馆馆长易许祖谦充任(南京通讯)/

光华医药杂志社//光华医药杂志. - 4 - 38 - 14
浙省国医分馆长许祖谦为鸦片案判决(杭州记者通讯)/光华医药杂志社//光华医药杂志. - 4 - 38 - 579
浙省救济院嘉奖服务年久医士(杭讯)/光华医药杂志社//光华医药杂志. - 4 - 36 - 65
浙省救济院种痘盛况/光华医药杂志社//光华医药杂志. - 4 - 35 - 364
浙省医务人员训练班省会停办(杭州通讯)/光华医药杂志社//光华医药杂志. - 4 - 39 - 442
针灸空前两大名著出版预约通告(是吴建明先生最近的创作:是针灸界最有系统的巨著)/中国针灸学研究社//针灸杂志. - 4 - 32 - 184
针灸空前两大名著出版预约通告/中国针灸学研究社//针灸杂志. - 4 - 31 - 313,416,488 . - 4 - 32 - 103,363 . - 4 - 33 - 185,261,351,432
针灸疗养院正式开幕/中国针灸学研究社//针灸杂志. - 4 - 31 - 301
针灸研究所唐世丞君等发明电针治疗/中国针灸学研究社//针灸杂志. - 4 - 28 - 516
针灸杂志消息/中国针灸学研究社//针灸杂志. - 4 - 34 - 158
真茹发现麻风特函请粤吴主席(真茹通讯)/国医砥柱月刊社//国医砥柱月刊. - 5 - 18 - 601
甄别医师补习班报名/光华医药杂志社//光华医药杂志. - 4 - 41 - 356
诊疗医报/中西医药杂志社//中西医药. - 5 - 11 - 354
镇江筹设国医传习所(镇江专电)/光华医药杂志社//光华医药杂志. - 4 - 35 - 276
镇江发现疫症续志/绍兴医药学报社//绍兴医药学报星期增刊. - 1 - 21 - 340
镇江两幼童食白果中毒/神州国医学报社//神州国医学报. - 4 - 18 - 367
镇江三善堂改组/光华医药杂志社//光华医药杂志. - 4 - 35 - 206
镇江三一七纪念大会之花花絮絮(镇江快讯)/光华医药杂志社//光华医药杂志. - 4 - 37 - 179
镇江三一七纪念大会之花絮/北平医药月刊社//北平医药月刊. - 5 - 9 - 360
镇江时疫极猛烈/绍兴医药学报社//绍兴医药学报星期增刊. - 1 - 21 - 347
镇江中医学术研究会月刊第三期出版(镇江通讯)/光华医药杂志社//光华医药杂志. - 4 - 39 - 244
镇江中医学术研究会月刊问世/光华医药杂志社//光华医药杂志. - 4 - 39 - 85
整理药业之呈请/毛青全//光华医药杂志. - 4 - 39 - 439
正风半月刊消息/中西医药杂志社//中西医药 . - 5 - 12 - 103,195 . - 5 - 13 - 82
政府指定医院烟民投戒方能有效/神州国医学报社//神州国医学报. - 4 - 18 - 318
政界注重医学/绍兴医药学报社//绍兴医药学报. - 1 - 9 - 277
政问周刊消息/中西医药杂志社//中西医药. - 5 - 11 - 350
芝城女子一睡三十三月(苏联社芝加哥讯)/医林一谔杂志社//医林一谔. - 4 - 11 - 483
知事注重公共卫生/三三医报社//三三医报. - 2 - 33 - 103
执行限制医生诊金/杏林医学月报社//杏林医学月报. - 3 - 21 - 172
芷江中医药界热烈纪念国医节/峰//华西医药杂志. - 5 - 36 - 559
指定编审委员先行审定验方新篇/光华医药杂志社(辑)//光华医药杂志. - 4 - 36 - 296
志人体解剖生理图(映溪草堂笔记)/周维翰//医学报. - 1 - 4 - 333
治病新术/波//光华医药杂志. - 4 - 36 - 47 //神州国医学报. - 4 - 15 - 574
治肺药物/华西医药杂志社//华西医药杂志. - 5 - 36 - 36
治结核病新剂/神州国医学报社//神州国医学报. - 4 - 17 - 208
治痨圣手费子彬补全肺穴(本埠通讯)/光华医药杂志社//光华医药杂志. - 4 - 40 - 17
治疗部病人拥挤/中国针灸学研究社//针灸杂

志. -4-33-425
治疗热道病之新说/中西医学报社//中西医学报. -1-25-498
治聋新法/利济学堂报社//利济学堂报. -1-2-452
治疟新药疟涤平与扑疟母星(本埠通讯)/光华医药杂志社//光华医药杂志. -4-40-265
治湿气药医胃病小儿科医生忒荒唐(上海市讯)/中医世界杂志社//中医世界. -3-39-481
治特灵销路畅达(上海市特讯)/中医世界杂志社//中医世界. -3-38-88
治疫奇医/利济学堂报社//利济学堂报. -1-2-65
治愈史拿脱铁肺构造(北平通讯)/中国医学杂志社//中国医学. -5-18-600
治愈史拿脱铁肺之构造/光华医药杂志社//光华医药杂志. -4-41-519
中常会决议特设肝癌治疗奖金/神州国医学报社//神州国医学报. -4-15-406
中常会设肝癌奖金/现代中医杂志社//现代中医. -4-42-96
中馆聘本社承淡安谢建明为编审委员/中国针灸学研究社//针灸杂志. -4-31-213
中馆聘请张锡君氏为名誉理事及特约撰述等职/中国针灸学研究社//针灸杂志. -4-31-212
中馆又聘请本社教务主任张锡君氏为编审委员/中国针灸学研究社//针灸杂志. -4-31-305
中国宝星考/利济学堂报社//利济学堂报. -1-3-37
中国蛋清洁纯粹富滋养料(伦敦讯)/光华医药杂志社//光华医药杂志. -4-37-353
中国东方铁路筹办集股/利济学堂报社//利济学堂报. -1-1-636
中国公所改组之怪闻/国医杂志社//国医杂志. -4-5-316
中国济生会清江浦分会特聘中医施诊(清江浦讯)/中医世界杂志社//中医世界. -3-39-498
中国将有空中医院(本埠消息)/中西医药杂志社//中西医药. -5-11-378
中国女医月刊第三期出版/新中医刊杂志社//新中医刊. -5-20-557
中国卫生会筹备消息/绍兴医药学报社//绍兴医药学报星期增刊. -1-22-507
中国药品在美国畅销/医学杂志社(辑)//医学杂志. -2-8-340
中国医士留学日本/绍兴医药学报社//绍兴医药学报. -1-8-480
中国医术风行于瑞士/陈銮中//广东医药月刊. -3-24-603
中国医学大成发售预约/未署名//国医正言. -5-4-613 //医界春秋. -3-13-476
中国医学得到国际荣誉/国医杂志社//国医杂志. -4-7-348
中国医学前途之光明/医学杂志社//医学杂志. -2-15-470
中国医学渊源论将再版/光华医药杂志社//光华医药杂志. -4-38-153
中国医学源流论畅销(上海消息)/光华医药杂志社//光华医药杂志. -4-38-71
中国医学院报名者踊跃(上海市特讯)/光华医药杂志社//光华医药杂志. -4-36-130
中国医学院毕业生组同学会(上海市特讯)/光华医药杂志社//光华医药杂志. -4-37-553
中国医学院病因研究会近讯(上海消息)/光华医药杂志社//光华医药杂志. -4-35-341
中国医学院第三届学生自治会特刊将出版(上海市特讯)/光华医药杂志社//光华医药杂志. -4-37-465
中国医学院积极筹建新院舍(上海市特讯)/光华医药杂志社//光华医药杂志. -4-36-504
中国医学院近闻二则(上海特讯)/光华医药杂志社//光华医药杂志. -4-38-577
中国医学院近讯(光华医药特讯)/光华医药杂志社//光华医药杂志. -4-35-61,61. -4-38-67
中国医学院扩充校舍(上海市特讯)/光华医药

杂志社//光华医药杂志.-4-36-211
中国医学院另购新院址(上海市特讯)/光华医药杂志社//光华医药杂志.-4-37-260
中国医学院乒乓队参加上海各大学乒乓联合会(上海市特讯)/光华医药杂志社//光华医药杂志.-4-39-241
中国医学院日本勃兴展览会参观者踊跃(上海市特讯)/光华医药杂志社//光华医药杂志.-4-39-71
中国医学院卫生行政研究会成立/光华医药杂志社//光华医药杂志.-4-35-125
中国医学院温州同学发起组织上海各医学院温州同学联合会(上海特讯)/光华医药杂志社//光华医药杂志.-4-39-247
中国医学院消息/中国医学院//中医杂志.-2-27-153
中国医学院新厦将落成(本市特讯)/光华医药杂志社//光华医药杂志.-4-39-350
中国医学院新生踊跃(上海市特讯)/光华医药杂志社//光华医药杂志.-4-37-75
中国医学院学生参加救国运动(上海特讯)/光华医药杂志社//光华医药杂志.-4-38-497
中国医学院学生赴京军训(上海市讯)/中医世界杂志社//中医世界.-3-39-272
中国医学院学生自治会特刊出版/光华医药杂志社//光华医药杂志.-4-37-541
中国医学院院舍积极建造(上海市特讯)/光华医药杂志社//光华医药杂志.-4-37-534
中国医药改进会聘本社钱今阳杨医亚为名誉理事/国医砥柱月刊社//国医砥柱月刊.-5-18-74
中国医药改进会已于一月十二日在渝正式成立/华西医药杂志社//华西医药杂志.-5-36-42
中国医药盛行于美国西部/张燕杰//三三医报.-2-35-412
中国医药新刊出版/国医砥柱月刊社//国医砥柱月刊.-5-18-122
中国医药学准用钤记/医学公报社//医学公报.-1-7-215
中国医药旬刊出版有期/光华医药杂志社//光华医药杂志.-4-41-86
中国医药旬刊已筹备就绪定于二月一日出版/文医半月刊社//文医半月刊.-5-14-432
中国医药月刊山西分社成立后新定户已近千人黄分社长极为努力/中国医药月刊社//中国医药月刊.-5-33-510
中国医药月刊特聘/中国医药月刊社//中国医药月刊.-5-33-462
中国医药月刊驻日代表人祝慎余先生日内返国将与施越华女士举行结婚/中国医药月刊社//中国医药月刊.-5-32-31
中国在罗马万国卫生博览会陈列得奖缘起/中西医学报社//中西医学报.-1-27-223
中国针灸科学等书将问世/华西医药杂志社//华西医药杂志.-5-37-453
中国针灸学研究社出版消息/中国针灸学研究社//针灸杂志.-4-32-94
中国针灸学研究社发行赠券凡投稿者均有得券希望/中国针灸学研究社//针灸杂志.-4-30-231
中国针灸学研究社附设之针灸疗养院行将开幕/中国针灸学研究社//针灸杂志.-4-31-210
中国针灸学研究社讲习所举行考试/中国针灸学研究社//针灸杂志.-4-30-231
中国针灸学研究社讲习所已呈准备案/中国针灸学研究社//针灸杂志.-4-30-330
中国针灸学研究社教务主任张锡君氏悬匾志盛/中国针灸学研究社//针灸杂志.-4-31-140
中国针灸学研究社介绍国医界定期刊物/中国针灸学研究社//针灸杂志.-4-32-96
中国针灸学研究社聘请针灸家孙晏如先生为社董/中国针灸学研究社//针灸杂志.-4-32-256
中国针灸学研究社迁入新址办公/中国针灸学研究社//针灸杂志.-4-30-88
中国针灸学研究社设立医药书籍杂志代办部/中国针灸学研究社//针灸杂志.-4-32-256

中国针灸学研究社特聘名家撰述/中国针灸学研究社//针灸杂志.-4-30-161
中国针灸学研究社特聘陶信芳大律师为本社常年法律顾问/中国针灸学研究社//针灸杂志.-4-28-17
中国针灸学研究社添聘彭养光陈文虎二氏为社董/中国针灸学研究社//针灸杂志.-4-30-436
中国针灸学研究社已聘请现代名人为社董/中国针灸学研究社//针灸杂志.-4-30-231
中国针灸学研究社重价收卖针灸书籍/中国针灸学研究社//针灸杂志.-4-31-482
中国之痨病威胁/现代中医杂志社//现代中医.-4-42-41
中华国医诊疗所开幕/新中医刊杂志社//新中医刊.-5-19-447
中华麻风救济会举行第二届铲除麻风悬奖征文/医林一谔杂志社//医林一谔.-4-10-516
中华民国全国中医师公会联合会常务理事中医师任应秋竞选立法委员讲辞新闻/华西医药杂志社//华西医药杂志.-5-37-215
中华天年医社之创兴/宁达蕴//三三医报.-2-33-272
中华制药厂筹备处已成立/未署名//光华医药杂志.-4-37-394//神州国医学报.-4-16-458
中华制药厂各地认股者极为踊跃(南京快讯)/光华医药杂志社//光华医药杂志.-4-37-551
中华制药厂认股踊跃/光华医药杂志社//光华医药杂志.-4-39-85
中华制药厂苏国医分馆积极进行集股(镇江通讯)/光华医药杂志社//光华医药杂志.-4-37-396
中晋生拒绝领照/绍兴医药学报社//绍兴医药学报星期增刊.-1-22-523
中南区在展开针灸疗法研究运动的报导/中国针灸学研究社//针灸杂志.-4-34-394
中日医学会之发韧/绍兴医药学报社//绍兴医药学报星期增刊.-1-22-111
中山医报消息/中西医药杂志社//中西医药.-5-11-170
中委陈立夫谈政府管理中医目的(南京快电)/光华医药杂志社//光华医药杂志.-4-35-285
中委焦易堂任本社社董(南京通讯)/光华医药杂志社//光华医药杂志.-4-36-9
中委焦易堂谈筹备国医院概况/焦易堂//光华医药杂志.-4-41-535//国医砥柱月刊.-5-18-596
中西医比赛请郑州魏志远裁判/光华医药杂志社//光华医药杂志.-4-35-433
中西医行政管理法/医界春秋社//医界春秋.-3-10-525
中西医科目并备之苏省立医政学院开学志盛(镇江通讯)/光华医药杂志社//光华医药杂志.-4-36-425
中西医平等待遇案光华医药杂志社电请第五届中执会迅予施行(本社讯)/光华医药杂志社//光华医药杂志.-4-38-405
中西医学比观一集再版延期/华西医药杂志社//华西医药杂志.-5-37-397
中西医学群书/医学报社//医学报.-1-5-346
中西医药的河流新中华医药学会正式成立/华西医药杂志社//华西医药杂志.-5-36-42
中西医药界国代候选人竞选一般/光华医药杂志社//光华医药杂志.-4-41-529
中西医药杂志社社员消息/中西医药杂志社//中西医药.-5-10-77
中央查禁药签/三三医报社//三三医报.-2-36-262
中央常会议决案(南京专电)/医林一谔杂志社//医林一谔.-4-8-120
中央各要人发起筹设首都国医院/医界春秋社//医界春秋.-3-13-99
中央各要人发起筹设一首都国医院(南京通讯)/光华医药杂志社//光华医药杂志.-4-38-494
中央工厂检查处颁发工厂急救术/神州国医学报社//神州国医学报.-4-15-563

中央国医馆成立大会记/医界春秋社//医界春秋.-3-8-206
中央国医馆成立大会记/中医世界杂志社//中医世界.-3-27-99
中央国医馆成立后与日本汉医复活/医林一谔杂志社//医林一谔.-4-8-295
中央国医馆筹备大会行开会式速记录/国医公报社//国医公报.-4-19-146
中央国医馆处方鉴定委员会鉴定陈松坪过失杀人案(南京通讯)/光华医药杂志社//光华医药杂志.-4-39-505
中央国医馆处方鉴定委员会鉴定高治安过失杀人案(南京通讯)/光华医药杂志社//光华医药杂志.-4-39-435
中央国医馆第一届理事任满定期改选第二届理事/北平医药月刊社//北平医药月刊.-5-9-104
中央国医馆调查秘传古方/文医半月刊社//文医半月刊.-5-14-256
中央国医馆定于五月廿二日开理事会/国医砥柱月刊社//国医砥柱月刊.-5-16-50
中央国医馆二届代表大会之情形/医界春秋社//医界春秋.-3-12-128
中央国医馆附设国医特别研究班近讯/光华医药杂志社//光华医药杂志.-4-39-443
中央国医馆副馆长陈郁任光华医药杂志社社董/光华医药杂志社//光华医药杂志.-4-40-182
中央国医馆工作改进/医界春秋社//医界春秋.-3-11-145
中央国医馆国医特训班概述/国医公报社//国医公报.-4-26-83
中央国医馆国医周刊聘本刊主编俞慎初为特约撰述员/现代医药月刊社//现代医药月刊.-4-27-504
中央国医馆还都期近/国医砥柱月刊社//国医砥柱月刊.-5-18-105
中央国医馆加派杨春园等为湖南医药改进分会登记委员/光华医药杂志社//光华医药杂志.-4-41-261
中央国医馆焦馆长膺任最高法院院长/现代医药月刊社//现代医药月刊.-4-27-562
中央国医馆今饬各地分馆设训练班/光华医药杂志社//光华医药杂志.-4-35-598
中央国医馆令本社社长杨医亚等筹设北平国医分馆并指定杨医亚为筹备召集人/国医砥柱月刊社//国医砥柱月刊.-5-18-385
中央国医馆令医校称社案已取消/国医杂志社//国医杂志.-4-7-461
中央国医馆令医校改称学社各地医团纷纷反对/光华医药杂志社//光华医药杂志.-4-38-171
中央国医馆秘书长本社撰述主任张忍菴先生逝世/国医砥柱月刊社//国医砥柱月刊.-5-16-553
中央国医馆秘书长周柳亭先生之公务勤劳/中国针灸学研究社//针灸杂志.-4-32-95
中央国医馆聘请本社社长承淡安氏为名誉理事/中国针灸学研究社//针灸杂志.-4-31-63
中央国医馆聘请本志总务主任张锡君氏为推行股主任/中国针灸学研究社//针灸杂志.-4-32-170
中央国医馆请派本省市医药代表赴首都出席发起人大会/医林一谔杂志社//医林一谔.-4-8-82
中央国医馆庆祝中医条例公布之盛况/光华医药杂志社//光华医药杂志.-4-39-86
中央国医馆设处方鉴定委员会/医界春秋社//医界春秋.-3-13-99
中央国医馆为国民代表大会选举法规定医师药剂师八人/光华医药杂志社//光华医药杂志.-4-39-377
中央国医馆委沈仲芳任上海分馆馆长/光华医药杂志社//光华医药杂志.-4-39-378
中央国医馆学术整委会改组/光华医药杂志社记者//光华医药杂志.-4-35-363
中央国医馆训令各地医团现准国大职团代表选举事务所解释医药师包括中西医在内等二点/光华医药杂志社//光华医药杂志.-4-40-13

中央国医馆一览将出版(京讯)/光华医药杂志社//光华医药杂志.-4-36-67
中央国医馆在荷属巴达维亚筹设分馆/光华医药杂志社//光华医药杂志.-4-39-472
中央国医馆整理国医药学术标准大纲应征意见/严孟丹//国医公报.-4-19-428
中央国医馆整理已圈定/国医杂志社//国医杂志.-4-5-412
中央国医馆注重粤籍人才/杏林医学月报社//杏林医学月报.-3-17-437
中央国医专校将实现(南京消息)/现代医药月刊社//现代医药月刊.-4-27-226
中央核准天津医药研究会备案(京讯)/光华医药杂志社//光华医药杂志.-4-36-65
中央将于武昌设立医学院(汉口电)/中医世界杂志社//中医世界.-3-39-267
中央民众运动指导委员会解释中央国医馆性质/医界春秋社//医界春秋.-3-12-65
中央拟补助首都国医院建筑筹备等费(南京通讯)/光华医药杂志社//光华医药杂志.-4-40-15
中央添设医政司/医学杂志社//医学杂志.-2-15-533
中央委员陈立夫对本刊记者发表重要讲话(南京快信)/光华医药杂志社//光华医药杂志.-4-35-221
中央委员陈立夫任本社社董(南京快信)/光华医药杂志社//光华医药杂志.-4-35-529
中央委员王祺任光华医药杂志社社董(南京快信)/光华医药杂志社//光华医药杂志.-4-37-266
中央医院被弹劾案/国医正言杂志社//国医正言.-5-4-356
中央医院储藏药品平房失慎(南京通讯)/光华医药杂志社//光华医药杂志.-4-37-287
中央医院闷死女生案仍未判决(南京通讯)/光华医药杂志社//光华医药杂志.-4-36-93
中央医院外科主任沈克非有出洋说/国医正言杂志社//国医正言.-5-4-613
中央医院医生被控玩忽人命/神州国医学报社//神州国医学报.-4-15-564
中央医院医死人/国医正言杂志社//国医正言.-5-4-195
中央医院又诊毙一孩儿(南京通讯)/光华医药杂志社//光华医药杂志.-4-36-93
中央医院院长移付惩戒/中央社//神州国医学报.-4-15-564
中央医院之组织就绪/中西医学报社//中西医学报.-1-25-73
中药行商之减税运动/医林一谔杂志社//医林一谔.-4-10-558
中药药剂生注册给照暂行规则市署已修正公布施行/北京医药月刊社//北京医药月刊.-5-21-85
中医出版界近讯/中医指导录杂志社//中医指导录.-4-1-20,309,347
中医改进研究会聘本社社长杨医亚氏为名誉理事/国医砥柱月刊社//国医砥柱月刊.-5-15-597
中医改进研究会聘本社社长杨医亚主编陈述先二氏为撰述/国医砥柱月刊社//国医砥柱月刊.-5-15-597
中医改进研究会悬奖征文/国医正言杂志社//国医正言.-5-3-603,651
中医改进之良机协和医院研究针灸铜人将俞穴图经译为德文/医学杂志社//医学杂志.-2-12-2,158
中医高级研究班下学期已经开学/新中华医药月刊社//新中华医药月刊.-5-35-88
中医候选人之产出/中国针灸学研究社//针灸杂志.-4-32-96
中医或将归卫生署管理/现代中医杂志社//现代中医.-4-43-154
中医界出版消息/华西医药杂志社资料室//华西医药杂志.-5-37-56
中医界国大代表选出男女名额八人/华西医药杂志社//华西医药杂志.-5-37-398
中医界立法委员覃勤施今墨两氏当选/华西医药杂志社//华西医药杂志.-5-37-452
中医界消息/国医砥柱月刊社//国医砥柱月刊

.-5-18-439
中医界之创举现代中医社现今征文/现代中医杂志社//现代中医.-4-42-102
中医界之曙光/中国针灸学研究社//针灸杂志.-4-32-508
中医今后请检核须向各省考铨处申请/华西医药杂志社//华西医药杂志.-5-37-291
中医考试/文医半月刊社//文医半月刊.-5-14-80
中医考试及格中医师揭晓捷报/华西医药杂志社//华西医药杂志.-5-37-53
中医科学化论战特辑出版/现代医药月刊社//现代医药月刊.-4-27-686
中医疗养院聘请特约医士国医砥柱月刊社研究主任钱今阳亦为被聘之一/国医砥柱月刊社//国医砥柱月刊.-5-17-245
中医疗养专刊出版/新中医刊杂志社//新中医刊.-5-19-306
中医前途之大希望/神州医药学报社//神州医药学报.-1-45-493
中医请愿初步成果/吴幼仙//华西医药杂志.-5-37-237
中医请愿结果圆满/医学杂志社//医学杂志.-2-12-39
中医审查给证变通办理/神州国医学报社//神州国医学报.-4-18-452
中医生组随军服务团/医林一谔杂志社//医林一谔.-4-10-204
中医盛行于美国/筱士//三三医报.-2-36-48//医界春秋.-3-5-152
中医师考试考试院定十一月一日起全国分十一处同时举行/新中华医药月刊社//新中华医药月刊.-5-35-334
中医师考试全国分区举行/新中华医药月刊社//新中华医药月刊.-5-35-418
中医师申请登记证书费增加/新中华医药月刊社//新中华医药月刊.-5-35-470
中医世界方编辑被聘任警备部医官(上海市特讯)/中医世界杂志社//中医世界.-3-38-87
中医条例颁布后星洲中医药界活跃情形(星洲通讯)/光华医药杂志社//光华医药杂志.-4-39-242
中医条例颁布后浙省国医分馆建议购机祝蒋寿(浙江杭州通讯)/光华医药杂志社//光华医药杂志.-4-39-192
中医条例公布光华医药杂志社特电蒋院长等致谢并电中馆请振作精神努力奋斗/光华医药杂志社//光华医药杂志.-4-39-2
中医条例公布后关于中医管理问题(立法院重新审定)/医界春秋社//医界春秋.-3-13-367
中医条例公布后杭州国医公会电请中央建议改组中央国医馆(杭州通讯)/光华医药杂志社//光华医药杂志.-4-39-99
中医条例公布后沪市国医药界庆祝盛况/国医公报社//国医公报.-4-24-545
中医条例公布后苏省检定中医暂行规定明令废止(镇江快讯)/光华医药杂志社//光华医药杂志.-4-39-91
中医条例公布后之波折/现代医药月刊社//现代医药月刊.-4-27-705
中医王药雨在渝创办标准制药公司/中国医药月刊社//中国医药月刊.-5-32-70
中医新生命的幼苗:重庆市中医训练所第三学期现已开课/新中华医药月刊社//新中华医药月刊.-5-35-219
中医学修习题解现已出版/新中华医药月刊社//新中华医药月刊.-5-35-488
中医旬刊消息/中西医药杂志社//中西医药.-5-11-170
中医训练所同学欢送李所长復光赴申设诊/华西医药杂志社//华西医药杂志.-5-37-452
中医训练所昨举行冬季结业考试/华西医药杂志社//华西医药杂志.-5-37-578
中医药开幕式至盛/绍兴医药学报社//绍兴医药学报星期增刊.-1-22-474
中医要书/中医杂志社//中医杂志.-2-20-10
中医杂志聚餐捐助罢工接济/中医杂志社//中医杂志.-2-23-505

中医在日本获取得荣誉/医林一谔杂志社//医林一谔.-4-11-338
中医张蕴忠发明解剖生理图说/光华医药杂志社//光华医药杂志.-4-36-296
中医指导社承张笊云任法律顾问/中医指导录杂志社//中医指导录.-4-3-256,288
中原公司制造毒质药丸之败露/绍兴医药学报社//绍兴医药学报星期增刊.-1-22-293
中正医学院筹备处即成立(江西通讯)/光华医药杂志社//光华医药杂志.-4-40-551
中正医学院设计会定期在赣举行(江西通讯)/光华医药杂志社//光华医药杂志.-4-41-156
中正医学院院址勘定(江西通讯)/光华医药杂志社//光华医药杂志.-4-40-551
踵接而起之医药界拒用象贝(吴县通讯;绍兴快讯)/光华医药杂志社//光华医药杂志.-4-36-241
重要消息报道/华西医药杂志社//华西医药杂志.-5-36-494
周柳亭暂代医馆秘书主任(南京快信)/光华医药杂志社//光华医药杂志.-4-37-266
周社长征求结果闻将与陈某订婚/华西医药杂志社//华西医药杂志.-5-37-578
周委员柳亭兼任医馆国医公报编辑事宜/光华医药杂志社//光华医药杂志.-4-36-296
周雪樵逝世/中西医学报社//中西医学报.-1-24-58
朱鼎著中药之科学原理出版/华西医药杂志社//华西医药杂志.-5-36-23,129
朱培德逝世/神州国医学报社//神州国医学报.-4-18-266
朱沛然医师研究医药之新收获/华西医药杂志社//华西医药杂志.-5-37-239
朱启海任励志小学校医(江西赣州通讯)/光华医药杂志社//光华医药杂志.-4-38-240
朱寿朋刘一平等将发明戒烟药(上海市特讯)/光华医药杂志社//光华医药杂志.-4-37-360
朱震球被聘编医药周刊(江苏常熟通讯)/光华医药杂志社//光华医药杂志.-4-38-240
诸民谊谈国选将办竣会期将决定(本埠通讯)/光华医药杂志社//光华医药杂志.-4-40-419
猪首人身之怪胎(南通通讯)/光华医药杂志社//光华医药杂志.-4-39-163
竹沥水之善通经络/邓靖山//杏林医学月报.-3-23-68
主设婚姻介绍所(柏林电)/中西医药杂志社//中西医药.-5-10-234
主试员得奖志闻/绍兴医药学报社//绍兴医药学报星期增刊.-1-22-403
助聋子听觉之增音器/天生//光华医药杂志.-4-38-390
注射氧气救命实验(英国通讯)/中西医药杂志社//中西医药.-5-11-247
注射胰岛质治疯狂灵效/光华医药杂志社//光华医药杂志.-4-41-396
注意古本十四经发挥已出版了/中国针灸学研究社//针灸杂志.-4-31-144,226,308,406
注重国医之部令/沈阳医学杂志社//沈阳医学杂志.-3-3-224
注重国医之第一声/刘琴仙//杏林医学月报.-3-21-16
祝施婚礼/中国医药月刊社//中国医药月刊.-5-32-70
自行检查鼠疫之安靖/中西医学报社//中西医学报.-1-24-60
自由职团选举进行程序(快信)/光华医药杂志社//光华医药杂志.-4-40-12
自由职业请减低所得税/医界春秋社//医界春秋.-3-14-265
自由职业所得税难变更/现代中医杂志社//现代中医.-4-43-452
总商会反对中药注册章程/三三医报社//三三医报.-2-29-490
邹福松医师电疗误毙老妇纠纷详情/杏林医学月报社//杏林医学月报.-3-22-212
邹鲁最近之病讯/国医杂志社//国医杂志.-4-6-187

最后社讯/国医砥柱月刊社//国医砥柱月刊.－5－15－526

17.2　题词

哀胡汉民先生/姚世琛//医界春秋.－3－13－528
哀缪俊德同志/钱今阳//国医砥柱月刊.－5－17－620
哀张锡纯先生/吴去疾//神州国医学报.－4－15－207
八年回顾/张赞臣//医界春秋.－3－10－413
颁铃大纪念/朱巘廷//医学公报.－1－7－60
颁铃浅说/李宗陶//医学公报.－1－7－61
北京国医砥柱月刊五周年纪念感言/赖良蒲//国医砥柱月刊.－5－17－390
北京医药月刊发行题词/北京医药月刊社//北京医药月刊.－5－21－28
北京医药月刊发刊词/赵树屏//北京医药月刊.－5－21－30
北京医药月刊题词(共五十二条)/王揖唐等//北京医药月刊.－5－21－6,7,8,9,10,11,12,13,14,15,16,17,18,19,20,21,22,113,189
北京医药月刊题词(共五十二条/王揖唐等//北京医药月刊.－5－21－267,335
北京医药月刊题词/董康//北京医药月刊.－5－21－5
北京医药月刊题词/汤尔和//北京医药月刊.－5－21－4
北京医药月刊题词/王克敏//北京医药月刊.－5－21－3
北平国医砥柱月刊复刊纪念/朱丹九//国医砥柱月刊.－5－18－40
北平国医砥柱月刊复刊纪念题词/周复生//国医砥柱月刊.－5－18－43
北平国医砥柱月刊复刊祝词/孙鸣第//国医砥柱月刊.－5－18－58
北平国医砥柱月刊复刊祝词/广东梅县梓材医院//国医砥柱月刊.－5－18－53
北平国医砥柱月刊社安陆县桑镇分社成立题词并小序/黄悦可//国医砥柱月刊.－5－18－397
北平国医砥柱月刊胜利复刊纪念题词/王懋堂//国医砥柱月刊.－5－18－104
北平国医砥柱月刊胜利复刊纪念题词/颜公辰//国医砥柱月刊.－5－18－92
北平国医砥柱月刊五卷告成序言/徐振中//国医砥柱月刊.－5－18－356
北平医药月刊发刊词/陈以时//北平医药月刊.－5－9－33
北平医药月刊序/孟丽生//北平医药月刊.－5－9－379
北平医药月刊序/左云蘧//北平医药月刊.－5－9－240
本报百期之回顾与今后之努力/杏林医学月报社//杏林医学月报.－3－23－463
本报百期之纪念/时逸人//绍兴医药学报.－1－15－371
本报继续出版周年纪念辞/曹炳章//绍兴医药学报.－1－10－519
本报一周年纪念之回顾/李仲守//医林一谔.－4－9－13
本报又一周年纪念词/何廉臣//绍兴医药学报.－1－12－133
本报又一周年之书感/裘吉生//绍兴医药学报.－1－13－345
本会电唁黄主席慕松/香港中华国医学会//国医杂志.－4－7－571
本会恭贺光汉留医院国医研究会成立题词/香港中华国医学会//国医杂志.－4－7－222
本会贺孔圣讲堂落成联文/何佩瑜//国医杂志.－4－7－469
本会进广州国医研究会颂词/香港中华国医学会//国医杂志.－4－7－223
本会庆蒋脱险祝词/香港中华国医学会//国医杂志.－4－7－586
本会庆祝医委会成立/香港中华国医学会//国医杂志.－4－7－587
本会挽尤列先生联/香港中华国医学会//国医

杂志.-4-7-585
本会至孔圣讲堂落成颂词/何佩瑜//国医杂志.-4-7-469
本刊一周年纪念感言/现代医药月刊社//现代医药月刊.-4-27-307
本社纪念感言/万友竹//中西医药.-5-12-423
本社医药总董题名/绍兴医药学报社//绍兴医药学报.-1-8-223,267,311,355,399,443
本社与中国医药问津社等联合电贺卫生署中医委员会成立/医界春秋社//医界春秋.-3-14-275
本志三周年偶成二律/谢建明//针灸杂志.-4-32-4
丙寅年夏四月吴兴凌咏永言医叟俚言敬祝三三医社诸君子暨裘吉生社长先生迁杭三周纪念/凌永言//三三医报.-2-35-42
伯熙张先生暨德配朱夫人六旬双庆序/张汝伟//复兴中医.-5-31-36
伯熙张先生暨德配朱夫人六秩双寿序/时逸人//复兴中医.-5-31-37
蔡孑民先生题词并说/蔡孑民//绍兴医药学报.-1-13-7
肠胃专号登刊祝词(诗贯顶)/薛化民//国医砥柱月刊.-5-17-205
常熟国医赵子刚先生电贺中医委员文/赵子刚//国医正言.-5-5-461
陈果夫题词/陈果夫//国医砥柱月刊.-5-18-517//新中华医药月刊.-5-35-493
陈果夫先生题辞/陈果夫//新中华医药月刊.-5-35-55
陈立夫先生题辞/陈立夫//新中华医药月刊.-5-35-95
陈其采先生题辞/陈其采//新中华医药月刊.-5-35-127
陈庆云先生题词/陈庆云//医林一谔.-4-9-18
陈郁题词/陈郁//国医砥柱月刊.-5-18-518
创刊辞/杨医亚//国医砥柱月刊.-5-15-417
创刊纪念祝词数则/吴去疾等//国医砥柱月刊.-5-15-412
创刊序/李根源//苏州国医杂志.-5-1-5
答天津张方舆书并挽张寿甫先生诗/李健颐//医界春秋.-3-11-182
淡安夫子主编针灸杂志复刊纪念/陆善仲//针灸杂志.-4-34-19
导言/国医砥柱月刊社//国医砥柱月刊.-5-16-508
悼曾觉叟先生/齐志学//国医正言.-5-5-355
悼曾觉叟先生/汪士瀛//国医正言.-5-5-301//医界春秋.-3-14-241//医学杂志.-2-18-353
悼鉴山张寿甫老先生/王玉玲//杏林医学月报.-3-20-424
悼缪君俊德/叶劲秋//中国医药月刊.-5-33-595
悼念恽铁樵先生/周瘦鹃//铁樵医学月刊.-4-44-654
悼裘吉生先生/沈仲圭//华西医药杂志.-5-37-289
悼如皋缪俊德先生/姜春华//中国医药月刊.-5-33-588
悼田梓琴老先生/梁长荣//医林一谔.-4-9-345
悼亡友缪俊德君/汪浩权//中国医药月刊.-5-33-589
悼吴汉僊诔辞/任应秋//华西医药杂志.-5-37-537
悼夏应堂先生/邹云翔//光华医药杂志.-4-39-385
悼盐山张寿甫先生/王玉玲//医界春秋.-3-11-183
悼恽夫子铁樵/金长康//铁樵医学月刊.-4-44-689
悼恽铁樵先生/程小青//铁樵医学月刊.-4-44-655
悼恽铁樵先生/何公度//铁樵医学月刊.-4-44-685//现代中医.-4-42-515
悼张山雷先生/叶劲秋//医界春秋.-3-11-351

悼章太炎先生/梦蕉//中医新生命.-5-7-591
邓彦华先生题词/邓彦华//医林一谔.-4-9-17
砥柱月刊二周年纪念赠杨医亚先生叙/陈云轩//国医砥柱月刊.-5-17-388
砥柱月刊发刊叙文/袁镜涛//国医砥柱月刊.-5-15-480
砥柱月刊六十期纪念感言/宋鹤年//国医砥柱月刊.-5-18-360
第八路陈总指挥济棠题词/陈济棠//医林一谔.-4-8-144
吊国医耆宿曾觉叟先生/天津市中医公会//国医正言.-5-5-303
吊唁函电/铁樵医学月刊社//铁樵医学月刊.-4-44-671
读针灸杂志二周年纪念感言/袁敷五//针灸杂志.-4-30-18
对医界春秋五周纪念感言/翟冷仙//医界春秋.-3-8-376
对于医界春秋五周纪念的一腔话/陈成禹//医界春秋.-3-8-374
儿科良药/钱今阳//国医砥柱月刊.-5-16-567
二周纪念杂忆/洪贯之//中西医药.-5-12-266
发刊词/陈亦毅//医林一谔.-4-8-12
发刊词/丁福保//国药新声.-5-22-5
发刊词/范行准//医文.-5-34-285
发刊词/国医公报社//国医公报.-4-19-21
发刊词/何佩瑜//国医杂志.-4-7-431
发刊词/劳尘//中国医学月刊.-3-15-5
发刊词/林实衍//广东医药月刊.-3-24-9
发刊词/卢乃潼//中医杂志(广东).-3-4-17
发刊词/马荫遐//杏林医学月报.-3-16-9
发刊词/唐吉父//国医砥柱月刊.-5-18-533
发刊词/王鞠仁//中医杂志.-2-19-15
发刊词/谢诵穆//中医新生命.-5-6-5
发刊词/医界春秋社//医界春秋.-3-5-15
发刊词/中国针灸学研究社//针灸杂志.-4-28-5
发刊词/中华医史学会//医史杂志.-5-38-5
发刊词/朱鹤皋,盛心如//中国医学.-5-34-3
发刊词一/卢觉非//国医杂志.-4-5-17
发刊辞/蔡锺骏//医学报.-1-7-308
发刊辞/国医导报杂志社//国医导报.-5-29-11
发刊辞/孙永祚//铁樵医学月刊.-4-44-5
发刊辞/唐慎坊//苏州国医杂志.-5-1-6
发刊辞/余伯陶//神州医药学报.-1-42-15
发刊辞/中国女医社//中国女医.-5-34-161
发刊辞词二/廖孟培//国医杂志.-4-5-21
发刊献辞/沈炎南//新中华医药月刊.-5-35-3
发扬国光/谢利恒//针灸杂志.-4-32-4
封面署签/陈立夫//国医砥柱月刊.-5-18-509
奉天盖平县国医砥柱月刊社分社结成式致辞/宋含章//国医砥柱月刊.-5-17-242
奉天医士公会研究会讨论部弁言/刘景素//沈阳医学杂志.-3-1-27
奉天医士公会月报纪念祝词并附诗一则/王肖舫//沈阳医学杂志.-3-1-163
奉天医学杂志题词纪念/时逸人//沈阳医学杂志.-3-2-265
奉天医学杂志续刊第二十五期出版颂/刘景川//沈阳医学杂志.-3-3-388
奉挽鉴山张寿甫先生/杏林医学月报社//杏林医学月报.-3-20-239
附奉江沈老先生挽联/刘蔚楚//三三医报.-2-34-248
附宁波同乡会颂词/中西医学报社//中西医学报.-1-24-511
复刊词/承淡安//针灸杂志.-4-34-7
复刊词/中西医药杂志社//中西医药.-5-13-379
复刊颂词/玩微//针灸杂志.-4-34-36
复刊序言/姚兆骥//国医砥柱月刊.-5-18-39
复兴中医第一年汇定叙言/张汝伟//复兴中医.-5-31-359
复兴中医刊纪念词/林紫宸//复兴中医.-5-31

-258
复兴中医刊序/周镇//复兴中医.-5-31-258
复兴中医社宣言/复兴中医社//复兴中医.-5-31-7
复兴中医社一周年之书感/时逸人//复兴中医.-5-31-357
复兴中医一周年纪念文/张人怀//复兴中医.-5-31-358
恭贺清远国医支馆成立颂词/国医杂志社//国医杂志.-4-6-352
恭贺新禧/国药新声社同人//国医新声.-5-27-345
恭贺新禧/绍兴医药学报社//绍兴医药学报.-1-10-211.-1-12-3.-1-13-337
恭贺新禧/徐庚和等//自强医学月刊.-3-40-241
恭贺新禧/医界春秋社//医界春秋.-3-5-96
恭贺新禧/中国医学月刊社//中国医学月刊.-3-15-169
恭贺医界大进步/医学报社//医学报.-1-7-307
恭颂三三医报/吴克潜,张汝伟//三三医报.-2-36-77
恭颂社长杨君医亚氏/李葆真//国医砥柱月刊.-5-16-636
恭祝/徐绍陆//针灸杂志.-4-32-1
恭祝殿邦馆长封翁静存先生荣寿大庆/宋远龄//国医杂志.-4-7-115
恭祝国医砥柱月刊总社/林荫五//国医砥柱月刊.-5-17-653
恭祝三三医报迁杭改组三年纪念之庆/蒋树杞//三三医报.-2-35-43
恭祝医界春秋第一百期纪念词/萧簠//医界春秋.-3-12-194
恭祝针灸学研究社/杨文渊//针灸杂志.-4-32-15
恭祝邹馆长封翁静存先生六十寿/李燧初//国医杂志.-4-7-116
谷正刚先生题辞/谷正刚//新中华医药月刊.-5-35-127
光华医药杂志二周纪念小言/蒋拯青//光华医药杂志.-4-38-295
光华医药杂志三卷一期纪念号感言/张鼎臣//光华医药杂志.-4-38-296
光华医药杂志社三周纪念/曾少参//光华医药杂志.-4-40-343
光华医药杂志社三周纪念/林愚陶//光华医药杂志.-4-40-343
光华医药杂志社三周纪念/刘其贤//光华医药杂志.-4-40-343
光华医药杂志社三周纪念/邱雨臣//光华医药杂志.-4-40-343
光华医药杂志一周纪念/严昌庭//光华医药杂志.-4-36-416
光华医药杂志一周年纪念之颂祷/周柳亭//光华医药杂志.-4-36-410
光华医药杂志周年纪念/黄星楼//光华医药杂志.-4-36-414
光华医药杂志周晬献辞/汤士彦//光华医药杂志.-4-36-412
光华杂志二周纪念颂词/黎万孚//光华医药杂志.-4-38-291
广东虎门要塞陈司令庆云题词/陈庆云//医林一谔.-4-8-146
广东建设厅邓厅长彦华题词/邓彦华//医林一谔.-4-8-145
广东台山医生公会题词/广东台山医生公会//医界春秋.-3-5-493
广东中医药专门学校校长题词/陈任枚//医林一谔.-4-8-150.-4-9-23
广济医学报序/陈芷谷//中西医学报.-1-32-30
广州市公用局长题词/李仲振//医林一谔.-4-9-21
广州市市政府财政局王局长铎声题词/王铎声//医林一谔.-4-8-147
广州市市政府公用李局长仲振题词/李仲振//医林一谔.-4-8-149
广州市市政府教育局陆局长幼刚题词/陆幼刚//医林一谔.-4-8-148

郭绍庭先生题词/郭绍庭//现代医药月刊.-4-27-57
国民革命军第一集团军陈总司令题词/陈济棠//医林一谔.-4-9-15
国民政府监察院于院长右任题词/于右任//医林一谔.-4-8-141
国民政府立法院法制委员会焦委员易堂题词/焦易堂//医林一谔.-4-8-143
国民政府司法院王院长宠惠题词/王宠惠//医林一谔.-4-8-142
国医砥柱复刊敬献短文/姜春华//国医砥柱月刊.-5-18-38
国医砥柱六十期祝词(国医砥柱合刊纪念)/周复生//国医砥柱月刊.-5-18-360
国医砥柱六十一期始刊小言/杨医亚//国医砥柱月刊.-5-18-355
国医砥柱青岛分社纪念颂祝/梁辑五//国医砥柱月刊.-5-18-393
国医砥柱社复兴纪念题词/钱问高//国医砥柱月刊.-5-18-42
国医砥柱月刊创刊纪念序(二)/陈芝高//国医砥柱月刊.-5-15-418
国医砥柱月刊创刊纪念序(一)/陈渔洲//国医砥柱月刊.-5-15-418
国医砥柱月刊创刊纪念序/孙鸣第//国医砥柱月刊.-5-15-598
国医砥柱月刊创刊纪念序/萧樾庭//国医砥柱月刊.-5-15-598
国医砥柱月刊第二十五期始刊小言/杨医亚//国医砥柱月刊.-5-17-373
国医砥柱月刊第十三四期合刊题词/国医砥柱月刊社(录)//国医砥柱月刊.-5-16-475,476,477,478,479
国医砥柱月刊二周纪念感言/宋鹤年//国医砥柱月刊.-5-16-485
国医砥柱月刊二周年纪念感言/王治华//国医砥柱月刊.-5-17-385
国医砥柱月刊二周年纪念感言/徐福民//国医砥柱月刊.-5-17-388
国医砥柱月刊二周年纪念感言/周倜生//国医砥柱月刊.-5-17-387
国医砥柱月刊二周年纪念之感言/史介生//国医砥柱月刊.-5-17-383
国医砥柱月刊发刊序/陈应期//国医砥柱月刊.-5-15-480
国医砥柱月刊发刊序/周筱斋//国医砥柱月刊.-5-15-598
国医砥柱月刊复刊纪念题词/张见初//国医砥柱月刊.-5-18-108
国医砥柱月刊纪念祝词/林敬//国医砥柱月刊.-5-18-55
国医砥柱月刊纪念祝词/宋鹤年//国医砥柱月刊.-5-16-486
国医砥柱月刊纪念专号序/黄子衡//国医砥柱月刊.-5-16-485
国医砥柱月刊六十期纪念感言/邵其恕//国医砥柱月刊.-5-18-358
国医砥柱月刊六十期特别纪念题词/张国瑞//国医砥柱月刊.-5-18-393
国医砥柱月刊六周年纪念题词/山东泰安大汶口镇同仁堂药店//国医砥柱月刊.-5-18-392
国医砥柱月刊六周年纪念题词/王维东//国医砥柱月刊.-5-18-393
国医砥柱月刊社复刊序言/赖良蒲//国医砥柱月刊.-5-18-55
国医砥柱月刊社三周纪念词/王懋堂//国医砥柱月刊.-5-16-636
国医砥柱月刊万岁/宋含章//国医砥柱月刊.-5-17-243
国医砥柱月刊一周纪念感言/吴景煜//国医砥柱月刊.-5-16-484
国医砥柱月刊周年感言/王铁铮//国医砥柱月刊.-5-16-483
国医砥柱月刊周年纪念/王震辉//国医砥柱月刊.-5-16-484
国医砥柱月刊周年纪念词/史介生//国医砥柱月刊.-5-16-481
国医砥柱月刊祝词就正/于龙潭//国医砥柱月刊.-5-17-653

国医砥柱月刊总社复刊序/林妙彦//国医砥柱月刊.-5-18-56
国医砥柱月刊总社蓝田分社成立纪念/刘和谦//国医砥柱月刊.-5-18-325
国医砥柱月刊总社祝词/李葆真//国医砥柱月刊.-5-16-636
国医砥柱月刊总社祝词/杨医亚//国医砥柱月刊.-5-17-163
国医节蒋大总统训词/蒋中正//华西医药杂志.-5-37-405
国医今后趋途并祝砥柱创刊/陆先觉//国医砥柱月刊.-5-15-479
国医金鉴/叶橘泉//神州国医学报.-4-15-583
国医正言二周年纪念编者赘言/国医正言杂志社//国医正言.-5-4-578
国医正言周年编者赘言/国医正言杂志社//国医正言.-5-3-556
贺词/国医砥柱月刊社全体同人//国医砥柱月刊.-5-16-486.-5-18-213
贺大众医药服务社成立/袁履登//国医砥柱月刊.-5-16-636
贺电/杨医亚//国医砥柱月刊.-5-18-450
贺冯佩华女士悬壶/秦伯未//中医世界.-3-34-14
贺广东国医分馆成立颂词/国医杂志社//国医杂志.-4-5-489
贺裘氏医院序/李祖唐//三三医报.-2-29-559
贺上海中国医报题词/赵意空//医学杂志.-2-11-104
贺钟亚光女士悬壶/秦伯未//中医世界.-3-34-14
胡天宗祝词/胡天宗//沈阳医学杂志.-3-1-481
华北国医学院第二届毕业纪念刊赠言/王宗喆//文医半月刊.-5-14-113
华西医药杂志创刊第二周年纪念祝词/杨鸿钧//华西医药杂志.-5-37-453
欢宴董事席上致欢迎词/尤列//国医杂志.-4-7-105
黄纂医学要诀四种题词/黄春岩//三三医报.-2-31-566
会长演说词/丁甘仁//中医杂志.-2-19-13
纪念辞/徐宗岐//针灸杂志.-4-32-9
纪孙中山先生题词/绍兴医药学报社//绍兴医药学报.-1-11-221
继往开来/谢奋扬//国医砥柱月刊.-5-18-357
祭沈奉江先生文/无锡中医友谊会//沈阳医学杂志.-3-2-251
祭医圣文/山东国医专科学校//光华医药杂志.-4-41-223
寄题罗伟彤先生中和医药室/于昕//三三医报.-2-30-209
建国建医话总社/顾莱//国医砥柱月刊.-5-18-356
江苏南通中医师公会成立大会致词/张鼎庵//国医砥柱月刊.-5-18-123
讲习部开课勖词/张鹏久//沈阳医学杂志.-3-1-202
蒋主席最近对中医药界之言论/杏林医学月报社//杏林医学月报.-3-16-498
焦易堂题词/焦易堂//国医砥柱月刊.-5-18-517
焦易堂题赠国医传习所联句/光华医药杂志社记者//光华医药杂志.-4-36-578
谨贺新禧/医学报社//医学报.-1-7-306
谨题王镜泉先生遗像/沈仲圭//三三医报.-2-33-210
敬题三三医报/张锡纯//三三医报.-2-31-215
敬题炜彤先生中和医药室/陈瘦夫//三三医报.-2-36-427
敬题张寿甫夫子医学衷中参西录(四版)/叶培根//三三医报.-2-30-394
敬题张寿甫夫子医学衷中参西录第四期出版/周禹锡//三三医报.-2-31-613
敬赠伯未先生/章洪钧//中医世界.-3-25-494

敬赠国医砥柱月刊二周年纪念/陈渔洲//国医砥柱月刊.-5-17-387
敬祝/杨佩玉//绍兴医药学报.-1-9-349
敬祝承公淡安中国针灸杂志复刊纪念/倪市隐//针灸杂志.-4-34-13
敬祝光华医药杂志二周纪念/周宅京//光华医药杂志.-4-38-297
敬祝岭南医林一谔月刊一周纪念/张确余//医林一谔.-4-9-21
敬祝三三医报三周纪念/王肖舫//三三医报.-2-35-11
敬祝医亚社长/张宗玺//国医砥柱月刊.-5-17-653
敬祝邹馆长殿邦封翁静存老先生六十荣寿/何佩瑜//国医杂志.-4-7-115
救民疾苦/孙文//绍兴医药学报.-1-11-147
卷首题字/陈任枚//杏林医学月报.-3-23-459
卷首语(连载)/杏林医学月报社//杏林医学月报.-3-16-130,287
卷首语/李仲守//医林一谔.-4-9-97
卷首语/林德仁//广东医药月刊.-3-24-431
卷首语/医林一谔杂志社//医林一谔.-4-8-57
卷头言/徐鸿经//复兴中医.-5-31-428
卷头语(连载)/唐景韩//自强医学月刊.-3-40-618.-3-41-69,292
卷头语(连载)/中医新生命杂志社//中医新生命.-5-6-371,551.-5-7-5,69,185
卷头语/陈博瑜//广东医药月刊.-3-24-133
卷头语/承淡安//针灸杂志.-4-29-5
卷头语/仁康//国医导报.-5-30-9
卷头语/时逸人//医学杂志.-2-15-166
卷头语/唐景韩//自强医学月刊.-3-40-413,486.-3-41-5,136,236
卷头语/应颖//广东医药月刊.-3-24-7
卷头语/张赞臣//医界春秋.-3-13-174
卷头语/中国医学杂志社//中国医学.-5-34-67
卷头语/中西医药杂志社//中西医药.-5-13-203
卷尾语/董德懋//中国医药月刊.-5-32-383
开场/杏林医学月报社//杏林医学月报.-3-16-377
刊首献辞/周复生//华西医药杂志.-5-36-3
哭蔡镜清/裘吉生//绍兴医药学报星期增刊.-1-21-34
哭父/胡安邦//中医指导录.-3-37-501
哭刘吉人先生文/杨书培,徐伯英//三三医报.-2-30-92
哭楼乐胥先生文/葛介人//三三医报.-2-29-557
哭长女赐真/胡安邦//中医指导录.-3-37-506
诔盛泽王镜泉君/周镇//三三医报.-2-33-349
诔文/国医正言杂志社//国医正言.-5-5-303
李健颐先生题字/李健颐//现代医药月刊.-4-27-142
理事长陈立夫训词/国医砥柱月刊社//国医砥柱月刊.-5-18-516
立法院委员兼中央国医馆副理事长彭养光先生题字/彭养光//现代医药月刊.-4-27-566
利济教经后序/利济学堂报社//利济学堂报.-1-1-59
岭南医林一谔一周纪念/黄雨岩//医林一谔.-4-9-23
刘冕堂君初等诊断学出版题词/周镇//三三医报.-2-33-349
刘冕堂君初等诊断学题词/刘蔚楚//三三医报.-2-33-348
陆幼刚先生题词/陆幼刚//医林一谔.-4-9-19
勉亭陈老名医千古/绍兴医药学报社//绍兴医药学报.-1-8-300
民国乙丑孟夏四月初旬吾县士绅开追悼孙中山先生大会适余寓城内一高小学校有学生某某等向余索联因书此应之/高维祺//三三医报.-2-34-247
名医去世/何廉臣//绍兴医药学报.-1-8-86

南海县长题词/李源和//医林一谔.-4-9-22
南京国医传习所举行开学典礼各来宾演词/南京国医传习所//国医公报.-4-21-385
南京市政府韩代表恕致词/韩恕//国医公报.-4-24-508
潘公展题词/潘公展//国医砥柱月刊.-5-18-518
彭养光题词/彭养光//国医砥柱月刊.-5-18-519
侨港国医学会电唁尤列/光华医药杂志社//光华医药杂志.-4-41-80
秦颂尧寿序/时逸人//复兴中医.-5-31-398
庆贺上海医会颂词(来函附录)(映溪草堂笔记)/周维翰(录)//医学报.-1-4-302
庆祝国医砥柱月刊六卷开始/钱于开//国医砥柱月刊.-5-18-370
庆祝国医砥柱月刊六十期纪念/国医砥柱月刊社//国医砥柱月刊.-5-18-359
庆祝山西中医改进研究会医学杂志十五周年纪念文词/范国义//医学杂志.-2-17-104
庆祝圣诞/国医杂志社//国医杂志.-4-5-81
庆祝新历元旦/国医杂志社//国医杂志.-4-5-177
庆祝医林一谔社一周纪念/陈应期//医林一谔.-4-9-20
庆祝中医条例公布与纪念本刊/现代医药月刊社//现代医药月刊.-4-27-695
日本东洋医道会之祝词/顾惕生//医界春秋.-3-8-215
如皋县中医公会电贺卫生署中医委员会/国医砥柱月刊社(录)//国医砥柱月刊.-5-16-53
三卷开篇/针灸杂志社//针灸杂志.-4-30-10
三卷献辞/余鸿仁//现代中医.-4-43-11
三年有成/陈郁//针灸杂志.-4-32-4
三年有成/邹鲁三//针灸杂志.-4-32-4
三三医报大旨/三三医报社//三三医报.-2-29-3
三三医报三卷一号赘言/时逸人//三三医报.-2-33-5
三三医报三周纪念文/刘蜕如//三三医报.-2-35-13
三三医报三周纪念赘言/时逸人//三三医报.-2-35-11
三三医报社三周年纪念/刘蔚楚//沈阳医学杂志.-3-3-104
三三医报赞/徐召南//三三医报.-2-29-376
三三医报祝词/倪汝奂//三三医报.-2-30-351
三三医报祝词/王兰远//三三医报.-2-29-299
三三医报祝辞/刘瑞云//三三医报.-2-29-269
三三医社纪念文/刘华封//三三医报.-2-35-6
三三医社迁杭三年纪念颂文/刘瑞云//三三医报.-2-35-8
三三医社迁杭三年纪念文/刁质明//三三医报.-2-35-45
三三医社迁杭三周年会颂词/汪景文//三三医报.-2-35-6
三三医社迁杭三周年志喜/崇明中医医所//三三医报.-2-35-43
三三医社三年纪念会序言/孙秉公//三三医报.-2-35-15
三三医社三年纪念颂/周逢儒//三三医报.-2-35-41
三周纪念特刊/俞拊生//针灸杂志.-4-32-9
三周纪念特刊祝词/王仲芳//针灸杂志.-4-32-12
三周纪念祝词/陈叔旌//针灸杂志.-4-32-6
山西中医分馆致中央国医馆贺电/山西中医改进研究会//医学杂志.-2-13-556
山西中医改进研究会贺正副馆长就职电/山西中医改进研究会//医学杂志.-2-13-556
山西中医改进研究会贺中央国医馆成立电/山西中医改进研究会//医学杂志.-2-13-556
山西中医改进研究会十五周年纪念书感/山西中医改进研究会//医学杂志.-2-17-103
山西中医改进研究会医学杂志十五周年纪念祝

词/李天培//医学杂志.-2-17-104
上海神州国医学报二周纪念/梁伯阳//神州国医学报.-4-15-583
上海神州医药学报民国三年第一期祝辞并序/卫鹤俦//神州医药学报.-1-42-417
上海医界春秋社发刊词/广东中医杂志社//中医杂志(广东).-3-4-193
上神州医药总会颂词/广东宏中医药专门学校//神州医药学报.-1-42-351
绍兴医药学报出版祝词/越铎报社//绍兴医药学报.-1-9-347
绍兴医药学报第十一卷发刊感言/曹伯蘅//绍兴医药学报.-1-17-397
绍兴医药学报发刊辞/绍兴医药学报社//绍兴医药学报.-1-8-9
社词/医学公报社//医学公报.-1-6-535
社友曹炳章君赠送福建同仁堂匾额(同登仁寿)并跋语/绍兴医药学报社//绍兴医药学报.-1-13-567
神舟医药学发刊宣言/医学杂志社//医学杂志.-2-8-605
神州国医学会常务委员顾渭川先生题字/顾渭川//现代医药月刊.-4-27-27
神州医学十周纪念/绍兴医药学报社//绍兴医药学报星期增刊.-1-22-311
神州医药会嵊县分会序/竹芷熙//绍兴医药学报.-1-20-491
神州医药学报复活颂词/康维恂//三三医报.-2-30-22//神州医药学报.-1-47-226
神州医药学报赓续出版宣言/神州医药书报社//神州医药学报.-1-47-9
神州医药总会成立大会祝词/叶尔度//神州医药学报.-1-42-353
神州医药总会成立祝词/杨逢辰//神州医药学报.-1-42-352
神州医药总会成立祝词/姚长寿,李钧衡//神州医药学报.-1-43-375
神州医药总会请愿书批准祝辞/芜湖医学研究社//神州医药学报.-1-43-451
沈奉江先生诔辞/周镇//沈阳医学杂志.-3-2-252
沈奉江先生挽联/刘蔚楚//三三医报.-2-33-496
沈阳医学杂志弁言/张志良//沈阳医学杂志.-3-1-19
沈阳医学杂志序二/沈文魁//沈阳医学杂志.-3-1-22
沈阳医学杂志序一/马英麟//沈阳医学杂志.-3-1-20
沈阳医学杂志续版纪念题词/李慰农//沈阳医学杂志.-3-1-59
沈仲圭先生题字/沈仲圭//现代医药月刊.-4-27-113
嵊县医药改进研究会序/绍兴医药学报社(录)//绍兴医药学报.-1-20-56
施今墨先生首先发表恳切训词/中国医药月刊社//中国医药月刊.-5-32-308
十月十日为本刊周年志庆率成五绝录淡安夫子哂政/陈秀玉//针灸杂志.-4-29-10
时先生所著医书题词/冯鹏翥//医学杂志.-2-18-17
时逸人先生题字/时逸人//现代医药月刊.-4-27-55
寿陆公晋笙六十序/张谔//三三医报.-2-29-558
寿秦颂尧先生六秩初度序/张汝伟//国医导报.-5-29-203
寿裘吉生君/周镇//绍兴医药学报.-1-19-311
寿裘吉生五十序/张谔//绍兴医药学报.-1-19-352
书为中国针灸杂志复刊留念/王逸桥//针灸杂志.-4-34-18
双十节感言/孙达之//医界春秋.-3-6-136
说在七周之始/张赞臣//医界春秋.-3-9-377
司法行政部部长王用宾先生题字/王用宾//现代医药月刊.-4-27-540
司法院长题词/王宠惠//医林一谔.-4-9-14
颂词/黄树荣等//杏林医学月报.-3-16-6,7,7,8,8,8

颂词/汤建中等//绍兴医药学报.-1-9-290
颂词/荫先,余德仓//针灸杂志.-4-30-15.-4-32-5
颂词二/广东中医药专门学校学生会//杏林医学月报.-3-16-7
颂词十三则/黄星楼等//医界春秋.-3-12-23
颂词五则/林子云等//医界春秋.-3-9-384
颂辞二律/汪大良//针灸杂志.-4-32-7
颂光华杂志二周纪念/陈士任//光华医药杂志.-4-38-296
颂绍兴医报/王绍声,徐德新//绍兴医药学报.-1-16-337,408
颂医铎将刊/徐德新//绍兴医药学报.-1-16-407
颂医界春秋社词/李钧宇//医界春秋.-3-11-148
颂中国医学/凌树人//国医砥柱月刊.-5-18-671
随便谈谈/杨益亚//文医半月刊.-5-14-16
岁首向国医界献辞/钱今阳//中国医学.-5-34-4
唐院长对研究院学员训词/杨梦麒//苏州国医杂志.-5-2-441
题词/蔡香孙等//国医导报.-5-29-3,22,45,99
题词/陈无咎等//医界春秋.-3-5-207.-3-6-467.-3-7-388.-3-12-21
题词/福建漳浦县救济院//中西医药.-5-9-420
题词/广东梅县新中医学社//中西医药.-5-9-420
题词/广州杏林医学社//中西医药.-5-9-420
题词/杭州医林新志社//中西医药.-5-9-420
题词/湖北国医专科学校//中西医药.-5-9-420
题词/湖南国医专校//中西医药.-5-9-420
题词/黄郛等//北平医药月刊.-5-9-9,10,11,12,13,14,15,16,17,18,19,135,136,137,138,139,140,141,142,143,144,257,258,259,260,261,262,263,264
题词/林森等//中西医药.-5-9-399//中西医药.-5-10-255,288,415
题词/林子超等//苏州国医杂志.-5-2-3
题词/岭南医林一谔社//中西医药.-5-9-420
题词/鹭声医学杂志社//中西医药.-5-9-420
题词/南京卫生月报社//中西医药.-5-9-420
题词/聂毓芳//神州医药学报.-1-47-16
题词/苏州国医学校//中西医药.-5-9-420
题词/孙科等//针灸杂志.-4-30-339
题词/王震,许半龙,吴东迈//中医世界.-3-38-3,4,5
题词/吴让,裘吉生//绍兴医药学报.-1-10-393.-1-16-6
题词/姚李英//文医半月刊.-5-14-2
题词/叶橘泉,时逸人,钱今阳//中国医药月刊.-5-32-36,36,36
题词/张汝伟,黄竹斋//沈阳医学杂志.-3-1-427.-3-2-201
题词/中国医学月刊社//中国医学月刊.-3-15-372
题词/朱良春等//国医砥柱月刊.-5-15-475.-5-16-507,612.-5-18-38,41,105,189,239,354,361,525,525,623
题词二则/闻兰亭,林康侯//中国女医.-5-34-254
题词三阕并引/求是草//绍兴医药学报.-1-9-141
题词题字/刘蔚楚等//现代医药月刊.-4-27-307
题国医砥柱月刊二周年纪念册/沙亦恕//国医砥柱月刊.-5-17-387
题胡天宗君玉照/沈阳医学杂志社//沈阳医学杂志.-3-1-481
题黄竹斋先生针灸经穴图考/雏云溥//国医公报.-4-22-224
题黄竹斋先生针灸经穴图考/邹云溥//医界春秋.-3-12-70
题鸡鸣风雨图赠张简斋道长/陈郁//新中华医药月刊.-5-35-206
题康燮忱先生色门棒喝/三三医报社(录)//三

三医报.-2-30-245
题康夔忱肖影赞/徐召南//三三医报.-2-30-103
题梁朝浦君又一玉照词/何佩瑜//国医杂志.-4-6-361
题罗伟彤先生中和医药室杂著/楚客//三三医报.-2-30-243
题秦氏同门集/缪幼坚//中医指导录.-3-37-590
题炜彤罗大医士/吴秉珩//三三医报.-2-30-103
题杨如侯先生灵素生理新论玉照/张锡纯//三三医报.-2-30-245
题杨志一君玉照/吴承忠//医界春秋.-3-5-552
题医界春秋百期纪念/吴琢之//医界春秋.-3-12-301
题医林一谔一周纪念册/沙亦恕//医林一谔.-4-9-24
题余姚康维恂君色门棒喝/张若霞//三三医报.-2-30-353
题赠/林子超等//中西医药.-5-10-632
题赠方公溥先生/吴义民//医界春秋.-3-5-433
题赠医界春秋九周纪念/陈少柳//医界春秋.-3-12-267
题赠医界春秋社并颂张主席赞臣先生/陈乙莲//医界春秋.-3-11-193
题赠医界春秋社敬呈张主席赞臣先生法正/陈少柳//医界春秋.-3-11-272
题赠针灸特刊/李春熙//针灸杂志.-4-30-16
题中医指导录/缪幼坚,张仲僊,胡诗静//中医指导录.-3-37-188,589.-3-38-447
题衷中参西录(四版)/徐召南//三三医报.-2-30-103
题字/陈无咎等//医界春秋.-3-9-383.-3-10-405
题字/时逸人等//杏林医学月报.-3-16-5,5.-3-17-47,47.-3-23-458,458,461,463,463,469,471,473,474,475,479,481,481
天津国医正言汇刊题辞/曾觉叟//国医正言.-5-3-5
恸李君克蕙之死论及中国医学之真价值/杨志一//国医砥柱月刊.-5-18-40
挽曾觉叟先生/沙亦恕//国医砥柱月刊.-5-15-631
挽陈玉壶先生/郑轩渠//光华医药杂志.-4-40-81
挽陈子安先生/钱今阳//国医砥柱月刊.-5-16-636
挽丁甘仁先生联并跋语/吴莲洲//绍兴医药月报.-2-40-417
挽南通朱南山先生/钱今阳//国医砥柱月刊.-5-16-552
挽评议员鄘凤钧君联/虚静子//绍兴医药学报.-1-9-198
挽仝社许菊泉先生/将雨塘//医学报.-1-6-366
挽仝社雅南宗兄/朱让卿//医学报.-1-6-232
挽汪太夫人/张太儒//华西医药杂志.-5-36-338
挽杨百城先生/杨尚诚,张治河//医学杂志.-2-10-73
挽张山雷先生/周柳亭,梁长荣//光华医药杂志.-4-36-140,208//医界春秋.-3-11-273
万国协会远东卫生局成立志盛/何约明//三三医报.-2-32-494
万家生佛/周沧海//国医导报.-5-29-104
王铎声先生题词/王铎声//医林一谔.-4-9-20
王镜泉君遗像/刘蔚楚//三三医报.-2-33-349
王镜泉先生像赞/张锡纯//三三医报.-2-34-248
王一亭题词/王一亭//国医砥柱月刊.-5-18-519
王总务主任在纪念周训词/徐观涛//苏州国医杂志.-5-2-442
为本刊三周纪念对吾界朂订小言/陈玉铭//光

华医药杂志.-4-40-336
为光华二周纪念向读者进一言/陆慎其//光华医药杂志.-4-38-293
为光华医药杂志二周纪念勖吾界青年/谢利恒//光华医药杂志.-4-38-291
为国医砥柱六十期纪念献词/靳子愚//国医砥柱月刊.-5-18-357
为国医砥柱社的题词/汤士彦,罗止园,刘仲良//国医砥柱月刊.-5-18-45,47,63
为国医砥柱月刊出世希其以砥柱之精神发扬国粹而光大之/黄子衡//国医砥柱月刊.-5-15-419
为国医砥柱月刊扩展纪念献言/周筱斋//国医砥柱月刊.-5-18-39
为国医界稍尽义务-破天荒的创举/医林一谔杂志社//医林一谔.-4-9-5
为颂光华三周纪念说到凤山寺保安堂学医的经过/黄健亚//光华医药杂志.-4-40-334
为现代医药学社题词/彭养光等//现代医药月刊.-4-27-701
为现代医药月刊二周纪念感言/李健颐//现代医药月刊.-4-27-696
为医界春秋社四周纪念之文/叶劲秋//医界春秋.-3-7-400
为医界春秋五周纪念敬告全国中医药界/刘鸿钧//医界春秋.-3-8-372
为医界春秋五周纪念略评中西医学之优劣/吴保神//医界春秋.-3-8-377
为医林一谔报一周纪念发刊辞/刘琴仙//医林一谔.-4-9-14
为医林一谔社一周年纪念而作/卢耀民//医林一谔.-4-9-18
为诸暨国医支馆成立致词/王治华//国医砥柱月刊.-5-16-84
文医半月刊弁言/施今墨//文医半月刊.-5-14-391
文医半月刊发刊词/杨开祥//文医半月刊.-5-14-1
文医半月刊社编辑后记/陈伯诚//文医半月刊.-5-14-544
文医半月刊社药学研究会发起词/文医半月刊社//文医半月刊.-5-14-169
文医半月刊周年纪念题字(共七十六条)/朱寿朋等//文医半月刊.-5-14-387,418,436,454,472,490,510,545,568,588,610,631
文医半月刊周年纪念献词/汪士瀛//文医半月刊.-5-14-394
文医半月刊周年纪念之回忆与展望/岳强//文医半月刊.-5-14-392
我对于山西医学杂志十六周纪念的感想和希望/张照鳞//医学杂志.-2-18-479
乌乎缪俊德先生/高根深//中国医药月刊.-5-33-589
呜呼骆明普先生逝世矣/杏林医学月报社//杏林医学月报.-3-21-241
无锡中医研究会祝辞(附该会章程)/周镇//绍兴医药学报.-1-15-316
无锡中医友谊会理事沈奉江先生诔辞/周镇//三三医报.-2-33-530
五周纪念的一点贡献/孙家骥//医界春秋.-3-8-375
伍余王三医师寿辰纪念论文序(连载)/中华医史学会//医史杂志.-5-38-133,197,263
武昌中西医学报颂词/绍兴医药学报社(录)//绍兴医药学报星期增刊.-1-21-503
武进国医专科学校复校纪念特刊发刊词/钱今阳//国医砥柱月刊.-5-18-119
西京长安雒声峻祝词/雒声峻//国医砥柱月刊.-5-18-60
惜胡东皋/绍兴医药学报社//绍兴医药学报星期增刊.-1-21-256
现代医药二周纪念特号献词/倪维德//现代医药月刊.-4-27-698
现代医药学社电挽焦彭二公文/现代医药月刊社//现代医药月刊.-4-27-232
现代医药学社发刊宣言/现代医药月刊社//现代医药月刊.-4-27-6
现代医药月刊卷头语/现代医药月刊社//现代医药月刊.-4-27-5
现代医药月刊一周年纪念序/李健颐//现代医

药月刊. -4-27-311
现代中医名人题词十则/孙科等//现代中医. -4-43-512
现代中医月刊第三卷之新发展/现代中医杂志社//现代中医. -4-42-571
献词/新中医刊杂志社//新中医刊. -5-19-3
献给华西医药杂志/沈伯超//华西医药杂志. -5-36-6
献给中国医学杂志创刊号/江骏声//国医砥柱月刊. -5-18-538
香港中医公会恭贺首都国医院成立/香港中医公会//国医砥柱月刊. -5-16-188
香港中医公会恭贺首都国医院成立同时讨论国大复选事/香港中医公会//光华医药杂志. -4-41-609
萧龙翁太夫子古稀大庆倚声为祝成千秋岁/金受申//北京医药月刊. -5-21-481
萧龙友夫子七十寿序/赵树屏//北京医药月刊. -5-21-385
萧龙友先生七十正寿序/杨叔澄//北京医药月刊. -5-21-156
萧龙友先生七十正寿序/张宝文//北京医药月刊. -5-21-240
晓五凌先生像赞/朱祖谋//三三医报. -2-30-455
写在阿维森纳纪念专号之前/王吉民//医史杂志. -5-39-261
写在本刊一周年前面/周复生//华西医药杂志. -5-37-3
写在第四卷首/医林一谔杂志社//医林一谔. -4-10-525
写在国医砥柱纪念特刊号/姚子让//国医砥柱月刊. -5-18-358
写在卷头的话/中西医药杂志社//中西医药. -5-12-219
写在文医半月刊一周纪念册/沙亦恕//文医半月刊. -5-14-393
写在医界春秋八周纪念册上(附题词)/陈无咎//医界春秋. -3-10-414
写祝医界春秋七周始刊纪念(附佛山温玉书先生题词)/秦伯未//医界春秋. -3-9-389
谢利恒先生题字/谢利恒//现代医药月刊. -4-27-83
新年号勖言/施今墨//中国医药月刊. -5-32-219
新年祝辞/黄敦汉//神州国医学报. -4-15-214
新中华医药月刊前言/沈炎南//新中华医药月刊. -5-35-647
新中医刊二周纪念/朱小南//新中医刊. -5-20-267
新中医刊二周纪念感言/张易安//新中医刊. -5-20-270
杏林春满/苏州国医学社//苏州国医杂志. -5-1-136
杏林丛录颂/张秉初//杏林医学月报. -3-19-462
杏林医学月报百期纪念/梁长荣//杏林医学月报. -3-23-469
杏林医学月报百期纪念刍言/李超甫//杏林医学月报. -3-23-472
杏林医学月报百期纪念导言/周镇//杏林医学月报. -3-23-468
杏林医学月报百期纪念感言/严祖庇//杏林医学月报. -3-23-467
杏林医学月报百期纪念献词/汪士瀛//杏林医学月报. -3-23-471
杏林医学月报百期纪念叙文/陈渔洲//杏林医学月报. -3-23-479
杏林医学月报百期纪念之回溯/刘琴仙//杏林医学月报. -3-23-476
杏林医学月报百期纪念之庆祝与感想/陈应期//杏林医学月报. -3-23-474
杏林医学月报百期纪念之颂与望/张确余//杏林医学月报. -3-23-476
杏林医学月报百期纪念祝词/庐述周//杏林医学月报. -3-23-482
杏林医学月报百期纪念祝辞/周禹锡//杏林医学月报. -3-23-501
杏林医学月报百期纪念赘言/袁镜涛//杏林医

学月报.-3-23-478
续创刊题词/宋爱人等//国医砥柱月刊.-5-15-535,595
续祝医界春秋社十周年纪念敬呈赞臣仲勋先生法政/赵宽南//医界春秋.-3-14-84
炎帝神农圣诞纪念/国医杂志社//国医杂志.-4-5-599
杨燧熙先生祝辞/杨燧熙//医学杂志.-2-1-593
杨医亚道友社长创国医砥柱月刊周年纪念/孙鸣第,萧宝鑫//国医砥柱月刊.-5-16-621
一谔今后之希望/梁春煦//医林一谔.-4-9-29
一腔热血颂光华/秦伯未//光华医药杂志.-4-38-292
医铎题词七绝/康维恂//绍兴医药学报.-1-16-336
医铎题辞/徐友丞//绍兴医药学报.-1-15-416
医界春秋八周纪念感言/吴幼山//医界春秋.-3-10-417
医界春秋八周始刊纪念赘言/汤士彦//医界春秋.-3-10-416
医界春秋顾序一(连载)/顾惕生//医界春秋.-3-5-219.-3-6-23
医界春秋汇订第五集序/张锡纯//医界春秋.-3-7-368
医界春秋九周纪念敬颂赞臣先生法正/陈寅阶//医界春秋.-3-12-70
医界春秋九周纪念之感想/周柳亭//医界春秋.-3-12-99
医界春秋九周始刊纪念序(二)/胡心友//医界春秋.-3-12-26
医界春秋九周始刊纪念序(一)/盛心如//医界春秋.-3-12-25
医界春秋卷头语(连载)/医界春秋社//医界春秋.-3-5-57,77
医界春秋卷头语/张赞臣//医界春秋.-3-8-84
医界春秋七周纪念二则/陈爱棠,陈克道//医界春秋.-3-9-425
医界春秋七周年纪念前的希望/钱鸿年//医界春秋.-3-9-390
医界春秋秦序二(连载)/秦伯未//医界春秋.-3-5-221.-3-6-25
医界春秋三周纪念特刊序/许半龙//医界春秋.-3-6-463
医界春秋三周纪念序/时逸人//医界春秋.-3-6-463
医界春秋社第九周月刊感言/曾觉叟//医界春秋.-3-12-26
医界春秋社二周题词二十五则/陈德征等//医界春秋.-3-6-11
医界春秋社九周刍言/陈乙莲//医界春秋.-3-12-101
医界春秋社三周纪念序(并词)/马绩熙//医界春秋.-3-6-464
医界春秋社三周纪念之感想/时逸人//医界春秋.-3-6-477
医界春秋社三周之回顾/张赞臣//医界春秋.-3-6-476
医界春秋社十一周年纪念敬呈/张赞臣(主编);张仲勋(助编)//医界春秋.-3-14-339
医界春秋社十一周年纪念敬呈/张赞臣//医界春秋.-3-14-340
医界春秋社十周年纪念/张赞臣//医界春秋.-3-13-186
医界春秋社四周题赠张主席赞臣先生/杨万仪//医界春秋.-3-7-393
医界春秋社四周之回顾/张赞臣//医界春秋.-3-7-396
医界春秋社五周纪念之回顾/张赞臣//医界春秋.-3-8-372
医界春秋十一周年纪念序/李健颐//医界春秋.-3-14-339
医界春秋十一周年始刊感言/张赞臣//医界春秋.-3-14-333
医界春秋十周始刊纪念词/阮其煜//医界春秋.-3-13-183
医界春秋十周始刊纪念祝词/曾觉叟//医界春

秋.-3-13-187
医界春秋四周纪念特刊序/韩玉甫//医界春秋.-3-7-386
医界春秋四周纪念序/盛心如//医界春秋.-3-7-385
医界春秋五周纪念/凌树人//医界春秋.-3-8-391
医界春秋五周纪念感言/杨新华//医界春秋.-3-8-379
医界春秋五周纪念敬告同人(二)/周禹锡//医界春秋.-3-8-378
医界春秋五周纪念敬告同人(一)/岳钟秀//医界春秋.-3-8-377
医界春秋五周纪念三则/穆宗岳,戎先庆,癫侣//医界春秋.-3-8-396
医界春秋五周纪念题赠/吴宏鼎//医界春秋.-3-8-393
医界春秋五周颂词五则/曹炳章等//医界春秋.-3-8-368
医界春秋五周序四则/钟去恶,于汉皋,程可均,李健颐//医界春秋.-3-8-361
医界春秋五周祝词十二则/陈无咎等//医界春秋.-3-8-365
医界春秋绪言/张赞臣//医界春秋.-3-6-322
医界春秋与双十节/张赞臣//医界春秋.-3-6-117
医界春秋与新年/致逸//医界春秋.-3-5-95
医界春秋周刊纪念题词七则/唐绍仪等//医界春秋.-3-5-3
医界春秋周序三/周禹锡//医界春秋.-3-5-222
医界春秋祝词/姚世琛//医界春秋.-3-14-86
医林一谔报一周纪念序文/杨东儒//医林一谔.-4-9-16
医林一谔报一周年纪念感言/陈光林//医林一谔.-4-9-30
医林一谔报一周年纪念之贡献/杨东儒//医林一谔.-4-9-28
医林一谔出报周年志庆/张锡纯//医林一谔.-4-9-23
医林一谔一周纪念感言及将来愿望/翟冷仙//医林一谔.-4-9-25
医学公报发刊词(一)至(二)/王桢//医学公报.-1-6-545,553
医学公会成立颂/凌志云//医学公报.-1-7-59
医学抉微题词/张若霞//绍兴医药学报.-1-13-71
医学善会序/梁启超//利济学堂报.-1-3-685
医学杂志出版十五周年纪念题字六则/焦易堂等//医学杂志.-2-17-96,318
医学杂志复刊赘言/刘哲苍//沈阳医学杂志.-3-3-341
医药汇刊序/任应秋//华西医药杂志.-5-37-179
医药学报出版祝辞/杨无我等//绍兴医药学报.-1-9-287,288,289,347,348
医药学报发刊辞/王以钧//绍兴医药学报.-1-9-293
医药月刊题词/萧龙友,周葵敬,北平国产药品业同业公会//北平医药月刊.-5-9-29,237,378
医专毕业纪念训词纪略/医学杂志社//医学杂志.-2-14-291
异闻录题词并小序/吴去疾//神州国医学报.-4-15-249
尤列先生八秩开一荣寿序/何佩瑜//国医杂志.-4-7-395
又题立达医院/周禹锡//三三医报.-2-31-613
余济时先生题字/余济时//新中华医药月刊.-5-35-173
俞慎初题字/俞慎初//国医砥柱月刊.-5-17-7
与华伯哭马君叔循/守真//绍兴医药学报星期增刊.-1-22-387
缘起/丁仲英//中医杂志.-2-19-11
愿国医砥柱不仅复旧尤望更新/汤士彦//国医砥柱月刊.-5-18-37
阅报载神州医药总会请愿书批准喜而勉之/苏

雨田，李竹溪//神州医药学报.-1-43-376,376
赠词/张一鹏等//苏州国医杂志.-5-2-22
赠给文医半月刊/潘兆鹏//文医半月刊.-5-14-3
赠国医砥柱月刊发行总号六十期纪念序言/范廷绶//国医砥柱月刊.-5-18-391
赠今阳道兄/程门雪//国医砥柱月刊.-5-17-653
赠联/张一尘等//苏州国医杂志.-5-2-20,20,20,20,20,20,20,20,21,21,21
赠罗君炜彤中和医药室/陈奎//三三医报.-2-36-427
赠裘吉生先生/刘劳渔//绍兴医药学报星期增刊.-1-22-380
赠炜彤先生中和医药室/长庚子等//三三医报.-2-36-427
赠文/谢诵穆//苏州国医杂志.-5-2-21
赠中和医药室主人罗伟彤先生/陈祚//三三医报.-2-30-209
赠中和医药室主人罗炜彤先生序/梦飞山人//三三医报.-2-30-93
这个医学杂志创刊纪念/张禹九//国医砥柱月刊.-5-18-536
浙江教育厅沈公致本社理事之颂辞/沈光烈//绍兴医药学报.-1-14-291
浙江浦江平湖区分社成立大会开会辞/陈雍然//国医砥柱月刊.-5-18-413
针灸杂志第三期出版祝词/周午池//针灸杂志.-4-28-214
针灸杂志二周纪念弁言/邓介豪//针灸杂志.-4-30-109
针灸杂志二周纪念特刊祝词/俞安之//针灸杂志.-4-30-17
针灸杂志二周纪念题词/陈秀玉//针灸杂志.-4-30-109
针灸杂志复刊志庆/俞安之//针灸杂志.-4-34-14
针灸杂志复刊志言/郭心翔//针灸杂志.-4-34-19
针灸杂志三周纪念/江士瑜//针灸杂志.-4-32-5
针灸杂志三周纪念/罗兆琚//针灸杂志.-4-32-13
针灸杂志三周纪念感言/胡凌云//针灸杂志.-4-32-12
针灸杂志三周纪念敬谱沁园春一阕/俞安之//针灸杂志.-4-32-7
针灸杂志三周纪念引/余德仓//针灸杂志.-4-32-11
针灸杂志三周纪念祝词/张养田//针灸杂志.-4-32-14
针灸杂志三周志庆率成七绝四首/陈秀玉//针灸杂志.-4-32-10
针灸杂志题词/夏景岐//针灸杂志.-4-28-532
镇江袁绿野赠绍兴医药学报辞/袁绿野//绍兴医药学报.-1-14-356
志悼/徐相任//神州国医学报.-4-15-544
中国女医月刊华北版/钱今阳//中国医药月刊.-5-32-369
中国医学出版纪念/张仲僊//国医砥柱月刊.-5-18-636
中国医学创刊颂词/范泽民//国医砥柱月刊.-5-18-539
中国医学发刊纪念/龙南国医公会执监委员//国医砥柱月刊.-5-18-540
中国医学公会序/戴谷孙//医学公报.-1-6-577
中国医学会开会颂词/王复培//医学报.-1-7-312
中国医学会序/医学报社//医学报.-1-4-68
中国医学论文选序/叶橘泉//华西医药杂志.-5-37-337
中国医学月刊出版祝词/萧退庵//国医砥柱月刊.-5-18-534
中国医学杂志出版纪念/李醉石//国医砥柱月刊.-5-18-539
中国医学杂志创刊/沈雪生//国医砥柱月刊.-5-18-539

中国医学杂志创刊行世纪念/黄韶苍//国医砥柱月刊.-5-18-540
中国医学杂志创刊纪念/徐荣斋//国医砥柱月刊.-5-18-540
中国医学杂志创刊纪念/余从周//国医砥柱月刊.-5-18-540
中国医学杂志发刊纪念文/杨医亚//国医砥柱月刊.-5-18-535
中国医学杂志祝词/寿善伯//国医砥柱月刊.-5-18-536
中国医学杂志祝词/王玉材//国医砥柱月刊.-5-18-635
中国针灸学研究社祝词/沈波涵//针灸杂志.-4-29-126
中和医药室序/赓管纶//三三医报.-2-30-343
中西医药第三周纪念中的几点小贡献/叶橘泉//中西医药.-5-12-274
中西医药三周纪念/鲁德馨//中西医药.-5-12-272
中西医药研究社二十周年纪念(连载)/中西医药杂志社//华西医药杂志.-5-36-454,501,564
中西医药研究社纪念特刊献词/郑却疾//中西医药.-5-10-298
中西医药研究社纪念祝词/杨华亭//中西医药.-5-10-297
中西医药研究社两周纪念赠言/陈柱//中西医药.-5-12-264
中西医药研究社一周年/郭琦元//中西医药.-5-10-311
中西医药研究社一周年纪念/胡先骕//中西医药.-5-10-309
中央国医馆常务理事陆渊雷先生题字/陆渊雷//现代医药月刊.-4-27-4
中央国医馆馆长题词/焦易堂//医林一谔.-4-9-16
中央国医馆名誉理事秦伯未先生题字/秦伯未//现代医药月刊.-4-27-3
中央林业实验所所长为常山种植实验场题词/韩安//新中华医药月刊.-5-35-496
中医世界纪念志言/王培槐//中医世界.-3-37-9
中医世界四周纪念之回顾与今后之希望/邱治中//中医世界.-3-37-7
中医世界五周纪念/张梦痕//中医世界.-3-38-29
中医世界祝词/吴正谟//中医世界.-3-25-309
中医书局之贺电/上海中医书局//中医世界.-3-27-39
中医条例公布祝词(并序)/邱啸天//医界春秋.-3-13-301
中医新生命二年纪念词/中医新生命杂志社//中医新生命.-5-8-155
重绘人体经穴图题词/中国针灸学研究社//针灸杂志.-4-28-10
诸暨枫桥医学研究会序/杨又生//三三医报.-2-29-272
祝北平国医砥柱月刊总社六十期纪念/黄祖云//国医砥柱月刊.-5-18-370
祝词(题词及书画5幅)/中国针灸学研究社//针灸杂志.-4-30-14
祝词/广西全省中医药联合会筹备会,广西梧州市中医公会委员会//杏林医学月报.-3-16-129,129
祝词/李玉清,孙家骥//医林一谔.-4-9-27,110
祝词/罗兆琚,瞿雪鹭,吴守铭//针灸杂志.-4-28-108.-4-29-22,140
祝词/裘吉生等//中医杂志.-2-19-17,17,17,18,18,18,19,19,19,20,20,20,20,21,22,22
祝词/史济棠等//国医砥柱月刊.-5-18-39,361,362,363,363,363,370
祝词/田又玙,谢允府//中医世界.-3-25-446.-3-26-172
祝词/薛瑞骥等//绍兴医药学报.-1-9-290,291,291,292,347,349,351,353,353.-1-15-373.-1-19-165//绍兴医药月报.-2-37

-91,163,235,307,379.-2-38-17,107
祝词/周镇等//神州医药学报.-1-42-17,19,73,143,353.-1-47-13,201,356
祝辞/俞鼎熏//医学报.-1-7-312
祝辞/周服圣等//医学公报.-1-6-537,537,538,539,540,541,541,542,544
祝告医圣文/黄竹斋//国医砥柱月刊.-5-18-261
祝光华二周纪念感言/陈玉铭//光华医药杂志.-4-38-294
祝光华医药杂志社二周纪念/姚世琛//光华医药杂志.-4-38-294
祝光华医药杂志一周纪念/江骏声//光华医药杂志.-4-36-413
祝光华医药杂志周年纪念/卢振春//光华医药杂志.-4-36-417
祝贵林医药浅报出版词/绍兴医药学报社//绍兴医药学报.-1-11-352
祝国医砥柱复刊/黄竹斋//国医砥柱月刊.-5-18-57
祝国医砥柱月刊/汪浩权//国医砥柱月刊.-5-18-37
祝国医砥柱月刊创刊/何笑禅//国医砥柱月刊.-5-15-479
祝国医砥柱月刊六卷纪念特别感言/王贤儒//国医砥柱月刊.-5-18-358
祝国医砥柱月刊六卷开始/聂世平//国医砥柱月刊.-5-18-357
祝三三医报出版/周逢儒//三三医报.-2-29-35
祝三三医报社迁杭三年纪念/胡协心//三三医报.-2-35-46
祝三三医报社迁杭三周纪念赞言/周禹锡//三三医报.-2-35-10
祝三三医社迁杭三年纪念/王达//三三医报.-2-35-43
祝书/陶铭//绍兴医药学报.-1-9-352
祝文/裘庆煦//绍兴医药学报.-1-9-350
祝杏林医学月报万岁/陈芝高//杏林医学月报.-3-23-480
祝医界春秋社十一周纪念/陈少竹//医界春秋.-3-14-341
祝医林一谔/廖孟培//医林一谔.-4-9-24
祝医林一谔周年纪念宝塔诗/叶橘泉//医林一谔.-4-9-27
祝医学公会成立黄岁/梅詠仙//医学公报.-1-6-577
祝中国医学公会文/陈赓飏//医学公报.-1-7-92
祝中国医学杂志社成立文/郑琴隐//国医砥柱月刊.-5-18-534
祝中医世界/潘荷锄//中医世界.-3-25-217
祝中医世界刊/王聘贤//中医世界.-3-27-279
祝总社三周纪念/姜赞文//光华医药杂志.-4-40-342
追悼尤列先生诔词/国医杂志社//国医杂志.-4-7-585
追怀缪俊德先生/朱良春//中国医药月刊.-5-33-588
追荐会祝文/沈阳医学杂志社//沈阳医学杂志.-3-1-357
自强医学月刊卷头语/唐景韩//自强医学月刊.-3-40-552

17.3 编读往来

安徽省民政厅复函/国医公报社//国医公报.-4-19-277
办医刊与投稿/张赞臣//医界春秋.-3-14-453
报告陈发元君惠赐脚疾良方之经过/乔贞如//医界春秋.-3-13-462
北京国医砥柱社扩大组织征求普通基本社员办法/北平国医砥柱月刊社//国医砥柱月刊.-5-17-562
北平邓子厚君来函催印时令病学/邓子厚//医学杂志.-2-15-623
北平国医砥柱社旌德县分社告社员书/北平国

医砥柱月刊社旌德县分社//国医砥柱月刊.-5-18-470
北平国医砥柱月刊社天台分社公函/许谷芝//国医砥柱月刊.-5-18-398
北平国医砥柱总社扩大组织征求普通基本会员办法/国医砥柱月刊社//国医砥柱月刊.-5-18-49,99
北平邹趾痕先生来函/邹趾痕//医学杂志.-2-11-643.-2-17-390
本报大加改良/绍兴医药学报社//绍兴医药学报.-1-12-2
本报复江苏孙家骥先生函/医林一谔编者//医林一谔.-4-9-210
本报新增内容之预告/绍兴医药学报社//绍兴医药学报.-1-9-110,166
本报宜辟释经栏说/萧介青//三三医报.-2-34-42
本报重订略例/绍兴医药学报社//绍兴医药学报.-1-9-151
本草学样本待索通告/医界春秋社//医界春秋.-3-14-55
本卷的尾声/中西医药杂志社//中西医药.-5-12-171
本刊代邮/沈阳医学杂志社//沈阳医学杂志.-3-3-2,56,110,218,272
本刊的发行缘起/杨浩如//北平医药月刊.-5-9-31
本刊投稿诸公也当提倡白话文/陈龙池//绍兴医药学报星期增刊.-1-21-83
本社发行部通告/绍兴医药学报社//绍兴医药学报.-1-12-200
本社发行大增刊目录/绍兴医药学报社//绍兴医药学报.-1-11-229.-1-12-125,466,477
本社服务部依式印有中医师登记申请书/中西医药图书社服务部//华西医药杂志.-5-37-62,120
本社复函/医林一谔杂志社//医林一谔.-4-10-35
本社复台山县国医支馆/医林一谔杂志社//医林一谔.-4-9-435
本社紧要声明/中国医药月刊社//中国医药月刊.-5-33-516
本社特告/绍兴医药学报社//绍兴医药学报.-1-16-122
本社征求社友意见/中医指导录杂志社//中医指导录.-4-3-67
本社志谢并告阅报者/绍兴医药学报社//绍兴医药学报.-1-11-490
本书读者评语之一斑(三)/光华医药杂志社//光华医药杂志.-4-41-12
本医优待遥从新例通告/陆渊雷//中医新生命.-5-8-154
本志第七期新迁校舍纪念专号出版预告/苏州国医杂志社//苏州国医杂志.-5-1-384
本志征求社员及读者意见/中国针灸学研究社//针灸杂志.-4-31-417
庇报主持正义/医林一谔杂志社//医林一谔.-4-8-306
痹症求治/陆慎其//光华医药杂志.-4-38-561.-4-39-355
编读往来/王合三//现代中医.-4-43-264
编后话/杏林医学月报社//杏林医学月报.-3-16-37,168
编后话/徐恺//光华医药杂志.-4-38-586
编后话/中国医药月刊社//中国医药月刊.-5-32-32,65,210,446
编后记/国医砥柱月刊社//国医砥柱月刊.-5-17-367
编后记/新中医刊杂志社//新中医刊.-5-19-579
编后记/中西医药杂志社//中西医药.-5-9-577.-5-10-82,153,245,397.-5-11-83,167,348,449.-5-13-76
编后声明/徐恺//光华医药杂志.-4-38-400
编后随笔/中医新生命杂志社//中医新生命.-5-6-137
编后琐言/医林一谔杂志社//医林一谔.-4-8-40,201
编后小言/徐恺//光华医药杂志.-4-37-266,

371,465
编后余话/邱治中//中医世界.-3-38-518
编后余话/现代医药月刊社//现代医药月刊.-4-27-354
编后余墨/张静霞//国医砥柱月刊.-5-17-241
编后余墨/中国医药月刊社//中国医药月刊.-5-32-258
编后余沈/苏州国医杂志社//苏州国医杂志.-5-2-168
编后余谈/邱治中//中医世界.-3-37-575
编辑部白/徐恺//光华医药杂志.-4-38-98
编辑部代邮/光华医药杂志社//光华医药杂志.-4-38-261.-4-39-264
编辑部代邮/邱治中//中医世界.-3-36-160
编辑部代邮/现代医药月刊社//现代医药月刊.-4-27-354,400
编辑部紧急通知/光华医药杂志社//光华医药杂志.-4-38-357
编辑常山种植专号之意义/孙醒东//新中华医药月刊.-5-35-496
编辑导言/陈存仁//国医文献.-5-15-5
编辑导言/光华医药杂志社//光华医药杂志.-4-40-307
编辑导言/剑明//针灸杂志.-4-32-187
编辑规例/中西医药杂志社//中西医药.-5-10-690.-5-11-85,169,263,350,450,553
编辑后记/中国医药月刊社//中国医药月刊.-5-32-174,312,378
编辑科代邮/国医砥柱月刊社//国医砥柱月刊.-5-16-128
编辑室/邱治中//中医世界.-3-39-75
编辑室播送/新中医刊杂志社//新中医刊.-5-19-75
编辑室播音/中国医药月刊社//中国医药月刊.-5-32-138
编辑室的墨沈/医林一谔杂志社//医林一谔.-4-8-309
编辑室谈话/茅济棠//新中医刊.-5-20-399,455,495
编辑室主宣布征稿/杏林医学月报社//杏林医学月报.-3-16-415
编辑体例/神州医药学报社//神州医药学报.-1-42-3
编辑余话/神州医药学报社//神州医药学报.-1-47-399,410
编辑余沈/医界春秋编者//医界春秋.-3-9-268
编辑余沈/医界春秋社//医界春秋.-3-5-520//医界春秋.-3-12-244
编辑者言/华西医药杂志社//华西医药杂志.-5-36-44,93,145,189,233,285,337,389,451,498,561.-5-37-57,115,185,240,295,347,399,454,508,540,579
编辑者言/仁康//国医导报.-5-29-381
编辑者言/现代医药月刊社//现代医药月刊.-4-27-29
编辑者言/谢建明//针灸杂志.-4-31-150,318,422
编辑者言/杏林医学月报社//杏林医学月报.-3-17-161.-3-19-475
编辑者言/徐名山//苏州国医杂志.-5-2-600
编辑者言/张锡君//光华医药杂志.-4-39-405,506
编辑者言/张赞臣//医界春秋.-3-9-1,41,85,134,181
编辑者言/中国针灸学研究社//针灸杂志.-4-28-529.-4-30-255
编辑者言/中西医学报社//中西医学报.-1-40-252
编辑者之第一言/邹云翔//光华医药杂志.-4-39-385
编完之后/中国医药月刊社//中国医药月刊.-5-33-194
编余的话/中国针灸学研究社//针灸杂志.-4-34-161,465
编余致意/杏林医学月报社//杏林医学月报.-3-23-482
编者按/中西医药杂志社//中西医药.-5-13-408

编者代邮/光华医药杂志社//光华医药杂志.-4-38-168
编者代邮/邱治中//中医世界.-3-38-330
编者代邮/徐恺//光华医药杂志.-4-37-464.-4-38-84
编者的报告/中西医学报社//中西医学报.-1-36-404
编者的话/李仲守//医林一谔.-4-9-43
编者的话/中国医学杂志社//中国医学.-5-34-48
编者的话/中国针灸学研究社//针灸杂志.-4-34-237
编者附论/齐志学//国医正言.-5-4-361
编者个人代邮/光华医药杂志社//光华医药杂志.-4-35-598
编者谨志/苏州国医杂志社//苏州国医杂志.-5-2-269
编者小言/秦伯未//中医世界.-3-30-11,371.-3-31-11,380.-3-32-4
编者小言/时逸人//医学杂志.-2-13-438.-2-14-485.-2-15-388
编者小言/徐恺//光华医药杂志.-4-37-488
编者小言/杨医亚//国医砥柱月刊.-5-17-635.-5-18-3
编者小言/张锡君//光华医药杂志.-4-37-50
编者言/国医砥柱月刊社//国医砥柱月刊.-5-16-131
编者言/文医半月刊社//文医半月刊.-5-14-188
编者之话/现代中医杂志社//现代中医.-4-42-43,98
编者之话/余鸿仁//现代中医.-4-42-121
编者之言/新中医刊杂志社//新中医刊.-5-20-94
编者之语/现代中医杂志社//现代中医.-4-42-609
编者赘言/陈述先//国医砥柱月刊.-5-16-480
编者赘言/杏林医学月报社//杏林医学月报.-3-17-449
病证名词请中西对照/芮之松//医学杂志.-2-18-367
蔡小香敬告同社诸君/医学公报社//医学公报.-1-6-517
蔡种骏亲笔谨登(二月二十四日)/医学公报社//医学公报.-1-7-2
苍龛问答/钱今阳(著);张嘉因(录)//国医砥柱月刊.-5-17-135
曹颖甫先生致本社书/曹颖甫//医界春秋.-3-5-23
察哈尔省政府复函/察哈尔省政府//国医公报.-4-19-279
长沙曾觉叟先生来函(附陆渊雷复函)/医界春秋社(录)//医界春秋.-3-11-49
长沙曾觉叟先生来书/曾觉叟//医界春秋.-3-10-74,456
长沙市医药月刊社致本报编者聘书/刘岳崙,汪康白//医林一谔.-4-9-475
长沙卫生报辟陈运动之去雁来鸿/国医正言杂志社//国医正言.-5-5-56
长沙卫生报社继续开始辟陈运动之引言/国医正言杂志社//国医正言.-5-5-14
长沙卫生报主编吴汉僊先生来书/吴汉僊//医界春秋.-3-12-408
长沙吴汉僊先生来函/吴汉僊//医学杂志.-2-15-65.-2-16-381
长沙易南坡吴汉僊两先生来书(附湘省府决定推行公共卫生各步骤)/医界春秋社(录)//医界春秋.-3-11-44
常德国医药业联合办事处致本社快邮代电/常德国医药联合办事处//医林一谔.-4-10-649
常熟张汝伟君谢赠灵素生理新论函/张汝伟//医学杂志.-2-4-472
朝鲜金泽先生来函/金泽//复兴中医.-5-31-257
沉疴求治/刘景素//沈阳医学杂志.-3-3-358
陈达三君来书/陈达三//中医新生命.-5-8-205
陈会员青云来函(一)至(三)/陈青云//神州国

医学报.-4-15-198,200,203
陈樾乔君致骆保安君介绍入社书/陈樾乔//绍兴医药学报.-1-8-473
呈三三医报意见书/夏泽霖//三三医报.-2-29-296
重订再版汉药新觉发售预约/华西医药杂志社//华西医药杂志.-5-36-188
重庆指南十周年纪念刊要目/重庆指南社//华西医药杂志.-5-36-542
重修南阳医圣祠筹备处来函/重修南阳医圣祠筹备处//医学杂志.-2-16-384
筹建留医院捐册弁言/广东中医药专门学校//中医杂志(广东).-3-4-325
处州何九龄君介绍会员来函/何九龄//绍兴医药学报.-1-12-398
触电而死者不可即时入殓/未署名//绍兴医药学报星期增刊.-1-22-475
催缴报费/医学报社//医学报.-1-6-512
催缴本年报费/医学公报社//医学公报.-1-6-576
催缴上届报费/医学公报社//医学公报.-1-6-530
催刊预告未印书/吴杰三//绍兴医药学报.-1-15-502
催收报费/神州医药学报社//神州医药学报.-1-44-430.-1-45-221
答/周镇//三三医报.-2-34-387,389
答案四则/谢安之//医界春秋.-3-10-72
答成都医药书报流通社询问本刊代销办法/现代医药月刊社//现代医药月刊.-4-27-352
答复刘君及诸君/周镇//三三医报.-2-29-81
答复生君购送本报星期增刊函/黄祖岐//绍兴医药学报.-1-16-231
答高思潜君问泌尿的道路/张锡纯//绍兴医药学报星期增刊.-1-21-404
答各省中医学会暨刘蔚楚君/周镇//沈阳医学杂志.-3-2-242
答黄雨岩君欲借钞衷中参西录四期稿/三三医报社//三三医报.-2-30-295
答京师诸友谈时事/刘蔚楚//三三医报.-2-34-247
答客难/陈无咎//医界春秋.-3-6-481
答客问/国药新声杂志社//国药新声.-5-22-261
答流通医药书籍之办法/周镇//绍兴医药学报.-1-10-301
答孟兴朕君之疑问(问详六十九号)/守真//绍兴医药学报星期增刊.-1-22-368
答倪君函/裘吉生//三三医报.-2-30-416
答裘院长/周镇//三三医报.-2-30-267
答任伯和先生/三三医报社//三三医报.-2-30-87
答任伯和征求各条/王肖舫//三三医报.-2-29-441
答十八期插图征求答案/许客卿//中医杂志.-2-25-158
答束子嘉/张汝伟//绍兴医药学报.-1-15-499
答一百〇三/周镇//绍兴医药学报.-1-15-92
答游戏问题(一)、(二)/乃静//绍兴医药学报星期增刊.-1-21-78,159
答游戏问题/嚣嚣子//绍兴医药学报星期增刊.-1-21-55
答游戏问题第二则/陈龙池//绍兴医药学报星期增刊.-1-21-383
答游戏问题三则/叶劲秋//绍兴医药学报星期增刊.-1-21-391
答张黼章先生问报/沈仲圭//三三医报.-2-30-517
大症质疑/国医正言杂志社//国医正言.-5-3-326
代河南冯君芾林谢无锡周小农镇江杨燧熙两先生/张树筠//绍兴医药学报星期增刊.-1-21-336
代投稿者答朱慕丹君疑问/远志//神州医药学报.-1-47-184
代邮/光华医药杂志社//光华医药杂志.-4-35-276.-4-36-225,304.-4-37-550.-4-38-84,168,262.-4-39-264.-4-40-102,555.-4-41-262,378,584

代邮/国医正言杂志社//国医正言.-5-3-589.-5-4-259,363,469,520.-5-5-44
代邮/陆渊雷//中医新生命.-5-7-236
代邮/钱今阳//国医砥柱月刊.-5-17-6
代邮/沈阳医学杂志社//沈阳医学杂志.-3-2-392.-3-3-42,371,423
代邮/治中//光华医药杂志.-4-36-492
代邮/中国医药月刊社//中国医药月刊.-5-32-311
戴君来函/神州国医学报社//神州国医学报.-4-15-202
当涂县医学会来函/当涂县医学会//医界春秋.-3-8-332
登载名医小传办法/光华医药杂志社//光华医药杂志.-4-39-371,467.-4-40-8
邓庆云君来函/邓庆云//中医新生命.-5-6-303
地址不明/班若梦//医学杂志.-2-16-396
第二次征文答问(连载)/周镇//神州国医学报.-4-15-183,262
第二期征求登表概不收费预告/中西医学报社//中西医学报.-1-31-9
第六卷第一二期合刊/国医砥柱月刊社//国医砥柱月刊.-5-18-354
第三次征文答问/周镇//神州国医学报.-4-15-266
第十一次征文继续征稿/现代中医杂志社//现代中医.-4-43-268
丁福保先生惠鉴/桢//医学公报.-1-7-18
订阅本刊诸君均鉴附医界春秋续订单/医界春秋社//医界春秋.-3-8-339
订阅处/杏林医学月报社//杏林医学月报.-3-20-303
订阅砥柱月刊的感言/魏砚农//国医砥柱月刊.-5-16-360
定期复业/国医砥柱月刊社//国医砥柱月刊.-5-18-245
东台南安丰束子嘉君来函/束子嘉//医界春秋.-3-9-267
独灵草招请外埠特约经理/医界春秋社//医界春秋.-3-11-277
读第一期刊有感/贾青云//国医砥柱月刊.-5-15-545
读书指导/周燕麟//中国医药月刊.-5-32-63
读者代邮/光华医药杂志社//光华医药杂志.-4-39-84
读者来函谈食物中毒/潘树仁//中国医药月刊.-5-32-137
读者通讯/齐志学//国医正言.-5-4-199
读者通讯诸君注意/自强医学月刊社//自强医学月刊.-3-40-537
读者投书/邱键//华西医药杂志.-5-37-289
读者投书/张生陶;任应秋//华西医药杂志.-5-37-395
读者信箱/张汝伟//国医砥柱月刊.-5-17-553
读者信箱/赵敏//中国女医.-5-34-269
读者研究之所得/汤仲明//三三医报.-2-29-295
读者意见/王国栋//光华医药杂志.-4-36-409
读者园地简则/新中华医药月刊社//新中华医药月刊.-5-35-204
读者之声/广东医药月刊社//广东医药月刊.-3-24-342,418,549,610
读者指导/中国医药月刊社//中国医药月刊.-5-32-209
读者指导/周燕麟//中国医药月刊.-5-32-128
读者质疑/李仲美//华西医药杂志.-5-37-220
读者注意/沈仲圭//中医新生命.-5-7-131
读者注意/盛心如//光华医药杂志.-4-38-389.-4-40-276,425
读者注意/医界春秋社//医界春秋.-3-6-165
读者注意/中国医药月刊社//中国医药月刊.-5-33-186
读者注意/中国针灸学研究社//针灸杂志.-4-29-139,634
杜海生先生来函/杜海生//绍兴医药月报.-2-

38－377
杜同甲君来函/杜同甲//绍兴医药学报.－1－8－473
对贵社工作前途的愿望/郭泰桢//中西医药.－5－12－265
对于本报改进意见寄君/叶劲秋//中医杂志.－2－21－176
对于本刊改进意见之总答复/仁康//国医导报.－5－29－271
发行述意/徐鸿经//复兴中医.－5－31－70
范天伟先生等筹备组织分社通告/国医砥柱月刊社//国医砥柱月刊.－5－17－439
方崇儒君来函/方崇儒//绍兴医药学报.－1－8－343
斐律滨瑞锭先生来函/瑞锭//医学杂志.－2－17－395
分社长专号发行另售/光华医药杂志社//光华医药杂志.－4－40－276
丰县王于一先生来书/王于一//中医新生命.－5－8－661
冯炳南先生胃病经过之自述/冯炳南//光华医药杂志.－4－41－221
奉天图书馆来函/奉天图书馆//沈阳医学杂志.－3－3－208
奉天医学杂志声明/沈阳医学杂志社//沈阳医学杂志.－3－3－2
服鋏溴后/万公//中医指导录.－3－37－501
福建长乐县黄良安先生来函/黄良安//医学杂志.－2－16－382
福建正会长郑君肖严来函/郑肖岩//神州医药学报.－1－46－324
附时常务理事答函/时逸人//医学杂志.－2－17－392
复金吉祥书/沈阳医学杂志社//沈阳医学杂志.－3－3－42
复沁县郝景清报告各症/医学杂志社//医学杂志.－2－5－229
复兴中医编辑后记/复兴中医杂志社//复兴中医.－5－31－126
复兴中医答病栏/时逸人//复兴中医.－5－31－131,261,299,337,408,484,604,657
复兴中医研究栏答巢亚丰学员/时逸人//复兴中医.－5－31－260
复欲假脚气刍言/周小农//绍兴医药学报星期增刊.－1－21－392
改革本报意见书/沈仲圭//三三医报.－2－29－612
改用中国分量/冯超人//自强医学月刊.－3－40－537
高硼庄君来书之一、二/高硼庄//中医新生命.－5－6－355,358
高子波君来函/高子波//神州医药学报.－1－42－67
告本刊读者/余鸿仁//现代中医.－4－42－207
告读者书/华西医药杂志社//华西医药杂志.－5－37－585
告各地办事处社员读者及函授学员片言/杨医亚//国医砥柱月刊.－5－18－486
告社员书/针灸杂志社//针灸杂志.－4－28－194
告研究医学同志书/沈公健,巢亚丰//复兴中医.－5－31－734
告医界同仁速加入国医砥柱社基本社员刍言/王治华//国医砥柱月刊.－5－18－58
各处代售利济学堂报处所/利济学堂报社//利济学堂报.－1－1－387
公开征求/王吉民//光华医药杂志.－4－37－260
公推名誉编辑员书/何廉臣//绍兴医药月报.－2－37－61
贡献两足冰冷治疗方法之两封信/王景祥//光华医药杂志.－4－38－524
购书诸君鉴/中西医药杂志社//华西医药杂志.－5－36－251
购阅绍兴医药学报及月报方法/绍兴医药学报社//绍兴医药学报星期增刊.－1－22－249,257,267,273,281,289
古若成/自强医学月刊社//自强医学月刊.－3－41－415
关于公刊古书之函件/祝绍钧//三三医报.－2－

30-340
关于刊行古书之来函/郭焕章//三三医报.-2-32-161
关于女医专号再版的话/徐恺//光华医药杂志.-4-36-288
关于三三医书之函件(上裘吉生先生书)/沈仲圭//三三医报.-2-30-302
关于三三医书之函件/沈熊璋//三三医报.-2-32-160
关于问答之建议/杨赞民//医界春秋.-3-8-332
光华医学书局征求秘本出版/光华医药杂志社//光华医药杂志.-4-39-170
光华医药杂志编者代邮/徐恺//光华医药杂志.-4-37-551
光华医药杂志编者小言/徐恺//光华医药杂志.-4-36-336
光华医药杂志编者小言/朱殿//光华医药杂志.-4-35-366
光华医药杂志二周纪念编者的话/徐恺//光华医药杂志.-4-38-290
光华医药杂志紧要报告/光华医药杂志社//光华医药杂志.-4-40-101
光华医药杂志紧要代邮/光华医药杂志社//光华医药杂志.-4-37-554
光华医药杂志紧要代邮/余济民//光华医药杂志.-4-35-349
光华医药杂志社紧要启事/盛心如//光华医药杂志.-4-39-466.-4-40-276
光华医药杂志社紧要预告/光华医药杂志社//光华医药杂志.-4-40-274
光华医药杂志社三周年纪念征求热心读者/光华医药杂志社//光华医药杂志.-4-40-278
光华医药杂志申谢热心读者/光华医药杂志社//光华医药杂志.-4-36-590
光华医药杂志预告/光华医药杂志社//光华医药杂志.-4-36-590
光华医药杂志最近各地销数分析表/光华医药杂志社//光华医药杂志.-4-38-566
广州会友黎天佑先生来书/黎天佑//医学报.-1-6-281
国药单方实验社宣言/现代医药月刊社(辑)//现代医药月刊.-4-27-471
国医砥柱沪社钱今阳诊所迁移通告/国医砥柱月刊社//国医砥柱月刊.-5-18-36,52
国医砥柱社征求基本社员办法/国医砥柱月刊社//国医砥柱月刊.-5-18-83
国医砥柱社征求基本社员入社办法/国医砥柱月刊社//国医砥柱月刊.-5-18-32
国医砥柱社征求普通社员办法/国医砥柱月刊社//国医砥柱月刊.-5-18-82
国医砥柱社征求普通社员入社手续/国医砥柱月刊社//国医砥柱月刊.-5-18-33
国医砥柱月刊第二十七期出版虚劳病专号征稿通告(连载)/国医砥柱月刊社//国医砥柱月刊.-5-17-381,441
国医砥柱月刊第七期起增加定费通告(连载)/国医砥柱月刊社//国医砥柱月刊.-5-16-5,63
国医砥柱月刊社征聘新闻记者规则/国医砥柱月刊社//国医砥柱月刊.-5-15-458
国医砥柱月刊社征求社员和读者订阅期刊/国医砥柱月刊社//华西医药杂志.-5-36-26
海外归鸿/卢楚侠士//中国女医.-5-34-223
函请刊行肖岩先生遗书/裘吉生,何廉臣//绍兴医药学报.-1-17-41
函询王镜泉先生校刊温热逢源论疑义/吴玉纯//三三医报.-2-31-593
杭州健康医报欢迎试阅/华西医药杂志社//华西医药杂志.-5-36-417
杭州健康医报社聘函/杭州健康医报社//国医砥柱月刊.-5-18-159,192
胡天民君来函/胡天民//中医新生命.-5-7-356
湖北医药月刊社来函/湖北医药月刊社//医界春秋.-3-12-293//医学杂志.-2-16-382
湖南国医药建设委员会致本社快邮代电/医林一谔杂志社//医林一谔.-4-10-557,650
华西医药杂志定户读者公鉴/华西医药杂志社//华西医药杂志.-5-36-150

华西医药杂志定户鉴/华西医药杂志社//华西医药杂志.-5-36-76,135
华西医药杂志社各书改订售价通告/华西医药杂志社//华西医药杂志.-5-37-44
华西医药杂志社新到各书/华西医药杂志社//华西医药杂志.-5-36-293
华西医药杂志社征求杨则民寿守型金真如三位先生住址/华西医药杂志社//华西医药杂志.-5-36-43
欢迎会与职员会记事/中医杂志社//中医杂志.-2-19-146
欢迎投稿/自强医学月刊社//自强医学月刊.-3-40-94,164
汇答承询各节/医学公报社//医学公报.-1-6-550
会董翁又鲁广文来函/绍兴医药学报社//绍兴医药学报.-1-8-515
会计报告/沈阳医学杂志社//沈阳医学杂志.-3-1-421.-3-2-131,195,257,321,386,452.-3-3-52,213
会计师协会为所得税来函/会计师协会//神州国医学报.-4-18-370
几个建议/乔俊良//光华医药杂志.-4-36-299
纪念曹先生(曹颖甫)请读下列三书/复兴中医杂志社//复兴中医.-5-31-142,347,422,486,496
季爱人征求编辑同志/季爱人//医林一谔.-4-10-518
季爱人征求外科编辑同志/现代医药月刊社//现代医药月刊.-4-27-217
寄刊眼科书/谢寿愚//绍兴医药学报.-1-15-493
寄刊余德昌君之著作(附录余君诸作)/王一//绍兴医药学报.-1-17-111
寄全国中医学会诸君征文一二三/周镇//三三医报.-2-34-91,92,92
检地研究/高思潜//绍兴医药学报星期增刊.-1-22-252
简复一/新中华医药月刊社//新中华医药月刊.-5-35-333
建议出儿科专号/光华医药杂志社//光华医药杂志.-4-35-517
建议数条/邓伯高,王逸桥//针灸杂志.-4-29-440
建议信一通/许达三//针灸杂志.-4-29-654
江苏青江浦许梦苏先生来函/许梦苏//绍兴医药月报.-2-38-225
江苏松江映雪庐图书馆来函附本刊复函/江苏松江映雪庐图书馆//现代医药月刊.-4-27-138
江苏孙家骥先生致本社函/孙家骥//医林一谔.-4-9-384
江苏泰县铎声医报社杨孕灵先生来函/杨孕灵//绍兴医药月报.-2-38-225
江苏武进国医公会致本社快邮代电/医林一谔杂志社//医林一谔.-4-10-556
江西龙南分社来函/廖子桢//国医砥柱月刊.-5-18-398
江西省国医馆筹备处来函/江西省国医馆筹备处//医学杂志.-2-13-94
姜氏后裔来文/中医杂志社//中医杂志.-2-24-170
奖励福建上杭分社长黄霭园银盾/盛心如//光华医药杂志.-4-39-221
接续征求文稿/杨燧熙//三三医报.-2-30-189
节录宝应田旸谷先生来书/田旸谷//医学报.-1-6-230
节录江宁刘葆元先生惠书/刘葆元//医学报.-1-6-329
介绍中医师职团立法代表候选人请大家认清对象一致踊跃投票/国医砥柱月刊社//国医砥柱月刊.-5-18-385
介绍自己/陈惠民//现代中医.-4-43-80
今后编辑方针/铁笔//光华医药杂志.-4-39-289
谨告医家病家/绍兴医药学报社//绍兴医药学报.-1-8-123
谨谢各同志推广本报之成绩/中西医学报社//

中西医学报.-1-26-425
谨以十二分的诚意接受作者维护本志新生命的灌溉/医林一谔杂志社//医林一谔.-4-10-11
敬答投函责问的诸君/裘吉生//绍兴医药学报星期增刊.-1-21-155
敬复通函诸君/王肖舫//绍兴医药学报星期增刊.-1-22-468
敬告国医国药两届请踊跃入国医砥柱总社书/国医砥柱月刊社//国医砥柱月刊.-5-18-203
敬告会友及阅报诸君/医学报社//医学报.-1-5-50
敬告惠稿诸君说/任汉佩//绍兴医药学报.-1-8-166
敬告我投稿诸君及阅报诸君/查贡夫//神州医药学报.-1-45-11
敬告有志入社的读者/北京中医学社//中国医药月刊.-5-32-104
敬求治遗尿的良方/康维恂//绍兴医药学报星期增刊.-1-21-168
敬送社友一善书/燮忱//三三医报.-2-30-422
敬送社友一善书/燮忱//三三医报.-2-30-364
敬询海内外医家/高思潜//绍兴医药学报星期增刊.-1-22-285
敬询闵苍生君/周镇//绍兴医药学报.-1-18-117
敬询三事/谢裕东//医学杂志.-2-17-500
敬询数事/孙心泽//医学杂志.-2-18-182
九周回顾/张赞臣//医界春秋.-3-12-13
旧会员续缴会费/中医杂志社//中医杂志.-2-21-272
刊印医书之通函一、二/吴杰三//绍兴医药学报.-1-17-438,438
来函(一)/祝敬铭//神州国医学报.-4-15-192
来函/陈洪范//针灸杂志.-4-28-410
来函/陈裕业//神州医药学报.-1-42-339
来函/崇肖葵//神州医药学报.-1-45-559
来函/国医导报杂志社//国医导报.-5-29-257
来函/束子嘉//神州医药学报.-1-46-31
来函/苏隄//中西医学报.-1-25-292
来函五/薛立夫//神州医药学报.-1-46-198
来函一束/复兴中医杂志社//复兴中医.-5-31-640
来函照登/沈乾照//医学报.-1-6-192
来函照登/王寿芝//医学报.-1-6-246
来函照登/余伟民//中医世界.-3-38-211
来函照登 1.致裴君慎思书 2.读一封取出断针法的信后 3.一封有关研究之书信 4.萧继志君的意见 5.吴守铭君之致俞安之君函 6.致张聚源君函/中国针灸学研究社//针灸杂志.-4-30-234
来函照录/医学报社//医学报.-1-6-354
来函撰录/顾宾秋//医学报.-1-5-497
来鸿去雁/唐景韩//自强医学月刊.-3-41-209
来简一束/中医新生命杂志社(录)//中医新生命.-5-7-575
来简一束/宗鉴//中医新生命.-5-7-294
来件/熊世琳//铁樵医学月刊.-4-44-134
李斐如先生来函/李斐如//绍兴医药月报.-2-39-573
李调之君来函/李调之//绍兴医药学报.-1-15-117
李卧云君来函/李卧云//中医指导录.-4-1-22
利济学堂报报馆告白(连载)/利济学堂报社//利济学堂报.-1-1-3,483.-1-2-89.-1-3-178
利济学堂报夏季售报处所/利济学堂报社//利济学堂报.-1-1-681
郦凤钧君意见书/郦凤钧//绍兴医药学报.-1-9-35
临平陈樾乔君来函/绍兴医药学报社//绍兴医药学报.-1-8-513
刘笃才君来书/刘笃才//中医新生命.-5-7

-173
刘仲兴君来函/刘仲兴//中医新生命.-5-6-478
六十七号社员陶寿亭来函/陶寿亭//针灸杂志.-4-29-642
录赐三三医报社刊医书之遗稿/刘哲明//三三医报.-2-31-377
论本社之设实有益于病家/任汉佩//绍兴医药学报.-1-8-51
罗时键君来书/罗时键//中医新生命.-5-7-522
马师朁君来函/马师朁//杏林医学月报.-3-17-35,318,484
买预约券者鉴/中西医学报社//中西医学报.-1-23-146
毛邦汉君来函/毛邦汉//中医新生命.-5-6-597.-5-7-51.-5-8-521
毛锡爵君来书/毛锡爵//中医新生命.-5-6-360
梅县中医公会来电/医学杂志社//医学杂志.-2-18-281
梅永茂/陆渊雷//自强医学月刊.-3-41-418
每期通信/慎余//中国医药月刊.-5-32-107,161,191,227,403
美国加省主固埠华侨中医师黄岳华君来函/黄岳华//医界春秋.-3-13-36
美国沙加缅度埠华侨中医师黄祝汉先生来书/医界春秋社//医界春秋.-3-14-441
美华侨谭小张致本会书/中医杂志社//中医杂志.-2-23-175
明阅中西医学报知/中西医学报社//中西医学报.-1-26-489
南昌市中医公会来电/南昌市中医公会//国医公报.-4-22-451
南海李徵轺先生来书/医界春秋社//医界春秋.-3-13-318
南宗京著内科全书发行预约/光华医药杂志社//光华医药杂志.-4-39-244
年已念八可否学医/周慎余//光华医药杂志.-4-35-273
宁波慈溪东乡严痴孙先生来函/严痴孙//绍兴医药月报.-2-38-143
宁波王宇高先生来函/王宇高//医界春秋.-3-6-500
潘诵翻君来稿/潘诵翻//中西医学报.-1-24-426
平遥李生墀先生来函/李生墀//医学杂志.-2-17-394
溥告同志维持社会书(为催缴月捐及社费并望热心资助事)/绍兴医药学报社//绍兴医药学报.-1-8-211
弃西医改习国医/张式璋//光华医药杂志.-4-35-212
前期刘蔚楚君大著之增句/刘蔚楚//三三医报.-2-30-388
青浦唐映书君来函/中国医学月刊社//中国医学月刊.-3-15-294
请大家特别注意增价期内入社订刊优待办法/国医砥柱月刊社//国医砥柱月刊.-5-16-7,65
请登药界一览表启/绍兴医药学报社//绍兴医药学报.-1-8-6,48,94,136,180.-1-9-222
请登医界一览表启/绍兴医药学报社//绍兴医药学报.-1-8-5,47,93,135,179.-1-9-221
请社员缴纳常费通告/国医砥柱月刊社//国医砥柱月刊.-5-16-202,310,370.-5-17-269,328,381.-5-18-250
请调查中西医报/裘吉生//三三医报.-2-30-268
请中央派员训导之通电/广东医药月刊社//广东医药月刊.-3-24-238
庆贺中医条例公布奖征国药北平大栅栏同济堂参茸醪醴丸散膏丹宣言/光华医药杂志社//光华医药杂志.-4-39-117
丘倩尹君来函/丘倩尹//中医新生命.-5-7-55
邱在寅来函/邱在寅//中医指导录.-4-3-176
求尽性斋转投稿件之宣言(连载)/杨孕灵//三

三医报.-2-33-301,409
求尽性斋转投之稿件/杨孕灵//三三医报.-2-34-349
求医告白/沈伯常//医学报.-1-4-130,145
全国医药团体总联合会会刊编辑部致陈伯希君函/神州国医学报社//神州国医学报.-4-14-457
劝捐新书(周筱农君来缄嘱登)/周镇//医学杂志.-2-8-129
热心研究国医之来函/王润民//三三医报.-2-35-482
任君主张改印三三医书之来函/任信甫//三三医报.-2-33-305
日本良医/钱金城//国医正言.-5-4-175
如皋姚世琛来函/医学杂志社//医学杂志.-2-17-391
如皋中医协会来函/黄星楼//医界春秋.-3-6-535
三卷感言/周复生//华西医药杂志.-5-37-406
三卷起恢复之征文问题/现代中医杂志社//现代中医.-4-42-616
三三医报社特别征求(第四至第六次)/三三医报社//三三医报.-2-35-355,426,496
厦门赵云鹤来函/赵云鹤//医界春秋.-3-10-321
山东中国医药研究社来函/现代医药月刊社//现代医药月刊.-4-27-222
山西中医改进研究会复书/医学杂志社//医学杂志.-2-3-103
山西中医改进研究会寄送第一期杂志各处来缄汇登(附复信)/医学杂志社//医学杂志.-2-1-223
商讨的信/叶橘泉//中西医药.-5-12-419
商务印书馆与本报编辑函/商务印书馆//神州国医学报.-4-18-461
上海王问樵君来函/王问樵//绍兴医药学报.-1-9-149
上海现代中医社致本志编者函/上海现代中医社//医林一谔.-4-10-476
上海谢利恒先生来函/谢利恒//医学杂志.-2-17-389
上海医界春秋社来函/国医正言杂志社//国医正言.-5-4-213
上海医界春秋社来函/医界春秋社//医学杂志.-2-16-384
上海译书公会丁仲祜君来函/丁福保//绍兴医药学报.-1-9-149
上海恽铁樵先生来函/恽铁樵//绍兴医药月报.-2-37-205
上海中医学会来函/绍兴医药学报社//绍兴医药学报星期增刊.-1-22-497
上海中医学会名誉理事恽铁樵先生来函/恽铁樵//绍兴医药月报.-2-37-427
上海中医学会谢赠灵素生理新论函/上海中医学会//医学杂志.-2-4-472
上海总会来函一通/神州医药总会//绍兴医药学报.-1-14-409
上裘吉生先生函/倪汝奂//三三医报.-2-30-560
邵餐芝先生复本报编辑书/邵餐芝//神州国医学报.-4-16-583
社务报告/中西医药杂志社//中西医药.-5-10-143
社友俱乐部/高维祺//三三医报.-2-36-138
社友来函/俞志勤//绍兴医药学报.-1-14-414
社友徐宸君征求时疫报告/绍兴医药学报社//绍兴医药学报.-1-13-565
社友朱雅南来书照录/朱雅南//医学报.-1-5-157
神州国医学报编辑复商务印书馆函/神州国医学报社//神州国医学报.-4-18-461
神州医药学报编辑体例分为十栏/神州国医学报社//神州医药学报.-1-42-411
神州医药学报编辑体例及宗旨如左/神州国医学报社//神州医药学报.-1-47-10
神州医药学报各地代派处/神州医药学报社//神州医药学报.-1-45-3
神州医药学报内容有六大特色/神州国医学报

社//神州医药学报.-1-42-410
神州医药学报添聘访事/神州国医学报社//神州医药学报.-1-42-414
神州医药学报宣言/神州国医学报社//神州医药学报.-1-45-117
神州医药学报征文取材如左/神州国医学报社//神州医药学报.-1-47-121,213,293
沈啸秋君来函/沈啸秋//中医新生命.-5-7-357
沈炎南医师著肺病临床实验录征求预约/华西医药杂志社//华西医药杂志.-5-36-18,58,101
沈阳医学杂志出版/周镇//三三医报.-2-30-60
沈仲圭先生来函/沈仲圭//神州国医学报.-4-16-419
沈仲圭先生来书/沈仲圭//中医新生命.-5-8-658
沈仲圭与宋大仁论本刊书/沈仲圭//中西医药.-5-12-507
沈仲礼君来函/沈仲礼//绍兴医药学报.-1-9-150
审计部高君磵庄来函/高磵庄//中医新生命.-5-6-169
生理图(映溪草堂笔记)/周维翰//医学报.-1-4-302
失眠求治/杜万理//国医砥柱月刊.-5-15-640
施惠寰君来函/施惠寰//中医新生命.-5-6-303
时伯儒君来函/时伯儒//中医新生命.-5-6-536
时症专号的意义/赵树屏//北京医药月刊.-5-21-273
事务概况/苏州国医杂志社//苏州国医杂志.-5-2-68
收到月报表诸委员题名/中医杂志社//中医杂志.-2-26-482
束天民君来函/束天民//中医新生命.-5-6-301
谁负误治之责任/冯玉麟//光华医药杂志.-4-35-347
四川省国医分馆筹备处来函/四川省国医分馆筹备处//医学杂志.-2-13-94
四川省宜宾县中医师公会代电/国医砥柱月刊社//国医砥柱月刊.-5-18-94,168
四川万县东来医院来函/李祥麟//中西医学报.-1-27-463
四川中医学院来函/四川中医学院//医界春秋.-3-6-312
四川邹趾痕先生来函/邹趾痕;杨孕灵(录寄)//绍兴医药月报.-2-39-253
宋希仁君来函/宋希仁//中医新生命.-5-6-479
苏克明君来书/苏克明//中医新生命.-5-8-416
绥远陆军骑兵第二团军需处长张铁军先生来书/张铁军//医界春秋.-3-14-378
孙家骥先生复本社函/孙家骥//医林一谔.-4-9-302
孙君三函/孙秉公//三三医报.-2-34-129
孙培文君来书/孙培文//中医新生命.-5-7-110
孙式厂君来书/孙式厂//中医新生命.-5-7-642
孙寅初君致绍兴医药学报社同人书/孙寅初//绍兴医药学报.-1-8-476
谈话/齐志学//国医正言.-5-4-144,619
汤本求真氏来书/谭右江(译)//医界春秋.-3-13-38
特别征求(第一次至第三次)/三三医报社//三三医报.-2-30-573,609.-2-31-78
特别征求之答函/刘华封//三三医报.-2-36-31
特捐一览/中医杂志社//中医杂志.-2-20-520
天津傅仙坊先生来函/傅仙坊//医学杂志.-2-17-390
天津张锡纯先生来函/张锡纯//医界春秋.-3-9-176

天津中西汇通医社来函/中西医汇通社//医界春秋.-3-14-263
条驳丁氏医学报同人复函/医学公报社//医学公报.-1-6-567
条驳各处所接蔡小香伪函/医学公报社//医学公报.-1-6-573
调查员陈历耕君来函/陈历耕//绍兴医药学报.-1-12-398
贴在信箱外面的一封公开信/光华医药杂志社//光华医药杂志.-4-35-66
铁樵函授医学学员来函/铁樵医学月刊社//铁樵医学月刊.-4-44-32
通告各分社长/光华医药杂志社//光华医药杂志.-4-39-467.-4-40-9
通告平江刘远升入甲种金/光华医药杂志社//光华医药杂志.-4-39-371
通告全体读者赠发热心读者奖状/光华医药杂志社//光华医药杂志.-4-40-7
通函生许正祥考取首选来函照登/中国针灸学研究社//针灸杂志.-4-31-65
通知本社记者缴费领取证章/国医砥柱月刊社//国医砥柱月刊.-5-16-6
通知潮安二分社长陈一仁南平分社长曾少参申入甲种佣金并赠送本志/光华医药杂志社//光华医药杂志.-4-40-278
通知奉贤陈梅菴升入甲种佣金/盛心如//光华医药杂志.-4-39-221
通知长沙分社长吴亚仙申入甲种佣金并赠志全年/光华医药杂志社//光华医药杂志.-4-41-24
投稿本会者鉴/中西医学报社//中西医学报.-1-23-145
投稿者均鉴/绍兴医药学报社//绍兴医药学报星期增刊.-1-22-407
投稿者注意/高思潜//绍兴医药学报星期增刊.-1-22-321
投稿诸君鉴/绍兴医药学报社//绍兴医药学报星期增刊.-1-22-415,423
投稿诸君注意/国医导报杂志社//国医导报.-5-30-193,262,337,413
投稿诸君注意/医学公报社//医学公报.-1-7-179
投稿诸君注意/医学杂志社//医学杂志.-2-16-150
投函本社者注意/医学公报社//医学公报.-1-7-54
投函绍兴医药学报社者注意/绍兴医药学报社//绍兴医药学报.-1-14-122,357,418,488,547
外省各地汇款注意/国医砥柱月刊社//国医砥柱月刊.-5-18-53,86,102,117
外省汇款注意/国医砥柱月刊社//国医砥柱月刊.-5-18-68
王君来函照登于后/中国针灸学研究社//针灸杂志.-4-30-329
王硕如先生来函/王硕如//医学杂志.-2-18-173
王文敬先生来书/国医杂志社//国医杂志.-4-12-180
王问樵预白/王问樵//医学公报.-1-6-550
王一仁君嘱登杂志原缄(连载)/王一仁//医学杂志.-2-7-102,236
为本刊投稿事敬告国医界诸君/邱治中//中医世界.-3-36-91
为编委会成立敬告读者诸君/钱今阳//国医砥柱月刊.-5-17-561
为筹办槟城医社致吾侨医界同人书/何约明//三三医报.-2-36-259
为发给分社长新聘书通告各分社长/唐吉父//光华医药杂志.-4-39-466
为积极筹备北平国医砥柱社崇明分社告医界同仁书/国医砥柱月刊社//国医砥柱月刊.-5-18-310
尾声/广东医药月刊社//广东医药月刊.-3-24-278
尾声/针灸杂志社//针灸杂志.-4-29-570
卫生署中医委员会复本社电/医界春秋社//医界春秋.-3-14-275
文医半月刊编后琐话/文医半月刊社//文医半月刊.-5-14-14,30,46

文医半月刊快邮代电/文医半月刊社//文医半月刊.-5-14-414
文医半月刊社信箱/文医半月刊社//文医半月刊.-5-14-64,96,125
问报/高思潜//绍兴医药学报星期增刊.-1-22-433
问病/三三医报社//三三医报.-2-34-92
问部令取缔应付法/吴文涵//三三医报.-2-33-562 //沈阳医学杂志.-3-2-120
问部令取缔应付方法/吴玉纯//三三医报.-2-34-27
问国医单方社地址/崔修亭//医学杂志.-2-16-399
问名医陶本学先生的履历/守真//绍兴医药学报星期增刊.-1-22-164
问秋疟指南何月出版/袁爱仁//绍兴医药学报星期增刊.-1-21-413
问十全寿世学地址/周禹锡//三三医报.-2-34-414,441
问题二则/吕少函//光华医药杂志.-4-38-561
问丸药/独善//三三医报.-2-31-67
问五十五/竹芷熙//绍兴医药学报.-1-12-309
问锡地时症/王寿芝//绍兴医药学报星期增刊.-1-21-364
问医药衷中参西录出售地址及价目/王兰远//绍兴医药学报.-1-17-117
问张韦青师授业次序/王兰远//绍兴医药学报星期增刊.-1-21-420
问周身骨节手足疼痛治法/刘瑞云//三三医报.-2-29-267
翁源陈应期先生复本社函/陈应期//医林一谔.-4-9-385
我对于本报的希望/蔡济平//神州国医学报.-4-14-91
我对于本报的一点意见/唐秋成//三三医报.-2-31-5
我对于国医杂志应改良之小小意见/何耀民//国医杂志.-4-7-240
我对于杏林医学月报的期望(连载)/余锡亨//杏林医学月报.-3-16-10.-3-19-165
我所望于医界春秋社之几种工作/江广智//医界春秋.-3-5-185
无锡中医研究社来电/侯敬舆,张嘉炳//国医公报.-4-22-451
无锡周小农君谢赠灵素生理新论函/周镇//医学杂志.-2-4-472
吴君敬伯来函/吴敬伯//中医新生命.-5-6-136
吴瑞甫先生来函/吴瑞甫//绍兴医药月报.-2-39-208
吴瑞甫先生来函/吴锡璜//绍兴医药月报.-2-39-152
吴锡璜先生来函/吴锡璜//绍兴医药月报.-2-39-101
五年来的出版概况与今后的计划/邱治中//中医世界.-3-38-23
武昌萧君绛君来函/萧君绛//中医新生命.-5-6-62
武进县国医学会来函/武进国医学会//医学杂志.-2-18-173
伍仁甫先生来函/神州国医学报社//神州国医学报.-4-15-642
西南执行部来函/西南执行部//国医杂志.-4-7-40
西医韦龙杀人/易斐然//三三医报.-2-35-213
希望光华医药杂志编者/刘仲农//光华医药杂志.-4-35-133
现代中医编辑部为四五六次征文事告应征诸君/现代中医杂志社//现代中医.-4-42-222
现代中医编者小言/陈惠民//现代中医.-4-43-519
现代中医编者引言/现代中医杂志社//现代中医.-4-42-308
现代中医编者之话/现代中医杂志社//现代中医.-4-42-281.-4-43-154
现代中医发行部为开始预订第二年事告定户诸君/现代中医杂志社//现代中医.-4-42

-222
现代中医社特制投稿信封备索/现代中医杂志社//现代中医.-4-43-182
现代中医社为解释衍期原因敬告读者/现代中医杂志社//现代中医.-4-43-10
现代中医社为组织各埠分社事告定户诸君/现代中医杂志社//现代中医.-4-42-545
现代中医月刊第九次征文分为二期发表/现代中医杂志社//现代中医.-4-43-182
现代中医月刊更改出版月份请读者注意/现代中医杂志社//现代中医.-4-43-10
现代中医月刊中医药学术名著大集征/现代中医杂志社//现代中医.-4-42-270
现金十元征求狐臭治法/翟国荣//光华医药杂志.-4-39-262
现金征求藏毒验方/成仲义//光华医药杂志.-4-38-250
现金征求江苏省名医传稿/光华医药杂志社//光华医药杂志.-4-37-554
香港中华国医学会何佩瑜先生来函/何佩瑜//医界春秋.-3-10-263
向读者报告/叶德千//文医半月刊.-5-14-416
向金茅两先生疑问/吴青尘//新中医刊.-5-20-463
向秦伯未征求/中医杂志社//中医杂志.-2-21-203
萧君君绛来函/萧君绛//中医新生命.-5-6-413
小儿病后聋哑老妇不辨臭味/孔宪杰//医学杂志.-2-18-365
小儿生殖器暴长/陶惠风//光华医药杂志.-4-39-352
写在第二卷之前/余鸿仁//现代中医.-4-42-296
写在卷尾/董德懋//中国医药月刊.-5-33-165
写在中国医药月刊新年号上/左竞公//中国医药月刊.-5-32-220
谢桂生君来书/谢桂生//中医新生命.-5-8-521
谢惠答诸公书/张汝伟//三三医报.-2-29-545
谢君良毅来函/谢良毅//中医新生命.-5-6-179
谢氏医学出版预告/医学杂志社//医学杂志.-2-16-511
谢则仁君来书/谢则仁//中医新生命.-5-7-232
新例(连载)/自强医学月刊社//自强医学月刊.-3-41-123,207
新年的新希望/绍兴医药学报社//绍兴医药学报星期增刊.-1-21-404
新社员读者阅刊自第七期起通告/国医砥柱月刊社//国医砥柱月刊.-5-16-143
新社员读者阅刊自二十三期起通告/国医砥柱月刊社//国医砥柱月刊.-5-17-268
新社员读者阅刊自四十六期起通告/国医砥柱月刊社//国医砥柱月刊.-5-18-149
新岁重申本刊旨趣/国医导报杂志社//国医导报.-5-29-123
新中华医药月刊编辑后记/新中华医药月刊社//新中华医药月刊.-5-35-49,89,122,168,207,252,283,335,377,420,461,489,570,605,639,691
新中华医药月刊社函购书刊简则/新中华医药月刊社//新中华医药月刊.-5-35-604
新中医刊社社员注意/新中医刊杂志社//新中医刊.-5-20-433
信内要附钞票可用保价信函/华西医药杂志社//华西医药杂志.-5-37-539
宿疾难除/黄霭园//光华医药杂志.-4-39-354
徐君瀛芳来书/徐瀛芳//中医新生命.-5-8-265
徐寿人/自强医学月刊社//自强医学月刊.-3-41-417
徐相任先生与本报编辑书/神州国医学报社//神州国医学报.-4-16-386
徐瀛芳君来书/徐瀛芳//中医新生命.-5-6

-355
徐振予君来书/徐振予//中医新生命.-5-8-416
许持平/自强医学月刊社//自强医学月刊.-3-41-416
续缴会费旧会员/中医杂志社//中医杂志.-2-21-154
续聘名誉会员/医学杂志社//医学杂志.-2-3-252
续聘投稿会员/医学杂志社//医学杂志.-2-3-7
续驼鸟人/沈卧东//中医杂志.-2-21-441
续增各处派报处所/利济学堂报社//利济学堂报.-1-1-481
宣言书(来件二)/三三医报社//三三医报.-2-36-133
学员王鸣盛来函/王鸣盛//复兴中医.-5-31-336,480
学员周步蟾来函/周步蟾//复兴中医.-5-31-479
学员注意/铁樵医学月刊社//铁樵医学月刊.-4-44-529,529
询问数事/胡建文//医学杂志.-2-17-409
咽喉特刊序言/时逸人//医界春秋.-3-6-209
杨百城先生来函/杨百城//绍兴医药月报.-2-39-154
杨德高来函/杨德高//中医指导录.-4-3-175
杨厚载君来函及神州医药学会绍兴分会致鲁君函/绍兴医药学报社//绍兴医药学报.-1-14-485
杨廉夫君来函/杨廉夫//绍兴医药学报.-1-12-399
杨氏神效除痛散治多年心痛之谢函/王五桂//绍兴医药月报.-2-37-264
杨太和先生来函/医界春秋社//医界春秋.-3-6-163
杨孕灵先生来函/杨孕灵//绍兴医药月报.-2-38-441
杨卓寅君来书/杨卓寅//中医新生命.-5-7-644
姚斗山君(问道学)/姚斗山//医学杂志.-2-14-353
药物专号/中医世界杂志社//中医世界.-3-27-482
要否出嫁/陆体英//光华医药杂志.-4-35-131
叶香圃先生来函/叶香圃//杏林医学月报.-3-23-13
一本初衷/医界春秋社//医界春秋.-3-13-109
一封值得介绍的治验报告(附两次复信)/释斯雨//针灸杂志.-4-34-303
一年来的经过和今后之展望/朱恒璧//中西医药.-5-10-310
一年来的苦干/宋大仁//中西医药.-5-10-313
一年又过去了/绍兴医药学报记者//绍兴医药学报星期增刊.-1-21-397
医报之投稿解/张汝伟//沈阳医学杂志.-3-1-170
医家注意/高思潜//绍兴医药学报星期增刊.-1-22-304
医界春秋编辑余话/医界春秋社//医界春秋.-3-10-205
医界春秋编辑者言/医界春秋社//医界春秋.-3-5-44,45.-3-8-305,357,413,451
医界春秋编辑者言/张赞臣//医界春秋.-3-8-498.-3-10-329,397,479
医界春秋编辑者言/朱寿朋//医界春秋.-3-14-381,487
医界春秋三周纪念优待读者/医界春秋社//医界春秋.-3-6-461
医界春秋社创办函授科招收研究员/医界春秋社//医界春秋.-3-10-81,88
医界春秋社来函/医界春秋社//三三医报.-2-34-570//医学杂志.-2-16-386
医界春秋社迁移通告/医界春秋社//医界春秋.-3-7-234,268,302
医界春秋社一周年账略报告/医界春秋社//医界春秋.-3-5-242

医界春秋社张主席复上海市国医院分馆函/张赞臣//医界春秋.-3-10-366
医界春秋社张主席复四川中医学院函/张赞臣//医界春秋.-3-6-313
医界春秋社张主席复香港何佩瑜先生书/张赞臣//医界春秋.-3-10-264
医界春秋社征求新社员宣言/医界春秋社//医界春秋.-3-7-154,222,256,280
医界春秋社征文/医界春秋社//医界春秋.-3-5-65
医界春秋社致卫生局局长函/医界春秋社//医界春秋.-3-5-520
医界春秋四周纪念优待读者/医界春秋社//医界春秋.-3-7-379
医界春秋征求代表/医界春秋社//医界春秋.-3-5-118,156,176,200
医界注意/上海时新医药广告社//中西医学报.-1-31-9
医理一则进就商榷/星觉//绍兴医药学报星期增刊.-1-22-163
医林一谔杂志优待直接定户/医林一谔杂志社//医林一谔.-4-10-9,78,119
医生们注意/守真//绍兴医药学报星期增刊.-1-22-400
医学报馆告白/医学报社//医学报.-1-4-182,198,210,215,226,230,242,258,266,274,282,290,294,306
医学公报馆特志/医学公报社//医学公报.-1-6-519
医学研究所通告/医学公报社//医学公报.-1-5-324
医学杂志汇编第一集第二集第三集同时出版广告/杏林医学月报社//杏林医学月报.-3-20-169
医学杂志悬奖征文专栏/山西中医改进研究会//医学杂志.-2-18-91
医学杂志赠阅诸君注意/医学杂志社//医学杂志.-2-16-150
医药界注意/邱治中//中医世界.-3-38-14
医药界注意/中医世界杂志社//中医世界.-3-38-258
医药疑问四则/姚肃吾//医界春秋.-3-11-505
疑问征答/王吟竹//杏林医学月报.-3-20-251
已到期而尚未缴纳常年社费之各社员诸君注意/医界春秋社//医界春秋.-3-8-315,379
意见四则/陆渊雷(答);王药雨(辑)//中医新生命.-5-6-100
引言/杏林医学月报社//杏林医学月报.-3-23-460
营业方法/自强医学月刊社//自强医学月刊.-3-41-183
有孕经来耳暴聋/郑士钟//光华医药杂志.-4-35-593
又函/刘琴仙//杏林医学月报.-3-17-404
与报社社友商榷改良医报材料征求投稿实事之意见书/时逸人//绍兴医药学报.-1-14-502
与绍兴医药学研究社书/袁桂生//绍兴医药学报.-1-13-176
与神州国医学报编辑书/黄敦汉//神州国医学报.-4-17-406
与神州国医学报编辑书/沈仲圭//神州国医学报.-4-18-165
与神州国医学报编辑书/谢诵穆//神州国医学报.-4-17-368
与神州国医学报编辑书/许松如//神州国医学报.-4-17-81
与神州国医学报编辑书/张汝伟//神州国医学报.-4-18-217
预告/国医砥柱月刊社//国医砥柱月刊.-5-15-427
预约袖珍针灸经穴便览诸君公鉴/国医砥柱月刊社//国医砥柱月刊.-5-17-382
愈痴氏疑问三则/胡剑秋//绍兴医药学报星期增刊.-1-21-419
月捐一览/中医杂志社//中医杂志.-2-20-520
岳阳吴汉僊先生来函/吴汉僊//医学杂志.-2-

15-66
阅报者之奖品/绍兴医药学报社//绍兴医药学报.-1-10-334
阅报诸公惠鉴/绍兴医药学报社//绍兴医药学报.-1-11-491.-1-12-4.-1-13-336,398,486
阅报诸君公鉴/中西医学报社//中西医学报.-1-25-381
阅报诸君鉴/张汝伟//绍兴医药学报星期增刊.-1-22-508
阅报诸君注意/医学公报社//医学公报.-1-6-532.-1-7-134
阅书护益敬告同人/张树筠//三三医报.-2-31-389
阅者公鉴/绍兴医药学报社//绍兴医药学报星期增刊.-1-22-335,343,351,359,367,375,383,391,399,407,415,423
阅者诸公台鉴/三三医报社//三三医报.-2-30-508
阅者诸君注意/绍兴医药学报社//绍兴医药学报.-1-10-446
云南赵君琼轩来函/赵君琼//中医新生命.-5-7-355
恽铁樵张破浪君致山西中医改进研究会编辑处缄/恽铁樵,张破浪//医学杂志.-2-6-101
杂志门类/沈阳医学杂志社//沈阳医学杂志.-3-1-58
再版通知/中国医学月刊社//中国医学月刊.-3-15-242
再记亡室病理/李慰农//三三医报.-2-29-268
再论医者与病者/张体元//杏林医学月报.-3-17-373
赞成东洋医道会趣意书/三三医报社//三三医报.-2-36-173
赞成寿银移助报社经费函/周镇//绍兴医药学报.-1-19-370
赞成周君编书之函/张耕龙//三三医报.-2-32-526
早近男色/楚汀//光华医药杂志.-4-36-137
曾觉叟等来函照登/医界春秋社//医界春秋.-3-12-123
曾师孔来书/曾师孔//中西医学报.-1-24-505
增开全国医团通讯网敬告各地医团同志/光华医药杂志社//光华医药杂志.-4-39-280
赠送断疟灵/北平国医砥柱社//华西医药杂志.-5-37-160
赠送念盈针灸筒征求念盈针验案/中国针灸学研究社//针灸杂志.-4-34-468
赠送医医医病集/医学杂志社//医学杂志.-2-6-129
赠送中西医药研究社一览/铁樵医学月刊社//铁樵医学月刊.-4-44-622
赠杨君燧熙热心代派绍兴医药报序/刘廉青//绍兴医药学报.-1-19-26
张黼章先生来函/张黼章//中国医药月刊.-5-32-507
张国珍君来函/张国珍//中医新生命.-5-6-302
张龙之先生致山西中医改进研究会书(连载)/张龙之//医学杂志.-2-2-369,510
张梦痕征求学徒二名/光华医药杂志社//光华医药杂志.-4-37-551
张忍庵先生来函/张忍庵//医学杂志.-2-16-302
张汝伟君致本会函/张汝伟//沈阳医学杂志.-3-1-475
张汝伟君致山西中医改进研究会书/张汝伟//医学杂志.-2-6-393
张汝伟来函/张汝伟//沈阳医学杂志.-3-3-210
张山雷先生来函/张山雷//绍兴医药月报.-2-39-205
张申甫先生来函/张申甫//绍兴医药月报.-2-39-102
张寿颐先生来函/张山雷//绍兴医药月报.-2-39-573
张文元/自强医学月刊社//自强医学月刊.-3-41-469

张锡纯先生来函/张锡纯//杏林医学月报.-3-17-151
张永霖自日本东京来书/张永霖//中医新生命.-5-8-588
张赞臣为医界春秋出版迟延向读者诸君道歉/张赞臣//医界春秋.-3-14-342,402
张治河先生来函/张治河//医学杂志.-2-18-451
张驻尘先生来函/张驻尘//国医正言.-5-3-557
张子英主编现代杂志七八期出版/华西医药杂志社//华西医药杂志.-5-36-39
章斐然/自强医学月刊社//自强医学月刊.-3-41-470
照录扬州调查员朱雅南先生来书/朱雅南//医学报.-1-6-84
浙江叶劲秋先生与四川天年医社书/叶劲秋//三三医报.-2-36-89,93
针灸治疗秘笈预约展期二月/中国针灸学研究社//针灸杂志.-4-30-86
征稿简章/中医世界杂志社//中医世界.-3-37-18
征稿条例/杏林医学月报社//杏林医学月报.-3-16-39
征求病死者之病历/中西医学报社//中西医学报.-1-24-73
征求读者意见/中国针灸学研究社//针灸杂志.-4-34-469
征求纪念定户一万份优待办法/中医世界杂志社//中医世界.-3-38-13,257
征求苦桔梗产地价目/周镇//绍兴医药学报星期增刊.-1-21-510
征求民间实验特效方药/医林一谔杂志社//医林一谔.-4-10-559
征求名人佳作/三三医报社//三三医报.-2-30-602
征求明见实验特效方药小引/国医杂志社//国医杂志.-4-13-129
征求同感与解释/中国针灸学研究社//针灸杂志.-4-34-200
征求投稿/曹尹甫,秦伯未,尤学周//三三医报.-2-30-480
征求研究疯狗伤人治法/胡天宗//绍兴医药学报星期增刊.-1-22-114
征求针灸稿件/国医砥柱月刊社//国医砥柱月刊.-5-17-441
征求针灸稿件/杨医亚//国医砥柱月刊.-5-17-382
征求组织儿科特效刊/吕履成//光华医药杂志.-4-38-527
征题某某地方病的特殊情形/光华医药杂志社//光华医药杂志.-4-35-51
征文露布/中医杂志社//中医杂志.-2-30-232
征文披露/绍兴医药学报社//绍兴医药学报.-1-11-358
征文题/中医杂志社//中医杂志.-2-19-200
征问各省中医会对付内部取缔文件/吴玉纯//三三医报.-2-34-28
正定魏善忱君蝉来函/魏善忱//中医新生命.-5-6-169
正告全体会员/医学公报社//医学公报.-1-6-573
郑君力庭来书/郑力庭//中医新生命.-5-7-458
指示学医门径/光华医药杂志社//光华医药杂志.-4-40-267
质疑十则/卢育和//绍兴医药学报星期增刊.-1-21-4
质疑四则/卢育和//绍兴医药学报星期增刊.-1-21-61
质疑四则/沈仲圭//绍兴医药学报星期增刊.-1-21-187
质疑四则/王肖舫//绍兴医药学报星期增刊.-1-22-439
质疑一束/侃如//绍兴医药学报星期增刊.-1-21-467
质疑一则/承纪会//绍兴医药学报星期增刊.-1-21-236
致编辑邹云翔/光华医药杂志社//光华医药杂

志.-4-40-91
致柴也愚/杨燧熙//绍兴医药学报星期增刊.-1-22-372
致读者/鲁涤生//华西医药杂志.-5-36-269
致奉天全省商会联合会转各县推销杂志文/沈阳医学杂志社//沈阳医学杂志.-3-1-69
致奉天医士公会职员书/奉天医士公会//沈阳医学杂志.-3-3-56
致各埠会友之公函/医学报社//医学报.-1-6-145
致各地代表之通告/广东医药月刊社//广东医药月刊.-3-24-237
致光华医药杂志社海门读者丁学明先生一封信/任义君//光华医药杂志.-4-38-260
致广东国医分馆谢聘同人为理事函/国医杂志社//国医杂志.-4-5-491
致函索独灵草诸君的短简/朱寿朋//医界春秋.-3-8-533
致华商总会参加迎蒋函/国医杂志社//国医杂志.-4-7-506
致江左益人医社书/王显夫//绍兴医药学报.-1-17-121
致某病者书/萧尚之//三三医报.-2-36-520
致三三医报社论医学/袁复初//三三医报.-2-31-241
致三三医报社书/周东方//三三医报.-2-31-315
致山西中医改进研究会书/周镇//绍兴医药学报星期增刊.-1-22-271
致绍兴医药学报大主笔公鉴/朱琨珊//绍兴医药学报星期增刊.-1-22-295
致绍兴医药学报社函/蔡星山//绍兴医药学报.-1-16-228
致绍兴医药学报社函/张锡纯//绍兴医药学报星期增刊.-1-22-32
致社友周小农函说明时疫夺命散方已寄社/刘吉人//绍兴医药学报星期增刊.-1-21-215
致社长函/张二仲//三三医报.-2-30-586
致省公署第三科颁发外县报告病证表式/医学杂志社//医学杂志.-2-1-205
致史先生函/绍兴医药学报社//绍兴医药学报星期增刊.-1-21-408
致天年医社书/林沧叔//三三医报.-2-34-237
致天年医社书/张锡纯//三三医报.-2-34-357
致天年医社书/张植蕃//三三医报.-2-34-239
致益世报社会服务版函/陈泽东//国医正言.-5-5-565
致余姚康维恂函/绍兴医药学报社//绍兴医药学报星期增刊.-1-22-24
致张惠臣君函/山西中医改进研究会//绍兴医药学报.-1-19-143
致章仙云君函/绍兴医药学报社//绍兴医药学报.-1-8-343
中国女医编辑室谈话/张静霞//中国女医.-5-34-181
中国女医编者赘言/张静霞//中国女医.-5-34-203
中国女医月刊第四期出版了/复兴中医杂志社//复兴中医.-5-31-494
中国通都大埠泰东西药房林立岁计漏卮不知凡几应设何法以挽回之/林先耕//医学公报.-1-7-186
中国医学创刊纪念征求纪念定户一万份/国医砥柱月刊社//国医砥柱月刊.-5-18-513
中国医学发明数千年相承数十代以何时为最盛以何人为最著能溯其源流乎/莫鹏轩//国医杂志.-4-5-189
中国医学会蔡小香亲笔告各会友书/王桢//医学公报.-1-7-1
中国医学会紧要告白/中国医学会//医学报.-1-7-305,341,377,438,440,450,476
中国针灸学研究社设立中国医药书籍杂志代办部/中国针灸学研究社//针灸杂志.-4-32-186,276,456.-4-33-2,188,264,354
中西医学报收到刊物一览表/中西医学报社//中西医学报.-1-40-256
中西医药复刊优待读者/华西医药杂志社//华

西医药杂志.-5-36-316
中西医药图书社代售各书如下/中西医药杂志社//华西医药杂志.-5-36-392
中西医药图书社通告/中西医药杂志社//华西医药杂志.-5-37-242
中西医药研究社编印医书预约/中西医药杂志社//中西医药.-5-10-15
中西医药研究社来函/中西医药研究社//医学杂志.-2-16-301,385
中西医药研究社来函/中西医药杂志社//国医正言.-5-3-508//医学杂志.-2-15-625
中西医药研究社事业与入社权利/中西医药杂志社//中西医药.-5-10-316
中西医药杂志社发行处所及价目/中西医药杂志社//中西医药.-5-9-583
中央国医馆国医周刊主编陈逊斋黄竹斋来函/陈逊斋,黄竹斋//医学杂志.-2-16-383
中央国医馆周柳亭主任来函/周柳亭//医学杂志.-2-17-390
中医参考西医不知从何入手/张拱辰//医学杂志.-2-17-302
中医公会召开联席会议致函本社/医林一谔杂志社//医林一谔.-4-9-479
中医界对本刊之评语/中国女医社//中国女医.-5-34-197
中医世界编者小言/陈中权//中医世界.-3-26-635
中医世界编者小言/秦伯未,方公溥//中医世界.-3-26-535.-3-27-7,119
中医世界编者小言/中医世界杂志社//中医世界.-3-25-89,175,269,359,431.-3-26-7,139,249,383
中医世界读者注意/中医世界杂志社//中医世界.-3-38-578
中医世界下期预告/中医新生命杂志社//中医世界.-3-37-560
中医书籍发行者著作者均鉴/上海中医书局//中医世界.-3-39-3,112,340,476
中医书局十大特点/中医书局//医学杂志.-2-12-154//中医世界.-3-25-5,85,173
中医书局组织皇汉医学编译社敬告医界同仁/中医世界杂志社//中医世界.-3-36-443
中医杂志会员诸君注意/中医杂志社//中医杂志.-2-24-270.-2-26-164
中医杂志五八汇选增编预约/中医杂志社//三三医报.-2-36-33
中医指导社补发证书通告/中医指导录杂志社//中医指导录.-4-2-191
中医指导社征收第二年社费通告/中医指导录杂志社//中医指导录.-4-1-295,385
中医指导社征收第三年社费通告/中医指导录杂志社//中医指导录.-4-2-185,191
周年大会预志/中医杂志社//中医杂志.-2-20-154
周岐隐先生来函/周岐隐//医界春秋.-3-11-494
周寿人君来书/周寿人//中医新生命.-5-7-523
周午池社员一封提议书/周午池//针灸杂志.-4-29-549
朱阜山先生来函/朱阜山//中西医药.-5-11-551
朱静恒君来函/朱静恒//三三医报.-2-29-590
朱师墨君来函/朱师墨//中医新生命.-5-6-298
朱玉书先生与本报编辑函/朱玉书//神州国医学报.-4-16-80
诸暨赵家埠孙用盦先生来函/孙用盦//绍兴医药月报.-2-38-69
诸位社友均鉴/中国针灸学研究社//针灸杂志.-4-34-255
注疏或误可以直疏不必避嫌/周禹锡//三三医报.-2-33-210
注意/文医半月刊社//文医半月刊.-5-14-96
注意/中医指导录杂志社//中医指导录.-4-3-310
注意/自强医学月刊社//自强医学月刊.-3-41-524
祝敬铭同志来函/祝敬铭//医界春秋.-3-9

-520
祝人苏君来书/祝人苏//中医新生命.-5-8-206
著作请益/王绍声//三三医报.-2-31-465
自强医学月刊一周年纪念优待读者/自强医学月刊社//自强医学月刊.-3-40-688.-3-41-6
自强医学月刊征求/自强医学月刊社//自强医学月刊.-3-40-414
总答各地函询诸事/绍兴医药学报社//绍兴医药学报星期增刊.-1-22-265
总辑部代邮/国医砥柱月刊社//国医砥柱月刊.-5-15-416
总务部紧要代邮/光华医药杂志社//光华医药杂志.-4-35-597
总务部启事/国医砥柱月刊社//国医砥柱月刊.-5-17-602
总务部通告/国医砥柱月刊社//国医砥柱月刊.-5-16-202
总务部总辑部合并代邮/光华医药杂志社//光华医药杂志.-4-36-141
总务股通告/中国针灸学研究社//针灸杂志.-4-34-390
邹君来函/邹趾痕//三三医报.-2-35-314
组织国医学会与杂志之问答/黎琴石//国医杂志.-4-5-133
最近聘函一束/国医砥柱月刊社//国医砥柱月刊.-5-18-159,332,367,425,467

17.4 启事

安福消肿膏启事/登佛制药公司//中国医学月刊.-3-15-614
包识生启事/包识生//神州医药学报.-1-47-2,296
包头中国国医院启事/文医半月刊社//文医半月刊.-5-14-444
报告医界同人书/张锡纯//医学杂志.-2-7-516
北城社代办部启事/文医半月刊社//文医半月刊.-5-14-530
北京国医砥柱总社附设中医函授部招男女生/中国医药月刊社//中国医药月刊.-5-32-95
北京医药月刊编辑部启事/北京医药月刊社//北京医药月刊.-5-21-266,266,266,416,470
北京医药月刊欢迎各地推销启事/北京医药月刊社//北京医药月刊.-5-21-522
北京医药月刊启事/北京医药月刊社//北京医药月刊.-5-21-26,26,26,123,123,123,174,195,254,334,334,584,584
北京医药月刊添登医学讲座启事/北京医药月刊社//北京医药月刊.-5-21-522
北京医药月刊征文题/北京医药月刊社//北京医药月刊.-5-21-174,254
北京医药月刊总务组启事/北京医药月刊社//北京医药月刊.-5-21-522
北京中医学社启事/北京中医学社//中国医药月刊.-5-32-100,378,384.-5-33-46,52
北京中医学社征求社员启事/北京中医学社//中国医药月刊.-5-32-142,178,262,316,348,386,416,546.-5-33-4,52
北平北城社启事/北平北城社//文医半月刊.-5-14-381,403//中西医药.-5-12-193
北平国医砥柱社江苏无锡乡区分社启/国医砥柱月刊社//国医砥柱月刊.-5-18-202
北平国医砥柱社绥远河滨分社成立筹备启事/国医砥柱月刊社//国医砥柱月刊.-5-18-380
北平国医砥柱月刊总社察哈尔省张北县分社筹备启事/国医砥柱月刊社//国医砥柱月刊.-5-18-413
北平国医砥柱月刊总社福建海澄分社启事/苏庆麟,苏孝瑞//国医砥柱月刊.-5-18-469
北平国医砥柱月刊总社湖南汉寿县永和乡分社筹备启事/刘了初,蔡文铎,梅岭先//国医砥柱月刊.-5-18-378
北平国医砥柱总社广东永安贝水分社征求社员

入社启事/国医砥柱月刊社//国医砥柱月刊.-5-18-470
北平国医砥柱总社湘乡青北分社征求社员启/北平国医砥柱总社湘乡青北分社//国医砥柱月刊.-5-18-470
北平医药月刊社征聘各省市县医药新闻记者启事/北平医药月刊社//北平医药月刊.-5-9-4,134,256
北平医药月刊社征求各地推销员启事/北平医药月刊社//北平医药月刊.-5-9-4,134,256
北平中国医药杂志紧要启事/华西医药杂志社//华西医药杂志.-5-37-542
本报启事/绍兴医药月报社//绍兴医药月报.-2-41-52,104,155,207,260,312,364,515,620
本报特辟沉疴求治栏启事/沈阳医学杂志社//沈阳医学杂志.-3-1-135
本草汇纂预约/中西医药杂志社//中西医药.-5-12-103
本会特刊启事/绍兴医药月报社//绍兴医药月报.-2-41-2
本刊投稿简章/沈阳医学杂志社//沈阳医学杂志.-3-3-56,110,218,272,380
本年夏季课题/医学公报社//医学公报.-1-7-287
本社读者服务部为各地读者服务函购医书简章/国医砥柱月刊社//国医砥柱月刊.-5-18-608
本社启事一至三/北平医药月刊社//北平医药月刊.-5-9-2,2,3,132,132,133,254,254,255
本社特别志感(连载)/绍兴医药学报社//绍兴医药学报.-1-10-212,322
本社特告/绍兴医药学报社//绍兴医药学报.-1-10-204.-1-16-183
本社为推广社务增厚团结力量改称光华医药社/光华医药杂志社//光华医药杂志.-4-41-24
本杂志投稿简章/现代中医杂志社//现代中医.-4-43-673
编辑部紧要启事/光华医药杂志社//光华医药杂志.-4-35-598.-4-36-304.-4-40-276
编辑部紧要启事/国医砥柱月刊社//国医砥柱月刊.-5-16-202,310,370,468
编辑部启事/现代医药月刊社//现代医药月刊.-4-27-354
编辑部启事/现代中医杂志社//现代中医.-4-43-392,509
编辑部启事/中国女医社//中国女医.-5-34-234
编辑部启事/中医杂志社//中医杂志.-2-19-110.-2-20-301.-2-23-386
编辑部启事一至二/北平医药月刊社//北平医药月刊.-5-9-3,3,133,133,255,255
编辑部启者/中医杂志社//中医杂志.-2-20-125
编辑部时逸人启事/时逸人//医学杂志.-2-12-601
编辑部征稿启事/光华医药杂志社//光华医药杂志.-4-40-426
编辑处启事/医学杂志社//医学杂志.-2-4-253
编辑处启事/中医杂志社//中医杂志.-2-20-111
编辑股启事/谢建明//针灸杂志.-4-29-460
编辑室启事/新中医刊杂志社//新中医刊.-5-20-371
编印最近上海中西医师名录通告/复兴中医杂志社//复兴中医.-5-31-62
编者启事/谢诵穆//中医新生命.-5-8-467
编者启事/中国针灸学研究社//针灸杂志.-4-32-170
病家鸣谢中国针灸学研究社学员袁栋材君之三启事/中国针灸学研究社//针灸杂志.-4-33-342
蔡小香启事/医学公报社//医学公报.-1-7-109,143
沧社紧要启事/沧社//中医杂志.-2-21-9,

201,373.-2-22-3.-2-23-3
沧社征求同志启/沧社//中医杂志.-2-20-3,526.-2-21-184,364,546.-2-22-192
曾觉叟启事/曾觉叟//国医正言.-5-3-316
常德中西医学协会启事/常德中西医协会//三三医报.-2-36-123
陈邦贤启事/陈邦贤//中西医学报.-1-30-11
陈焕云起云慰问诸同道启事/国医砥柱月刊社//国医砥柱月刊.-5-16-462
陈惠民启事/陈惠民//现代中医.-4-43-509
陈师云门八秩寿启/华西医药杂志社//华西医药杂志.-5-36-500
陈无咎启事/陈无咎//光华医药杂志.-4-40-237//医界春秋.-3-12-410
陈芝高启事/陈芝高//国医砥柱月刊.-5-17-165
筹药业同人募捐留医院启事/广东中医药专门学校//中医杂志(广东).-3-4-326
出让旧医书启事/华西医药杂志社//华西医药杂志.-5-37-621
春季会课揭晓(己酉四月初一日)/医学报社//医学报.-1-6-287
春季会课题揭晓(庚戌四月十五日)/医学公报社//医学公报.-1-7-73
春季课题/医学报社//医学报.-1-6-181
春课揭晓/医学公报社//医学公报.-1-7-269
春温专号征稿启事/光华医药杂志社//光华医药杂志.-4-41-167,217
崔逖先启事/崔逖先//国医砥柱月刊.-5-18-510
存济医庐更正启事/叶橘泉//华西医药杂志.-5-36-540
存济医庐叶橘泉启事/叶橘泉//光华医药杂志.-4-40-243//医界春秋.-3-14-62
大邦店拟建立国医砥柱分社公启/李阳谷//国医砥柱月刊.-5-18-325
大律师吴兆桢汤有为赵辅廷受任中国医学杂志社常年法律顾问通告/国医砥柱月刊社//国医砥柱月刊.-5-18-513
代国民大学图书馆征求/医林一谔杂志社//医林一谔.-4-10-37
代售天然戒烟丸启/医学报社//医学报.-1-5-68,100,132,164,198
代征读内经图读难经图题咏/上海中医学会//中医杂志.-2-24-130
淡安启事/承淡安//针灸杂志.-4-34-5
丁福保启事/丁福保//中西医学报.-1-23-453,533.-1-24-223
丁福保征求诗话诗稿简章/丁福保//中西医学报.-1-31-79
丁济万启事/丁济万//现代中医.-4-43-509
东方针灸学社出版书籍重订新价通告/东方针灸学社//复兴中医.-5-31-130
东亚医学社广告部启事/中医杂志社//中医杂志.-2-22-188
冬季课题/医学报社//医学报.-1-6-504
冬课展期揭晓/医学公报社//医学公报.-1-6-530
读画思亲图征求诗文法绘启/曹仲安//中医世界.-3-27-233
读者信箱特别启事/光华医药杂志社//光华医药杂志.-4-36-224
发给奖状通告/盛心如//光华医药杂志.-4-40-278,425.-4-41-24,167,253,358,435
发给证书启事/中国针灸学研究社//针灸杂志.-4-32-255
发行部紧要启事/国医砥柱月刊社//国医砥柱月刊.-5-16-202,566
发行部紧要通告/国医砥柱月刊社//国医砥柱月刊.-5-16-370
发行部启/光华医药杂志社//光华医药杂志.-4-41-607
发行部启事/医界春秋社//医界春秋.-3-5-404,436,468,496,522,554
樊天徒启事/樊天徒//中医新生命.-5-7-461
方肇元特别启事/方肇元//绍兴医药学报星期增刊.-1-22-460
肺病临床实验录再版出书启事/华西医药杂志社//华西医药杂志.-5-36-355
分社长专号征稿启事/光华医药杂志社//光华

医药杂志.-4-40-8
奉天医士公会发轫启事/奉天医士公会//沈阳医学杂志.-3-1-4,58,156
奉天医士公会启事/奉天医士公会//奉天医学杂志.-3-1-230 //沈阳医学杂志.-3-1-230,230,296 .-3-3-164,164,273,371,391
奉天医学杂志编辑部启事/奉天医学杂志社//奉天医学杂志.-3-2-200,264,326
奉天医学杂志发行部启事/奉天医学杂志社//奉天医学杂志.-3-2-200,264,326,392
奉天医学杂志广告部启事/奉天医学杂志社//奉天医学杂志.-3-2-326
奉天医学杂志投稿简章/沈阳医学杂志社//沈阳医学杂志.-3-1-362 .-3-2-66,138,164
奉天医学杂志研究部启事/奉天医学杂志社//奉天医学杂志.-3-2-326
福州咸康国药号紧要启事/福州咸康国药号//现代医药月刊.-4-27-745 .-5-27-747,749,751,753,755,757,759
妇女病疗法重金征稿/光华医药杂志社//光华医药杂志.-4-39-468
妇女病疗法重金征稿/中医世界杂志社//中医世界.-3-37-128,356
附告/陆渊雷医室//中医新生命.-5-7-399
复兴中医社筹设复兴中医院征集股份通启/复兴中医社//复兴中医.-5-31-356
复兴中医社紧要通告(一)、(二)/张汝伟//复兴中医.-5-31-268,268
复兴中医社紧要通告/复兴中医社//复兴中医.-5-31-137,230
复兴中医社紧要通知/复兴中医社//复兴中医.-5-31-426
复兴中医社扩大组织征求新社员启事/复兴中医社//复兴中医.-5-31-306
复兴中医社启事/复兴中医社//复兴中医.-5-31-8,70,308,426,426,495,733,733
复兴中医社特别启事/复兴中医社//复兴中医.-5-31-629
改革饮片告示一件/绍兴医药学报社//绍兴医药学报.-1-11-544
高思潜启事/高思潜//三三医报.-2-30-228,264 .-2-31-511
高维祺启事/高维祺//三三医报.-2-36-567
稿约/医文杂志部//医文.-5-34-331
稿约/中华医史学会//医史杂志.-5-39-64
各地筹设分社启事/光华医药杂志社//光华医药杂志.-4-36-74
庚戌夏季课卷揭晓(村潜阅)/医学公报社//医学公报.-1-7-161
更正启事/江静波//华西医药杂志.-5-37-197
古本康平伤寒论发售预约启事/叶橘泉//华西医药杂志.-5-36-371
古康平伤寒论重印征求预约/新中华医药月刊社//新中华医药月刊.-5-35-375
顾介龛启事/顾介龛//医学报.-1-7-473
光华医学书局启事/光华医学书局//光华医药杂志.-4-41-548
光华医学书局重金征求秘本启事/光华医学书局//光华医药杂志.-4-39-53
光华医药杂志编辑部启事/光华医药杂志社//光华医药杂志.-4-35-212,276,349,427,518 .-4-36-71,141,436
光华医药杂志登载国医费子彬治愈日人危险肺病医案预告/光华医药杂志社//光华医药杂志.-4-39-19
光华医药杂志第四卷第一期出版分社长专号征稿启事/光华医药杂志社//光华医药杂志.-4-39-467
光华医药杂志启事/光华医药杂志社//光华医药杂志.-4-36-589
光华医药杂志三卷六期儿科专号征文启事/光华医药杂志社//光华医药杂志.-4-39-24
光华医药杂志社扩大征求各地热心同志组织分社启事/盛心如//光华医药杂志.-4-37-511 .-4-39-466 .-4-40-9
光华医药杂志社武进分社聘请本刊主编俞慎初等为社董(本社特讯)/现代医药月刊社//现代医药月刊.-4-27-476

光华杂志社扩展社务迁移新址通告/光华医药杂志社//光华医药杂志.-4-40-275
广东新中医学会特别启事/广东医药月刊社//广东医药月刊.-3-24-124,124,346,346
广东医药月报启事/广东医药月刊社//广东医药月刊.-3-24-45,106,553,553
广东中医药专门学校印刷部启/广东中医药专门学校//广东医药月刊.-3-24-116
广告部启事/现代中医杂志社//现代中医.-4-43-510
广征社友/绍兴北海桥医药学报社//绍兴医药学报.-1-11-152
广征社友/绍兴医药学报社//绍兴医药学报.-1-11-228
广州市卫生局招考国医师布告/医林一谔杂志社//医林一谔.-4-11-382
国内外国医界著作家注意/光华医学书局//光华医药杂志.-4-39-58
国医砥柱沪社为聘钱明之兼任总务主任通告/国医砥柱月刊社//国医砥柱月刊.-5-17-535
国医砥柱日本总社迁移新址/国医砥柱月刊社//国医砥柱月刊.-5-17-602
国医砥柱社编辑部启事/国医砥柱月刊社//国医砥柱月刊.-5-18-36
国医砥柱社成都四川省分社共同启事/国医砥柱月刊社//国医砥柱月刊.-5-18-86
国医砥柱社黔阳分社筹备成立启事/国医砥柱月刊社//国医砥柱月刊.-5-18-324
国医砥柱社永丰分社扩大征求社员启事/国医砥柱月刊社//国医砥柱月刊.-5-18-427
国医砥柱社渝社启事/国医砥柱月刊社//国医砥柱月刊.-5-18-36
国医砥柱书局优待社员购书办法/国医砥柱书局//国医砥柱月刊.-5-17-432
国医砥柱月刊登载王硕如馆长手辑痘疹辑要启事/国医砥柱月刊社//国医砥柱月刊.-5-18-52
国医砥柱月刊第八期痢疾专号征文启事/国医砥柱月刊社//国医砥柱月刊.-5-16-5,63
国医砥柱月刊二周纪念征文启事/国医砥柱月刊社//国医砥柱月刊.-5-17-180,270,329
国医砥柱月刊紧要启事/国医砥柱月刊社//国医砥柱月刊.-5-16-565.-5-17-5
国医砥柱月刊扩大新社员启事/国医砥柱月刊社//国医砥柱月刊.-5-18-234
国医砥柱月刊设读者信箱聘张汝伟先生为编辑通告/国医砥柱月刊社//国医砥柱月刊.-5-17-535
国医砥柱月刊社编辑部启事/陈述先//国医砥柱月刊.-5-15-416,466.-5-16-566.-5-18-20
国医砥柱月刊社编辑部启事/国医砥柱月刊社//国医砥柱月刊.-5-17-496.-5-18-117,627
国医砥柱月刊社筹设国医砥柱书局启事/国医砥柱月刊社//国医砥柱月刊.-5-17-182
国医砥柱月刊社二十周年纪念征文启事/国医砥柱月刊社//国医砥柱月刊.-5-18-474
国医砥柱月刊社发给分社长证书启事/国医砥柱月刊社//国医砥柱月刊.-5-16-369
国医砥柱月刊社服务部启事/国医砥柱月刊社//国医砥柱月刊.-5-16-64
国医砥柱月刊社各部紧要启事/国医砥柱月刊社//国医砥柱月刊.-5-15-530,593
国医砥柱月刊社恢复全国医药通信网征聘新闻记者启事/国医砥柱月刊社//国医砥柱月刊.-5-17-329.-5-18-36,53,495
国医砥柱月刊社集中力量推广医药扩大组织征求新社员启事/国医砥柱月刊社//国医砥柱月刊.-5-17-488.-5-18-85
国医砥柱月刊社继续扩大征求新社员五万名启事/国医砥柱月刊社//国医砥柱月刊.-5-18-133
国医砥柱月刊社紧要启事/国医砥柱月刊社//国医砥柱月刊.-5-16-202,202,309,369,369.-5-17-93,173,267,267,267,327,602.-5-18-149
国医砥柱月刊社扩大征求基本社员五千名启事/国医砥柱月刊社//国医砥柱月刊.-5-17-

560,580
国医砥柱月刊社扩大征求社员及读者启事/国医砥柱月刊社//国医砥柱月刊.-5-15-467
国医砥柱月刊社扩大征求社员启事/国医砥柱月刊社//国医砥柱月刊.-5-17-81,181,536
国医砥柱月刊社扩大征求组织分社启事/国医砥柱月刊社//国医砥柱月刊.-5-15-586.-5-16-60,130,198,276.-5-17-440,560,602,618,634,652.-5-18-2
国医砥柱月刊社启事/国医砥柱月刊社//国医砥柱月刊.-5-15-416,466.-5-16-153,365
国医砥柱月刊社启事/唐吉父//国医砥柱月刊.-5-18-513
国医砥柱月刊社迁移启事/国医砥柱月刊社//国医砥柱月刊.-5-18-249
国医砥柱月刊社全体分社长分社筹备社员公鉴/国医砥柱月刊社//国医砥柱月刊.-5-18-20
国医砥柱月刊社上海分社改称沪社启事/国医砥柱月刊社//国医砥柱月刊.-5-17-327
国医砥柱月刊社通告/国医砥柱月刊社//华西医药杂志.-5-36-134
国医砥柱月刊社五周年纪念扩大征求新社员启事/国医砥柱月刊社//国医砥柱月刊.-5-17-325
国医砥柱月刊社月刊改换版式启事/国医砥柱月刊社//国医砥柱月刊.-5-17-267.-5-18-20
国医砥柱月刊社月刊启事/国医砥柱月刊社//国医砥柱月刊.-5-18-249
国医砥柱月刊社月刊于第三十七期版式改新启事/国医砥柱月刊社//国医砥柱月刊.-5-18-2
国医砥柱月刊社月刊征求新定户一万户启事/国医砥柱月刊社//国医砥柱月刊.-5-18-133
国医砥柱月刊社征稿简约/国医砥柱月刊社//国医砥柱月刊.-5-15-461
国医砥柱月刊社征求革新意见启事/国医砥柱月刊社//国医砥柱月刊.-5-17-327
国医砥柱月刊社征求基本社员五千名办法/国医砥柱月刊社//国医砥柱月刊.-5-17-432.-5-17-534
国医砥柱月刊社征求社员启事/康念尧//国医砥柱月刊.-5-15-416
国医砥柱月刊社征求图书启事/国医砥柱月刊社//国医砥柱月刊.-5-17-441.-5-18-117
国医砥柱月刊社征求新定户十万户启事/国医砥柱月刊社//国医砥柱月刊.-5-18-214,234,250
国医砥柱月刊社征求新社员十万名启事/国医砥柱月刊社//国医砥柱月刊.-5-18-182,198,214,250
国医砥柱月刊社总务部紧要启通告/国医砥柱月刊社//国医砥柱月刊.-5-17-178,269,328,440,634,652
国医砥柱月刊胃肠病专号征文通告/国医砥柱月刊社//国医砥柱月刊.-5-17-5
国医砥柱月刊杂志第二十一二期合刊胃肠病专号征稿通告/国医砥柱月刊社//国医砥柱月刊.-5-17-94
国医砥柱月刊增价紧要启事/国医砥柱月刊社//国医砥柱月刊.-5-17-179
国医砥柱月刊征稿信/国医砥柱月刊社//国医砥柱月刊.-5-16-647
国医砥柱月刊征文启事/国医砥柱月刊社//国医砥柱月刊.-5-18-36,68
国医砥柱月刊主理汪浩权启事/汪浩权//国医砥柱月刊.-5-18-68
国医砥柱月刊自八月十五日起增加定价费启事/国医砥柱月刊社//国医砥柱月刊.-5-17-618
国医砥柱月刊自第十三期起特辟汉和医药征稿通告/国医砥柱月刊社//国医砥柱月刊.-5-16-370
国医砥柱月刊自第十三期起特辟针灸讲座征稿通告/国医砥柱月刊社//国医砥柱月刊.-5-

16－370
国医砥柱月刊自第十三期起特辟中国女医征稿通告/国医砥柱月刊社//国医砥柱月刊.－5－16－370
国医砥柱月刊自五月起增加定价费通告/国医砥柱月刊社//国医砥柱月刊.－5－17－381
国医砥柱总社扩展社务组织董事会启事/国医砥柱月刊社//国医砥柱月刊.－5－17－495
国医分会北京医学讲习会通告/北京医学讲习会//北京医药月刊.－5－21－470
国医分会总务组启事/北京医药月刊社//北京医药月刊.－5－21－416
国医公报启事/国医公报社//国医公报.－4－19－22
国医界唯一之集团医界春秋社扩大组织征求新社员启事/国医正言杂志社//国医正言.－5－4－332
国医社健秋开诊启事/北京医药月刊社//北京医药月刊.－5－21－298
国医俞慎初启事/俞慎初//国医砥柱月刊.－5－17－165
国医正言欢迎投稿简启/国医正言杂志社//国医正言.－5－3－56,106,150,196,206,402,452,548,580,622
国医正言启事/国医正言杂志社//国医正言.－5－3－62,500
国医正言社会义务部启事/陈泽东,齐志学//国医正言.－5－5－341,395,449,500
国医正言社会义务栏启事/齐志学//国医正言.－5－3－586
海内外藏书家鉴/绍兴医药学报社//绍兴医药学报.－1－12－197,330,336.－1－14－34,122,192,312,396,487,548.－1－15－301,360,532.－1－17－128
邗江徐母孙太夫人七十征言启/张樾侯等//三三医报.－2－36－309
函授新医学讲习社启事/函授新医学讲习社//中西医学报.－1－24－299
函授新医学讲习社社员鉴/中西医学报社//中西医学报.－1－25－157
汉口医药学刊社启事/汉口医药学刊社//医界春秋.－3－8－439
杭州世界红十字会施医院之通告/杭州世界红十字会//三三医报.－2－31－36
杭州市国医公会出版汤士彦主编国医新闻启事/杭州市国医公会//医界春秋.－3－13－101//中西医药.－5－10－695
杭州汤士彦启事/汤士彦//光华医药杂志.－4－39－265
杭州文化印书局紧要启事/杭州文化印书局//三三医报.－2－31－68
杭州西湖中医虚损疗养院启/神州国医学报社//神州国医学报.－4－16－39
何廉臣启事/何廉臣//绍兴医药学报.－1－8－49,131,137,181,227,271,315,359,403,447,491.－1－9－9,99,157,213
和汉医学研究栏投稿简章/光华医药杂志社//光华医药杂志.－4－37－69
河南石招牌妇科丸紧要启事/杏林医学月报社//杏林医学月报.－3－16－124
胡东皋君告退编辑启/绍兴医药学报社//绍兴医药学报.－1－8－167
胡瀛峤启事/胡瀛峤//绍兴医药学报星期增刊.－1－22－471
湖北医药月刊社征求图书刊物启事/湖北医药月刊社//医学杂志.－2－16－511
华人病症篇付印预告/中西医药杂志社//中西医药.－5－12－6,120,208,324,434.－5－13－2,92
华西医药杂志编辑部启事(一)至(二)/华西医药杂志社//华西医药杂志.－5－37－541,541
华西医药杂志二卷一期发行考据专号启事/华西医药杂志社//华西医药杂志.－5－36－504
华西医药杂志各书廉价启事/华西医药杂志社//华西医药杂志.－5－37－605
华西医药杂志扩大征求新订户五千名紧要启事/华西医药杂志社//华西医药杂志.－5－37－188,298
华西医药杂志三周年纪念扩大征求新订户重要启/华西医药杂志社//华西医药杂志.－5－37

-544
华西医药杂志社翻印通俗伤寒论征求附印启事/华西医药杂志社//华西医药杂志.-5-37-404
华西医药杂志社广告加价启事/华西医药杂志社//华西医药杂志.-5-36-194
华西医药杂志社刊物再版通告/华西医药杂志社//华西医药杂志.-5-36-362
华西医药杂志社七期书目延期出版启事/华西医药杂志社//华西医药杂志.-5-37-542
华西医药杂志社启事/华西医药杂志社//华西医药杂志.-5-36-150,194,264,290,290,323,342,342.-5-37-2,2,2,2,244,244,244,244,350,350,464
华西医药杂志社启事(一)至(三)/华西医药杂志社//华西医药杂志.-5-37-584,584,584
华西医药杂志社社长周復生诚意征求女伴启事/华西医药杂志社//华西医药杂志.-5-37-510
华西医药杂志社社长周復生征婚启事/华西医药杂志社//华西医药杂志.-5-37-512
华西医药杂志社什邡县分社长朱幼臣担任中药送诊所主任/华西医药杂志社//华西医药杂志.-5-37-184
华西医药杂志社新中华医药月刊启事/华西医药杂志社//华西医药杂志.-5-37-404
华西医药杂志社征稿启事/华西医药杂志社//华西医药杂志.-5-37-613
华西医药杂志社征求旧书/华西医药杂志社//华西医药杂志.-5-37-540
华西医药杂志社征求组织分社一千处启事/华西医药杂志社//华西医药杂志.-5-36-150,194,238,456
华西医药杂志社重金征求旧书启事/华西医药杂志社//华西医药杂志.-5-37-241,349
华西医药杂志社重要启事/华西医药杂志社//华西医药杂志.-5-37-120
华西医药杂志社重要声明启事/华西医药杂志社//华西医药杂志.-5-37-542
华西医药杂志社重要通告/华西医药杂志社//华西医药杂志.-5-37-118,242
华西医药杂志社重要通告请读者诸君注意/华西医药杂志社//华西医药杂志.-5-37-488
华西医药杂志四卷二期特出全国名医传记专刊征稿启事/华西医药杂志社//华西医药杂志.-5-37-582
华西医药杂志一二卷全年合订本出刊启事/华西医药杂志社//华西医药杂志.-5-37-402
华西医药杂志一二卷调整售价启事/华西医药杂志社//华西医药杂志.-5-37-455
华西医药杂志一二卷新价通告/华西医药杂志社//华西医药杂志.-5-37-509
华夏医学会缘启/华夏医学会//三三医报.-2-33-273
黄霭园启事/黄霭园//光华医药杂志.-4-40-313
黄社解散通告/黄社//中医杂志.-2-23-59
恢复刊登社员照片启事/国医砥柱月刊社//国医砥柱月刊.-5-18-36,52,68
汇商印刷局启事/三三医报社//三三医报.-2-36-392
家慈谭太夫人八秩寿辰征诗文启/钱今阳//光华医药杂志.-4-40-164
家庭医药出版社紧要启事/中医世界杂志社//中医世界.-3-38-366,468
家庭医药出版社征文/中医世界杂志社//中医世界.-3-38-188
家庭医药出版社征文启事/中医世界杂志社//中医世界.-3-38-164
嘉善医药学会编辑部启事/嘉善医药学会//三三医报.-2-32-104
嘉善医药学会启事/嘉善医药学会//三三医报.-2-32-176,220
嘉善医药学会征求会员启/嘉善医药学会//三三医报.-2-29-617
江苏丹阳林徵五医士启事/林徵五//国医砥柱月刊.-5-16-303
江苏吴县医学会医药卫生研究社征求医稿启事/中医杂志社//中医杂志.-2-25-160
江左国医讲习所启事/江左国医讲习所//三三

医报.-2-35-495
姜堰植林医社征求启示/姜堰植林医社//神州国医学报.-4-14-346
姜著麻疹户晓交换医书/华西医药杂志社//华西医药杂志.-5-36-448
讲习所续招新生/中国针灸学研究社//针灸杂志.-4-30-88.-4-31-385,481
奖励陈贻德先生等筹备组织分社通告/国医砥柱月刊社//国医砥柱月刊.-5-16-461
奖励陈渔洲先生等筹备组织分社通告/国医砥柱月刊社//国医砥柱月刊.-5-16-64
奖励筹备组织分社启事/国医砥柱月刊社//国医砥柱月刊.-5-18-36
奖励筹备组织分社启事/华西医药杂志社//华西医药杂志.-5-36-238,290
奖励筹备组织分社通告/国医砥柱月刊社//国医砥柱月刊.-5-18-52,68,86,102,117,133,149,165
奖励处州分社长鲁秀山/光华医药杂志社//光华医药杂志.-4-36-141,436
奖励分社长/光华医药杂志社//光华医药杂志.-4-39-16,108,221,279,371.-4-40-278.-4-41-24,253,358
奖励分社长/盛心如//光华医药杂志.-4-40-425
奖励分社长/现代中医杂志社//现代中医.-4-43-569
奖励分社长/中国针灸学研究社//针灸杂志.-4-31-479
奖励分社长成立分社通告/国医砥柱月刊社//国医砥柱月刊.-5-17-5,93,179,268,327,381,535,580,602,634
奖励分社长通告/国医砥柱月刊社//国医砥柱月刊.-5-18-20
奖励分社长通告/中国医学杂志社//国医砥柱月刊.-5-18-615
奖励郭守谦先生等筹备组织分社通告/国医砥柱月刊社//国医砥柱月刊.-5-18-250
奖励河北安平河北杨各庄分社长武永兴李秉钧成立分社通告/国医砥柱月刊社//国医砥柱月刊.-5-16-309
奖励河南行都湖南长沙河北三河河北平谷分社长张少云易南坡董振东席凤卿通告/国医砥柱月刊社//国医砥柱月刊.-5-16-63
奖励河南洛阳河北滨海河北饶阳分社长李紫东李灵华孙鸣第通告/国医砥柱月刊社//国医砥柱月刊.-5-16-5
奖励湖南沙洋山西榆次河北香河山西清源河北新乐分社长张达萧广业潘振玉王馨山史奉璋成立分社通告/国医砥柱月刊社//国医砥柱月刊.-5-16-143
奖励江西上饶河北滦县河北东桑村河北曹各庄河北大蒲河分社长方穆庄高云鸿李怀德鲁善亭董佐臣成立分社通告/国医砥柱月刊社//国医砥柱月刊.-5-16-565
奖励锦州兴城察省南口山西岱岳河北尹各庄分社长耿明宇赵尘梁昌义郭辅臣成立分社通告/国医砥柱月刊社//国医砥柱月刊.-5-16-461
奖励林海康先生等筹备组织分社通告/国医砥柱月刊社//国医砥柱月刊.-5-16-565
奖励刘仲良先生等筹备组织分社通告/国医砥柱月刊社//国医砥柱月刊.-5-16-143
奖励南洋槟城广东省广西省河北换马店广东茶山大连市察省文德镇察省新保安分社长陈文光叶天相刘仲良聂恩发陈渔洲武维扬魏胪卿李韵岫成立分社通告/国医砥柱月刊社//国医砥柱月刊.-5-16-202
奖励钱存济先生等筹备组织分社通告/国医砥柱月刊社//国医砥柱月刊.-5-18-234
奖励全允凰先生筹备组织分社通告/国医砥柱月刊社//国医砥柱月刊.-5-17-180
奖励热心读者/光华医药杂志社//光华医药杂志.-4-39-468.-4-40-8
奖励热心读者启事/国医砥柱月刊社//国医砥柱月刊.-5-17-560
奖励热心社员/国医砥柱月刊社//国医砥柱月刊.-5-15-408
奖励热心社员读者启事/国医砥柱月刊社//国医砥柱月刊.-5-16-5

奖励热心社员启事/国医砥柱月刊社//国医砥柱月刊.-5-17-440
奖励上海河北东鹿河北河西坞河北胥各庄山东肥城察省何家屯察省柴沟堡分社长钱今阳许钦章韩镜湖么睿三尚训鲁赵泮林任文惠成立分社通告/国医砥柱月刊社//国医砥柱月刊.-5-16-369
奖励社员常秀峰等筹备组织分社通告/国医砥柱月刊社//国医砥柱月刊.-5-16-6
奖励四川浙江台湾三位分社长等组织分社启事/华西医药杂志社//华西医药杂志.-5-36-194
奖励王懋堂先生等筹备组织分社通告/国医砥柱月刊社//国医砥柱月刊.-5-16-309
奖励王仲丕先生等筹备组织分社通告/国医砥柱月刊社//国医砥柱月刊.-5-16-202
奖励宣化分社长梁祥云不扣佣金通告/国医砥柱月刊社//国医砥柱月刊.-5-16-5
奖励阎毓敏先生等筹备组织分社通告/国医砥柱月刊社//国医砥柱月刊.-5-16-370
奖励于嘉先生等筹备组织分社通告/国医砥柱月刊社//国医砥柱月刊.-5-18-198
奖励张有为先生等筹备组织分社通告/国医砥柱月刊社//国医砥柱月刊.-5-17-93
奖励张长民先生等筹备组织分社通告/国医砥柱月刊社//国医砥柱月刊.-5-18-182
奖励赵祖培先生等筹备组织分社通告/国医砥柱月刊社//国医砥柱月刊.-5-17-5
奖赠盖平分社社长宋含章银盾一座通告/国医砥柱月刊社//国医砥柱月刊.-5-17-94
奖赠与城分社耿明宇银盾一座通告/国医砥柱月刊社//国医砥柱月刊.-5-17-6
奖张滋生谋先生等筹备组织分社通告/国医砥柱月刊社//国医砥柱月刊.-5-18-214
介绍杨如侯先生灵素生理新论启/沈宗之//沈阳医学杂志.-3-1-486
介绍医学实习生/中西医学报社//中西医学报.-1-26-489
紧急通告/国医砥柱月刊社//国医砥柱月刊.-5-18-135,183
紧要代邮/光华医药杂志社//光华医药杂志.-4-36-224,304
紧要告白/中西医学报社//中西医学报.-1-24-536.-1-26-212
紧要启事/国医导报杂志社//国医导报.-5-29-217,343
紧要启事/三三医报社//三三医报.-2-34-534
紧要启事/神州医药学报社//神州医药学报.-1-43-284,388
紧要启事/宋邦记铜针机器厂//新中医刊.-5-19-16
紧要启事/医学杂志社//医学杂志.-2-16-80
紧要启事/中国针灸学研究社//针灸杂志.-4-28-2,64,64,64,104,208,308,418,526.-4-29-2,120,228,338,454.-4-30-2,104,248,374,376.-4-31-316,486.-4-32-96,102,182,272,362,454,512.-4-33-78,92,164,184,260,350,430.-4-34-76
紧要启事/中医世界杂志社,中医指导录杂志社//中医指导录.-3-39-538
紧要启事/中医御敌团事务所//三三医报.-2-34-416
紧要通告(医药同志速猛醒)/黄信臣,罗嘉珪,汪迪堃//神州医药学报.-1-45-193
谨呈病状求赐治法/姚建溪//绍兴医药学报星期增刊.-1-22-254
京师医学研究会启/朱福诜等//医学报.-1-4-561
精绘针灸经穴挂图再版预约通告/华西医药杂志社//华西医药杂志.-5-36-159
敬告读者/医学杂志社//医学杂志.-2-16-226
敬告赣州医药界同志速起组织医药研究社启/孙心任//光华医药杂志.-4-38-138
敬告海内医学家/医学公报社//医学公报.-1-7-143
敬告全国医学人士/光华医药杂志社//光华医药杂志.-4-40-276
敬告热心之会友/医学公报社//医学公报.-1-

6－549
敬告医药两界诸君启/绍兴医药学报社//绍兴医药学报.－1－8－3,45,91,177,221,265,309,353,397,441,485 .－1－9－3,47,105,161,219
敬请我会诸君同认本报股份启/问樵//医学报.－1－6－307
敬请医药两界诸君子均鉴/医学报社//医学报.－1－6－9,41,73,105,137
敬送良方选要/徐友丞//中西医学报.－1－23－369
敬谢全国名流暨作家启事/国医砥柱月刊社//国医砥柱月刊.－5－18－513
开大会通告/绍兴医药学报社//绍兴医药学报.－1－14－409
刊行医药丛书/绍兴医药学报社//绍兴医药学报.－1－10－374
科学化针灸医学讲习所函授班招生/曾天治//文医半月刊.－5－14－502
扩大真球组织分社两千处通告/国医砥柱月刊社//国医砥柱月刊.－5－18－234
扩大征求各地热心同志组织办事处启事/国医砥柱月刊社//国医砥柱月刊.－5－18－486,497
扩大征求新闻记者通告/光华医药杂志社//光华医药杂志.－4－39－279
扩大征求组织分社两千处通告/国医砥柱月刊社//国医砥柱月刊.－5－18－214,250
扩大征求组织分社启事/国医砥柱月刊社//国医砥柱月刊.－5－17－79
扩大征求组织分社四百处通告/国医砥柱月刊社//国医砥柱月刊.－5－16－566 .－5－17－6,94,181
扩大征求组织分社通告/国医砥柱月刊社//国医砥柱月刊.－5－16－461
扩大征求组织分社五百处通告/国医砥柱月刊社//国医砥柱月刊.－5－18－117
扩大征求组织分社五百处通告/杨医亚//国医砥柱月刊.－5－18－68
扩大征求组织分社一千处通告/国医砥柱月刊社//国医砥柱月刊.－5－18－133
扩大征求组织各地分社启事/中国医药月刊社//中国医药月刊.－5－32－144
李程九先生征求化除烟瘾良方启/李程九//医学杂志.－2－3－346
李春和先生等筹备组织分社通告/国医砥柱月刊社//国医砥柱月刊.－5－17－535
李春芝特别启事/李春芝//沈阳医学杂志.－3－2－392
李复光启事/李复光//华西医药杂志.－5－36－290
李铨铭先生等筹备组织分社通告/国医砥柱月刊社//国医砥柱月刊.－5－17－328
李慰农介绍铁樵函授中医学校招生/三三医报社//三三医报.－2－33－60 .－2－34－385
李仲守医生启事/李仲守//医林一谔.－4－11－179,267
溧阳国医界临时后援会快邮代电/江卧云等//杏林医学月报.－3－21－256
梁乃津紧要启事/梁乃津//华西医药杂志.－5－37－251
梁谦益堂药局启/杏林医学月报社//杏林医学月报.－3－18－40
岭南医林一谔社藏书楼征求图书启事/医林一谔杂志社//医林一谔.－4－11－267
岭南医林一谔社藏书楼征求图书启事/医林一谔杂志社//医林一谔.－4－11－267
刘蔚楚启事/刘蔚楚//三三医报.－2－33－426
刘学宽先生等筹备组织分社通告/国医砥柱月刊社//国医砥柱月刊.－5－17－634
刘一平现金征求救伤特效药方启事/刘一平//医界春秋.－3－13－101
卢育和启事/卢育和//医学杂志.－2－14－482
陆渊雷启事/陆渊雷//中医新生命.－5－8－474 //自强医学月刊.－3－40－637
陆渊雷为医报启事/陆渊雷//中医新生命.－5－6－72
陆渊雷谢诵穆启事/陆渊雷,谢诵穆//中医新生命.－5－8－154
律师王孝先生启事/王孝//文医半月刊.－5－14

-48,64
脉理求真发行预约简章/国医砥柱月刊社(录)//国医砥柱月刊.-5-15-532
茅济棠启事/茅济棠//新中医刊.-5-20-506
美国纽约登佛化学制药公司启事/美国纽约登佛化学制药公司//杏林医学月报.-3-17-38
明日医药杂志移沪复刊征求纪念定户启事/上海明日医药社//华西医药杂志.-5-36-4
明日医药杂志优待读者办法/明日医药杂志社//中西医药.-5-10-698
鸣谢本社渝社社长周復生先生启事/国医砥柱月刊社//国医砥柱月刊.-5-18-36
鸣谢朝鲜桂山医学研究所通告/国医砥柱月刊社//国医砥柱月刊.-5-16-461
鸣谢陈天一陈雁声先生通告/国医砥柱月刊社//国医砥柱月刊.-5-16-202
鸣谢分社长成立分社启事/国医砥柱月刊社//国医砥柱月刊.-5-18-52,68,102,117
鸣谢各处成立分社启事/国医砥柱月刊社//国医砥柱月刊.-5-18-149,165,181,214,233
鸣谢各分社长成立分社启事/周复生//华西医药杂志.-5-36-150
鸣谢卢松平先生通告/国医砥柱月刊社//国医砥柱月刊.-5-16-565
鸣谢美国罗省社员方复兴先生慷慨助本刊补助费启事/针灸杂志社//针灸杂志.-4-30-91
鸣谢南通喜幼之喜珊孙两君热心介绍社员启事/国医砥柱月刊社//国医砥柱月刊.-5-18-52
鸣谢启事/医学杂志社//医学杂志.-2-16-218
鸣谢启事一至二/国医砥柱月刊社//国医砥柱月刊.-5-16-507,507
鸣谢热心读者启事/中国医药月刊社//中国医药月刊.-5-32-144
鸣谢热心社员读者启事/国医砥柱月刊社//国医砥柱月刊.-5-16-63,143
鸣谢日本东亚医学协会通告/国医砥柱月刊社//国医砥柱月刊.-5-17-5
鸣谢日本分社长高桥大和先生不取酬金启事/国医砥柱月刊社//国医砥柱月刊.-5-17-181
鸣谢日本总分社长高桥大和先生通告/国医砥柱月刊社//国医砥柱月刊.-5-17-439
鸣谢上海分社社长钱今阳先生暨分社办事诸君不取酬金启事/国医砥柱月刊社//国医砥柱月刊.-5-16-369
鸣谢张锡三先生启事/盛心如//光华医药杂志.-4-40-425
南川县中医师公会成立周年纪念通电公鉴/国医砥柱月刊社//国医砥柱月刊.-5-18-121
南方读者鉴/姜春华//华西医药杂志.-5-37-62
南通预防春季白喉痘疫之通告/医学杂志社//医学杂志.-2-8-354
倪梦若启事/倪梦若//医林一谔.-4-10-38
拟编圣愈录启/医学报社//医学报.-1-4-410
拟劝各系遍投中西医研究会启/江祖韩//中西医学报.-1-23-157
拟征求医学图书函/神州国医学报社//神州国医学报.-4-14-517
涅阳学社为日新医学一道歉启事/涅阳学社//杏林医学月报.-3-17-439
女医生徐兰韵启事/徐兰韵//医学报.-1-7-426
培植中医新生命重庆市中医训练所招生/华西医药杂志社//华西医药杂志.-5-36-232
聘陈廷恥先生为河北省牛栏山分社社长/中国医药月刊社//中国医药月刊.-5-33-438
聘刘静波为本社摄影记者兼宣传干事/国医砥柱月刊社//国医砥柱月刊.-5-16-6
聘彭佑明先生为华西医药杂志社总务主任启事/周复生//华西医药杂志.-5-36-222
聘钱同高先生为名誉董事长启事/国医砥柱总社董事会//国医砥柱月刊.-5-17-496
聘徐耕云张宝文为我社法律顾问启事/国医砥柱月刊社//国医砥柱月刊.-5-18-213
平湖国医支馆奉中馆指示汇寄捐款办法/平湖国医支馆//光华医药杂志.-4-41-185

平湖国医支馆暨改进会为募建首都国医院告医药界同仁热心人士/平湖国医支馆//光华医药杂志.-4-41-186
平民医药周报义卖兴学启事/平民医药周报社//国医砥柱月刊.-5-18-98
濮凤笙王葆年启事/濮凤笙,王葆年//医学公报.-1-7-145
启事/国医导报杂志社//国医导报.-5-29-16
启事/华西医药杂志社//华西医药杂志.-5-36-194
启事/现代中医杂志社//现代中医.-4-42-486
启事/新中医刊杂志社//新中医刊.-5-20-469,562
启事/中国医学月刊社//中国医学月刊.-3-15-552
启事/中国医药月刊社//中国医药月刊.-5-33-89
启事廉售旧刊发还铜板/中国医药月刊社//中国医药月刊.-5-33-260
启事一至二/广东医药月刊社//广东医药月刊.-3-24-612,612
迁移地址/中国医学月刊社//中国医学月刊.-3-15-127
迁移广告/医学公报社//医学公报.-1-7-269
迁移通告/承淡安//针灸杂志.-4-29-562
迁移通告/自强医学月刊社//自强医学月刊.-3-41-429
钱今阳敬告本社全体同仁/钱今阳//国医砥柱月刊.-5-18-450
钱今阳启事/钱今阳//国医砥柱月刊.-5-17-495.-5-18-86
钱今阳为江苏名医王硕如先生鬻书优待国医砥柱社社员读者免润启事/国医砥柱月刊社//国医砥柱月刊.-5-16-566
钱今阳谢启/钱今阳//国医砥柱月刊.-5-18-385
钱母丁太夫人六十正寿征诗文启/国医砥柱月刊社//国医砥柱月刊.-5-18-200
秦伯未紧要启事/秦伯未//中医指导录.-4-3-385,417
秦伯未启事/中医杂志社//中医世界.-3-25-8//中医杂志.-2-27-159
青岛市台东镇分社发行部启事/中国医药月刊社//中国医药月刊.-5-33-386
青岛市台东镇分社图书部/中国医药月刊社//中国医药月刊.-5-33-386
青岛市台东镇分社总务部启事/中国医药月刊社//中国医药月刊.-5-33-386
清代名医医话精华发售预约启事/中医世界杂志社//中医世界.-3-25-87
清代名医医话精华预约简章/中医世界杂志社//中医世界.-3-25-86
请本社社员努力奋斗介绍读者启事/国医砥柱月刊社//国医砥柱月刊.-5-18-133,214,250
请编辑医书函/任伯和//绍兴医药学报.-1-17-308
请赐绩学庐医话序言启/俞鉴泉//三三医报.-2-31-494
请分社筹备主任积极进行通告/国医砥柱月刊社//国医砥柱月刊.-5-16-309
请分社长社员惠寄照片制版登刊通告/国医砥柱月刊社//国医砥柱月刊.-5-16-143
请分社长向社员收费通告/国医砥柱月刊社//国医砥柱月刊.-5-16-370,462.-5-18-2
请各地分社长向各社员收费通告/国医砥柱月刊社//国医砥柱月刊.-5-17-270
请各地分社长向社员收费通告/国医砥柱月刊社//国医砥柱月刊.-5-16-202,310.-5-18-250
请各分社长向各社员收费通告/国医砥柱月刊社//国医砥柱月刊.-5-17-328
请旧定户续订通告/国医砥柱月刊社//国医砥柱月刊.-5-16-6,64
请社员继续缴常年社费通告/中国医药月刊社//中国医药月刊.-5-32-384
请社员继续缴费通告/国医砥柱月刊社//国医砥柱月刊.-5-16-461
请社员继续缴纳常费通告/国医砥柱月刊社//

国医砥柱月刊.-5-17-441,560,580,602,618,634,652.-5-18-2,20,36,52,68,117
请社员续缴常年社费通告/中国医药月刊社//中国医药月刊.-5-32-450
请阅医报以重生命启/医学报社//医学报.-1-5-290,322,354,386
请阅医药学报以重生命启/绍兴医药学报社//绍兴医药学报.-1-8-4,46,92,178,222,266,310,354,398,442,486.-1-9-4,48,106,162,220
请注意/国医砥柱月刊社//国医砥柱月刊.-5-16-318
邱治中启事/邱治中//国医砥柱月刊.-5-18-510//中医世界.-3-37-250
秋季课题/医学报社//医学报.-1-6-368
裘吉生启事/裘吉生//三三医报.-2-29-4.-2-36-70,106,141,177,214,250,286,322,358
蘧隐闲人启事/周禹锡//三三医报.-2-34-196,236,272,310,379,450
曲志远先生等筹备组织分社通告/杨医亚//国医砥柱月刊.-5-17-602
取缔茶店之布告/三三医报社//三三医报.-2-33-103
取缔疯疾人之通告/中西医学报社//中西医学报.-1-25-499
去年继续出版投资者鉴/绍兴医药学报社//绍兴医药学报.-1-11-2
全国各医药业体会员公鉴/唐吉父//光华医药杂志.-4-39-372
全国国药号公鉴/光华医药杂志社//光华医药杂志.-4-39-467
全国名医介绍小儿百效神丹启事/施今墨等//国医砥柱月刊.-5-18-20
全国医药学会慎用洋蕿通告/全国医药学会//神州医药学报.-1-42-506
全国医药总会广东分会为医校改称医社通启/医学杂志社//医学杂志.-2-13-184
全国中西医药界著作家出版家均鉴/重庆中西医药图书社//华西医药杂志.-5-36-150,194,238
全国中西医药界著作家钧鉴/复兴中医杂志社//复兴中医.-5-31-177,207,335
全体分社长分社筹备主任社员公鉴/国医砥柱月刊社//国医砥柱月刊.-5-16-5,63,144.-5-17-634
任汉佩预辞编辑启/任汉佩//绍兴医药学报.-1-8-168
任氏传染病学下卷定期出版启事/任应秋医室//华西医药杂志.-5-36-228,287,339
任翔青先生等筹备组织分社通告/国医砥柱月刊社//国医砥柱月刊.-5-17-381
任应秋紧要启事/任应秋//华西医药杂志.-5-37-350,456
任应秋先生改选国民大会代表选举启事/周复生//华西医药杂志.-5-37-119
任应秋医室启事/华西医药杂志社//华西医药杂志.-5-37-580
任应秋医室重要启事/华西医药杂志社//华西医药杂志.-5-37-350,456
日本总分社成立通告/国医砥柱月刊社//国医砥柱月刊.-5-17-180
日华新报馆告白/医学公报社//医学公报.-1-5-16
三大征求/绍兴医药学报社//绍兴医药学报.-1-13-238
三三医报编辑启事/三三医报社//三三医报.-2-30-466
三三医报发行部启事/三三医报社//三三医报.-2-30-436,500,502
三三医报紧要启事二则/三三医报社//三三医报.-2-30-580
三三医报社紧要启二则/三三医报社//三三医报.-2-30-544
三三医报书创刊启/三三医报社//医学杂志.-2-6-125
三三医报征稿约言/中医大学//三三医报.-2-35-462
三三医书创刊启/三三医社//医学杂志.-2-5-126

三三医书第二集出版启(并发行简章)/三三医报社//三三医报.-2-31-538
三三医书第三集出版启/三三医报社//三三医报.-2-34-64,249,390
三周纪念特刊征稿/中国针灸学研究社//针灸杂志.-4-31-386
山东胶县良心救国社全体公启/山东胶县良心救国社//医学杂志.-2-8-128
山西改进研究会通函各处医界同人征求儿科医生兼教员之意见/山西改进研究会//医学杂志.-2-4-232
山西太原中医改进研究会悬奖征文/山西太原中医改进研究会//国医正言.-5-4-47
山西中医改进研究会编辑组启事/山西中医改进研究会//医学杂志.-2-16-80
山西中医改进研究会发会员证书通告/山西中医改进研究会//医学杂志.-2-15-72
山西中医改进研究会紧要启事二则/山西中医改进研究会//医学杂志.-2-14-424
山西中医改进研究会启事三则/山西中医改进研究会//医学杂志.-2-14-552
陕西兴镇分社征集新社员启事/中国针灸学研究社//针灸杂志.-4-32-351
商工医院募捐启/奉天医士公会//沈阳医学杂志.-3-3-273
上海粹华制药厂启事/上海粹华制药厂//绍兴医药学报星期增刊.-1-22-314
上海国医素书局开始营业通告/上海国医素书局//国医砥柱月刊.-5-17-249 //中国女医.-5-34-162
上海神州国医学会第六届会员大会通告/神州国医学报社//神州国医学报.-4-18-151
上海神州国医学会通告/神州国医学报社//神州国医学报.-4-14-153
上海神州国医学会通告欠缴常年费之会员/神州国医学报社//神州国医学报.-4-14-341
上海神州国医学会通告全体会员(一)(二)/神州国医学报社//神州国医学报.-4-14-78
上海神州国医学会通告全体会员/神州国医学报社//神州国医学报.-4-15-515 .-4-17-34
上海神州国医学会通函全体会员/神州国医学报社//神州国医学报.-4-14-401
上海神州国医学会为中医登记事通告各会员/上海神州国医学会//神州国医学报.-4-18-408
上海市国医公会启事/上海市国医公会//国医文献.-5-15-383
上海市国医公会设立中国医学院第十八届招生启事/上海市国医公会//光华医药杂志.-4-39-465
上海市医师公会主办甄别医师补习班公告/上海市医师公会//神州国医学报.-4-18-400
上海特别市医药团体联合会启事/上海医药团体联合会//广东医药月刊.-3-24-172
上海药安制药社发行恽铁樵先生经验良方各种丸散启事/上海铁樵函授医学事务所//铁樵医学月刊.-4-44-229
上海医界春秋社发行第八年始刊纪念号征文启事/医界春秋社//杏林医学月报.-3-20-199 //医界春秋.-3-10-276,331
上海医界春秋社为创办世界医界报征文启/医学杂志社//医学杂志.-2-12-447
上海医学会启事/上海医学会//中医杂志.-2-22-10,206,417,418
上海医药问津所启/上海医药问津所//复兴中医.-5-31-62
上海中医书局迁移通告/中医世界杂志社//中医世界.-3-26-372
上海中医学会启事/上海中医学会//中医杂志.-2-15-173,173 .-2-25-7,8,8,8,8,8,173,173,173,322,322,322,322,322 .-2-26-6,164 .-2-27-4,167
上海中医专门学社招生广告/章太炎,恽铁樵//绍兴医药月报.-2-39-109
少年中医社启事/少年中医社//医界春秋.-3-8-153,289
少年中医社征稿/医界春秋社//医界春秋.-3-9-547
少年中医社征求社员/现代中医杂志社//现代

中医.-4-42-139
绍兴曹炳章诊所启事/曹炳章//华西医药杂志.-5-36-485
绍兴医学会征文启/绍兴医学会//绍兴医药学报.-1-8-3,265
绍兴医药学报社编辑部启事/绍兴医药学报社//绍兴医药学报.-1-10-64
绍兴医药学报社发行部通告/绍兴医药学报社//绍兴医药学报.-1-12-120
绍兴医药学报社启事/绍兴医药学报社//绍兴医药学报.-1-9-300,460,460.-1-10-509.-1-11-358.-1-13-50.-1-15-362//绍兴医药学报星期增刊.-1-22-169,177,185,193,201,209,217,225,241,304
绍兴医药学报社启事二则/绍兴医药学报社//绍兴医药学报星期增刊.-1-22-233
绍兴医药学报社社告/绍兴医药学报社//绍兴医药学报.-1-10-512.-1-12-120,120,339
绍兴医药学报社特告/绍兴医药学报社//绍兴医药学报.-1-14-421.-1-15-529//绍兴医药学报星期增刊.-1-22-305//绍兴医药学报.-1-13-232
绍兴医药学报社征求社友玉照俾得制成铜版以垂不朽/张汝伟(发起)//绍兴医药学报.-1-11-148
绍兴医药学报社征文启/绍兴医药学报社//绍兴医药学报.-1-8-309.-1-9-3,47,105,161,219
绍兴医药学研究社启事/绍兴医药学报社//绍兴医药学报.-1-10-513
绍兴医药月报启事/绍兴医药月报社//绍兴医药月报.-2-41-464,568
社友启事/中西医学报社//中西医学报.-1-23-146
社员公鉴/中国针灸学研究社//针灸杂志.-4-30-5
社员入社及读者订刊须知/国医砥柱月刊社//国医砥柱月刊.-5-15-467
社员诸君公鉴/医界春秋社//医界春秋.-3-6-452,501,539.-3-7-412
社址不日迁移/中国针灸学研究社//针灸杂志.-4-33-425
神州医药会厦门分会之公启/潘文藻//绍兴医药月报.-2-37-279
神州医药会绍兴分会启事/绍兴医药学报社//绍兴医药学报.-1-10-204,215,352,422.-1-12-121
神州医药会绍兴分会征文启/绍兴医药学报社//绍兴医药学报.-1-8-45,91,177,221,353,397,441,485
神州医药书报社紧要通告/神州医药书报社//神州医药学报.-1-46-130
神州医药书报社启事一至四/神州医药书报社//神州医药学报.-1-44-308,309,309,309
神州医药学报欢迎投稿/神州国医学报社//神州医药学报.-1-42-414
神州医药学报启事/神州国医学报社//神州医药学报.-1-42-404,404,404,404.-1-43-2,83,83,83,84,169,169,169,170.-1-47-2
神州医药学报要紧告白/神州国医学报社//神州医药学报.-1-43-2
神州医药学报招登告白/神州国医学报社//神州医药学报.-1-42-415
神州医药学报征稿启事/神州医药学报社//中医杂志.-2-23-506
神州医药学报征文/神州国医学报社//神州医药学报.-1-42-4,125,194,246,298
神州医药总会紧要通告/神州医药总会//神州医药学报.-1-42-4,125.-1-43-82
神州医药总会启事/神州医药总会//神州医药学报.-1-43-2.-1-45-221
神州医药总会书报社紧要通告/神州医药总会,神州医药书报社//神州医药学报.-1-44-100
神州医药总会药品陈列所启事/神州医药总会//神州医药学报.-1-42-125
沈全励先生等筹备组织分社通告/沈全励//国医砥柱月刊.-5-17-560

沈阳医学杂志编辑部启事/沈阳医学杂志社//沈阳医学杂志.-3-1-4,58,156,230.-3-3-2,110,218,272,383,391
沈阳医学杂志编辑启事/刘景素//沈阳医学杂志.-3-1-4,58,156
沈阳医学杂志文书部启事/沈阳医学杂志社//沈阳医学杂志.-3-1-230
生理号征稿启事/中医杂志社//中医杂志.-2-26-329
生理号征稿延期启事/中医杂志社//中医杂志.-2-27-159
声明启事/周复生//华西医药杂志.-5-37-20
盛心如启事/盛心如//光华医药杂志.-4-40-7
石招牌紧要启事/广东医药月刊社//广东医药月刊.-3-24-3
时逸人启事/时逸人//复兴中医.-5-31-138//三三医报.-2-32-554.-2-33-60,250,466.-2-34-28,64,358//沈阳医学杂志.-3-2-253//医学杂志.-2-14-2.-2-18-368
时逸人为国医讲习所结束事紧要启事一则/时逸人//医学杂志.-2-14-551.-2-15-3
时逸人医师著作三种发售预约/上海千顷堂书局//复兴中医.-5-31-73
时逸人郑重声明/时逸人//医界春秋.-3-8-152//医学杂志.-2-12-328
识生启事/包识生//神州医药学报.-1-45-216.-1-47-124
食物本草暂停一期/国医正言杂志社//国医正言.-5-5-639
舐教发蒙图征诗文启/唐颐寿//杏林医学月报.-3-20-348
首都国医院募捐启事/神州国医学报社//神州国医学报.-4-18-363
双十节纪念/绍兴医药学报社//绍兴医药学报.-1-11-226
双十节纪念再告/绍兴医药学报社//绍兴医药学报.-1-11-490
苏州存济医庐叶橘泉征求医书事启/叶橘泉//中国医药月刊.-5-32-458
苏州国医学校启事/苏州国医学校//苏州国医杂志.-5-1-300,454.-5-2-174
苏州国医研究院启事/苏州国医研究院//苏州国医杂志.-5-2-338
苏州女科医社招收学员/中医杂志社//中医杂志.-2-27-315
苏州日本语补习学社函授部常年招生/章炳麟//苏州国医杂志.-5-2-412
苏州张玉田征求伤暑全书启事/张玉田//三三医报.-2-30-538
太原绥靖公署军医处介绍启事/医学杂志社//医学杂志.-2-16-70
泰县娄庄尽性社主任杨孕灵启事/杨孕灵//绍兴医药月报.-2-40-148
泰县娄庄尽性医社杨孕灵启事/杨孕灵//三三医报.-2-33-100.-2-34-64
谭次仲国医学社售书及招生广告/华西医药杂志社//华西医药杂志.-5-37-509
谭次仲函授医社续招学员/中国医药月刊社//中国医药月刊.-5-33-145,186
唐吉父启事/唐吉父//国医砥柱月刊.-5-18-510
唐兆桐先生等筹备组织分社通告/杨医亚//国医砥柱月刊.-5-17-580
陶信芳律师受任中国针灸学研究社法律顾问通告/中国针灸学研究社//针灸杂志.-4-33-374
特别启事/北平医药月刊社//北平医药月刊.-5-9-4,134,256
特别启事/绍兴医药月报社//绍兴医药月报.-2-40-432,484
特别启事/医学杂志社//医学杂志.-2-16-150
特别启事/中医指导录杂志社//中医指导录.-4-2-112
特别声明/医林一谔杂志社//医林一谔.-4-9-122
特别优待本社社员通告/国医砥柱月刊社//国医砥柱月刊.-5-15-467

特别征求医药诸君注意/张汝伟//绍兴医药学报.-1-12-182
特别征文/绍兴医药学报社//绍兴医药学报.-1-12-170,478
特告/绍兴医药学报社//绍兴医药学报.-1-12-116
特告三则/绍兴医药学报社//绍兴医药学报.-1-11-2
特开恳亲大会启/医学公报社//医学公报.-1-7-39,55
特开恳亲大会启/中国医学公会//医学公报.-1-7-89
特开正式大会启/医学报社//医学报.-1-6-460
特刊验方集成征文通告/国医砥柱月刊社//国医砥柱月刊.-5-17-270,382
特聘/中国医药月刊社//中国医药月刊.-5-33-319,319,325
天津私立针灸传习所招生/中国医药月刊社//中国医药月刊.-5-33-225,249
天津文林堂紧要启事/天津文林堂主人//国医正言.-5-3-256,285
天年医社主任邹趾痕启事/邹趾痕//三三医报.-2-36-465,501,537,573,609
添聘代派/绍兴医药学报社//绍兴医药学报.-1-14-62,178,238,298,358,417
调查事件:征求医俗/裘吉生//绍兴医药学报.-1-9-319
铁樵函授医学事务所通告/铁樵医学月刊社//铁樵医学月刊.-4-44-44,137,227,360,394,442,628,676
通告/陆渊雷医室//中医新生命.-5-8-418
通告/中国针灸学研究社//针灸杂志.-4-30-101
通告/中医新生命杂志社//中医新生命.-5-8-353
通告成立新分社/光华医药杂志社//光华医药杂志.-4-41-167,217,358,436,543
通告南昌许寿仁/盛心如//光华医药杂志.-4-40-425
通告全体分社长/光华医药杂志社//光华医药杂志.-4-41-253
通知社员速寄照片启事/国医砥柱月刊社//国医砥柱月刊.-5-16-6
投稿简约/国医导报杂志社//国医导报.-5-29-41
投稿简约/华西医药杂志社//华西医药杂志.-5-36-47,95,147,191,235
投稿简则/华西医药杂志社//华西医药杂志.-5-37-59,117
投稿简章/广东医药月刊社//广东医药月刊.-3-24-117,199,281,347,423,495,555,615
投稿简章/广东中医杂志社//中医杂志(广东).-3-4-106
投稿简章/沈阳医学杂志社//沈阳医学杂志.-3-1-230,296,428.-3-2-2
投稿简章/中国医药月刊社//中国医药月刊.-5-32-2,66
外界投稿简章/医学杂志社//医学杂志.-2-3-3
汪浩权紧要启事/中国医药月刊社//中国医药月刊.-5-33-538
汪浩权启事/汪浩权//中国医药月刊.-5-33-28
汪浩权征求杂志启事/中国医药月刊社//中国医药月刊.-5-32-490
王公国卿六十晋八暨德配陈夫人六十正寿征诗文启/中医杂志社//中医杂志.-2-21-375
王华国先生等筹备组织分社通告/王华国//国医砥柱月刊.-5-17-618
王君问樵诬余捏造蔡小香启事/丁福保//中西医学报.-1-23-217
王君问樵诬余造蔡小香伪函/丁福保//中西医学报.-1-23-217
王慎轩启事/王慎轩//苏州国医杂志.-5-1-134
王问樵启事/王问樵//医学报.-1-5-234,258,323,355,387,419,451.-1-6-399//医学公报.-1-6-535.-1-7-110
王药雨启事/王药雨//华西医药杂志.-5-37

-337

王一仁启事/王一仁//中医杂志.-2-20-347.-2-23-386.-2-25-3.-2-26-5.-2-27-3

王一仁诊疗启事/余继鸿,丁仲英,谢利恒,徐访儒//中医杂志.-2-23-4,194

王治华启事/王治华//国医砥柱月刊.-5-18-69,86,178,450

为成立上海分社通告/国医砥柱月刊社//国医砥柱月刊.-5-16-369

为筹备成立奉天分社启事/国医砥柱月刊社//国医砥柱月刊.-5-16-369

为二周年纪念征求分社长社员读者文稿通告/国医砥柱月刊社//国医砥柱月刊.-5-17-329

为国医砥柱月刊社月刊自第九十九期订起通告/国医砥柱月刊社//国医砥柱月刊.-5-17-181

为国医砥柱月刊自第二十七期订起通告/国医砥柱月刊社//国医砥柱月刊.-5-17-495,618

为国医砥柱月刊自第二十五期订起通告/国医砥柱月刊社//国医砥柱月刊.-5-17-440

为考试竞赛特刊启事/中国针灸学研究社//针灸杂志.-4-32-169

为通函问病事请附邮资通告/国医砥柱月刊社//国医砥柱月刊.-5-16-462

为通函问事请附邮资通告/国医砥柱月刊社//国医砥柱月刊.-5-17-495

为小儿百效神丹于三十一年元月一日起增价启事/国医砥柱月刊社//国医砥柱月刊.-5-17-311

为增添医药新闻照片通告各地记者/余济民//光华医药杂志.-4-35-421

为赠送古本十四经发挥专号通告/国医公报社//国医公报.-4-25-226,352

为针宝消毒药丸启事/中国针灸学研究社//针灸杂志.-4-29-278,360,474

卫生公会启事/卫生公会//中西医学报.-1-24-224

文医半月刊编辑部启事/文医半月刊社//文医半月刊.-5-14-16,16,45,48,64,125,188,415,506,506,585,607,646

文医半月刊稿约/文医半月刊社//文医半月刊.-5-14-415

文医半月刊启事/文医半月刊社//文医半月刊.-5-14-1,45,45,48,48,48,64,92,109,109,144,176,256,272,288,304,336,336,352,368,368,416,416,416,434,434,452,452,452,488,488,563,585,607,627,646

文医半月刊社发行部启事/文医半月刊社//文医半月刊.-5-14-320,320,336,336,336,416,434,544,603,623,623,623,623,646

文医半月刊社稿约/文医半月刊社//文医半月刊.-5-14-173

文医半月刊社拟出肺病专号征稿启事/文医半月刊社//文医半月刊.-5-14-488

文医半月刊通告/文医半月刊社//文医半月刊.-5-14-48,64

问病者鉴/绍兴医药学报社//绍兴医药学报星期增刊.-1-22-1,9,17,25,33,41,49,65,73,89,97,113,129,137,145,153,161,320,335,343,351,360,367,375,383,391,399,407,415,423

问书启/王肖舫//三三医报.-2-31-243

无锡陈家鸿启事/陈家鸿//现代中医.-4-42-124

无锡吴礼让堂启事/无锡吴礼让堂//中西医学报.-1-32-155

吴克潜著病源辞典预约将停止/光华医药杂志社//光华医药杂志.-4-38-583

吴兆桢汤有为赵辅廷大律师受任中国医学杂志社常年法律顾问启事/吴兆桢,汤有为,赵辅廷//国医砥柱月刊.-5-18-615

五六两月值课者启事/彭寿萱//绍兴医药学报.-1-13-24

武进张伯熙先生暨德配朱夫人六秩双寿征诗文启/国医砥柱月刊社//国医砥柱月刊.-5-17-164

希告知林静意同学音讯/一庸//华西医药杂志

.-5-36-137
夏季课题/医学公报社//医学公报.-1-7-78
夏季课题/中西医学报社//中西医学报.-1-23-68
夏理彬萧退庵殷震一启事/夏理彬,萧退庵,殷震一//国医砥柱月刊.-5-18-510
现代医药学社征求社员/国医正言杂志社//国医正言.-5-4-252
现代医药月刊筹备复刊启事/现代医药月刊社//华西医药杂志.-5-36-376
现代医药月刊启事/现代医药月刊社//现代医药月刊.-4-27-400
现代中医函授学校启事/现代中医函授学校//中国医药月刊.-5-33-219,340,354
现代中医函授学校启事/中国医药月刊社//中国医药月刊.-5-33-433
现代中医社编辑部第九十次征文/现代中医杂志社//现代中医.-4-43-102,106
现代中医社编辑部第十十一次征文题/现代中医杂志社//现代中医.-4-43-218
现代中医社编辑部第一次征文/现代中医杂志社//现代中医.-4-42-12
现代中医社第二次征文启/现代中医杂志社//现代中医.-4-42-23,23
现代中医社第三期征文胃病特辑/现代中医杂志社//现代中医.-4-43-569
现代中医社紧要启事/现代中医杂志社//现代中医.-4-42-607.-4-43-510
现代中医社迁移地址启事/现代中医杂志社//现代中医.-4-43-10,332,454,504
现代中医社特别征稿启事/现代中医杂志社//现代中医.-4-43-268
现代中医社为调查各地外科医业情形启事/现代中医杂志社//现代中医.-4-42-568,596
现代中医社为征集全国中医名录请各地读者援助事启事/现代中医杂志社//现代中医.-4-42-408,436,460
现代中医社现金征文/现代中医杂志社//现代中医.-4-42-148,172
现代中医社征求各地组织分社/现代中医杂志社//现代中医.-4-43-99,156
现代中医社征求各地组织分社启事/现代中医杂志社//现代中医.-4-43-332,454,504
现代中医社重要启事/现代中医杂志社//现代中医.-4-43-332,454,504
现代中医社总社为装设电话启事/现代中医杂志社//现代中医.-4-43-162
现代中医月刊第三卷起增加读者指导与书报评论一栏。/现代中医杂志社//现代中医.-4-42-617
现代中医月刊第十次征文继续征稿题/现代中医杂志社//现代中医.-4-43-182
现代中医月刊第四卷第二期奇病治验录征稿/现代中医杂志社//现代中医.-4-43-504
现代中医月刊第四卷第二期征文题奇病治验/现代中医杂志社//现代中医.-4-43-510
现代中医月刊第四卷第一期妇女病专号征稿/现代中医杂志社//现代中医.-4-43-332,454
现代中医月刊第四卷第一期展望出版启事/现代中医杂志社//现代中医.-4-43-504
现代中医月刊第四卷起增加定费启事/现代中医杂志社//现代中医.-4-43-332,454
现代中医月刊二卷第十一十二两期提早出版启事/现代中医杂志社//现代中医.-4-42-547
现代中医月刊三卷一期再版出售/现代中医杂志社//现代中医.-4-43-106
现代中医月刊为更改出版日期再启事/现代中医杂志社//现代中医.-4-43-106
现代中医月刊为征稿及增辟副刊征稿启事/现代中医杂志社//现代中医.-4-42-575
现代中医月刊医药小品栏启事/现代中医杂志社//现代中医.-4-43-106
萧梓材函授医学启事/萧梓材//医学杂志.-2-17-129
谢建明紧要启事/谢建明//针灸杂志.-4-31-305
谢建明紧要启事/中国针灸学研究社//针灸杂志.-4-33-103

谢建明赵尔康启事/谢建明,赵尔康//针灸杂志.-4-29-90
谢利恒启事/谢利恒//光华医药杂志.-4-40-7
谢诵穆启事/谢诵穆//中医新生命.-5-8-528
谢尤列先生像赞及联启/何佩瑜//国医杂志.-4-6-273
新中华医药学会结核病研究委员会启事/沈炎南//新中华医药月刊.-5-35-664
新中华医药学会为编订会员通讯录及改订常年费通告/新中华医药学会//华西医药杂志.-5-36-428 //新中华医药月刊.-5-35-453
新中华医药学会征求会员启事/新中华医学会//华西医药杂志.-5-36-5,162 //新中华医药月刊.-5-35-265,325
新中华医药月刊紧要启事/新中华医药月刊社//新中华医药月刊.-5-35-121,152,191,513,633
新中华医药月刊三周年纪念征求纪念定户三万户启事/新中华医药月刊社//新中华医药月刊.-5-35-645
新中医刊启事/新中医刊杂志社//新中医刊.-5-19-282,590 .-5-20-269,308,510,552,608
新中医刊社药物研究所筹备启事/新中医刊杂志社//新中医刊.-5-19-139
新中医刊社征求各地分社长及社员启事/新中医刊杂志社//新中医刊.-5-19-421 .-5-20-487,567
杏林丛录出版延期道歉/杏林医学月报社//杏林医学月报.-3-19-205
杏林丛录出版延期通告/杏林医学月报社//杏林医学月报.-3-19-199
杏林医学月报扩充医界广告简章/杏林医学月报社//杏林医学月报.-3-20-189
杏林医学月报启事/杏林医学月报社//杏林医学月报.-3-16-38,38 .-3-19-462 .-3-20-173,209
徐庚和临别启事/徐庚和//自强医学月刊.-3-40-411
徐相任张汝伟时逸人诸君广征全国国医对于国医科目及各科系统之具体意见之通告/医学杂志社//医学杂志.-2-11-238
徐友丞启事/徐友丞//中西医学报.-1-24-224
徐召南伯英启事/徐召南//三三医报.-2-30-436,500
宣告山西中医改进研究会征求名医及方书启/山西中医改进研究会//医学杂志.-2-1-109
悬赏征对/刘冠群//光华医药杂志.-4-39-431,533
悬赏征文/绍兴医药学报社//绍兴医药学报.-1-11-149
薛正清启事/薛正清//国医砥柱月刊.-5-18-450
学术研究门第二次征文/徐相任//神州国医学报.-4-15-82
炎黄学社征求纯粹高尚国医同志/医学杂志社//医学杂志.-2-12-600
研究部讨论会启事/沈阳医学杂志社//沈阳医学杂志.-3-1-428
研究文献重要工具影印医籍考预约/现代医药月刊社//现代医药月刊.-4-27-687
验方集成月刊社启事/验方集成月刊社//国医砥柱月刊.-5-18-149
验方集成月刊征文启事/验方集成月刊社//国医砥柱月刊.-5-18-86,102,197
杨叔澄启事/文医半月刊社//文医半月刊.-5-14-460,519
杨燧熙征求妇幼科著作及经验方法又卫生论说/杨燧熙//医学杂志.-2-4-233
杨医亚启事/杨医亚//国医砥柱月刊.-5-15-466 .-5-18-36,52,354 //文医半月刊.-5-14-336
杨志一启事/杨志一//医界春秋.-3-5-326,522
杨子明启事/杨子明//国医正言.-5-3-62
养正书屋征请各种善书格言启事/养正书屋//华西医药杂志.-5-37-377

姚世琛鸣谢启事/姚世琛//国医砥柱月刊.-5-16-462
叶橘泉启事/文医半月刊社//文医半月刊.-5-14-646
叶橘泉启事/叶橘泉//华西医药杂志.-5-37-116 //新中华医药月刊.-5-35-580 //医界春秋.-3-14-501 //中医新生命.-5-8-467
叶橘泉医师著内科处方集消化病篇出版启事/复兴中医杂志社//复兴中医.-5-31-68
叶橘泉征求医书启事/叶橘泉//复兴中医.-5-31-629
医报馆启/医学报社//医学报.-1-4-51,55,67,184.-1-5-162,194,228,258,355
医籍考预约展期启事/中西医药杂志社//中西医药.-5-10-413
医界春秋编辑部启事/医界春秋社//医界春秋.-3-6-138 //医界春秋.-3-6-426,454
医界春秋第一百期发行胃病专号征稿启事/医界春秋社//医界春秋.-3-12-82
医界春秋发行部启事/医界春秋社//医界春秋.-3-6-108,138,242,319,387
医界春秋汇选预约展期启事/医界春秋社//医界春秋.-3-5-224
医界春秋刊误鸣谢启事/医界春秋社//医界春秋.-3-5-115
医界春秋启事/医界春秋社//医界春秋.-3-5-468,496.-3-6-108.-3-5-374,404,436,522,554.-3-6-52,80,242
医界春秋愆期启事/医界春秋社//医界春秋.-3-12-154
医界春秋社出版中医条例公布特辑启事/医界春秋社//医界春秋.-3-13-319
医界春秋社创设中国医药书局启事/医界春秋社//医界春秋.-3-7-462,502,546
医界春秋社催缴社费启事/医界春秋社//医界春秋.-3-9-224,319,359,426.-3-10-330,398,480
医界春秋社发行部紧要启事/医界春秋社//医界春秋.-3-6-235,281,315,383,426,454
医界春秋社发行四周纪念特刊启事/医界春秋社//医界春秋.-3-7-360
医界春秋社附设制药函授两部启事/医界春秋社//医界春秋.-3-5-273
医界春秋社经济股启事/医界春秋社//医界春秋.-3-5-468,496,522,554.-3-6-52.-3-8-209,234,300,336,400,418,456
医界春秋社扩大组织征求新社员启事/医界春秋社//国医公报.-4-24-330 //医界春秋.-3-7-437,477.-3-8-6,47.-3-9-366.-3-10-386.-3-12-2
医界春秋社拟制发社员徽章启事/医界春秋社//医界春秋.-3-14-355,433
医界春秋社启事/医界春秋社//医界春秋.-3-5-15,25,119,172,176,200,224,248,298,326,528.-3-8-153,289
医界春秋社启事二则/医界春秋社//医界春秋.-3-5-156
医界春秋社迁移新址启事/医界春秋社//医界春秋.-3-7-500,544.-3-8-22
医界春秋社三周纪念征文启事/医界春秋社//医界春秋.-3-6-429
医界春秋社十周纪念发行血证专号征稿启事/张赞臣//医界春秋.-3-12-496.-3-13-276
医界春秋社四周纪念扩大组织征求新社员启事/医界春秋社//医界春秋.-3-7-331,381
医界春秋社特别启事/杨志一//医界春秋.-3-5-184
医界春秋社特设医书代办部启事/医界春秋社//医界春秋.-3-6-8,424,430,462,537.-3-7-221
医界春秋社图书室募书启/上海医界春秋社图书室//医界春秋.-3-5-297
医界春秋社为创办世界医报征文启/医界春秋社//医界春秋.-3-7-255
医界春秋社为创设中国制药社启事/医界春秋社//医界春秋.-3-10-190,225,323,377,400,530.-3-11-3,65,153
医界春秋社为七周纪念征文启事/医界春秋社

//医界春秋.-3-9-274,325
医界春秋社为十一周年纪念发行小儿科专号征稿启事/医界春秋社//医界春秋.-3-14-180,249
医界春秋社中国医药书局联合启事/医界春秋社//医界春秋.-3-10-215
医界春秋社中国医药书局迁移启事/医界春秋社//医界春秋.-3-10-231,323,377,400,530
医界春秋社中国医药书局迁移启事/医学杂志社//医学杂志.-2-15-250
医界春秋社组织编辑委员会启事/医界春秋社//医界春秋.-3-14-341,433
医界春秋社组织股启事/医界春秋社//医界春秋.-3-8-209,259,300,336,400
医界春秋十周年纪念发行血证专号征稿启事/医界春秋社//医界春秋.-3-13-11
医界春秋特别启事/医界春秋社//医界春秋.-3-9-129
医界春秋特辟中国药学附刊出版启事/医界春秋社//医界春秋.-3-14-342,402,455
医界春秋特辟中国药学栏征稿启事/医界春秋社//医界春秋.-3-13-372,384,480,536
医界春秋五周纪念征文启事/医界春秋社//医界春秋.-3-8-267.-3-8-308
医界春秋小儿病专号改期出版启事/医界春秋社//医界春秋.-3-14-342,402,455
医界春秋咽喉号征文启事/医界春秋社//医界春秋.-3-6-176
医界春秋增价启事/医界春秋社//医界春秋.-3-8-262,300,335,401,478
医林文艺栏征稿规则/光华医药杂志社//光华医药杂志.-4-39-432
医林一谔启示/医林一谔编者//医林一谔.-4-9-168,393
医林一谔杂志社二周年纪念特别启示/医林一谔杂志社//医林一谔.-4-10-9
医林一谔杂志社重要启示/医林一谔杂志社//医林一谔.-4-10-435
医声通讯社启事/医声通讯社//华西医药杂志.-5-37-62
医史研究会小启(简章附)/陈邦贤//神州医药学报.-1-44-169,283 //中西医学报.-1-29-327
医文启事/医文杂志部//医文.-5-34-301
医学报创立中西药物调查表启/医学报社//医学报.-1-5-263,325,358,388,420,455
医学报社同人公启/医学公报社//医学公报.-1-6-532
医学报招登告白启/医学报社//医学报.-1-5-162
医学报招登医界一览表启/医学报社//医学报.-1-5-195,229,265,325,360,388,420,452,484.-1-6-9,41,73,105,137
医学春秋社启事/医学春秋社//医界春秋.-3-5-65
医学导报社启事/医学导报社//华西医药杂志.-5-37-118 //华西医药杂志.-5-37-242
医学公报社启事/医学公报社//医学公报.-1-6-533,549,573.-1-7-7,21,39,57,73,91,107,143,161,179,251,269,287
医学会谈社启/周禹锡//三三医报.-2-32-604
医学书局特别启事/医学书局//中西医学报.-1-26-501
医学杂志征稿启事/医学杂志社//医学杂志.-2-12-606
医药卫生常识编者周君因赴外埠诊病暂停一期祈阅者鉴谅/周和甫//国医正言.-5-5-60
医药学报刊心脏病证专号征文启事/医药学报编辑部//杏林医学月报.-3-17-196
医药之声社迁址启事/医药之声杂志社//国医砥柱月刊.-5-17-165
影印医籍考减价预约简章(连载)/中西医药杂志社//中西医药.-5-10-516,631
影印医籍考预约展期启事/中西医药杂志社//中西医药.-5-10-516,631
永泰正十字油公司启事/永泰正十字油公司//杏林医学月报.-3-17-152
用药须知发行预告启事/文医半月刊社//文医

半月刊.-5-14-563,585,607,627
于龙潭先生等筹备组织分社通告/于龙潭等//国医砥柱月刊.-5-17-269
余鸿仁启事/余鸿仁//现代中医.-4-43-332,454
余无言启事/余无言//医界春秋.-3-9-47
余无言为混合外科科学各论启事/余无言//医界春秋.-3-12-257
御敌团筹备主任请求全体团员从速公举总事务主任及各项职员正式成立策励进行之通启/邹趾痕//三三医报.-2-36-297
御敌团筹备主任征求进行辨法之通启(连载)/邹趾痕//三三医报.-2-36-66,88
袁复初启事/袁复初//三三医报.-2-32-528
袁桂生启事/袁桂生//神州医药学报.-1-43-55
月课(六月份)/绍兴医药学报社//绍兴医药学报.-1-12-474
月课(四月份)/绍兴医药学报社//绍兴医药学报.-1-12-339
月课(五月份)/绍兴医药学报社//绍兴医药学报.-1-12-406
恽铁樵启事/恽铁樵//中医杂志.-2-21-192.-2-22-187
赠彩待领/医学报社//医学报.-1-6-308
张公让启事/华西医药杂志社//华西医药杂志.-5-37-5
张公让启事/张公让//华西医药杂志.-5-36-238
张见初迁移寓址启事/张见初//国医砥柱月刊.-5-17-165
张忍庵启事/张忍庵//国医公报.-4-25-520
张汝伟启事/张汝伟//复兴中医.-5-31-622
张生甫先生六十征诗启/周镇,郑留隐,陆济,董祥春,郑鸿元,严鸿基,胡鉴//三三医报.-2-31-613
张锡纯启事/张锡纯//三三医报.-2-35-105.-2-36-32
张锡纯寿甫启事/张锡纯//沈阳医学杂志.-3-2-228
张锡君丁济民启事/张锡君,丁济民//光华医药杂志.-4-40-276
张锡君紧要启事/张锡君//光华医药杂志.-4-40-8
张筱村启事/张筱村//医学公报.-1-7-144
张赞臣启事/张赞臣//医界春秋.-3-6-88.-3-11-262
张赞臣为发行八宝拨云散启事/张赞臣//医界春秋.-3-10-226,277,374,474,535.-3-11-56,104
张赞臣为余无言先生编著混合外科学各论征求读者意见启事/张赞臣//医界春秋.-3-11-307,412
张赞臣招收医学生启事/张赞臣//医界春秋.-3-8-400,445,489
张赞臣征集验方启事/张赞臣//三三医报.-2-33-244.-2-34-451,494//医学杂志.-2-6-423.-2-8-120//中医杂志.-2-23-472
张子京先生筹备组织分社通告/张子京//国医砥柱月刊.-5-17-496
长沙卫生报社扩大组织征求基本社员/长沙卫生社//国医正言.-5-4-309,363
长沙卫生报社扩大组织征求基本社员启事/长沙卫生社//医学杂志.-2-16-607
长沙卫生报征求社员启事/华西医药杂志社//华西医药杂志.-5-37-562
长沙卫生社扩大组织征求基本社员/长沙卫生社//国医公报.-4-25-233//国医正言.-5-4-611.-5-5-40,92,108,155,201,279,320
折背叟启事/折背叟//三三医报.-2-30-94,259,304.-2-31-52//绍兴医药学报星期增刊.-1-21-368
浙江医药月刊出版启事/浙江医药月刊//杏林医学月报.-3-17-175
浙江医药月刊启事/浙江医药月刊//杏林医学月报.-3-17-270
针宝消毒丸启事/中国针灸学研究社//针灸杂志.-4-31-306.-4-32-500.-4-33-16,

229,328
针灸疗养院开幕启事/中国针灸学研究社//针灸杂志.-4-31-312
针灸杂志改为月刊启事/中国针灸学研究社//针灸杂志.-4-29-563
针灸杂志三周纪念特刊征文启事/中国针灸学研究社//针灸杂志.-4-29-563
针灸专门教师受聘外埠启事/中国针灸学研究社//针灸杂志.-4-30-368
镇江杨燧熙汉口萧介青启事/杨燧熙,萧介青//三三医报.-2-31-578
征稿启事/国医导报杂志社//国医导报.-5-29-109.-5-30-69,133
征稿启事/上海医界春秋社编辑部//医界春秋.-3-11-66,110
征稿启事/中医世界杂志社//中医世界.-3-37-465.-3-39-459
征稿通告/国医砥柱月刊社//国医砥柱月刊.-5-16-507
征稿小启/国医导报杂志社//国医导报.-5-29-311
征集良方启事/国医正言杂志社//国医正言.-5-4-359,465
征集设国医学院意见/医林一谔杂志社//医林一谔.-4-11-338
征集文稿验案启事/中国针灸学研究社//针灸杂志.-4-28-66,168,272,388,490,588.-4-29-100
征集先哲名医轶事或传记/复兴中医杂志社//复兴中医.-5-31-65
征刊/汪浩权//中国医药月刊.-5-33-433
征聘各省市县医药新闻记者启事/国医砥柱月刊社//国医砥柱月刊.-5-18-510
征求/国医文献社//国医文献.-5-15-2
征求/三三医报社//三三医报.-2-30-270,328,388,430.-2-36-34
征求/沈作盛//中医杂志.-2-24-256
征求/汪锦章//三三医报.-2-29-445
征求/徐召南//三三医报.-2-29-227
征求/医界春秋社//医界春秋.-3-10-527
征求本报启事/广州杏林医学社//杏林医学月报.-3-17-216
征求藏书/中西医学研究会//中西医学报.-1-23-69,215
征求催眠术家投稿星期增刊/竹余祥//绍兴医药学报星期增刊.-1-22-226
征求丹方集异医书/中医杂志社//中医杂志.-2-21-96
征求丁著内科分类审症法一书启事/医学杂志社//医学杂志.-2-15-318
征求读者设立代订处启事/光华医药杂志社//光华医药杂志.-4-35-330
征求妇幼广意附家庭实验又卫生必读论说/杨燧熙//三三医报.-2-29-503
征求各地热心同志组织分社启事/唐吉父//国医砥柱月刊.-5-18-513
征求各地特约经理/光华医药杂志社//光华医药杂志.-4-41-6
征求各科医籍/查贡夫//神州医药学报.-1-45-562
征求古本资生经/慧明//针灸杂志.-4-31-482
征求关于卫生之来稿/三三医报社//三三医报.-2-30-518,568
征求光华医学杂志一卷全部启事/光华医学杂志总务部//光华医药杂志.-4-39-416
征求海内针灸书籍启事/中国针灸学研究社//针灸杂志.-4-28-66,168,272,388,490,588.-4-29-100,139,247
征求和韵/钱文广//三三医报.-2-31-397
征求会员/三三医报社//三三医报.-2-31-127
征求基本读者一千人/中国女医学社//中国女医.-5-34-199
征求旧医籍原名及著作者姓氏/刘义初//医界春秋.-3-14-206
征求柯韵伯遗著启/章炳麟//苏州国医杂志.-5-2-398
征求刘仲迈先生通讯处启事/陈伯涛//国医砥柱月刊.-5-18-127 //华西医药杂志.-5-

36-105
征求卢氏芷园医种三种启事/曹炳章//中医杂志.-2-22-404
征求卢氏芷园医书三种启事/曹炳章//三三医报.-2-30-536.-2-31-48.-2-33-40
征求民国时代之针灸医学史料/马继兴//国医砥柱月刊.-5-18-234
征求名医/绍兴医药学报社//绍兴医药学报.-1-8-40
征求名医碎金录/医学报社//医学报.-1-7-363
征求念盈药针治效验案/中国针灸学研究社//针灸杂志.-4-34-6
征求全国高年医生经验谈汇集出版专刊/光华医药杂志社//光华医药杂志.-4-37-465
征求全国名医验案/上海大东书局编辑所//绍兴医药月报.-2-38-51,79,233
征求全国名医验案缘起格式举例及说明/上海大东书局编辑所//绍兴医药月报.-2-38-234
征求全国设立分社/光华医药杂志社//光华医药杂志.-4-39-277.-4-40-279
征求全国药品状况通告/谢利恒//国医公报.-4-25-382//文医半月刊.-5-14-208
征求全国中医学会改正内务部制定管理医士暂行规则之驳议/周镇//绍兴医药学报星期增刊.-1-22-491
征求三一七纪念定户优待办法/光华医药杂志社//光华医药杂志.-4-37-2
征求上海同志启事/中医世界杂志社//中医世界.-3-34-421
征求社员民众医药日刊社简章/国医正言杂志社//国医正言.-5-4-389,424
征求实验良方/中医世界杂志社//中医世界.-3-29-152
征求书刊启事/华西医药杂志社//华西医药杂志.-5-37-515
征求卫生公报/朱勉仙//三三医报.-2-32-525
征求西医院遇治危症令亲族签字之愿书款式/周镇//绍兴医药学报星期增刊.-1-22-511
征求先考镜泉府君遗像题赞节略/王达桢//三三医报.-2-33-237
征求新本草/周镇//三三医报.-2-30-52
征求新书/三三医报社//三三医报.-2-33-18
征求新验方/绍兴医药学报社//绍兴医药学报星期增刊.-1-22-479
征求新验方/周镇//三三医报.-2-30-52
征求验方/赵国廉//医界春秋.-3-10-32
征求药方/也佚//三三医报.-2-29-260
征求药品效能/宋大仁//医界春秋.-3-7-62
征求药物/张仲鹤//华西医药杂志.-5-36-204
征求药物种子/钱治铮//三三医报.-2-29-580
征求药种小启/华西医药杂志社//华西医药杂志.-5-36-495
征求医案/刘希文//三三医报.-2-31-376
征求医报/沈仲圭//三三医报.-2-32-525//绍兴医药月报.-2-39-200
征求医报及杂志/许小士//绍兴医药月报.-2-40-212
征求医界春秋/陈爱棠//医界春秋.-3-5-118,156
征求医史文物/中西医药杂志社//中西医药.-5-13-386
征求医书/光华医药杂志社//光华医药杂志.-4-41-225,356
征求医书/华西医药杂志社//华西医药杂志.-5-36-536
征求医书/三三医报社//三三医报.-2-30-610.-2-34-603
征求医书/中医杂志社//中医杂志.-2-21-545.-2-22-399
征求医书报/张赞臣//中医杂志.-2-23-173
征求医书函/薛玄鹏//中医指导录.-4-2-306
征求医书启/王肖舫//三三医报.-2-29-610.-2-30-56,379
征求医书启/张树筠//三三医报.-2-30-516
征求医书小启/华西医药杂志社//华西医药杂

志.-5-36-536
征求医学画报特效药品寄售启事/国医砥柱书局//国医砥柱月刊.-5-17-330
征求医学画报特效药品寄售启事/国医砥柱月刊社//国医砥柱月刊.-5-17-181
征求医药书报特效药品寄售启事/中国医药书局//医界春秋.-3-8-36
征求医药卫生图书启/现代医药月刊社//现代医药月刊.-4-27-226
征求遗书/陈锡三//中医杂志.-2-27-144
征求优良药物种子/徐恺//光华医药杂志.-4-39-234
征求浙江各县取缔医生要闻/绍兴医药学报社//绍兴医药学报星期增刊.-1-22-249,257,267,273,281,289
征求针灸书籍/国医砥柱月刊社//国医砥柱月刊.-5-16-451.-5-17-82
征求振兴中国药业之意见书/绍兴医药学报社//绍兴医药学报.-1-14-450
征求中国医药学研究稿件启事/医界春秋社//医界春秋.-3-5-380,410
征求中西实验方/周镇//神州医药学报.-1-44-425
征求中西医师小传/国医公报社//国医公报.-4-25-441
征求中医世界/张梦痕//中医世界.-3-38-486
征求中医世界阴阳专号启事/中医世界杂志社//中医世界.-3-38-258
征求中医杂志/杨孕灵//中医杂志.-2-23-134
征求自强医学月刊/林少鸿//自强医学月刊.-3-41-524
征文/张汝伟//绍兴医药学报.-1-13-398
征问医书/周镇//绍兴医药学报星期增刊.-1-22-479
止园医话出版启事/北京医药月刊社//北京医药月刊.-5-21-283
致本社分社长社员启事/国医砥柱月刊社//国医砥柱月刊.-5-18-53
中国名药代办社启事/医界春秋社//医界春秋.-3-14-414
中国女医登入启事/中国女医社//中国女医.-5-34-254
中国女医学社紧要启事/中国女医学社//中国女医.-5-34-259
中国女医学社图书室征求图书启事/中国女医学社//中国女医.-5-34-183
中国女医学社征求社员/中国医药月刊社//中国医药月刊.-5-32-371
中国女医学社征求社员启事/中国女医学社//国医砥柱月刊.-5-17-117,236 //中国女医.-5-34-176
中国女医月刊征稿启事/中国女医学社//中国女医.-5-34-176 //中国医药月刊.-5-32-371
中国女医征稿通告/中国女医学社//国医砥柱月刊.-5-16-566 //国医砥柱月刊.-5-17-6
中国药学会扩大组织广征各地理事及会员/医学杂志社//医学杂志.-2-15-548
中国医学传习所招生/国医正言杂志社//国医正言.-5-3-422
中国医学会春季课题/医学报社//医学报.-1-7-412
中国医学会大会志盛/中国医学会//医学公报.-1-6-519
中国医学会全体公启/中国医学会//医学报.-1-6-83
中国医学会通告书/中国医学会//医学报.-1-7-329
中国医学会同人公布/王荛臣等//医学公报.-1-6-571.-1-7-20,38,56,90
中国医学月刊编辑部启事/中国医学月刊社//中国医学月刊.-3-15-176
中国医学月刊欢迎投稿启事/中国医学月刊社//中国医学月刊.-3-15-51 //中国医学月刊.-3-15-297
中国医学月刊社启事/中国医学月刊社//中国医学月刊.-3-15-196,474

中国医学杂志编辑部启事/医学杂志社//国医砥柱月刊.-5-18-523,609,615,615
中国医学杂志社南通金沙分社成立启事/中国医学杂志社//中国医学.-5-34-87
中国医学杂志社设立读者服务部启事/医学杂志社//国医砥柱月刊.-5-18-510
中国医学杂志社设立读者指导部启事/医学杂志社//国医砥柱月刊.-5-18-510
中国医学杂志社未征求各地举办通讯网启事/中国医学杂志社//中国医学.-5-34-105
中国医学杂志投稿简章/医学杂志社//国医砥柱月刊.-5-18-653
中国医药改进会启事/中国医药改进会//华西医药杂志.-5-36-424
中国医药改进会征求会员启事/中国医药改进会//华西医药杂志.-5-36-224
中国医药书局启事/中国医药书局//中国医药月刊.-5-32-450.-5-33-325
中国医药图书社启事/中国医药图书社//华西医药杂志.-5-37-540
中国医药源流论出版预告/现代医药月刊社//现代医药月刊.-4-27-397
中国医药月刊编辑部启事/中国医药月刊社//中国医药月刊.-5-32-4,446,450
中国医药月刊发行部启事/中国医药月刊社//中国医药月刊.-5-32-4,144,180,384,450
中国医药月刊紧要启事/中国医药月刊社//中国医药月刊.-5-33-583
中国医药月刊社成立上海分社启事/中国医药月刊社//中国医药月刊.-5-32-618
中国医药月刊社聘田小石先生等为特约编辑启事/中国医药月刊社//中国医药月刊.-5-32-384
中国医药月刊社启事/中国医药月刊社//中国医药月刊.-5-32-70
中国医药月刊社启事一至二/中国医药月刊社//中国医药月刊.-5-33-165,165
中国医药月刊社迁移社址启事/中国医药月刊社//中国医药月刊.-5-32-384
中国医药月刊社增添副刊启事/中国医药月刊社//中国医药月刊.-5-32-384
中国医药月刊社重要启事/中国医药月刊社//中国医药月刊.-5-32-384
中国医药月刊下期发行肺病专号投稿诸君大作请赐下/中国医药月刊社//中国医药月刊.-5-33-391
中国医药月刊新年特大号征文启事/中国医药月刊社//中国医药月刊.-5-32-144,180
中国医药月刊重要启事/中国医药月刊社//中国医药月刊.-5-32-450,480.-5-33-251
中国医药月刊总务部启事/中国医药月刊社//中国医药月刊.-5-32-4,38,343.-5-33-111
中国医药指南增订再版出书启事/华西医药杂志社//华西医药杂志.-5-36-440
中国针灸学季刊启事/国医砥柱月刊社//国医砥柱月刊.-5-18-149
中国针灸学季刊征文启事/国医砥柱月刊社//国医砥柱月刊.-5-18-86,102,197
中国针灸学研究社编辑股启事/中国针灸学研究社//针灸杂志.-4-34-125,132
中国针灸学研究社附设讲习所招收学员启事/中国针灸学研究社//医界春秋.-3-14-54
中国针灸学研究社广征社员启事/中国针灸学研究社//针灸杂志.-4-34-2,96,167
中国针灸学研究社介绍针宝消毒丸启事/中国针灸学研究社//针灸杂志.-4-29-526,592.-4-30-66,172,246,372,446,554.-4-31-72,138.-4-32-144
中国针灸学研究社紧要启事/中国针灸学研究社//针灸杂志.-4-29-551
中国针灸学研究社扩展组织征求新社员启事/中国针灸学研究社//针灸杂志.-4-30-351
中国针灸学研究社启事/中国针灸学研究社//针灸杂志.-4-28-209,309,527.-4-29-3,121,229,339,455,548.-4-30-3,171,243,331.-4-31-223,243,408.-4-34-322
中国针灸学研究社特制艾绒太乙神针发售启事/中国针灸学研究社//针灸杂志.-4-30-5

中国针灸学研究社为铜人经穴图考启事/中国针灸学研究社//针灸杂志.-4-31-304
中华国医学会上海市国医公会神州国医学会联合启事/中华国医学会,上海市国医公会;神州国医学会//中医世界.-3-37-106,218,320,420,532
中华全国医药卫生协会启/查贡夫//绍兴医药学报.-1-19-351
中华全国医药卫生协会启事二件/绍兴医药学报社//绍兴医药学报星期增刊.-1-22-19
中华制药厂缴股款办法/光华医药杂志社//光华医药杂志.-4-37-450
中权启事/中医世界杂志社//中医世界.-3-26-663
中西医学报第四号出秋季特号征文启事/中西医学报社//中西医学报.-1-40-334
中西医学报启事/中西医学报社//中西医学报.-1-24-78.-1-28-161,392.-1-29-436.-1-30-6,86,164
中西医学会课社启事三则/中西医学报社//中西医学报.-1-30-10
中西医学会课小启/陈邦贤//中西医学报.-1-29-165,165
中西医学研究会敬启/中西医学研究会//中西医学报.-1-23-70,216
中西医药欢迎投稿/中西医药杂志社//中西医药.-5-10-98
中西医药启事(一)至(三)/中西医药杂志社//中西医药.-5-10-285,285,285
中西医药图书社筹备处启事/周复生//新中华医药月刊.-5-35-193
中西医药图书社各书增价通告/华西医药杂志社//华西医药杂志.-5-37-533
中西医药图书社开业通告/周复生//华西医药杂志.-5-36-48,96,148,150,236,288
中西医药图书社启事/中西医药杂志社//华西医药杂志.-5-36-323.-5-37-241,241,297,349,349,458
中西医药图书社通告/周复生//华西医药杂志.-5-37-60
中西医药研究社通告(一)至(三)/中西医药杂志社//中西医药.-5-10-285,285,285,413,413
中西医药研究社征集中国医学艺术论讨论文稿/新中医刊杂志社//新中医刊.-5-19-603
中西医药研究社征求论文/中西医药杂志社//中西医药.-5-10-72
中西医药杂志社编辑股启事/中西医药杂志社//中西医药.-5-10-413
中西医药杂志社出版部启示(一)至(二)/中西医药杂志社//中西医药.-5-11-4,4,102,102
中西医药杂志社启事/中西医药杂志社//中西医药.-5-9-581.-5-12-5,119,211,326,437.-5-13-7,94
中西医药杂志社社务部为社董启事/中西医药杂志社//中西医药.-5-10-67
中西医药杂志社添请职员启事/中西医药杂志社//中西医药.-5-12-108,200
中央国医馆国医公报编辑处征文启事/中央国医馆国医公报编辑处//医界春秋.-3-11-366
中央国医馆国医公报编辑处征文启事/周柳亭//光华医药杂志.-4-36-293//现代医药月刊.-4-27-394
中央国医馆秘书处启事/国医公报社//国医公报.-4-25-490
中央国医馆秘书处启事/中央国医馆秘书处//国医公报.-4-25-482
中央国医馆启事/中央国医馆//光华医药杂志.-4-39-467
中央国医馆为药物图考出版启事/医界春秋社//医界春秋.-3-13-54
中央考试院特考及格中医师联谊会启事/盛展能,邱鸿儒//华西医药杂志.-5-37-503
中医改进研究会悬奖征稿启事/中医改进研究会//医学杂志.-2-16-217
中医经验处方集再版出书启事/华西医药杂志社//华西医药杂志.-5-37-509
中医师但秉恒征求启事/但秉恒//国医砥柱月

刊.-5-18-127
中医师周復生诊所启事/周复生//华西医药杂志.-5-36-248
中医世界编辑部启事/中医世界杂志社//中医世界.-3-37-11.-3-38-304,480.-3-39-178,335
中医世界第十一卷第一期纪念号征文题目/中医世界杂志社//中医世界.-3-37-334
中医世界启事/中医世界杂志社//中医世界.-3-31-381
中医世界社优待读者征求社员(上海中医书局附设)/中医世界杂志社//中医世界.-3-30-2
中医世界十一卷第一期五周纪念号征文启事/邱治中//中医世界.-3-37-326,428
中医世界十一卷五期发行妇人病专号征稿启事/邱治中//中医世界.-3-38-276
中医世界杂志社聘各省市县医药新闻记者启事/邱治中//中医世界.-3-38-14,258
中医世界杂志社征求各地同志组织分社启事/邱治中//中医世界.-3-38-14,258
中医书局紧要启事/中医书局//中医指导录.-3-39-538
中医书局特设代办部启事/中医书局//中医世界.-3-25-7
中医书局为中医世界出版启事/中医书局//中医世界.-3-25-2
中医书局征求医稿启事/中医书局//中医世界.-3-25-6
中医新生命启事/中医新生命杂志社//中医新生命.-5-6-73.-5-7-465.-5-8-534
中医新生命征稿启事/中医新生命杂志社//中医新生命.-5-6-2,197,253
中医学社紧要启事/中医学社//中国医药月刊.-5-32-210
中医药法令解释汇览发售预约/华西医药杂志社资料室//华西医药杂志.-5-37-56
中医袁国荣敬送医报/袁国荣//广东医药月刊.-3-24-90
中医杂志编辑部启事/中医杂志社//中医杂志.-2-19-250,497.-2-22-4.-2-23-4,166,194,350,454.-2-26-5,163.-2-27-3
中医杂志第二次修正投稿简章/中医杂志社//中医杂志.-2-19-514
中医杂志附编辑部启事/中医杂志社//中医杂志.-2-21-544
中医杂志启事/中医杂志社//中医杂志.-2-21-9,201,373.-2-22-3.-2-23-3,13,13,13,13,13,13,13,14,193,200,200,200,200,200,200,200,385,392,392,392,392,392,392.-2-24-3,4,160,160,160,160,160,160,302,302,302,302,302,302,302
中医杂志投稿赠奖露布/中医杂志社//中医杂志.-2-24-277
中医杂志一二三四期汇刊预约露布/中医杂志社//中医杂志.-2-21-199,379
中医指导录自七卷起与中医世界自十卷起合刊启事/中医指导录杂志社//中医指导录.-3-37-4,176,282,382,492,580.-3-38-104,222,332,463,522,634.-3-39-78,423
中医指导社启事/中医指导录杂志社//中医指导录.-3-37-68.-4-1-2,2,2,2,38,38,70,70,70,102,102,134,134,134,166,166,166,198,198,230,230,262,262,294,294,326,326,326,358,358,358,422,422,422,422,454,454,454,454,486,486,486,486,518,518.-4-2-2,2,34,34,66,66,94,126,158,158,190,190,254,254,254,315,315,315,379,379,379,411,411,443,443,475,475.-4-3-256,288,385,417,449,481.-4-4-2,34,66,98,130,162,194,226,258,290,322,333,354,383,386,418,450,482,514,546
仲圭启事/沈仲圭//三三医报.-2-30-20
重金征稿启事/中医世界杂志社//中医世界.-3-37-534
重要声明(一)至(二)/中国针灸学研究社//针灸杂志.-4-31-482,482
周柳亭启事/周柳亭//光华医药杂志.-4-39-

371.-4-41-95
周小农启事/周镇//三三医报.-2-31-424.-2-32-40,219,322,346,390//中医杂志.-2-20-8,171,527.-2-21-189,365.-2-22-193
周雪樵启/周雪樵//医学报.-1-5-163
周镇启事/周镇//医学杂志.-2-3-3
朱鼒启事/朱鼒//华西医药杂志.-5-36-213
朱寿朋启事/朱寿朋//医界春秋.-3-9-198,210.-3-10-117
朱寿朋实验药品招请外埠经理启事/朱寿朋//医界春秋.-3-13-43
朱寿朋为天台黄药启事/朱寿朋//医界春秋.-3-14-346
诸暨王治华启事/王治华//国医砥柱月刊.-5-18-52
祝敬铭启事/祝敬铭//医界春秋.-3-13-326
自强医学月刊发行部启/自强医学月刊社//自强医学月刊.-3-40-538
自强医学月刊启事/自强医学月刊社//自强医学月刊.-3-40-410,410,601.-3-41-150,254
自强医学月刊社址迁移通告/自强医学月刊社//自强医学月刊.-3-40-414
总务部紧要启事/光华医药杂志社//光华医药杂志.-4-36-71.-4-41-4,15
邹云翔启事/邹云翔//光华医药杂志.-4-39-371

17.5 其他

阿部炮台/利济学堂报社//利济学堂报.-1-2-325
阿富汗谋自主/利济学堂报社//利济学堂报.-1-3-447
奥国买地/利济学堂报社//利济学堂报.-1-3-74
奥国民数/利济学堂报社//利济学堂报.-1-2-256
奥后出游/利济学堂报社//利济学堂报.-1-1-665
澳门免税/利济学堂报社//利济学堂报.-1-2-431
巴黎书院述略/利济学堂报社//利济学堂报.-1-2-623
巴马异俗/利济学堂报社//利济学堂报.-1-3-549
败絮制绒/利济学堂报社//利济学堂报.-1-2-55
版图式廊/利济学堂报社//利济学堂报.-1-2-509
保船新法/利济学堂报社//利济学堂报.-1-1-443
保险利溥/利济学堂报社//利济学堂报.-1-2-615
报论选举/利济学堂报社//利济学堂报.-1-3-127
报章原始/利济学堂报社//利济学堂报.-1-3-573
报纸畅销/利济学堂报社//利济学堂报.-1-2-64
北地通轮/利济学堂报社//利济学堂报.-1-2-62
北平医药月刊杂志社一览表/北平医药月刊社//北平医药月刊.-5-9-125
备酬征求/绍兴医药学报社//绍兴医药学报星期增刊.-1-22-266,273,281,289,351,359,367,375,383,391,399,407,415,423
被能浮水/利济学堂报社//利济学堂报.-1-3-535
本报蒙广东教育厅长金湘帆先生题赠封面谨此鸣谢/杏林医学月报社//杏林医学月报.-3-17-439
本社编辑员前广东琼崖道署官局正医生兼中学堂校医历办邵郡婴堂医务骆保安报告书/绍兴医药学报社//绍兴医药学报.-1-8-166
比较日货/利济学堂报社//利济学堂报.-1-1-278
彼国商务/利济学堂报社//利济学堂报.-1-2-

64
革麻炸油/利济学堂报社//利济学堂报.-1-3-511
避火灾法/利济学堂报社//利济学堂报.-1-3-236
编辑部改组沈宗吴铁笔任编辑/光华医药杂志社//光华医药杂志.-4-39-282
变通算学新章/利济学堂报社//利济学堂报.-1-1-453
变通银票/利济学堂报社//利济学堂报.-1-3-46
辨士陈情/利济学堂报社//利济学堂报.-1-2-250
表扬前烈/利济学堂报社//利济学堂报.-1-3-547
别离奇症/利济学堂报社//利济学堂报.-1-3-587
兵演气球/利济学堂报社//利济学堂报.-1-1-550
禀北洋大臣请开北方利源总公司条议/姚文楝//利济学堂报.-1-1-193
禀改邮章/利济学堂报社//利济学堂报.-1-1-464
禀设学堂/利济学堂报社//利济学堂报.-1-3-478
波斯政治/利济学堂报社//利济学堂报.-1-2-218
波斯中兴/利济学堂报社//利济学堂报.-1-2-315
玻璃造像/利济学堂报社//利济学堂报.-1-2-148
玻砖建亭/利济学堂报社//利济学堂报.-1-2-149
博济医局/利济学堂报社//利济学堂报.-1-2-162
博物琐言/利济学堂报社//利济学堂报.-1-1-379
补遗/国医砥柱月刊社//国医砥柱月刊.-5-16-171
补遗/沈仲圭//绍兴医药学报.-1-17-544
补正/谢诵穆//中国医药月刊.-5-33-65
哺鸡新法/利济学堂报社//利济学堂报.-1-3-487
不平法政/利济学堂报社//利济学堂报.-1-3-48
裁兵减饷/利济学堂报社//利济学堂报.-1-2-128
裁撤日人/利济学堂报社//利济学堂报.-1-3-558
裁撤水军/利济学堂报社//利济学堂报.-1-3-434
裁撤洋员/利济学堂报社//利济学堂报.-1-2-213
采煤计数/利济学堂报社//利济学堂报.-1-2-416
蚕桑大兴/利济学堂报社//利济学堂报.-1-1-545
藏书卷数/利济学堂报社//利济学堂报.-1-1-265
藏书卷数续志/利济学堂报社//利济学堂报.-1-2-333
藏书励俗/利济学堂报社//利济学堂报.-1-3-481
测量新会/利济学堂报社//利济学堂报.-1-2-608
测量志略/利济学堂报社//利济学堂报.-1-2-439
测验新说/利济学堂报社//利济学堂报.-1-2-163
策问西学/利济学堂报社//利济学堂报.-1-3-429
曾文正日记(补白)/中医新生命杂志社//中医新生命.-5-7-628
茶酒新法/利济学堂报社//利济学堂报.-1-1-642
茶商日困/利济学堂报社//利济学堂报.-1-2-529
茶税新章/利济学堂报社//利济学堂报.-1-1-458
查看路情/利济学堂报社//利济学堂报.-1-3-

217
车载铁桥/利济学堂报社//利济学堂报.-1-3-71
宸翰褒功/利济学堂报社//利济学堂报.-1-1-192
城市防空要领/太原防空会//医学杂志.-2-18-214
澄清吏治/利济学堂报社//利济学堂报.-1-3-219
饬办新机/利济学堂报社//利济学堂报.-1-2-56
重振海军/利济学堂报社//利济学堂报.-1-1-442
崇文门税务积弊/利济学堂报社//利济学堂报.-1-3-207
抽捐新例/利济学堂报社//利济学堂报.-1-2-51
酬劳/绍兴医药学报社//绍兴医药学报.-1-14-420
筹办医院之起点/绍兴医药学报社//绍兴医药学报.-1-9-211
筹借洋款/利济学堂报社//利济学堂报.-1-3-432
臭腐神奇/利济学堂报社//利济学堂报.-1-1-645
出借书籍/裘吉生//三三医报.-2-30-530
出洋人众/利济学堂报社//利济学堂报.-1-3-557
除出口税/利济学堂报社//利济学堂报.-1-3-575
除油迹法/利济学堂报社//利济学堂报.-1-3-539
储材待用/利济学堂报社//利济学堂报.-1-2-39
储材招考/利济学堂报社//利济学堂报.-1-1-263
川省矿务/利济学堂报社//利济学堂报.-1-2-599
川省土匪又动/利济学堂报社//利济学堂报.-1-3-434
船政招考示谕/利济学堂报社//利济学堂报.-1-2-135
创办纺织/利济学堂报社//利济学堂报.-1-1-181
创建学堂/利济学堂报社//利济学堂报.-1-3-144
创设尚贤堂/利济学堂报社//利济学堂报.-1-2-618
创演行军/利济学堂报社//利济学堂报.-1-2-506
创造玻璃壁/利济学堂报社//利济学堂报.-1-3-600
创造铁路始末/利济学堂报社//利济学堂报.-1-1-174
创造洋面/利济学堂报社//利济学堂报.-1-1-361
春季会课案补遗/中西医学报社//中西医学报.-1-23-218
从卸气球/利济学堂报社//利济学堂报.-1-1-364
催解黄茶/利济学堂报社//利济学堂报.-1-2-536
答张燕杰先生/时逸人//三三医报.-2-30-266
大版商务/利济学堂报社//利济学堂报.-1-2-531
大夫郎中/顾炎武//中医新生命.-5-6-450
大红拳/利济学堂报社//利济学堂报.-1-3-561
大洪山人许学源教授书画润例/华西医药杂志社//华西医药杂志.-5-37-346
大会番酋/利济学堂报社//利济学堂报.-1-3-235
大利让人/利济学堂报社//利济学堂报.-1-1-260
大麻金氏之门墙/绍兴医药学报社//绍兴医药学报.-1-11-411
大厦千霄/利济学堂报社//利济学堂报.-1-2-86
大增刊第三目录/绍兴医药学报社//绍兴医药

学报.-1-11-150
带兵入觐/利济学堂报社//利济学堂报.-1-3-559
贷款电音/利济学堂报社//利济学堂报.-1-2-219
贷款续闻/利济学堂报社//利济学堂报.-1-3-210
待聘职业栏/光华医药杂志社//光华医药杂志.-4-38-262
弹子新制/利济学堂报社//利济学堂报.-1-2-343
刀匪变名/利济学堂报社//利济学堂报.-1-3-567
岛地分踞/利济学堂报社//利济学堂报.-1-1-635
岛石吸铁/利济学堂报社//利济学堂报.-1-2-444
道歉/绍兴医药学报社//绍兴医药学报.-1-10-290
稻草获利/利济学堂报社//利济学堂报.-1-3-512
德奥相善/利济学堂报社//利济学堂报.-1-3-51
德比议设德律风/利济学堂报社//利济学堂报.-1-2-319
德国兵制/利济学堂报社//利济学堂报.-1-3-132
德国通商情形/利济学堂报社//利济学堂报.-1-3-152
德皇病疯/利济学堂报社//利济学堂报.-1-3-244
德扩海军/利济学堂报社//利济学堂报.-1-1-340
德美市场/利济学堂报社//利济学堂报.-1-2-534
德人借地近闻/利济学堂报社//利济学堂报.-1-3-40
德人开埠/利济学堂报社//利济学堂报.-1-2-51
德人辟界/利济学堂报社//利济学堂报.-1-3-429
德探商情/利济学堂报社//利济学堂报.-1-3-517
德员推升/利济学堂报社//利济学堂报.-1-2-216
登佛化学公司来函/登佛化学公司//中西医学报.-1-41-486
地球报纸总数/利济学堂报社//利济学堂报.-1-2-259
地球蚕业/利济学堂报社//利济学堂报.-1-1-646
地球纪年/利济学堂报社//利济学堂报.-1-3-572
地下铁路/利济学堂报社//利济学堂报.-1-3-130
地舆学会/利济学堂报社//利济学堂报.-1-2-445
第二卷第一期勘误/中西医药杂志社//中西医药.-5-10-493
第二卷第一至四期针灸杂志刊误表/中国针灸学研究社//针灸杂志.-4-29-138,245,412,472
第二年第一期正误表/神州医药学报社//神州医药学报.-1-43-6
第九卷第二号正误表/李调之//绍兴医药学报.-1-15-126
第六卷第六七期合刊目录/国医砥柱月刊社//国医砥柱月刊.-5-18-433
第六卷第三期目录/国医砥柱月刊社//国医砥柱月刊.-5-18-385
第一卷引得总目/中西医药杂志社//中西医药.-5-10-259
第一期特捐露布/中医杂志社//中医杂志.-2-19-122
电陈防疫隔离所办法/绍兴医药学报社//绍兴医药学报星期增刊.-1-21-496
电镀精奇/利济学堂报社//利济学堂报.-1-1-651
电镀铁线/利济学堂报社//利济学堂报.-1-2-428

电火验生/利济学堂报社//利济学堂报.－1－2－617
电机制纸/利济学堂报社//利济学堂报.－1－2－147
电浪新法/利济学堂报社//利济学堂报.－1－3－526
电气火车/利济学堂报社//利济学堂报.－1－1－650
电气制雷/利济学堂报社//利济学堂报.－1－3－530
电书飞布/利济学堂报社//利济学堂报.－1－1－379
电线利厚/利济学堂报社//利济学堂报.－1－1－534
电制坚钢/利济学堂报社//利济学堂报.－1－1－365
电制轮舟/利济学堂报社//利济学堂报.－1－2－150
丁口册/利济学堂报社//利济学堂报.－1－3－439
定船求速/利济学堂报社//利济学堂报.－1－2－615
定购碾片/利济学堂报社//利济学堂报.－1－3－550
定约通商/利济学堂报社//利济学堂报.－1－1－533
东币规则/利济学堂报社//利济学堂报.－1－2－236
东国经纬考/利济学堂报社//利济学堂报.－1－2－48
东邻责言/利济学堂报社//利济学堂报.－1－3－217
东省垦荒/利济学堂报社//利济学堂报.－1－1－433
东省铁路新章/利济学堂报社//利济学堂报.－1－3－38
东亚医学杂志广告/医学杂志社//医学杂志.－2－4－385
东洋医道会规则(来件一)/东洋医道会//三三医报.－2－36－129
独游天下/利济学堂报社//利济学堂报.－1－1－567
读黄炎培先生五四运动敬告青年之后八条释义(连载)/刘述庭//国药新声.－5－23－644.－5－24－102
读经尊孔论/黎青//国药新声.－5－23－341
读子耀疑校正/医界春秋编者//医界春秋.－3－12－281
髑髅为祟/利济学堂报社//利济学堂报.－1－3－569
杜鹃啼勘误表/三三医报社//三三医报.－2－30－556
渡台须知/利济学堂报社//利济学堂报.－1－2－520
缎业日盛/利济学堂报社//利济学堂报.－1－1－275
讹传更正/医学报社//医学报.－1－6－175
俄邦杂记(五则)/利济学堂报社//利济学堂报.－1－3－213
俄采华书/利济学堂报社//利济学堂报.－1－1－662
俄船驻防/利济学堂报社//利济学堂报.－1－3－220
俄定新例/利济学堂报社//利济学堂报.－1－3－455
俄高密约/利济学堂报社//利济学堂报.－1－3－454
俄高亲睦/利济学堂报社//利济学堂报.－1－3－239
俄高时政/利济学堂报社//利济学堂报.－1－1－257
俄更商埠/利济学堂报社//利济学堂报.－1－1－561
俄国度支/利济学堂报社//利济学堂报.－1－2－324
俄国教务/利济学堂报社//利济学堂报.－1－2－526
俄国军费/利济学堂报社//利济学堂报.－1－3－451
俄国军籍/利济学堂报社//利济学堂报.－1－2－

412
俄国军情/利济学堂报社//利济学堂报.-1-2-317
俄国流犯/利济学堂报社//利济学堂报.-1-1-469
俄国人口数/利济学堂报社//利济学堂报.-1-3-454
俄国商旗/利济学堂报社//利济学堂报.-1-1-659
俄国通史考略/利济学堂报社//利济学堂报.-1-3-42
俄国兴商/利济学堂报社//利济学堂报.-1-1-556
俄皇将游历中国/利济学堂报社//利济学堂报.-1-2-82
俄皇近事/利济学堂报社//利济学堂报.-1-2-134
俄舰会集/利济学堂报社//利济学堂报.-1-3-41
俄路工程/利济学堂报社//利济学堂报.-1-1-531
俄路述闻/利济学堂报社//利济学堂报.-1-3-126
俄请添线/利济学堂报社//利济学堂报.-1-2-125
俄人好学/利济学堂报社//利济学堂报.-1-3-45
俄人觊覦小国/利济学堂报社//利济学堂报.-1-3-453
俄人借岛/利济学堂报社//利济学堂报.-1-3-447
俄人民委会副席古比希夫逝世/神州国医学报社//神州国医学报.-4-16-282
俄人信咒/利济学堂报社//利济学堂报.-1-3-551
俄人种茶/利济学堂报社//利济学堂报.-1-3-501
俄日近况/利济学堂报社//利济学堂报.-1-3-221
俄日立约/利济学堂报社//利济学堂报.-1-1-530
俄设华事报馆/利济学堂报社//利济学堂报.-1-3-564
俄设医会/利济学堂报社//利济学堂报.-1-2-447
俄使人觐余闻/利济学堂报社//利济学堂报.-1-3-567
俄营高丽/利济学堂报社//利济学堂报.-1-3-137
俄筑铁路/利济学堂报社//利济学堂报.-1-1-342
鄂北近事/利济学堂报社//利济学堂报.-1-3-557
鄂布价值/利济学堂报社//利济学堂报.-1-2-354
鄂行钞票/利济学堂报社//利济学堂报.-1-1-623
鄂捐推广/利济学堂报社//利济学堂报.-1-3-36
鄂兴武备/利济学堂报社//利济学堂报.-1-2-214
鄂中圜法/利济学堂报社//利济学堂报.-1-2-212
二十感怀校勘记/三三医报社//三三医报.-2-30-90
二十九期解剖学正误记/医学公报社//医学报.-1-4-4
二十六号答观海卫韩久陶光瑞正误表/洪希文//绍兴医药学报星期增刊.-1-21-222
二十六期拙稿校讎记/沈仲圭//三三医报.-2-30-556
二十三年十二月份收到各地所赠刊物月报特列表志谢/国医公报社//国医公报.-4-22-115
法诋海军/利济学堂报社//利济学堂报.-1-1-253
法国海军等次/利济学堂报社//利济学堂报.-1-1-256
法国海军人数/利济学堂报社//利济学堂报.-1-1-250

法国货价/利济学堂报社//利济学堂报.-1-2-431
法国酒政/利济学堂报社//利济学堂报.-1-2-158
法国陆兵步法/利济学堂报社//利济学堂报.-1-2-328
法国马兵步数/利济学堂报社//利济学堂报.-1-2-329
法国丝税/利济学堂报社//利济学堂报.-1-2-345
法国新船/利济学堂报社//利济学堂报.-1-3-49
法觊邻邦/利济学堂报社//利济学堂报.-1-3-135
法京电音/利济学堂报社//利济学堂报.-1-1-445
法京赛会/利济学堂报社//利济学堂报.-1-1-667
法开东海/利济学堂报社//利济学堂报.-1-2-621
法人辟土/利济学堂报社//利济学堂报.-1-3-46
法人兴议锁国/利济学堂报社//利济学堂报.-1-3-455
法士论商/利济学堂报社//利济学堂报.-1-1-562
法医除疫/利济学堂报社//利济学堂报.-1-1-672
法造新船/利济学堂报社//利济学堂报.-1-1-271
法制新枪/利济学堂报社//利济学堂报.-1-1-272
矾铜利用/利济学堂报社//利济学堂报.-1-3-616
防火机器/利济学堂报社//利济学堂报.-1-3-563
防瘟多术/利济学堂报社//利济学堂报.-1-3-586
防疫办法/绍兴医药学报社//绍兴医药学报星期增刊.-1-21-520
防疫汇纪/绍兴医药学报社//绍兴医药学报星期增刊.-1-21-519
飞船异制/利济学堂报社//利济学堂报.-1-2-56
飞鸽邮政局/利济学堂报社//利济学堂报.-1-1-340
飞机之新利用/圣路易甫//医林一谔.-4-11-79
飞禽酒瘾/利济学堂报社//利济学堂报.-1-3-558
妃嫔谋弑/利济学堂报社//利济学堂报.-1-1-285
非洲瓜分/利济学堂报社//利济学堂报.-1-1-343
匪乱已平/利济学堂报社//利济学堂报.-1-3-441
斐岛乱由/利济学堂报社//利济学堂报.-1-2-319
分割华土/利济学堂报社//利济学堂报.-1-1-348
分割土耳其议/利济学堂报社//利济学堂报.-1-1-342
分给恤银/利济学堂报社//利济学堂报.-1-3-554
分守土疆/利济学堂报社//利济学堂报.-1-1-530
风锯解木/利济学堂报社//利济学堂报.-1-2-611
风雪为灾/利济学堂报社//利济学堂报.-1-2-254
蜂媒说/利济学堂报社//利济学堂报.-1-3-501
奉送金针疗病奇书/医林一谔杂志社//医林一谔.-4-10-117,167
奉天医学杂志门类/沈阳医学杂志社//沈阳医学杂志.-3-1-4,156,230,296.-3-2-2,138,200,326,392.-3-1-362.-3-2-66
佛慈大药厂来函/佛慈大药厂//神州国医学报.-4-15-547
佛教入法/利济学堂报社//利济学堂报.-1-3-

547
扶桑旅况/利济学堂报社//利济学堂报.-1-2-251
浮船新法/利济学堂报社//利济学堂报.-1-1-550
福银滞销/利济学堂报社//利济学堂报.-1-3-433
福州船政局订请法国造船监督合同/利济学堂报社(录)//利济学堂报.-1-1-435
福州制茶新法/利济学堂报社//利济学堂报.-1-1-658
附勘误/医界春秋社//医界春秋.-3-9-358
附拙稿刊误/三三医报社//三三医报.-2-30-90
复陈酌减东省钱漕并漕粮卷尾及耗米随正征收情形折/李秉衡//利济学堂报.-1-3-647
复兴中医社发售书品新订价目/复兴中医社//复兴中医.-5-31-731
傅相游踪/利济学堂报社//利济学堂报.-1-1-183
富国报言/利济学堂报社//利济学堂报.-1-1-273
改馆储材/利济学堂报社//利济学堂报.-1-2-43
改建铁路/利济学堂报社//利济学堂报.-1-1-431
改聘矿师/利济学堂报社//利济学堂报.-1-1-466
改善黏贴邮票办法如左/上海市新生活运动促进会//神州国医学报.-4-18-466
感谢良药/李瑞年//国医正言.-5-3-354
高丽乱党/利济学堂报社//利济学堂报.-1-3-137
高丽售矿/利济学堂报社//利济学堂报.-1-1-662
高梦旦先生在实隆医院治疗经过敬告亲友/神州国医学报社//神州国医学报.-4-17-490
高设银行/利济学堂报社//利济学堂报.-1-1-457
格致会通说/利济学堂报社//利济学堂报.-1-3-619
各国安息日/利济学堂报社//利济学堂报.-1-3-573
各国电信统计/利济学堂报社//利济学堂报.-1-3-563
各国奇珍/利济学堂报社//利济学堂报.-1-2-79
各国铜数/利济学堂报社//利济学堂报.-1-2-59
各国新闻/神州医药学报社//神州医药学报.-1-42-477
各国养兵数目/利济学堂报社//利济学堂报.-1-3-137
各国银价/利济学堂报社//利济学堂报.-1-2-153
各省钱荒/利济学堂报社//利济学堂报.-1-1-561
耕稼要旨/利济学堂报社//利济学堂报.-1-3-504
更改教章/利济学堂报社//利济学堂报.-1-3-212
更正/光华医药杂志社//光华医药杂志.-4-40-555.-4-41-66
更正/绍兴医药学报社//绍兴医药学报.-1-13-228//绍兴医药学报星期增刊.-1-22-184
更正/现代中医杂志社//现代中医.-4-42-486
更正/中国医药月刊社//中国医药月刊.-5-32-462
更正/中西医学报编者//中西医药.-5-10-338
更正表/康维新//绍兴医药学报.-1-14-85
工部局谕/利济学堂报社//利济学堂报.-1-3-583
公使附约/利济学堂报社//利济学堂报.-1-1-447
公司获利/利济学堂报社//利济学堂报.-1-2-152
公司种树/利济学堂报社//利济学堂报.-1-3-

500
公议中国银行大概章程/利济学堂报社//利济学堂报.－1－1－369
攻船奇药/利济学堂报社//利济学堂报.－1－3－533
攻匪妙法/利济学堂报社//利济学堂报.－1－2－619
购船续志/利济学堂报社//利济学堂报.－1－3－205
购地添埠/利济学堂报社//利济学堂报.－1－2－601
购舰述闻/利济学堂报社//利济学堂报.－1－2－47
购买国医砥柱书局医书手续/国医砥柱月刊社//国医砥柱月刊.－5－17－438
购书发院/利济学堂报社//利济学堂报.－1－3－143
购阅医报可增常识论/袁绿野//神州医药学报.－1－47－520
购造战船/利济学堂报社//利济学堂报.－1－2－601
估用银圆/利济学堂报社//利济学堂报.－1－3－436
古钱进呈/利济学堂报社//利济学堂报.－1－2－617
怪雨行空/利济学堂报社//利济学堂报.－1－1－666
关税比较表/商务报社//利济学堂报.－1－2－312
鳏鱼新税/利济学堂报社//利济学堂报.－1－1－288
光华医药杂志社介绍书家陈瘦菊广结墨缘/光华医药杂志社//光华医药杂志.－4－39－169
光学植物/利济学堂报社//利济学堂报.－1－2－165
广变/王复//利济学堂报.－1－3－273
广蚕桑说/利济学堂报社//利济学堂报.－1－2－141
广东中医专门学校中医杂志第五期目录/广东中医杂志社//中医杂志(广东).－3－4－617
广仁善堂圣学会章程/广仁善堂圣学会//利济学堂报.－1－2－603
国家忌辰:禁止作乐宴会嫁娶演戏用刑/利济学堂报社(辑)//利济学堂报.－1－1－11
国王俸数/利济学堂报社//利济学堂报.－1－1－287
国医砥柱月刊社顾问钱今阳在沪近况/国医砥柱月刊社//国医砥柱月刊.－5－16－361
国医砥柱月刊社欢迎(补白)/国医砥柱月刊社//国医砥柱月刊.－5－16－517
国医求是月刊/复兴中医杂志社//复兴中医.－5－31－728
国医正言刊误/国医正言杂志社//国医正言.－5－3－66,162,162,214,316,403,429,480,565,612.－5－4－12,100,119,156,254,308,534,614.－5－5－141,158,286,336,401,453,504,544,638,638
果核有丝/利济学堂报社//利济学堂报.－1－3－503
海底屋/利济学堂报社//利济学堂报.－1－2－429
海关税项/苏报社//利济学堂报.－1－1－553
海河待浚/利济学堂报社//利济学堂报.－1－2－602
海军筹费/利济学堂报社//利济学堂报.－1－2－404
海军购舰/利济学堂报社//利济学堂报.－1－3－431
海运撤局/利济学堂报社//利济学堂报.－1－1－628
酣睡未醒/利济学堂报社//利济学堂报.－1－2－540
翰林院编修贵铎等酌拟开办奉天东边矿物章程/贵铎等//利济学堂报.－1－3－248
行军活船/利济学堂报社//利济学堂报.－1－3－565
行军须用铁锹/利济学堂报社//利济学堂报.－1－3－208
行之维艰/利济学堂报社//利济学堂报.－1－3－430

杭报将开/利济学堂报社//利济学堂报.-1-1-171
杭关大兴/利济学堂报社//利济学堂报.-1-1-173
杭关工竣/利济学堂报社//利济学堂报.-1-2-63
杭省铁道/利济学堂报社//利济学堂报.-1-1-174
杭丝开货/利济学堂报社//利济学堂报.-1-1-458
杭垣铁路续闻/利济学堂报社//利济学堂报.-1-3-207
杭州蚕讯/利济学堂报社//利济学堂报.-1-2-141
杭州电灯告成/利济学堂报社//利济学堂报.-1-3-158
杭州租界记/利济学堂报社//利济学堂报.-1-2-533
航海者言/利济学堂报社//利济学堂报.-1-2-58
禾虫愈疾/利济学堂报社//利济学堂报.-1-2-161
河沙变石/利济学堂报社//利济学堂报.-1-3-559
曷格司射光/利济学堂报社//利济学堂报.-1-3-536
贺谭董事焕堂受勋书/香港中华国医学会//国医杂志.-4-6-515
黑山兴学/利济学堂报社//利济学堂报.-1-2-521
红花不洁/利济学堂报社//利济学堂报.-1-3-556
红坭有金/利济学堂报社//利济学堂报.-1-3-615
红人被化/利济学堂报社//利济学堂报.-1-3-480
红头屿矿利/利济学堂报社//利济学堂报.-1-2-215
后记/高思潜//三三医报.-2-32-573
湖北蚕桑局章程/湖北蚕桑局//利济学堂报.-1-3-491
湖南酃县呈省府修建神农炎帝陵墓(湖南快信)/光华医药杂志社//光华医药杂志.-4-36-7
湖南新政/利济学堂报社//利济学堂报.-1-1-629
互斗新例/利济学堂报社//利济学堂报.-1-2-256
户口殷蕃/利济学堂报社//利济学堂报.-1-1-633
护持纱厂/利济学堂报社//利济学堂报.-1-2-615
沪地如金/利济学堂报社//利济学堂报.-1-1-662
沪钱转机/利济学堂报社//利济学堂报.-1-2-63
沪上商务日盛/利济学堂报社//利济学堂报.-1-1-555
沪上铸钱/利济学堂报社//利济学堂报.-1-1-459
花收日光/利济学堂报社//利济学堂报.-1-2-441
划定租界/利济学堂报社//利济学堂报.-1-1-459
划界确闻/利济学堂报社//利济学堂报.-1-2-511
划界要言/利济学堂报社//利济学堂报.-1-2-403
华茶渐衰/利济学堂报社//利济学堂报.-1-1-465
华民至台湾登陆条例/利济学堂报社//利济学堂报.-1-3-215
华西医药杂志广告新例/华西医药杂志社//华西医药杂志.-5-37-44
华英商务/利济学堂报社//利济学堂报.-1-3-233
华佣苦况/利济学堂报社//利济学堂报.-1-2-252
华中医药报准于元旦创刊/国医砥柱月刊社//国医砥柱月刊.-5-18-48

化学家注意/中西医学报社//中西医学报.-1-25-148
化学镕金/利济学堂报社//利济学堂报.-1-2-612
淮阴中医公会电贺蒋委员长安返首都/光华医药杂志社//光华医药杂志.-4-41-22
欢迎入社欢迎订刊(补白)/国医砥柱月刊社//国医砥柱月刊.-5-16-486
环球新道日期/利济学堂报社//利济学堂报.-1-1-377
环游地球/利济学堂报社//利济学堂报.-1-3-549
宦官杖毙/利济学堂报社//利济学堂报.-1-2-248
皇子习武/利济学堂报社//利济学堂报.-1-1-534
徽茶志略/利济学堂报社//利济学堂报.-1-2-155
回例饿正/利济学堂报社//利济学堂报.-1-1-285
汇录第一期至八十期之医论总目/医学公报社//医学报.-1-5-241
会办东省铁路/利济学堂报社//利济学堂报.-1-1-524
会计报告(五月份)/沈阳医学杂志社//沈阳医学杂志.-3-2-60
会计商户/利济学堂报社//利济学堂报.-1-1-659
会课缓晓之原因/医学公报社//医学公报.-1-6-575
会奏鄂省改设铸钱局折/张之洞,谭继洵//利济学堂报.-1-2-168
会奏设武备学堂折/张之洞,谭继洵//利济学堂报.-1-2-548
惠顾志谢/严国政//医学报.-1-6-490
惠件志谢/医学公报社//医学报.-1-6-191
惠书鸣谢/广东中医杂志社//中医杂志(广东).-3-4-328
惠书鸣谢/医学公报社//医学报.-1-4-550
火柴奇制/利济学堂报社//利济学堂报.-1-3-540
火车发轫/利济学堂报社//利济学堂报.-1-2-37
火炮利用/利济学堂报社//利济学堂报.-1-2-132
火日违言/利济学堂报社//利济学堂报.-1-3-126
火山奇闻/利济学堂报社//利济学堂报.-1-1-471
火油获利/利济学堂报社//利济学堂报.-1-2-438
火有光热说/利济学堂报社//利济学堂报.-1-3-624
货币条陈/利济学堂报社//利济学堂报.-1-3-129
霍乱蔓延后之广州/杏林医学月报社//杏林医学月报.-3-19-155
霍乱盛行之广州市/医林一谔杂志社//医林一谔.-4-9-202
稽查商务/利济学堂报社//利济学堂报.-1-2-531
吉赔俄款/利济学堂报社//利济学堂报.-1-2-318
集议围兵/利济学堂报社//利济学堂报.-1-3-41
记德来司登卫生会/甘永龙(译)//中西医学报.-1-26-65
记语新器/利济学堂报社//利济学堂报.-1-2-260
纪先总理文/周禹锡//三三医报.-2-36-342
季爱人主编丁录溪主校本草纲目指南出版了/杏林医学月报社//杏林医学月报.-3-20-155,206,288
觊觎兵权/利济学堂报社//利济学堂报.-1-2-402
寄售卫生必读/时逸人//三三医报.-2-34-34
寄售西医书目录表/华西医药杂志社//华西医药杂志.-5-37-400
冀寓英人/利济学堂报社//利济学堂报.-1-3-235

加捐十成/利济学堂报社//利济学堂报.-1-3-206
加税待议/利济学堂报社//利济学堂报.-1-2-38
减征恤民/利济学堂报社//利济学堂报.-1-1-628
剪辫新政/利济学堂报社//利济学堂报.-1-1-284
建屋护气/利济学堂报社//利济学堂报.-1-3-145
建造筹款/利济学堂报社//利济学堂报.-1-3-136
荐贤自代/利济学堂报社//利济学堂报.-1-2-212
江岛浴蚕/利济学堂报社//利济学堂报.-1-3-61
江鄂茶价/利济学堂报社//利济学堂报.-1-2-437
江伏地中/利济学堂报社//利济学堂报.-1-1-378
讲求茶叶/利济学堂报社//利济学堂报.-1-2-527
讲求畜利/利济学堂报社//利济学堂报.-1-3-496
讲求船法/利济学堂报社//利济学堂报.-1-1-665
讲求地舆/利济学堂报社//利济学堂报.-1-2-521
讲求粪田/利济学堂报社//利济学堂报.-1-3-227
脚车利用/利济学堂报社//利济学堂报.-1-3-220
脚踏火龙/利济学堂报社//利济学堂报.-1-1-363
缴费单/中医指导录杂志社//中医指导录.-4-3-449,481
教道须知/利济学堂报社//利济学堂报.-1-1-177
教皇亲军/利济学堂报社//利济学堂报.-1-3-134
教习来江/利济学堂报社//利济学堂报.-1-1-254
教友当兵/利济学堂报社//利济学堂报.-1-2-330
教育工商/利济学堂报社//利济学堂报.-1-1-449
介绍几句话/谢建明//针灸杂志.-4-33-359
介绍请用张君创办光明汽水/天津光明汽水公司//国医正言.-5-5-2
介绍小学教育研究法/中西医药杂志社//中西医药.-5-11-451
介绍许学源先生/华西医药杂志社//华西医药杂志.-5-37-294
介绍中华教会公报/三三医报社//三三医报.-2-32-40
戒痛/国药新声杂志社//国药新声.-5-23-253
借材异地/利济学堂报社//利济学堂报.-1-1-628
借款偿费/利济学堂报社//利济学堂报.-1-2-508
借款筑路/利济学堂报社//利济学堂报.-1-2-600
金产丰饶/利济学堂报社//利济学堂报.-1-1-255
金陵多矿/利济学堂报社//利济学堂报.-1-2-599
金山产珠/利济学堂报社//利济学堂报.-1-2-251
金铜钻石喜/利济学堂报社//利济学堂报.-1-2-440
金银时价/利济学堂报社//利济学堂报.-1-1-658
津创译报/利济学堂报社//利济学堂报.-1-2-539
津河议浚/利济学堂报社//利济学堂报.-1-2-127
津郡拟设幼塾/利济学堂报社//利济学堂报.-1-2-522
谨谢特别捐款/中西医学报社//中西医学报.-1

-23-145,218.-1-25-79.-1-26-501
谨谢特别赠书/中西医学报社//中西医学报.-1-23-145,218.-1-25-79,79
近稿要字勘误表/俞鉴泉//三三医报.-2-35-70
近日学堂皆增体操与拳法有无异同拳勇字诗巧言外能旁征其说欤言拳法者不一以何书为详又有所谓内家外家其别安在世传易筋经幼学操身互有得失试言其故院定卫生经虽意主导引而一切拳勇之法操身之术皆寓其中能历述其源流明其宗旨欤六艺失讲群事呫哔许叔重遂训儒为弱揆之圣门强学当不其然诸生入院有年师友之间习闻已熟其各抒所学以对/何炯//利济学堂报.-1-1-213
近事杂钞/利济学堂报社//利济学堂报.-1-1-568
晋创铁路/利济学堂报社//利济学堂报.-1-3-564
晋新印刷所敬向现代中医月刊读者道歉/现代中医杂志社//现代中医.-4-43-10
京师大学堂章程条陈/利济学堂报社//利济学堂报.-1-3-140
经济会发明国药效用/医林一谔杂志社//医林一谔.-4-11-531
敬告海内医学藏书家/俞鉴泉//三三医报.-2-31-269
敬谢答案杨吴二位先生函/席文介//三三医报.-2-30-299
敬谢惠赠书籍/中西医学报社//中西医学报.-1-23-369
敬谢捐助经费/中西医学报社//中西医学报.-1-23-453
敬谢捐助书籍/中西医学报社//中西医学报.-1-23-284
敬谢捐助书款/中西医学报社//中西医学报.-1-23-284
敬谢维持本报诸君/医学公报社//医学公报.-1-7-250
敬谢徐友丞君惠卫生丛录函/骆保安//绍兴医药学报.-1-8-299
敬谢赠书/中西医学报社//中西医学报.-1-23-284,533.-1-25-381
敬赠医学扶轮报第一期/中西医学报社//中西医学报.-1-23-533
九卷十号勘误表/绍兴医药学报社//绍兴医药学报.-1-16-123
九期杂俎校勘记/神州医药学报社//神州医药学报.-1-44-424
开办金矿/利济学堂报社//利济学堂报.-1-3-73
开采银矿/利济学堂报社//利济学堂报.-1-1-659
开矿示谕/利济学堂报社//利济学堂报.-1-1-336
开山被压/利济学堂报社//利济学堂报.-1-3-239
开业要素/龙//中国医药月刊.-5-32-310
开铸银元/利济学堂报社//利济学堂报.-1-3-432
刊误表/神州医药学报社//神州医药学报.-1-43-383
刊误表/姚光祖//三三医报.-2-34-607
勘误/龚伯超//绍兴医药学报星期增刊.-1-22-40
勘误/绍兴医药学报社//绍兴医药学报星期增刊.-1-22-348,516
勘误/沈阳医学杂志社//沈阳医学杂志.-3-3-164,415
勘误/杨燧熙//绍兴医药学报星期增刊.-1-22-32
勘误/医学公报社//医学公报.-1-7-197
勘误表/刘瑞云//三三医报.-2-31-568,609
勘误表第十五论说栏/周源//沈阳医学杂志.-3-3-46
考工记/利济学堂报社//利济学堂报.-1-1-267
考究种棉/利济学堂报社//利济学堂报.-1-2-609
考论物性/利济学堂报社//利济学堂报.-1-2-627

考求铜质/利济学堂报社//利济学堂报.-1-2-343
考试医学/利济学堂报社//利济学堂报.-1-3-586
考验糖质/利济学堂报社//利济学堂报.-1-3-161
苛待亚人/利济学堂报社//利济学堂报.-1-1-448
课桑设局/利济学堂报社//利济学堂报.-1-1-545
恳缓机器造货加税并免储关栈疏/张之洞//利济学堂报.-1-1-569
空气可用/利济学堂报社//利济学堂报.-1-2-443
空中映相/利济学堂报社//利济学堂报.-1-2-614
快邮代电/湖南省芷江县中医师公会//国医砥柱月刊.-5-18-108
矿工被食/利济学堂报社//利济学堂报.-1-1-664
矿务设局/利济学堂报社//利济学堂报.-1-1-523
矿务新开/利济学堂报社//利济学堂报.-1-3-47
矿务中止/利济学堂报社//利济学堂报.-1-2-311
矿物日盛/利济学堂报社//利济学堂报.-1-1-276
矿学新法/利济学堂报社//利济学堂报.-1-3-551
来函更正/钱星若//神州医药学报.-1-46-338
来函更正/汤逸生//神州医药学报.-1-46-338
来函更正/徐朗曦//针灸杂志.-4-28-378
来函更正/医学杂志社//医学杂志.-2-17-189
兰油正旺/利济学堂报社//利济学堂报.-1-2-53
老圃闲谈/利济学堂报社//利济学堂报.-1-3-513
雷船新制/利济学堂报社//利济学堂报.-1-1-551
立不嫁会/利济学堂报社//利济学堂报.-1-3-577
立口通商/利济学堂报社//利济学堂报.-1-3-234
利权独揽/利济学堂报社//利济学堂报.-1-1-458
利权予法/利济学堂报社//利济学堂报.-1-3-554
痢疾临床实验一束误列药味改正/华西医药杂志社//华西医药杂志.-5-37-251
炼钢要术/利济学堂报社//利济学堂报.-1-1-649
炼石成金/利济学堂报社//利济学堂报.-1-2-163
两个委员会/张尊武//神州医药学报.-1-47-306
两粤广仁善堂圣学会序/蔡希邠//利济学堂报.-1-3-77
疗塞通/国药新声杂志社//国药新声.-5-23-75
列国经费/利济学堂报社//利济学堂报.-1-2-215
列款请和/利济学堂报社//利济学堂报.-1-2-217
灵气利农/利济学堂报社//利济学堂报.-1-1-642
岭南医林一谔社藏书楼最近收到书报志谢/医林一谔杂志社//医林一谔.-4-11-226
陆军犬队/利济学堂报社//利济学堂报.-1-1-381
陆军新章/利济学堂报社//利济学堂报.-1-2-325
陆渊雷著伤寒论今释发售预约/自强医学月刊社//自强医学月刊.-3-41-222
录同仁报第六号/医学报社//医学报.-1-4-355
轮船往来放气管规条/利济学堂报社//利济学

堂报.-1-1-345
轮船新式/利济学堂报社//利济学堂报.-1-2-231
论比国王/利济学堂报社//利济学堂报.-1-3-237
论变法须首自易西服始/陈明//利济学堂报.-1-3-281
论陈同甫上孝宗皇帝书/陈虬//利济学堂报.-1-3-285
论俄在东三省建立府埠/利济学堂报社//利济学堂报.-1-3-430
论今日中国首以简使才为急/程云//利济学堂报.-1-2-11
论麦病害/利济学堂报社//利济学堂报.-1-2-527
论女学校/利济学堂报社//利济学堂报.-1-2-522
论市政工程/邹恩泳//中西医学报.-1-38-187
论学会宜普尊教宗首举农务/高炳麟//利济学堂报.-1-2-283
论学堂报馆须相辅而行/陈明//利济学堂报.-1-1-115
论药(补白)/柳宗元//中医新生命.-5-6-502
论英国水陆军经费/利济学堂报社//利济学堂报.-1-3-131
论植物吸取地质多寡之率/利济学堂报社//利济学堂报.-1-3-498
论殖物拉美草/利济学堂报社//利济学堂报.-1-3-503
论中国宜亟变法/利济学堂报社//利济学堂报.-1-2-401
论中国议院既不可行宜直省府州厅县遍设报馆有裨吏治官方匪细/周鸿年//利济学堂报.-1-2-477
论中日通商条约/利济学堂报社//利济学堂报.-1-1-557
略志茶信/利济学堂报社//利济学堂报.-1-2-155
麻利可兴/利济学堂报社//利济学堂报.-1-3-497
馒头造钟/利济学堂报社//利济学堂报.-1-1-551
满西铁路情形/利济学堂报社//利济学堂报.-1-1-530
盲哑学校/利济学堂报社//利济学堂报.-1-3-60
贸易稳法/利济学堂报社//利济学堂报.-1-1-460
煤矿沉没/利济学堂报社//利济学堂报.-1-2-253
煤矿巨灾/利济学堂报社//利济学堂报.-1-2-622
煤矿遭灾/利济学堂报社//利济学堂报.-1-3-556
美传孔教/利济学堂报社//利济学堂报.-1-2-86
美定祥刑/利济学堂报社//利济学堂报.-1-3-550
美国财政/利济学堂报社//利济学堂报.-1-2-315
美国度支/利济学堂报社//利济学堂报.-1-2-413
美国巨镜/利济学堂报社//利济学堂报.-1-3-544
美国陆军新炮/利济学堂报社//利济学堂报.-1-3-123
美国纽约登佛化学制药公司来函/登佛化学制药公司//医界春秋.-3-7-256
美国奢侈/利济学堂报社//利济学堂报.-1-1-286
美国雨盐/利济学堂报社//利济学堂报.-1-1-281
美教士李佳白设尚贤堂章程/利济学堂报社//利济学堂报.-1-3-459
美女讲学/利济学堂报社//利济学堂报.-1-3-468
美日殷富/利济学堂报社//利济学堂报.-1-2-61
美洲大局/利济学堂报社//利济学堂报.-1-2-

220
美主藏金/利济学堂报社//利济学堂报.-1-3-241
猛开土产/利济学堂报社//利济学堂报.-1-2-527
棉花生理/利济学堂报社//利济学堂报.-1-2-157
勉为忠义/利济学堂报社//利济学堂报.-1-2-255
缅甸分省/利济学堂报社//利济学堂报.-1-3-133
缅甸条约论/利济学堂报社//利济学堂报.-1-3-117
面谕议员/利济学堂报社//利济学堂报.-1-2-219
妙法为煤/利济学堂报社//利济学堂报.-1-3-539
灭火药水/利济学堂报社//利济学堂报.-1-3-616
民病天变/利济学堂报社//利济学堂报.-1-2-539
民局改章/利济学堂报社//利济学堂报.-1-1-465
闵俗杂志/利济学堂报社//利济学堂报.-1-2-246
名流行述/利济学堂报社//利济学堂报.-1-1-378
鸣谢/奉天医士公会//沈阳医学杂志.-3-1-219
鸣谢/沈文魁//沈阳医学杂志.-3-1-219
鸣谢/中国针灸学研究社//针灸杂志.-4-31-386.-4-32-508
鸣谢保赤良药育婴要素之小儿百效神丹/妥恒英//国医砥柱月刊.-5-16-320
鸣谢保赤圣药小儿百效神丹/崔士儒//国医砥柱月刊.-5-17-247
鸣谢赤子保命婴儿慈航之妙药小儿百效神丹/孙九如//国医砥柱月刊.-5-17-248
鸣谢儿科神丹/冯鹤书//国医砥柱月刊.-5-16-351.-5-17-247
鸣谢各地医界惠赠书籍一览表/杏林医学月报社//杏林医学月报.-3-17-200
鸣谢光华医药杂志社特派宣传员毛青全先生/光华医药杂志社//光华医药杂志.-4-39-108
鸣谢起死回生儿科神药小儿百效神丹/薛敏英//国医砥柱月刊.-5-17-248
鸣谢热心读者/盛心如//光华医药杂志.-4-39-108,221,371.-4-40-425.-4-41-167,217,357,436,544
鸣谢热心读者/现代医药月刊社//现代医药月刊.-4-27-354
鸣谢热心读者/现代中医杂志社//现代中医.-4-43-569
鸣谢任藩侯先生/中国针灸学研究社//针灸杂志.-4-33-254
鸣谢赏银盾词/宋含章//国医砥柱月刊.-5-17-179
鸣谢诗山分社长叶瑞階先生/光华医药杂志社//光华医药杂志.-4-39-109
鸣谢宋伯仁先生/盛心如//光华医药杂志.-4-40-426
鸣谢小儿百效神丹/路东陞//国医砥柱月刊.-5-17-246
鸣谢小儿百效神丹功效二函/国医砥柱月刊社//国医砥柱月刊.-5-17-245
鸣谢小儿百效神丹治疗小儿百病一览/李文生//国医砥柱月刊.-5-17-245
鸣谢育婴要素报赤良药小儿百效神丹/未署名//国医砥柱月刊.-5-17-248
磨物新机/利济学堂报社//利济学堂报.-1-2-613
墨国铁山/利济学堂报社//利济学堂报.-1-3-560
墨兴法塾/利济学堂报社//利济学堂报.-1-2-422
木不畏火/利济学堂报社//利济学堂报.-1-2-632
募兵新例/利济学堂报社//利济学堂报.-1-2-130

募股铺路/利济学堂报社//利济学堂报.-1-1-256
南京国医业概况/光华医药杂志社//光华医药杂志.-4-38-289
南洋公学章程/利济学堂报社//利济学堂报.-1-3-469
脑筋致用/利济学堂报社//利济学堂报.-1-2-629
内科专家广东方公溥/中医世界杂志社//中医世界.-3-25-415
内科专家上海秦伯未/中医世界杂志社//中医世界.-3-25-415
泥中有矿/利济学堂报社//利济学堂报.-1-3-525
拟查人数/利济学堂报社//利济学堂报.-1-1-432
拟复核减丁漕钱数片/德寿//利济学堂报.-1-1-577
拟接筑满西铁路/利济学堂报社//利济学堂报.-1-2-44
拟借商款/利济学堂报社//利济学堂报.-1-2-129
拟设书院/利济学堂报社//利济学堂报.-1-1-177
拟设锡箔机器/利济学堂报社//利济学堂报.-1-2-237
拟设织厂/利济学堂报社//利济学堂报.-1-1-366
拟制菱船/利济学堂报社//利济学堂报.-1-2-229
宁波中西学堂章程/利济学堂报社//利济学堂报.-1-1-535
宁属办矿/利济学堂报社//利济学堂报.-1-2-600
拧檬辟蚁/利济学堂报社//利济学堂报.-1-3-618
牛病/光华医药杂志社//光华医药杂志.-4-40-410
纽马兰金穴/利济学堂报社//利济学堂报.-1-1-665
纽约农务汇述/利济学堂报社//利济学堂报.-1-2-341
农部要务/利济学堂报社//利济学堂报.-1-2-609
农务公司/利济学堂报社//利济学堂报.-1-3-497
农务十要/利济学堂报社//利济学堂报.-1-3-488
农学琐言叙/陈虬//利济学堂报.-1-2-471
女国医张士彦待聘/光华医药杂志社//光华医药杂志.-4-38-168
女监用女/利济学堂报社//利济学堂报.-1-1-663
女可举士/利济学堂报社//利济学堂报.-1-1-283
女立大学/利济学堂报社//利济学堂报.-1-1-535
女准自主/利济学堂报社//利济学堂报.-1-3-561
瓯海道道尹给凭训辞/绍兴医药学报社//绍兴医药学报.-1-13-554
瓯郡邮章/利济学堂报社//利济学堂报.-1-2-39
欧洲花谱/利济学堂报社//利济学堂报.-1-3-551
欧洲外交政策/利济学堂报社//利济学堂报.-1-1-251
派员驻俄/利济学堂报社//利济学堂报.-1-1-634
叛徒逞凶/利济学堂报社//利济学堂报.-1-2-253
炮法求新/利济学堂报社//利济学堂报.-1-1-344
炮台倒塌/利济学堂报社//利济学堂报.-1-1-184
炮子穿钢/利济学堂报社//利济学堂报.-1-2-229
澎湖新例/利济学堂报社//利济学堂报.-1-2-85
皮裹枢机/利济学堂报社//利济学堂报.-1-3-

162
片言(补白)/孙联甫//神州医药学报.-1-47-134
贫女学堂/利济学堂报社//利济学堂报.-1-3-143
聘请医士合同/中西医学报社//中西医学报.-1-26-209
平治街道沟渠议/户部//利济学堂报.-1-3-163
破冰新法/利济学堂报社//利济学堂报.-1-2-540
破踏车军队法/利济学堂报社//利济学堂报.-1-3-127
奇疾/绍兴医药学报社//绍兴医药学报.-1-13-214
奇器凌空/利济学堂报社//利济学堂报.-1-2-613
旗兵教读/利济学堂报社//利济学堂报.-1-2-311
气球铁路/利济学堂报社//利济学堂报.-1-1-268
汽炉已到/利济学堂报社//利济学堂报.-1-1-363
千顷堂书局文学用书简目/复兴中医杂志社//复兴中医.-5-31-617,665
千顷堂书局心理哲学用书简目/复兴中医杂志社//复兴中医.-5-31-615,663
千顷堂书局医学实用书籍/复兴中医杂志社//复兴中医.-5-31-495
千顷堂书局医学书目录/复兴中医杂志社//复兴中医.-5-31-132,222,613,661
钱厂新机/利济学堂报社//利济学堂报.-1-1-182
箝制客民/利济学堂报社//利济学堂报.-1-2-325
巧夺天工/利济学堂报社//利济学堂报.-1-1-565
钦差捉虫/利济学堂报社//利济学堂报.-1-1-335
钦使过申/利济学堂报社//利济学堂报.-1-1-171
亲王游学/利济学堂报社//利济学堂报.-1-3-480
秦中振学/利济学堂报社//利济学堂报.-1-2-421
清江浦铁路/利济学堂报社//利济学堂报.-1-3-434
请地屯兵/利济学堂报社//利济学堂报.-1-3-441
请建医院/利济学堂报社//利济学堂报.-1-3-592
请讲求务本至计以开利源折/华辉//利济学堂报.-1-2-639
请禁吗啡之通电/万国改良会//绍兴医药学报.-1-10-199
请辟新路/利济学堂报社//利济学堂报.-1-2-321
请求种茶/利济学堂报社//利济学堂报.-1-1-643
请全国中医师选举陆渊雷先生为立法委员/施今墨等//华西医药杂志.-5-37-345
请停捐实官折/陈兆文//利济学堂报.-1-1-289
请严防官钱局流弊折/户部//利济学堂报.-1-2-261
请一致拥护华西医药杂志主编任应秋先生竞选立法委员/周复生//华西医药杂志.-5-37-215
穷民难诉/利济学堂报社//利济学堂报.-1-2-258
穷探北极/利济学堂报社//利济学堂报.-1-2-243
求才急于育才论/陈兆麟//利济学堂报.-1-1-593
泗水新机/利济学堂报社//利济学堂报.-1-1-364
球电摧敌法/利济学堂报社//利济学堂报.-1-3-571
全国民办牛痘苗公厂简章(请求登报普阅各县助款合办)/三三医报社//三三医报.-2-30-

271
全国医校有几/朱启海//光华医药杂志.-4-39-351
全球海电/利济学堂报社//利济学堂报.-1-3-566
劝办蚕桑以广生业示/陈逋声//利济学堂报.-1-1-479
劝释缠足说/赵增泽//利济学堂报.-1-2-459
劝种树木谕/陶模//利济学堂报.-1-2-173
鹊巢鸠占/利济学堂报社//利济学堂报.-1-2-86
人人注意/国医砥柱月刊社//国医砥柱月刊.-5-16-383,468,568
日本办理台湾鸦片章程/利济学堂报社//利济学堂报.-1-1-631
日本报论宜备军马/利济学堂报社//利济学堂报.-1-3-212
日本船政/利济学堂报社//利济学堂报.-1-1-529
日本国债/利济学堂报社//利济学堂报.-1-3-125
日本匮乏/利济学堂报社//利济学堂报.-1-3-453
日本拟兴感化学校/利济学堂报社//利济学堂报.-1-2-521
日本农商管制/利济学堂报社//利济学堂报.-1-3-229
日本迁民述闻/利济学堂报社//利济学堂报.-1-3-216
日本钱荒/利济学堂报社//利济学堂报.-1-3-548
日本劝农/利济学堂报社//利济学堂报.-1-1-641
日本商船/利济学堂报社//利济学堂报.-1-1-653
日本俟助邮船/利济学堂报社//利济学堂报.-1-3-454
日本粟贵/利济学堂报社//利济学堂报.-1-1-661
日本糖价/利济学堂报社//利济学堂报.-1-2-157
日本铁路/利济学堂报社//利济学堂报.-1-2-52
日本新定兵律/利济学堂报社//利济学堂报.-1-2-414
日本议察中国蚕桑/利济学堂报社//利济学堂报.-1-1-644
日本与檀香山龃龉/利济学堂报社//利济学堂报.-1-3-449
日本租界人数/利济学堂报社//利济学堂报.-1-1-253
日参税则新章/利济学堂报社//利济学堂报.-1-1-653
日筹支绌/利济学堂报社//利济学堂报.-1-3-451
日光生圈/利济学堂报社//利济学堂报.-1-3-559
日货畅销四则/利济学堂报社//利济学堂报.-1-3-151
日军将撤/利济学堂报社//利济学堂报.-1-3-137
日款支绌/利济学堂报社//利济学堂报.-1-2-415
日募台兵/利济学堂报社//利济学堂报.-1-3-214
日商积习/利济学堂报社//利济学堂报.-1-2-616
日事推源/利济学堂报社//利济学堂报.-1-1-349
日思辟地/利济学堂报社//利济学堂报.-1-1-442
日台通电/利济学堂报社//利济学堂报.-1-3-50
日西合约/利济学堂报社//利济学堂报.-1-1-349
日新月盛/利济学堂报社//利济学堂报.-1-2-410
日造兵舰/利济学堂报社//利济学堂报.-1-1-640
瑞国改制/利济学堂报社//利济学堂报.-1-3-

136
瑞士新章/利济学堂报社//利济学堂报.-1-2-330
塞国更章/利济学堂报社//利济学堂报.-1-3-445
三国联盟/利济学堂报社//利济学堂报.-1-2-409
三三医报第三卷第八期勘误表学说门第一页/张山雷(校改)//三三医报.-2-34-138
三三医报第三卷第八期学说第三四五页勘误表/张山雷(校改)//三三医报.-2-34-140
三三医报第三卷第三期社友俱乐部沈奉江诗校误表/三三医报社//三三医报.-2-33-281
三三医报第一卷中拙稿误字择要更正/俞鉴泉//三三医报.-2-31-34
三三医报勘误/杨燧熙//三三医报.-2-32-106
三三医报社刊行书目提要/三三医报社//三三医报.-2-30-232
三三医报正误/杨尚诚//三三医报.-2-32-558
三三医书第四集出版及更换名称改良印订之广告/三三医报社//三三医报.-2-35-495
三十六期校勘记/医学报社//医学报.-1-4-67
三水开埠/利济学堂报社//利济学堂报.-1-2-37
散言/国医砥柱月刊社//国医砥柱月刊.-5-16-519
桑除奴例/利济学堂报社//利济学堂报.-1-3-577
沙鱼厚利/利济学堂报社//利济学堂报.-1-2-453
纱厂纪闻/利济学堂报社//利济学堂报.-1-3-519
厦门划界/利济学堂报社//利济学堂报.-1-3-70
山西铁路/利济学堂报社//利济学堂报.-1-1-368
山西中医改进研究会颁布给医界春秋社张主席一等名誉褒状/山西中医改进研究会//医界春秋.-3-12-410
扇业销场/利济学堂报社//利济学堂报.-1-3-519
善医伛童/利济学堂报社//利济学堂报.-1-2-449
商船推广/利济学堂报社//利济学堂报.-1-2-535
商订新章/利济学堂报社//利济学堂报.-1-1-368
商工医院收款表/沈阳医学杂志社//沈阳医学杂志.-3-3-380
商品设所/利济学堂报社//利济学堂报.-1-2-432
商务公会/利济学堂报社//利济学堂报.-1-1-275
商务学堂/利济学堂报社//利济学堂报.-1-3-468
商业学校/利济学堂报社//利济学堂报.-1-1-454
上海中医书局代售书目/中医世界杂志社//中医世界.-3-28-9
上海中医书局简明目录/复兴中医杂志社//复兴中医.-5-31-225,667
上海中医学会施诊所鸣谢/中医杂志社//中医杂志.-2-21-181
绍兴医药报社更正广告/裘吉生//绍兴医药学报.-1-19-480
绍兴医药学报第一期至第五期要目补录/绍兴医药学报社//绍兴医药学报.-1-9-282
绍兴医药学报第一至十四期勘误表/绍兴医药学报社//绍兴医药学报.-1-8-129,172,215,259,304,347,391,436,480,523.-1-9-42,98,156,212
绍兴医药学报广告/绍兴医药学报社//神州医药学报.-1-45-420
绍兴医药学报七十五六期更正表/周镇//绍兴医药学报.-1-13-216
绍兴医药学报社广告/绍兴医药学报社//绍兴医药学报.-1-17-128

绍兴医药学研究社发行流通医药书籍公司出版医药丛书广告/绍兴医药学研究社//绍兴医药学报.-1-12-199
绍兴医药学研究社广告/绍兴医药学研究社//绍兴医药学报.-1-11-230
设法治台/利济学堂报社//利济学堂报.-1-1-635
设立学校/利济学堂报社//利济学堂报.-1-2-526
设谋争利/利济学堂报社//利济学堂报.-1-2-130
摄声新器/利济学堂报社//利济学堂报.-1-1-651
申明八旗考试定例/利济学堂报社//利济学堂报.-1-2-422
申明定例/利济学堂报社//利济学堂报.-1-3-519
申谢热心读者/光华医药杂志社//光华医药杂志.-4-36-225,303,436.-4-39-16
申谢热心社员/国医砥柱月刊社//国医砥柱月刊.-5-18-20
神州医报补白/徐相任//神州国医学报.-4-15-37
神州医药学报第一至二期勘误表/神州国医学报社//神州医药学报.-1-42-73,144
神州医药学报特别广告/神州国医学报社//神州医药学报.-1-42-4,125,194,246,298
神州医药学报推扩代派/神州国医学报社//神州医药学报.-1-42-414
神州医药学报校勘记/钱缙甫//神州医药学报.-1-42-121,187,237,289,503.-1-43-70,71,158,276,381,451,550.-1-44-96,191,294,423.-1-45-103,312,512.-1-46-125,241
神州医药总会志谢/神州医药总会//神州医药学报.-1-44-430
沈阳医学杂志门类/沈阳医学杂志社//沈阳医学杂志.-3-3-2,56,110,164,218,272,380
慎重军机/利济学堂报社//利济学堂报.-1-2-403
生气成雪/利济学堂报社//利济学堂报.-1-3-611
生气养体/利济学堂报社//利济学堂报.-1-3-583
生人全体/利济学堂报社//利济学堂报.-1-2-454
声明/文化印书局//三三医报.-2-30-414
声明与正误/华西医药杂志社//华西医药杂志.-5-36-61
失事船数/利济学堂报社//利济学堂报.-1-2-129
师范学堂纪事/利济学堂报社//利济学堂报.-1-1-451
施医设塾/利济学堂报社//利济学堂报.-1-1-478
石门检定中西医士/北京医药月刊社//北京医药月刊.-5-21-506
石水绵/利济学堂报社//利济学堂报.-1-2-631
石铁淘金/利济学堂报社//利济学堂报.-1-2-542
示用龙圆/利济学堂报社//利济学堂报.-1-3-435
试驶新船/利济学堂报社//利济学堂报.-1-2-316
试演巨礮/利济学堂报社//利济学堂报.-1-2-216
试验潮湿/利济学堂报社//利济学堂报.-1-3-613
试验炮弹穿力/利济学堂报社//利济学堂报.-1-2-234
试验水质/利济学堂报社//利济学堂报.-1-3-612
嗜好成癖/利济学堂报社//利济学堂报.-1-2-81
收买旧书/中西医学报社//中西医学报.-1-30-6,86,164
书治平通议弛女足章后/池志征//利济学堂报.-1-2-7
蜀中钱币/利济学堂报社//利济学堂报.-1-1-

274
树党倾轧/利济学堂报社//利济学堂报.-1-2-621
树叶照相/利济学堂报社//利济学堂报.-1-2-541
水产赛会/利济学堂报社//利济学堂报.-1-3-577
水底行车/利济学堂报社//利济学堂报.-1-3-557
水底行舟/利济学堂报社//利济学堂报.-1-2-54
水底脚车/利济学堂报社//利济学堂报.-1-1-267
水机妙制/利济学堂报社//利济学堂报.-1-2-344
水力利用/利济学堂报社//利济学堂报.-1-3-530
水力制电/利济学堂报社//利济学堂报.-1-2-229
水师更议/利济学堂报社//利济学堂报.-1-1-258
水屋辟火/利济学堂报社//利济学堂报.-1-3-535
水中起物/利济学堂报社//利济学堂报.-1-2-54
税则新章/利济学堂报社//利济学堂报.-1-2-324
说名(连载)/陈虬//利济学堂报.-1-3-179,263
说明改良印售三三医书以释养济老人之疑惑/任信甫//三三医报.-2-34-526
思患预防/利济学堂报社//利济学堂报.-1-1-469
思欲瓜分/利济学堂报社//利济学堂报.-1-1-441
四十六期讨论会答案/中医杂志社//中医杂志.-2-24-437
四月份月课揭晓/刘瑞恒//绍兴医药学报.-1-13-24
饲蚕新法/利济学堂报社//利济学堂报.-1-2-141
送诊贫病赠集验方广告/神州医药学报社//神州医药学报.-1-42-126,194
苏埠日兴/利济学堂报社//利济学堂报.-1-1-279
苏学会试行章程/苏学会//利济学堂报.-1-3-463
苏彝士河船数/利济学堂报社//利济学堂报.-1-2-60
苏州关道陆观察拟租地章程/利济学堂报社(辑)//利济学堂报.-1-2-433
苏州国医学校图书馆志谢/苏州国医学校//苏州国医杂志.-5-2-310
苏州日本租界章程/利济学堂报社(辑)//利济学堂报.-1-2-347
苏州洋务局议定租借租地章程/苏州洋务局//利济学堂报.-1-3-231
苏州租界详志/苏州洋务局//利济学堂报.-1-1-629
孙德余先生石鼓文篆书润例/复兴中医杂志社//复兴中医.-5-31-64
孙中山民族主义第六讲/孙中山//广东医药月刊.-3-24-17
台兵三种/利济学堂报社//利济学堂报.-1-1-434
台抽吸烟税/利济学堂报社//利济学堂报.-1-3-563
台官辞职/利济学堂报社//利济学堂报.-1-3-446
台疆银行/利济学堂报社//利济学堂报.-1-1-277
台境瘟疫/利济学堂报社//利济学堂报.-1-2-65
台利可惜/利济学堂报社//利济学堂报.-1-2-146
台民猝发/利济学堂报社//利济学堂报.-1-3-548
台民内渡/利济学堂报社//利济学堂报.-1-2-442
台民起事/利济学堂报社//利济学堂报.-1-2-

243
台民未靖/利济学堂报社//利济学堂报.-1-3-243
台南油穴/利济学堂报社//利济学堂报.-1-2-82
台山国医支馆快邮代电/中央国医馆广东省分馆台山县支馆//杏林医学月报.-3-19-382
台湾教育/利济学堂报社//利济学堂报.-1-3-482
台湾女学/利济学堂报社//利济学堂报.-1-3-459
台湾新例/利济学堂报社//利济学堂报.-1-2-132
台橄日罪/利济学堂报社//利济学堂报.-1-2-444
太阴变动/利济学堂报社//利济学堂报.-1-3-159
太阴星辩/利济学堂报社(辑)//利济学堂报.-1-1-470
太子成年/利济学堂报社//利济学堂报.-1-3-570
泰西报馆/利济学堂报社//利济学堂报.-1-2-440
谭次仲函授国医学社招收同门广告/医林一谔杂志社//医林一谔.-4-11-643
糖烟日少/利济学堂报社//利济学堂报.-1-2-431
逃火活门/利济学堂报社//利济学堂报.-1-3-617
特别志谢/绍兴医药学报社//绍兴医药学报.-1-13-392
特国弊政/利济学堂报社//利济学堂报.-1-2-249
特捐申谢/医学公报社//医学公报.-1-6-573.-1-7-179,287
特捐志谢/神州医药总会会计处//神州医药学报.-1-42-466
特税增多/利济学堂报社//利济学堂报.-1-3-216
提金新法/利济学堂报社//利济学堂报.-1-3-612
体具阴阳/利济学堂报社//利济学堂报.-1-2-84
天府正供/利济学堂报社//利济学堂报.-1-1-338
天津新拓英租界章程/利济学堂报社(辑)//利济学堂报.-1-2-518
天上行车/利济学堂报社//利济学堂报.-1-1-181
天文家言/利济学堂报社//利济学堂报.-1-1-288
添建校场/利济学堂报社//利济学堂报.-1-3-49
添派缉捕/利济学堂报社//利济学堂报.-1-2-218
添设电灯/利济学堂报社//利济学堂报.-1-3-238
添设东文/利济学堂报社//利济学堂报.-1-1-626
添设医官/绍兴医药学报社//绍兴医药学报.-1-8-480
添增陆军/利济学堂报社//利济学堂报.-1-2-320
条陈养民事宜折/文廷式//利济学堂报.-1-3-679
调拨海军/利济学堂报社//利济学堂报.-1-3-133
调剂冷暖/利济学堂报社//利济学堂报.-1-1-281
调停无术/利济学堂报社//利济学堂报.-1-2-130
铁道出关/利济学堂报社//利济学堂报.-1-1-369
铁路便捷/利济学堂报社//利济学堂报.-1-2-131
铁路储煤/利济学堂报社//利济学堂报.-1-1-261
铁路定期/利济学堂报社//利济学堂报.-1-2-405
铁路告竣/利济学堂报社//利济学堂报.-1-1-

173
铁路告示/利济学堂报社//利济学堂报.-1-1-444
铁路工程/利济学堂报社//利济学堂报.-1-1-335
铁路购地/利济学堂报社//利济学堂报.-1-2-125
铁路行程/利济学堂报社//利济学堂报.-1-2-352
铁路环逼/利济学堂报社//利济学堂报.-1-1-623
铁路记程/利济学堂报社//利济学堂报.-1-1-625
铁路借款/利济学堂报社//利济学堂报.-1-3-35
铁路借款要闻/利济学堂报社//利济学堂报.-1-3-205
铁路利溥/利济学堂报社//利济学堂报.-1-2-45
铁路三则/利济学堂报社//利济学堂报.-1-3-211
铁路述闻/利济学堂报社//利济学堂报.-1-1-335.-1-2-507
铁路塌陷/利济学堂报社//利济学堂报.-1-2-213
铁路新法/利济学堂报社//利济学堂报.-1-1-552
铁路兴工/利济学堂报社//利济学堂报.-1-1-367
停捐近闻/利济学堂报社//利济学堂报.-1-1-171
停捐举人/利济学堂报社//利济学堂报.-1-1-281
通饬查察监卡札/陈宝箴//利济学堂报.-1-1-383
同济大学化验闸北水电公司自流井水报告及鉴定书/梁伯强//中西医学报.-1-36-441
铜钢利器/利济学堂报社//利济学堂报.-1-2-55
铜水获利/利济学堂报社//利济学堂报.-1-1-650
统筹河道全局分别应办已办未办各情形据实复陈折/王文韶//利济学堂报.-1-2-633
统球商船/利济学堂报社//利济学堂报.-1-1-654
土蚕收税/利济学堂报社//利济学堂报.-1-3-441
土匪复炽/利济学堂报社//利济学堂报.-1-3-437
土疆日蹙/利济学堂报社//利济学堂报.-1-3-132
土谋踞地/利济学堂报社//利济学堂报.-1-2-409
土事电音/利济学堂报社//利济学堂报.-1-1-533
土希和约/利济学堂报社//利济学堂报.-1-3-452
外国各种布价/利济学堂报社//利济学堂报.-1-1-563
外人水师军费/利济学堂报社//利济学堂报.-1-2-327
皖南多矿/利济学堂报社//利济学堂报.-1-2-126
王室进项/利济学堂报社//利济学堂报.-1-3-553
王体硕大/利济学堂报社//利济学堂报.-1-1-666
威慑西人/利济学堂报社//利济学堂报.-1-2-254
为本刊第八九期痢疾专号拙稿之勘误/史介生//国医砥柱月刊.-5-16-450
为国储材/利济学堂报社//利济学堂报.-1-2-140
为亡友费君泽尧运柩回籍收支公布/医学杂志社//医学杂志.-2-17-192
为温热类编书迟出缘由道歉/凌永言//三三医报.-2-36-425
违教志歉/医学公报社//医学公报.-1-6-549
惟铁为宝/利济学堂报社//利济学堂报.-1-2-45

委办铁路/利济学堂报社//利济学堂报.-1-2-128
文医半月刊社赠书致谢/文医半月刊社//文医半月刊.-5-14-224,272,451,469,540,563,607,627,288,304,320,352,368
倭弃华文/利济学堂报社//利济学堂报.-1-3-241
无双新谱/利济学堂报社//利济学堂报.-1-1-380
无烟火药/利济学堂报社//利济学堂报.-1-2-148
吴承记道歉/中医杂志社//中医杂志.-2-27-315
梧州商务/利济学堂报社//利济学堂报.-1-1-660
武备开堂/利济学堂报社//利济学堂报.-1-2-44
武备学堂纪闻/利济学堂报社//利济学堂报.-1-1-263
西报记南满日人之吗啡营业/绍兴医药学报社//绍兴医药学报.-1-9-573
西报论吴淞铁路/利济学堂报社//利济学堂报.-1-3-440
西兵捷电/利济学堂报社//利济学堂报.-1-1-533
西伯利亚铁路/利济学堂报社//利济学堂报.-1-1-341
西妇驾驶/利济学堂报社//利济学堂报.-1-3-560
西国贸易出入类志/利济学堂报社//利济学堂报.-1-2-437
西国兽价/利济学堂报社//利济学堂报.-1-3-575
西教械斗/利济学堂报社//利济学堂报.-1-2-439
西矿善采/利济学堂报社//利济学堂报.-1-3-51
西人将校/利济学堂报社//利济学堂报.-1-3-35
西人论吴淞自强军优劣/利济学堂报社//利济学堂报.-1-3-437
西人水陆速率/利济学堂报社//利济学堂报.-1-3-575
西人造纸/利济学堂报社//利济学堂报.-1-2-53
西商善举/利济学堂报社//利济学堂报.-1-3-578
西学报兴/利济学堂报社//利济学堂报.-1-1-265
西洋参是美货(映溪草堂笔记)/周维翰//医学报.-1-4-10
西洋进士/利济学堂报社//利济学堂报.-1-1-380
西医大会/利济学堂报社//利济学堂报.-1-3-583
西邮遴女新例/利济学堂报社//利济学堂报.-1-2-260
希兵奋勇/利济学堂报社//利济学堂报.-1-2-416
希国奇境/利济学堂报社//利济学堂报.-1-2-538
希土兵数/利济学堂报社//利济学堂报.-1-3-124
习奥军法/利济学堂报社//利济学堂报.-1-2-439
先声/国医正言杂志社//国医正言.-5-3-475
鲜王善任/利济学堂报社//利济学堂报.-1-3-244
暹罗要简/利济学堂报社//利济学堂报.-1-3-47
暹王有志/利济学堂报社//利济学堂报.-1-3-71
现代中医编辑部致谢/现代中医杂志社//现代中医.-4-43-10
现代中医第二卷总目录分类索引/现代中医杂志社//现代中医.-4-42-624
现代中医月刊下期特载中医复兴与展望预告/现代中医杂志社//现代中医.-4-43-454
献金祝寿/利济学堂报社//利济学堂报.-1-3-560

乡农遗传解剖术之一得/翟冷仙//中医世界.-3-27-395
香港商务/利济学堂报社//利济学堂报.-1-1-277
湘电迟缓/利济学堂报社//利济学堂报.-1-2-621
湘电开工/利济学堂报社//利济学堂报.-1-1-432
湘省电价/利济学堂报社//利济学堂报.-1-2-345
湘省议立桑社批/利济学堂报社//利济学堂报.-1-3-490
湘省制造/利济学堂报社//利济学堂报.-1-2-430
湘学大兴/利济学堂报社//利济学堂报.-1-3-139
湘学章程:附书楼章程/利济学堂报社//利济学堂报.-1-3-53
详述津芦铁路情形/利济学堂报社//利济学堂报.-1-2-406
享用多仪/利济学堂报社//利济学堂报.-1-3-240
象牙出产/利济学堂报社//利济学堂报.-1-3-566
小更正/光华医药杂志社//光华医药杂志.-4-39-264
小轮盛行/利济学堂报社//利济学堂报.-1-1-626
小鸟观风/利济学堂报社//利济学堂报.-1-1-669
校勘表/广东中医杂志社//中医杂志(广东).-3-4-329,611
校正表/三三医报社//三三医报.-2-32-568
协治朝鲜两约/利济学堂报社//利济学堂报.-1-2-515
谢答贱恙治法诸君/王绍声//绍兴医药学报星期增刊.-1-22-168
谢捐会费/中西医学报社//中西医学报.-1-23-369
谢捐经费/中西医学报社//中西医学报.-1-26-214,352
谢捐助桌椅/中西医学报社//中西医学报.-1-23-145,218
谢来祝词者的盛意/广东医药月刊社//广东医药月刊.-3-24-11
谢书汇志/中西医学报社//中西医学报.-1-23-369
谢杨燧熙君赠药征求原方研究/周镇//绍兴医药学报星期增刊.-1-21-215
谢张寿甫先生书/严坤荣//三三医报.-2-29-23
谢张锡纯先生赐方函/息园//绍兴医药学报星期增刊.-1-22-40
谢周小农君拟将祝款移助报社/裘吉生//绍兴医药学报.-1-19-312
谢诸道长赐方函/陈美贞//绍兴医药学报星期增刊.-1-22-348
新茶消息/利济学堂报社//利济学堂报.-1-1-564
新法得雨/利济学堂报社//利济学堂报.-1-3-537
新法织布/利济学堂报社//利济学堂报.-1-3-534
新法治病/利济学堂报社//利济学堂报.-1-2-625
新加坡华商会馆规条/新加坡华商会馆//利济学堂报.-1-3-63
新民会首都指导部训令/新民会首都指导部//北京医药月刊.-5-21-167
新奇利器/利济学堂报社//利济学堂报.-1-3-532
新设水师会议司/利济学堂报社//利济学堂报.-1-3-126
新式火车/利济学堂报社//利济学堂报.-1-3-528
新学大兴/利济学堂报社//利济学堂报.-1-2-525
新样火车/利济学堂报社//利济学堂报.-1-3-241
新增寄售医书/中医世界杂志社//中医世界.-3

-37-171
新制钢绒/利济学堂报社//利济学堂报.-1-3-525
新制窥敌气球/利济学堂报社//利济学堂报.-1-3-73
新著中医书籍之佳本/王聚璠//医学杂志.-2-18-187
星刊校勘记/徐韵英//绍兴医药学报星期增刊.-1-22-468
星期刊勘误/杨燧熙//绍兴医药学报星期增刊.-1-22-404
星使出洋/利济学堂报社//利济学堂报.-1-1-626
刑事辩诉状举例/沈镛//光华医药杂志.-4-35-186
兴利柽褫/利济学堂报社//利济学堂报.-1-2-42
杏林写真/何奎垣//杏林医学月报.-3-23-337
杏林医学社赠送医报/广东医药月刊社//广东医药月刊.-3-24-192
杏林医学月报鸣谢/杏林医学月报社//杏林医学月报.-3-16-38,38,169
熊编修亦奇条议大学堂课程/利济学堂报社//利济学堂报.-1-2-334
修短不齐/利济学堂报社//利济学堂报.-1-2-79
选将剿匪/利济学堂报社//利济学堂报.-1-2-311
学堂添课/利济学堂报社//利济学堂报.-1-1-263
勋臣自述/利济学堂报社//利济学堂报.-1-1-663
寻船新光/利济学堂报社//利济学堂报.-1-1-377
巡船试行/利济学堂报社//利济学堂报.-1-2-147
压力水基/利济学堂报社//利济学堂报.-1-2-232
押拆洋房/利济学堂报社//利济学堂报.-1-1-347
亚儿伯斯铁路记/利济学堂报社//利济学堂报.-1-1-446
烟酒加捐/利济学堂报社//利济学堂报.-1-2-37
严查客民/利济学堂报社//利济学堂报.-1-2-317
盐用广大/利济学堂报社//利济学堂报.-1-3-613
演放暗炮/利济学堂报社//利济学堂报.-1-2-343
演放气球/利济学堂报社//利济学堂报.-1-2-245
演习枪炮/利济学堂报社//利济学堂报.-1-2-312
扬州中西医社徐君对于本分会之热心/徐树荣//绍兴医药学报.-1-10-73
阳光各别/利济学堂报社//利济学堂报.-1-2-80
洋货滞销/利济学堂报社//利济学堂报.-1-2-154
洋税总结/利济学堂报社//利济学堂报.-1-2-46
洋债又益/利济学堂报社//利济学堂报.-1-2-508
仰光异人/利济学堂报社//利济学堂报.-1-1-191
养蚕学校/利济学堂报社//利济学堂报.-1-3-61
养鹿常识(附鹿园影)/刘翰臣//光华医药杂志.-4-38-364
养牲者言/利济学堂报社//利济学堂报.-1-1-647
养小鸭法/利济学堂报社//利济学堂报.-1-2-528
姚东木观察京师大学堂条议八则/利济学堂报社//利济学堂报.-1-2-226
药房/绍兴医药学报社//绍兴医药学报星期增刊.-1-22-412
药物展览会/利济学堂报社//利济学堂报.-1-

3-579
药有五天(补白)/[宋]陶谷//中医新生命.-5-7-177
一年胜似一年/高思潜//绍兴医药学报.-1-19-167
伊藤被劾/利济学堂报社//利济学堂报.-1-2-619
伊相往事/利济学堂报社//利济学堂报.-1-1-467
医家朱沛然实验秘传灵药要目价格表/朱沛然//国医公报.-4-24-262
医界春秋第一二三六期刊误表/医界春秋社//医界春秋.-3-5-92
医界春秋汇订第三五至九集总目录/医界春秋社//医界春秋.-3-6-3.-3-7-369.-3-8-347.-3-9-367.-3-10-387.-3-12-3
医界春秋社经济股致谢/医界春秋社//医界春秋.-3-6-307
医界春秋社图书室鸣谢/医界春秋社//医界春秋.-3-5-350,374.-3-6-52,80
医界春秋社一周年捐款总致谢/医界春秋社//医界春秋.-3-5-242
医界春秋社致谢/医界春秋社//医界春秋.-3-5-65,118,156,176,200,224,248,298,350,374,468,496,522.-3-6-52,108,138,242,535
医史杂志第三卷全卷篇目索引/中华医史学会//医史杂志.-5-39-255
医史杂志第三卷索引/中华医史学会//医史杂志.-5-39-201
医史杂志第四卷篇目及作者索引/中华医史学会//医史杂志.-5-39-458
医史杂志一二两卷论文篇目通检/中华医史学会//医史杂志.-5-38-329
医学大词典改正/杨华亭//杏林医学月报.-3-20-257
医学杂志十三期杂志刊误更正/医学杂志社//医学杂志.-2-3-523
医药随笔勘误表/中医新生命杂志社//中医新生命.-5-8-577
医药新闻记者之功能/李健颐//光华医药杂志.-4-40-24
义民奏捷/利济学堂报社//利济学堂报.-1-2-250
义勇舰队/利济学堂报社//利济学堂报.-1-3-50
议复开办京师大学堂折/孙家鼐//利济学堂报.-1-2-67
议复台湾寄籍内地考试折/礼部//利济学堂报.-1-3-652
议复依将军克唐阿调员开办辽东矿务折/总理衙门//利济学堂报.-1-3-246
议复褚给事(成博)奏考试策问请准引用本朝人名书名折/礼部//利济学堂报.-1-3-75
议复整顿书院并乡会试兼考时务折/崑冈等//利济学堂报.-1-1-673
议开马路/利济学堂报社//利济学堂报.-1-1-434
议设电缆/利济学堂报社//利济学堂报.-1-3-236
议兴商务/利济学堂报社//利济学堂报.-1-1-444
议院集议/利济学堂报社//利济学堂报.-1-3-129
议约酬劳/利济学堂报社//利济学堂报.-1-3-562
异族狡谋/利济学堂报社//利济学堂报.-1-3-72
译书说/利济学堂报社//利济学堂报.-1-2-137
译西报论商务/利济学堂报社//利济学堂报.-1-2-151
译西报论梧通商事/利济学堂报社//利济学堂报.-1-1-554
驿务章程/利济学堂报社//利济学堂报.-1-2-353
疫虫宜慎/利济学堂报社//利济学堂报.-1-2-623
疫疠为灾/利济学堂报社//利济学堂报.-1-2-248

疫虐盛行/绍兴医药学报社//绍兴医药学报星期增刊.-1-21-379
疫闻再纪/绍兴医药学报社//绍兴医药学报.-1-13-443
意国学堂招考/利济学堂报社//利济学堂报.-1-3-476
银行倒闭/利济学堂报社//利济学堂报.-1-1-254
银行议驳/利济学堂报社//利济学堂报.-1-2-353
印度备荒钱款/利济学堂报社//利济学堂报.-1-2-249
印度敝俗/利济学堂报社//利济学堂报.-1-1-661
印度金矿/利济学堂报社//利济学堂报.-1-2-235
印度奇灾/利济学堂报社//利济学堂报.-1-2-247
英德修睦/利济学堂报社//利济学堂报.-1-1-249
英俄订约/利济学堂报社//利济学堂报.-1-2-132
英法争雄/利济学堂报社//利济学堂报.-1-1-249
英国的生产率/光华医药杂志社//光华医药杂志.-4-35-265
英国高龄者之增加/乔木//光华医药杂志.-4-38-140
英国劳动阶级之健康状态/医林一谔杂志社//医林一谔.-4-11-440
英国木船/利济学堂报社//利济学堂报.-1-2-243
英国之疾病保险法/徐吉明//光华医药杂志.-4-35-50
英国值价/利济学堂报社//利济学堂报.-1-1-379
英皇失明/利济学堂报社//利济学堂报.-1-3-574
英皇所任十良相/利济学堂报社//利济学堂报.-1-3-222
英皇幼时逸事/利济学堂报社//利济学堂报.-1-2-83
英金加多/利济学堂报社//利济学堂报.-1-1-340
英军受挫/利济学堂报社//利济学堂报.-1-2-52
英军增费/利济学堂报社//利济学堂报.-1-1-255
英君主拟令太子摄位/利济学堂报社//利济学堂报.-1-3-571
英人承认中国医学/绍兴医药学报社//绍兴医药学报星期增刊.-1-21-472
英人对于灭除吗啡之宏愿/绍兴医药学报社//绍兴医药学报.-1-10-366
英人恳荒/利济学堂报社//利济学堂报.-1-2-328
英使额俸/利济学堂报社//利济学堂报.-1-2-510
英税年报/利济学堂报社//利济学堂报.-1-1-258
英添兵饷/利济学堂报社//利济学堂报.-1-3-214
英添租界/利济学堂报社//利济学堂报.-1-1-637
英文时尚/利济学堂报社//利济学堂报.-1-1-627
英谚(补白)/中医新生命杂志社//中医新生命.-5-7-293
英议中俄密约/利济学堂报社//利济学堂报.-1-3-222
英员购样/利济学堂报社//利济学堂报.-1-1-564
英主纶音/利济学堂报社//利济学堂报.-1-1-262
英阻学堂/利济学堂报社//利济学堂报.-1-3-574
瀛屿款绌/利济学堂报社//利济学堂报.-1-2-255
映画新法/利济学堂报社//利济学堂报.-1-2-427

映相新法/利济学堂报社//利济学堂报.-1-2-611
庸医杀人(映溪草堂笔记)/周维翰//医学报.-1-4-365
庸医之实录/李德甫//医学杂志.-2-16-208
永泰正十字油公司抗日通告/杏林医学月报社//杏林医学月报.-3-19-34
用银受损/利济学堂报社//利济学堂报.-1-3-442
邮政分局/利济学堂报社//利济学堂报.-1-2-213
邮政章程解释/利济学堂报社//利济学堂报.-1-2-505
油厂新开/利济学堂报社//利济学堂报.-1-2-62
游历南极/利济学堂报社//利济学堂报.-1-2-84
游士述要三则/利济学堂报社//利济学堂报.-1-2-244
游士遇害/利济学堂报社//利济学堂报.-1-2-252
有志竟成/利济学堂报社//利济学堂报.-1-3-599
幼学认字法/利济学堂报社//利济学堂报.-1-3-477
鱼雷说略/利济学堂报社//利济学堂报.-1-3-541
雨水用为饮料之研究/丁锡康//中西医学报.-1-37-474
芋益民食/利济学堂报社//利济学堂报.-1-1-641
育鱼异闻/利济学堂报社//利济学堂报.-1-2-85
狱中拜官/利济学堂报社//利济学堂报.-1-3-552
预测今年日月食之时刻/神州国医学报社//神州国医学报.-4-17-176
预定船期/利济学堂报社//利济学堂报.-1-2-532
御风行舟/利济学堂报社//利济学堂报.-1-1-549
豫章水患/利济学堂报社//利济学堂报.-1-3-553
冤哉李医/医学报社//医学报.-1-6-175
园寝大观/利济学堂报社//利济学堂报.-1-2-442
援例妄请/利济学堂报社//利济学堂报.-1-1-468
愿归英籍/利济学堂报社//利济学堂报.-1-3-552
月捐申谢/神州医药学报社//神州医药学报.-1-42-169
越南弊政/利济学堂报社//利济学堂报.-1-2-322
粤东蚕兆/利济学堂报社//利济学堂报.-1-1-548
粤西锑产/利济学堂报社//利济学堂报.-1-2-453
粤西铁路/利济学堂报社//利济学堂报.-1-2-126
运售石矿/利济学堂报社//利济学堂报.-1-2-600
栽培甘薯记/利济学堂报社//利济学堂报.-1-3-507
再谢各同志推广本报之热心/中西医学报社//中西医学报.-1-27-69
暂缓加税/利济学堂报社//利济学堂报.-1-2-211
赞成员题名/绍兴医药学报社//绍兴医药学报.-1-8-209
凿井出油/利济学堂报社//利济学堂报.-1-1-652
凿山为隧/利济学堂报社//利济学堂报.-1-2-217
造册征捐/利济学堂报社//利济学堂报.-1-1-173
造雷艇/利济学堂报社//利济学堂报.-1-1-345
造雨奇闻/利济学堂报社//利济学堂报.-1-1-282

增办理业有成效折/依克唐阿//利济学堂报.-1-1-188
增抽人税/利济学堂报社//利济学堂报.-1-1-667
增广船坞/利济学堂报社//利济学堂报.-1-3-242
增设码头/利济学堂报社//利济学堂报.-1-2-352
赠国医方公溥先生/陈之英//中医世界.-3-25-93
赠书鸣谢/医学杂志社//医学杂志.-2-15-69
赠书志谢/国医砥柱月刊社//国医砥柱月刊.-5-15-416.-5-16-7,64,144,202,310
战时消防常识/太原防空会//医学杂志.-2-18-216
湛然墨汁/文医半月刊社//文医半月刊.-5-14-541
张甸民众医药图书馆鸣谢/医林一谔杂志社//医林一谔.-4-10-37
张芳庭对本社的热忱/中国针灸学研究社//针灸杂志.-4-34-110
张树勋征婚/光华医药杂志社//光华医药杂志.-4-38-84,168
张锡纯先生逝世讣告/张荫潮//医界春秋.-3-10-372
张香帅手示两湖书院各分教规程/利济学堂报社//利济学堂报.-1-2-225
张赞臣为本刊迟延向读者诸君道歉/张赞臣//医界春秋.-3-14-455
樟脑获利/利济学堂报社//利济学堂报.-1-3-227
招兵善法/利济学堂报社//利济学堂报.-1-2-49
招考化学/利济学堂报社//利济学堂报.-1-2-421
招考学生/利济学堂报社//利济学堂报.-1-2-422
照录赫税司所拟杭州苏州洋关试办章程/[英]赫德//利济学堂报.-1-2-238
照录苏埠约章/利济学堂报社//利济学堂报.-1-2-511
浙矿拟开/利济学堂报社//利济学堂报.-1-1-367
浙省商务/利济学堂报社//利济学堂报.-1-2-533
浙兴铁路/利济学堂报社//利济学堂报.-1-3-432
浙兴西学/利济学堂报社//利济学堂报.-1-1-266
针灸杂志(第五期)正误表/中国针灸学研究社//针灸杂志.-4-34-385
针灸杂志复刊号第二期正误表/中国针灸学研究社//针灸杂志.-4-34-249
针灸杂志感谢/中国针灸学研究社//针灸杂志.-4-34-6
箴时/陈虬//利济学堂报.-1-2-565
振兴艺学/利济学堂报社//利济学堂报.-1-2-417
赈饥善政/利济学堂报社//利济学堂报.-1-2-211
争雄海上/利济学堂报社//利济学堂报.-1-3-242
整顿茶务/利济学堂报社//利济学堂报.-1-3-218
整顿京钱/利济学堂报社//利济学堂报.-1-2-405
整顿水师/利济学堂报社//利济学堂报.-1-2-323
正误/陈龙池//绍兴医药学报星期增刊.-1-21-448
织席机器/利济学堂报社//利济学堂报.-1-1-366
植物学堂/利济学堂报社//利济学堂报.-1-3-146
止浪加速船油/利济学堂报社//利济学堂报.-1-3-529
纸代陶瓦/利济学堂报社//利济学堂报.-1-3-525
志谢/绍兴医药学报社//绍兴医药学报.-1-10-215,215,290.-1-11-2.-1-12-406,

475 .-1-13-2,339,398,520 .-1-14-180,490
志谢/中医杂志社//中医杂志.-2-22-10
制电灯法/利济学堂报社//利济学堂报.-1-3-603
制面最伙/利济学堂报社//利济学堂报.-1-1-649
制造蚕丝/利济学堂报社//利济学堂报.-1-3-538
制造地球/利济学堂报社//利济学堂报.-1-2-234
制造新章/利济学堂报社//利济学堂报.-1-1-269
制炸弹/利济学堂报社//利济学堂报.-1-1-366
质点配成万物说/利济学堂报社//利济学堂报.-1-3-604
治台新章/利济学堂报社//利济学堂报.-1-2-215
致谢/绍兴医药学报社同仁//绍兴医药学报.-1-12-122 //绍兴医药学报星期增刊.-1-22-27,76,128,218,256,307,407,431,439,446,471
致谢/现代中医杂志社//现代中医.-4-42-297
痔漏治疗经验记勘误表/徐燕庭//三三医报.-2-33-245
中俄茶叶/利济学堂报社//利济学堂报.-1-2-57
中俄铁路行程/利济学堂报社//利济学堂报.-1-2-47
中俄增设电线/利济学堂报社//利济学堂报.-1-3-35
中法新约/利济学堂报社//利济学堂报.-1-3-564
中国蚕桑情形/利济学堂报社//利济学堂报.-1-3-514
中国出版界近讯/中医指导录杂志社//中医指导录.-4-1-57,86,118,150,178,209
中国出入款项/利济学堂报社//利济学堂报.-1-1-624
中国的咸菜具有绝大的价值/梅君//神州国医学报.-4-18-445
中国江海险要图志/医学报社//医学报.-1-5-76,108,140,172
中国商务繁盛/利济学堂报社//利济学堂报.-1-2-436
中国宜广新学以辅旧学说/李佳白//利济学堂报.-1-3-665
中和医室记/唐柄夫//三三医报.-2-30-168
中华全国医药协会志谢/中华全国医药协会//绍兴医药学报星期增刊.-1-22-76
中华医药出版感言/陈郁//针灸杂志.-4-33-272
中西医药第二卷笔画引得/中西医药杂志社//中西医药.-5-12-185
中西医药第二卷分类引得/中西医药杂志社//中西医药.-5-12-175
中西医药第二卷图表引得/中西医药杂志社//中西医药.-5-12-184
中西医药第二卷引得总目/中西医药杂志社//中西医药.-5-12-174
中西医药第二期第三卷中医科学化问题勘误表/中西医药杂志社//中西医药.-5-10-705
中西医药第二三卷广告引得/中西医药杂志社//中西医药.-5-12-12,126,332,444 .-5-13-12,102,200
中西医药第一卷笔画引得/中西医药杂志社//中西医药.-5-10-273,391
中西医药第一卷第四期目录/中西医药杂志社//中西医药.-5-10-161
中西医药第一卷分类引得/中西医药杂志社//中西医药.-5-10-378
中西医药第一卷图表引得/中西医药杂志社//中西医药.-5-10-271,389
中西医药图书社广告/中西医药图书社//华西医药杂志.-5-37-582
中西医药研究社法律顾问/中西医药杂志社//中西医药.-5-10-312
中西医药研究社社徽式样/中西医药杂志社//

中西医药.-5-10-73
中西医药杂志社广告刊例/中西医药杂志社//中西医药.-5-9-583
中医丛书探问录/中医世界杂志社//中医世界.-3-25-9
中医的程度/秦伯未//医界春秋.-3-5-532
中医师集体学习须知/华西医药杂志社//华西医药杂志.-5-37-616
中医师考试应考预知/华西医药杂志社//华西医药杂志.-5-36-280
中医新生命第十四号临病实纪勘误/中医新生命杂志社//中医新生命.-5-7-246
中医杂志刊误表/中医杂志社//中医杂志.-2-21-351.-2-23-181,183,185,186.-2-24-446,449,450,452,453,454
中医指导社出版物目录/中医指导录杂志社//中医指导录.-3-37-97,205.-4-4-95,191,415
中英专约/利济学堂报社//利济学堂报.-1-3-208
中州矿务/利济学堂报社//利济学堂报.-1-2-599
忠告大麻金氏/激声//绍兴医药学报.-1-11-376
种茶造纸/利济学堂报社//利济学堂报.-1-3-531
种葵用广/利济学堂报社//利济学堂报.-1-3-159
种类不齐/利济学堂报社//利济学堂报.-1-1-287
种西瓜法/利济学堂报社//利济学堂报.-1-2-425
种烟叶之利/利济学堂报社//利济学堂报.-1-3-510
重要改正/中西医药杂志社//中西医药.-5-12-223
周禹锡先生大作中国医学约编十种/中西汇通医社//复兴中医.-5-31-656,714
蛛丝纺织/利济学堂报社//利济学堂报.-1-3-542
注意/国医砥柱月刊社//国医砥柱月刊.-5-15-547.-5-16-277
注意社员读者缴费规则/国医砥柱月刊社//国医砥柱月刊.-5-16-6,64
著色照像新法/利济学堂报社//利济学堂报.-1-3-538
铸钱开局/利济学堂报社//利济学堂报.-1-1-273
铸钱日增/利济学堂报社//利济学堂报.-1-2-533
筑路电音/利济学堂报社//利济学堂报.-1-1-251
专电/神州医药学报社//神州医药学报.-1-42-476
准用钱筹/利济学堂报社//利济学堂报.-1-2-405
准用洋车/利济学堂报社//利济学堂报.-1-2-505
拙答校勘补遗/杨燧熙//绍兴医药学报星期增刊.-1-21-472
拙答校勘记/杨燧熙//绍兴医药学报星期增刊.-1-21-352.-1-22-168,279
拙稿校勘记/杨书培//绍兴医药学报.-1-17-268
拙著答勘误/杨燧熙//三三医报.-2-29-180,572
拙著正误/杨孕灵//三三医报.-2-33-391
拙作刊误表/醒生//三三医报.-2-30-314
拙作勘误/杨燧熙//绍兴医药学报.-1-19-328
拙作勘误/张樹筠//三三医报.-2-30-517
拙作校讎记/沈仲圭//三三医报.-2-29-614.-2-30-518
拙作校勘记/陈龙池//绍兴医药学报.-1-17-329
滋生善政/利济学堂报社//利济学堂报.-1-3-52
自来火公司之利/利济学堂报社//利济学堂报.-1-1-560
自强军洋操记/利济学堂报社//利济学堂报.-1

-2-537
自强学堂招考示/自强学堂//利济学堂报.-1-2-221
自强医学月刊志谢/自强医学月刊社//自强医学月刊.-3-41-17
自怨自艾/利济学堂报社//利济学堂报.-1-3-448
总理遗训/孙中山//广东医药月刊.-3-24-432
总理遗嘱/孙中山//广东医药月刊.-3-24-3//苏州国医杂志.-5-2-2
总署易名/利济学堂报社//利济学堂报.-1-1-431
总统赴俄/利济学堂报社//利济学堂报.-1-2-134
总统戒严/利济学堂报社//利济学堂报.-1-2-321
总统择医/中西医学报社//中西医学报.-1-26-55
总统注重国学/绍兴医药学报社//绍兴医药学报.-1-10-199
奏复缓征片/总理衙门//利济学堂报.-1-3-76
奏复洋商改造土货应筹抵制折/总理衙门//利济学堂报.-1-2-356
奏另筹征收土药税厘折/户部//利济学堂报.-1-3-642
奏请变通积谷折/周承光//利济学堂报.-1-3-253
奏请裁汰冗兵折/户部//利济学堂报.-1-2-455
奏请改良医学(映溪草堂笔记)/周维翰//医学公报.-1-4-46
奏请开垦吉林腹地折/延茂//利济学堂报.-1-3-649
奏请疏浚陕省水利疏/魏光焘//利济学堂报.-1-2-75
奏请添铸铜圆折/陈其璋//利济学堂报.-1-2-555
奏请研究医学(映溪草堂笔记)/周维翰//医学公报.-1-4-88
奏请整顿厘金折/张之洞//利济学堂报.-1-3-659
奏陕西防练各军拟酌量改定以资防守折/魏光焘//利济学堂报.-1-1-185
奏事仪注/利济学堂报社//利济学堂报.-1-2-42
奏为官绅种植树木办有成效折/史念祖//利济学堂报.-1-3-695
奏为袭职人员弊端百出亟宜厘定章程以挽世风而重名器折/宋伯鲁//利济学堂报.-1-3-657
租界繁盛/利济学堂报社//利济学堂报.-1-2-535
醉粟异闻/利济学堂报社//利济学堂报.-1-1-648